Cirurgia Plástica Estética Masculina

Thieme Revinter

Cirurgia Plástica Estética Masculina

Douglas S. Steinbrech, MD, FACS
Plastic Surgeon
Gotham Plastic Surgery
New York, New York

Thieme
Rio de Janeiro • Stuttgart • New York • Delhi

Dados Internacionais de Catalogação na Publicação (CIP) de acordo com ISBD

S819c

Steinbrech, Douglas S.
  Cirurgia Plástica Estética Masculina/Douglas S. Steinbrech – Rio de Janeiro: Thieme Revinter Publicações Ltda, 2021.

  614 p.: il.: 21 cm x 28 cm.
  Inclui bibliografia.
  ISBN 978-65-5572-125-6
  eISBN 978-65-5572-126-3

  1. Medicina. 2. Cirurgia Plástica. 3. Cirurgia Plástica Estética Masculina. Título.

2021-4275
CDD: 610
CDU: 61

Elaborado por Vagner Rodolfo da Silva – CRB-8/9410

Tradução:
ANGELA NISHIKAKU (Caps. 1 a 5)
Tradutora Especializada na Área da Saúde, SP
EDIANEZ CHIMELLO (Caps. 6 a 10)
Tradutora Especializada na Área da Saúde, SP
VILMA RIBEIRO DE SOUZA VARGA (Caps. 11 a 15 e 31 a 35)
Tradutora Especializada na Área da Saúde, SP
SANDRA MALLMANN (Caps. 16 a 20)
Tradutora Especializada na Área da Saúde, RS
SORAYA IMON DE OLIVEIRA (Caps. 21 a 25 e 41 a 45)
Tradutora Especializada na Área da Saúde, SP
SILVIA SPADA (Caps. 26 a 30 e 36 a 40)
Tradutora Especializada na Área da Saúde, SP

Revisão Técnica:
ANTONIO JULIANO TRUFINO
Membro Titular da Sociedade Brasileira de Cirurgia Plástica (SBCP)
Membro da American Society of Plastic Surgeons (ASPS)
Mestre em Medicina pela Universidade do Porto, Portugal
Graduado em Medicina pela Universidade Estadual de Londrina (UEL)
Residência Médica em Cirurgia Geral pela Universidade Estadual de Londrina (UEL)
Residência Médica em Cirurgia Plástica pelo Hospital Fluminense – Serviço do Prof. Ronaldo Pontes (MEC E SBCP)
Diretor da Clínica Trufino – São Paulo, SP
Cirurgião Plástico do Hospital Fluminense – Serviço do Prof. Ronaldo Pontes – Rio de Janeiro, RJ

Título original:
Male Aesthetic Plastic Surgery
Copyright © 2021 by Thieme
ISBN 978-1-62623-685-1

© 2022 Thieme. All rights reserved.

Thieme Revinter Publicações Ltda.
Rua do Matoso, 170
Rio de Janeiro, RJ
CEP 20270-135, Brasil
http://www.ThiemeRevinter.com.br

Thieme USA
http://www.thieme.com

Design de Capa: © Thieme Créditos
Imagem da Capa: Figura 15-2, 22-2a,b e 36-1

Impresso no Brasil por Forma Certa Gráfica Digital Ltda.
5 4 3 2 1
ISBN 978-65-5572-125-6

Também disponível como eBook:
eISBN 978-65-5572-126-3

Nota: O conhecimento médico está em constante evolução. À medida que a pesquisa e a experiência clínica ampliam o nosso saber, pode ser necessário alterar os métodos de tratamento e medicação. Os autores e editores deste material consultaram fontes tidas como confiáveis, a fim de fornecer informações completas e de acordo com os padrões aceitos no momento da publicação. No entanto, em vista da possibilidade de erro humano por parte dos autores, dos editores ou da casa editorial que traz à luz este trabalho, ou ainda de alterações no conhecimento médico, nem os autores, nem os editores, nem a casa editorial, nem qualquer outra parte que se tenha envolvido na elaboração deste material garantem que as informações aqui contidas sejam totalmente precisas ou completas; tampouco se responsabilizam por quaisquer erros ou omissões ou pelos resultados obtidos em consequência do uso de tais informações. É aconselhável que os leitores confirmem em outras fontes as informações aqui contidas. Sugere-se, por exemplo, que verifiquem a bula de cada medicamento que pretendam administrar, a fim de certificar-se de que as informações contidas nesta publicação são precisas e de que não houve mudanças na dose recomendada ou nas contraindicações. Esta recomendação é especialmente importante no caso de medicamentos novos ou pouco utilizados. Alguns dos nomes de produtos, patentes e design a que nos referimos neste livro são, na verdade, marcas registradas ou nomes protegidos pela legislação referente à propriedade intelectual, ainda que nem sempre o texto faça menção específica a esse fato. Portanto, a ocorrência de um nome sem a designação de sua propriedade não deve ser interpretada como uma indicação, por parte da editora, de que ele se encontra em domínio público.

Todos os direitos reservados. Nenhuma parte desta publicação poderá ser reproduzida ou transmitida por nenhum meio, impresso, eletrônico ou mecânico, incluindo fotocópia, gravação ou qualquer outro tipo de sistema de armazenamento e transmissão de informação, sem prévia autorização por escrito.

*Por Edward e Narge Steinbrech, que sempre estiveram por trás de mim,
e por Jeffrey Sharp e John William Edward Sharp-Steinbrech "Jack"
que estão comigo todos os dias e me permitem trabalhar e sonhar.*

Sumário

Sumário de Vídeos xi

Prefácio xiii

Apresentação xv

Agradecimentos xvii

Colaboradores xix

Parte I: O Consultório de Cirurgia Plástica Direcionada aos Homens

1 O *Marketing* dos Procedimentos Estéticos para Homens 3
   Thomas F. La Vecchia ▪ Douglas S. Steinbrech

2 Fotografia do Paciente de Estética Masculino 11
   J. Bradford Hill

3 Cirurgia Virtual 21
   Philip J. Miller ▪ Boris Paskhover

Parte II: Cirurgia Facial

4 Técnicas de Rejuvenescimento da Região Frontal (Testa) 29
   Ximena Pinell ▪ Foad Nahai

5 Blefaroplastia Masculina 47
   Oren Tepper ▪ Glenn W. Jelks ▪ Sean B. Herman ▪ Elizabeth B. Jelks

6 Blefaroplastia: Técnica do *Expert* 55
   Richard D. Lisman ▪ Ashley A. Campbell

7 Ritidectomia Masculina 61
   Douglas S. Steinbrech ▪ Oriana Cohen

8 Ritidectomia Masculina: Técnica do *Expert* 73
   Sammy Sinno ▪ Sherrell J. Aston

9 Pescoço Masculino 79
   Daniel C. Baker ▪ Steven M. Levine

10 Técnica de Elevação do Pescoço com Sutura de Suspensão: Técnica Versátil para o Rejuvenescimento do Pescoço Masculino 85
    George J. Bitar ▪ Rana A. Shalhoub

11 Contorno Submentoniano 111
    Ira D. Papel ▪ Irene A. Kim

12 Aumento do Queixo 123
    Philip J. Miller ▪ Boris Paskhover

13 Aumento do Queixo: Técnica do *Expert* 131
    Stephen M. Warren

Sumário

14 Lipoenxertia Facial em Homens 143
Sydney R. Coleman

15 Modelagem Facial com Implantes e Preenchedores 187
Lawrence S. Bass

16 Ritidectomia no Homem Moderno: Técnica do *Expert* 201
Rod J. Rohrich ▪ James M. Stuzin ▪ Phillip Blake Dauwe

17 Rinoplastia Masculina 217
Philip J. Miller ▪ Boris Paskhover

18 Rinoplastia Masculina: Técnica do *Expert* 233
Ashkan Ghavami

19 Otoplastia em Adultos 241
Charles Thorne

20 Restauração Capilar em Homens 251
Jeffrey S. Epstein ▪ Gorana Kuka Epstein

21 Plasma Rico em Plaquetas e Microagulhamento na Perda Capilar de Padrão Masculino 269
Jennifer Walden ▪ Rebeccah Maud

Parte III: Cirurgia Corporal

22 Correção de Ginecomastia com Excisão em Padrão Bumerangue 279
Dennis J. Hurwitz

23 Ginecomastia: Técnica do *Expert* 287
Mordcai Blau ▪ Ron Hazani

24 Remoção de Ginecomastia com a Tecnologia Assistida por Radiofrequência 301
Jacob G. Unger ▪ G. Patrick Maxwell

25 SAFELipo para Homens 311
Simeon Wall Jr. ▪ Jeffery R. Claiborne

26 Sutura Silhouette *InstaLift* em Homens 329
Julius W. Few, Jr. ▪ Chad M. Teven

27 Lipoescultura Abdominal de Alta Definição 335
Alfredo Hoyos ▪ Mauricio E. Perez

28 Lipoescultura de Glúteos para Homens 349
Constantino Mendieta ▪ David A. Daar

29 Lipoaspiração Assistida a *Laser* 357
Spero J. V. Theodorou ▪ Chistopher T. Chia ▪ Erez Dayan

30 Procedimento 360° *Torso Tuck* com Autoaumento de Glúteo com "Retalho em Carteira" 363
Douglas S. Steinbrech ▪ Rocco C. Piazza

31 Aumento do Peitoral com Implante de Silicone 377
Douglas S. Steinbrech ▪ John T. Stranix

32 Aumento do Bíceps com Implante de Silicone 389
Ira L. Savetsky ▪ Douglas S. Steinbrech

33 Aumento do Tríceps com Implante de Silicone 399
Ira L. Savetsky ▪ Douglas S. Steinbrech

34 Implante no Antebraço 409
Stelios C. Wilson ▪ Douglas S. Steinbrech

35 Aumento da Panturrilha 419
Paul N. Chugay ▪ Nikolas V. Chugay

36 Tanquinho de Silicone (*Silicone Six-Pack*): Aumento Abdominal com Implantes Anatômicos Subfasciais 435
Jordan D. Frey ▪ Douglas S. Steinbrech

37 *BodyBanking Six-Pack*: Aumento Abdominal com Extração, Enxertia e Modelagem de Lipócitos 447
Sergey Y. Turin ▪ Sammy Sinno ▪ Douglas S. Steinbrech

38 Aumento Subfascial da Nádega Masculina 463
J. Abel de la Pena ▪ Guillermo J. Gallardo

39 Aumento Intramuscular de Glúteos com Implante de Silicone 473
Ara A. Salibian ▪ Douglas S. Steinbrech

40 *Lifting* Corporal (Contorno Corporal) após Perda de Peso Massiva em Homens 497
Dennis J. Hurwitz

Parte IV: Injetáveis, *Lasers* e Cuidados da Pele

41 Transformação do Modelo Masculino: Alterações Drásticas com Injetáveis 513
Sergey Y. Turin ▪ Sammy Sinno ▪ Douglas S. Steinbrech

42 Neurotoxinas em Homens 525
Alastair Carruthers ▪ Jean Carruthers

43 Cuidados da Pele Masculina 533
Terrence Keaney ▪ Kunal Angra ▪ MaryJo Kramer

44 Kybella 541
Roy G. Geronemus ▪ Jeremy A. Brauer ▪ Yoon-Soo Cindy Bae

45 *Laser* e Tratamentos à Base de Energia em Homens 551
Jeremy A. Brauer ▪ Zachary Schwager ▪ Daniel A. Belkin ▪ Roy G. Geronemus

Glossário 565

Índice Remissivo 577

Sumário de Vídeos

Vídeo 2.1 Preparando seu estúdio fotográfico para o paciente
Vídeo 2.2 Criação de imagens faciais
Vídeo 2.3 Posicionamento do paciente para a documentação fotográfica
Vídeo 10.1 Procedimento de elevação do pescoço
Vídeo 10.2 Sutura em alça
Vídeo 11.1 Contorno submental
Vídeo 12.1 Implante de queixo
Vídeo 17.1 Rinoplastia: Parte 1
Vídeo 17.2 Rinoplastia: Parte 2
Vídeo 22.1 Correção da ginecomastia com excisão em padrão de bumerangue
Vídeo 32.1 Passo a passo. Realizando o aumento de bíceps utilizando implantes de silicone
Vídeo 33.1 Passo a passo. Realizando o aumento de tríceps utilizando implantes de silicone
Vídeo 35.1 Aumento da panturrilha
Vídeo 35.2 Colocação de implante do lado contralateral
Vídeo 37.1 Extração de gordura
Vídeo 37.2 Injeção de gordura no músculo reto do abdome
Vídeo 37.3 Injeção de gordura no músculo serrátil
Vídeo 40.1 Elevação corporal total
Vídeo 41.1 Remodelagem do modelo masculino

Prefácio

A explosão no desejo e na demanda por parte de homens e mulheres por procedimentos estéticos em todo o mundo é realmente incrível. Técnicas e procedimentos cirúrgicos comprovados e aperfeiçoados, minimamente invasivos e não invasivos, bem como de fornecimento de anestesia segura avançada (se necessário) aumentaram a confiança e o sentimento de segurança para aqueles que contemplam aparentar e se sentir melhor do que a genética e/ou o estilo de vida os proporcionou.

Este livro com vários autores disponibiliza, em um único volume, procedimentos estéticos masculinos atuais de última geração, bem como fornece técnicas e operações avançadas de contorno corporal (como implantes de bíceps) que provavelmente serão limitadas a uma prática somente masculina, como a do criador/autor/editor do livro, Dr. Douglas S. Steinbrech.

O Dr. Steinbrech estudou na New York University General Surgery e no Plastic Surgery Residency Programs. Eu o conheço desde o "primeiro dia" como um profissional esforçado e de alto rendimento. Conheço muito bem o tempo, o trabalho e a punição autoimposta necessários para publicar um livro-texto como o *Cirurgia Plástica Estética Masculina*. Parabéns, Dr. Steinbrech.

Em 2009, o Dr. Douglas Steinbrech, a Dra. Jennifer L. Walden e eu publicamos a *Aesthetic Plastic Surgery*, um livro-texto com vários autores, de volume único que cobre a maioria das áreas de cirurgia plástica estética. Como o *Cirurgia Plástica Estética Masculina*, foi um conjunto seleto de procedimentos contemporâneos que estavam em uso frequente pelos autores bem conhecidos. Em *Cirurgia Plástica Estética Masculina*, novas técnicas nunca antes publicadas, como o "Implante de Silicone Abdominal Subfascial", são incluídas, fornecendo ao leitor as últimas informações disponíveis e conhecimentos sobre a futura expansão da cirurgia estética masculina.

Em *Aesthetic Plastic Surgery* todos os capítulos estão em conformidade com um modelo a fim de fornecer aos leitores o material principal de cada tema em um formato consistente de capítulo para capítulo. Dr. Steinbrech manteve o modelo de capítulo estruturado, terminando cada capítulo com os conselhos valiosos e armadilhas (dificuldades) do autor e uma lista passo a passo das etapas cirúrgicas. Além disso, são apresentados diversos vídeos demonstrando as técnicas cirúrgicas.

Este livro será um grande recurso para qualquer cirurgião plástico que queira estudar as noções básicas da cirurgia estética masculina, *nuances* para produzir resultados elegantes e aprender técnicas e procedimentos avançados de cirurgia estética masculina. Um trabalho bem-feito, Dr. Steinbrech.

Sherrell J. Aston, M.D., F.A.C.S.

Apresentação

Em 2018, a ASAPS relatou que 17,5 milhões de procedimentos estéticos cirúrgicos e minimamente invasivos foram realizados, um aumento de quase 200% desde o ano 2000. Desse total, 1,3 milhões de procedimentos estéticos foram realizados em homens.

Ao longo de sua vida, os homens se voltam para a cirurgia estética por uma série de razões. Os homens jovens muitas vezes querem melhorar seus corpos com a lipoescultura, enquanto o cliente mais velho prefere um procedimento minimamente invasivo como o Botox® para terem uma aparência mais jovem. Independentemente dos motivos, mais e mais homens estão usando a cirurgia estética para melhorar sua aparência e como se sentem. Eles podem fazer isso por questões de relacionamento, autoestima e maior confiança no ambiente de trabalho.

A necessidade de um livro-texto apenas sobre procedimentos cirúrgicos masculinos minimamente invasivos nasceu das estatísticas e de minhas experiências em minha prática, atendendo uma clientela masculina.

Os homens são diferentes das mulheres quando se trata de procedimentos estéticos. Desde o porquê até como e, quanto os homens concentram-se em um conjunto único de parâmetros. Nossa cultura consciente da idade pode ser culpada, mas não há como negar que os homens sentem um aumento da pressão para manter uma aparência mais jovem e atrativa. A mudança cultural sísmica com a introdução das mídias sociais tem muito a ver com isso. Homens que antes eram tímidos em tirar suas camisas na academia de ginástica agora podem estar quase completamente nus no *Instagram*, mostrando todas as curvas e contornos. Eles também estão usando aplicativos que fazem edição de fotos do corpo e agora querem um resultado que possa imitar o que eles enxergam.

Juntamente com meus editores, criamos o resumo para esse texto com base no que eu sabia ser importante para o mundo da estética masculina. Cada capítulo foi conceitualizado com um autor em mente. Cheguei até os principais cirurgiões e profissionais da área e os procurei para participar. Muitos foram mais do que generosos em sua aceitação e o livro começou a tomar forma.

Cada capítulo começa com uma declaração introdutória sobre um procedimento particular a partir da história com perspectiva centrada no gênero masculino. A partir daí, cobrimos o exame físico, as diferenças anatômicas e a seleção de pacientes com base nas diferenças entre a forma masculina e a feminina. A seguir abordamos as especificidades dos procedimentos, desde as preparações pré-operatórias até os cuidados pós-operatórios e todas as considerações intermediárias. Também tomamos nota de quaisquer possíveis complicações e de como administrá-las. Finalmente, cada capítulo termina com uma lista de Pérolas e Armadilhas (dificuldades) dos procedimentos específicos do autor, norteados pela experiência, juntamente com uma lista simples com passo a passo dos procedimentos para rápida referência. Desde as tendências mais recentes em enxertia de gordura até as técnicas nunca antes publicadas, como o implante de silicone abdominal subfascial, o livro-texto abrange ampla gama de técnicas novas e futuras, bem como os últimos avanços no mundo em mudanças incrivelmente rápidas em relação ao contorno corporal.

Também adicionamos numerosos vídeos técnicos e cirúrgicos para melhorar ainda mais o conteúdo.

Há tantas pessoas a quem tenho que agradecer. Preciso expressar minha sincera gratidão a todos os colaboradores por sua dedicação e habilidade na preparação do conteúdo. Sei que a escrita é secundária em relação às suas próprias práticas. No entanto, como eu, eles entendem que sua participação é um ato altruísta em promover a base de conhecimento para a posteridade.

Também sou grato por meus assistentes Steff, Kate e Abe, que ajudaram a conduzir este projeto enquanto eu estava na sala de cirurgia ou ajudando pacientes; também agradeço a meu incrível parceiro de negócios, Dr. Philip Miller, que regular e pacientemente suporta minhas ideias novas e loucas.

Um agradecimento especial vai para a equipe verdadeiramente incrível da Thieme. Começando com minha Diretora Editorial, Sue Hodgson, que ajudou com nosso livro-texto anterior, *Aesthetic Plastic Surgery* e, na época, me disse que precisava que eu voltasse para a minha mesa e começasse a montar um livro didático voltado ao público masculino. Escolhi Sue para ser nossa editora por causa de seu compromisso eterno com o campo de livros-textos em cirurgia plástica. Ao longo dos anos tivemos reuniões em oito cidades diferentes em todos os lugares concebíveis, incluindo uma festa de Natal. Ela foi fantástica, como sempre.

Também gostaria de agradecer o maravilhoso apoio das pessoas da Editora Thieme que entenderam que este era um projeto especial e nos deram alguma liberdade e apoio únicos para tentar algumas coisas novas em termos de apresentação moderna dos livros-textos acadêmicos. Sou grato ao Editor Executivo Stephan Konnry, ao Editor-Chefe Kenneth Schubach e à brilhante direção de arte de Brenda Bunch. Ela e sua equipe de dedicados ilustradores, incluíram figuras perfeitamente criadas a partir de esboços muitas vezes grosseiros.

Existe também uma pessoa sem a qual este texto literalmente não seria possível. A mulher nas trincheiras e nossa astronauta no controle deste foguete, Kathleen Sartori. Sua incrível determinação e sua condução incansável têm sido o motor do processo e eu ficarei para sempre em dívida com seu árduo trabalho neste esforço hercúleo.

Agradecimentos

Gostaria de agradecer a meus pais, Edward e Narge Steinbrech e a toda minha família por seu apoio inabalável ao longo dos anos da minha formação e residência.

Também devo prestar homenagem aos mentores que influenciaram em meu desenvolvimento acadêmico: Dr. Frank C. Spencer, NYU, Chefe emérito do Department of General Surgery, Dr. Steven A. Rosenberg, Chefe do Surgery Branch of the National Cancer Institute no National Institutes of Health e Dr. Michael T. Longaker. Todos me apoiaram e inspiraram durante meu treinamento e pesquisa.

Também tenho que agradecer ao Dr. Joseph G. McCarthy, meu Chefe no NYU Institute of Reconstructive Plastic Surgery, que incorpora o verdadeiro espírito do líder acadêmico e sempre disse, "para um cirurgião: a pesquisa e a escrita só acontecem à noite e nos fins de semana". Mais uma vez, ele estava correto. Gostaria também de prestar um agradecimento a Charles H.M. Thorne, por sua constante orientação e mentoria.

Sou profundamente grato ao Sr. Jeffrey W. Sharp e ao Dr. W. Rodney Sharp, cujas palavras de encorajamento impulsionaram este projeto desde seu início. Além disso, agradeço ao colega e bom amigo Dr. Pierre B. Saadeh, a quem deve ser dado crédito por ser particularmente fundamental na criação deste livro.

E, é claro, agradecimentos especiais são devidos ao incansável Dr. Sherrell J. Aston, cujo talento só pode ser igualado por sua pura condução e sendo sempre uma inspiração para mim.

Nossa esperança é que este livro seja o seu favorito na área de cirurgia estética masculina.

Colaboradores

Kunal Angra, MD
Resident
Howard University College of Medicine
Washington, District of Columbia USA

Sherrell J. Aston, MD, FACS
Professor of Plastic Surgery
New York University School of Medicine
Associate Chairman Department of Plastic Surgery
Manhattan Eye, Ear & Throat Hospital
New York, New York USA

Yoon-Soo Cindy Bae, MD
Clinical Assistant Professor
Department of Dermatology
New York University School of Medicine
Associate
Laser & Skin Surgery Center of New York
New York, New York USA

Daniel C. Baker, MD
Attending Surgeon
Department of Plastic Surgery
Lenox Hill Hospital-Manhattan Eye,
 Ear & Throat Hospital
New York, New York USA

Lawrence S. Bass, MD, FACS
Clinical Assistant Professor of Plastic Surgery
Department of Plastic Surgery
Manhattan Eye, Ear & Throat Hospital
Hofstra Northwell School of Medicine
New York, New York USA

Daniel A. Belkin, MD FAAD
Associate
Laser & Skin Surgery Center of New York
Assistant Attending
NYU Langone Medical Center
New York, New York USA

George J. Bitar, MD
Assistant Clinical Professor
Department of Plastic Surgery
George Washington University School of Medicine
Washington, District of Columbia USA
Founder and Medical Director
Bitar Cosmetic Surgery Institute
Fairfax, Virginia USA

Mordcai Blau, MD, PC
White Plains Hospital (On his Affiliation)
Montefiori Medical Center
or
Westchester New York Aesthetic Plastic Surgery
Westchester, New York USA

Jeremy A. Brauer MD
Clinical Assistant Professor
Ronald O. Perelman Department of Dermatology
New York University Langone Medical Center
New York, New York USA

Ashley A. Campbell, MD
Dept. of Ophthalmology
New York University Langone Medical Center
New York, New York USA

Alastair Carruthers, MA, BM, BCh, FRCPC, FRCP(Lon)
Clinical Professor
Department of Dermatology and Skin Science
University of British Columbia
2012 Eugene van Scott Award for Innovative
 Therapy of the Skin and Philip Frost Leadership
 Lecture, AAD.
2010 Samuel J. Stegman award for service, ASDS.
2014 Leadership in Innovation Lecture
ASDS 2015 Presidential Award ASDS
Past President ASDS, CDA, CSDS.
Vancouver, British Columbia, Canada

Jean Carruthers MD, FRCSC, FRC(Ophth),
Fellow American Society Ophthalmic Plastic
and Reconstructive Surgery
Clinical Professor
Department of Ophthalmology and Visual Sciences
University of British Columbia
Vancouver, British Columbia, Canada

Christopher T. Chia, MD
Clinical Assistant Professor of Surgery
Zucker School of Medicine, Hofstra University
Surgical Director, BodySCULPT, Inc.
New York, New York USA

Paul N. Chugay, MD, FACS
Chugay Cosmetic Surgery Medical Clinic
Long Beach, California USA

Colaboradores

Nikolas V. Chugay, DO
Chugay Cosmetic Surgery Medical Clinic
Long Beach, California USA

Jeffrey R. Claiborne, MD
Sieveking and Claiborne Plastic Surgery
Nashville, Tennessee USA

Oriana Cohen, MD
Plastic Surgery Resident Physician
Hansjörg Wyss Department of Plastic Surgery
New York University Langone Medical Center
New York, New York

Sydney R. Coleman, MD
Clinical Assistant Professor of Plastic Surgery
Hansjörg Wyss Department of Plastic Surgery
New York University School of Medicine
New York University Langone Medical Center
New York, New York USA

David A. Daar, MD, MBA
Resident
Hansjörg Wyss Department of Plastic Surgery
New York University School of Medicine
New York, New York USA

Phillip Blake Dauwe, MD
Lemmon Avenue Plastic Surgery and Laser Center
Dallas, Texas USA

Erez Dayan, MD
Clinical Fellow, Harvard Medical School
Plastic & Reconstructive Surgery
Harvard Plastic Surgery/Massachusetts General Hospital
Boston, Massachusetts USA

J. Abel de la Peña MD, FACS
Director
Institute for Plastic Surgery
Hospital Angeles De Las Lomas
Mexico City, Mexico

Gorana Kuka Epstein, MD
Director of Department of Research
Foundation for Hair Restoration and Facial Plastic Surgery
Miami, Florida USA
Director and Founder, Hair Center Serbia
Belgrade, Serbia

Jeffrey S. Epstein, MD, FACS
Assistant Clinical Professor
Department of Otolaryngology
University of Miami
Director and Founder
Foundation for Hair Restoration
Miami, Florida

Julius W. Few, Jr., MD
Director
The Few Institute
Clinical Professor
Division of Plastic Surgery
University of Chicago
Health Science Clinician
Northwestern University, Division of Plastic Surgery
Chicago, Illinois USA

Jordan D. Frey, MD
Hansjörg Wyss Department of Plastic Surgery
New York University Langone Health
New York, New York USA

Guillermo J. Gallardo, MD
Plastic and Reconstructive Surgeon
Hospital Ángeles Lomas
Huixquilucan, Edo. de México

Roy G. Geronemus, MD
Clinical Professor of Dermatology
Department of Dermatology
New York University Medical Center
Director, Laser & Skin Surgery Center of New York
New York, New York USA

Ashkan Ghavami, MD
Assistant Clinical Professor
Division of Plastic Surgery
David Geffen University of California–Los Angeles School
 of Medicine
Los Angeles, California
President
Ghavami Plastic Surgery, Inc.
Beverly Hills, California USA

Ron Hazani, MD, FACS
Surgeon
Private practice
Beverly Hills, California USA
Cedars Sinai Medical Center
Los Angeles, California USA

Colaboradores

Sean B. Herman, MD
Department of Plastic and Reconstructive Surgery
Montefiore Medical Center
Albert Einstein College of Medicine
Bronx, New York USA

J. Bradford Hill, MD
Chief Resident
Hansjörg Wyss Department of Plastic Surgery
New York University
New York, New York USA

Alfredo Hoyos, MD
Private practice,
Total Definer Academy,
Bogota, Colombia

Dennis J. Hurwitz, MD
Clinical Professor of Plastic Surgery
Department of Plastic Surgery
University of Pittsburgh
Pittsburgh, Pennsylvania USA

Glenn W. Jelks, MD, FACS
Associate Professor of Plastic Surgery
Associate Professor of Ophthalmology
New York University
New York, New York USA

Elizabeth B. Jelks, MD
Jelks Medical
New York, New York USA

Terrence Keaney, MD
Assistant Clinical Faculty
Department of Dermatology
George Washington University Hospital
Washington, District of Columbia USA

Irene A. Kim, MD
Facial Plastic and Reconstructive Surgery
Head & Neck Surgery
University of California–Los Angeles
Los Angeles, California USA

MaryJo Kramer, BS

Thomas F. La Vecchia, MBA
Founder and President
X Factor Media
www.TheXFactorTeam.com
Summit, New Jersey USA

Steven M. Levine, MD
Assistant Professor of Surgery (Plastic)
Hofstra Medical School – Northwell Health
New York, New York USA

Richard D. Lisman, MD, FACS
Professor
Department of Ophthalmology
New York University School of Medicine
Director
Section of Ophthalmic Plastic Surgery
New York University School of Medicine
Hansjörg Wyss Department of Plastic Surgery
Manhattan Eye, Ear & Throat Hospital
New York University Medical Center
New York, New York USA

Rebeccah Maud, CSFA-CVS
Department of Plastic Surgery
Walden Cosmetic Surgery
Austin, Texas USA

G. Patrick Maxwell, MD
Assistant Clinical Professor
Department of Plastic Surgery
Vanderbilt University School of Medicine
Private Practice
Maxwell Aesthetics
Nashville, Tennessee USA

Constantino Mendieta, MD, FACS, FICS
Private Practice
Coconut Grove, Florida USA

Philip J. Miller, MD, FACS
Associate Professor
Otolaryngology/Head and Neck Surgery
New York University School of Medicine
New York, New York USA

Foad Nahai, MD, FACS, FRCS (hon)
The Maurice J. Jurkiewicz Chair in Plastic Surgery
Professor of Surgery
Department of Surgery
Emory University
Atlanta, Georgia USA

Colaboradores

Ira D. Papel, MD, FACS
Professor
Division of Facial Plastic Surgery
Department of Otolaryngology–Head and Neck Surgery
The John Hopkins University
Baltimore, Maryland USA

Boris Paskhover, MD
Assistant Professor
Chief of Facial Plastics & Reconstructive Surgery
Department of Otolaryngology – Head & Neck Surgery
Rutgers, The State University of New Jersey
Newark, New Jersey USA

Mauricio E. Perez, MD
Private Practice
School of Medicine
National University of Colombia
Bogota, Columbia

Rocco C. Piazza, MD, FACS
Clinical Assistant Professor of Surgery & Perioperative Care
Department of Surgery
Dell Medical School at The University of Texas at Austin
Austin, Texas, USA

Ximena Pinell, MD
Division of Plastic and Reconstructive Surgery
Emory University
Atlanta, Georgia USA

Rod J. Rohrich, MD, FACS
Clinical Professor and Founding Chair – Dept of Plastic Surgery
Distinguished Teaching Professor – University of Texas Southwestern Medical Center
Founding Partner – Dallas Plastic Surgery Institute
Dallas, Texas USA

Ara A. Salibian, MD
Resident Physician
Hansjörg Wyss Department of Plastic Surgery
New York University School of Medicine
New York, New York USA

Ira L. Savetsky, MD
Surgeon
Plastic and Reconstructive Surgery
New York University Langone Medical Center
New York, New York USA

Zachary Schwager, MD
Resident Physician
Department of Dermatology
New York University School of Medicine
New York, New York USA

Rana A. Shalhoub, MS
Research Associate
Bitar Cosmetic Surgery Institute
Fairfax, Virginia USA

Sammy Sinno, MD
Plastic Surgeon
Private Practice
TLKM Plastic Surgery
Chicago, Illinois USA

John T. Stranix, MD
Plastic Surgery Resident
Hansjörg Wyss Department of Plastic Surgery
New York University Langone Medical Center
New York, New York USA

James M. Stuzin, MD
Clinical Professor of Plastic Surgery (Voluntary)
University of Miami School of Medicine
Miami, Florida USA

Oren Tepper, MD
Assistant Professor of Plastic Surgery
Director of Aesthetic Surgery & Craniofacial Surgery
Department of Plastic Surgery
Montefiore Medical Center – Albert Einstein College of Medicine
New York, New York USA

Chad M. Teven, MD
Chief Resident
Section of Plastic & Reconstructive Surgery
The University of Chicago
Chicago, Illinois USA

Spero J. V. Theodorou, MD
Clinical Assistant Professor of Surgery
Zucker School of Medicine, Hofstra University
New York, New York USA

Charles Thorne, MD
Chairman
Department of Plastic Surgery
Lenox Hill and Manhatten Eye, Ear & Throat
New York, New York USA

Sergey Y. Turin, MD
Resident Physician
Plastic and Reconstructive Surgery
Northwestern University Feinberg School of Medicine
Chicago, Illinois USA

Jacob G. Unger, MD
Clinical Assistant Professor
Department of Plastic Surgery
Vanderbilt University
Nashville, Tennesse USA

Jennifer Walden, MD, FACS
Clinical Assistant Professor
University of Texas Southwestern
Private Practice
Walden Cosmetic Surgery and Laser Center
Austin, Texas USA

Simeon Wall, Jr., MD, FACS
Plastic Surgeon, Private Practice
The Wall Center for Plastic Surgery & Jade Medispa
Jade MediSpa
Shreveport, Louisiana USA
Assistant Clinical Professor
Department of Plastic Surgery
University of Texas Southwestern Medical Center
Dallas, Texas USA
Assistant Clinical Professor
Division of Plastic Surgery
Louisiana State University Health Sciences Center at
 Shreveport
Shreveport, Louisiana USA

Stephen M. Warren, MD, FACS
Stephen M. Warren Plastic & Reconstructive Surgery
Associate Professor of Plastic Surgery
New York University Langone Medical Center
Associate Professor of Oral & Maxillofacial Pathology,
 Radiology, and Medicine
New York University College of Dentistry
New York, New York USA

Stelios C. Wilson, MD
Surgeon
Hansjörg Wyss Department of Plastic Surgery
New York University School of Medicine
New York, New York USA

Parte I
O Consultório de Cirurgia Plástica Direcionada aos Homens

1	O *Marketing* dos Procedimentos Estéticos para Homens	3
2	Fotografia do Paciente de Estética Masculino	11
3	Cirurgia Virtual	21

CAPÍTULO 1

O *Marketing* dos Procedimentos Estéticos para Homens

Thomas F. La Vecchia ▪ Douglas S. Steinbrech

Resumo

Como um número crescente de homens está realizando procedimentos estéticos, os centros de cirurgia estética precisam se familiarizar com técnicas comprovadas de *marketing* para o cliente masculino. Este capítulo abrange técnicas gerais de *marketing* ou promoção do serviço de cirurgia plástica, como o posicionamento da marca e geração de conteúdo, assim como o desenvolvimento da presença de mídia social geradora de receita.

Palavras-chave: pai atlético, *blog*, executivo da diretoria, posicionamento de marca, custo-por-mil (CPM) impressões, custo de aquisição de clientes, segmentação por área geográfica, página de destino (*landing page*), modelo masculino, depilação, metrossexual, homens da geração do milênio.

Introdução

A X Factor Media foi abordada por Dr. Douglas S. Steinbrech no final de 2013 com uma nova iniciativa. Ele queria implantar um *website* dedicado à cirurgia estética masculina. Na época, éramos um pouco céticos. Nossa pesquisa mostrou que os homens constituíam apenas cerca de 9% de todos os procedimentos estéticos em 2012. Fomos encarregados de criar um *website* ou um recurso *on-line* (mais ou menos). Nasceu a *Male Plastic Surgery New York* (www.MalePlasticSurgeryNewYork.com) (**Fig. 1.1**).

Nossa Abordagem: Construir a Plataforma

A X Factor Media iniciou a campanha com a revisão dos principais procedimentos para homens. De acordo com a American Society for Aesthetic Plastic Surgery (AS-PAS),[1] eles são:

- Lipoaspiração.
- Ginecomastia (remoção do tecido mamário).
- Cirurgia das pálpebras.
- Rinoplastia.
- Ritidoplastia.

Nosso foco inicial era criar um conteúdo robusto para o website. Nossos critérios incluíam que cada página de serviço e de destino ou início contivesse pelo menos 600 palavras junto com rico conteúdo (fotos, gráficos, vídeos etc.). Durante a construção do *website*, asseguramos que o site fosse um projeto responsivo, o que significa que ele poderia estar em conformidade com todas as quatro plataformas: telefonia móvel (celular), *tablet*, *laptop* (computador portátil) e *desktop* (computador de mesa). Além disso, também seria reproduzido de forma simétrica em *smart TVs*, que estavam em lançamento ao mesmo tempo em que o *website*.

Nossa estratégia de priorizar o conteúdo, juntamente com um *design* responsivo para celulares, nos tornou os primeiros a chegar ao mercado com um *site* focado na estética masculina. Todo o texto incluía procedimentos estéticos masculinos, já que também realizamos a segmentação da área geográfica da plataforma para garantir a SEO (otimização para mecanismos de busca) no *Google*, *Yahoo* e *Bing* (**Fig. 1.2**).

Superando o Estigma

A cirurgia estética tem sido considerada, há muito tempo, um esforço feminino. A maioria, se não a totalidade, do *marketing* é focada nas mulheres (pense no tratamento estético com Botox®, aumento das mamas e aumento dos glúteos com gordura).

Com a crescente popularidade dos homens "metrossexuais", definidos como homens jovens, urbanos, heterossexuais, com visões políticas liberais, interesse pela moda e gosto refinado, a vaidade masculina tornou-se aceitável e dominante. Os homens estão começando a fazer manicures, pedicures e até mesmo "depilação corporal".[2]

Com peitos depilados, autobronzeamento e quantidades abundantes de Rogaine® (Minoxidil) ao longo do caminho, os homens americanos estão buscando maneiras ainda mais drásticas de melhorar sua aparência.

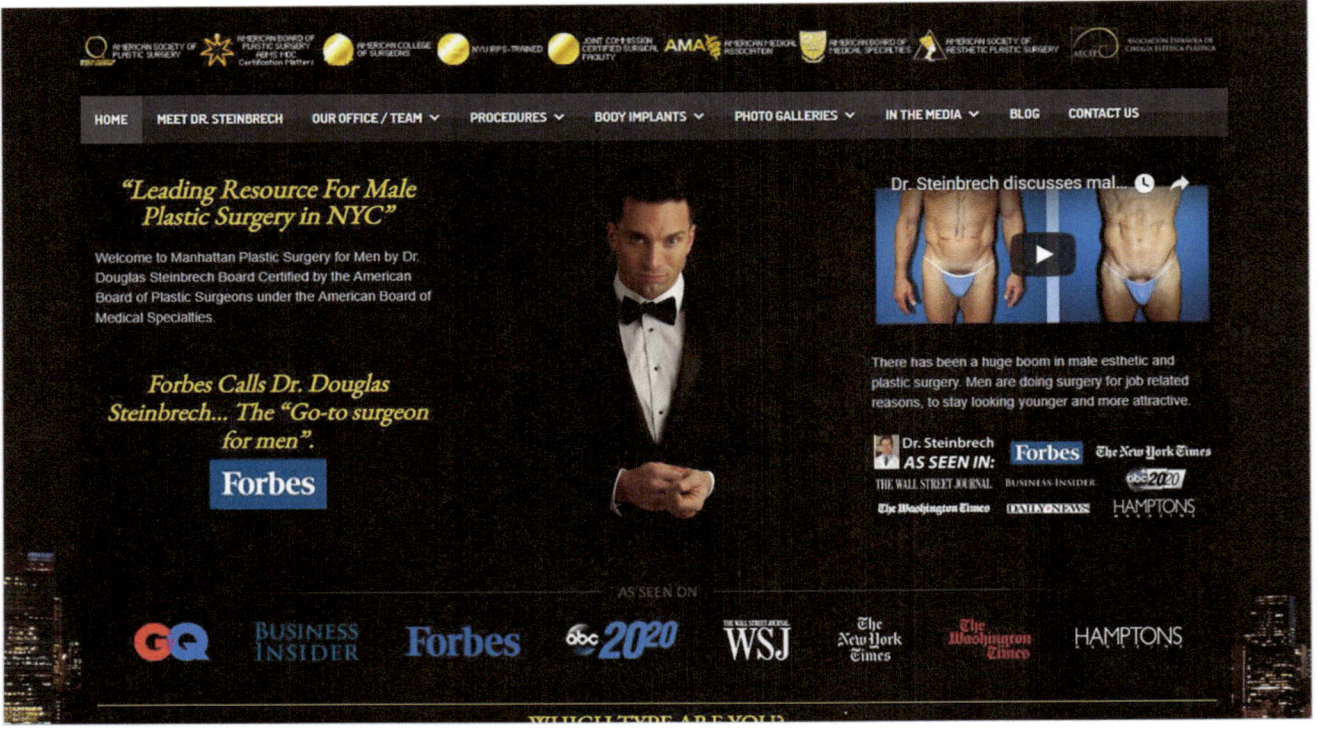

Fig. 1.1 Tela inicial do *site* www.MalePlasticSurgeryNewYork.com. (Esta imagem é fornecida por cortesia de Male Plastic Surgery New York.)

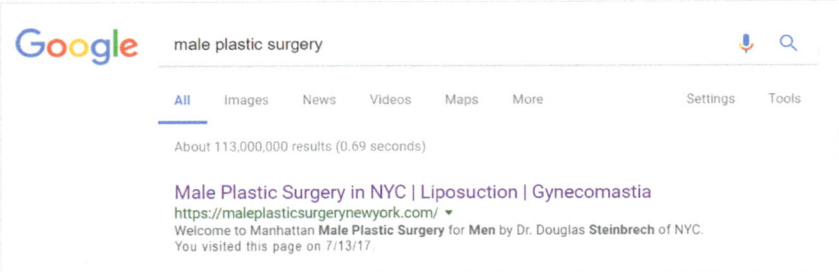

Fig. 1.2 Resultados da busca do *Google* (acesso em 13 de julho, 2017). (*Google* e o logo do *Google* são marcas registradas de Google Inc., utilizadas com permissão.)

As razões por trás do aumento de pacientes do gênero masculino submetidos a procedimentos estéticos são multifatoriais: (1) os homens têm o desejo de ser mais competitivos e jovens na força de trabalho, (2) a crescente aceitação social dos procedimentos estéticos e (3) maior conscientização da segurança e eficácia dos procedimentos cirúrgicos estéticos.[3]

Pegando a Onda

De acordo com a ASAPS, um número crescente de homens está realizando cirurgias estéticas. Entre 1997 e 2012 houve um aumento de 106% nas cirurgias estéticas masculinas. Os procedimentos mais populares mostram as áreas que os homens estão mais interessados em melhorar, assim como oferecem orientações úteis aos homens que consideram realizar algum procedimento.[4] Quando lançamos o *Male Plastic Surgery New York*, estávamos bem equipados para pegar a onda. O *site* não só poderia estimular os negócios, mas também poderia se tornar um recurso *on-line* para qualquer homem que pesquise os procedimentos estéticos. Neste momento, era o conteúdo certo, no lugar certo, no tempo certo. Dobramos em um programa orgânico para ganhar posições favoráveis no *Google* sem ter que confiar no pagamento por clique (PPC), o que pode ser uma proposta onerosa em longo prazo.

Um programa orgânico é um programa centrado em SEO, em que os visitantes encontrarão você organicamente pela busca. Isto não é um canal pago como o PPC ou propagandas. Dobramos ao perceber que este canal proporcionou o melhor retorno no investimento em relação ao PPC e outros canais.

Como Comercializar para Homens

Realizar testes, testes e mais testes foi nosso lema no início. Embora nossa equipe fosse um grupo de profissionais titulares, não tínhamos ideia exata de como os homens reagiriam. Tínhamos todas as ferramentas em vigor: *Google Analytics*, otimização de *software* de conversão, métricas das mídias sociais. No entanto, tínhamos nossas próprias opiniões sobre vários assuntos relativos ao envio de mensagens, *layout*, experiência de usuário e interface do usuário. Permitimos que os dados falassem por si só. Entretanto, inevitavelmente, precisávamos assumir alguns riscos.

Nosso primeiro risco foi tornar o fundo do *site* todo preto, o que, historicamente, é um "não absoluto" quando se trata de *websites*. Inicialmente apresentamos uma mulher atraente na parte inferior da página. No entanto, removemos isso, pois descobrimos que estava fora de moda para os visitantes masculinos que visitavam o *site*. Sejam heterossexuais ou *gays*, os homens que visitaram o *site* eram menos propensos a "se tornarem pacientes" ou enviar uma mensagem para um procedimento quando houvesse qualquer semelhança feminina de qualquer tipo. O conteúdo precisa se concentrar estritamente no gênero masculino.

Decidimos continuar também nossa estratégia de conteúdo primário externo. Nosso objetivo era estabelecer a *Male Plastic Surgery New York* como a principal plataforma de cirurgia estética masculina. Criamos um infográfico, que é uma ferramenta de *marketing* popular que exibe conteúdo simplificado de uma forma atraente. Nossos infográficos compartilham fatos e figuras sobre a cirurgia plástica masculina, distribuindo-os ao público[5] (**Fig. 1.3**). Espalhou-se como incêndio, reunindo republicações em vários meios de comunicação *on-line*, como o *SFGate*, o *San Francisco Chronicle*, *Babble*, *Jezebel* e o *Business Insider*. Estas menções críticas utilizaram o infográfico ou mesmo o conteúdo e atribuíram a informação de volta ao *site*. Isto serviu tanto como relações públicas quanto SEO. As colocações criariam um burburinho em torno da marca enquanto se construiria a autoridade em SEO. Citações de alta autoridade terão efeito positivo nos *rankings* ou classificações de busca dentro do *Google* e de outros mecanismos de busca.

É menos provável que os homens falem com outros homens sobre preocupações estéticas; portanto, tornar-se o recurso *on-line* de referência foi fundamental para fazer da plataforma um sucesso. Portanto, estabelecemos a liderança da marca para a cirurgia estética masculina. Maniacamente, visamos clientes masculinos, oferecendo conteúdo somente masculino com estudos de caso apenas para homens. "Mesmo que as histórias masculinas sejam consideradas menos sedutoras do que as femininas dentro da mídia, os estudos de caso ainda são uma fórmula comprovada na condução de consultas dos consumidores. O *marketing on-line* é outra ferramenta essencial no estabelecimento do mercado para pacientes masculinos."[6]

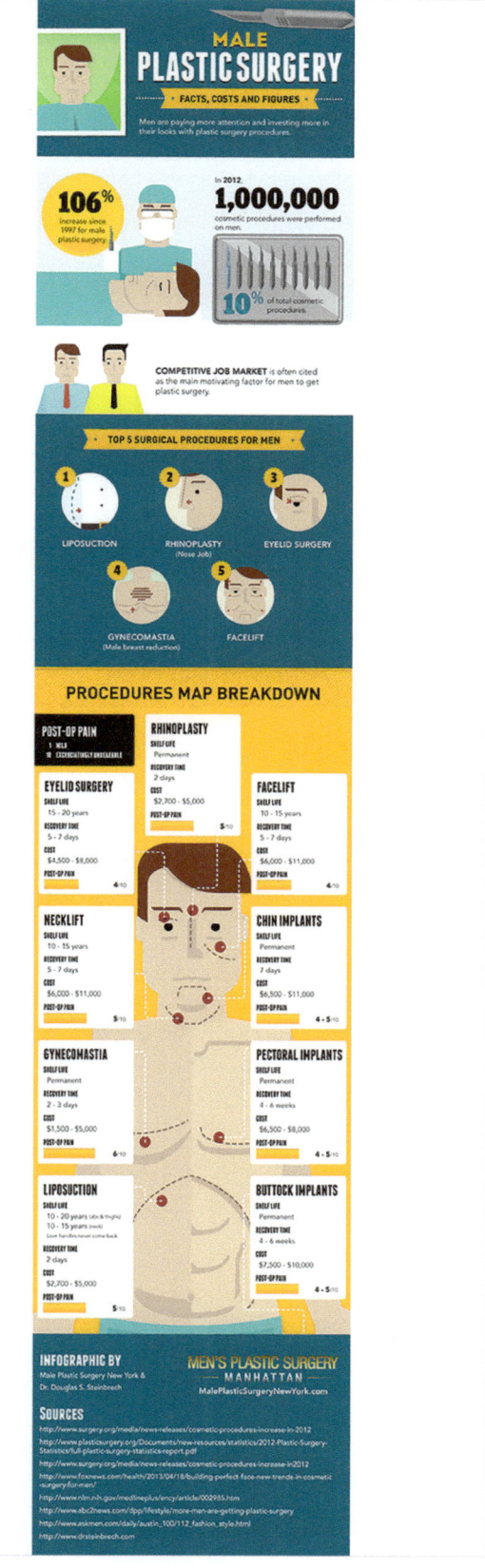

Fig. 1.3 Infográfico apresentado no *site* maleplasticsurgerynewyork.com que foi eventualmente captado por inúmeros veículos de mídia. (Esta imagem é fornecida por cortesia da *Male Plastic Surgery New York*.)

Roteiro de *Marketing* para Homens

Internamente, tínhamos um roteiro que traçamos para nos conduzir a uma campanha de sucesso para a *Male Plastic Surgery New York*. O roteiro incluía: [7]

- Posicionamento da marca: tomamos uma abordagem orientada pela eficácia.
- *Website*: estabelecer a *Male Plastic Surgery New York* como plataforma.
- Páginas de destino: criar conteúdo direcionado por área geográfica, que reside no local e converte pacientes (medido pelo envio de uma mensagem pelo paciente). Realizamos a segmentação por área geográfica, acrescentando a localização — cidade, município e estado — nos textos.
- *Blogging*/artigos: geração contínua de conteúdo para apoio à educação do visitante sobre a estética masculina.
- Mídia social: o novo "boca a boca", quando incorporamos o *Instagram* para obter maior conscientização da marca.
- E-mail: uma ferramenta de *marketing* contínua.
- PPC: resultados imediatos à medida que trabalhamos para gerenciar o custo de aquisição pelo cliente para conduzir novos contatos a um preço que faça sentido para o cliente.

Com o roteiro estabelecido, segmentamos então nossas promoções nos quatro tipos de homens que procuram a cirurgia estética: modelo masculino, fisiculturista, pai atlético e executivo da diretoria. Acreditávamos que estas categorias cobriam pelo menos 90% dos homens que visitavam o *site*, pois os visitantes poderiam se relacionar com pelo menos um destes "pilares".

Em seguida, desenvolveríamos o conteúdo em torno de cada categoria. Além do texto, focaríamos, especificamente, o conteúdo de vídeo. Nosso primeiro vídeo ganhou mais de 300.000 visualizações no momento da redação.[8] Desde então, adicionamos mais 20 vídeos ao *site*, vários de cada categoria.

Modelo Masculino

Os modelos masculinos são homens que ganham a vida pela sua aparência. Atendemos a esses homens ou a homens que almejam trabalhar nesses campos. Eles seguem a moda e são conscientes das tendências, pois a aparência é muito importante para sua personalidade geral.

Fisiculturista

Este arquétipo está em ótima forma, faz exercícios com frequência, mas atinge, como o Dr. Steinbrech o chama, "uma barreira genética", já que malhar não é simplesmente suficiente. Estes podem optar por uma lipoaspiração localizada ou assistência em obter o abdome definido.

Pai Atlético

Este é um cara que tem se concentrado principalmente em sua família e a vida entrou no caminho. Ele pode ter se deixado levar um pouco e precisa de alguma ajuda para voltar à estética com a qual ele se sente mais confortável.

Executivo da Diretoria

Este é o capitão da indústria que está competindo com os colegas mais jovens. O executivo da diretoria quer e precisa parecer menos cansado e abatido. Eles aderem ao procedimento porque querem ter aparência renovada e natural para sua faixa etária.

Marketing para Todos os Homens

Ao fazer *marketing* para os homens, não diferenciamos necessariamente *gays* e heterossexuais no *website*, com exceção de algumas páginas iniciais específicas da campanha, como eventos especiais (p. ex., PRIDE ou *No-Shave November*, em português Novembro sem Barbear). No entanto, criamos conteúdos, fora do *site*, que são artigos de alta qualidade captados por fontes de mídia que atrairiam ambos os grupos e diferem em suas abordagens e meios de comunicação. Sabíamos que precisávamos incluir os *gays*. "A cirurgia plástica está se tornando cada vez mais comum na comunidade *gay*, visto que os homens lutam para lidar com suas imperfeições corporais percebidas. Diz-se que os homens *gays* são a base da clientela que mais cresce na indústria da cirurgia estética, sendo a lipoaspiração um pedido comum."[9] É impossível obter dados concretos sobre a orientação exata de qualquer homem, *gay* ou heterossexual, que visite o *site*, porque não perguntamos sobre orientação, nem é recomendado.

Para o *marketing* direcionado àqueles que se identificam como homens heterossexuais, as mensagens eram semelhantes, mas os meios eram diferentes. Para homens heterossexuais, ficamos com o *Google*, PPC, *sites* voltados para o esporte e relações públicas com foco masculino (colocação em publicações periódicas com foco masculino como GQ e *Esquire*) para obter impressões e visualizações. Quanto aos *gays*, compraríamos espaço na mídia em *sites* de conteúdo focados na comunidade LGBT, que normalmente é adquirido diretamente e não pelo *Google*.

O *marketing* para homens pode ficar caro, pois há menos meios dedicados e, portanto, menos inventário publicitário aumentando o CPM ou o custo por mil visualizações ou impressões, que é a medida padrão quando conduzir compras na mídia. O CPM é o custo de 1.000 visualizações ou impressões para ver seu anúncio.

Os homens respondem melhor à publicidade de marca do que as mulheres. A publicidade de marca inclui a imagem da empresa, logotipo da empresa, cores e provérbios da empresa e uma variedade de combinações dessas características. Isto é verdade em várias formas de mídia. Um estudo relatou que, globalmente, mais homens do que mulheres confiam na publicidade de marca em *websites*, na TV, em jornais, em revistas e na rádio.[10] É fundamental construir a equidade da marca, mas isso leva tempo. Feito corretamente, você acabará por estabelecer a liderança da marca e lealdade entre os clientes do gênero masculino. Os homens podem ser menos aptos a compartilhar sua experiência socialmente, mas muito provavelmente serão muito leais aos fornecedores. Eles também podem ser menos sensíveis ao preço se sentirem que estão recebendo uma marca (ou prática) *premium* (especial).

Resultados Imediatos

Os homens normalmente preferem tratamentos simples com resultados demonstrados. Portanto, nós nos concentramos tanto em procedimentos cirúrgicos quanto não cirúrgicos, oferecendo resultados imediatos, ao contrário dos procedimentos que podem exigir várias visitas para alcançar um resultado.

Mercado de Estética Masculina em Crescimento

Enquanto os homens representam apenas uma fração do mercado de medicina estética, cerca de 9% durante a última pesquisa da ASAPS, eles estão cada vez mais inclinados à realização de procedimentos estéticos.[11] Os pesquisadores globais do HSBC declararam que o futuro comercial está nos homens jovens e urbanos – ou como o HSBC os chama, "*yummies*" (estilosos). Cavalheiros ricos e conscientes das tendências já são responsáveis por 40% das vendas de moda de luxo, crescendo 14% em 2011, em comparação a 8% de crescimento para as mulheres.[12] Os homens também estão comprando com mais frequência e gastam o dobro do que os homens das gerações anteriores. O mercado de cuidados com a pele masculina também tem experimentado um crescimento de dois dígitos, com alguns analistas prevendo uma triplicação no tamanho do mercado em 4 anos.[13] Manter uma aparência bem cuidada agora define o que é ser "um homem" na sociedade de hoje, assim como é normal se submeter a procedimentos estéticos. Conforme os homens estilosos da geração do milênio envelhecem, a demanda por procedimentos estéticos masculinos só aumenta.

Ao elaborar um plano de *marketing* com o objetivo de atrair pacientes do gênero masculino, empregue uma abordagem gradual para atrair novos clientes masculinos. Resultados instantâneos são ideais, mas também promover tratamentos não invasivos ou mesmo de *spa* pode ser uma boa maneira de aumentar seu ecossistema na prática. Os homens pagarão um valor *premium* por esses serviços e, muito provavelmente, estarão abertos a procedimentos mais invasivos ao longo do caminho.

Passar para a Prática

Para alcançar uma posição maior no mercado masculino e trazer mais pacientes masculinos para sua prática, será necessário mais do que apenas um *site* reluzente ou adicionar um par de revistas masculinas à sua mesa de café. Você precisa incluir seriamente novas técnicas para cirurgia plástica masculina, incluindo a nova onda de melhorias de contorno masculino, bem como de tecnologias e dispositivos médicos, como implantes de silicone para o aumento da massa muscular. Ter uma galeria contendo vários exemplos de antes e depois dos pacientes que realizaram estes procedimentos é o que dará credibilidade à sua prática.

Tendências em Preferências Masculinas para Cirurgia Estética

Os procedimentos estéticos em tendência para os homens são:[14,15]

- Lipoaspiração do pescoço (um procedimento de meia hora que produz uma linha de mandíbula mais evidente).
- Rinoplastia étnica.
- Preenchimentos dérmicos faciais.
- Microlipoaspiração (para acentuar a linha da mandíbula).
- Ultherapy® (um *lifting* facial não cirúrgico, utilizando a tecnologia ultrassonográfica).
- Definição do abdome.
- Aumento dos glúteos (para maior definição).
- Implantes peitorais.

Enfoque nos Homens do Milênio

É mais provável que os homens da geração do milênio (aqueles nascidos no início da década de 1980 até o início da década de 2000) tenham mais acesso aos procedimentos estéticos e mais desejo de consultar as mídias sociais e as últimas tendências quando se trata da estética do que a geração X (após os *baby boomers* e antes da geração do Milênio) ou os *baby boomers*. Também é mais provável que eles confiem nas informações que aprendem sobre uma empresa por meio de mídias sociais do que nas formas tradicionais de fontes de informação, como jornais ou revistas.

A geração do milênio e os homens em particular também são menos preocupados com o aumento do número de informações pessoais que as empresas obtêm de seus clientes. Enquanto a mídia previu que os homens do milênio são tudo, menos impermeáveis ao *marketing*, os dados mostram que os homens do milênio não só são receptivos ao *marketing*, mas tentam, de maneira proativa, aprender mais sobre as empresas de que eles ouvem falar ou fazem negócios.[16] É fundamental ser autêntico ao promover o serviço de cirurgia estética para os homens do milênio, pois eles podem enxergar por publicidade e truques frágeis. Autoridade e confiança são fundamentais, pois eles têm a mente aberta para a cirurgia estética, mais do que as gerações anteriores.

O *marketing* para os homens do milênio é essencial. Eles representam 23% dos milionários nos Estados Unidos.[17] A percepção de que os homens estão falidos e preguiçosos simplesmente não é correta. Os homens também constituem a maioria da força de trabalho. Prevê-se que os homens constituirão 75% da força de trabalho em 10 anos.[18]

Onde se Enquadram os Homens da Geração *Baby-Boomers*?

A população ideal de pacientes do gênero masculino pode ser de homens *baby-boomers* que tenham renda disponível e o desejo estético pelos procedimentos que sua clínica oferece. Os *baby-boomers* podem estar relutantes em considerar a realização de tratamentos estéticos, apesar de serem os mais bem preparados financeiramente. Eles também podem ter o desejo mais estético. A face "flácida" poderia se beneficiar do preenchimento, Botox®, *lifting* facial e outras opções estéticas. A promoção para homens *baby-boomers* exigirá a mensagem certa no lugar certo. Por exemplo, os visitantes mais velhos da *Internet* usam um *tablet* em vez de um *smartphone*. Você pode comprar especificamente o tráfego PPC visando os usuários de *tablets*. Eles estão nas mídias sociais como o *Facebook*, de modo que a publicidade poderia ser outra opção viável para atingir a população idosa de *boomers*. Tenha em mente que os estigmas sociais são abundantes para esta geração. O machismo é o mais forte nesta faixa etária.[18] Cobriremos isto mais tarde, mas o *e-mail marketing* também é uma ótima maneira de alcançar os clientes *boomers* masculinos.

Tendências do *Marketing* Digital em Cirurgia Estética

O cenário do *marketing* digital mudou ao longo dos últimos anos. O *Google* anunciou publicamente pelo menos 16 mudanças de algoritmos desde 2016 apenas.[19] Estas mudanças serão materiais para seus esforços promocionais, pois a SEO pode fazer ou interromper uma campanha. A perda de postos de busca irá sobrecarregar outras partes da campanha, resultando em um custo de aquisição mais alto para os pacientes e podendo quebrar suas margens. Por exemplo, se você perder uma posição chave e, por conseguinte, a liderança, você perderá possíveis pacientes, o que, em longo prazo, pode lhe custar centenas de milhares de dólares.

Websites, mídias sociais e *marketing* digital mudaram a maneira como as pessoas buscam informações em geral e um grande número de americanos busca agora questões e preocupações de saúde e de medicina estética *on-line*.[20] Um *site* pode ser o centro ou a liderança para sua campanha. Entretanto, com o aumento da concorrência em SEO, outros meios têm crescido em importância. Embora a SEO possa estar longe de acabar, muitos sentem que a mídia social é a nova SEO. Outros meios digitais se tornaram fundamentais para a prática da promoção.

O *Snapchat* tomou o mundo de assalto, pois agora eles têm mais de 158 milhões de usuários ativos diariamente na época de seu recente IPO.[21] A geração do milênio é de difícil acesso como seu principal grupo de usuários e este grupo está obcecado com os meios de comunicação. O *Instagram* é ainda maior com mais de 500 milhões de usuários, o que o torna o segundo meio de comunicação mais importante atrás do *Facebook* (o *Facebook* é dono do *Instagram*).

A promoção de vídeos é o condutor para estes meios, pois cada um deles oferece uma experiência de micro *YouTube*, exibindo trechos de conteúdo. A maior parte dele desaparece após 24 horas. A criação constante de conteúdo é a chave do sucesso para vencer nesta mídia social. Estes meios de comunicação oferecem tanto oportunidade de conscientização prática como ferramenta ativa de aquisição de pacientes. A publicidade sobre esses meios ajudará a construir seguidores para suas contas.

As preocupações relacionadas com a idade fazem com que os homens procurem procedimentos estéticos e a combinação de mídias sociais corretas é uma parte importante da mistura promocional. Por exemplo, os homens maduros podem conferir o *Facebook*, enquanto os mais jovens prestarão mais atenção ao *Instagram* e *Snapchat*. Além disso, com os jovens profissionais masculinos e urbanos, as convenções de gênero são confusas, pois eles entendem a importância de manter um visual jovem.

O compartilhamento constante de fotos ou "*selfies*" nas mídias sociais também está criando pressão nos homens mais jovens para ficarem na moda, bem cuidados e em forma.[21]

Vencer nas mídias sociais significa que você tem um fluxo constante de pacientes que passam por seu consultório. As mídias sociais também permitem a prática de fiéis e defensores para compartilhar a experiência positiva deles com sua prática. Mas o mesmo é verdade para um paciente descontente. As mídias sociais negativas podem frustrar os esforços de divulgação e podem causar distração de sua prática ao extrair recursos vitais de promoção em direção à deflexão.

Não Esqueça o *E-mail*

Há ouro em suas listas de *e-mail* para os pacientes leais, curiosos e aqueles que são novos em sua prática. Idealmente, você deveria ter seu *e-mail* separado por pacientes atuais e futuros. A captura de *e-mails* deve ser feita em todas as chamadas telefônicas e consultas por *e-mail* — permitindo construir uma lista mesmo que o paciente não visite o consultório. Agora você pode vincular suas mídias sociais aos seus *e-mails* para incentivar os pacientes a "curtir", "compartilhar" e "seguir" sua página diretamente no corpo do *e-mail*.

Muitas vezes encorajamos o envio de conteúdo interessante via *e-mail* em vez de ofertas, pois você pode se deparar com "fadiga de mensagem ou ofertas" se você simplesmente liderar com ofertas todos os meses. Fique ligado no conteúdo interessante, útil ou digno de notícia produzido pelas mídias sociais em sua campanha de *e-mail marketing*. O *e-mail* frequentemente é esquecido, mas é uma de suas melhores ferramentas para o *marketing* de sua prática. No passado, muitos profissionais de *marketing* (marqueteiros) abandonaram o *e-mail marketing* por acharem que os pacientes não gostariam de ser bombardeados com conteúdo; entretanto, com um determinado conteúdo forte junto com a mensagem certa para o paciente certo no momento correto, este é um ótimo canal de *marketing* para o recrutamento de pacientes. Dito isto, este meio parece estar voltando, já que seus clientes masculinos provavelmente terão sua conta de *e-mail* sincronizada com seu *smartphone*. Pacientes novos e ativos podem estar simplesmente a um *e-mail* de distância.

Formas Alternativas de Pagamento

Embora seja importante estar na linha de frente em termos de procedimentos e tecnologia no que se refere à cirurgia plástica, uma prática que também precisa se preocupar com o acompanhamento dos desenvolvimentos culturais e de negócio para permanecer relevante. A ascensão da moeda criptográfica ou criptomoeda, especificamente o *Bitcoin*, tem levantado muitas questões, pois se relaciona a ser aceito como moeda corrente. A moeda criptográfica é uma moeda baseada na cadeia de blocos que não está afiliada a nenhuma entidade governamental. Com a ascensão das principais moedas da *Internet*, como o *Bitcoin*, mais empresas têm oferecido opções de pagamento em criptomoeda. Por causa de uma base internacional crescente de clientes, muitos modelos de negócios podem querer considerar esta opção. Atualmente, as três maiores moedas criptográficas negociadas *on-line* são o *Bitcoin*, o *Ethereum* e o *Ripple* (em julho de 2019, no *website The Hartford Finance*).[22]

Marketing Interno e Externo

O *marketing* interno pode ser mais eficaz em sua prática. A propaganda de boca a boca é um divisor de águas. Ter suas clientes femininas convertendo seus pais, filhos, irmãos e namorados pode realmente fazer a diferença. A promoção de tratamentos masculinos dentro de sua prática precisa ser abrangente. Todos os aspectos de seu *marketing* interno também devem ser atendidos para o público masculino. Reexamine seu *website*, folhetos, vídeos e sinalizações para garantir que fique claro que sua prática também atende aos homens. Assegure-se de que seu pessoal esteja à vontade para falar sobre tratamentos masculinos com suas pacientes mulheres.[13]

O *marketing* externo deve se concentrar na mídia social, SEO, PPC, publicidade externa, jornais, revistas, rádio local e televisão. Com as mídias sociais, você pode se conectar com pacientes e seguidores do gênero masculino fora do consultório. Você pode construir sua marca *on-line*, aumentando sua reputação e desenvolvendo presença como fornecedor de estética masculina, que ajudará a atrair homens que podem ser tímidos em visitar o consultório. Os *e-mails*, se possível, devem ser separados por gênero, assim como o conteúdo oferecido. Os homens podem não ser específicos no negócio e compartilhar um novo vídeo do *YouTube* pode ser mais eficaz do que oferecer 10% de desconto no Botox®, pois eles podem ser mais receptivos a grandes conteúdos sobre a prática ou procedimentos.

Conscientização é Fundamental

Os pacientes do gênero masculino muitas vezes desconhecem que existem procedimentos que podem atender às suas preocupações com o envelhecimento. O *marketing* de conteúdo poderia proporcionar a capacidade de educar os homens sobre as opções disponíveis. Você pode criar conteúdo que inclua vídeos, infográficos, manuais e outras garantias de *marketing* relevante, compartilhando opções estéticas e informações com os homens.

Os homens normalmente estão menos informados sobre a gama de procedimentos disponíveis. Eles precisam ser mais bem informados sobre as várias opções com uma discussão completa dos riscos e benefícios. A maioria não gosta de surpresas, por isso é importante definir claramente os efeitos adversos e o tempo de inatividade com qualquer procedimento.[20]

Juntando Tudo

Se você estiver levando a sério a promoção do serviço de cirurgia estética para mais clientes masculinos, terá que haver um compromisso de educação contínua para você e sua equipe e uma frente de *marketing* comprometida com uma equipe de *marketing* respeitável. Os homens quererrão procedimentos que podem não se enquadrar no treinamento estético tradicional, por isso é primordial manter-se a par dos procedimentos mais recentes. Sob uma perspectiva de *marketing*, assegure-se de que uma parte de seu *website* seja dedicada aos procedimentos masculinos. A semelhança, fotos de destaque e os resultados antes e depois devem ser separados dos resultados de sua paciente do gênero feminino. A separação dará a seu visitante *on-line* masculino uma ideia da grande experiência no tratamento de homens.

Se o compromisso estiver presente e seus pacientes do gênero masculino estiverem satisfeitos com seus resultados, você fará crescer sua prática agora e nos próximos anos. A cirurgia estética masculina veio para ficar e seu crescimento está ultrapassando os procedimentos realizados em pacientes do gênero feminino.

Referências

American Society of Aesthetic Plastic Surgery. 2016 Cosmetic Surgery National Data Bank Statistics. 2007. Retrieved from https://www.surgery.org/sites/default/files/ASAPS-Stats2016.pdf

Amorasak M. Top 5 plastic surgery procedures for guys. Retrieved from http://www.plasticsurgeryportal.com/articles/top-5-plastic-surgery-procedures-for-guys. Accessed November 2017

Powers J. Digital marketing trends lead to increase in practice visibility. October 3, 2016. Retrieved from https://www.acarapartners.com/2016/10/03/digital-marketing-trends-lead-to-increase-in-practice-visibility

Willett M. Here's why there's a "huge boom" in men getting plastic surgery. March 3, 2014. Retrieved from http://www.businessinsider.com/male-plastic-surgery-procedures-2014-2

Steinbrech DS; Male Plastic Surgery New York. Male plastic surgery: Facts, costs and figures [infographic]. Retrieved from https://maleplasticsurgerynewyork.com/male-plastic-surgery-facts-costs-and-figures-infographic. Accessed November 2017

Boxall M. Changing faces: Marketing to the male customer. November 1, 2014. Retrieved from https://aestheticsjournal.com/feature/changing-faces-marketing-to-the-male-customer ClearPivot.

Plastic surgery marketing in the 21st century: An A–Z guide. Retrieved from https://www.clearpivot.com/blog/plastic-surgery-marketing-in-the-21st-century-an-a-z-guide. Accessed November 2017

Stienbrech DS; Male Plastic Surgery New York. Dr. Steinbrech discusses male plastic surgery in NYC. Retrieved from https://www.youtube.com/watch?v=Y7a_huMIOUY. Accessed June 2017

Lang N. Gay men and the tyranny of body image. January 23, 2014. Retrieved from http://www.slate.com/blogs/outward/2014/01/23/gay_men_and_plastic_surgery_why_so_much.html

Roesler P. 7 facts marketers should know about male consumers. January 20, 2015. Retrieved from http://www.bizjournals.com/bizjournals/how-to/marketing/2015/01/7-facts-marketers-should-know-about-male-consumers.html

American Society of Plastic Surgeons. Plastic surgery statistics report: 2016. 2017. Retrieved from https://d2wirczt3b6wjm.cloudfront.net/News/Statistics/2016/plastic-surgery-statistics-full-report-2016.pdf

Peterson H. Here's what's in that cringe-worthy "yummy" report that everyone is talking about. March 25, 2014. Retrieved from http://www.businessinsider.com/heres-the-yummy-report-2014-3

Keaney T. The increasing needs of the male aesthetic patient. September 20, 2013. Retrieved from http://www.the-dermatologist.com/content/increasing-needs-male-aesthetic-patient

Fox News Health. Building the perfect face: New trends in cosmetic surgery for men. April 18, 2013. Retrieved from http://www.foxnews.com/health/2013/04/18/building-perfect-face-new-trends-in-cosmetic-surgery-for-men.html

La Vecchia T. Top 5 plastic surgery procedures for men. March 14, 2017. Retrieved from https://newtheory.com/top-5-plastic-surgery-procedures-for-men

The Nielson Company. The men, the myths, the legends: Why millennial "dudes" might be more receptive to marketing than we thought. December 10, 2014. Retrieved from http://www.nielsen.com/us/en/insights/news/2014/the-men-the-myths-the-legends-why-millennial-dudes-might-be-more-receptive-to-marketing.html

Frank R. How millennial millionaires made their money. June 9, 2016. Retrieved from http://www.cnbc.com/2016/06/09/how-millennial-millionaires-made-their-money.html

Donston-Miller D. Workforce 2020: What you need to know now. May 5, 2015. Retrieved from https://www.forbes.com/sites/workday/2016/05/05/workforce-2020-what-you-need-to-know-now/#380a968e2d63

Moz.com. Google algorithm change history. Retrieved from https://moz.com/google-algorithm-change. Accessed November 2017

Keaney T. Cornering the male aesthetic market. July/August 2014. Retrieved from http://modernaesthetics.com/2014/08/cornering-the-male-aesthetic-market#1

LaVecchia T. Snapchat IPO follows the Facebook playbook. February 9, 2017. Retrieved from http://www.lifehack.org/535456/snapchat-ipo-follows-the-facebook-playbook

See article from The Hartford: https://sba.thehartford.com/finance/cryptocurrency/what-are-the-most-popular-cryptocurrencies/

CAPÍTULO 2

Fotografia do Paciente de Estética Masculino

J. Bradford Hill

Resumo

A fotografia para o paciente de estética masculino é um elemento fundamental de documentação como em todas as fases da cirurgia plástica e reconstrutiva. Este recurso é uma referência de alto rendimento tanto para profissionais novatos quanto para experientes. Os tópicos abordados incluem configuração de câmera, logística para a criação de um estúdio no consultório, visualizações padrões, além de *pearls* (conselhos valiosos) e armadilhas (dificuldades) em geral para obter fotografias de alta qualidade.

Palavras-chave: estética masculina, cosmética masculina, cirurgia plástica masculina, fotografia médica, fotografia no consultório, fotografia do paciente, fotografia, fotos, fotografias padrão, fotografia padrão.

Introdução

A fotografia médica frequentemente é subvalorizada no treinamento de residência. A terminologia é desafiadora e há uma percepção geral de que grandes fotos exigem equipe profissional, equipamentos caros e instalações especializadas. Entretanto, a importância da fotografia padronizada no banco de imagens, planejamento pré-operatório, aconselhamento ao paciente, avaliação pós-operatória e documentação é de suma importância para o cirurgião plástico.

Muitas referências e capítulos de livros em fotografia médica são longos, técnicos e assustadores. O objetivo deste capítulo é fornecer uma referência concisa de fotografia médica, com ênfase no paciente masculino. Discutiremos a terminologia básica, equipamentos e padrões fotográficos, com dicas e truques para integrar a fotografia de forma eficiente e eficaz em sua prática.

Terminologia

É importante para o cirurgião plástico ter uma compreensão rudimentar da linguagem e terminologia em fotografia.

Termos Básicos em Fotografia

Profundidade de Campo
- A área em foco em ambos os lados de seu alvo (plano focal).
- Melhora com:
  - Abertura menor.
  - Lentes mais curtas (p. ex., ângulo amplo).
  - Distância maior.

A profundidade do campo é o alcance do indivíduo que estará em foco. A profundidade de campo depende de uma série de variáveis que são discutidas a seguir. Para a maioria das fotos médicas, todas as características precisam estar em foco, portanto, maior profundidade de campo é desejada.

Abertura *(f/stop)*
- Quantidade de luz que se permite passar pelo obturador durante a exposição.
- Uma abertura menor permite maior profundidade de campo, mas precisa de mais luz (p. ex., um *flash* mais brilhante).

A abertura ou f/*stop* é essencialmente o diâmetro da abertura da lente. A abertura é determinada por f/# (p. ex., f/11, f/16) e quanto maior o número, menor a abertura. Aberturas pequenas permitem maior profundidade de campo e devem ser utilizadas para a maioria, se não todas, as fotografias médicas.

Velocidade do Obturador
- Quantidade de tempo para que a luz atinja o sensor.
- Uma exposição mais longa pode fazer uma imagem desfocada.
- A exposição mais curta precisa de uma abertura maior para capturar a imagem.

A velocidade do obturador é o tempo total que o obturador abre e permite que a luz atinja o sensor. Velocidades mais longas permitem maior exposição à luz, mas podem causar imagens desfocadas. Por outro lado, velocidades curtas produzem imagens nítidas, mas exigem aberturas maiores para permitir a passagem de luz adequada pelo obturador. Para fotografia médica, as velocidades do obturador serão relativamente curtas e as configurações padrão na maioria das câmeras, geralmente podem ser usadas.

Lente
- As lentes maiores têm ângulo de curvatura mais baixo (telefoto).
- As lentes menores têm ângulo de curvatura maior (ângulo amplo).
- As lentes grandes são boas para *close-ups* ou vistas de perto (macro).
- As lentes menores são boas para fotos de corpo inteiro.

Para simplificar e ainda assim poupar o leitor de uma discussão sobre física óptica, pense em lentes menores como tendo ângulos de curvatura mais amplos (ângulo amplo) e lentes maiores com ângulos de curvatura mais suaves (telefoto). Lentes com "ângulos amplos" (50 mm) simulam melhor como vemos o mundo e são úteis para paisagens, fotos de corpo inteiro e fotos de grupo. Na fotografia médica, elas são úteis porque o fotógrafo pode capturar objetos grandes, de curta distância em sua totalidade.

As lentes telefoto ou teleobjetivas (90-105 mm) são úteis para imagens macro (intraoperatórias) e fotos faciais. As lentes telefotos moderadas minimizam a distorção das características das fotos *close-ups*. No entanto, quanto maior a lente, mais longe o fotógrafo deve estar do objeto para que ele permaneça em foco. Em essência, o fotógrafo deve estar mais distante do objeto para que ele tire uma foto "*close-up*" em foco. Esta é uma consideração importante quando os espaços apertados são levados em consideração.

Controles de Câmera

A maioria, se não todas as necessidades podem ser satisfeitas com uma câmera digital razoavelmente portátil, de 35 mm ou equivalente (5-10 megapixels) com fatores de ampliação capazes de combinar lentes de 100 e 50 mm. Configurações e controles de câmera podem ser desanimadores. A seguir estão resumidas as descrições e dicas de configurações básicas. É fundamental manter as configurações da câmera, iluminação, fundo e padrão de posicionamento para todas as fotografias.

Modo de Exposição

Os modos de exposição são ajustes para ajudar a aperfeiçoar as velocidades do obturador e aberturas para a configuração desejada. A maioria das câmeras tem as opções P (programada), S (prioridade do obturador; *shutter*, em inglês), A (prioridade de abertura; *aperture*, em inglês) e M (manual). Como a profundidade de campo é crítica para a fotografia médica, a prioridade de abertura geralmente é a configuração ideal.

Modo de Medição

Os medidores de luz são padrão na maioria das câmeras modernas. Os modos de medição são configurações que determinam a exposição da câmera com base na luz refletida no medidor de luz. A configuração padrão é frequentemente a "medição matricial", que divide todo o quadro de visão em zonas e as analisa individualmente por luz e escuridão. Por esta razão, as imagens de fundo de baixo contraste têm o menor impacto sobre a medição de luz e a exposição à mesma.

ISO/ASA

Estes são padrões de como o sensor de imagem capta a luz. Configurações ISO mais baixas são melhores a menos que você esteja em condições de baixa luminosidade. Imagens ISO mais elevadas capturam mais luz, mas serão granuladas (pense na visão noturna).

Flash

A iluminação e o *flash* são fundamentais para a fotografia médica. Na fotografia médica, lentes maiores exigem que o fotógrafo se posicione mais longe do indivíduo para estar em foco e configurações de baixa abertura requerem ampla luz para a captura de imagens não distorcidas. O *flash* embutido na maioria das câmeras portáteis e *smartphones* são realmente eficazes apenas para 1 a 2 pés (30,48 a 60,96 cm). Assim, dispositivos de *flash* independente ou *plug-in* (*hot shoe*), encaixe para *flash*, geralmente são necessários para fornecer fotografias médicas de alta qualidade. As características tridimensionais e as imagens de fundo de baixo contraste podem contribuir para o sombreamento na fotografia com *flash*. É importante posicionar o *flash* adequadamente e, muitas vezes, mais de um *flash* é útil.

Equilíbrio ou Balanço de Branco

Estas configurações ajustam as variações em luz e cor. A luz ambiente (luzes fluorescentes suspensas, luzes da sala de operação, luz solar) tem diferentes equilíbrios ou balanços de cor e podem causar variabilidade de imagem. As configurações de balanço de branco automático nas câmeras digitais podem variar facilmente as tonalidades de cor de foto para foto, portanto, esta configuração deve ser evitada.

Colocando a Fotografia em Prática

A integração da fotografia em sua prática pode ser um processo simplificado e eficiente. Os pacientes devem tirar fotografias a cada visita no pós-operatório para documentar a progressão. Isto pode ser realizado com uma configuração eficiente em termos de espaço e custo.

Câmera

As câmeras de *smartphone* estão melhorando e são onipresentes. Num piscar de olhos, elas podem ser suficientes, mas não devem ser confiáveis para uma fotografia precisa, padrão e confiável. Ao contrário, uma câmera digital equivalente a 35 mm (5-10 megapixels) com fatores de ampliação capazes de combinar lentes de 100 e 50 mm é um requisito mínimo para qualquer prática. Estas câmeras são pequenas, acessíveis e portáteis.

Flash

Há três opções básicas de *flash*: embutido, *plug-in* (*hot shoe*) e estúdio (independente). O *flash* embutido da câmera é insuficiente para a maioria das fotos, exceto para *close-ups* (p. ex., fotos intraoperatórias). Uma prática é mais bem servida por um *flash* "*plug-in*" para fotos *on-the-go* e *flashes* de estúdio dispostos em uma sala de fotografia orientada no consultório para um grande volume de fotos. Alguns exemplos de utilização eficiente do espaço para fotografia no consultório são apresentados neste capítulo.

Imagem de Fundo

Considere pintar uma parede da sala de exame em uma cor padrão, de baixo contraste, para a documentação fotográfica. As visualizações podem ser padronizadas colocando-se fita adesiva no chão e números de pintura nas paredes para direcionar o olhar e o posicionamento do paciente.

Armazenamento de Fotos

As fotos devem ser armazenadas em um único repositório, seguro contra perda de dados e facilmente recuperável, mas seguro contra roubo. Com base nas preferências, isto poderia ser um computador, um disco rígido portátil ou um serviço de nuvem. Em todas as configurações, os dados devem ter *backup* (cópia de segurança), ser criptografados/protegidos por senha e aderir aos regulamentos locais/institucionais e da HIPAA (*Health Insurance Portability and Accountability Act*; em português, Lei da Portabilidade e Responsabilização do Seguro de Saúde).

Consenso

Todos os pacientes devem consentir para a documentação da fotografia médica. Eles devem entender que as fotografias são uma parte fundamental de seu prontuário médico. Qualquer uso previsto de fotografias para publicação, consulta ou publicidade deve ser discutido e documentado. A American Society of Plastic Surgeons tem um formulário de consentimento padrão disponível para os cirurgiões membros.

Configuração

A configuração das fotografias pode ser facilmente implementada no consultório, mesmo com restrições de espaço. Os autores defendem a utilização de salas de exame, particularmente para fotos de corpo (**Vídeo 2.1**). Isto economiza espaço e tempo e agiliza o processo desde o exame até a fotografia. Fitas no chão e números no teto podem ajudar a padronizar distâncias, vistas e ângulos. Fotografias faciais podem ser obtidas em configurações padronizadas similares (**Fig. 2.1, Vídeo 2.2**).

Vídeo 2-1 Preparando o seu estúdio fotográfico para o paciente.

Vídeo 2-2 Configuração para imagens faciais.

https://www.thieme.de/de/q.htm?p=opn/tp/299620101/978-1-62623-880-0_c002_v001&t=video

https://www.thieme.de/de/q.htm?p=opn/tp/299620101/978-1-62623-880-0_c002_v002&t=video

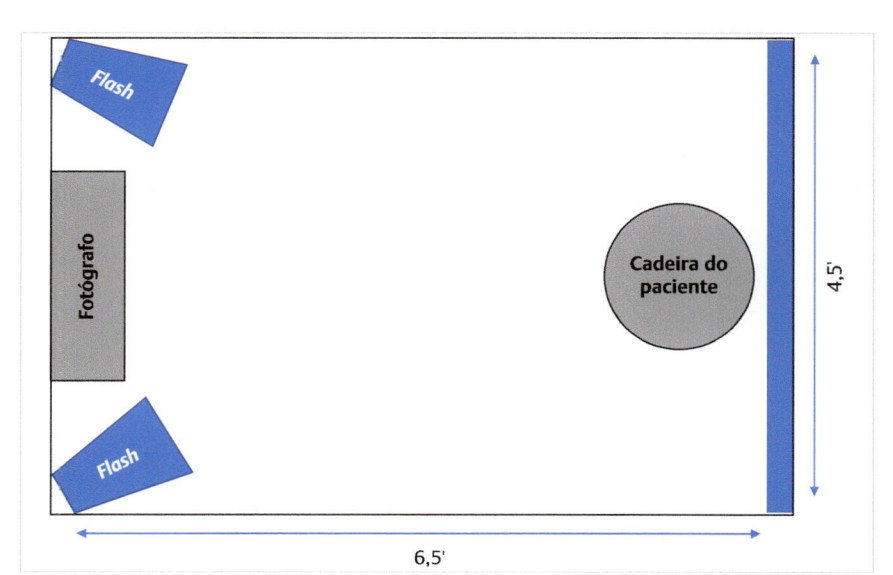

Fig. 2.1 Estúdio eficiente em termos de espaço para fotografia facial. As fotos faciais, particularmente, se beneficiam de um *flash* independente e estrategicamente posicionado. Este é um exemplo de como um espaço pequeno, do tamanho de um armário, pode ser efetivamente utilizado como um estúdio de fotografia facial.

Visualizações Padronizadas

Os autores defendem certas visualizações fotográficas padrões, particularmente quando se referem a procedimentos ou sítios específicos. Os autores preferem por visualizações a serem agregadas em uma matriz, casualmente referidas como fotos "*Brady Bunch*" (**Figs. 2.2 a 2.5**). Isto facilita a apresentação e comparação de fotografias, particularmente entre os procedimentos pré e pós-operatórios. Visualizações dinâmicas e vídeos curtos, como a tosse, são particularmente úteis em procedimentos do contorno corporal (**Vídeo 2.3**).

Vídeo 2.3 Posicionamento do paciente para as fotos.

https://www.thieme.de/de/q.htm?p=opn/tp/299620101/978-1-62623-880-0_c002_v003&t=video

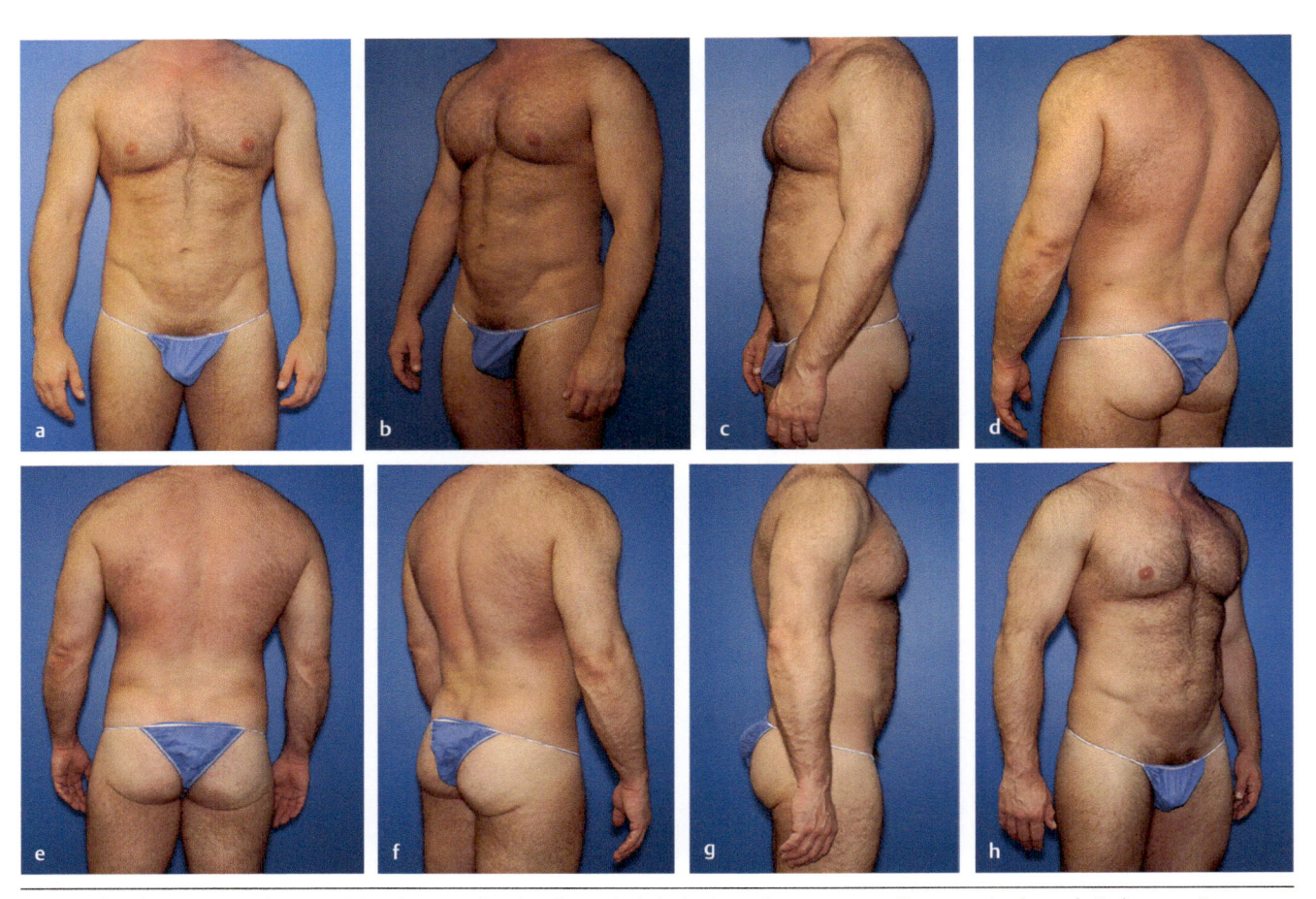

Fig. 2.2 (a-p) Imagens pré-operatórias de corpo inteiro: frontal, de lado, lateral, costas e região posterior lateral. Os braços são mostrados tanto para cima como para baixo em posição lateral.

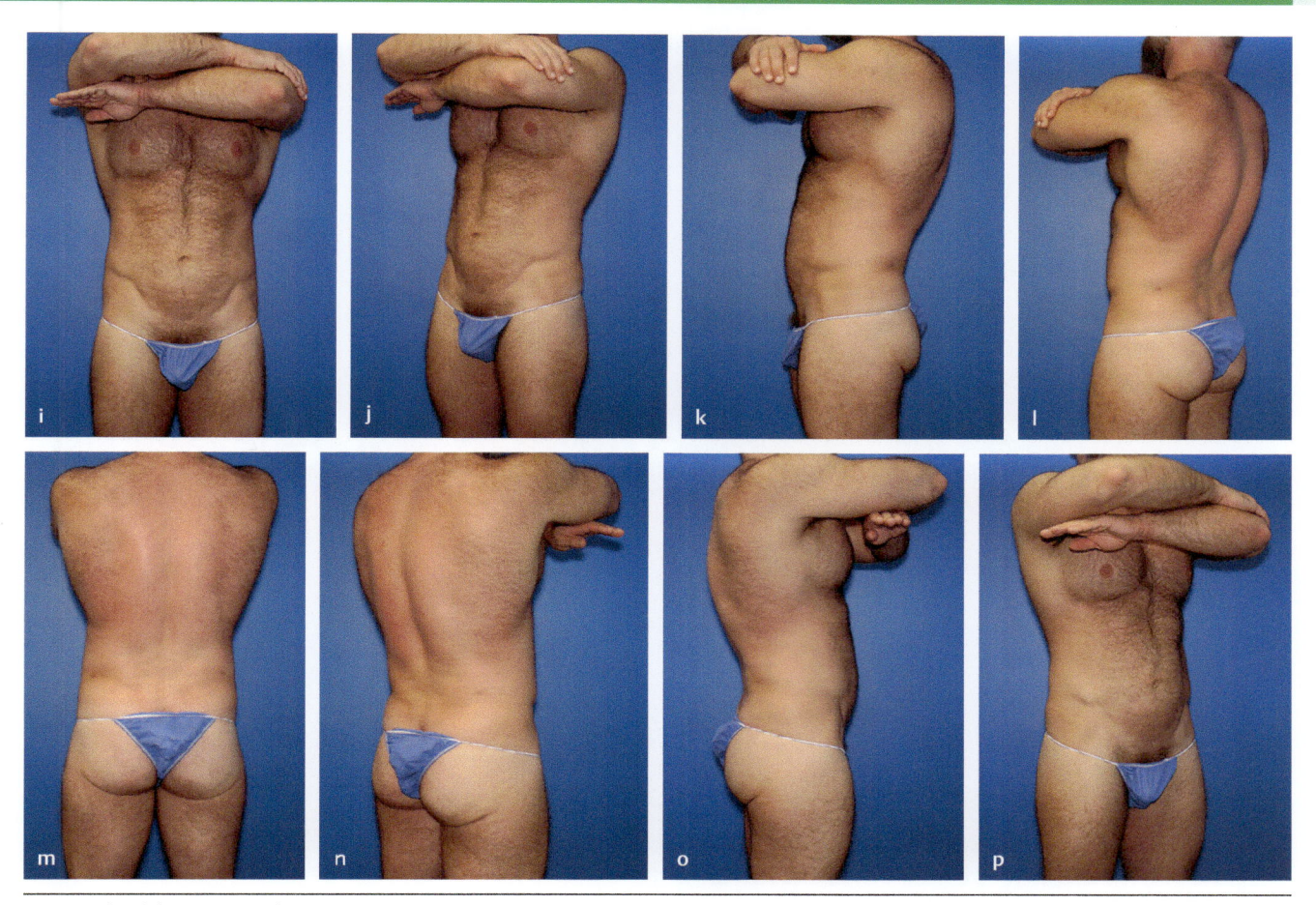

Fig. 2.2 (**a-p**) (*Continuação*).

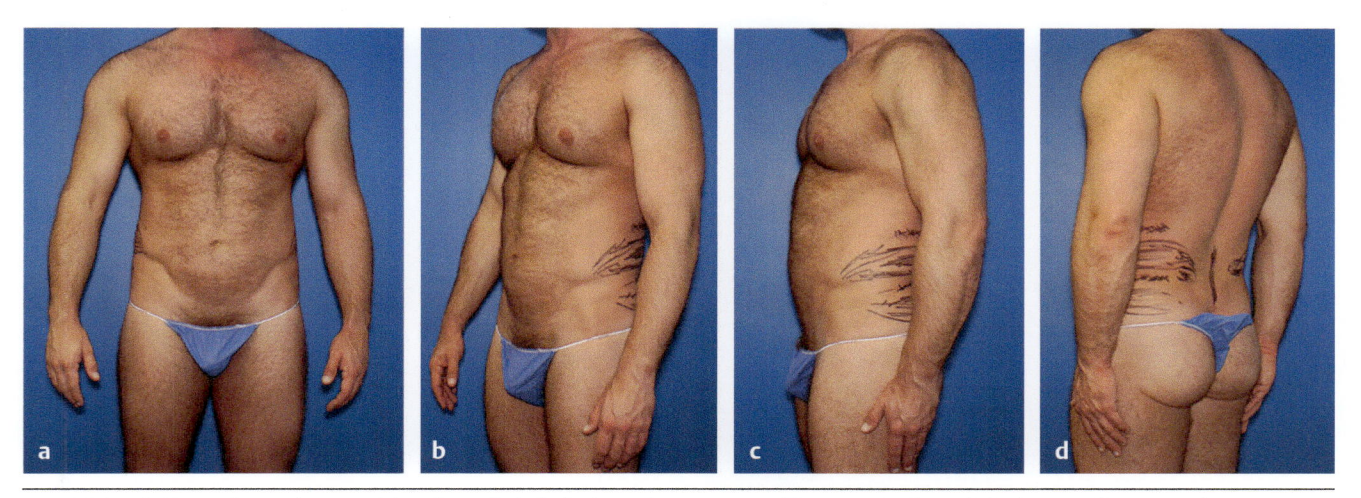

Fig. 2.3 (**a-p**) Marcações pré-operatórias: frontal, de lado, lateral, costas e região posterior lateral. Os braços são mostrados tanto para cima como para baixo em posição lateral.

Parte I
O Consultório de Cirurgia Plástica Direcionada aos Homens

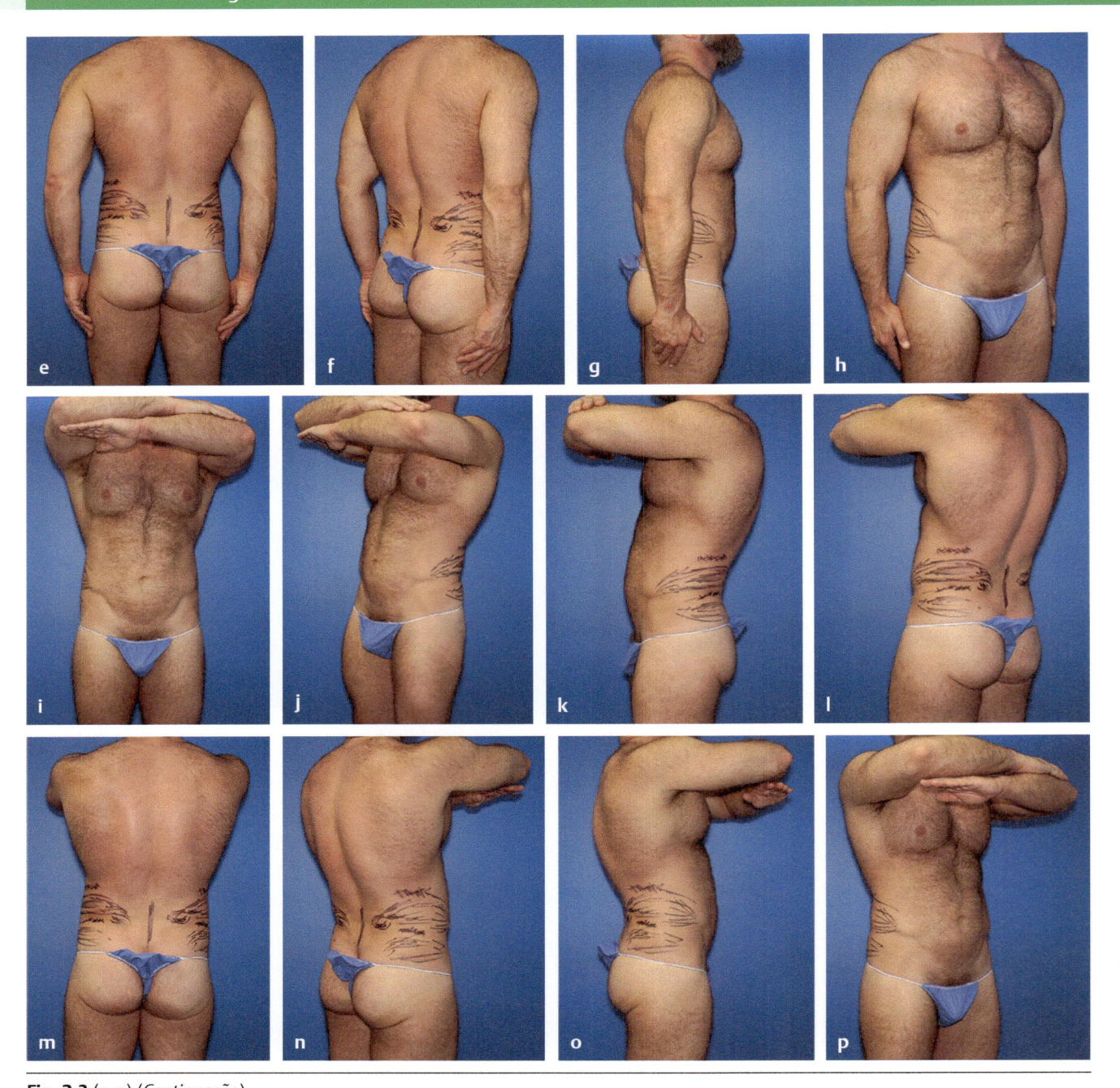

Fig. 2.3 (**a-p**) (*Continuação*).

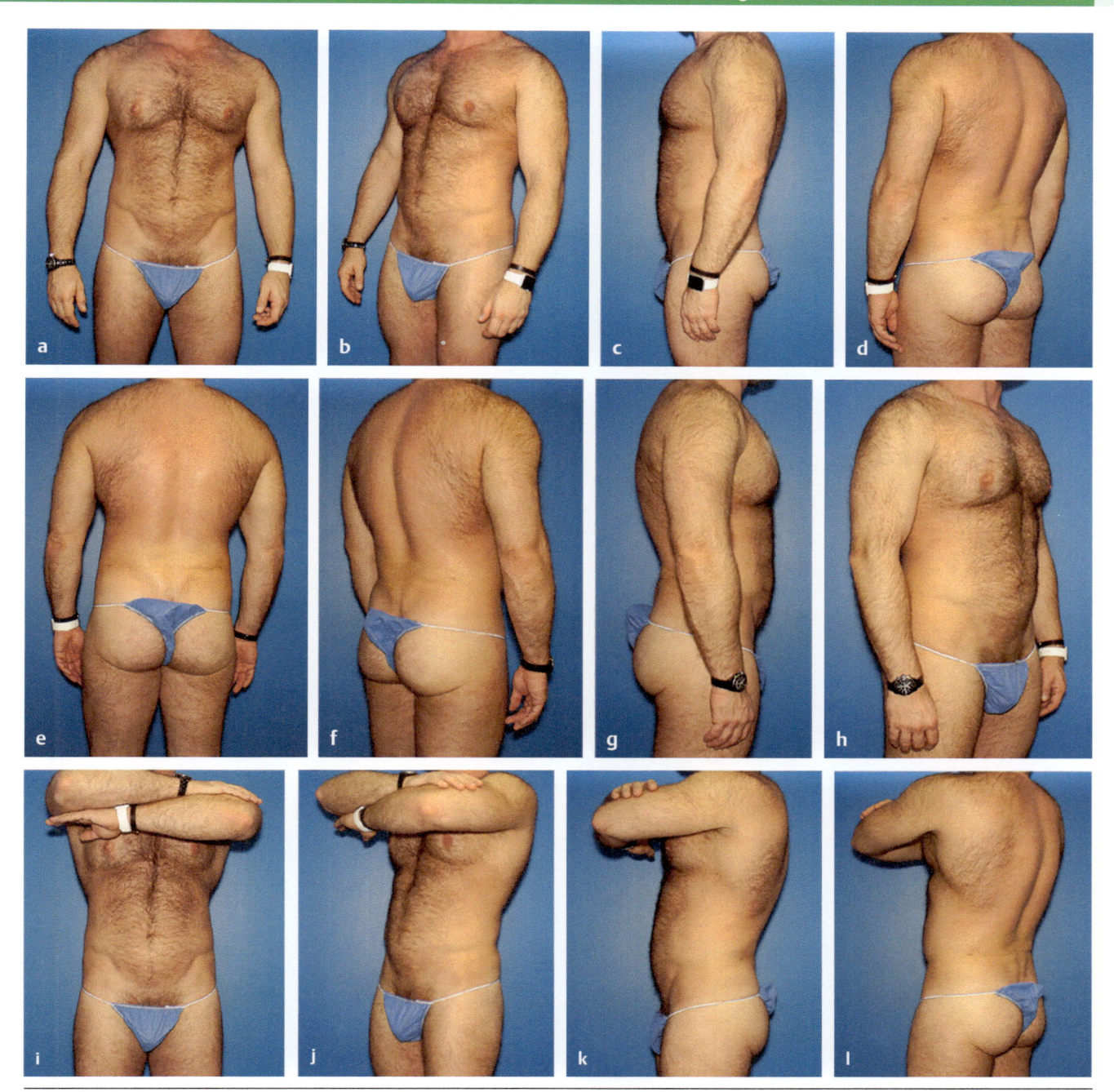

Capítulo 2
Fotografia do Paciente de Estética Masculino

Fig. 2.4 (a-p) Imagens pós-operatórias: frontal, de lado, lateral, costas e região posterior lateral. Os braços são mostrados tanto para cima como para baixo em posição lateral.

17

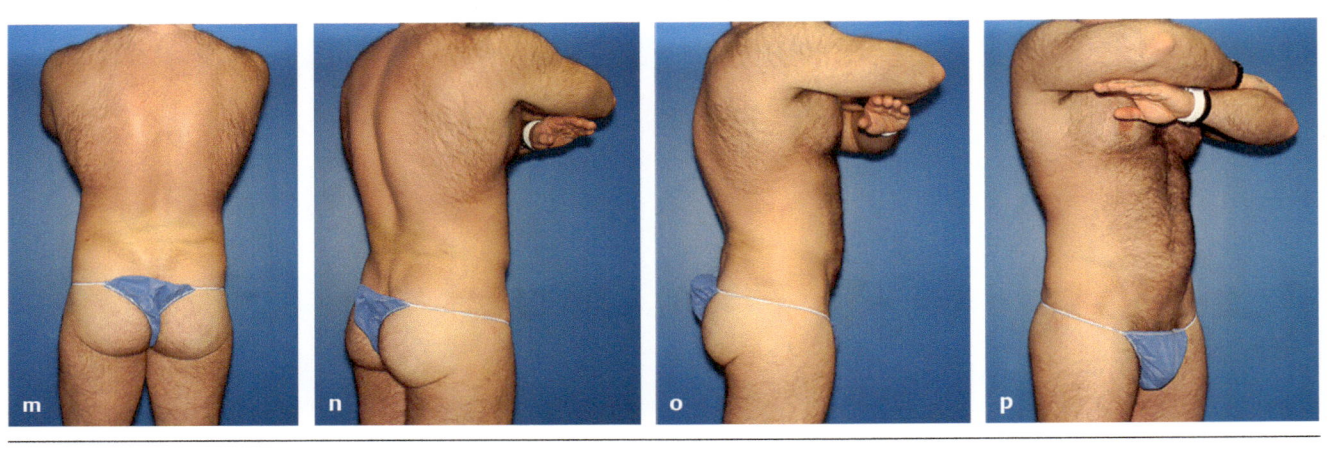

Fig. 2.4 (a-p) (*Continuação*).

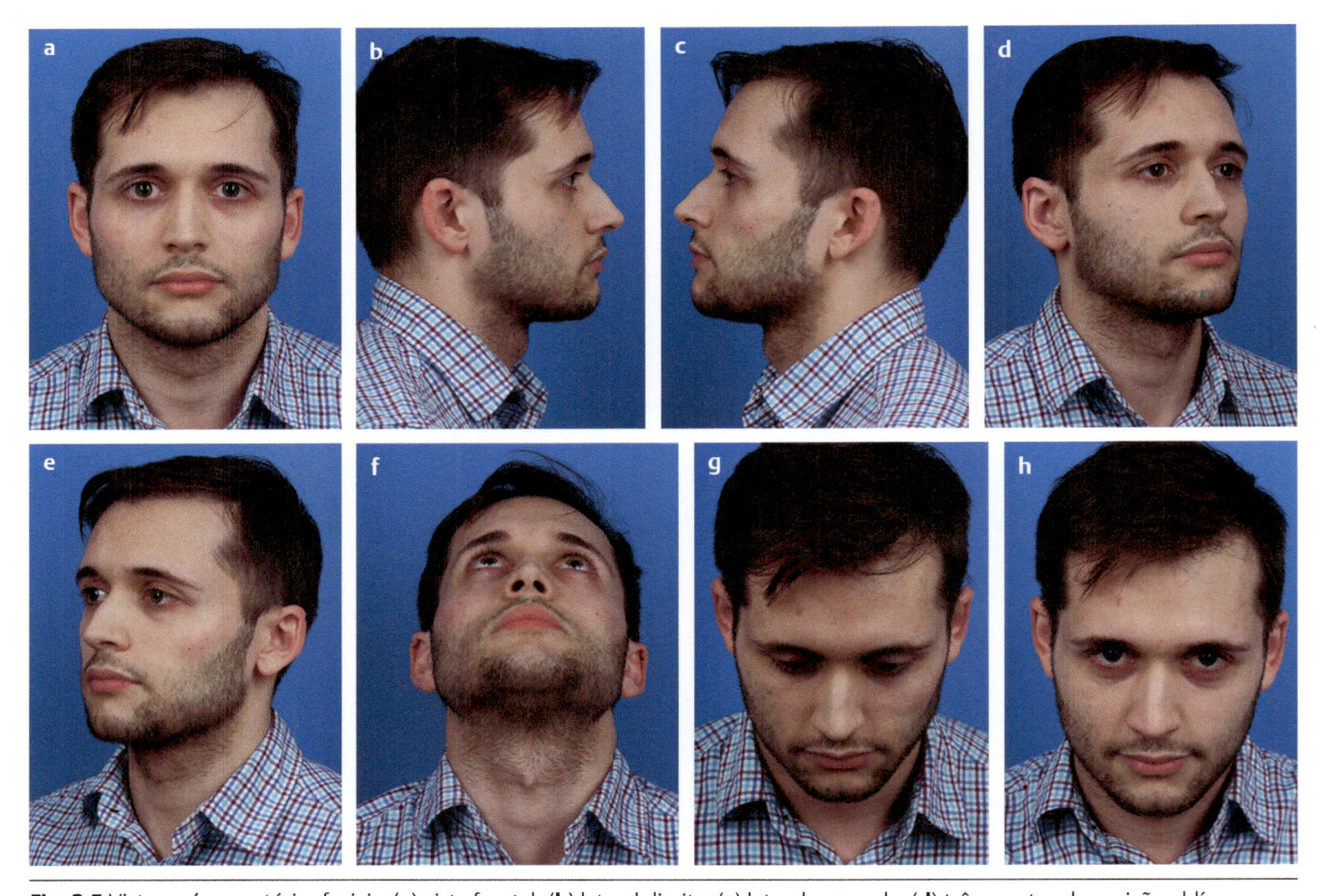

Fig. 2.5 Vistas pré-operatórias faciais: (**a**) vista frontal, (**b**) lateral direita, (**c**) lateral esquerda, (**d**) três quartos da posição oblíqua direita, (**e**) três quartos da posição oblíqua esquerda, (**f**) basal, vista olhando para cima, (**g**) cefálica, vista do olho de pássaro e (**h**) vista da pálpebra inferior.

Conclusão

A fotografia médica é um elemento essencial para qualquer prática de cirurgia plástica. As fotos de alta qualidade e padronizadas podem ser obtidas com mínimo de equipamento e em uma configuração prática.

Pérolas e Armadilhas

Pérolas

- Para alcançar a profundidade de campo necessária, a maioria das fotos precisa de uma abertura pequena, lentes grandes e *flash* brilhante.
- Use abertura de f/8 ou menor.
- A velocidade do obturador deve ser 1/60 de um segundo ou mais rápida.
- Use uma lente grande angular (50 mm) para fotos de corpo inteiro, tronco e extremidades.
- Use uma lente teleobjetiva moderada (90-105 mm) para fotos faciais e a maioria das fotos intraoperatórias.
- Usar prioridade de abertura (A) com f/8 ou menor (f/11, f/16) e manter este modo para todas as fotos padrões.
- As imagens de fundos azuis médios são ideais porque o baixo contraste manterá a coloração e os tons naturais da pele.
- Use uma configuração ISO de 200 (ou inferior) com luz de alta intensidade ou *flash*.
- Use *flash* e posicione estrategicamente para minimizar o sombreamento.
- Evite o equilíbrio ou balanço de branco automático e mantenha os fundos e o padrão de iluminação para todas as fotos.
- Use a mesma câmera com as mesmas configurações para todas as fotos padrões.
- O posicionamento, a iluminação e os fundos devem ser padronizados.
- Use sempre um *flash*.
- Use a lente de 100 mm para a maioria das imagens, particularmente da face e no período intraoperatório.
- O consentimento para a documentação fotográfica deve ser obtido de todos os pacientes.

Armadilhas

- Não alterar o equilíbrio de branco.
- Minimizar o sombreamento.
- Evite fundos de alto contraste.
- Não perder ou armazenar fotos de forma insegura.
- Não gastar uma fortuna em equipamentos desnecessários

Leituras Sugeridas

Kinney BM. Photography in plastic surgery. In Neligan PC, Gurtner GC, eds. Plastic Surgery. 3rd ed. London: Elsevier Saunders; 2013:104-123

Persichetti P, Simone P, Langella M, Marangi GF, Carusi C. Digital photography in plastic surgery: How to achieve reasonable standardization outside a photographic studio. Aesthetic Plast Surg. 2007;31(2):194-200

CAPÍTULO 3

Cirurgia Virtual

Philip J. Miller ▪ Boris Paskhover

Resumo

A utilização de *software* de computador para demonstrar o resultado pós-operatório previsto tornou-se agora muito comum. A cirurgia virtual permite a criação de uma visão unificada entre o cirurgião e o paciente, criando assim um objetivo ideal que pode ser alcançado.

Palavras-chave: *morphing* de imagens, imagens digitais tridimensionais, cirurgia virtual.

Introdução

A utilização de *software* de computador para demonstrar o resultado pós-operatório previsto, outrora considerada uma situação rara em um consultório de cirurgia plástica, tornou-se muito comum (**Fig. 3.1, Fig. 3.2**). Reconhecido há décadas como um *gadget* (dispositivos eletrônicos portáteis de uso pessoal) de *marketing*, o *morphing* em fotos, ou a cirurgia virtual, tornou-se um componente crucial e indispensável da consulta de cirurgia plástica. Seu papel principal e primário é eliminar a confusão e mal-entendidos associados à terminologia imprecisa como "mais suave" ou "mais definida" ou "maior". Estes tipos de descrições qualitativas são totalmente subjetivos, deixam muito espaço para interpretação e mal-entendidos e, com frequência, levam a pacientes insatisfeitos. Cabe ao cirurgião plástico retratar um resultado final que ele ou ela, honestamente, acredita que pode ser alcançado. A cirurgia virtual permite a criação de uma visão unificada entre o cirurgião e o paciente, criando assim um objetivo ideal que pode ser alcançado.

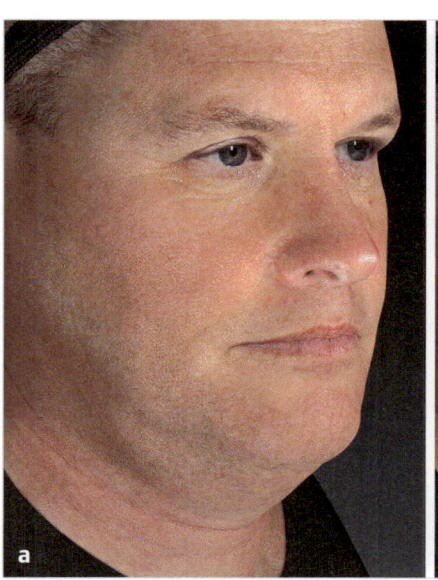

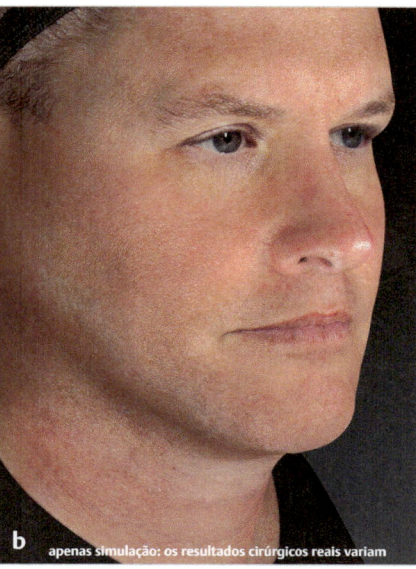

Fig. 3.1 Simulação tridimensional da ritidoplastia masculina. (**a**) Imagem do paciente. (**b**) Imagem de simulação. (Estas imagens são fornecidas por cortesia da *Canfield Scientific*, Inc.)

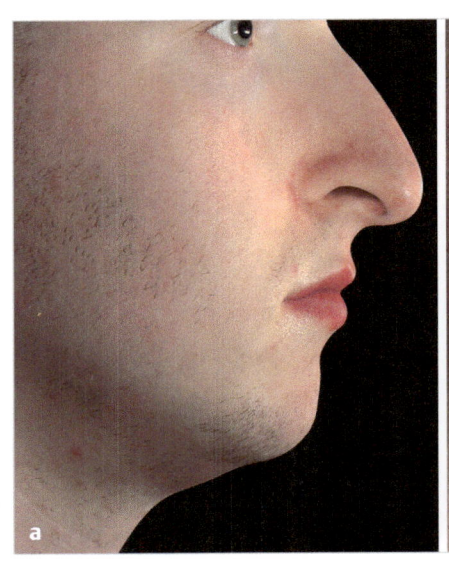

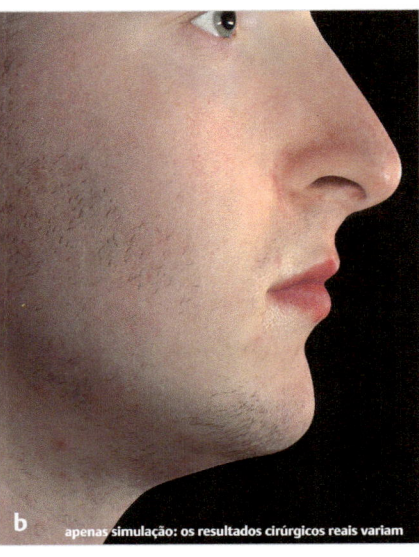

Fig. 3.2 Simulação tridimensional de rinoplastia masculina e aumento do queixo. (**a**) Imagem do paciente. (**b**) Imagem de simulação. (Estas imagens são fornecidas por cortesia da *Canfield Scientific*, Inc.)

Atratividade Ideal

Na experiência do autor sênior (P.J.M.), submeter-se à sessão de cirurgia virtual abre importante discussão sobre a atratividade ideal. Alguns pacientes acreditam que a atratividade é um pico a ser escalado, um ponto de grandeza indiscutível. Em vez disso, um ideal estético é mais que um platô representando uma gama de resultados estéticos ideais, significando a miríade de ideais estéticos observados na população geral. A pergunta frequentemente feita é "qual é o melhor resultado", o que normalmente justifica a discussão mencionada anteriormente. A cirurgia virtual permite a gama de possíveis resultados a serem mostrados ao paciente, enfatizando que cada um deles é, por si só, um resultado ideal.

Avanços Tecnológicos na Cirurgia Virtual

Há quase 30 anos, o Dr. Ira Papel[1] escreveu um artigo discutindo os benefícios da imagem de computador para a instrução dos residentes e estagiários. Usando um IBM XT 286 com um disco rígido de 20-MB, ele fez o argumento de que a análise digital e o aumento virtual ajudam a ensinar os residentes e estagiários. Ele também observou que deveria projetar o que se almeja alcançar no resultado pós-operatório. A adoção generalizada do *morphing* de fotos era lenta, secundária ao custo e havia também a preocupação de que os pacientes comparassem seus resultados reais aos resultados da cirurgia virtual. Além disso, esta prática poderia resultar em um paciente desapontado se os resultados não fossem perfeitos. Entretanto, na prática, este não foi o caso.

Nos últimos anos, o aumento do uso público geral de "*selfies*" e o desenvolvimento de aplicativos de cirúrgica plástica tem alimentado e permitido aos pacientes considerar as mudanças em sua aparência.[2] Os dispositivos móveis modernos proporcionaram aos futuros pacientes a capacidade de realizar cirurgias virtuais por conta própria. Uma rápida revisão do *Apple App Store* ou aplicativos para dispositivos Android mostra várias aplicações gratuitas, que permite ao paciente do gênero feminino ou masculino editar suas fotografias facilmente.

É importante observar que os desejos do paciente e o que é realisticamente possível podem não coincidir e é dever do cirurgião plástico orientar o paciente de forma responsável. A cirurgia virtual pode ajudar a educar o paciente e melhorar a discussão com o cirurgião. O cirurgião pode mostrar ao paciente o que seu olho artístico sugeriria enquanto incorpora as solicitações do paciente. O cirurgião também poderia recomendar outras mudanças que podem não ter sido consideradas pelo paciente, como aumento do queixo para ajudar a equilibrar sua aparência com a rinoplastia.

Aquisição de Imagens Digitais Tridimensionais

Na última década, houve avanços na simulação, particularmente no que diz respeito à aquisição de imagens tridimensionais (3D) (**Fig. 3.3, Fig. 3.4**) e o advento das câmeras estereoscópicas com pelo menos lentes duplas e sensores separados por uma distância horizontal fixa permitem a captura de duas imagens simultâneas. As duas imagens ligeiramente diferentes de um mesmo objeto são convertidas usando algoritmos digitais. Estes sistemas permitem a visualização em uma tela bidimensional de uma imagem que pode ser vista em diferentes

Capítulo 3
Cirurgia Virtual

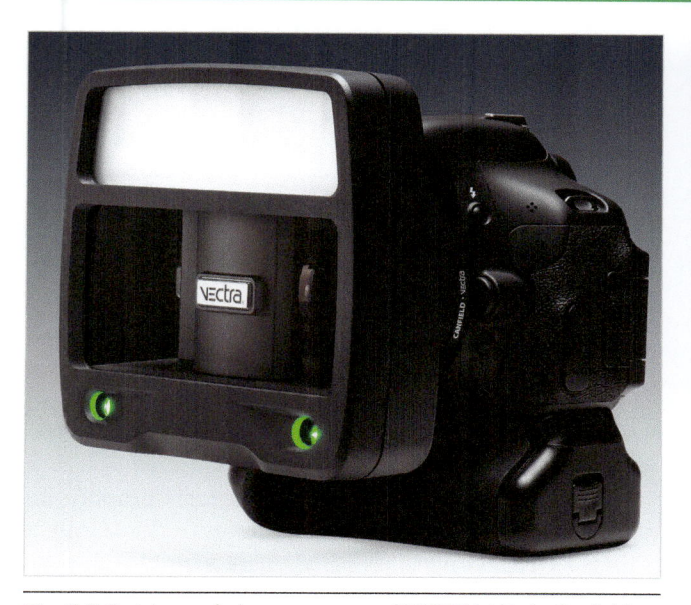

Fig. 3.3 O sistema de imagens manual VECTRA H1 da *Canfield Scientific* para aquisição de imagens 3D de qualidade clínica fornece uma óptica de precisão para imagens 3D de alta resolução, sendo ideal para a estética facial e documentação clínica. (Esta imagem é fornecida por cortesia da *Canfield Scientific*, Inc.)

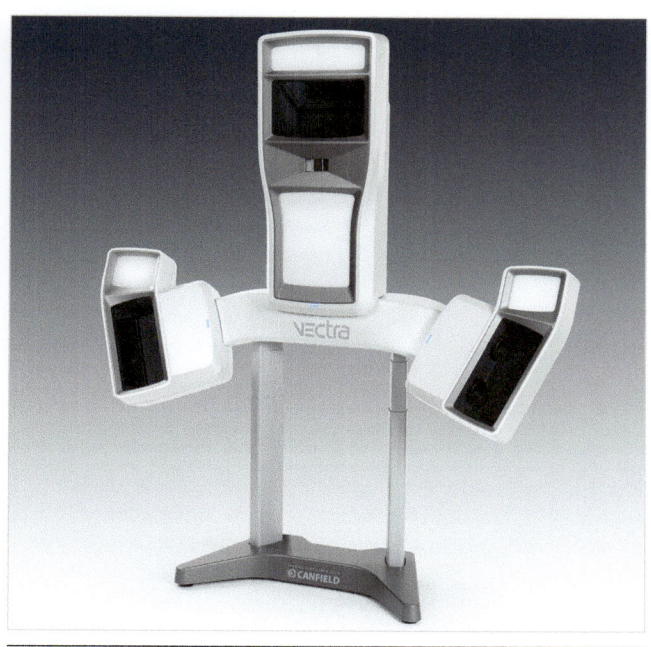

Fig. 3.4 A solução completa de imagem 3D VECTRA XT da *Canfield Scientific* realiza a captura de imagens de face, mama e corpo em 3D de ultra-alta resolução, incluindo imagens de 360 graus do corpo e medidas circunferenciais. (Esta imagem é fornecida por cortesia da *Canfield Scientific*, Inc.)

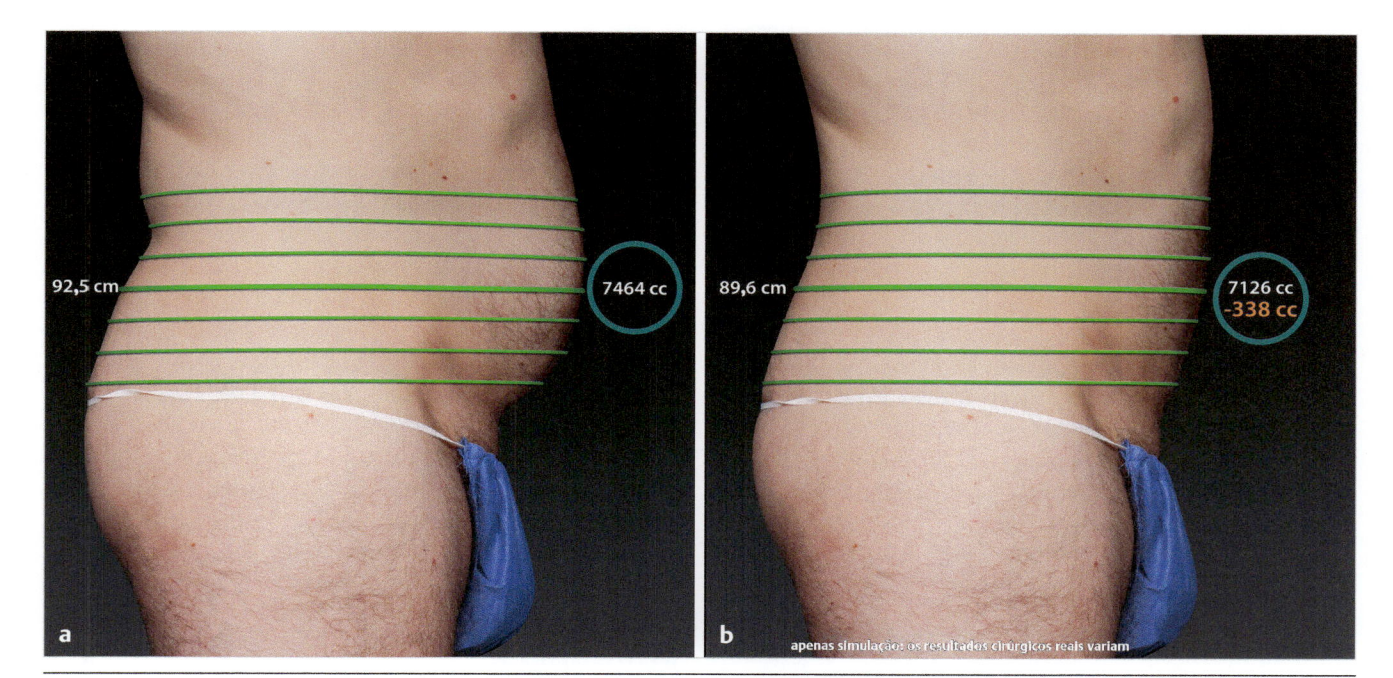

Fig. 3.5 Simulação tridimensional da lipoaspiração do abdome masculino com medidas de circunferência. (**a**) Imagem do paciente. (**b**) Simulação de imagem. (Estas imagens são fornecidas por cortesia da *Canfield Scientific*, Inc.)

ângulos, assim fornecendo uma impressão 3D. Isto, em particular, é bastante benéfico ao discutir a imagem corporal, principalmente em relação ao aumento do peitoral. O *software* envolvido nestes sistemas permite mudanças bastante fluidas na aparência, criando aumentos virtuais realistas (**Fig. 3.5, Fig. 3.6**).

Vários estudos demonstraram os benefícios desta nova metodologia de imagem e sua capacidade de prever com precisão os volumes pós-operatórios.[3,4] Como em outros tipos de cirurgia virtual, esta é utilizada pelo profissional especializado como um meio de comunicação. Ao ajustar as imagens virtuais, o paciente pode

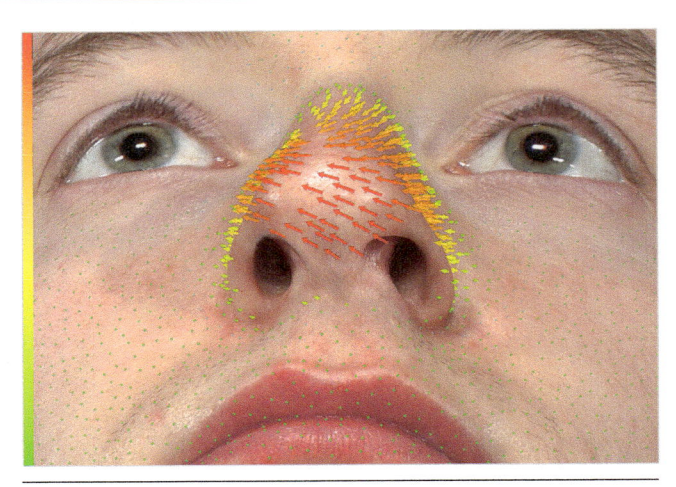

Fig. 3.6 Simulação tridimensional da rinoplastia masculina usando rastreamento sem marcações, uma abordagem quantitativa da avaliação da mudança do tecido mole que caracteriza o grau de estiramento, compressão, elevação e volumização. (Esta imagem é fornecida por cortesia da *Canfield Scientific*, Inc.)

obter melhor noção do que está sendo oferecido cirurgicamente.

Diversos estudos usando imagens dimensionais para rinoplastia mostraram que os cirurgiões têm comparações relativamente boas entre o *morphing* de imagens pré-operatórias e resultados reais do paciente, embora isso dependa fortemente de três fatores: a tomada de decisão do cirurgião, a habilidade no *morphing* e o conjunto de habilidades intraoperatórias.[5-7] Curiosamente, um estudo que listou avaliadores experientes e independentes identificou várias imagens virtualmente aumentadas que eles consideraram não serem cirurgicamente possíveis e, como previsto, esses pacientes foram notados como tendo a percepção de maus resultados em relação ao esperado no pós-operatório.[5] A importância deste achado único não pode ser superestimada. A imagem digital pode mostrar um resultado final projetado que, na realidade, pode não ser atingido por causa de restrições anatômicas. O papel do cirurgião deve ser de identificar isso durante o processo de tomada de decisão em consulta com o paciente.

Fotografias de Qualidade

A importância da fotografia de qualidade é de suma importância. Sem boas imagens para se trabalhar, é provável que o aumento virtual produza resultados insatisfatórios. Com relação à fotografia em si, é importante que ocorra uma padronização da imagem. É útil padronizar as configurações de exposição, o posicionamento do paciente e a distância em relação ao paciente. A iluminação também é uma grande preocupação, pois pode mudar drasticamente as fotografias. Ter um difusor em um *flash* separado fixado à câmera é benéfico, mas descobrimos que uma configuração de "sombrinha" fotográfica dupla proporciona a melhor iluminação para as fotografias dos pacientes.

Conclusão

O *morphing* de fotos passou por uma transição de ferramenta de ensino para residentes e de *gadget* de *marketing* percebido para uma valiosa ferramenta de planejamento cirúrgico e de comunicação com o paciente. É nossa opinião que a cirurgia virtual cria uma representação concreta do que é possível e razoável, e tem o potencial de eliminar descrições mal interpretadas e vagas, como "mais suave" ou "mais cheio", que deixam grande margem para má comunicação e mal-entendidos.

Também de importância, os custos da computação moderna diminuíram significativamente desde que a cirurgia virtual entrou em cena pela primeira vez. As primeiras publicações mencionaram que o custo pode ser uma barreira significativa para o uso da cirurgia virtual.[8] A experiência dos autores é que há muitas opções de *software* de simulação profissional baratas. As preocupações de custo com relação ao *morphing* de fotos foram essencialmente eliminadas.

O uso do planejamento virtual tornou-se essencial na cirurgia plástica estética. O cirurgião deve sempre assegurar o entendimento do paciente de que o plano virtual é apenas um objetivo que o cirurgião esforçar-se-á, mas não pode garantir.

É apropriado colocar um termo de responsabilidade sobre as imagens fornecidas ao paciente ou adquirir uma declaração de consentimento separada a este respeito, declarando que as imagens são apenas para "fins de comunicação". Visto que grande parte da cirurgia virtual é baseada na comunicação médico-paciente, é importante notar que o consentimento informado é um dos componentes mais mencionados de processos por negligência médica.[9,10] Ter uma discussão profunda com o paciente envolvendo planos virtuais, riscos e benefícios cirúrgicos, assim como toda e qualquer outra opção, é essencial. Esta ideia é semelhante à idade pré-digital, quando esboços seriam fornecidos aos pacientes para ajudar a educar e formular um plano. Tão importante como é agora, a comunicação é a chave para uma experiência feliz do paciente.

Referências

[1] Papel ID, Park RI. Computer imaging for instruction in facial plastic surgery in a residency program. Arch Otolaryngol Head Neck Surg. 1988;114(12):1454-1460

[2] American Academy of Facial Plastic and Reconstructive Surgery. Selfie trend increases demand for facial plastic surgery. March 11, 2014. Retrieved from https://www.aafprs.org/media/press_release/20140311.html

[3] Epstein MD, Scheflan M. Three-dimensional imaging and simulation in breast augmentation: What is the current state of the art? Clin Plast Surg. 2015;42(4):437-450

[4] Roostaeian J, Adams WP Jr. Three-dimensional imaging for breast augmentation: Is this technology providing accurate simulations? Aesthet Surg J. 2014;34(6):857-875

[5] Agarwal A, Gracely E, Silver WE. Realistic expectations: To morph or not to morph? Plast Reconstr Surg. 2007;119(4):1343–1351, discussion 1352-1353

[6] Vuyk HD, Stroomer J, Vinayak B. The role of computer imaging in facial plastic surgery consultation: A clinical study. Clin Otolaryngol Allied Sci. 1998;23(3):235–243

[7] Mühlbauer W, Holm C. Computer imaging and surgical reality in aesthetic rhinoplasty. Plast Reconstr Surg. 2005;115(7):2098-2104

[8] Badash I, Burtt K, Solorzano CA, Carey JN. Innovations in surgery simulation: A review of past, current and future techniques. Ann Transl Med. 2016;4(23):453

[9] Svider PF, Keeley BR, Zumba O, Mauro AC, Setzen M, Eloy JA. From the operating room to the courtroom: A comprehensive characterization of litigation related to facial plastic surgery procedures. Laryngoscope. 2013;123(8):1849-1853

[10] Chávez AE, Dagum P, Koch RJ, Newman JP. Legal issues of computer imaging in plastic surgery: A primer. Plast Reconstr Surg. 1997;100(6):1601-1608

Parte II
Cirurgia Facial

4	Técnicas de Rejuvenescimento da Região Frontal (Testa)	29
5	Blefaroplastia Masculina	47
6	Blefaroplastia: Técnica do *Expert*	55
7	Ritidectomia Masculina	61
8	Ritidectomia Masculina: Técnica do *Expert*	73
9	Pescoço Masculino	79
10	Técnica de Elevação do Pescoço com Sutura de Suspensão: Técnica Versátil para o Rejuvenescimento do Pescoço Masculino	85
11	Contorno Submentoniano	111
12	Aumento do Queixo	123
13	Aumento do Queixo: Técnica do *Expert*	131
14	Lipoenxertia Facial em Homens	143
15	Modelagem Facial com Implantes e Preenchedores	187
16	Ritidectomia no Homem Moderno: Técnica do *Expert*	201
17	Rinoplastia Masculina	217
18	Rinoplastia Masculina: Técnica do *Expert*	233
19	Otoplastia em Adultos	241
20	Restauração Capilar em Homens	251
21	Plasma Rico em Plaquetas e Microagulhamento na Perda Capilar de Padrão Masculino	269

Parte II: Cirurgia Facial

CAPÍTULO 4

Técnicas de Rejuvenescimento da Região Frontal (Testa)

Ximena Pinell ■ Foad Nahai

Resumo

O envelhecimento na face superior pode criar uma aparência cansada, infeliz ou mesmo zangada. Procedimentos cirúrgicos para rejuvenescer a região frontal (testa) e as sobrancelhas (supercílios) podem ser muito impactantes para a expressão geral de uma pessoa e são muito gratificantes para o paciente e também para o cirurgião. Este capítulo revisa características importantes a serem consideradas ao avaliar as sobrancelhas com o envelhecimento facial e destaca as principais diferenças encontradas no paciente do gênero masculino. Várias opções cirúrgicas são apresentadas. Vantagens e desvantagens para cada abordagem são descritas, assim como os pontos técnicos para executar a cirurgia.

Palavras-chave: elevação das sobrancelhas, ptose de sobrancelhas, rejuvenescimento da testa, rejuvenescimento periorbital.

Avaliação do Envelhecimento da Região Frontal e Sobrancelhas

O rejuvenescimento facial requer uma abordagem abrangente das estruturas da face e suas interações. Nenhuma característica ou área deve ser considerada de modo isolado, mesmo se os pacientes apresentarem uma única área de preocupação. A contribuição da ptose de sobrancelhas a uma aparência facial envelhecida é frequentemente negligenciada, mas deve ser considerada para a obtenção de um resultado estético natural e equilibrado.

Ao avaliar a testa e as sobrancelhas envelhecidas, aspectos importantes a serem considerados são os seguintes:

- Posição e forma das sobrancelhas.
- Aglomeração orbital.
- Rítides.
- Qualidade da pele e áreas de excesso de pele.

O rejuvenescimento das sobrancelhas masculinas acarreta desafios distintos em cada uma dessas áreas, a começar pelo reconhecimento das diferenças principais na forma ideal das sobrancelhas masculinas. A sobrancelha masculina sobrepõe-se à borda supraorbital, normalmente vários milímetros abaixo da posição observada em mulheres. Apresenta um arco muito menor do que nas mulheres, é geralmente mais espesso e é mais proeminente em região lateral (**Fig. 4.1**). Com a idade, a sobrancelha tende a tornam-se deflacionada e ptótica, além de poder invadir a pálpebra lateral superior criando uma aglomeração orbital.

A estética das sobrancelhas é influenciada pela forma ou convexidade da testa, a posição da linha do cabelo (pilosa) e, portanto, a altura da testa, bem como a espessura da gordura retro-orbicular do olho (ROOF). A testa masculina geralmente é mais vertical em seu contorno e a linha do cabelo é, com frequência, mais alta ou em recuo. Mesmo quando a linha do cabelo de um paciente é favorável no momento da consulta, é vantajoso

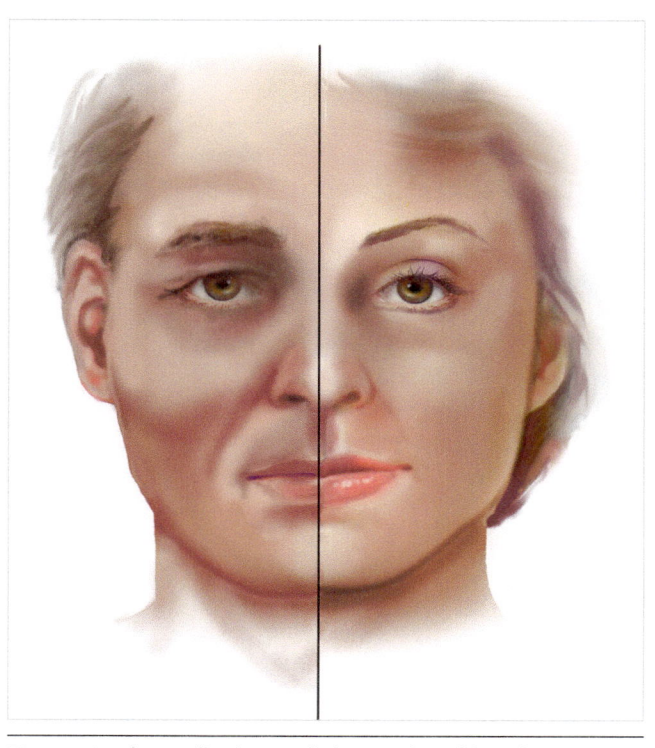

Fig. 4.1 A sobrancelha (supercílio) masculina difere da sobrancelha feminina em sua posição, espessura e forma.

avaliar sua estabilidade para que as cicatrizes estejam dispostas de forma ideal tanto para os padrões capilares atuais e futuros.

A testa, a glabela e as rítides orbitais laterais ou pés-de-galinha são características do envelhecimento na face superior. Estas linhas geralmente são mais profundas no paciente masculino e, muitas vezes, presentes em repouso. As linhas horizontais da testa são mais comuns nos homens.

Os homens tendem a ter a pele mais espessa, mais sebácea e menos elástica e, portanto, normalmente formam cicatrizes menos favoráveis. Com menos recursos para camuflar as cicatrizes, tais como maquiagem e penteados variados, é essencial aperfeiçoar a posição e a qualidade das cicatrizes no paciente masculino.

O excesso de pele da pálpebra superior frequentemente acompanha a ptose das sobrancelhas e muitas vezes, requer a blefaroplastia para rejuvenescer satisfatoriamente a região periorbital. O excesso de pele também pode estar presente sobre a raiz (*radix*) nasal e requer uma abordagem diferente do que a modificação do músculo usada para abordar as rítides glabelares.

Objetivos do Rejuvenescimento da Região Frontal (Testa)

O envelhecimento na face superior pode dar a impressão de que uma pessoa está cansada ou infeliz. Como nenhuma outra parte do corpo transmite essa emoção como os olhos, restaurar uma aparência jovem e estética à região periorbital pode ser muito impactante para a expressão geral de uma pessoa. Por esta razão, o rejuvenescimento da região frontal pode ser extremamente gratificante para o paciente e igualmente para o cirurgião.

O rejuvenescimento da testa tem vários elementos interativos. Estes incluem reposicionamento e remodelação das sobrancelhas, melhoria das rítides glabelares e da testa e aglomeração orbital lateral, além de correção do excesso de pele sobre a raiz nasal. É essencial não apenas elevar a sobrancelha, mas também restaurar uma forma completa e estética, sendo esta última o objetivo mais importante. Visto que a ptose das sobrancelhas resulta de um desequilíbrio nos músculos que atuam sobre a testa, é fundamental enfraquecer os depressores das sobrancelhas para conseguir uma elevação eficaz e durável das mesmas. Dito isto, a elevação excessiva da sobrancelha pode criar um olhar não natural, surpreso e não representa um problema incomum na cirurgia de rejuvenescimento das sobrancelhas. Em homens, a supercorreção da posição das sobrancelhas tende também a feminizar a aparência das sobrancelhas.

Para alcançar um resultado equilibrado, o rejuvenescimento das sobrancelhas é frequentemente realizado em combinação com outros procedimentos. Como a ptose de sobrancelhas muitas vezes acompanha as mudanças da pálpebra superior relacionadas com a idade, o rejuvenescimento periorbital bem-sucedido exigirá com frequência uma elevação da região frontal, além da blefaroplastia. Pacientes com dermatocalasia evidente frequentemente eleva as sobrancelhas de forma reflexiva para compensar o excesso de pálpebras, um instinto que pode mascarar a ptose subjacente das sobrancelhas. É importante examinar os pacientes em repouso para detectar a queda das sobrancelhas, que só se tornará mais óbvia após a blefaroplastia, caso não seja feita a abordagem. O impacto que a posição das sobrancelhas e as rítides na testa têm no envelhecimento facial geral é, muitas vezes, subestimado. Os pacientes que procuram a ritidoplastia beneficiar-se-ão com muita frequência de uma cirurgia de rejuvenescimento da face superior para alcançar um resultado ideal e harmonioso.

Opções de Rejuvenescimento da Região Frontal

O rejuvenescimento da região frontal (testa) pode ser efetivamente realizado utilizando várias abordagens. As neurotoxinas podem ser empregadas não apenas para elevar, mas para remodelar as sobrancelhas, porém, seus efeitos são temporários. O rejuvenescimento cirúrgico pode mobilizar a sobrancelha de forma mais duradoura, modificando os músculos subjacentes e, ao fazê-lo, melhorar a região frontal e as rítides glabelares. Várias incisões podem ser usadas para acessar as sobrancelhas. A abordagem cirúrgica é selecionada com base na anatomia e padrão de envelhecimento do paciente, seus objetivos estéticos e a extensão da cirurgia e cicatrizes que ele irá aceitar (**Fig. 4.2**).

A **Tabela 4.1** compara várias técnicas em termos de facilidade de exposição e eficácia na mobilização da testa e no tratamento dos músculos relevantes.

Elevação das Sobrancelhas (Supercílios) por Abordagem Coronal

A abordagem coronal aberta proporciona exposição máxima e, portanto, pode ser usada para liberar de modo bastante eficaz as aderências, promover a ressecção de músculos e reposicionar as sobrancelhas por meio de uma excisão adequada do couro cabeludo. Devido à morbidade da incisão bicoronal, particularmente o risco de perda sensorial e alopecia, esta técnica é empregada com menos frequência. No entanto, a elevação coronal das sobrancelhas realizada por meio de uma incisão anterior da linha do cabelo pode ser ainda uma opção favorável para pacientes com uma testa alta, osso frontal convexo ou linha de cabelo recuada, nos quais uma abordagem endoscópica pode ser inviável. Também é mais eficaz em mobilizar a pele muito espessa, suavizando as rítides profundas e promovendo a remoção do excesso de pele sobre a sobrancelha lateral ou glabela.

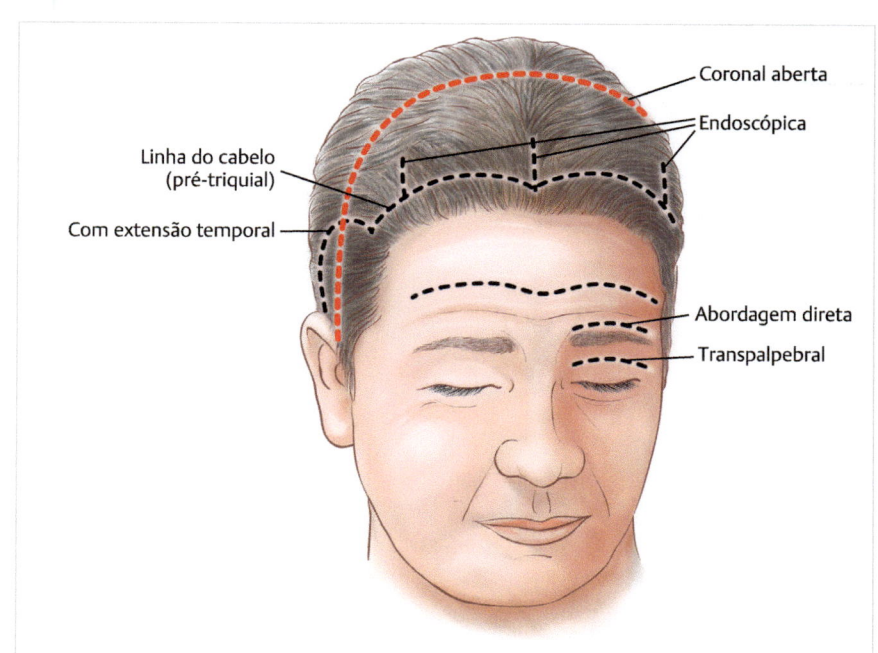

Fig. 4.2 Abordagens cirúrgicas para o rejuvenescimento da região frontal (testa).

Tabela 4.1 Técnicas de rejuvenescimento da testa						
	Exposição	Liberação das aderências	Excisão do músculo	Mobilização da testa	Excisão do couro cabeludo	Preservação da linha do cabelo
Coronal aberta	++++	++++	+++	++++	++++	--
Endoscópica	++	++++	++++	++++	+	++++
Abordagem direta	+++	+++	+	+++	++++	++++
Transpalpebral	++	+	+++	+++	--	--
Abordagem lateral	+++	+++	--	+++	+++	++++
Toxinas	NA	NA	Paralisia temporária	+++	NA	NA

Abreviaturas: NA, não disponível.
Notas: +, o grau de eficácia é indicado pelo número de sinais de adição.
Fonte: adaptada de F. Nahai The Art of Aesthetic Surgery: Principles and Techniques. 2nd ed. St. Louis, MO: Thieme; 2011.

Técnica

Marcações

Mesmo com a ampla exposição proporcionada pela abordagem aberta, é útil realizar a marcação pré-operatória de importantes pontos de referência, como a crista temporal, a veia sentinela e o curso esperado dos nervos supraorbital e supratroclear.

A elevação coronal pode ser realizada através de uma incisão bicoronal padrão, uma incisão coronal modificada ou uma incisão anterior na linha do cabelo. A incisão bicoronal padrão está situada 6 a 8 cm atrás da linha frontal do cabelo e, portanto, pode-se esperar que mova a linha do cabelo posteriormente. Embora seja uma possível opção para homens com linhas de cabelo baixas, ela deve ser usada com cautela caso a recessão da linha do cabelo se desenvolva no futuro. A incisão da linha do cabelo anterior é usada em pacientes com a testa alta e com a linha do cabelo recuada, tanto nas têmporas como na região frontal, pois pode ser utilizada para reduzir a altura da testa e avançar a linha do cabelo em sua região temporal. As incisões na linha do cabelo devem ser feitas de 1 a 2 mm atrás da linha do cabelo para preservar alguns folículos pilosos em posição anterior à cicatriz. As incisões podem ser alternadamente orientadas ao longo do couro cabeludo e da linha do cabelo para corrigir irregularidades na linha do cabelo, como o pico da viúva. Em pacientes com a testa alta, mas com linha do cabelo temporal normal, uma incisão coronal modificada — uma que se curva anteriormente na área frontal — pode ser explorada para reduzir uma testa longa (**Fig. 4.3**). Uma grande desvantagem das incisões na linha do cabelo é a visibilidade potencial das cicatrizes.

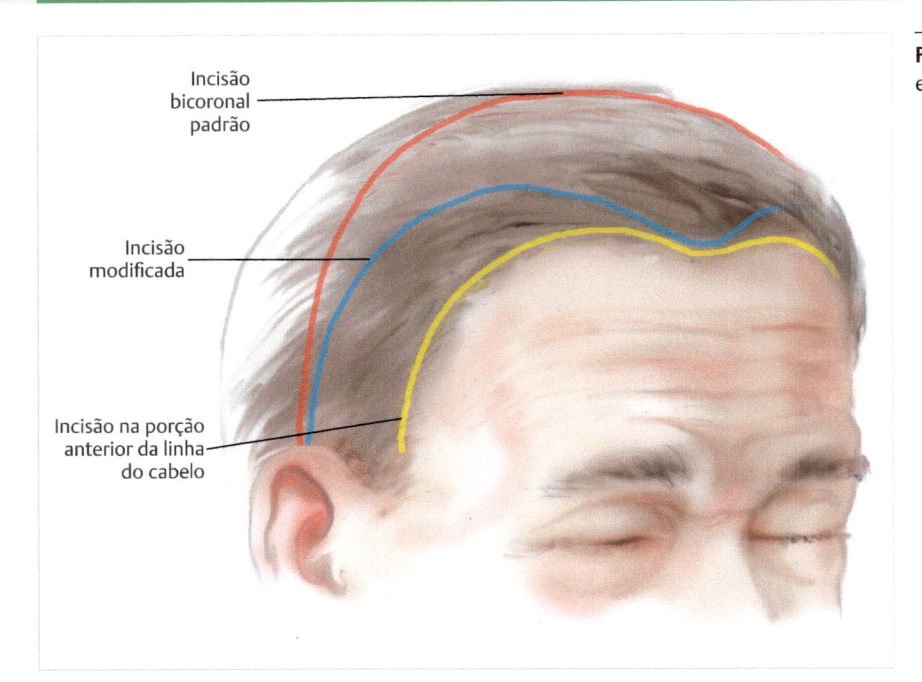

Fig. 4.3 Possíveis incisões utilizadas na elevação coronal.

Os vetores de elevação propostos, incluindo um com projeção do ápice da testa, são marcados na testa no pré-operatório para guiar a excisão do couro cabeludo.

Etapas Elevação das Sobrancelhas por Abordagem Coronal

A elevação coronal pode ser realizada com anestesia local, mas é preferível a anestesia geral, como é na maioria das vezes combinada com outros procedimentos de rejuvenescimento facial. O paciente é colocado em posição supina, mas com a cabeça ligeiramente elevada para evitar o ingurgitamento venoso. Depois de lavar o cabelo e separá-lo para expor a incisão planejada, todo o campo é infiltrado com 0,5% de lidocaína com adrenalina a 1:200.000, uma preparação mais diluída para permitir o uso de um volume maior.

Em sua extensão lateral, a incisão coronal é feita até a fáscia temporal profunda, enquanto centralmente é levada profundamente até abaixo do periósteo. É importante biselar incisões do couro cabeludo em posição anterior, acima do nível dos folículos capilares, para preservá-los e permitir o novo crescimento através da cicatriz. O retalho da testa é elevado em um plano entre a fáscia temporoparietal e a fáscia temporal profunda lateralmente e em um plano subperiosteal em posição central. Como o retalho é elevado até as bordas orbitais, os septos periorbitais e as aderências são liberados e os músculos glabelares são observados.

Quando é utilizada uma incisão anterior na linha do cabelo, o retalho da testa é elevado em um plano subcutâneo, diretamente sobre o músculo frontal. A porção horizontal das linhas da testa pode ser drasticamente melhorada, pois os septos fibrosos entre o músculo e a pele sobreposta são divididos. A sensibilidade do couro cabeludo não deve ser alterada quando a dissecção é realizada neste plano.

Os músculos glabelares são divididos ou cauterizados. O músculo frontal pode ser enfraquecido pela incisão caudal de suas fibras, tendo o cuidado de evitar os nervos supraorbitais e supratrocleares (**Fig. 4.4**).

O retalho da testa é então recolocado em seu lugar e o grau de elevação desejado é determinado. Incisões verticais são criadas no retalho para prender os pontos-chave de fixação, geralmente uma na linha média e uma de cada lado. Em geral, uma maior excisão do couro cabeludo é necessária para atingir a elevação desejada da sobrancelha, pois o retalho pesado da testa masculina relaxará, inevitavelmente, e descer no pós-operatório. Após a excisão do excesso de couro cabeludo, a ferida é fechada com suturas galeais e grampos de pele (**Fig. 4.5**).

Cuidados Pós-Operatórios

A cabeça do paciente é elevada e compressas de gelo são aplicadas nos olhos. A pressão arterial é controlada e a náusea tratada de forma agressiva. Se a elevação das sobrancelhas for realizada em conjunto com outros procedimentos, o paciente é geralmente observado de um dia para o outro. Os grampos e as suturas de pele são removidos em 5 a 7 dias. A atividade física é limitada por 2 a 3 semanas.

Manejo das Complicações

Possíveis complicações incluem alopecia e distúrbios sensoriais do couro cabeludo, tais como disestesia ou dormência. Prevenção de tensão ao longo do fechamento e uso limitado de cautério nas bordas da pele minimizarão o risco de alopecia.

Capítulo 4
Técnicas de Rejuvenescimento da Região Frontal (Testa)

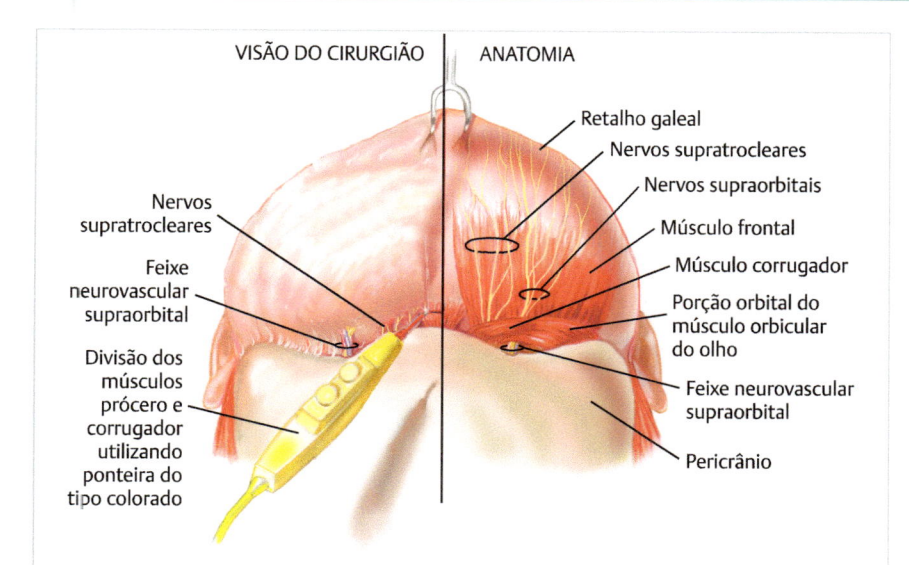

Fig. 4.4 Visão do cirurgião quando o retalho da testa é refletido. (Reproduzida com permissão de F. Nahai. The Art of Aesthetic Surgery: Principles and Techniques. 2nd ed. St. Louis, MO: Thieme, 2011.)

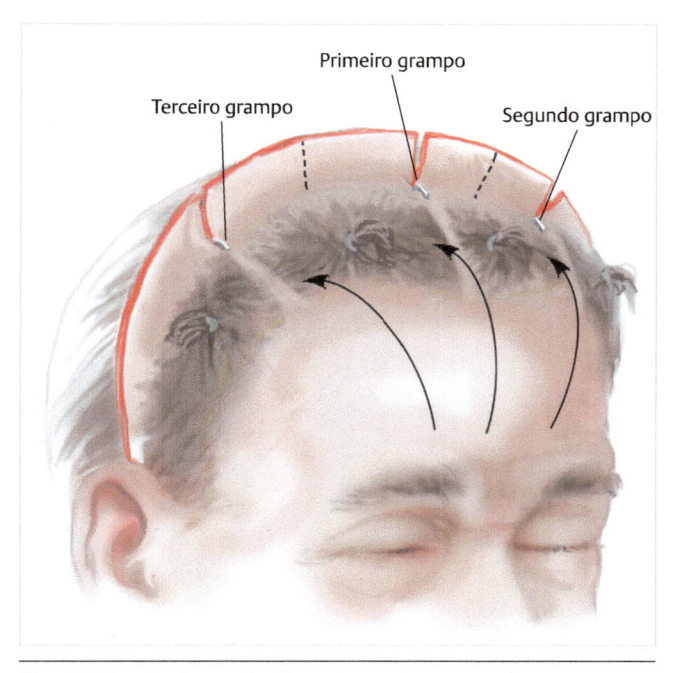

Fig. 4.5 Fixação do retalho frontal em três pontos-chave antes da excisão do couro cabeludo em excesso. (Reproduzida com permissão de F. Nahai. The Art of Aesthetic Surgery: Principles and Techniques. 2nd ed. St. Louis, MO: Thieme, 2011.)

Elevação Endoscópica das Sobrancelhas

Introduzida por Isse e Vasconez, em 1992, a elevação endoscópica de sobrancelhas tornou-se uma alternativa atraente para a abordagem coronal, proporcionando resultados comparáveis com menor morbidade e maior aceitação entre os pacientes. O menor tempo de recuperação é bastante atraente para muitos pacientes do gênero masculino que buscam o rejuvenescimento da região frontal.

A abordagem endoscópica pode ser usada para liberar efetivamente as aderências e para a excisão segura do músculo, uma vez que a ampliação endoscópica geralmente fornece uma boa visão dos nervos supraorbitais e supratrocleares. Entretanto, como a excisão do couro cabeludo é limitada, a mobilização das sobrancelhas e a manutenção de sua posição dependem, em vez disso, do equilíbrio muscular e das técnicas de fixação. O uso de fixação é controverso, mas pode ser usado de forma seletiva.

Os candidatos favoráveis à elevação endoscópica da região frontal apresentam uma testa curta e plana e uma linha de cabelo que camufla efetivamente a cicatriz, isto é, que seja estável, sem retração e com cabelos grossos. As contraindicações relativas a uma abordagem endoscópica incluem uma testa alta ou convexa ou uma linha de cabelo retraída. Rítides profundas e o excesso de pele sobre a porção lateral da testa e a raiz nasal não são bem tratados por esta abordagem (**Fig. 4.6**).

Técnica

Marcações

Com o paciente sentado e apertando seus dentes, as cristas temporais são marcadas bilateralmente. Estes pontos orientam a transição de uma dissecção subperiosteal medialmente para uma dissecção subfascial lateralmente e marcam um limite lateral para os ramos laterais dos nervos supraorbitais. Quando visíveis, as veias sentinelas são marcadas com o paciente em pé. Caso contrário, o paciente fica em posição supina e as veias são marcadas, assim como as projeções da via do ramo frontal do nervo facial de cada lado, em posição superior a 1 cm da veia sentinela (**Fig. 4.7**).

As incisões com acesso planejado são marcadas 1 a 2 cm atrás da linha do cabelo temporal. As incisões são feitas sobre o músculo temporal para garantir que a fáscia temporoparietal possa ser ancorada à fáscia temporal profunda. Enquanto as incisões podem ser orientadas em qualquer vetor (radial a coronal), uma incisão

Parte II
Cirurgia Facial

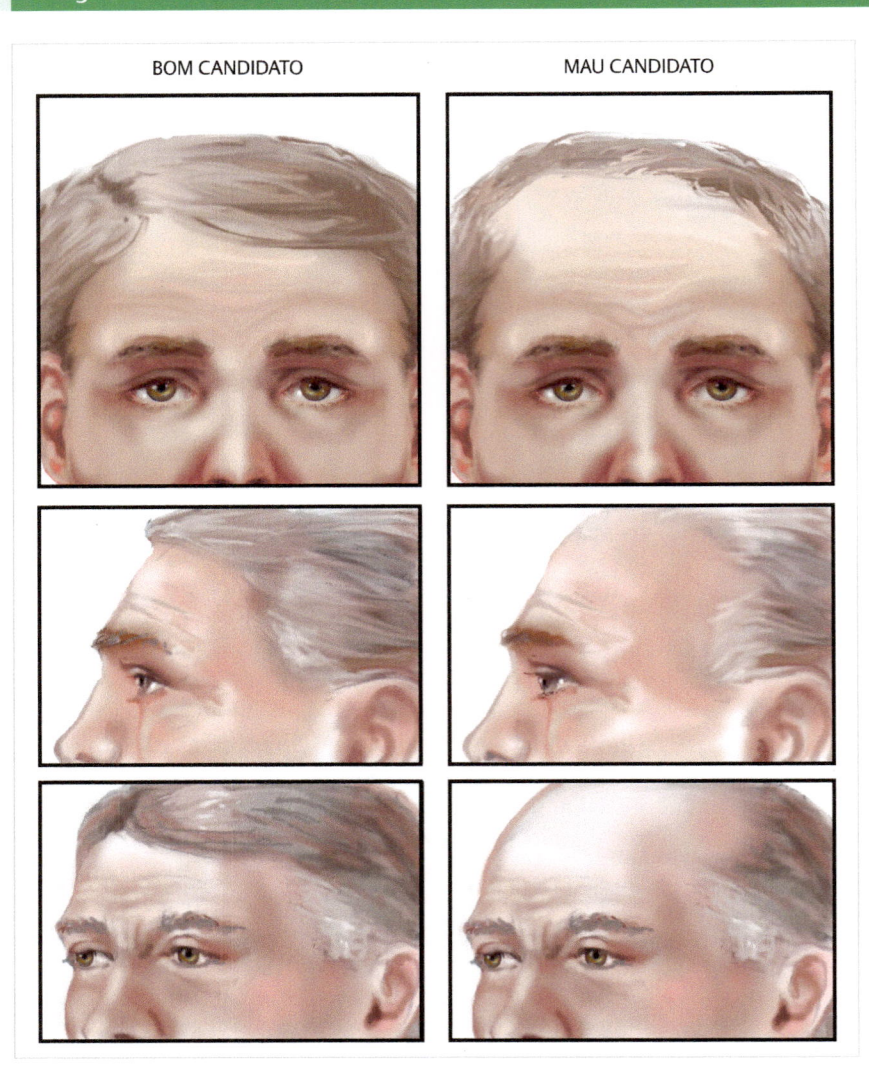

Fig. 4.6 Candidatos favoráveis e desfavoráveis para elevação endoscópica da sobrancelha.

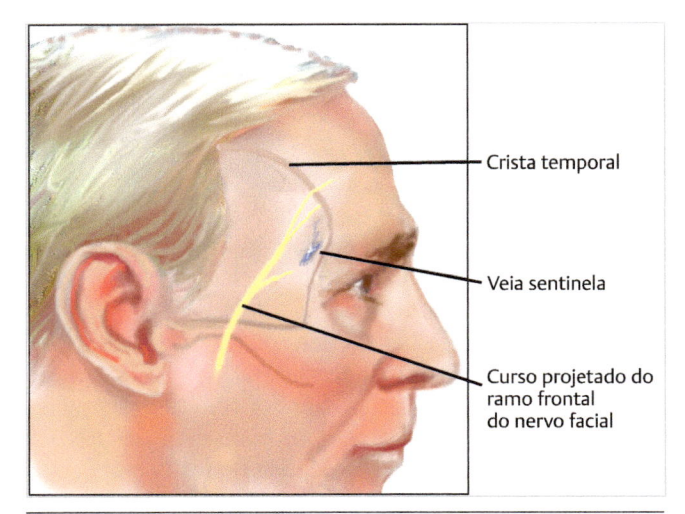

Fig. 4.7 Marcos anatômicos importantes para a elevação endoscópica de sobrancelhas incluem a crista temporal e a veia sentinela.

coronal ou horizontal pode ser preferível, pois permite múltiplas suturas de fixação, enquanto uma incisão radial acomoda apenas uma.

O paciente é convidado a franzir a testa e os músculos corrugadores são delineados. Os vetores planejados para a fixação são marcados. A fixação temporal é geralmente realizada ao longo da continuação de um vetor desde a base alar até o canto lateral. Se for desejada uma elevação mais vertical da sobrancelha lateral, a fixação é feita ao longo de um eixo da comissura oral até o canto lateral. A fixação paramediana adicional, quando utilizada, é orientada ao longo de uma linha projetada a partir do arco mais convexo da sobrancelha (**Fig. 4.8**).

Etapas Elevação Endoscópica das Sobrancelhas

O paciente é colocado sobre a mesa da sala de cirurgia na posição supina, com a cabeça se estendendo um pouco além do encosto de cabeça. O procedimento pode ser realizado com anestesia local ou geral, mas a geral é preferida quando realizada em combinação com outros procedimentos. Após a limpeza do cabelo, ele é dividido com um pente para expor os sítios de incisão propostos.

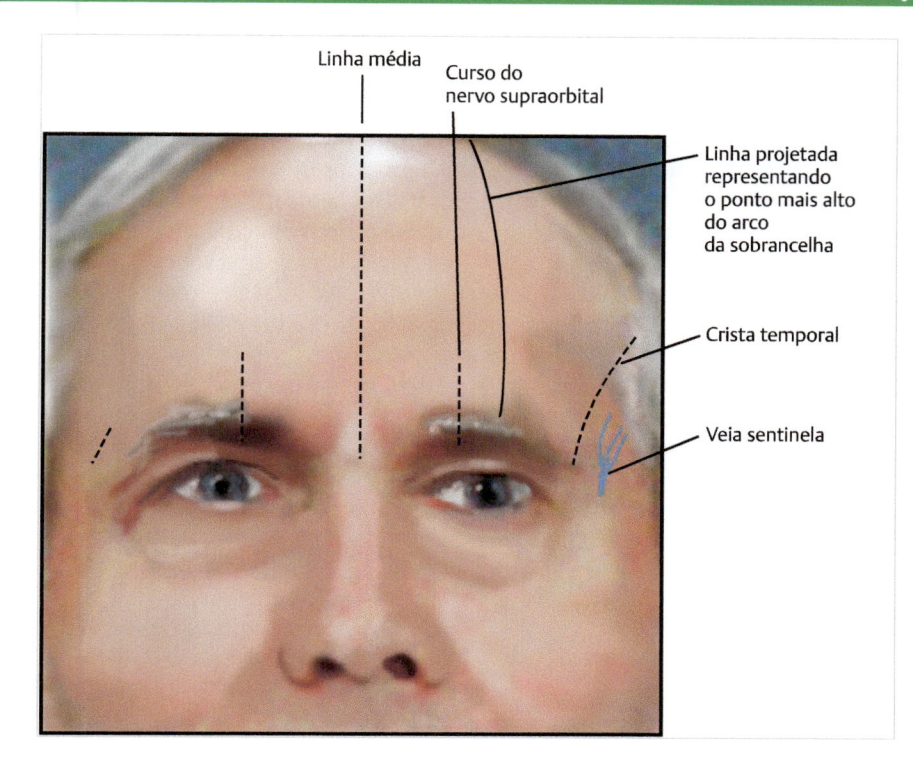

Fig. 4.8 Marcações pré-operatórias finais, incluindo vetores de fixação planejados.

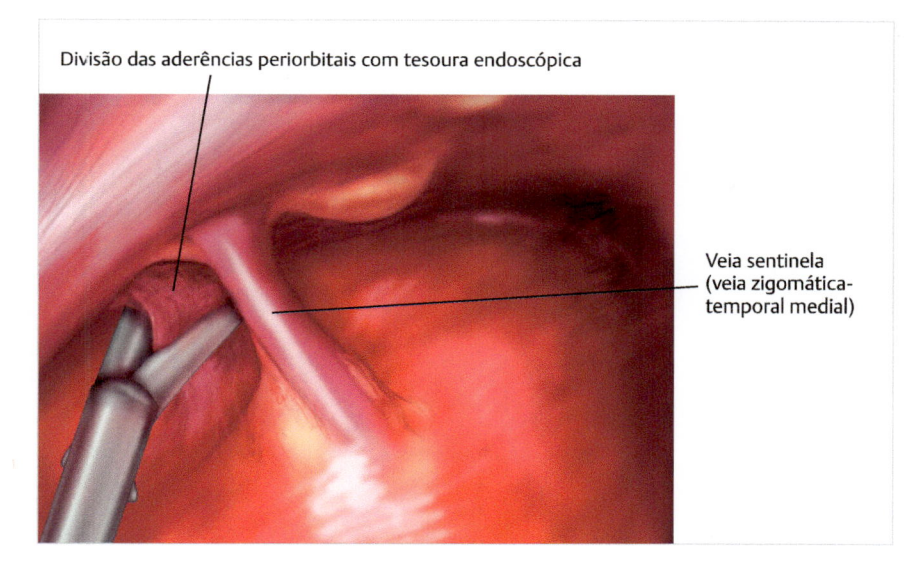

Fig. 4.9 Aderências ao redor da veia sentinela são divididas para assegurar a liberação completa da sobrancelha lateral. (Reproduzida com permissão de F. Nahai. The Art of Aesthetic Surgery: Principles and Techniques. 2nd ed. St. Louis, MO: Thieme; 2011.)

Realiza-se a infiltração de lidocaína a 1% com adrenalina a 1:100.000 em todo o campo a ser dissecado.

    A primeira incisão temporal é feita através da fáscia temporoparietal até a fáscia temporal profunda. A dissecção romba é realizada no plano entre a fáscia temporoparietal e a fáscia temporal profunda, primeiro utilizando uma tesoura Metzenbaum e depois com um dissector Ramirez nº 4. Com a visualização direta auxiliada por um retrator Aufricht e um fotóforo, a dissecção é levada em direção à borda orbital lateral, parando a menos de 1 cm da veia sentinela. O plano é estabelecido medialmente através da linha temporal de fusão e superiormente em posição profunda à linha temporal de fusão para entrar no espaço subperiosteal. A dissecção subsequente é realizada utilizando o endoscópio. À medida que se aproxima da borda orbital lateral, os septos e aderências ao redor da veia sentinela são divididos para garantir completa liberação da sobrancelha lateral. O endoscópio geralmente permite a dissecção na pálpebra superior, profunda em relação ao músculo orbicular do olho e ROOF. A elevação das sobrancelhas é simulada com tração na borda da pele para confirmar uma dissecção completa e mobilidade satisfatória (**Fig. 4.9**). O lado oposto é realizado de forma idêntica.

    Em seguida, uma incisão radial é feita na linha média, começando 1 cm atrás da linha capilar. Esta é levada até abaixo do periósteo e uma dissecção às cegas é feita no plano subperiosteal em direção à glabela, lateralmente para encontrar as dissecções temporais e posteriormente para um adicional de 3 ou 4 cm. Manter o dissector contra a fáscia temporal profunda minimiza o risco de lesão do nervo facial. A dissecção pára de 2 a 4 cm acima da borda supraorbital e é completada com o endoscópio para visualizar e proteger os nervos supraorbitais. Em seguida, o periósteo é dividido transversalmente de uma borda orbital lateral para a outra (**Fig. 4.10**). Isto permite uma maior elevação das sobrancelhas, particularmente em posição lateral e expõe os músculos glabelares.

Os músculos glabelares podem ser divididos usando várias técnicas. A pinça endoscópica rasga facilmente o músculo, mas geralmente preserva os ramos do nervo supratroclear que percorrem dentro dele (**Fig. 4.11**). A extensão da excisão e divisão muscular é regulada pela massa muscular e pela gravidade das linhas glabelares. A dissecção pode ser estendida lateralmente, em região superficial ao nervo supraorbital, para tratar os músculos corrugadores particularmente pesados.

Um dreno francês nº 10 é colocado ao longo da borda supraorbital para minimizar o inchaço da pálpebra e a equimose no pós-operatório. Para fixar a sobrancelha reposicionada, a fáscia temporoparietal é ancorada à fáscia temporal profunda usando sutura PDS 2.0 (polidioxanona). A fixação paramediana permanente é aplicada seletivamente, mas é, muitas vezes, necessária em homens com a pele da testa pesada e uma significativa ptose de sobrancelhas. Se for necessária uma fixação paramediana adicional, as suturas de fixação temporal são colocadas em primeiro lugar, mas somente amarradas após a fixa-

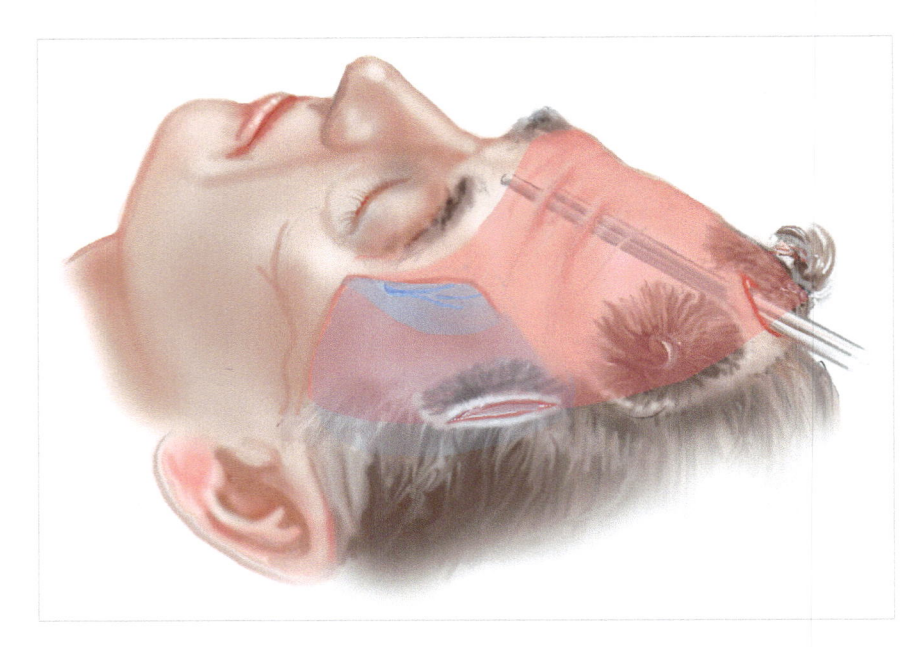

Fig. 4.10 Elevação do retalho frontal no plano subperiosteal. À medida que a borda orbital é abordada, a dissecção continua com orientação endoscópica e a incisão do periósteo é realizada de uma borda orbital lateral até a outra.

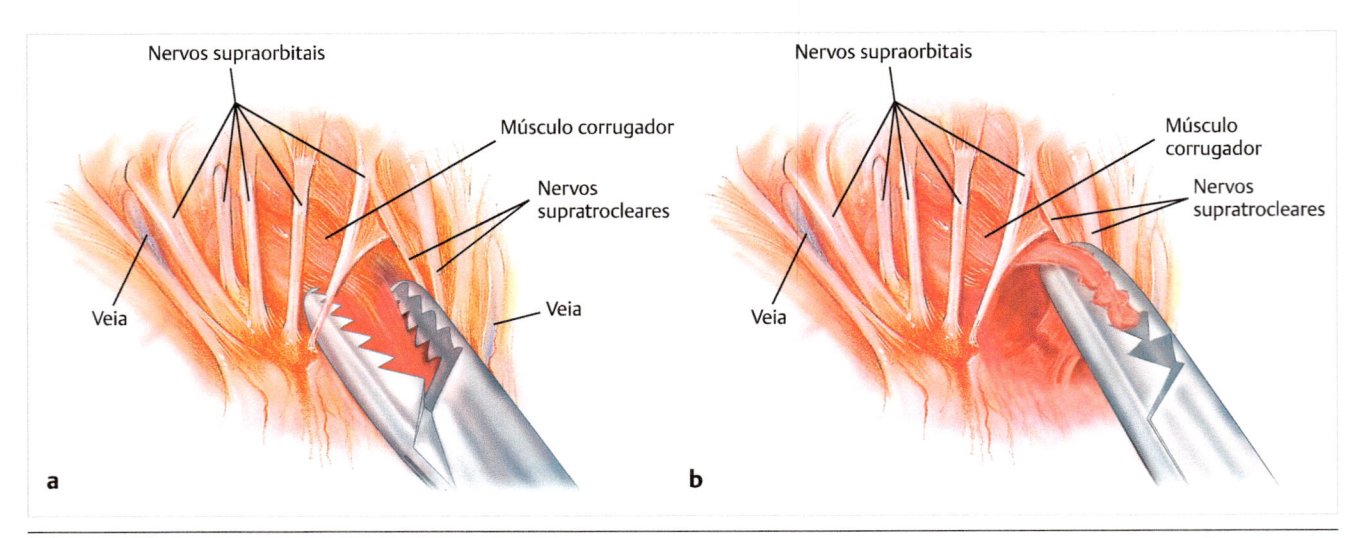

Fig. 4.11 (a,b) Os músculos glabelares são divididos com uma pinça endoscópica do tipo *grasper*. Os ramos nervosos podem ser normalmente preservados com essa técnica. (Reproduzida com permissão de F. Nahai. The Art of Aesthetic Surgery: Principles and Techniques. 2nd ed. St. Louis, MO: Thieme; 2011.)

ção da ptose paracentral. A fixação paramediana pode ser realizada com um parafuso externo ou um dispositivo de Endotine® absorvível. Quando isto estiver completo, uma excisão é realizada em uma pequena borda de couro cabeludo ao longo das incisões temporais e o fechamento da incisão é feito com grampos.

Cuidados Pós-Operatórios

A atenção ao controle da pressão arterial pós-operatória muitas vezes é necessária nos homens e os anti-hipertensivos são prescritos rotineiramente (**Fig. 4.12**).

Complicações

As possíveis complicações após a elevação endoscópica das sobrancelhas incluem alopecia, disestesia e paralisia temporária do nervo facial. Em uma série pessoal de aproximadamente 700 pacientes, a incidência de paralisia temporária do nervo facial foi inferior a 1% e todas foram autolimitadas. A alopecia no local de fixação dos parafusos ocorreu em 4% dos pacientes.

Elevação das Sobrancelhas na Região Temporal Lateral

As porções central e lateral das sobrancelhas podem ser mobilizadas de forma efetiva e fixadas por uma incisão temporal. Este procedimento é indicado em pacientes sem significativa ptose na porção medial das sobrancelhas, sem excesso de pele na raiz nasal e envelhecimento na região frontal confinado à porção lateral das sobrancelhas. Quando a modificação muscular é necessária, esta técnica é combinada com uma blefaroplastia superior, através da qual os músculos corrugador e prócero podem ser facilmente divididos.

Técnica

Marcações

Como em qualquer procedimento de tratamento da região frontal (testa), as cristas temporais e as veias sentinela são marcadas no pré-operatório. As incisões temporais planejadas são marcadas 2 a 3 cm atrás da linha capilar temporal, ficando em posição lateral à crista temporal, para evitar lesões nos ramos laterais dos nervos supraorbitais. Elas podem ser orientadas em direção coronal ou horizontalmente dependendo da necessidade de mobilização da sobrancelha. As incisões são feitas acima do músculo temporal para garantir que a fáscia temporoparietal possa ser ancorada à fáscia temporal profunda (**Fig. 4.13**).

Etapas para Elevação das Sobrancelhas na Região Temporal Lateral

O procedimento pode ser conduzido com anestesia local, mas a geral é preferível quando o rejuvenescimento facial completo é realizado. Os cabelos são limpos e depois são

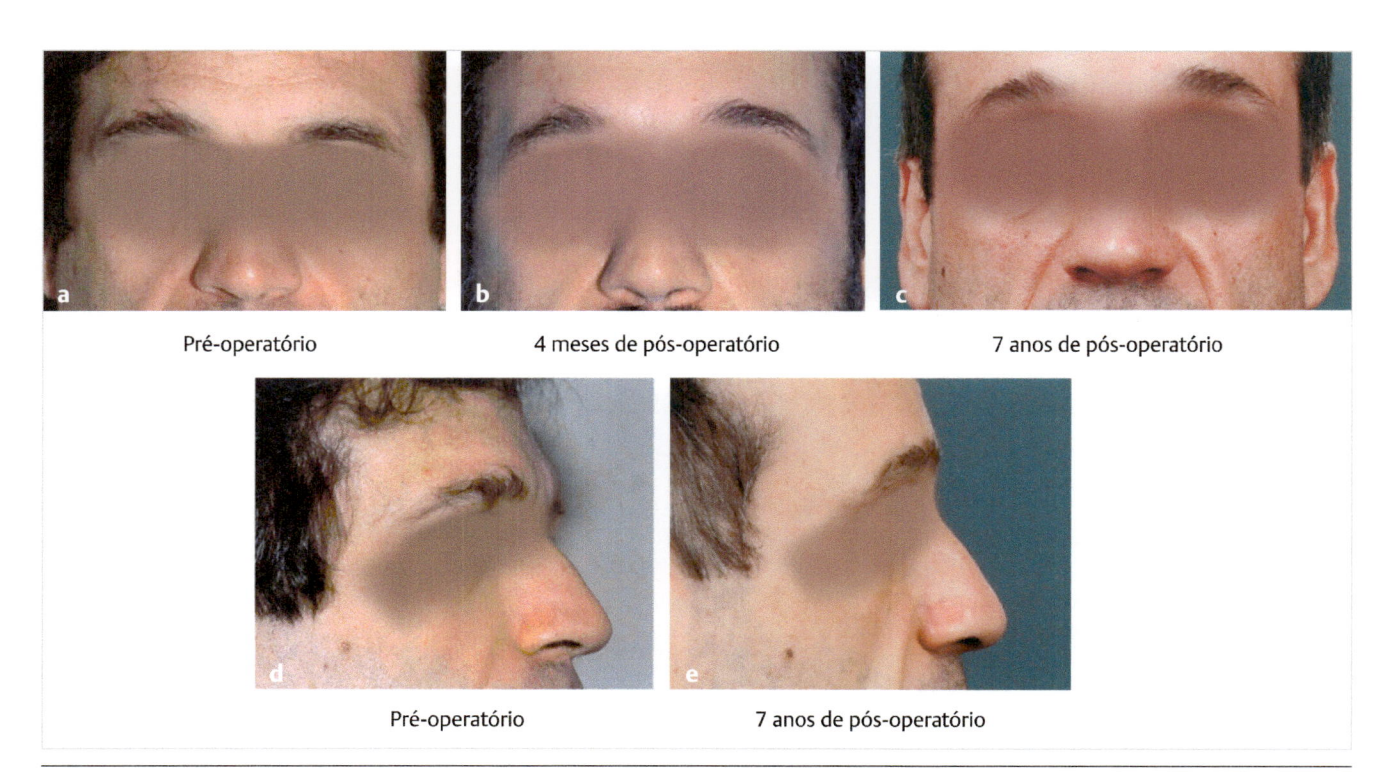

Fig. 4.12 (**a**) Visões frontais do pré-operatório, (**b**) 4 meses de pós-operatório e (**c**) 7 anos de pós-operatório após elevação endoscópica das sobrancelhas. Visões laterais: (**d**) pré-operatório e (**e**) 7 anos de pós-operatório. (Reproduzida com permissão de F. Nahai. The Art of Aesthetic Surgery: Principles and Techniques. 2nd ed. St. Louis, MO: Thieme; 2011.)

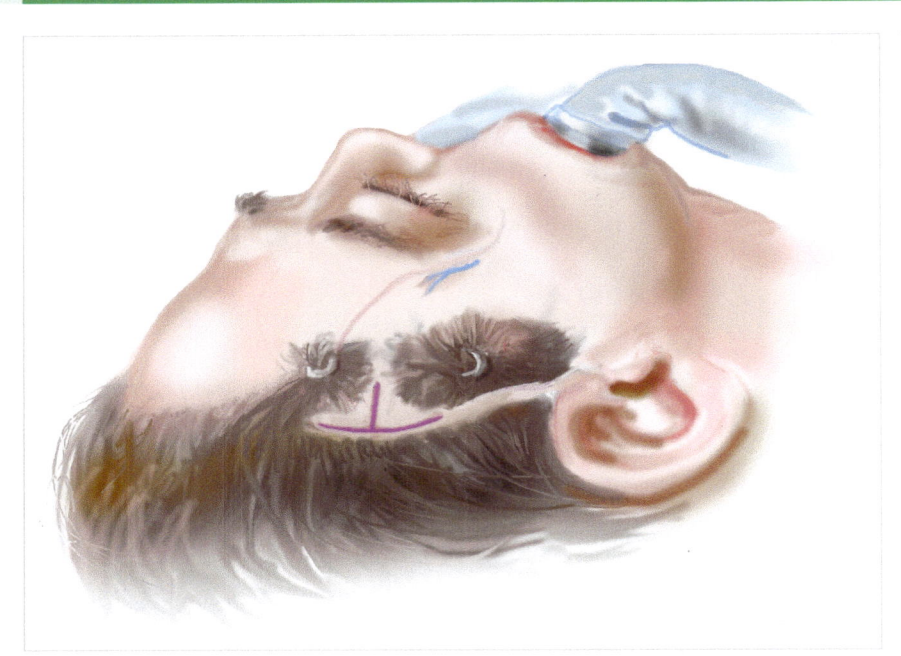

Fig. 4.13 A crista temporal, a veia sentinela e a incisão temporal planejada são marcadas no pré-operatório.

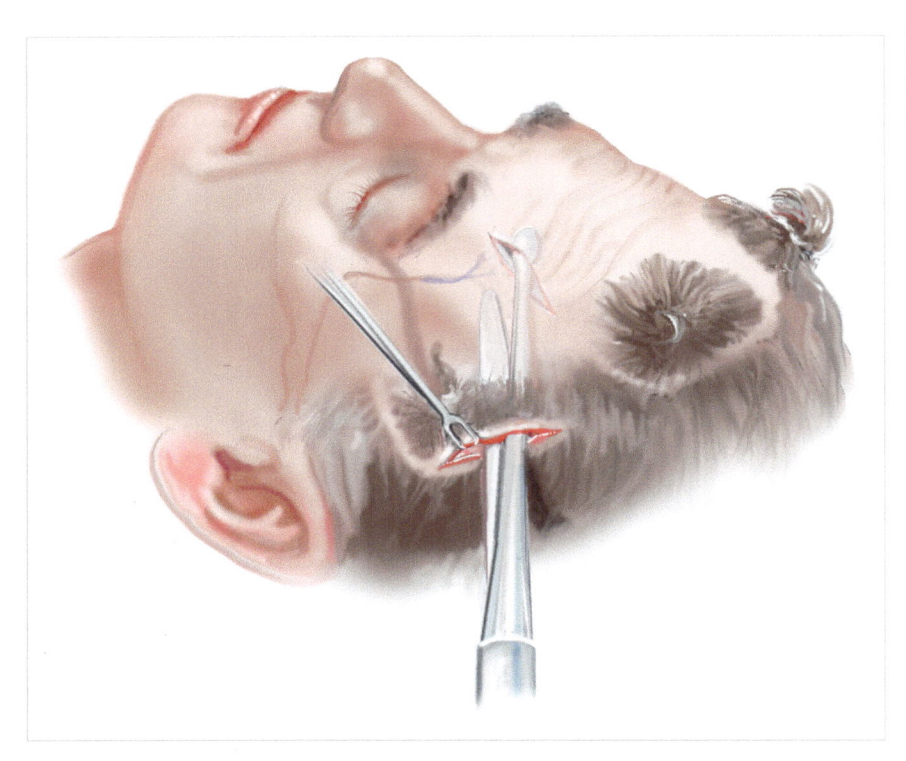

Fig. 4.14 Dissecção medial à crista temporal realizada em um plano subperiosteal.

separados com um pente para expor os locais de incisão planejados. Todo o campo cirúrgico é infiltrado com uma mistura de lidocaína e adrenalina.

Quando a elevação das sobrancelhas na região temporal lateral é combinada com a blefaroplastia superior, a sobrancelha é mobilizada primeiramente e a excisão da pálpebra superior é confirmada depois que a sobrancelha é provisoriamente reposicionada.

A sequência inicial da suspensão das sobrancelhas em região temporal lateral é essencialmente a mesma que a técnica endoscópica. A incisão é realizada através da fáscia temporoparietal e acima da fáscia temporal profunda. Uma dissecção romba com uma tesoura pode ser feita em direção à borda orbital lateral, já que o plano é avascular. Uma vez criado um espaço, a dissecção pode continuar usando um endoscópio ou a visualização direta com um retrator iluminado ou um fotóforo de cabeça. Um dissector endoscópico pode ser utilizado para liberar aderências e septações à medida que prossegue em direção à borda orbital lateral (**Fig. 4.14**). A veia sentinela é identificada e deve ser preservada. A esqueletização da veia sentinela garante uma liberação completa da sobrancelha lateral.

Capítulo 4
Técnicas de Rejuvenescimento da Região Frontal (Testa)

A dissecção termina logo após a borda orbital. Em seguida, a dissecção continua medialmente além da crista temporal em um plano subperiosteal. Sua extensão varia de acordo com a necessidade de elevação das sobrancelhas na porção medial. A elevação das sobrancelhas é simulada com tração na borda da pele para confirmar uma dissecção completa e uma mobilidade satisfatória. Se a blefaroplastia superior e a excisão do músculo glabelar transpalpebral forem planejadas, essa parte do procedimento é realizada antes da fixação da sobrancelha.

A sobrancelha é avançada superior e medialmente e a fáscia temporoparietal é ancorada na fáscia temporal profunda usando sutura PDS 2.0 em um vetor diagonal ou vertical. Raramente é necessária a fixação medial com parafuso. A excisão é realizada em uma pequena borda de excesso de couro cabeludo e a incisão é fechada com grampos (**Fig. 4.15**).

Cuidados Pós-Operatórios

A cabeça do paciente é mantida elevada e compressas de gelo são aplicadas nos olhos para minimizar o inchaço.

Manejo das Complicações

Uma possível complicação após a elevação das sobrancelhas na região temporal lateral é a alopecia ao longo da incisão temporal. O risco é minimizado ao evitar a tensão ao longo do fechamento e limitando o uso de cautério ao longo das bordas de corte da incisão. A ptose recorrente da sobrancelha pode-se desenvolver, principalmente se a sobrancelha foi mobilizada de forma inadequada.

Excisão dos Músculos Corrugador e Prócero por Abordagem Transpalpebral

A incisão de blefaroplastia superior dá excelente acesso aos músculos corrugador e prócero para abordar as linhas de expressão da glabela. Pacientes submetidos à blefaroplastia superior que apresentam rítides glabelares, mas nenhuma ptose de sobrancelha significativa é candidata a esta abordagem. Entretanto, quando a elevação da sobrancelha lateral for necessária, ela pode ser associada à elevação temporal lateral para atingir ambos os objetivos. Os pacientes que necessitam de reposicionamento da porção medial das sobrancelhas são maus candidatos para esta abordagem.

Técnica

Marcações

A linha inferior da incisão de blefaroplastia superior é marcada em uma dobra de 6 a 8 mm acima da linha dos cílios na linha média da pupila (**Fig. 4.16**). Observe que esta incisão é marcada em uma posição ligeiramente inferior nos homens do que nas mulheres. Em sua extensão lateral, a incisão está pelo menos 6 mm acima do canto lateral. Se necessário, pode ser feita uma extensão lateral em uma ruga periorbital (pés de galinha). Ao projetar a linha superior da incisão de blefaroplastia, é preservada uma distância de pelo menos 10 mm da sobrancelha. É solicitado ao paciente para franzir a testa de maneira que a massa do corrugador possa ser delineada e linhas horizontais sejam marcadas, se presentes, para indicar a hiperatividade do prócero.

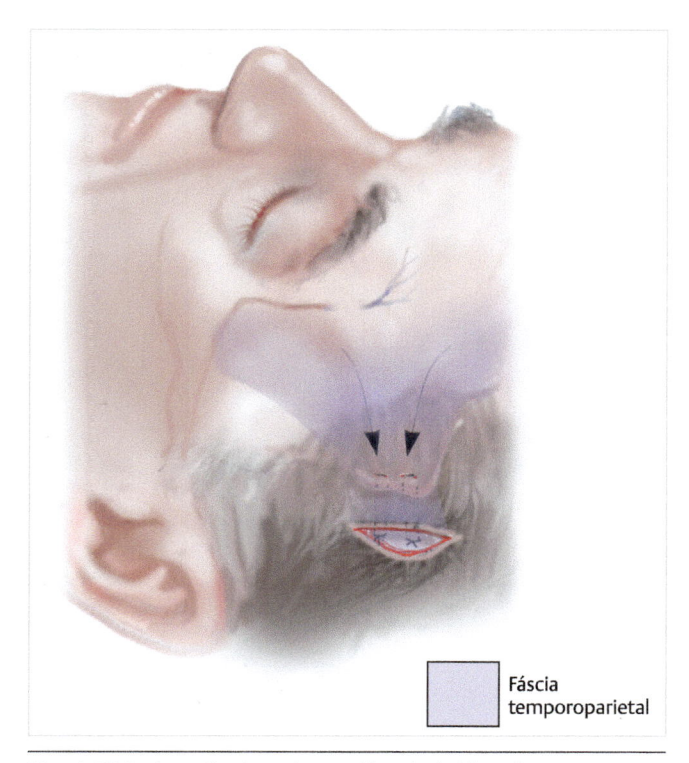

Fig. 4.15 A elevação das sobrancelhas é obtida pela ancoragem da fáscia temporoparietal à fáscia temporal profunda.

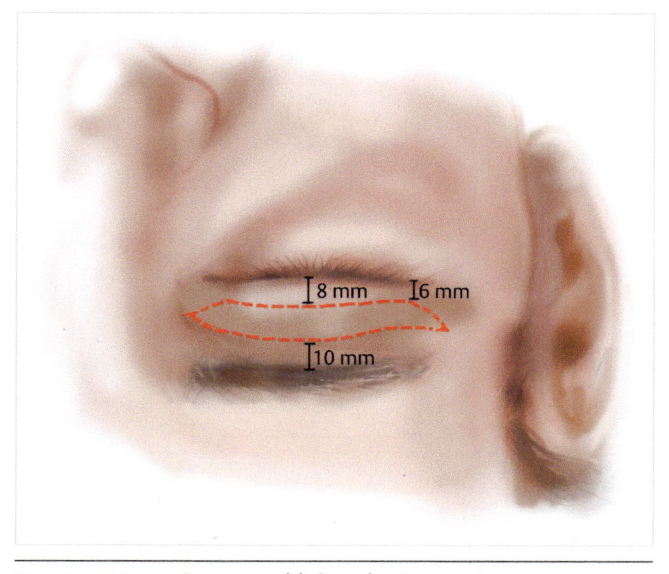

Fig. 4.16 Marcações para a blefaroplastia superior.

Etapas para Excisão dos Músculos Corrugador e Prócero por Abordagem Transpalpebral

Como na maioria dos procedimentos periorbitais, a anestesia local ou geral pode ser usada, mas é preferível a anestesia geral para o rejuvenescimento facial completo. A ampliação com lupa é útil nesta fase.

A pele da pálpebra superior e o músculo são excisados de acordo com as marcações. Quando este procedimento é combinado com a elevação da sobrancelha temporal lateral, a porção lateral do músculo orbicular do olho é dissecada e marcada para limitar sua tração sobre a sobrancelha lateral reposicionada. A dissecção é levada superiormente abaixo do músculo orbicular do olho. Pode-se dissecar utilizando o cautério no modo de corte e uma ponteira tipo Colorado ou com uma tesoura. Se for planejada a excisão da gordura da pálpebra superior, esta é adiada até depois da excisão dos músculos glabelares para facilitar a dissecção do músculo orbicular do septo orbital. A dissecção é levada lateralmente ainda em profundidade em relação ao músculo orbicular, até alcançar a área de dissecção endoscópica ou temporal lateral, se essas tiverem sido realizadas anteriormente.

Para prevenir a transmissão de tensão à sobrancelha lateral reposicionada, o músculo orbicular do olho é temporariamente enfraquecido por uma série de cortes radiais (**Fig. 4.17**).

A operação é dirigida medialmente para a borda supraorbital. A dissecção prossegue em plano profundo ao orbicular do olho, embora as fibras horizontais do orbicular sejam, às vezes, divididas para acessar as fibras diagonais do corrugador. O nervo supratroclear pode estar visível neste ponto e deve ser protegido. O corrugador é elevado por uma pinça tipo mosquito e uma porção do músculo entre as pontas é ressecada. A divisão do músculo corrugador deve ser completa para evitar que ocorra cicatrização das fibras do músculo, unindo-as novamente e retorno das linhas glabelares. A visualização de uma lacuna no músculo onde a excisão foi realizada confirma uma divisão completa (**Fig. 4.18**). Deformidades de contorno a partir da excisão do músculo corrugador são raras, mas podem ser tratadas com a fáscia ou gordura periorbital, caso se desenvolvam.

Linhas glabelares transversais indicam um músculo prócero hiperativo, que pode ser dividido transversalmente quando necessário (**Fig. 4.19**).

Cuidados Pós-Operatórios

Elevar a cabeça do paciente e aplicar compressas de gelo nas pálpebras para minimizar o inchaço. A visão do paciente é avaliada e documentada antes da alta. Lubrificar os olhos frequentemente com gotas de solução salina durante o dia e pomada lubrificante à noite. Os pacientes são instruídos a evitar o uso de lentes de contato por duas semanas.

Manejo das Complicações

A perda de visão por hematoma retrobulbar é rara, mas uma temida complicação da blefaroplastia superior e de procedimentos suplementares. Esta complicação requer nova exploração urgente para abrir a ferida e confirmar a hemostasia e a cantotomia lateral, além da cantólise inferior, se as evidências de hipertensão orbital persistirem. Lagoftalmo e síndrome do olho seco normalmente respondem à lubrificação ocular, massagem e *taping* com fitas adesivas da pálpebra. A blefaroptose, de modo semelhante, é geralmente autolimitada. Deformidades de contorno do músculo corrugador são raras, mas corrigíveis com enxertos de gordura ou fáscia.

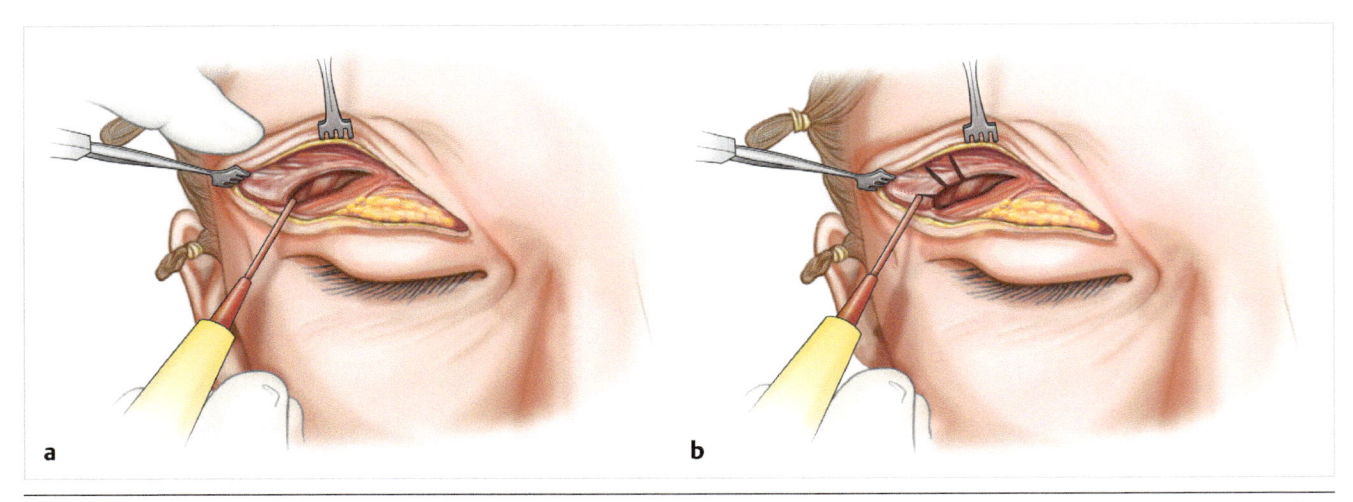

Fig. 4.17 (**a**) O músculo orbicular do olho é dissecado do periósteo da borda orbital. (**b**) O orbicular é enfraquecido por uma série de cortes radiais. (Reproduzida com permissão de F. Nahai. The Art of Aesthetic Surgery: Principles and Techniques. 2nd ed. St. Louis, MO: Thieme; 2011.)

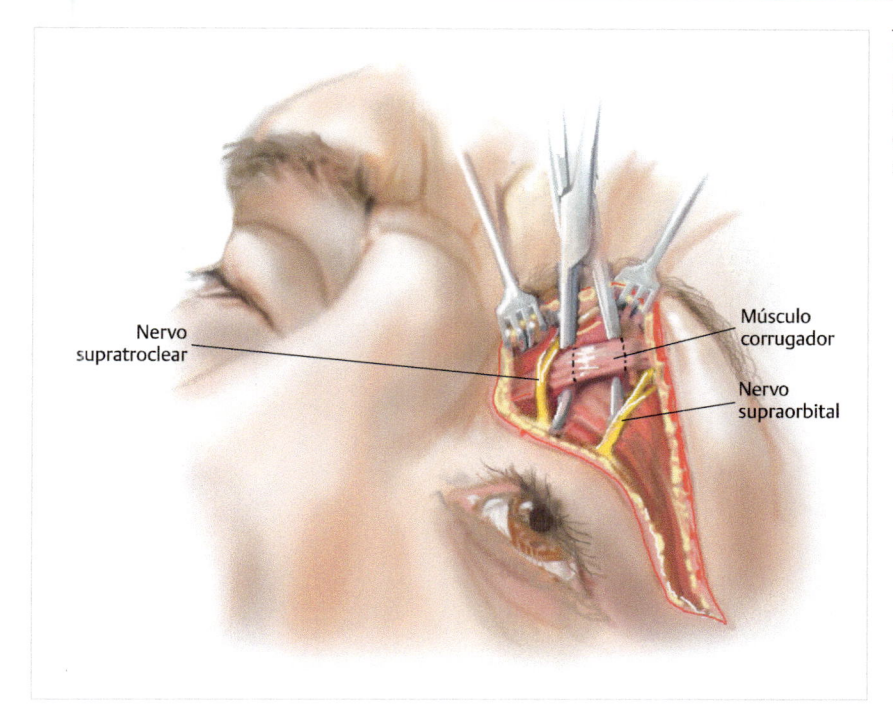

Capítulo 4
Técnicas de Rejuvenescimento da Região Frontal (Testa)

Fig. 4.18 O músculo corrugador é elevado por uma pinça tipo mosquito para facilitar a excisão. Anatomia do músculo corrugador em relação aos nervos supratrocleares e supraorbitais.

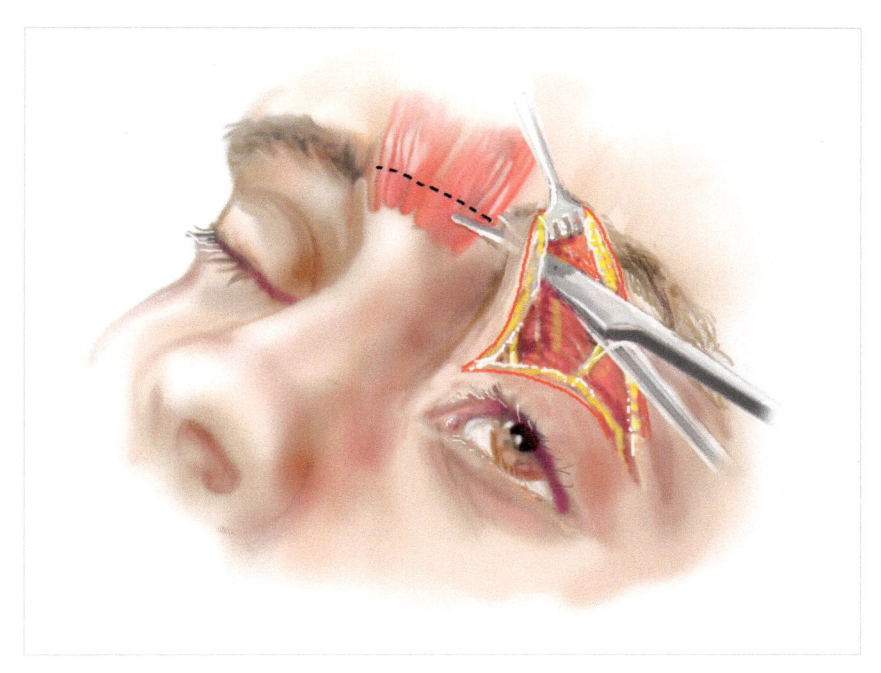

Fig. 4.19 Divisão do músculo prócero.

Elevação das Sobrancelhas por Abordagem Transpalpebral

A elevação limitada da sobrancelha lateral pode ser realizada através de uma incisão de blefaroplastia superior por fixação da sobrancelha ao periósteo da borda orbital superior. Pacientes com ptose lateral leve da sobrancelha e sem ptose medial ou excesso de pele na raiz nasal são bons candidatos a esta abordagem.

Técnica

Marcações

Com a sobrancelha deslocada para sua posição desejada, a pálpebra superior é marcada para uma blefaroplastia tradicional.

Etapas para Elevação das Sobrancelhas por Abordagem Transpalpebral

A blefaroplastia transpalpebral pode ser realizada com anestesia local ou geral. As incisões e a excisão pele-músculo de uma blefaroplastia da pálpebra superior são realizadas. O orbicular do olho é dissecado do periósteo da borda orbital superior por uma distância de 2 a 3 cm além da borda orbital lateral. Esta manobra libera aderências e septos da órbita lateral para permitir a mobilização da sobrancelha. A veia sentinela é preservada. Um ponto de fixação é identificado 5 a 10 mm acima da borda orbital. Um fio de PDS 5.0 ou *nylon* é usado para suturar a sobrancelha ao periósteo neste local, capturando o orbicular, ROOF e a derme profunda da parte inferior da sobrancelha. A presença de pele saliente acima do ponto de fixação sugere que a sobrancelha lateral foi insuficientemente descolada. Âncoras absorvíveis podem ser usadas de modo alternativo para fixar uma sobrancelha pesada aos ossos usando túneis pré-perfurados (**Fig. 4.20**).

Cuidados Pós-Operatórios

O cuidado pós-operatório é o mesmo da blefaroplastia superior, como descrito anteriormente.

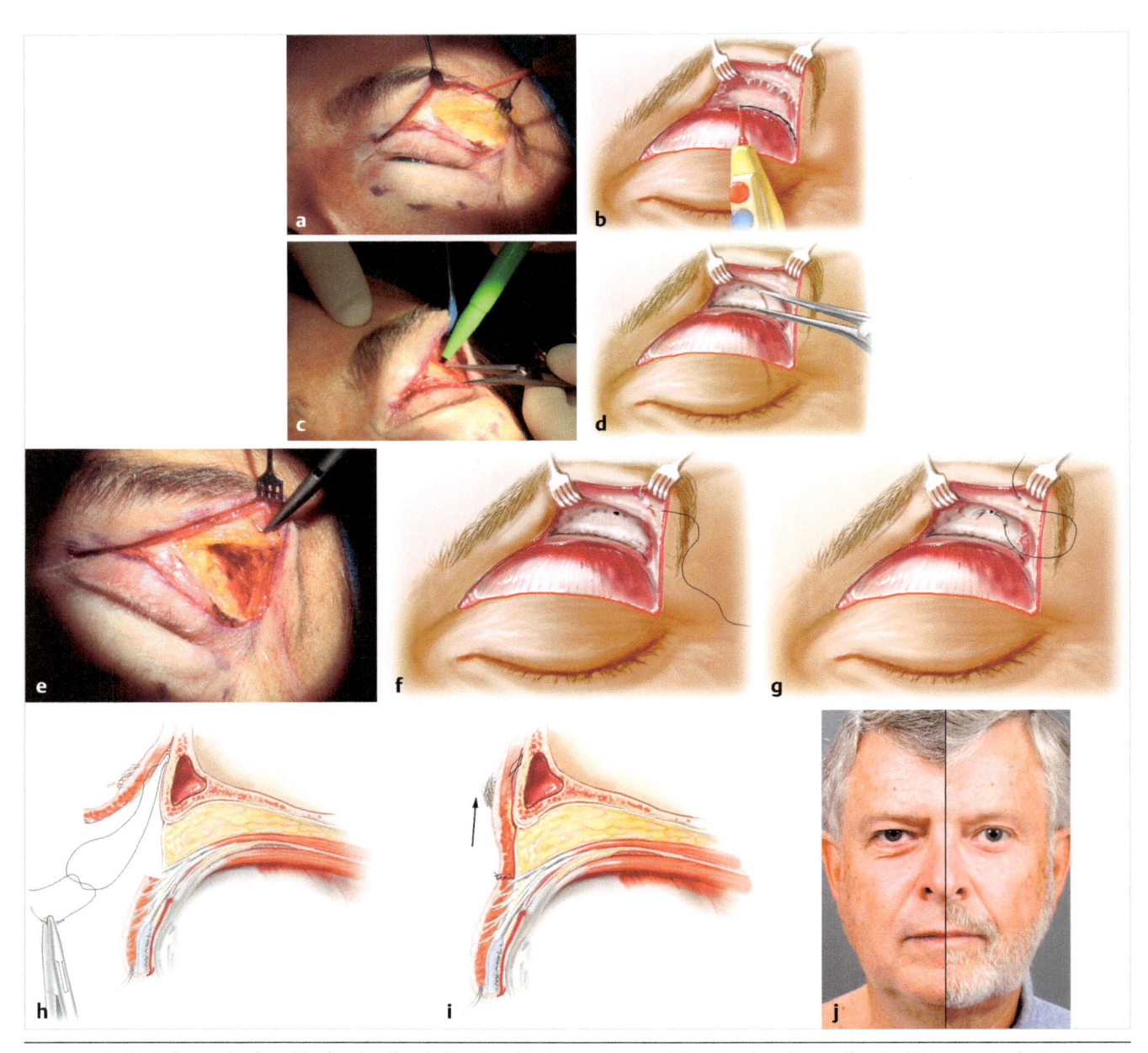

Fig. 4.20 (**a,b**) A dissecção do orbicular do olho da borda orbital permite a mobilização da sobrancelha. (**c,d**) Um ponto de 5 a 10 mm acima da borda orbital é identificado para fixação da sobrancelha. (**e,f**) Uma sutura é passada primeiro através do orbicular, gordura retro-orbicular do olho (ROOF) e derme profunda a partir da porção inferior da sobrancelha. (**g**) Essa sutura é ancorada ao periósteo 5 a 10 mm acima da borda orbital. (**h,i**) A amarração da sutura fixa a sobrancelha em posição superior. (**j**) Imagem com visão dividida de um paciente no pré-operatório (*esquerda*) e 2 anos de pós-operatório (*direita*) após blefaroplastia superior e inferior com elevação da sobrancelha interna. (Reproduzida com permissão de F. Nahai. The Art of Aesthetic Surgery: Principles and Techniques. 2nd ed. St. Louis, MO: Thieme; 2011.)

Manejo das Complicações

O manejo de complicações da elevação da sobrancelha por abordagem transpalpebral é a mesma que as inerentes à blefaroplastia da pálpebra superior, que é descrita anteriormente.

Excisão Direta

A excisão direta da pele da sobrancelha ou da testa, embora eficaz, é menos usada, pois deixa uma cicatriz na margem da sobrancelha ou uma ruga transversal na testa. A cicatriz pode ser satisfatoriamente camuflada em pacientes com sobrancelhas grossas ou com rítides profundas transversais na testa. Pacientes com distúrbios do campo visual decorrentes da ptose da sobrancelha, buscando uma operação mais funcional do que estética, podem aceitar melhor a cicatriz, particularmente quando sua condição médica favorece um procedimento curto com anestesia local. Apesar da cicatriz mais conspícua, a excisão direta continua sendo uma alternativa útil para homens com linhas de cabelo retraídas que contraindicam a elevação endoscópica das sobrancelhas, particularmente quando as rugas horizontais na testa estão presentes. A assimetria das sobrancelhas também pode ser efetivamente corrigida com incisões colocadas na margem da sobrancelha. Quando necessário esta abordagem pode ser utilizada para modificar a musculatura glabelar.

Técnica

Marcações

A incisão inferior pode ser colocada na margem da sobrancelha ou em uma ruga horizontal na testa. As incisões sobre a sobrancelha podem ser colocadas sobre a porção central ou lateral da sobrancelha, dependendo do vetor de elevação desejado. Ao situar a incisão em uma ruga ou dobra na testa, o paciente é solicitado a levantar as sobrancelhas para identificar uma linha adequada. A pele acima da incisão proposta é pinçada para simular a elevação desejada da sobrancelha e a margem superior da excisão marcada (**Fig. 4.21**). Vários milímetros de sobrecorreção são aconselhados para permitir o relaxamento pós-operatório da sobrancelha masculina pesada.

Etapas de Excisão Direta

Este procedimento geralmente é conduzido com anestesia local. Uma excisão apenas da pele é realizada com base nas marcações pré-operatórias. Limitar a excisão da pele protege o ramo frontal do nervo facial, bem como os nervos sensoriais provenientes da órbita superior (**Fig. 4.22**).

Cuidados Pós-Operatórios

Manter a cabeça do paciente elevada e aplicar compressas de gelo nas sobrancelhas para minimizar o inchaço. Diuréticos e um regime em curto prazo de esteroides também podem ser considerados.

Manejo das Complicações

Mudanças sensoriais e paresia facial são evitadas pela excisão apenas da pele. O risco de visibilidade das cicatrizes exige uma cuidadosa seleção do paciente para esta técnica.

Neurotoxinas

As neurotoxinas podem elevar a sobrancelha de forma bastante eficaz, embora temporariamente. O complexo corrugador-prócero e o orbicular lateral do olho são seletivamente desnervados para permitir que o músculo

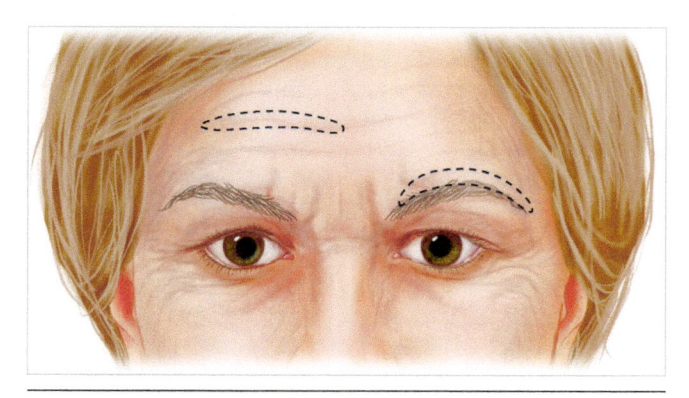

Fig. 4.21 Marcações para excisão direta da pele acima da sobrancelha ou na testa. (Reproduzida com permissão de F. Nahai. The Art of Aesthetic Surgery: Principles and Techniques. 2nd ed. St. Louis, MO: Thieme; 2011.)

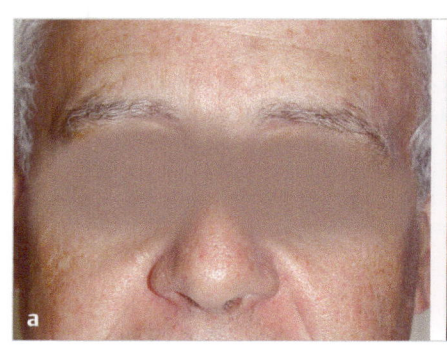

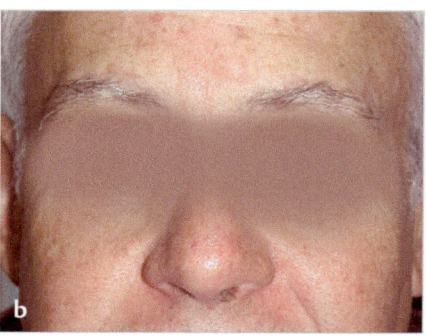

Fig. 4.22 (a,b) Fotografias pré- e pós-operatórias após elevação direta da sobrancelha e blefaroplastia superior e inferior. (Reproduzida com permissão de F. Nahai. The Art of Aesthetic Surgery: Principles and Techniques. 2nd ed. St. Louis, MO: Thieme; 2011.)

frontal aja sem oposição ao elevar a testa e as sobrancelhas. Se apenas o frontal medial for tratado com toxina, o tônus do frontal lateral em repouso aumentará em resposta à denervação da porção medial, elevando ainda mais a sobrancelha lateral. A forma da sobrancelha pode ser alterada injetando-se diferentemente os músculos através do comprimento da sobrancelha, mas deve ser feito com cautela para não feminizar a aparência da sobrancelha. Os homens tendem a exigir doses mais altas de toxina em comparação com as mulheres. Pacientes com ptose leve a moderada da sobrancelha, buscando uma intervenção não cirúrgica e menos dispendiosa, são bons candidatos para a injeção de toxinas. Melhorias sustentadas requerem tratamentos repetitivos, de modo que, em longo prazo, as finanças possam favorecer o tratamento cirúrgico definitivo.

Pérolas e Armadilhas

Pérolas	Armadilhas
• As diferenças na anatomia da sobrancelha masculina devem ser apreciadas. Por exemplo, o músculo corrugador é, com frequência, bastante amplo e se estende mais lateralmente do que em mulheres. • Doses de tratamento eficazes de neurotoxina são caracteristicamente mais elevadas em homens. • Embora o tratamento seletivo dos músculos frontal medial, corrugadores e orbicular do olho possa, efetivamente, elevar a sobrancelha lateral, isto deve ser feito com cautela no paciente masculino para evitar um arco de sobrancelhas exagerado.	• Por outro lado, a denervação do frontal lateral pode criar ou agravar a ptose da sobrancelha. Para evitar isso, injetar acima da prega mais baixa produzida pela ação dos músculos ou pelo menos a largura de um dedo acima da sobrancelha.

Passo a Passo

Etapas da Elevação Coronal

1. Infiltrar a anestesia local em todo o campo cirúrgico.
2. Realizar a incisão do couro cabeludo ao longo da incisão coronal planejada até a fáscia temporal profunda lateralmente e no periósteo centralmente.
3. Levantar o retalho da testa em um plano subperiosteal até o nível das bordas orbitais, liberando os septos periorbitais e aderências.
4. Dividir a musculatura da glabela.
5. Reposicionar o retalho da testa e remover o excesso de couro cabeludo.
6. Fechar a incisão com suturas galeais e grampos na pele.

Etapas da Elevação Endoscópica das Sobrancelhas

1. Infiltrar o anestésico local em todo o campo.
2. Fazer a primeira incisão temporal até a fáscia temporal profunda.
3. Dissecar o plano entre a fáscia temporoparietal e a fáscia temporal profunda em direção à borda orbital lateral e através da testa. Em posição medial à linha temporal de fusão, a dissecção muda para um plano subperiosteal.
4. À medida que a borda orbital é abordada, a dissecção é realizada com orientação endoscópica. Dividir todos os septos periorbitais e aderências para mobilizar completamente a sobrancelha.
5. Realizar a dissecção temporal de modo idêntico no lado oposto.
6. Fazer uma incisão radial na linha média, atrás da linha do cabelo.
7. Elevar a testa em posição central em um plano subperiosteal ao nível da glabela e conectar com as dissecções temporais. Novamente, quando a borda orbital é abordada, a dissecção é realizada com orientação endoscópica.
8. Dividir o periósteo, transversalmente, de uma borda orbital lateral a outra.
9. Dividir os músculos glabelares utilizando uma pinça tipo *grasper*.
10. Colocar um dreno ao longo da borda supraorbital.
11. Fixar a sobrancelha reposicionada pela ancoragem da fáscia temporoparietal à fáscia temporal profunda.
12. A fixação paramediana pode ser realizada neste ponto quando a sobrancelha é particularmente pesada ou ptótica.
13. Excisar uma pequena borda de couro cabeludo ao longo das incisões temporais e fechar a incisão com grampos.

Etapas da Elevação Temporal Lateral das Sobrancelhas

1. Infiltrar o anestésico local em todo o campo cirúrgico.
2. Fazer a primeira incisão temporal até a fáscia temporal profunda.
3. Dissecar o plano entre a fáscia temporoparietal e a fáscia temporal profunda em direção à borda orbital lateral e através da testa. Dividir todos os septos periorbitais e aderências para mobilizar completamente a sobrancelha. Em posição medial à linha temporal de fusão, a dissecção muda para um plano subperiosteal.
4. Se a elevação da sobrancelha é combinada com a blefaroplastia superior ou a excisão transpalpebral do músculo glabelar, esses procedimentos são realizados antes da fixação da sobrancelha.
5. Avançar a sobrancelha em posição superior e medial e ancorar a fáscia temporoparietal à fáscia temporal profunda.
6. Realizar a excisão de uma pequena borda de excesso do couro cabeludo e fechar a incisão com grampos.
7. O lado oposto é realizado de forma idêntica.

Etapas da Excisão Transpalpebral dos Músculos Corrugador e Prócero

1. Infiltrar o anestésico local em todo o campo cirúrgico.
2. Realizar a excisão da pele da pálpebra superior e músculos como na blefaroplastia tradicional.
3. Quando combinado com uma elevação da sobrancelha temporal lateral, o músculo orbicular lateral do olho é dissecado do periósteo da borda orbital. O orbicular é pontuado com uma série de cortes radiais para enfraquecer sua tração sobre a sobrancelha lateral reposicionada.
4. Dissecar medialmente em direção à borda supraorbital, mantendo-se abaixo do orbicular do olho para expor o músculo corrugador. Pode ser necessário dividir as fibras horizontais do orbicular para a exposição adequada.
5. Realizar a excisão de uma porção do músculo corrugador centralmente.
6. Dividir o músculo prócero transversalmente, se for hiperativo.

Etapas da Elevação das Sobrancelhas por Abordagem Transpalpebral

1. Infiltrar o anestésico local em todo o campo cirúrgico.
2. Realizar a excisão da pele e do músculo de uma blefaroplastia da pálpebra superior.
3. Dissecar o músculo orbicular do olho da borda orbital superior em 2 a 3 cm.
4. Selecionar um ponto de fixação de 5 a 10 mm acima da borda orbital.
5. Capturar o orbicular, a gordura retro-orbicular e a derme profunda de sua parte inferior, suturar a sobrancelha ao periósteo neste ponto.

Etapas da Excisão Direta

1. Marcar áreas planejadas para a excisão na margem da sobrancelha ou na área de prega ou enrugamento horizontal na testa.
2. Infiltrar o anestésico local em todo o campo cirúrgico.
3. Realizar a incisão ao longo das marcações pré-operatórias e remover apenas a pele.
4. Fechar cuidadosamente as incisões para otimizar a cicatrização.

Leituras Sugeridas

Clevens RA. Rejuvenation of the male brow. Facial Plast Surg Clin North Am. 2008;16(3):299-312, vi

Fisher O, Zamboni WA. Endoscopic brow-lift in the male patient. Arch Facial Plast Surg. 2010;12(1):56-59

Nahai F. The Art of Aesthetic Surgery: Principles and Techniques. 2nd ed. St. Louis, MO: Thieme; 2011

Parte II: **Cirurgia Facial**

CAPÍTULO 5

Blefaroplastia Masculina

Oren Tepper ■ Glenn W. Jelks ■ Sean B. Herman
Elizabeth B. Jelks

Resumo

Este capítulo está centrado na correção cirúrgica do envelhecimento periorbital em homens, com ênfase particular em abordagens combinadas, que incluem blefaroplastia, possível manipulação cantal e injeção de gordura autóloga.

Palavras-chave: blefaroplastia, enxertia de gordura, rejuvenescimento periorbital, ptose.

Introdução

A história da blefaroplastia estética data de mais de 2.000 anos, quando foi descrita pela primeira vez por Susruta. No final do século X, os cirurgiões árabes descreveram a cauterização de pele da pálpebra redundante para restaurar uma aparência mais jovem. No final do século XV, Celsus descreveu a excisão da pele da pálpebra superior em sua publicação *De re Medica*. Entretanto, apenas em 1818 que o termo *blefaroplastia* foi cunhado por von Graefe para descrever um caso de reconstrução de pálpebras após o tratamento de câncer. As descrições e ilustrações das deformidades das pálpebras causadas pela hérnia de gordura, excesso de pele e envelhecimento continuaram a inspirar uma avaliação mais aprofundada sobre a anatomia da pálpebra e abordagens cirúrgicas tanto para a excisão de pele quanto de gordura.

Na década de 1950, Costañares detalhou a anatomia dos compartimentos de gordura das pálpebras e descreveu o conceito do que é geralmente considerada a blefaroplastia moderna. McIndoe tornou-se o primeiro a realizar a excisão de gordura periorbital através de uma abordagem transcutânea e muitos outros pesquisadores têm feito contribuições que caracterizam ainda mais os compartimentos de gordura da pálpebra inferior e o envelhecimento. No final do século XX, uma transformação significativa começou a emergir, onde os benefícios da preservação e translocação de gordura, em vez da ressecção, foram defendidos. Hoje, uma abordagem avançada da blefaroplastia, portanto, deve considerar tanto a presença e a ausência de gordura, além do papel que isso desempenha na patologia periorbital e na aparência envelhecida. Além disso, com a crescente popularidade de modalidades não cirúrgicas, os cirurgiões oferecem rotineiramente uma abordagem multimodal de rejuvenescimento periorbital. O capítulo a seguir oferece uma abordagem multimodal, passo a passo, de rejuvenescimento periorbital masculino, que inclui blefaroplastia tradicional superior, com manipulação cantal e enxertia de gordura.

Avaliação Física

- Exames e a história oftalmológica de base devem ser realizados, incluindo a avaliação de campos visuais, acuidade, resposta pupilar, músculos extraoculares, presença do fenômeno de Bell e ambliopia ou ceratoconjuntivite *sicca* (síndrome do olho seco) preexistente. O exame físico deve ser sempre realizado com o paciente em pé, em posição relaxada.
- A avaliação de fotografias pré-mórbidas não só revela mudanças periorbitais ao longo do tempo, mas também auxilia na formulação de um plano cirúrgico que mantém o respeito pela aparência única do indivíduo.
- A avaliação periorbital da qualidade da pele, grau de excesso e cobertura dos olhos, posicionamento dos tecidos moles e suporte esquelético devem ser combinados com a avaliação de assimetrias e da relação com o terço médio da face.
- A dermatocalasia das pálpebras superior e inferior deve ser avaliada, além de observar a possibilidade de

blefarocalasia. O edema malar no paciente masculino deve ser avaliado cuidadosamente, pois pode estar relacionado com má função cardíaca, renal ou hormonal.
- O relaxamento ligamentar e do músculo orbicular do olho resultando em festões ou crescente malar na pálpebra inferior devem ser notados.
- A presença e a extensão da hérnia do coxim de gordura orbital podem ser localizadas, além de observar o grau de perda de volume do terço médio da face.
- A esclera aparente, assim como a posição, inclinação e tônus ou flacidez cantal podem ser combinados com a análise vetorial e do terço médio da face ao abordar a pálpebra inferior. Os autores seniores descreveram anteriormente uma lista de verificação de sete etapas que é realizada em todos os pacientes para estratificar os pacientes de alto risco e as abordagens ideais (**Tabela 5.1**).
- A ptose é avaliada pela relação da margem da pálpebra com o limbo superior no olhar central. O grau de função do levantador em milímetros é mensurado e classificado como leve (1–2 mm), moderado (2–3 mm) ou grave (≥ 4 mm).
- Ao contrário da paciente feminina, cuja sobrancelha deve estar acima da borda orbital superior, as sobrancelhas dos pacientes do gênero masculino, em geral, devem estar em um nível logo ou acima da borda com um arco suave e pico mínimo.
- A testa masculina mais longa com rítides horizontais e a linha do cabelo deslocada posteriormente devem ser notadas, além dos corrugadores e os depressores das sobrancelhas hiperativos na região glabelar.

Anatomia Relevante

Uma compreensão detalhada da anatomia é vital para alcançar resultados ideais e evitar complicações na cirurgia das pálpebras. As pálpebras são descritas normalmente como três lamelas: anterior, média e posterior. A pele da pálpebra superior está entre as mais finas em todo o corpo humano e compõe a lamela anterior em conjunto com o orbicular do olho. Este músculo é dividido em componentes pré-tarsais, pré-septais e orbitais, dependendo de qual estrutura está situada posteriormente a ele. As porções pré-tarsal e pré-septal compõem o segmento palpebral, que fornece um piscar involuntário, enquanto a porção orbital proporciona o fechamento palpebral voluntário.

O septo orbital, uma extensão do periósteo, é responsável pela lamela média e estende-se da borda orbital para inserir na aponeurose do músculo levantador acima da margem tarsal superior da pálpebra superior. O septo palpebral inferior estende-se da borda orbital inferior para inserir na fáscia capsulopalpebral análoga aproximadamente 5 mm abaixo da borda tarsal inferior. O tarso inferior apresenta aproximadamente 3 a 4 mm de altura e aproximadamente 1 mm de espessura. A lamela posterior consiste tanto em tarso quanto conjuntiva. O tarso superior tem 8 a 10 mm de altura e tanto o músculo de Müller e as aponeuroses do levantador inserem-se em sua margem superior. O levantador das pálpebras e o músculo de Müller atuam como retratores de pálpebras superiores e são inervados pelo nervo oculomotor e o sistema nervoso simpático, respectivamente. Os retratores palpebrais inferiores incluem a fáscia capsulopalpebral e o músculo tarsal inferior.

A gordura orbital retrosseptal na pálpebra superior é separada em dois compartimentos distintos (nasal e central), separados pela tróclea do músculo oblíquo superior. A gordura na pálpebra inferior reside em um dos três compartimentos (medial, central e lateral), separados pelo oblíquo inferior medialmente e a faixa arqueada lateralmente. Tanto na parte superior quanto na inferior das pálpebras, a gordura medial é distintamente mais vascular com uma cor mais pálida e textura mais fibrosa. Com a idade, ocorre a herniação do coxim gorduroso nasal, muitas vezes exigindo alguma quantidade de remoção cirúrgica. A gordura central frequentemente é menos herniada e deve ser avaliada no pré-operatório para indicar a necessidade de remoção cirúrgica.

Tabela 5.1 Lista de verificação pré-operatória em sete etapas

1	Análise vetorial	☐ Positiva ☐ Neutra ☐ Negativa
2	Teste *snap/distraction* (grau de flacidez horizontal/tônus da pálpebra inferior)	☐ Rápido ☐ Tardio
3	Esclera aparente	☐ 0 mm ☐ 1 mm ☐ 2 mm ☐ > 3 mm
4	Inclinação cantal	☐ Positiva ☐ Neutra ☐ Negativa
5	Distância lateral cantal-orbital	☐ < 1 cm ☐ > 1 cm
6	Posição do terço médio da face	☐ Normal ☐ Descendente
7	Restrição vertical	☐ Ausente ☐ Presente

Nota: Lista de verificação pré-operatória em sete etapas para pacientes submetidos à blefaroplastia. Os pacientes que pontuam à direita na lista de verificação do exame geralmente estão em maior risco de mau posicionamento pós-operatório da pálpebra inferior.
Fonte: Adaptada de O.M. Tepper, D. Steinbrech, M.H. Howell, E.B. Jelks, G.W. Jelks. A retrospective review of patients undergoing lateral canthoplasty techniques to manage existing or potential lower eyelid malposition: Identification of seven key preoperative findings. Plast Reconstr Surg. 2015;136 (1): 40–49.

O sulco supratarsal é formado pela inserção do levantador na derme, logo acima do nível do tarso. A posição do septo influencia o contorno da prega palpebral. Tanto o sulco como a prega são marcos ou pontos de referência estéticos importantes. Em homens caucasianos, o sulco está situado normalmente de 6 a 9 mm acima da margem palpebral. A pálpebra em asiáticos tem mais plenitude na porção superior com um sulco na pálpebra inferior e fissuras palpebrais mais estreitas e uma prega epicantal medial. Pacientes que apresentam deiscência do músculo levantador normalmente manifestam graus variados de ptose, com um sulco da pálpebra superior alongado ou ausente. Um sulco na pálpebra inferior é o resultado da inserção do septo orbital na fáscia capsulopalpebral em torno da superfície anterior do tarso.

Etapas para Blefaroplastia Masculina

Blefaroplastia Superior

A blefaroplastia superior se concentra, principalmente, na remoção de excesso de pele, colocação estética de uma prega supratarsal, novo contorno do sulco orbital, além de abordar diferentes graus de ptose. A pálpebra superior pode, geralmente, ser abordada por via transcutânea. Uma abordagem transconjuntival pode ser útil em pacientes com um mínimo excesso de pele, mas raramente é utilizada.

Com o paciente na posição supina e em olhar neutro um fuso de pele a ser excisado é marcado. A posição desejada da prega supratarsal é planejada aproximadamente 6 a 9 mm da margem ciliar, que é mensurada com um compasso. Esta marcação deve ser feita com a sobrancelha fixada na posição desejada, principalmente se uma cirurgia plástica de sobrancelhas também for realizada. A extensão medial da excisão planejada deve terminar em posição medial ao ponto lacrimal para evitar a formação de membrana de pele nasal e a extensão lateral não deve ultrapassar a borda orbital para evitar a formação de cicatriz evidente. Com um excesso de pele significativo, esta marcação terá de se estender lateralmente e pode ser aperfeiçoada pelo posicionamento em uma ruga preexistente. Em nossa experiência, a extensão lateral da excisão é feita um pouco mais lateralmente em homens e é geralmente mais bem tolerada neste subgrupo de pacientes. A marcação da incisão superior é baseada na quantidade de pele a ser removida e é desenhada em paralelo à sobrancelha. Em geral, a porção mais larga de pele a ser removida está situada sobre o canto lateral, mas varia de acordo com as características anatômicas individuais. Para evitar o lagoftalmo e a inclusão da pele espessa das sobrancelhas, é importante manter pelo menos 1 cm de distância da incisão superior para a borda inferior da sobrancelha. Todas as medidas são confirmadas com um compasso para ajustar a simetria.

Para controlar o sangramento e fornecer anestesia, lidocaína com adrenalina é cuidadosamente injetada por via subcutânea. Protetores da córnea com lubrificantes são colocados. Com auxílio de um bisturi, a incisão é realizada para obter as marcações e a pele é removida usando um eletrocautério com ponta de agulha. Um segmento do músculo orbicular do olho que está saliente ao nível do músculo pré-septal é então excisado (aproximadamente 3 mm). Vale destacar que a marcação da prega supratarsal deve ser colocada ligeiramente mais elevada se forem obtidos segmentos de músculo maiores que 4 a 5 mm. É importante que seja realizada a excisão deste músculo com cuidado para evitar lesões na inserção do levantador. Ao contrário das mulheres, que preferem uma prega palpebral definida, os homens geralmente não se importam com isso, o que evita a necessidade de fixação supratarsal direta.

A hemostasia é alcançada e a lidocaína pode então ser injetada sob o septo para hidrodissecção deste plano. Antes de fazer uma incisão para dentro do septo, os autores confirmam a hemostasia para garantir que todo sangramento pré-septal seja controlado. Portanto, é necessário assumir que o sangramento subsequente é de natureza retrosseptal e, portanto, deve ser tratado. Uma pequena incisão é então feita no septo subjacente, permitindo a herniação da gordura orbital, para que, então, ela possa ser aparada de forma conservadora em seus coxins de gordura central e/ou nasal. A colocação de uma leve pressão sobre o globo ocular pode ajudar neste processo. É importante não realizar a ressecção exagerada em homens para evitar uma aparência oca ou escavada. A gordura retro-orbicular do olho só deve ser ressecada em pequenas quantidades nos homens, pois proporciona um aspecto masculino característico na região orbital. A coagulação leve da gordura pode ser usada como abordagem alternativa para a redução cirúrgica. Todos os tecidos excisados são marcados e exibidos como referência na mesa de operação para aperfeiçoar a simetria.

Se a avaliação pré-operatória indicar a abordagem simultânea da glabela e da sobrancelha medial, a dissecção deve proceder medialmente sob o orbicular em direção à borda orbital. A cabeça oblíqua dos corrugadores será visível e pode ser confirmada com tração direta. A divisão e a ressecção parcial do corrugador com eletrocautério devem ocorrer com cautela para evitar os vasos e nervos supratrocleares. Os depressores das sobrancelhas podem ser abordados e transeccionados de maneira semelhante para reposicionar a sobrancelha medial ligeiramente em posição superolateral e melhorar suavemente a posição da sobrancelha (**Fig. 5.1**).

Se for indicado um enxerto de gordura na sobrancelha, isso pode ser feito por meio de uma única porta na extensão lateral da incisão para acessar a borda orbital superior. Uma cânula romba é utilizada para injetar aproximadamente 0,5 a 1 cc de gordura no plano supraperiosteal, nos aspectos central e lateral das sobrance-

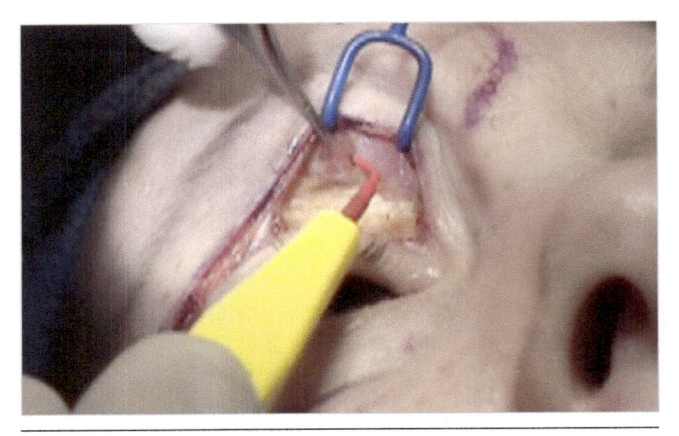

Fig. 5.1 Uma abordagem transpalpebral pode ser usada para realizar a ressecção direta do corrugador, que pode ser indicada em homens. A cabeça oblíqua dos corrugadores pode ser parcialmente dividida, assim como o depressor dos supercílios. Deve-se ter o cuidado de visualizar e evitar os vasos e nervos supratrocleares.

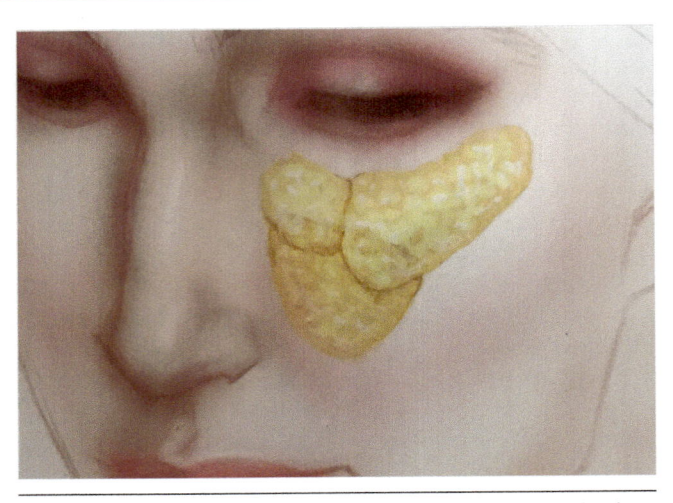

Fig. 5.2 Esquema mostrando os compartimentos das bochechas que são alvo durante a blefaroplastia inferior para aumentar a região malar e nivelar a junção pálpebra-bochecha:
DMC, região malar medial profunda; SOOF (lateral e medial), gordura suborbicular do olho.

lhas. Isto ajuda a definir esta característica masculina, ao mesmo tempo em que proporciona uma elevação leve. Deve-se tomar cuidado para não suavizar excessivamente a sobrancelha masculina, pois isso pode dar uma aparência feminizada.

Realizar uma sutura interrompida ou contínua com fio de *nylon* 6-0 no plano subcutâneo para fechamento. A bacitracina oftálmica é aplicada.

Blefaroplastia Inferior

A blefaroplastia inferior concentra-se na excisão do excesso de pele, remoção seletiva ou reposicionamento de gordura e aborda tanto a junção da pálpebra-bochecha e o sulco nasolacrimal (*tear trough*). A pálpebra inferior pode ser abordada por meio de uma abordagem subciliar, transcutânea ou transconjuntival.

Nos casos de remoção da gordura da pálpebra inferior, os autores favorecem uma abordagem transconjuntival. Uma abordagem transconjuntival retrosseptal não só resulta em cicatrizes não visíveis, mas também mantém o septo e o orbicular intactos, enquanto permite o acesso aos compartimentos de gordura periorbital para possibilitar a remodelagem. A incisão é feita com um cautério de ponta de agulha, aproximadamente 6 mm da linha dos cílios. A dissecção é transportada através da fáscia capsulopalpebral, identificando os compartimentos de gordura e a extensão de gordura, que necessita ser removida. Com esta abordagem, o cirurgião pode calcular a quantidade de gordura a ser removida para nivelar com a extensão mais anterior da borda orbital inferior.

Anteriormente, os autores seniores empregavam as técnicas de transposição de gordura para nivelar a junção pálpebra-bochecha e tratar a deformidade do *tear trough*. No entanto, nossa abordagem padrão atualmente é a injeção concomitante de gordura autóloga, que consideramos ser muito superior em termos de confiabilidade, técnica e resultados.

O enxerto de gordura no compartimento malar é realizado através de uma única porta nasolabial para acessar os compartimentos de gordura malar e pálpebras inferiores, se outras incisões existentes não estiverem disponíveis. Uma cânula romba é utilizada para injetar 1 a 2 cc de gordura autóloga nos compartimentos das bochechas: gordura suborbicular do olho (SOOF) medial, SOOF lateral e malar medial profunda (**Fig. 5.2**). A volumização destes compartimentos ajuda a fornecer projeção anterior do terço médio da face e eliminação do sulco nasojugal. Deve-se tomar cuidado para não fornecer volume excessivo ao terço médio da face masculina, pois isso também pode ser considerado feminizante.

Para o excesso de pele das pálpebras inferiores, uma técnica de pinçamento cutâneo e a remoção conservadora da pele podem complementar as abordagens transconjuntivais sem risco crescente de ectrópio (**Fig. 5.3**). Uma abordagem bilamelar que trata a junção pálpebra inferior-bochecha por meio da liberação transconjuntival do orbicular medial e dos ligamentos retentores com reposicionamento da gordura septal, seguida de uma excisão apenas da pele, evita a violação, desnervação e cicatrização do orbicular com taxas aceitavelmente menores de mau posicionamento da pálpebra inferior. Evitando a divisão do orbicular lateral com uma técnica de "sem toque" (*no-touch*) pode ajudar na prevenção de mau posicionamento e perda de tônus.

O suporte adicional da pálpebra inferior é indicado em pacientes com flacidez significativa da pálpebra (> 6 mm de distração do globo). A cantopexia ou cantoplastia juntamente com a tarsorrafia lateral são rotineiramente utilizadas nestes casos para ajudar a prevenir o

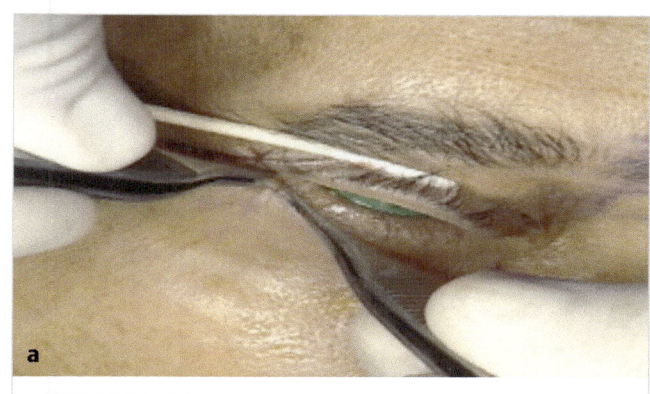

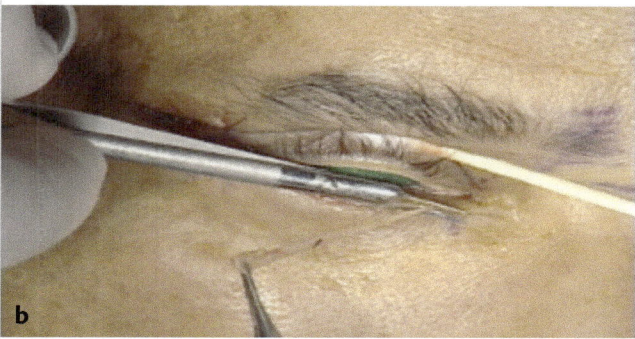

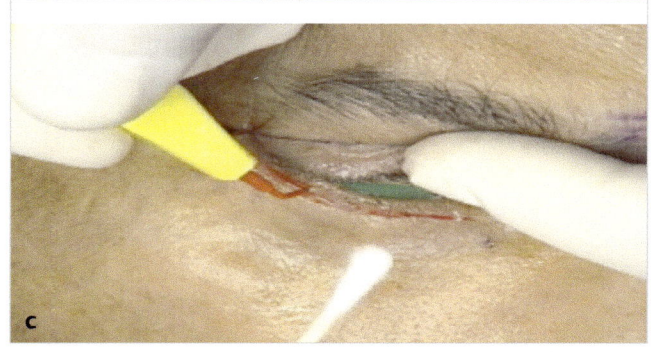

Fig. 5.3 É mostrada uma blefaroplastia de pinçamento sem toque (*no touch*). (**a**) O excesso de pele é comprimido usando a pinça de Addison Brown. (**b**) Uma tesoura afiada pode, então, ser usada para remover o excesso de pele cortando diretamente a pele reunida em sua base. (**c**) O espaço resultante da ferida deve ser mínimo com esta técnica e o sangramento muscular pode ser controlado com um cautério de ponta tipo agulha.

mau posicionamento da pálpebra inferior e a quemose, respectivamente. É importante notar que a maioria dos pacientes que estão sendo submetidos a uma blefaroplastia já tem uma incisão na pálpebra superior, o que permite realizar facilmente uma cantopexia ou cantoplastia concomitante a partir desta abordagem. Além disso, é fortemente recomendado que se um procedimento de tensionamento cantal for realizado, deve ser feito antes da excisão da pele, pois os procedimentos cantais laterais, invariavelmente, diminuem a extensão da excisão de pele necessária e, em alguns casos, evitam a necessidade de qualquer tipo de excisão da pele.

Exemplo de Caso

Ver **Fig. 5.4**.

Cuidados Pós-Operatórios

Para minimizar hematomas e edemas, recomenda-se a elevação da cabeça com mínima atividade e compressas frias por 24 a 48 horas, além de evitar hipertensão, aspirina, medicamentos anti-inflamatórios não esteroidais e ingestão de sódio. Um esquema de esteroides e/ou diuréticos pode ser útil se persistir edema pronunciado ou se houver preocupações com quemose. Pomadas antibióticas oftálmicas de uso tópico são frequentemente recomendadas para incisões transcutâneas. Colírios de esteroides são usados nos casos em que é feita uma incisão transconjuntival. Os antibióticos orais são prescritos por 5 dias se foi realizado enxerto de gordura autóloga e toma-se cuidado para não induzir pressão em regiões de enxerto de gordura. As suturas são retiradas no dia 5 ou 7 do pós-operatório. Os pacientes são avisados de que uma melhora significativa no edema ocorrerá após 2 semanas, mas esse edema residual pode durar até 6 meses. Fotografias de acompanhamento são tiradas em cada visita pós-operatória.

Manejo das Complicações

Complicações imediatas de grande preocupação incluem hematoma peri e retrobulbar, bem como alterações agudas na visão. Drenagem, descompressão e consulta oftalmológica precoce são primordiais. As abrasões da córnea podem ser evitadas com protetores e lubrificantes. O olho seco pode ser tratado com lubrificação ou tarsorrafia temporária. A infecção requer o uso de antibióticos tópicos e/ou sistêmicos. A quemose pode ser auxiliada por tarsorrafia protetora, tratamento do edema ou esteroides tópicos. A malposição da pálpebra inferior no pós-operatório tem muitas etiologias e os tratamentos são baseados na causa, que variam desde simples massagem à suspensão cantal lateral. A ptose iatrogênica por lesão direta da aponeurose do levantador deve ser reparada. A etiologia do lagoftalmo, se presente, também deve ser elucidada. O tratamento geralmente é conservador, variando de massagem e pomada oftálmica à oclusão ou tarsorrafia. Se isto falhar, pode ser necessária a liberação cicatricial e a interposição de enxerto de pele. O ectrópio da pálpebra inferior pode necessitar de nova operação com cantoplastia e possivelmente um enxerto espaçador lamelar. A hipocorreção pode ser tratada com excisão secundária ou, se a pseudoptose é diagnosticada, com elevação da sobrancelha lateral. É importante, também, evitar o excesso de tensão da pele da pálpebra inferior e sobrecorreção cantal lateral e/ou excessos nos procedimentos de elevação das sobrancelhas, pois isso pode resultar

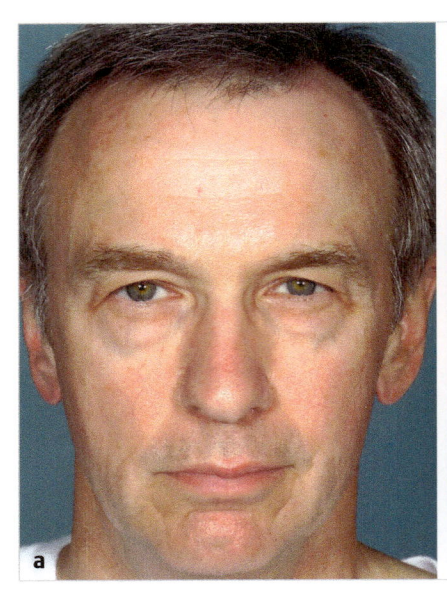

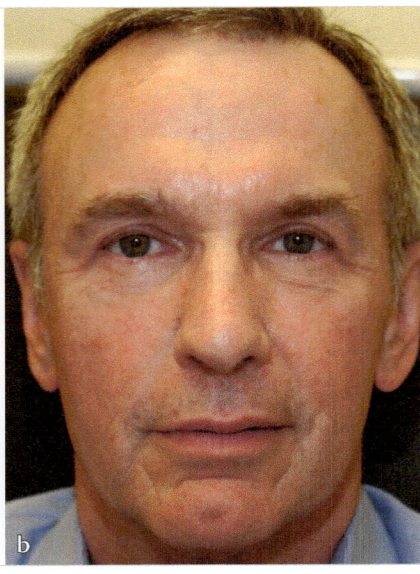

Fig. 5.4 (**a**) Paciente do gênero masculino no pré-operatório que foi submetido ao (**b**) rejuvenescimento periorbital. Foi realizada blefaroplastia da pálpebra superior com remoção de pele e gordura retrosseptal. Para a pálpebra inferior, os procedimentos de remoção de gordura, cantopexia, além de lipoestruturação malar foram realizados como descrito anteriormente.

em aparência excessivamente feminizada. A blefaroplastia secundária deve ser realizada apenas depois de 3 meses da operação prévia, após avaliação cuidadosa e aconselhamento. A transposição ou enxertia de gordura e preenchimentos podem ser utilizadas ao longo da borda orbital, se o excesso de remoção de gordura resultar em afundamento. Regiões com enxerto de gordura devem ser monitoradas clinicamente e também por documentação fotográfica para detalhar evidências de anormalidades de contorno ou necrose gordurosa.

Pérolas e Armadilhas

Pérolas	Armadilhas
• A obtenção de resultados superiores requer cuidadosa avaliação pré-operatória da anatomia e patologia existentes, além das expectativas específicas do paciente. • O grau de ptose da pálpebra superior, assimetrias e o fenômeno de Bell devem ser examinados, documentados e abordados para se obter bons resultados. • A avaliação do compartimento de gordura pode ser melhorada direcionando o olhar do paciente enquanto apalpa a pálpebra inferior. O olhar para cima acentuará os compartimentos medial e central, ao passo que o olhar contralateral acentuará o coxim lateral. • A ressecção transpalpebral do corrugador pode ser realizada pela dissecção logo em posição posterior ao orbicular medial no aspecto nasal da pálpebra superior para suavizar a proeminência e as rugas glabelares. • Técnicas de rejuvenescimento de regiões orbitais e periorbitais devem ser conservadoras e levam em consideração a norma estética "robusta" do caracter masculino.	• É fundamental corrigir a ptose da sobrancelha antes ou durante uma blefaroplastia superior. • A ruptura das ligações dérmicas da aponeurose do levantador durante a ressecção do orbicular na prega palpebral superior pode levar à ptose iatrogênica. O avanço do levantador ao tarso pode ser indicado. • Deformidades em "A-*frame*" podem resultar do excesso de ressecção do compartimento médio de gordura da pálpebra superior. A remoção seletiva e conservadora da gordura periorbital, evitando a ressecção excessiva, é fundamental para evitar uma aparência oca. • Flacidez da pálpebra inferior, vetor, inclinação cantal, esclera aparente e a relação com a órbita e o terço médio da face devem ser examinados no pré-operatório e abordados cirurgicamente, se for indicado um procedimento cantal lateral. • A enxertia excessiva de gordura na região periorbital pode resultar em uma aparência excessivamente feminizada. Portanto, uma abordagem conservadora ou em série é o melhor procedimento.

Passo a Passo

Etapas da Blefaroplastia Masculina

Blefaroplastia Superior

1. A excisão planejada da pele é marcada com os parâmetros anteriormente mencionados em mente.
2. Anestesia local é cuidadosamente administrada no plano subcutâneo, proporcionando analgesia, hidrodissecção e hemostasia.
3. As marcações são incisadas com um bisturi e a pele é removida usando um eletrocautério com ponta de agulha.
4. A cauterização ou excisão direta de uma faixa do orbicular do olho é realizada estrategicamente.
5. Uma pequena incisão pode ser feita no septo subjacente, permitindo a herniação de gordura orbital, que depois pode ser ressecada de modo conservador.
6. Os corrugadores e depressores da sobrancelha medial podem ser seletivamente transeccionados pela incisão da pálpebra superior e o enxerto de gordura é realizado conforme indicado com base em avaliação pré-operatória do paciente.
7. Todos os tecidos excisados são marcados e exibidos como referência na mesa de cirurgia para aperfeiçoar a simetria.
8. O fechamento é feito com uma sutura contínua no subcutâneo com um fio de *nylon* 6-0. A bacitracina oftálmica é aplicada.
9. A pálpebra contralateral é abordada e a simetria é aperfeiçoada.

Blefaroplastia Inferior

Transconjuntival, Retrosseptal

1. A abordagem retrosseptal começa com a identificação dos limites anatômicos observados e a incisão com cautério abaixo do tarso.
2. A dissecção é realizada através da fáscia capsulopalpebral, identificando os compartimentos de gordura.
3. O restante da operação prossegue de forma semelhante à ditada anteriormente para a técnica pré-septal.
4. A abordagem transconjuntival da pálpebra inferior pode ser aprimorada com uma técnica adjuvante, como a excisão de pele, retração a *laser* ou *peeling* químico para abordar o excesso de pele.

Técnica de Pinçamento da Pele da Pálpebra Inferior

1. Uma vez concluídos os procedimentos complementares, como o procedimento da pálpebra superior, remoção de gordura da pálpebra inferior e/ou tensionamento cantal, o excesso de pele da pálpebra inferior é então avaliado.
2. Um par fino de pinças de Addison Brown é utilizado para esmagar o excesso de pele subciliar.
3. Cuidadosamente mover da posição lateral para medial para criar uma pele pinçada elevada que maximize o contorno sem obscurecer a postura normal da pálpebra inferior (o que ocorreria se muita pele fosse comprimida).
4. Use uma tesoura afiada para então remover o tecido agrupado elevado, de modo que as margens livres das bordas da ferida resultantes fiquem intimamente aproximadas.
5. A ferida pode ser afastada manualmente se o controle do sangramento dos pequenos vasos sanguíneos for necessário.
6. Uma sutura Plain Gut™ de absorção rápida, contínua 6-0 é empregada para fechar a ferida.

Transcutânea

1. A abordagem transcutânea começa com a marcação da excisão de pele planejada, de acordo com os pontos de referência mencionados anteriormente, seguida por incisão com um bisturi.
2. A dissecção prossegue no plano pré-septal, sob o orbicular e é levada até a borda orbital.
3. Nesta margem óssea, o arco marginal e os ligamentos de retenção orbitais são liberados e a dissecção supraperiosteal é realizada conforme indicado.
4. A gordura orbital pode ser preservada e estrategicamente transposta sobre a borda orbital inferior, fixada quando necessário com sutura reabsorvível.
5. Alternativamente, com base na avaliação pré-operatória, o enxerto autólogo de gordura é realizado para tratar o sulco nasojugal e o terço médio da face.
6. O excesso de pele é abordado com uma técnica de pinçamento e a pele é suturada com um fio de absorção rápida.

Leituras Sugeridas

Barrera JE, Most SP. Management of the lower lid in male blepharoplasty. Facial Plast Surg Clin North Am. 2008;16(3):313-316, vi

Codner MA, Kikkawa DO, Korn BS, Pacella SJ. Blepharoplasty and brow lift. Plast Reconstr Surg. 2010;126(1):1e-17e

Drolet BC, Sullivan PK. Evidence-based medicine: Blepharoplasty. Plast Reconstr Surg. 2014;133(5):1195-1205

Hashem AM, Couto RA, Waltzman JT, Drake RL, Zins JE. Evidence-based medicine: A graded approach to lower lid blepharoplasty. Plast Reconstr Surg. 2017;139(1):139e-150e

Levine MR. Manual of Oculoplastic Surgery. 3rd ed. Philadelphia, PA: Elsevier; 2003

Tepper OM, Steinbrech D, Howell MH, Jelks EB, Jelks GW. A retrospective review of patients undergoing lateral canthoplasty techniques to manage existing or potential lower eyelid malposition: Identification of seven key preoperative findings. Plast Reconstr Surg. 2015;136(1):40-49

Trussler AP, Rohrich RJ. MOC-PSSM CME article: Blepharoplasty. Plast Reconstr Surg. 2008;121(1, Suppl):1-10

Zoumalan CI, Roostaeian J. Simplifying blepharoplasty. Plast Reconstr Surg. 2016;137(1):196e-213e

CAPÍTULO 6

Blefaroplastia: Técnica do *Expert*

Richard D. Lisman ■ Ashley A. Campbell

Sumário

A blefaroplastia superior e inferior nos homens visa remodelar as pálpebras superior e inferior removendo o excesso de pele e de gordura. É importante que o cirurgião faça a abordagem ao paciente masculino de modo diferente que o faria para a paciente feminina, o que inclui minimizar a exposição pré-tarsal, evitando deixar um sulco palpebral alto e sem remover excessivamente a gordura superiormente ao sulco, o que poderia causar um afundamento. Para a blefaroplastia inferior uma abordagem transcutânea, mantendo algumas rugas de padrão masculino é uma boa opção.

Palavras-chave: blefaroplastia, festões, gordura infraorbitária herniada, função do levantador, diferença 1 de reflexo marginal, ptose, hemorragia do septo.

Introdução

A blefaroplastia superior e inferior nos homens é um procedimento cirúrgico funcional e cosmético que visa remodelar as pálpebras superior e inferior removendo o excesso de pele e de gordura. No processo normal do envelhecimento, o excesso de pele na pálpebra superior e a herniação da gordura orbitária inferior são normais, pois o septo e o tônus da pele enfraquecem com o tempo. Isso pode, com frequência, levar à aparência de um olhar cansado, sonolento e abatido que o paciente deseja melhorar mediante intervenção cirúrgica.

É importante para o cirurgião plástico ou oculoplástico abordar a blefaroplastia no paciente masculino de modo diferente que para a paciente feminina, para evitar a feminização. Várias estratégias cirúrgicas são aplicadas para esse fim. Na blefaroplastia superior isso inclui minimizar a exposição pré-tarsal, evitando deixar um sulco palpebral alto e sem remover excessivamente a gordura superiormente ao sulco, o que poderia causar um afundamento. Para a blefaroplastia inferior é recomendada uma abordagem transcutânea com ressecção mínima da pele, para manter algumas rugas de padrão masculino.

Em última análise, é importante discutir com os pacientes sobre o que eles esperam ganhar com a cirurgia e assegurar que cada paciente tenha expectativas realistas do procedimento. Embora a cirurgia padrão no paciente masculino não deva feminizar a aparência, existem casos especiais quando um homem deseja realmente ter uma aparência mais feminina. Por isso, cada cirurgia deverá ser fundamentalmente adaptada ao paciente individual.

Avaliação Física

Indicações para Blefaroplastia

As indicações para a blefaroplastia superior são, a saber: remover o excesso de pele das pálpebras superiores, que esteja causando ptose mecânica, bloqueio do eixo visual ou simplesmente esteja dando ao paciente uma aparência cansada. O objetivo também é melhorar a simetria e o contorno da pálpebra superior.

As indicações para a blefaroplastia inferior são: remover o excesso de pele das pálpebras inferiores e reduzir a hérnia de gordura infraorbitária sob os olhos.

Contraindicações para Blefaroplastia

As contraindicações para blefaroplastia ou quando o procedimento deverá ser assumido com cautela são os casos de pacientes com múltiplas operações anteriores das pálpebras, expectativas não realistas ou qualquer condição de doença das pálpebras ou das estruturas orbitárias. Esses quadros incluem: lagoftalmos, ceratopatia severa, retração superior ou inferior da pálpebra, ou doença ocular da tireoide. Pacientes não sadios, incapazes de aguentar a anestesia ou que não possam suspender a ingestão de anticoagulantes por motivo cardíaco não deverão ser considerados para a cirurgia.

Avaliação Pré-operatória e Seleção de Pacientes

A avaliação pré-operatória deverá incluir a verificação da presença ou ausência de ptose. Se houver ptose, ela deverá ser mais caracterizada como mecânica ou de involução, pois esta última demandará um reparo concomitante da ptose (via abordagem interna ou externa) com a blefaroplastia superior. Se a blefaroplastia superior deve ser considerada funcional, o campo visual da ptose deverá ser conduzido para avaliar o grau no qual esse campo visual superior está sendo comprometido. Medições adicionais deverão incluir a diferença 1 de reflexo marginal, a função do músculo levantador e a altura do sulco da pálpebra superior.

Na avaliação das pálpebras inferiores, as bolsas percebidas embaixo dos olhos deverão ser ainda classificadas como festões ou gordura infraorbitária herniada. No caso de festões, a bolsa da pálpebra inferior não se projetará ainda mais no olhar para cima. Isso contrasta com a gordura infraorbitária herniada, a qual se expande ainda mais na elevação dos olhos.

Se as bolsas forem confirmadas como mais coerentes com festões, a blefaroplastia da pálpebra inferior pode não ser tão eficaz, uma vez que poderá haver outra etiologia para o edema nesse espaço.

Etapas para Blefaroplastia

Blefaroplastia Superior

Para começar, delinear, com uma caneta de marcação, a área de pele a ser removida. Todo cuidado deve ser tomado para marcar a incisão inferior dentro do sulco da pálpebra superior para camuflar a cicatriz. Além disso, incisões feitas superiormente ao sulco e à prega tendem a ampliar a quantidade de exposição pré-tarsal, o que feminiza a aparência.

Escudos corneanos deverão, então, ser colocados nos dois olhos para proteção durante o procedimento e a anestesia local é então injetada na pálpebra superior.

Uma incisão com lâmina nº 15 é feita no sulco da pálpebra superior. A pele e o músculo orbicular são então removidos com tesouras curvas de tenotomia de Stevens, com o devido cuidado para permanecer dentro das linhas de incisão. Uma tira de septo orbitário é então removida por toda a pálpebra para acessar a gordura pré-aponeurótica por baixo do septo orbitário.

Realiza-se, então, a remoção graduada do coxim de gordura central e medial. O contorno do músculo orbicular remanescente e da gordura prolapsada é feito com um cautério de Bovie com ponteira Colorado para se conseguir a hemostasia.

A incisão no sulco da pálpebra superior é fechada conforme desejado pelo cirurgião. O método dos autores é o de usar sutura de *nylon* 5-0 em modo subcuticular com duas ou três suturas interrompidas de *nylon* 6-0 mais lateralmente. Mastisol com Steri-Strips são então colocados sobre a incisão.

As suturas deverão ser removidas dentro de 5 a 7 dias após a cirurgia.

Blefaroplastia Inferior

Para começar, injeta-se a anestesia local nas duas pálpebras inferiores. Para os homens é preferível a abordagem transcutânea.

Uma incisão subciliar é realizada e a pele e o retalho muscular são dissecados inferiormente até a borda orbitária inferior, mantendo-se o músculo orbicular pré-tarsal intacto. O septo então é incisado com cautério com ponta Colorado para expor os coxins de gordura herniados.

A gordura é excisada de maneira gradual das bolsas de gordura medial e lateral, com cuidado para evitar o músculo oblíquo inferior.

A pele é temporariamente recolocada em sua posição original para reavaliar a pálpebra inferior até que a quantidade desejada de gordura tenha sido removida. A seguir, a pele da pálpebra inferior é reposicionada e ordenhada em direção temporal, para identificar uma pequena cunha de pele a ser extirpada. Isso é feito de modo que nenhuma ressecação seja feita sobre o suporte da região cantal lateral para suportar qualquer tração em direção inferior proveniente da cicatrização. Evita-se a remoção de pele em excesso, pois isso pode levar à retração da pálpebra inferior.

A incisão subciliar é fechada na preferência desejada. Os autores fecham com sutura contínua e interrompida de fio de seda 6-0.

A abordagem transconjuntival é limitada a pacientes com pura herniação de gordura, geralmente em pacientes mais jovens.

Considerações para o Paciente Masculino e Exemplos de Casos

Ao conduzir uma blefaroplastia em paciente masculino, o cirurgião deverá considerar algumas estratégias para evitar a feminização. Primeiro, é importante colocar a incisão da pálpebra superior de modo a evitar muita exposição pré-tarsal com um sulco palpebral muito alto. O sulco superior não deverá ficar muito deprimido em decorrência de uma remoção de gordura e redução de tecidos excessivas.

Capítulo 6
Blefaroplastia: Técnica do *Expert*

Além disso, uma depressão medial profunda na pálpebra superior também não é desejada (**Fig. 6.1**). Se houver ptose coexistente, recomenda-se realizar um reparo conservador da ptose com remoção mínima de pele, de modo a não se chegar a uma aparência assustada. Novamente, todo cuidado deve ser tomado para evitar a criação de mais exposição pré-tarsal enquanto realizando a correção da ptose.

Para a blefaroplastia inferior, a abordagem transcutânea é favorecida em relação à abordagem transconjuntival no paciente masculino. Isso porque a abordagem transcutânea permite aparar a pele e, portanto, um leve tensionamento da pálpebra inferior. A renovação da pele das rugas, via *laser* ou *peeling* químico, geralmente não é aceitável em um homem, porque pode clarear a pele ou criar uma aparência demasiadamente suave, considerada feminina. Os pacientes masculinos geralmente não toleram o tempo de inatividade e, da mesma forma, não usarão maquiagem para cobrir a pele em cicatrização. Portanto, a única maneira de se conseguir um tensionamento leve da pele da pálpebra inferior é a cirurgia. O objetivo não é remover todas as rugas, lembrando que nos pacientes masculinos deve-se evitar uma aparência completamente suave. Certa quantidade de rugas parece natural na face de um homem. Portanto, somente uma quantidade conservadora de pele deverá ser removida para manter uma aparência natural.

A colocação da incisão transcutânea também é importante. Ela deverá ficar 1 a 2 mm abaixo da linha dos cílios para evitar hiperpigmentação pós-operatória que poderá lembrar um delineador. A incisão colocada nesse local geralmente cicatriza bem e raramente é evidente após a cirurgia. Em pacientes com esclera aparente (*scleral show*) inferior pré-operatória, é viável, com frequência, não fazer a correção, pois isso pode ser considerado normal no homem. Se esse *scleral show* estiver causando quaisquer problemas com a saúde do olho (ou seja, olho seco, excesso de lacrimejamento), então um procedimento de cantoplastia conservadora poderá ser realizado. O objetivo com a cantoplastia, porém, não é um olho em formato de amêndoa, que seria feminizante. Em vez disso, o objetivo é manter a altura da pálpebra em curso estável.

Por último, se houver algum grau de hipertrofia do orbicular pré-tarsal na pálpebra inferior, ele deverá ser deixado intacto no homem. Uma pequena saliência de pele e músculo nesse local é uma aparência natural em um homem (**Fig. 6.2**, **Fig. 6.3**).

Cuidados Pós-Operatórios

Após a cirurgia, um antibacteriano tópico ou um colírio esteroide é recomendado 4 vezes ao dia, durante uma semana. Para as primeiras 72 horas pós-operatórias os pacientes deverão dormir com a cabeça elevada e aplicar compressas frias. Eles deverão ser instruídos para evitar levantamento de peso, inclinação e esforço

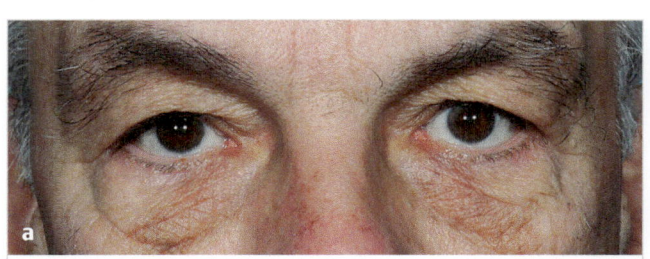

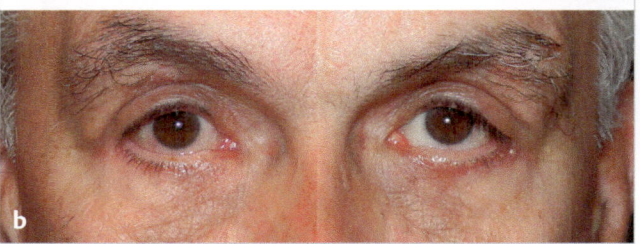

Fig. 6.1 (**a**) Fotografia pré-operatória de paciente masculino com excesso de pele nas pálpebras superiores e herniação de gordura dos coxins de gordura inferiores. (**b**) Fotografia pós-operatória após blefaroplastia superior e blefaroplastia transcutânea inferior. Observa-se leve afundamento das pálpebras superiores com depressão medial, que se pode considerar estar feminizando a aparência.

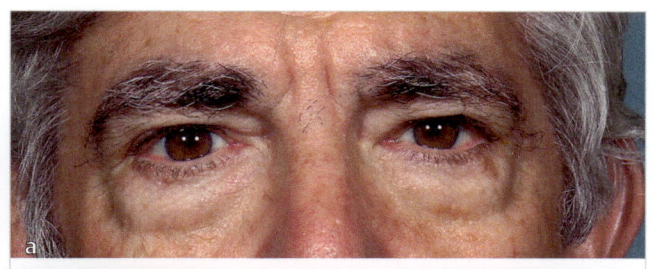

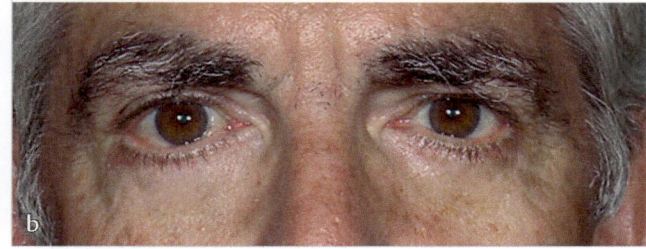

Fig. 6.2 (**a**) Fotografia pré-operatória de um paciente com excesso de pele nas pálpebras superiores e herniação de gordura significativa dos coxins de gordura inferiores. (**b**) Fotografia pós-operatória após blefaroplastia superior e blefaroplastia transcutânea inferior. As pálpebras superiores mantêm uma aparência de preenchimento sem afundamento do sulco superior ou aumento na exposição pré-tarsal. As pálpebras inferiores estão um pouco lisas demais e teriam se beneficiado da permanência de mais rugas e sem tanta tensão na pálpebra inferior.

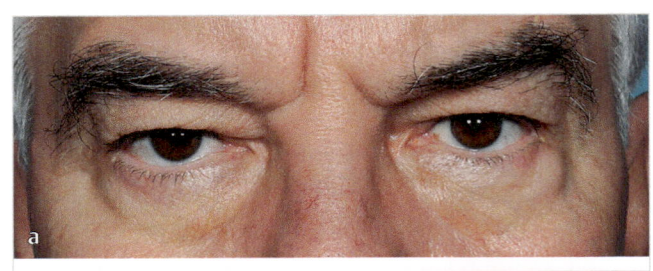

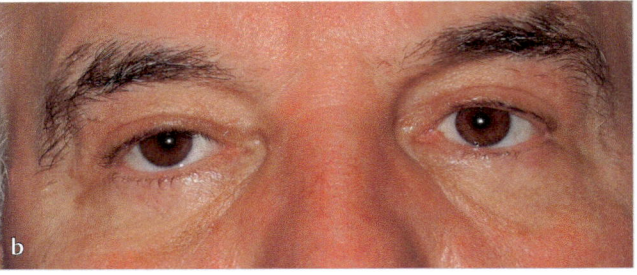

Fig. 6.3 (a) Fotografia pré-operatória de paciente masculino com excesso de pele nas pálpebras superiores e herniação de gordura dos coxins de gordura inferiores. **(b)** Fotografia pós-operatória demonstrando aumento na exposição pré-tarsal, mas ainda mantendo o preenchimento da pálpebra superior. As pálpebras inferiores possuem algumas rugas remanescentes, o que é apropriado para um homem na sexta ou sétima décadas de vida.

durante pelo menos duas semanas após a cirurgia. Entre 5 a 7 dias após a cirurgia, a sutura da blefaroplastia superior poderá ser removida. Os pacientes deverão ser avisados de que as equimoses podem durar de 1 a 2 semanas.

Manejo das Complicações

A complicação mais temida da blefaroplastia superior e inferior é a hemorragia pós-septal, que é identificada por uma proptose de aumento rápido e equimose periorbitária, além de redução da visão. Os pacientes são instruídos para ficarem alertas sobre esses sintomas e para se comunicarem imediatamente com seu cirurgião caso eles se desenvolvam. O tratamento dessa complicação depende de se a hemorragia causou aumento na pressão intraocular (IOP) e/ou alterações na visão. Se a hemorragia parecer ser autolimitada sem alteração na IOP ou na visão, então só a observação será suficiente. Se a IOP estiver significativamente elevada e/ou a visão diminuiu, uma cantotomia lateral e cantólise inferior deverão ser realizadas imediatamente. O tratamento complementar poderá incluir levar o paciente de volta para a sala de cirurgia para identificar o vaso hemorrágico e cauterizar, conforme o necessário.

Outra complicação é o olho seco pós-operatório, especialmente se essa for uma condição preexistente. Isso pode ser tratado aumentando-se intensamente as lubrificações e incluindo colírio ou pomada antibiótica e uso crônico de lágrimas artificiais. Em geral, o quadro melhora em poucas semanas. A assimetria entre as pálpebras é outra complicação. Os pacientes deverão ser alertados antes da cirurgia de que, com frequência, não se consegue a simetria perfeita, pois todos têm assimetrias leves. Uma nova cirurgia pode ser conduzida, entretanto, para excisar levemente mais pele ou reajustar a posição do sulco da pálpebra superior. A lesão do músculo oblíquo inferior pode ocorrer durante a blefaroplastia inferior, pois esse músculo fica entre os coxins de gordura medial e central. Caso a transecção do oblíquo seja identificada durante a operação, o reparo deverá ser feito imediatamente (ou seja, com Vicryl 6-0 para reaproximar as extremidades cortadas do músculo). Se esse quadro não for identificado durante a operação e o paciente se queixar de diplopia após o procedimento, o encaminhamento a um cirurgião de estrabismo deverá ser considerado.

Caso ocorra excisão de excesso de pele, seja da pálpebra superior ou inferior, poderá ocorrer retração da pálpebra após a operação. Se isso ocorrer, a enxertia de pele (ou da área pós-auricular ou supraclavicular) poderá ser necessária para corrigir a deficiência da lamela anterior.

Conclusão

A blefaroplastia superior e inferior deverá ser abordada de maneira diferente em pacientes masculinos e femininos. Com os homens, o objetivo do cirurgião é melhorar a aparência sobre a aparência cansada sem causar feminização não desejada. A cirurgia masculina é, quase sempre, mais sutil que a feminina, pois o objetivo não é alterar substancialmente a aparência dos olhos, mas oferecer uma aparência mais jovem. Isso é obtido minimizando a alteração geral no formato do olho, reduzindo a remoção das rugas de padrão masculino e só removendo uma quantidade moderada de gordura para evitar afundamento da área periorbitária. A meta final é que os objetivos do cirurgião e do paciente estejam alinhados para se conseguir um resultado cirúrgico satisfatório e aceitável.

Pérolas e Armadilhas

Pérolas	Armadilhas
• Evitar ressecção de pele em excesso nas pálpebras que possa levar à retração da pálpebra pós-operação. • Colocar a incisão inferior da blefaroplastia superior dentro do sulco da pálpebra superior para camuflar a cicatriz e prevenir mais exposição pré-tarsal, que pode ser feminilizante.	• Evitar remoção de gordura em excesso na blefaroplastia superior, que pode levar ao afundamento do sulco superior. • Colocar a incisão subciliar 1 a 2 mm inferior à linha dos cílios para evitar hiperpigmentação pós-operatória que pode lembrar um delineador.

Passo a Passo

Passos para Blefaroplastia Superior

1. Com uma caneta de marcação, delinear a área de ressecção cirúrgica.
2. Inserir os escudos corneanos.
3. Injetar anestesia local na pálpebra superior.
4. Fazer a incisão ao longo da área previamente marcada com lâmina nº 15.
5. Remover a pele e o músculo orbicular com tesoura curva de Stevens.
6. Abrir o septo orbitário com cautério de Bovie com ponteira Colorado para acessar a gordura pré-aponeurótica por baixo do septo orbitário.
7. Excisar uma porção pequena da gordura pré-aponeurótica dos compartimentos medial e central.
8. Modelar o músculo orbicular remanescente e a gordura prolapsada com o cautério de Bovie.
9. Fechar com sutura subcuticular de *nylon* 5-0; colocar duas a três suturas de *nylon* 6-0 interrompidas mais lateralmente.
10. Colocar Mastisol e Steri-Strips sobre a incisão.
11. Remover as suturas 5 a 7 dias após a cirurgia.

Passos para Blefaroplastia Inferior

1. Com uma caneta de marcação delinear as áreas de gordura prolapsada.
2. Injetar anestesia local na pálpebra inferior.
3. Executar uma incisão subciliar com lâmina nº 15, lateralmente, e prosseguir com tesouras de blefaroplastia.
4. Elevar um retalho de pele e músculo em sentido inferior até a borda orbitária inferior.
5. Usar um cautério com ponteira Colorado, incisar o septo orbitário para expor os coxins de gordura inferiores.
6. Excisar a gordura de maneira gradual com cautério de Bovie, alternando entre as configurações de corte e coagulação.
7. Reposicionar a pele da pálpebra inferior e ordenhar em sentido temporal para identificar pequena cunha de pele a ser excisada.
8. Fechar a incisão subciliar com sutura contínua de seda 6-0.

Leituras Sugeridas

Doxanas MT. Minimally invasive lower eyelid blepharoplasty. Ophthalmology. 1994;101(8):1327-1332

Hamra ST. Arcus marginalis release and orbital fat preservation in midface rejuvenation. Plast Reconstr Surg. 1995;96(2):354-362

Lelli GJ, Lisman RD. Blepharoplasty complications. Plast Reconstr Surg. 2010;125(3):1007-1017

Lisman RD, Smith Byron, Bosniak S. AVTA: Correcting Superior Sulcus Deformities. XXIV International Congress of Ophthalmology. New York, NY: Lippincott;1982

Lisman RD, Zoumalan CI. Complications of aesthetic blepharoplasty and revisional surgeries. In: Toth BA, Scuderi N, eds. International Textbook of Aesthetic Surgery. Berlin, Germany: Springer; 2016

McCord CD, Ellis DS. The correction of lower lid malposition following lower lid blepharoplasty. Plast Reconstr Surg. 1993;92(6):1068-1072

Patel BCK, Anderson RL. Transconjunctival blepharoplasty. Plast Reconstr Surg. 1996;97(7):1514-1515

Segal KL, Patel P, Levine B, Lisman RD, Lelli GJ Jr. The effect of transconjunctival blepharoplasty on margin reflex distance 2. Aesthetic Plast Surg. 2016;40(1):13-18

Parte II: Cirurgia Facial

CAPÍTULO 7

Ritidectomia Masculina

Douglas S. Steinbrech ■ Oriana Cohen

Sumário

O rejuvenescimento facial no homem vem se tornando cada vez mais comum na sociedade atual, onde a ênfase é colocada em longevidade e saúde. Por essa razão, muitos homens buscam o *face-lift* (ritidectomia) com o objetivo tanto de parecer mais jovem e pelo potencial de permanecer ativo na força de trabalho por mais tempo.

De modo geral, os objetivos estéticos e os princípios técnicos permanecem similares entre a ritidectomia masculina e feminina. Isso inclui uma linha de cabelo não alterada, com comprimento e formato natural das costeletas, evitar o trago portando cabelo ou alopecia cirúrgica e criação de um lobo da orelha de aparência natural. Além disso, a restauração de um contorno mais jovem para o pescoço com a eliminação das bandas cervicais e do *jowl* e criação de um ângulo cervicomentoniano agudo são essenciais.

Entretanto, o rejuvenescimento facial masculino é peculiarmente desafiador por vários motivos. Primeiro, a linha de cabelo masculina e a barba afetam o planejamento da incisão e as estratégias operatórias devem responder pelos estilos de cabelo de corte curto e pela inevitável perda de cabelo no futuro. E mais, os homens têm a pele inerentemente mais espessa e hipervascular, aumentando o risco potencial para hematoma pós-operatório. Por fim, atingir um resultado pós-operatório natural é fundamental, uma vez que a maioria dos homens não usa maquiagem e, em geral, prefere um resultado pós-operatório menos exagerado. Este capítulo fará uma revisão das diferenças essenciais no processo de envelhecimento facial masculino, a anatomia cirúrgica relevante e as técnicas mais comuns de ritidectomia masculina.

Palavras-chave: anatomia masculina e linha do cabelo, ritidectomia masculina, rejuvenescimento facial masculino.

Introdução

As barreiras social e psicológica inerentes à ritidectomia masculina no passado foram substituídas pela redução no estigma e a aceitação geral de homens em busca de cirurgia plástica. A sociedade atual enfatiza a aptidão física, a saúde e a vitalidade. Por essa razão, atualmente, os homens consultam cirurgiões plásticos em busca de rejuvenescimento facial.

Existem várias diferenças anatômicas inerentes que diferenciam a ritidectomia masculina da feminina e a tomada de decisão sobre o planejamento, as técnicas de operação e os objetivos cirúrgicos únicos ao paciente masculino. Por exemplo, o planejamento da incisão é crítico no paciente masculino, em que o estilo de cabelos curtos, o potencial para perda futura de cabelo e a presença de barba e costeletas sublinham a importância da colocação cuidadosamente pensada dessa incisão. Em 1969, os Doutores Baker e Gordon propuseram uma incisão pela costeleta, encontrando a incisão pré-auricular em um ângulo reto e continuando em sentido caudal ao redor do lóbulo e dentro do sulco pós-auricular e na pele do mastoide. Desde então, várias modificações têm sido propostas para tratar melhor a camuflagem da incisão na linha do cabelo e regiões pós-auriculares. Os objetivos atuais da ritidectomia masculina incluem restaurar uma aparência mais jovem, aumentando o volume do compartimento malar profundo e da face central, preservação dos padrões da barba e minimização do hematoma pós-operatório.

Parte II
Cirurgia Facial

> **Objetivos Estéticos e Funcionais da Ritidectomia Masculina**
> - Linha do cabelo inalterada.
> - Evitar a alopecia cirúrgica.
> - Criação de um lobo auricular de aparência natural.
> - Restauração de contorno do pescoço mais jovem.
> - Eliminação do *jowl*.
> - Criação de um ângulo cervicomentoniano agudo.
> - Evitar a formação de hematoma.

Avaliação Física

Os detalhes da discussão pré-operatória com o paciente são:

- Determinar os objetivos e as expectativas do paciente.
- Submeter o paciente à triagem para transtorno dismórfico corporal ou qualidades "SIMON" (**s**olteiro, **i**maturo, ho**m**em com expectativa exagerada e narcisista) e, se suspeito, encaminhar para avaliação psiquiátrica.
- Discutir os medicamentos atuais. Medicamentos antiplaquetários, como a aspirina, são suspensos duas semanas antes da operação e geralmente até a primeira consulta pós-operatória.
- Discutir as incisões planejadas.
- Discutir os riscos da operação incluindo o hematoma, infecção, sofrimento da pele, lesão dos nervos, formação de cicatriz e necessidade de intervenção adicional.
- Discutir as expectativas pós-operatórias e a recuperação.

Os detalhes do exame físico são informados a seguir (**Fig. 7.1**).

- Avaliar a qualidade, espessura e frouxidão da pele do paciente.
- Avaliar a densidade do cabelo do paciente e discutir o estilo preferido dele, incluindo os padrões de costeletas e barba. Os detalhes específicos à ritidectomia masculina incluem o seguinte:
  - Os homens têm cabelo mais curto e a menor versatilidade em estilos torna a camuflagem das incisões desafiadora.
  - O potencial para alopecia pós-operatória deve ser discutido com o paciente.

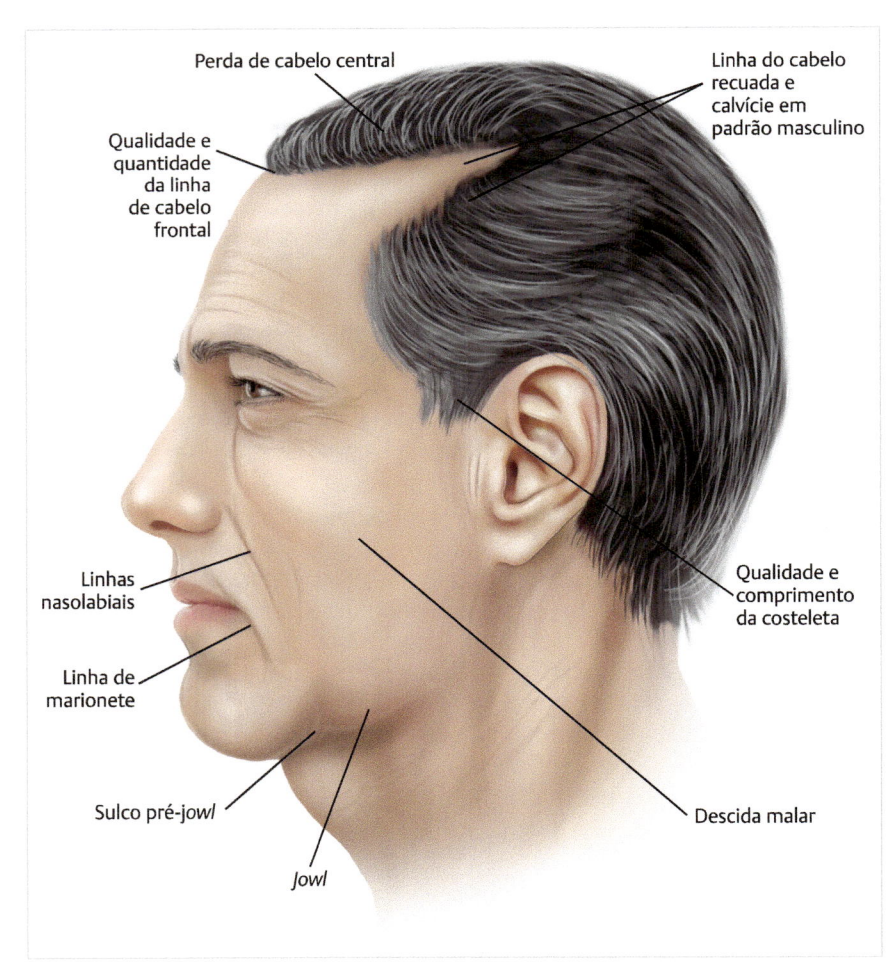

Fig. 7.1 Exame físico de paciente para ritidectomia masculina. Mesmo em um homem de boa aparência, podemos observar deflação dos tecidos por perda de gordura subcutânea e danos solares resultando em pele ptótica, especialmente ao redor dos olhos, pescoço e costeletas.

- O paciente deve compreender a possibilidade de as cicatrizes ficarem visíveis com a perda natural de cabelo. O planejamento da incisão no paciente masculino deve levar em conta a possível perda de cabelo, para prevenir a exposição subsequente e evitar a lesão iatrogênica dos folículos capilares existentes.
- Avaliar a face superior para rugas na testa, atrofia da região temporal, ptose da sobrancelha e pés-de-galinha.
- Avaliar a porção média da face para redundância de pele da pálpebra inferior, deformidade em *tear trough* e flacidez da bochecha.
  - Os homens apresentam volume maior de atrofia da face central.
- Avaliar a face inferior quanto à intensidade dos sulcos nasolabiais, linhas de marionete, *jowl*, dobras submentais e do pescoço, gordura submentoniana e a presença de bandas platismais.
  - Tratar os sulcos nasolabiais, o *jowl* e a flacidez do pescoço é fundamental para a ritidectomia masculina.

Anatomia

Assim como ocorre na ritidectomia feminina, a compreensão da anatomia facial relevante, incluindo vasculatura, ligamentos de retenção facial e a localização do nervo facial são ações críticas. Existem, porém, considerações anatômicas distintas no paciente de ritidectomia masculina a serem discutidas neste capítulo.

Como mencionado anteriormente, os padrões dos pelos faciais masculinos são muito importantes, e o planejamento da incisão é orientado por padrões de pele que suportam esses pelos. Como isso se relaciona com a incisão pré-auricular, os proponentes da incisão pré-tragal sentem que, embora visível, a abordagem previne a mobilização da pele com cabelo para a orelha. Outros cirurgiões sentem que a incisão retrotragal fica mais bem escondida. Se escolhida, os pacientes podem ser solicitados a se absterem de fazer a barba por 48 horas, de modo que os folículos pilosos reposicionados sobre o trago possam ser visualizados e removidos antes da inserção. Além disso, o cirurgião deve estar ciente de não puxar a pele com barba do pescoço sobre a orelha quando o retalho de pele for reposicionado.

Segundo, a sobrancelha masculina é mais pesada e mais reta que a sobrancelha feminina e menos propícia à manipulação cirúrgica. A correção exagerada pode resultar em uma aparência feminilizante e artificial e, por essa razão, a elevação concorrente da sobrancelha é realizada com muito menos frequência que na ritidectomia feminina.

Os homens ainda têm, adicionalmente, pele mais espessa, que no cenário de atrofia de gordura relacionada com o envelhecimento pode atuar para aprofundar ainda mais os sulcos nasolabiais e resultar em *jowl* mais proeminente. Além disso, os homens têm a eminência malar mais baixa e menos proeminente e grau maior de atrofia central da face. O sistema musculoaponeurótico superficial (SMAS) masculino é, adicionalmente, mais espesso e precisa de fixação mais segura.

Por último, os homens possuem, com frequência, bandas platismais mediais fortes e flacidez significativa do pescoço. Por essa razão, eles geralmente precisam da criação de uma incisão submentoniana, ressecção de gordura preplatismal e subplatismal e de uma dissecção maior do subcutâneo para o reposicionamento adequado.

Etapas para a Ritidectomia Masculina

Este é o método preferido do autor para a realização de ritidectomia masculina.

Manejo Pré-Operatório e Planejamento da Incisão

O manejo pré-operatório é crítico para o paciente de ritidectomia. Ele é atendido na área pré-operatória, onde as metas da operação são revisadas e as marcações são realizadas (**Fig. 7.2**). O local das incisões cirúr-

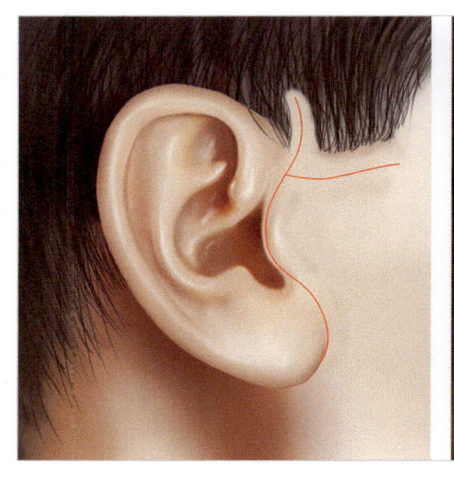

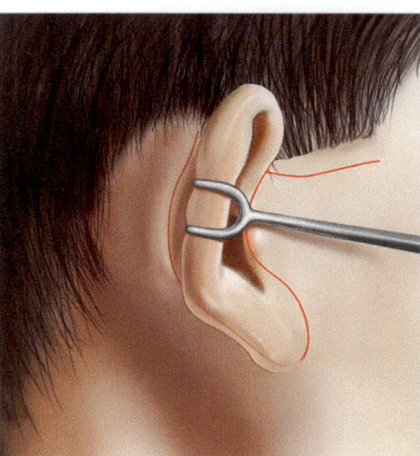

Fig. 7.2 Incisões-padrão no paciente masculino. Uma incisão pós-trago pode ser escolhida para pacientes que não tenham costeleta forte. Na área pós-auricular a incisão é feita 2 mm dentro da cartilagem auricular.

gicas implica a redução de visibilidade dessas incisões, prevenindo a distorção das marcas naturais e evitando quaisquer desvios das linhas de cabelo. O autor prefere a incisão transversa na base da costeleta, na região da raiz helical. Quanto à escolha do padrão de incisão pré-auricular (pré-trago ou pós-trago), a decisão é substancialmente determinada pela frouxidão da pele, pela qualidade da pele e pela presença de quaisquer incisões anteriores. Se o paciente possui sulcos de pele naturais e nenhum dano solar significativo, uma incisão pré-trago pode ser escolhida com cuidado para chanfrar em linha com o folículo piloso no momento da incisão. Como alternativa, uma incisão pós-trago pode ser feita com desengorduramento subsequente e cauterização folicular.

A incisão pré-auricular pode ser estendida superior e, transversalmente, na costeleta, conforme o necessário. A incisão continua em sentido caudal, por baixo do lobo da orelha e no sulco retroauricular, ficando 2 mm na concha para prevenir a migração da cicatriz para a porção visível da pele retroauricular. Se houver flacidez significativa da pele do pescoço, a incisão vai até a pele retroauricular sem cabelo, em um ponto superior suficiente para permanecer escondido em pacientes que preferem um corte de cabelo curto. No caso de flacidez significativa no pescoço, a incisão retroauricular continua no escalpo piloso com uma curva sigmoide em vez de uma incisão na linha de cabelo occipital, permitindo um corte de cabelo curto sem incisão visível (**Fig. 7.3**).

A incisão planejada deverá ser revista novamente com o paciente depois de realizadas as marcações. Pode-se administrar clonidina 45 minutos antes do início da cirurgia para os pacientes hipertensos para se atingir a normotensão intraoperatória. Uma vez na sala de cirurgia, a anestesia geral é induzida. Uma solução tumescente é infiltrada bilateralmente e espera-se pelo seu efeito antes da incisão. Além disso, a manutenção da normotensão durante o procedimento é crítica para ajudar a se obter a hemostasia adequada.

Tratamento das Bandas Platismais e da Flacidez do Pescoço

Em pacientes jovens com flacidez mínima, a lipoaspiração submentoniana pode ser executada a partir do aspecto inferior da incisão retroauricular. Entretanto, em pacientes com flacidez cervical, uma incisão submentoniana de 1,5 a 2,5 cm pode ser feita (preferivelmente no sulco submentoniano) e a dissecção subcutânea direta e a lipoaspiração da gordura pré-platismal podem ser rea-

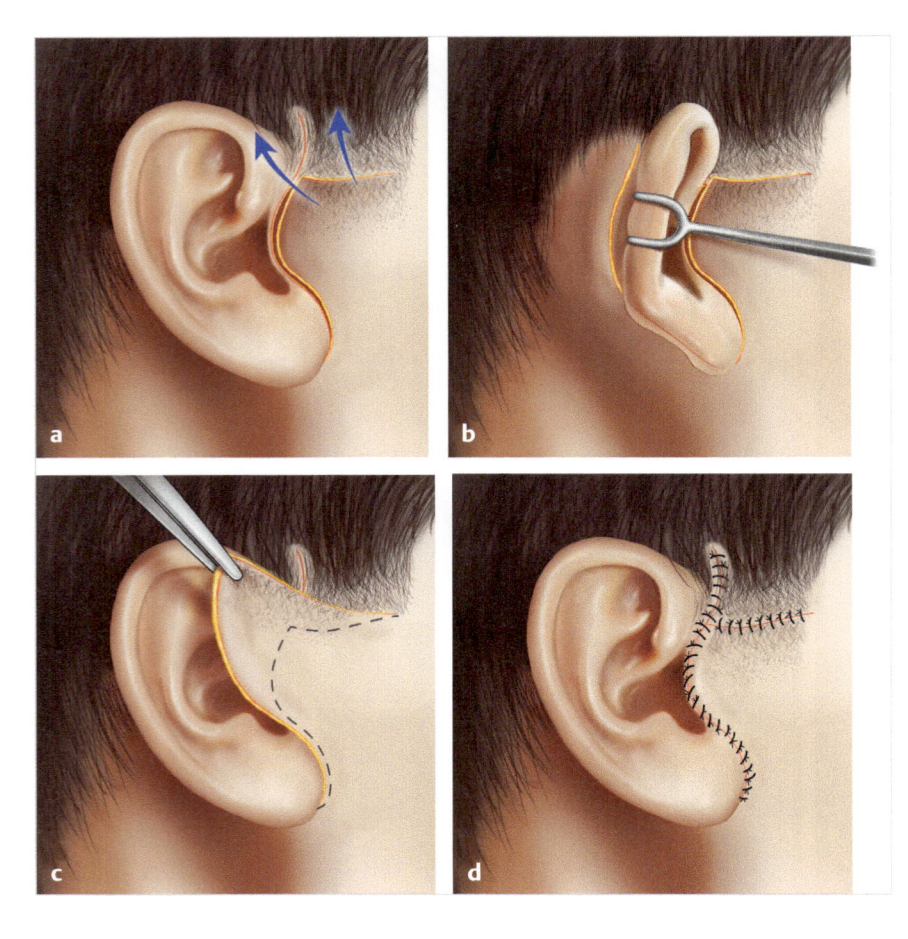

Fig. 7.3 (**a**) Após dissecção inicial, as setas azuis demonstram os fortes vetores verticais do reposicionamento da pele. (**b**) A incisão posterior fica 2 mm para cima da orelha para ficar bem escondida. (**c**) A linha pontilhada ilustra o desbaste pré-auricular, para o fechamento final mostrado em (**d**).

lizadas. Raramente, no caso de um sulco submentoniano profundo, o sulco pode ser completamente excisado. Deve-se notar que um manguito circundante de tecido subcutâneo deverá ser mantido ao redor da incisão submentoniana para prevenir o aprofundamento do sulco submentoniano (**Fig. 7.4**).

Uma vez identificadas as bordas mediais do músculo platisma, qualquer gordura subplatismal subjacente é diretamente removida. Os músculos platisma podem, então, ser suturados na linha média. Em sentido caudal, uma cunha do platisma pode ser excisada para quebrar qualquer banda platismal existente. O autor prefere usar suturas invertidas de PDS 3-0 (polidioxanona) para a plicatura do platisma.

SMAS/Retalho de Platisma

O retalho de pele subcutânea é levantado primeiro. É importante notar que essa dissecção é executada em um plano subcutâneo mais profundo, por causa da natureza mais espessa da pele masculina, com o objetivo de preservar o folículo piloso. Uma vez o retalho subcutâneo adequadamente elevado, volta-se a atenção para o tratamento do SMAS redundante. O SMAS pode ser imbricado, excisado com plicatura ou dissecado completamente.

A imbricação isolada do SMAS é a técnica preferida em um paciente com flacidez mínima e um SMAS fino e pode ser considerada no caso de uma ritidectomia secundária. A plicatura geralmente começa 1 cm abaixo do lóbulo da orelha e se estende em sentido superomedial, terminando 2 cm laterais e inferiores ao canto lateral.

A SMASectomia lateral segue marcos similares àqueles descritos para a imbricação, com a adição de uma excisão elíptica de 2 cm seguida de reaproximação do SMAS.

Em minha prática, prefiro combinar as abordagens e executar uma "SMAS-ectoplicatura" lateral, que elimina o excesso de tecido promovendo a elevação do tecido mole que está formando o *jowl* ao longo da borda mandibular lateral, mas retém o tecido excessivo do SMAS plicado superiormente para evidenciar o reforço do arco zigomático em homens que desejam um "osso da bochecha" mais alto.

Na dissecção total do SMAS (ou dissecção de elevação malar com ajuda digital) executa-se uma incisão transversa no SMAS ao nível da borda infraorbitária acima do arco zigomático e conduzida vertical e inferiormente na região pré-auricular e estendendo-se para baixo, ao longo da borda anterior do músculo esternoclidomastóideo. Uma vez incisado, o SMAS e o platisma são elevados além da borda anterior da glândula parótida e a seguir rodados em direção cefaloposterior. Qualquer excesso de SMAS é ressecado e o retalho de SMAS é então suturado à fáscia temporal. O platisma é então tensionado e suturado em sentido caudal ao ângulo da mandíbula, até a fáscia do músculo esternoclidomastóideo subjacente.

Além disso, um SMAS em excesso pode ser transposto posterior à orelha para auxiliar no tensionamento do platisma. Essa técnica é a mais bem adequada para a correção da descida significativa da face média, abreviando a necessidade de dissecção extensa de retalho de pele medial (**Figs. 7.5 a Fig. 7.7**). A hemostasia deve ser verificada e atingida com a ajuda de um retrator iluminado de fibra óptica e eletrocautério.

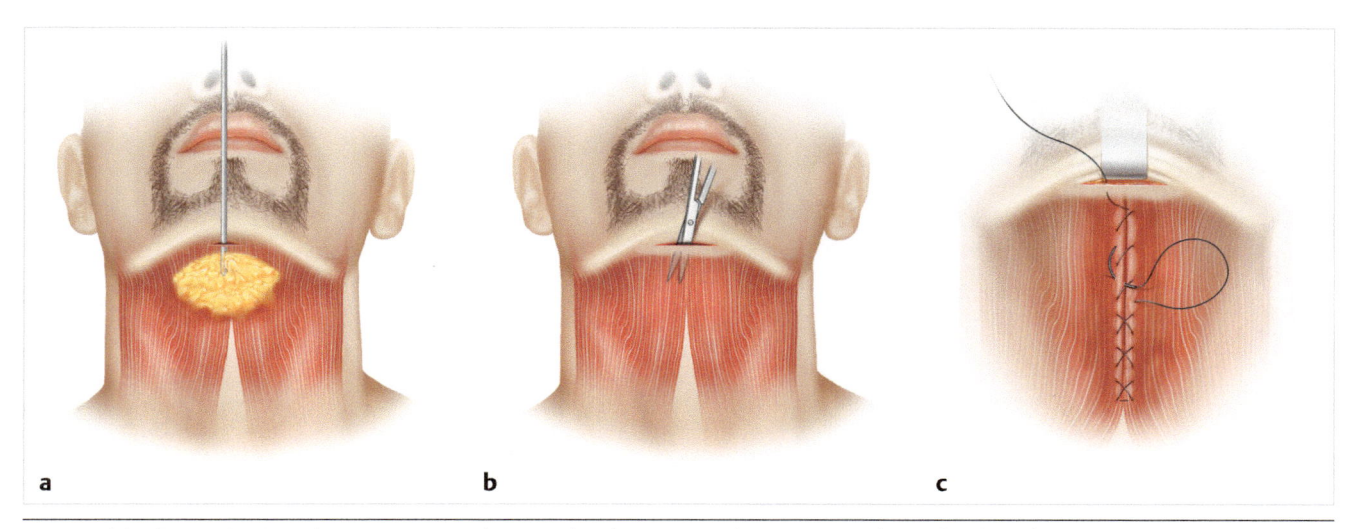

Fig. 7.4 (**a**) A lipoaspiração submentoniana pode ser realizada por meio de uma incisão limitada. (**b**) A dissecção com tesoura para platismaplastia é realizada com retrator submentoniano iluminado para pacientes que precisam de correção mais substancial. (**c**) A plicatura medial é realizada com sutura contínua com fio de PDS 3-0.

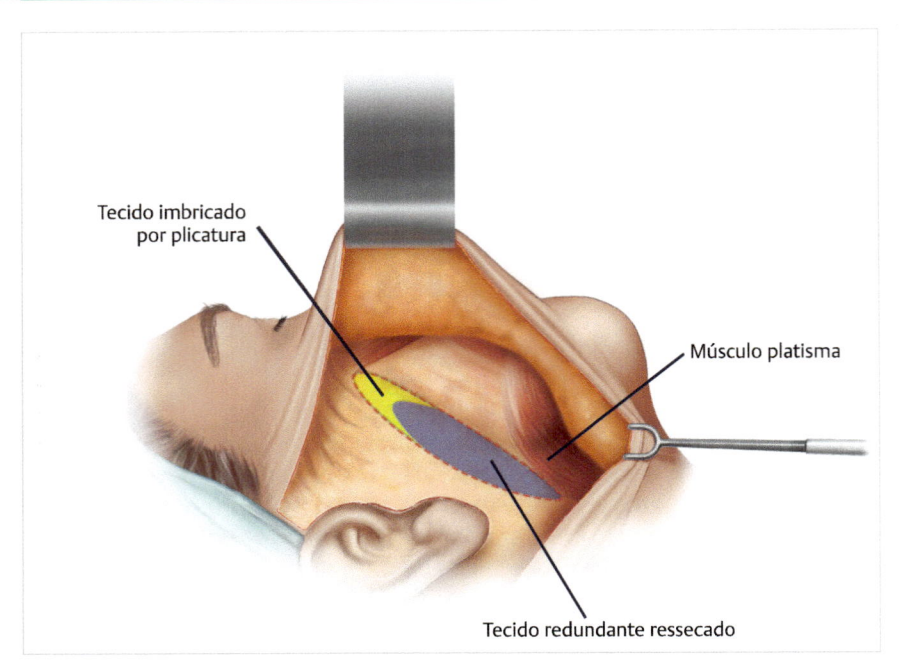

Fig. 7.5 SMAS-ectoplicatura. A linha pontilhada vermelha delineia toda a área. A área em azul mostra a área de ressecção de tecido inferior redundante para elevação da linha da mandíbula e do pescoço em um vetor vertical, enquanto a área em amarelo indica tecido imbricado por plicatura para proeminência malar aumentada.

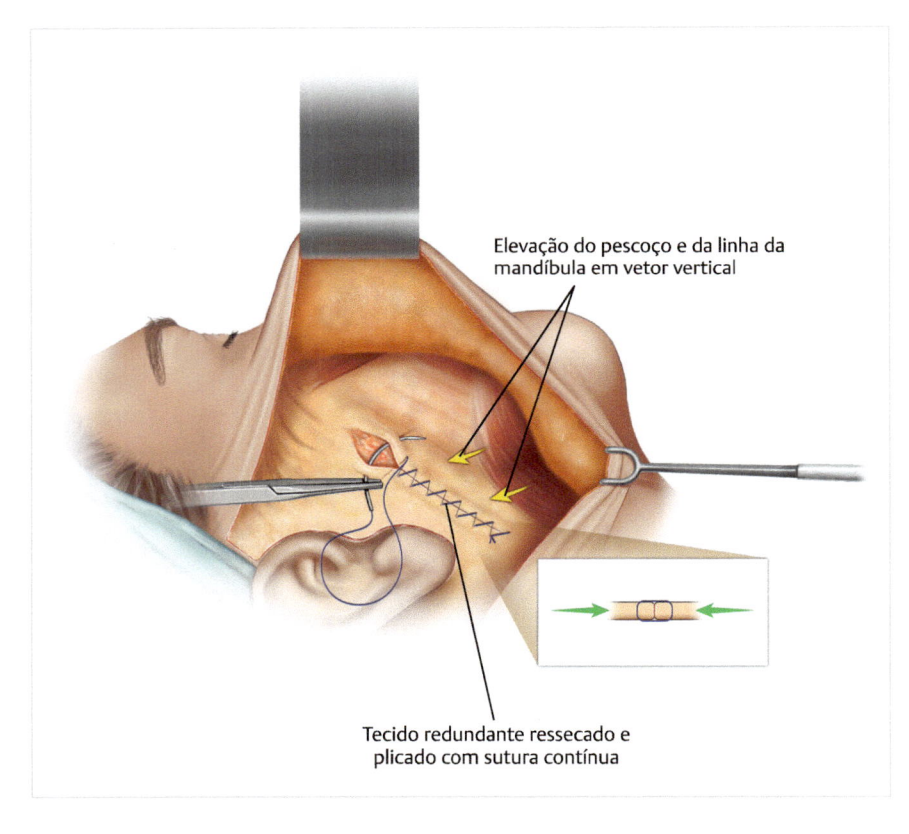

Fig. 7.6 A porção de SMASectomia da SMAS-ectoplicatura é realizada pela reaproximação das bordas do SMAS ressecado com sutura contínua de PDS 3-0.

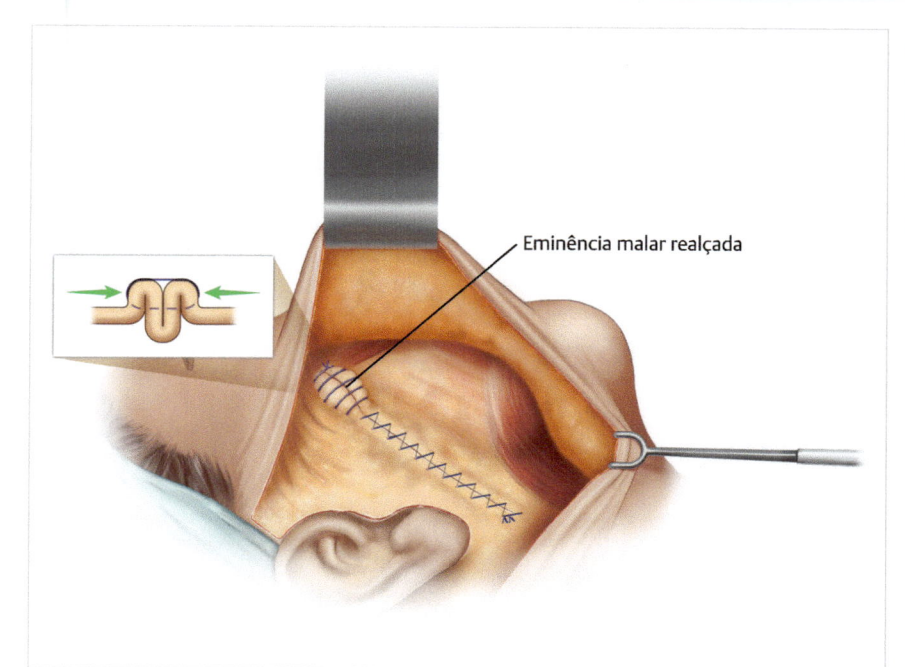

Fig. 7.7 A porção de plicatura da SMAS-ectoplicatura é executada com a imbricação pela reaproximação do SMAS com a continuação da sutura contínua de PDS 3-0 para criar uma eminência malar realçada com aspecto de "osso malar nórdico" que o paciente deseja.

Tratamento do Retalho de Pele

Enquanto um vetor oblíquo de tração é mantido na face para o retalho de pele da ritidectomia, um vetor mais transverso é usado no pescoço para prevenir a colocação de sulcos transversos no pescoço ou pele com barba na face. Para definir a quantidade apropriada de tensão, a pele é fixada na base da hélice e no ápice da incisão pós-auricular. Daqui em diante, a pele redundante do retalho remanescente é ressecada de modo que as bordas de pele se tocam sem nenhum espaço interposto. Como na ritidectomia feminina, a ressecção da pele ao redor da orelha deve ser feita em padrão conservador para prevenir a criação de deformidade de orelha de duende. Além disso, se for feita uma incisão pós-tragal, a excisão conservadora de pele deve ser executada e um leve excesso mantido para prevenir a contração da pele remanescente resultando em apagamento do trago. Como mencionado anteriormente, o retalho deve ser desengordurado e os folículos pilosos cauterizados para evitar a colocação de pele com barba no trago. Quaisquer incisões nas regiões de pele com barba são fechadas com grampos. Além disso, a sucção fechada ou drenos de Penrose são colocados bilateralmente com as extremidades trazidas para fora pelo escalpo com cabelo. Se houver grande probabilidade de perda de cabelo nessa região, os drenos deverão ser trazidos para fora por meio da porção mais superior da incisão curta retroauricular para permitir a camuflagem continuada desses sítios.

Cuidados Pós-Operatórios

Enquanto um vetor oblíquo de tração é mantido na face para o retalho de pele da riditectomia, um vetor mais transverso é usado no pescoço para prevenir a colocação de sulcos transversos no pescoço ou pele com barba na face. Para definir a quantidade apropriada de tensão, a pele é fixada na base da hélice e no ápice da incisão pós-auricular. Daqui em diante, a pele redundante do retalho remanescente é ressecada de modo que as bordas de pele se tocam sem nenhum espaço interposto. Como na ritidectomia feminina, a ressecção da pele ao redor da orelha deve ser feita em padrão conservador para prevenir a criação de deformidade de orelha de duende. Além disso, se for feita uma incisão pós-tragal, a excisão conservadora de pele deve ser executada e um leve excesso mantido para prevenir a contração da pele remanescente resultando em apagamento do trago. Como mencionado anteriormente, o retalho deve ser desengordurado e os folículos pilosos cauterizados para evitar a colocação de pele com barba no trago. Quaisquer incisões nas regiões de pele com barba são fechadas com grampos. Além disso, a sucção fechada ou drenos de Penrose são colocados bilateralmente com as extremidades trazidas para fora pelo escalpo com cabelo. Se houver grande probabilidade de perda de cabelo nessa região, os drenos deverão ser trazidos para fora por meio da porção mais superior da incisão curta retroauricular para permitir a camuflagem continuada desses sítios.

Manejo das Complicações

As complicações da ritidectomia masculina são:

- Hematoma.
- Sofrimento da pele.
- Formação de cicatrizes.
- Alterações pigmentares.
- Alopecia.
- Lesão do nervo facial.

Os hematomas são a complicação de ocorrência mais frequente após a ritidectomia, com incidência informada de 7,9 a 12,9%, duas vezes maior que a das mulheres. Os fatores de risco para o hematoma incluem uma história de hipertensão, uso pré-operatório de aspirina ou drogas anti-inflamatórias não esteroidais e Valsalva pós-operatória secundária a náusea, vômito ou tosse. A maioria dos grandes hematomas ocorre dentro das primeiras 12 horas pós-operatórias e se apresenta com dor intensa unilateral. Se suspeito o hematoma, os curativos devem ser removidos para um exame mais detalhado. Se um hematoma for identificado, as suturas deverão ser removidas imediatamente para aliviar a tensão nos retalhos de pele sobrepostos. O paciente pode ser levado de volta para a sala de operações para evacuação do hematoma e possível identificação de uma fonte de sangramento. Como alternativa, a drenagem no leito e lavagem do lado afetado com uma solução fria contendo epinefrina tem sido bem recebida com sucesso desde que o cirurgião mantenha um limiar baixo para retorno à sala de cirurgia. O tratamento oportuno dos hematomas é importante para evitar irregularidade da pele resultante e alterações de pigmento por causa da deposição de hemossiderina. Se isso ocorrer, compressas mornas, massagem e injeções diluídas de esteroides podem ser úteis.

O sofrimento de pele é uma complicação não desejada que pode levar à cicatrização permanente e informada como ocorrendo em 1 a 3% dos pacientes. A pele fina e as áreas distais da pele retroauricular e do mastoide colocam essas regiões em risco aumentado para o sofrimento. Os fatores de risco para o sofrimento de pele incluem hematomas não diagnosticados, tração excessiva dos retalhos de pele, tensão excessiva no fechamento da ferida e consumo de cigarros. Áreas de sofrimento de pele geralmente são tratadas de modo conservador com a excisão final e fechamento em modo retardado, caso se desenvolva flacidez suficiente de pele para permitir esse procedimento.

A lesão do nervo facial é incomum, mas ocorre mais frequentemente em pacientes submetidos ao SMAS estendido e procedimentos compostos. Se uma transecção intraoperatória do nervo facial for identificada, as extremidades do nervo deverão ser reparadas imediatamente. Mais usualmente, porém, a lesão do nervo não é reconhecida na cirurgia. Deve-se notar, porém, que a lesão de nervo mais comum e passível de prevenção durante uma ritidectomia é aquela do nervo auricular maior, que pode ser lesionado quando a dissecção é muito profunda, penetrando a fáscia sobre o músculo esternoclidomastóideo.

Exemplo de Caso

Ritidectomia Masculina

Fig. 7.8 e Fig. 7-9.

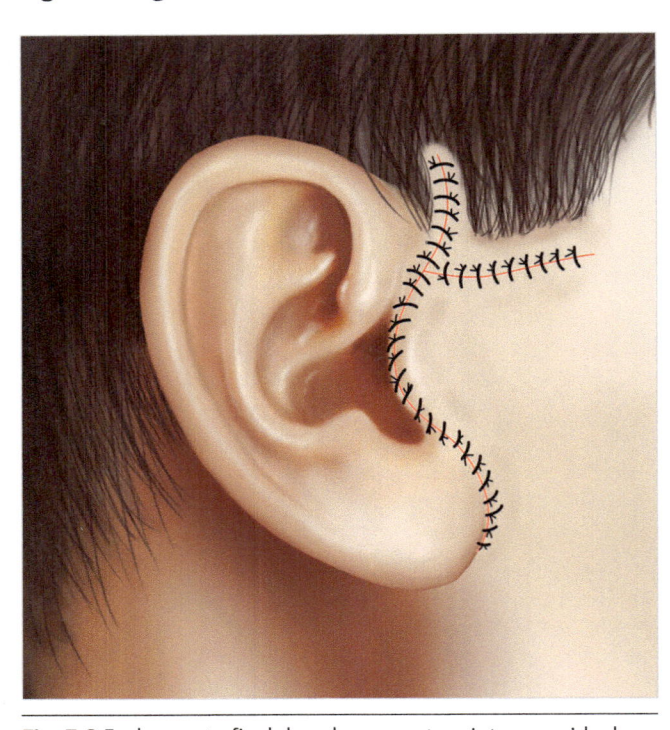

Fig. 7.8 Fechamento final da pele com sutura interrompida de *nylon* 5-0 seguida por sutura contínua de *nylon* 6-0.

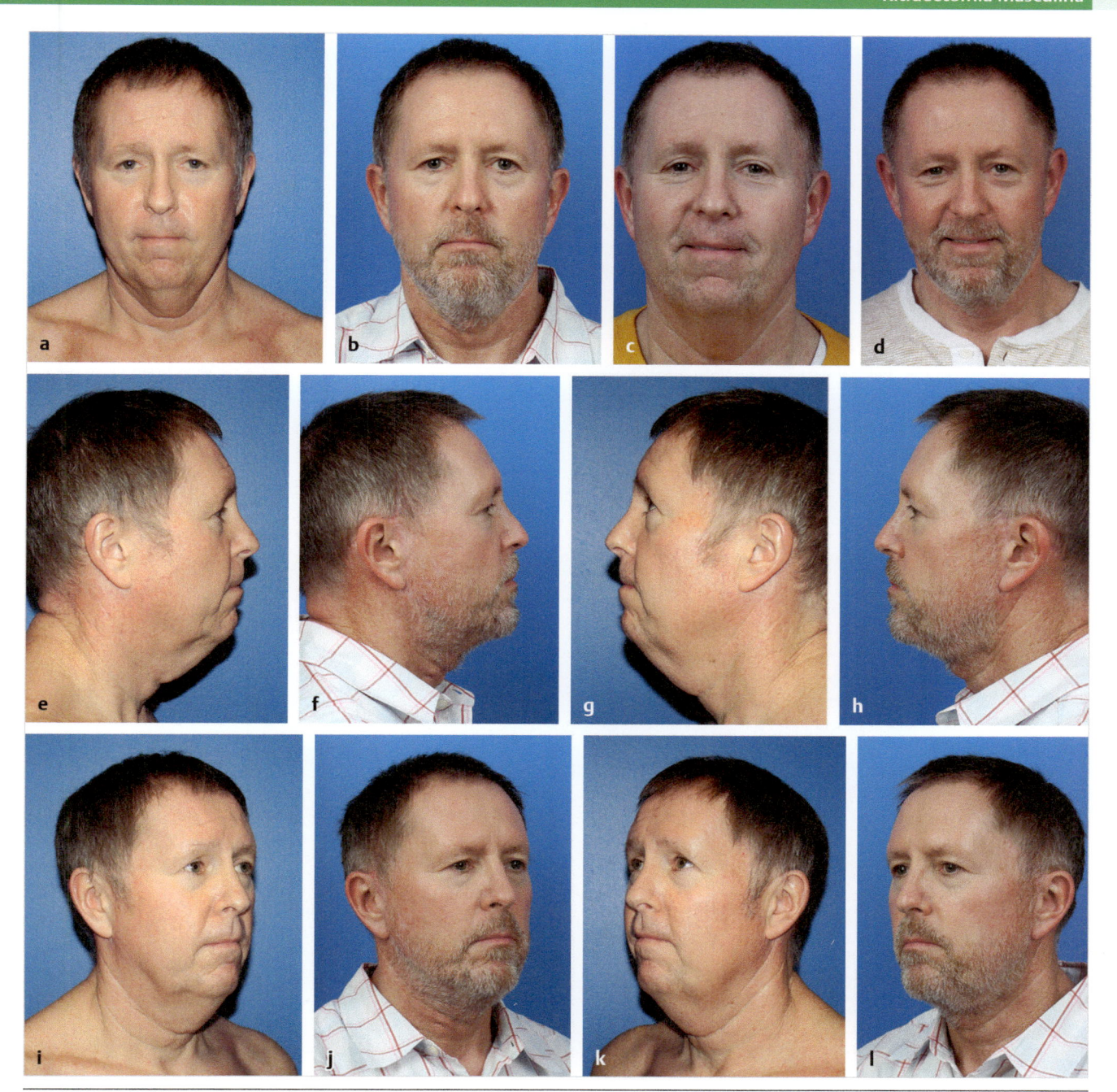

Fig. 7.9 Este senhor de 55 anos disse que se sentia "cansado e velho" e desejava um rejuvenescimento mais estruturado, embora masculino. Uma SMAS-ectoplicatura foi realizada com enxertia de gordura nos sulcos nasolabiais, com anestesia geral. Drenos foram colocados na região pós-auricular por 24 horas. Após a cirurgia, a melhora no ângulo cervicomentoniano pode ser visualizada com redução do *jowl*. Meus pacientes preferem ter aparência natural e relaxada, deixando "algumas linhas aqui e ali" em vez de corrigir em excesso, o que poderia resultar em uma aparência tracionada e feminizada. As fotos pós-cirurgia foram tiradas 18 meses e 10 dias após o procedimento.

Pérolas e Armadilhas

Pérolas	Armadilhas
• Manter uma discussão realista com o/a paciente sobre as incisões planejadas e as expectativas para os resultados e a recuperação pós-operatória. • Usar a menor incisão possível para obter os resultados desejados. • Incisões biseladas em regiões com cabelo de modo a ficarem paralelas ao folículo piloso para prevenir alopecia pós-operatória. • Manter normotensão perioperatória e evitar náusea e vômito após a cirurgia para reduzir o risco de formação de hematoma. • Manter alto índice de suspeita para hematoma em paciente manifestando dor unilateral fora de proporção, remover curativos pós-operatórios e tratar de modo rápido e eficiente.	• Tratar o retalho de pele para ritidectomia com cuidado, minimizando tração e cautério, para prevenir sofrimento e/ou cicatrização excessiva da pele. • Evitar ruptura da linha do cabelo e planejar as incisões cuidadosamente. • Evitar a remoção da glândula submandibular em pacientes masculinos dada a propensão de sangramento e aparência feminizada resultante. • Evitar lesão do nervo facial em procedimentos sub-SMAS; o conhecimento da anatomia do nervo facial é importante. • Assegurar hemostasia adequada por conta do risco aumentado de hematoma no paciente masculino.

Passo a Passo

Passos para a Ritidectomia Masculina

1. Injetar ao longo das incisões e da área planejada de dissecção com lidocaína a 0,5% e epinefrina 1:200.000.
2. Incisar a incisão submentoniana e executar a lipoaspiração ou ressecção direta da gordura pré-platismal. Em seguida, identificar as bordas mediais do platisma e plicar esse músculo na linha média para bandas verticais, conforme o necessário.
3. Incisar a incisão pré-auricular (pré-tragal ou retrotragal) e desenvolver o plano subcutâneo, primeiro com lâmina nº 10 seguida por tesouras para ritidectomia.
4. Estender a incisão em sentido caudal ao redor do lóbulo e atrás da orelha, entrando 2 mm na concha. Carregar a incisão para dentro do escalpo, se necessário, e dissecar o plano subcutâneo com tesouras para ritidectomia.
5. Manter a posição da costeleta, incisar na base da hélice e estabilizar a incisão transversa para evitar o alongamento da incisão durante a dissecção.
6. Prosseguir com a dissecção do SMAS usando um retrator iluminado para ajudar.
7. O SMAS é então imbricado, excisado com plicatura ou totalmente dissecado, dependendo do grau de flacidez da pele.
8. A lipectomia por sucção pode ser usada para remover gordura ao longo da borda mandibular tendo como alvo o *jowl*.
9. Conseguir a hemostasia.
10. Avaliar o melhor vetor para a rotação do retalho de pele.
11. Primeiro, configurar o retalho posterior; o autor prefere usar um fio *plain gut* 3-0. Uma vez posicionado, ressecar a pele redundante do escalpo posterior. Usar grampos para opor as bordas de pele em escalpo com cabelo.
12. Voltar, então, a atenção para a região pré-auricular, onde o excesso de pele auricular é ressecado. A excisão de pele redundante é realizada cuidadosamente ao redor do lóbulo.
13. O lóbulo é então inserido com ponto triplo entre a pele do lóbulo, o retalho de pele da ritidectomia e a fáscia subjacente do mastoide usando sutura de *nylon* 5-0. Outro ponto de ancoragem deverá ser colocado na raiz da hélice com fio de *nylon* 5-0 em modelo de oito. Entre essas duas suturas interrompidas, uma sutura contínua com fio de *nylon* 6-0 é usada para aproximar as bordas de pele.
14. A pele retroauricular é então excisada e suturada usando fio *plain gut* 5-0.
15. Avalia-se, então, a costeleta e remove-se o triângulo de Burow. Grampos são então colocados na região superior temporal com cabelo.
16. Os drenos são então colocados nos dois lados.
17. A pele pré-tragal é afinada e desengordurada, todos os folículos pilosos presentes são cauterizados e ela é então suturada no local com fio *fast gut* 5-0 e sutura de *nylon* 5-0 interrompida na incisura intertrago.
18. O paciente é limpo e seco, e coloca-se curativo de compressão.

Leituras Sugeridas

Baker DC. Complications of cervicofacial rhytidectomy. Clin Plast Surg. 1983;10(3):543-562

Baker DC, Aston SJ, Guy CL, Rees TD. The male rhytidectomy. Plast Reconstr Surg. 1977;60(4):514-522

Baker DC, Conley J. Avoiding facial nerve injuries in rhytidectomy. Anatomical variations and pitfalls. Plast Reconstr Surg. 1979;64(6):781-795

Baker DC, Stefani WA, Chiu ES. Reducing the incidence of hematoma requiring surgical evacuation following male rhytidectomy: A 30-year review of 985 cases. Plast Reconstr Surg. 2005;116(7):1973-1985, discussion 1986-1987

Connell BF. Eyebrow, face, and neck lifts for males. Clin Plast Surg. 1978;5(1):15-28

Cremone J, Courtiss EH, Baker JL Jr. Male rhytidectomy incisions. Plast Reconstr Surg. 1983;71(3):423-426

Fisher G. Male facelift: State of the art. Semin Plast Surg. 2002;16(4):319-330

Gosain AK, Yousif NJ, Madiedo G, Larson DL, Matloub HS, Sanger JR. Surgical anatomy of the SMAS: A reinvestigation. Plast Reconstr Surg. 1993;92(7):1254-1263, discussion 1264-1265

Jones BM, Grover R. Reducing complications in cervicofacial rhytidectomy by tumescent infiltration: A comparative trial evaluating 678 consecutive face lifts. Plast Reconstr Surg. 2004;113(1):398-403

Lawson W, Naidu RK. The male facelift. An analysis of 115 cases. Arch Otolaryngol Head Neck Surg. 1993;119(5):535-539, discussion 540-541

Mayrovitz HN, Regan MB. Gender differences in facial skin blood perfusion during basal and heated conditions determined by laser Doppler flowmetry. Microvasc Res. 1993;45(2):211-218

Mowlavi A, Majzoub RK, Cooney DS, Wilhelmi BJ, Guyuron B. Follicular anatomy of the anterior temporal hairline and implications for rhytidectomy. Plast Reconstr Surg. 2007;119(6):1891-1895, discussion 1896

Ramanadham SR, Costa CR, Narasimhan K, Coleman JE, Rohrich RJ. Refining the anesthesia management of the face-lift patient: Lessons learned from 1089 consecutive face lifts. Plast Reconstr Surg. 2015;135(3):723-730

Rees TD, Aston SJ. Complications of rhytidectomy. Clin Plast Surg. 1978;5(1):109-119

Rohrich RJ, Stuzin JM, Ramanadham S, Costa C, Dauwe PB. The modern male rhytidectomy: Lessons learned. Plast Reconstr Surg. 2017;139(2):295-307

Steinbrech DS. The male facelift. In: Aesthetic Plastic Surgery. Amsterdam, Netherlands: Elsevier Health Sciences; 2009:155-167

Stuzin JM, Wagstrom L, Kawamoto HK, Wolfe SA. Anatomy of the frontal branch of the facial nerve: The significance of the temporal fat pad. Plast Reconstr Surg. 1989;83(2):265-27

Parte II: Cirurgia Facial

CAPÍTULO 8

Ritidectomia Masculina: Técnica do *Expert*

Sammy Sinno ▪ Sherrell J. Aston

Sumário

As opções de procedimento para rejuvenescimento facial são numerosas, dada a crescente popularidade de modalidades injetáveis e não cirúrgicas. Apesar disso, a técnica mais efetiva e abrangente para o rejuvenescimento facial é cirúrgica. A ritidectomia exige um exame pré-operatório sólido, a técnica cirúrgica meticulosa e os cuidados pós-operatórios apropriados. Este capítulo faz a revisão da abordagem atual dos autores ao rejuvenescimento facial estético, que envolve abordagem aberta do pescoço anterior, criação de um retalho do platisma e/ou retalho do sistema musculoaponeurótico superficial (SMAS) ou uma plicatura do SMAS.

Palavras-chave: ritidectomia, rejuvenescimento facial, elevação do malar, ritidectomia do pescoço, platisma, SMAS, retalho de SMAS, plicatura de SMAS.

Introdução

Embora os tratamentos injetáveis e as modalidades não cirúrgicas estejam se tornando cada vez mais populares atualmente, a solução mais abrangente do envelhecimento facial demanda cirurgia. Hoje em dia, as técnicas de ritidectomia avançaram em termos de melhor compreensão da anatomia e das manobras que produzem os resultados mais duradouros. O que antes era um simples procedimento cutâneo evoluiu para a cirurgia que trata tecidos mais profundos e a pele de maneira independente, enquanto ainda trata a importância da segurança e de um período de recuperação relativamente curto.

Avaliação do Paciente

- Todos os pacientes são solicitados a trazer ao consultório fotografias de sua juventude. Embora eles sejam informados de que o médico não pode fazê-los parecer exatamente como eram quando mais jovens, um formato similar e uma aparência substancialmente melhorada podem ser confiavelmente obtidos.
- Todo cuidado e atenção devem ser dedicados à avaliação pré-operatória. Quase sempre, os dois lados do rosto serão notadamente assimétricos. Por exemplo, haverá um queixo dominante, maior abertura palpebral, lado longo e lado curto, sobrancelhas assimétricas etc. Esses pacientes deverão ser observados antes da operação.
- Qualidade da pele, elasticidade, a extensão das partes moles descendentes (ou seja, a existência de *jowls*) e o suporte ósseo subjacente são avaliados, pois essas qualidades influenciarão, todas elas, no resultado da cirurgia.
- O pescoço é avaliado em repouso e com o músculo platisma tenso (ou seja, uma careta). Presença de bandas platismais significativas, um ângulo cervicomentoniano obtuso, abaulamento indistinto da cartilagem da tireoide, gordura pré- e pós-platismal notável e excesso de pele são todos sinais de envelhecimento do pescoço.
- Se os pacientes exibem sinais significativos de deflação adicionados à descida de partes moles faciais, então a enxertia autóloga deverá ser considerada.
- Nos homens, há várias considerações sobre o cabelo e a colocação das incisões. Neles a costeleta tende a ser mais baixa que nas mulheres; os pacientes deverão ser informados de que a posição de suas costeletas pode mudar. Além disso, os pacientes deverão ser alertados

de que eles podem ter de se barbear atrás das orelhas depois do procedimento, por causa do efeito do reposicionamento da pele.
- Os homens deverão ser informados do risco mais alto de formação de hematoma após a cirurgia, em comparação com as mulheres.

Passos para a Ritidectomia Masculina

O paciente é marcado preliminarmente na sala de espera da cirurgia e então trazido para a sala de operação. Após administração de anestesia geral ou de sedação intravenosa, um apoio neurocirúrgico de cabeça é usado para permitir a posição apropriada da cabeça e que o cirurgião opere mais próximo do paciente. Nesse momento, uma solução consistindo em 150 cc de soro fisiológico normal, 50 cc de lidocaína a 1% e uma ampola de epinefrina é injetada no pescoço e no primeiro lado da face. O paciente é então preparado e feito o isolamento do sítio cirúrgico de modo padrão.

Se o pescoço for tratado, em alguns pacientes a lipoaspiração fechada pode levar a um resultado dramático. Mais usualmente, o pescoço é tratado em modo aberto (**Fig. 8.1**). Uma lâmina nº 10 é usada para abrir a incisão submentoniana e dissecar o retalho por 1 ou 2 cm. Tesouras de ritidectomia são então usadas para elevar o retalho subcutâneo acima do músculo platisma e descendente até o nível abaixo da cartilagem da tireoide, usualmente caudal ao primeiro sulco cervical. A seguir, usa-se uma cânula de lipoaspiração de porta única para remover a gordura das bordas mediais do músculo platisma direito e esquerdo para melhor visualização. Suturas com Mersilene 3-0 interrompidas e sepultadas são colocadas para aproximar o platisma na linha média (começando na cartilagem da tireoide e trabalhando para cima) seguida por uma camada contínua no topo desse reparo (com Mersilene 3-0 ou 4-0). Geralmente, nesse ponto, uma cunha de vários centímetros do platisma é ressecada caudal ao reparo, caso bandas significativas estejam presentes; essa manobra rompe a continuidade da banda. A hemostasia é obtida e então se coloca gaze temporária.

Agora, a atenção se volta para a bochecha. Uma incisão pré-auricular é usada com frequência nos homens, pois a maioria deles geralmente tem um sulco pré-auricular proeminente e para evitar deslocar a pele com cabelo para cima do trago. Exceto por casos secundários, uma incisão escondida é usada no cabelo temporal. Executa-se uma incisão retroauricular completa em padrão de um "S" com a única porção da incisão não escondida no cabelo ou no sulco retroauricular, sendo um pequeno segmento que é completamente coberto pela orelha (**Fig. 8.2**). Às vezes, no homem careca, usa-se um padrão circum-auricular total, embora nos homens um padrão total geralmente é necessário para tratar a flacidez da pele cervical em excesso.

Após efetuar duas pequenas incisões pré-auriculares com lâmina, o retalho da bochecha é preliminarmente dissecado com uma cânula de sucção de 2,4-mm. As incisões são abertas com lâmina nº 10 e, usando-se um gancho de dedo, o retalho é dissecado por vários centímetros, antes de se trocar para as tesouras de ritidectomia.

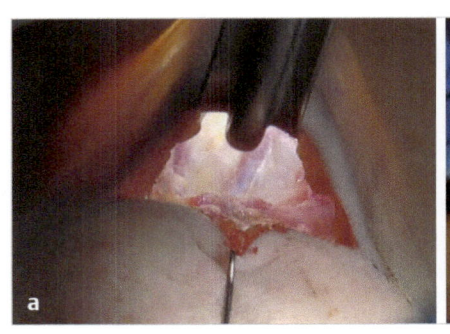

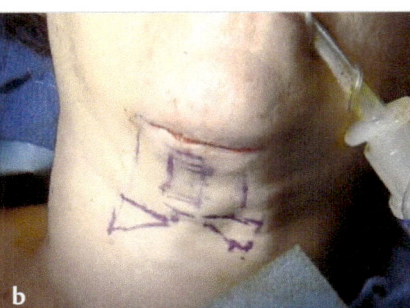

Fig. 8.1 (**a**) Tratamento aberto do pescoço mostrando as suturas do platisma e em posição caudal, o local de onde uma cunha de músculo foi removida de cada lado (notar as veias jugulares anteriores). (**b**) Diagrama externo do local onde a plicatura e a ressecção da cunha são usualmente executadas.

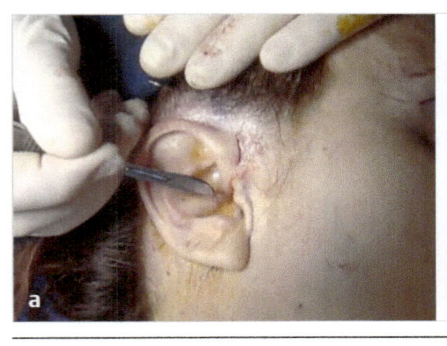

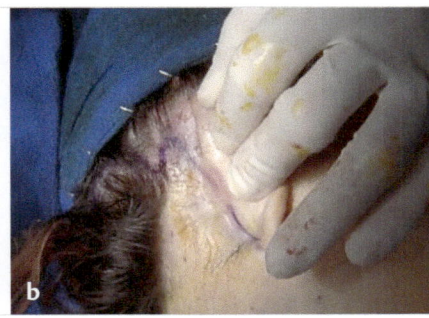

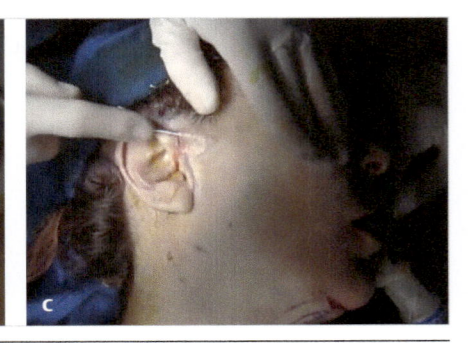

Fig 8.2 Incisões (**a**) pré-auricular e (**b**) retroauricular. (**c**) Pele sendo dissecada com cânula de 2,4-mm.

Na bochecha, a elevação precisa do retalho é essencial para equilibrar a vascularidade do retalho enquanto deixando tecido suficiente no SMAS. Na região temporal, o retalho é elevado em um plano subcutâneo consistente para permitir maior versatilidade no reposicionamento desse retalho; nesse momento, um corte transverso é feito em um local aceitável ao longo da costeleta e dois grampos são colocados na extensão medial dessa incisão para evitar ruptura do retalho (**Fig. 8.3**). Os retalhos retroauriculares são mantidos espessos para evitar sofrimento de pele (amarelo em cima, branco embaixo), embora muito cuidado seja tomado para evitar lesão ao nervo auricular maior, que pode ser identificado 6,5 cm abaixo do trago.

Uma vez obtida a elevação significativa do retalho, usa-se um retrator iluminado. O retalho subcutâneo é dissecado em sentido caudal liberando o ligamento mandibular e a seguir conectado à incisão submental. Manter o músculo platisma para baixo nessa região é um procedimento crítico, pois a lesão de um ramo cervicomandibular pode ocorrer se a dissecção for profunda ao músculo. A hemostasia é obtida conforme o necessário.

Ao completar a dissecção subcutânea do retalho, onde o ponto final é determinado com base na mobilidade e "percepção", o ângulo da mandíbula é marcado. Abaixo dessa marca, a borda lateral do platisma é brevemente aspirada com cânula de lipoaspiração de porta única e a seguir é agarrada com uma pinça longa, levantada e dissecada de forma romba com expansões verticais da tesoura. Muito cuidado é tomado para permanecer na subsuperfície imediata do músculo, para evitar uma lesão motora, assim como a lesão à veia jugular externa. Pode-se expandir de forma romba, e os ligamentos retentores do platisma são liberados (**Fig. 8.4**).

Nesse momento, uma decisão para o tratamento do SMAS é tomada com base no exame pré-operatório, em fotos da juventude do paciente, avaliação intraoperatória de mobilidade do platisma/SMAS e qualidade do SMAS, e no julgamento clínico geral. Se um retalho de SMAS for selecionado, então o plano do retalho de platisma é continuado cranialmente, com cuidado para liberar os ligamentos zigomático e massetérico e evitar os ramos do nervo zigomático facial. O retalho de SMAS superiormente pode então ser suturado com fixação alta ou o excesso aparado, e então suturado no local com sutura interrompida de PDS 3-0 (polidioxanona). A porção de platisma do retalho é fixada à fáscia do mastoide com suturas de PDS 3-0, com cuidado para proteger o nervo auricular maior.

Caso a plicatura do SMAS seja realizada, o arco zigomático é palpado e marcado. Usando um par de pinças, o SMAS abaixo do zigoma é agarrado e elevado superiormente, para avaliar a quantidade de SMAS que pode ser plicada. O objetivo é construir volume sobre o zigoma, restaurar a deflação malar e corrigir a frouxidão facial inferior. O SMAS é plicado medialmente, começando ao nível do canto lateral, com suturas interrompidas de

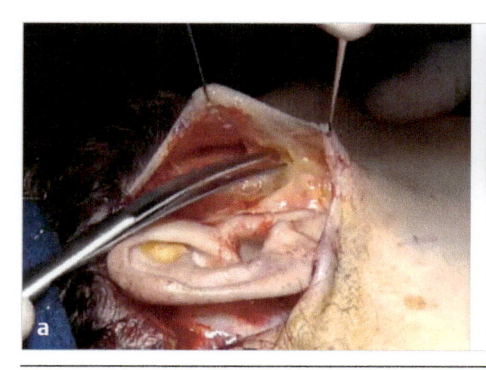

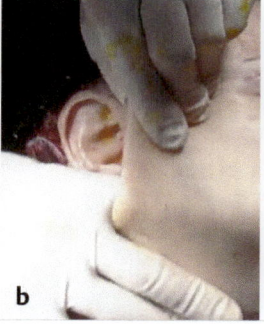

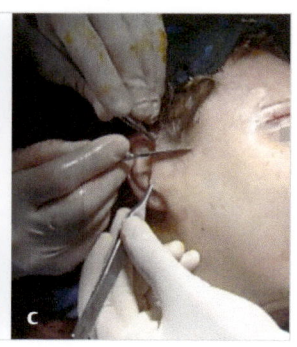

Fig. 8.3 (**a**) Dissecção subcutânea precisa com tesouras e (**b**) extensão da elevação do retalho de pele. (**c**) Corte transverso na costeleta para reposicionamento final da pele.

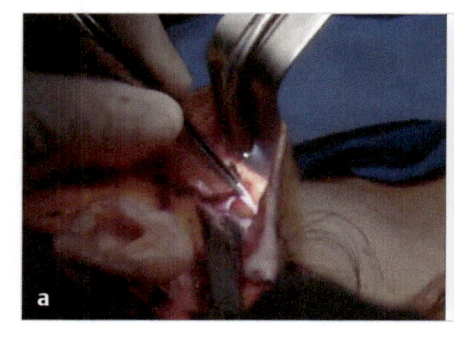

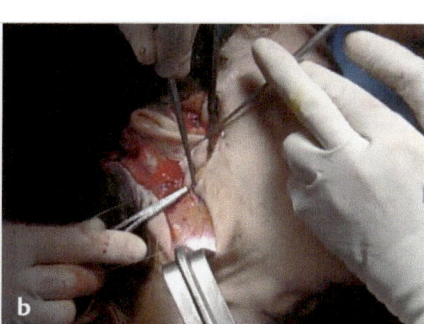

Fig. 8.4 (**a**) Elevação da borda lateral do platisma e (**b**) fixação à fáscia do mastoide.

PDS 3-0. O coxim de gordura malar é ancorado às partes moles fixas e todo cuidado deve ser tomado para evitar passadas profundas em sentido medial, pois a lesão a um ramo motor pode ocorrer. Uma segunda camada de sutura contínua com PDS 3-0 é realizada para suavizar e uniformizar a plicatura. A seguir, o retalho de platisma é fixo à fáscia do mastoide com suturas de PDS 3-0 (**Fig. 8.5**). Nesse ponto, a hemostasia meticulosa é obtida enquanto são removidas quaisquer irregularidades e dissecados quaisquer pontos de adesão. O lado contralateral pode ser injetado com [anestesia] local neste momento. A pele é reposicionada e uma sutura com Monocryl 3-0 é colocada na derme profunda, nos ápices retroauriculares, assim como na bochecha, ao nível da raiz da hélice. O excesso de pele é aparado de modo conservador com cuidado para não criar tensão. Todas as incisões no cabelo são grampeadas, enquanto a pele pré-auricular é fechada com *nylon* 5-0. A pele retroauricular é fechada com sutura contínua plana 4-0. Um dreno é colocado na incisão retroauricular e fixo com sutura plana, em cada lado (**Fig. 8.6**).

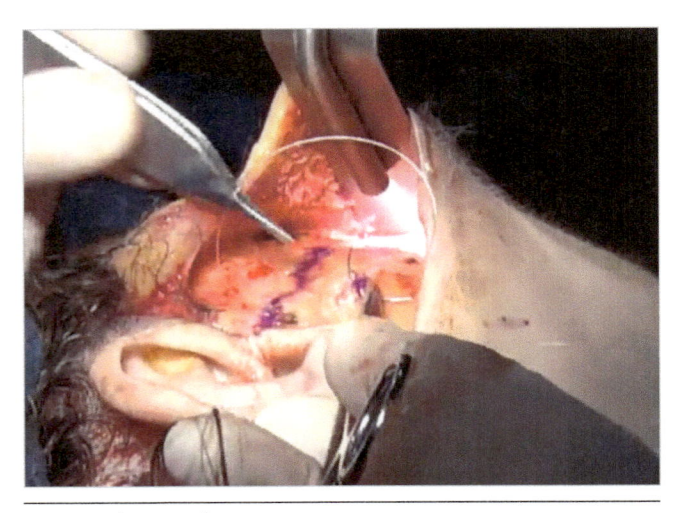

Fig. 8.5 Plicatura do SMAS.

A atenção agora se volta para o segundo lado. O mesmo procedimento do SMAS é realizado, mas, se necessário, um procedimento diferente pode ser executado se determinado pelo exame pré-operatório e a anatomia dos pacientes. Na conclusão do segundo lado, a hemostasia é obtida no pescoço e a incisão submentoniana é fechada com sutura contínua de *nylon* 5-0.

O paciente recebe um curativo de cabeça com multicamadas, é despertado da anestesia e levado à área de recuperação.

Cuidados Pós-Operatórios

O controle estrito da pressão arterial é fundamental no período perioperatório no paciente masculino, pois o hematoma é significativamente mais comum nos homens. A clonidina é usada com frequência. Os pacientes são dispensados da área de recuperação com uma enfermeira particular até um hotel nas proximidades e monitorado durante a noite toda. Os drenos geralmente são removidos pela manhã, mas se a drenagem for significativa, então eles poderão ser deixados por mais tempo. Os curativos são removidos 1 ou 2 dias após a cirurgia. Os pacientes poderão tomar banho um dia após a remoção dos drenos. Suturas de *nylon* são removidas no quinto dia e todos os grampos no oitavo dia.

Manejo das Complicações

O hematoma é a complicação mais comum e se percebida logo, será tratada com exploração e controle operatório. Os hematomas menores e mais tardios podem ser tratados no leito, removendo-se algumas suturas e fazendo a drenagem. A lesão do nervo facial é rara e geralmente se resolve com o tempo. O sofrimento da pele é tratado de modo conservador e geralmente se resolve com o tempo; pode-se usar Silvadena. Todos os seromas deverão ser drenados. As infecções não são comuns, mas podem ser tratadas com antimicrobianos orais ou intravenosos.

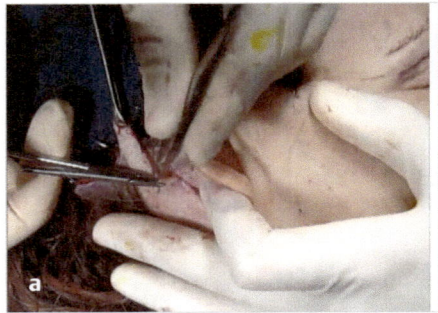

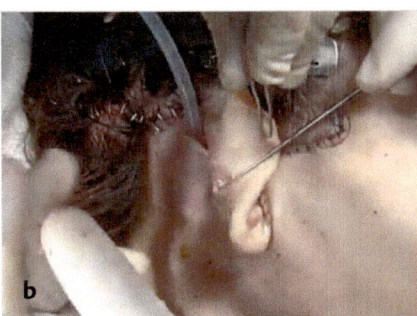

Fig. 8.6 (a) Reposicionamento da pele e **(b)** fechamento com colocação de dreno.

Pérolas e Armadilhas

Pérolas	Armadilhas
• Existem *nuances* da ritidectomia masculina incluindo alterações potenciais da costeleta e a necessidade de reposicionar a pele com barba para áreas sem barba. Essas considerações deverão ser discutidas claramente com o paciente antes da operação. • Todos os pacientes têm assimetria facial; isso deverá ser notado pelo cirurgião e discutido com o paciente antes da operação. • O contorno significativo da linha da mandíbula pode ocorrer com a elevação formal do platisma lateral. • A plicatura do SMAS é um procedimento poderoso para construir volume sobre a área zigomática. A plicatura deve ser planejada e executada meticulosamente. • Os pacientes deverão ser estimulados a trazer fotografias da juventude para ajudar no planejamento cirúrgico.	• A abertura do pescoço aumenta a morbidade. Cuidado para não causar lesão das veias jugulares anteriores e obtenha hemostasia meticulosa. • Evitar lesão ao nervo auricular maior, a lesão nervosa mais comum em ritidectomia. • Evitar quaisquer irregularidades ou ondulações de tração na conclusão da fixação do SMAS. • Não reposicionar a pele de forma excessivamente vertical ou sob muita tensão; isso resultará em estigmas da cirurgia. • O controle da pressão arterial em todo o período perioperatório é crucial para evitar a formação de hematoma.

Passo a Passo

Passos para a Ritidectomia Masculina

1. Infiltração com solução anestésica local.
2. Aproximação na linha média do músculo platisma e ressecção da cunha.
3. Dissecção preliminar da bochecha com cânula de 2,4 mm.
4. Dissecção subcutânea de retalho.
5. Conectar a dissecção subcutânea da bochecha à incisão submentoniana.
6. Marcar a mandíbula e identificar o platisma lateral.
7. Elevar o platisma lateral e liberar os ligamentos de retenção.
8. Decidir se o paciente precisa de retalho do SMAS ou plicatura de SMAS.
9. Se o retalho de SMAS for selecionado, carregar a dissecção do platisma superiormente. Fixar o SMAS superiormente e o platisma à fáscia do mastoide com PDS 3-0.
10. Se a plicatura do SMAS for selecionada, marcar o arco zigomático, agarrar o SMAS com duas pinças decidindo a posição para a colocação das suturas da plicatura. Plicar primeiro com sutura interrompida 3-0.
11. Ancorar o coxim malar ao periósteo com PDS, mas com cuidado para não pegar o nervo facial, a seguir fazer uma sutura contínua com PDS 3-0 para suavizar a linha da plicatura. A seguir, fixar o platisma à fáscia do mastoide com PDS 3-0.
12. Liberar quaisquer depressões da tração e aparar as irregularidades.
13. Obter a hemostasia meticulosa.
14. Reposicionar a pele com tensão suave, evitando o excesso de vetores verticais. Primeiro, colocar suturas profundas de Monocryl 4-0 em pontos-chave nos ápices da incisão retroarticular e na raiz da hélice.
15. Colocar um dreno na incisão retroauricular e fixar com suturas planas 4-0 e suturar as incisões remanescentes com *nylon* 5-0. As incisões no cabelo podem ser fechadas com grampos. Aplicar o curativo de cabeça.
16. Remover os curativos da cabeça em 1 ou 2 dias, junto com os drenos. Os pontos são removidos no dia 5 e os grampos no dia 8.

Leitura Sugerida

Warren RJ, Aston SJ, Mendelson BC. Face lift. Plast Reconstr Surg. 2011;128(6):747e-764e

Parte II: **Cirurgia Facial**

CAPÍTULO 9

Pescoço Masculino

Daniel C. Baker ▪ Steven M. Levine

Sumário

Este capítulo descreve como tratar o pescoço envelhecido isoladamente. Como qualquer outro aspecto da Medicina, o manejo correto não pode ser conduzido sem o diagnóstico correto. Primeiro, os leitores serão levados através dos aspectos apropriados do exame físico para observarem e estabelecerem o plano cirúrgico mais eficiente. A seguir, passo a passo, cada manobra cirúrgica é descrita com a correlação anatômica apropriada, de modo que os leitores possam executar a cirurgia em suas próprias salas de operação. Também fazemos a revisão das principais etapas da árvore de decisão, como quando abrir o pescoço ou tratar com lipoaspiração fechada. Discutiremos então as complicações e como tratá-las. Por fim, os detalhes dos cuidados pós-operatórios são revisados para assegurar que quaisquer diferenças que possam ser feitas nos cuidados pós-cirúrgicos sejam reconhecidas e descritas.

Palavras-chave: elevação do pescoço masculino, bandas platismais, platismaplastia.

Introdução

O rejuvenescimento do pescoço nos homens é buscado mais usualmente como um procedimento isolado, diferentemente do que ocorre com as mulheres. Os homens tendem a manter a mesma aparência, independente de seus cortes de cabelo ou de seu vestuário. Isso é diferente das mulheres, que rotineiramente mudam a aparência ou com um novo estilo de penteado ou podem contrastar a aparência de casual para formal com a ajuda de suas escolhas de vestuário. Por essa razão, os homens geralmente evitam qualquer procedimento que vai alterar substancialmente sua aparência, mesmo que seja para melhor. As duas áreas faciais mais comuns para as quais os homens buscam melhorias são os olhos e o pescoço.

Historicamente falando, o rejuvenescimento do pescoço é feito em conjunto com ritidectomias. Isso faz sentido porque as duas regiões se sobrepõem anatomicamente. Um tensionamento mais significativo do pescoço levará a, pelo menos, uma "orelha" ("*dog ear*") na face em que precisa ser resolvida, e vice-versa; qualquer tensionamento significativo do terço inferior da face levará ao excesso de pele no pescoço que também precisará ser excisada e reposicionada (geralmente atrás da orelha).

Apesar de tudo, os homens desejam, com frequência, a melhora do pescoço sem alterações na face. Em nossa prática, isso geralmente é conseguido com uma de três modalidades:

1. Levantamento isolado do pescoço masculino.
2. Levantamento direto do pescoço com ou sem a Z-plastia (geralmente sem).
3. Lipoaspiração do pescoço, com ou sem a colocação de um implante no queixo.

Este capítulo se concentra no levantamento do pescoço isolado com platismaplastia.

Avaliação Física

- Avaliar se existe flacidez da pele do pescoço, que deve estar presente em todos os homens que buscam o levantamento isolado do pescoço. Caso contrário, é possível que a queixa deles esteja mais relacionada com a presença de *jowls* e uma ritidectomia facial seria mais apropriada.
- Determinar a presença de bandas platismais. Existem bandas ativas e passivas. As bandas ativas podem ser vistas durante a elocução. As bandas passivas são difíceis de serem distinguidas do excesso de pele e estão, usualmente, aderidas ao excesso de pele. Elas podem ser identificadas pedindo-se ao paciente que mostre seus dentes inferiores ativando, assim, os depressores do lábio inferior (diga "iiii").

- Uma vez que uma elevação de pescoço isolada exige incisões retroauriculares com extensão para dentro da linha do cabelo, essa linha deverá ser avaliada para definir se é uma região adequada para se posicionar uma cicatriz. Quanto mais perto da orelha começar a linha do cabelo, mais fácil será esconder a incisão. Para os homens com cabelo fino ou sem cabelo, é preciso decidir se devemos comprometer o vetor de tração não estendendo a incisão para fora do sulco retroauricular ou aceitar uma cicatriz potencialmente visível, embora usualmente com boa qualidade estética.
- A presença de barba deverá ser notada. Geralmente os pacientes são solicitados a deixar a barba crescer um pouco antes da cirurgia para ajudar a esconder a evidência da cirurgia.
- Devemos também notar a região pré-auricular – especificamente o local da linha de cabelo da barba em relação à orelha, assim como a qualidade da pele, textura e tamanho dos poros dessa região. Isso para ajudar a determinar a adequação de um paciente para a incisão pré-auricular ou intratragal.

Anatomia

As considerações anatômicas para este procedimento são mais bem divididas por região, de acordo com os passos do procedimento (**Fig. 9.1**). Primeiro, o submento é abordado. Não há estruturas significativamente preocupantes na região diretamente subcutânea do submento. Existem, porém, veias de ligação que podem estar aderidas à derme da pele. Especialmente em pacientes idosos com pele fina, essas veias podem-se tornar problemáticas e são mais bem tratadas evitando todas elas. Isso se consegue deixando-se uma camada de gordura no retalho de pele submentoniana. Caso uma veia seja encontrada, uma pinça protegida e uma configuração muito baixa no eletrocautério poderá manter o controle. Como alternativa, pode-se colocar compressas na área, e por fim, comprimi-la com um curativo apertado.

A área de preocupação no pescoço existe embaixo do platisma, onde fica o ramo mandibular marginal do nervo facial, assim como vasos maiores como a jugular anterior e ramos deles que podem ser acidentalmente comprometidos.

Além disso, o cirurgião deverá discutir a presença de glândulas submandibulares antes da cirurgia no pescoço. Frequentemente elas são proeminentes e contribuem para um contorno imperfeito do pescoço. O autor não oferece remoção das glândulas submandibulares. Explicamos que essas glândulas produzem cerca de 50% da saliva e a remoção poderia resultar em boca seca – especialmente com a idade. Existem, também, perigos inerentes à remoção dessas glândulas – mas certamente alguns que podem ser superados.

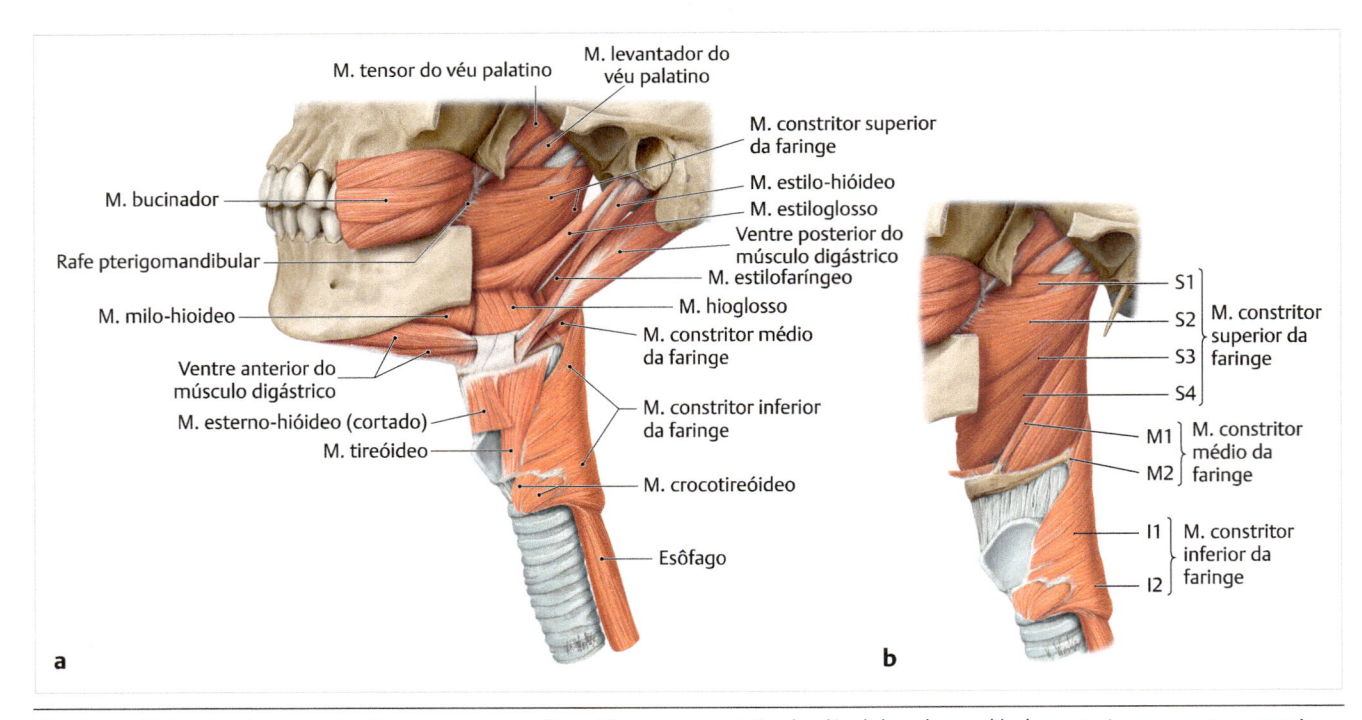

Fig. 9.1 (a,b) Anatomia muscular do pescoço masculino. Observar a posição da glândula submandibular anterior ao ventre posterior do músculo digástrico. (Cortesia de Schuenke M, Schulte E, Schumaker U: Thieme Atlas of Anatomy, Head, Neck and Neuroanatomy. Illustrações Voll M and Wesker K. 2nd ed. New York: Thieme Medical Publishers; 2016.)

Etapas para Elevação Isolada do Pescoço com Platismaplastia

Desengordurando o Pescoço e os *Jowls*

Sempre que possível, preferimos a lipoplastia fechada assistida por sucção no pescoço e nos *jowls*. Usamos uma cânula com ponta Mercedes de 2,4 mm, mantendo-a em movimento constante e estável no espaço subcutâneo, visando deixar uma camada de gordura subcutânea na superfície subcutânea da pele cervical. Se executarmos a aspiração dos *jowls*, isso será sempre realizado de maneira conservadora.

A aspiração ou remoção da gordura subplatismal raramente é realizada porque (1) os nervos faciais correm logo abaixo do platisma e (2) qualquer paciente com gordura subplatismal significativa provavelmente terá a face redonda e gorda, de modo que remover a gordura subplatismal poderia criar uma aparência de cirurgia exagerada.

Usualmente realizamos a lipoplastia antes de levantar os retalhos de pele. Entretanto, é razoável realizar essa lipoplastia após reposicionar os retalhos de pele, de modo que a porção do sistema musculoaponeurótico superficial (SMAS)-platisma que será elevada sobre a mandíbula não seja aspirada de forma exagerada.

Incisão Submentoniana Aberta com Aproximação Medial do Platisma

Para muitos pacientes, resultados excelentes podem ser obtidos com a lipoplastia fechada e forte tração do platisma lateral. As exceções incluem pacientes que se submetem à ritidectomia com cicatriz curta, em que o acesso ao platisma é limitado e o vetor lateral é alterado. Além disso, em pacientes com bandas ativas de platisma na animação, a aproximação medial fornece outro vetor para reforçar o recontorno cervicomentoniano.

A incisão submentoniana é feita ou no sulco submentoniano ou logo anterior a ele. A dissecção é feita com o pescoço em superextensão e é feita, geralmente, até o nível da cartilagem tireoide e o ângulo da mandíbula. A lipoplastia assistida por sucção (lipoaspiração) é então realizada com uma cânula grande, de orifício único mediante visualização direta. A ressecção direta de gordura é conduzida, se necessário, mas, para evitar depressões, a gordura subplatismal raramente é removida.

As bordas mediais do músculo platisma são identificadas e elevadas por vários centímetros. Para quebrar a continuidade das bandas, uma cunha de músculo é removida ao nível do hioide. As bordas mediais do músculo são então unidas por suturas com pontos sepultados interrompidos de PDS 4-0 (polidioxanona) (Ethicon, Somerville, NJ).

A incisão submentoniana é deixada aberta para permitir a hemostasia final e o recontorno após comunicação com a dissecção facial e finalização da SMASectomia lateral.

A seguir, as incisões retroauriculares são abertas e o plano subcutâneo sobre o músculo esternoclidomastóideo é elevado (com cuidado para manter a fáscia intacta) e conectado à dissecção submentoniana.

A borda lateral do SMAS-platisma é identificada em frente ao músculo esternoclidomastóideo e elevada com o eletrocautério de Bovie. Isso também pode ser realizado de forma cortante. A extensão da elevação é determinada com base no grau de mobilidade do platisma. Uma vez o músculo livre o suficiente para rodar no vetor escolhido, ele é fixado à fáscia do mastoide usando sutura de PDS 2-0 ou 3-0 em desenho de um "8". Várias suturas adicionais de PDS 3-0 são usadas para reduzir a tensão da sutura âncora embaixo do mastoide – anexando o platisma à fáscia do músculo esternoclidomastóideo.

O excesso de pele é aparado com cuidado para biselar as incisões na linha do cabelo para preservar os folículos pilosos, de modo que o cabelo possa crescer pela futura linha de cicatriz. A incisão é fechada em camadas.

Cuidados Pós-Operatórios

Nas primeiras 48 horas do período pós-operatório, o controle da pressão arterial é contínuo, para evitar picos sistólicos e sangramento em potencial. O manejo da elevação da pressão arterial é essencial para minimizar a formação de hematomas.

Nós usamos, geralmente, drenos de sucção e um curativo suave de cabeça para cobrir os retalhos e as incisões. Embora os drenos nunca previnam hematomas em expansão, o autor prefere remover o fluido serossanguíneo dessa maneira. As suturas são removidas nos dias 7 e 10 após o procedimento.

Quando grandes hematomas são reconhecidos precocemente, o manejo no leito geralmente é bem-sucedido com sedação, controle da pressão arterial e irrigação.

A incidência geral de hematoma para mulheres é de aproximadamente 1,5% e para os homens é de 4%.

Manejo das Complicações

A **Tabela 9.1** resume as complicações desta técnica, que são consistentes com outras ritidectomia-padrão. Apesar da atenção especial ao controle da pressão arterial no período pós-operatório, o índice de hematomas ainda é de 1,5%. Os problemas mais comuns são as revisões menores do lobo da orelha e de cicatrizes na linha do cabelo da região temporal. Elevações secundárias são realizadas às vezes, mas solicitamos a todos os pacien-

Parte II
Cirurgia Facial

Tabela 9.1 Sumário de complicações

Complicação	Incidência (%)
Hematoma (mulher/homem)	1,5/4
Fraqueza do nervo facial	0,1*
Revisão de cicatriz do lobo da orelha	2
Sofrimento da pele	2
Revisões de cicatriz retroauricular e temporal	2
Infecção	1
"*Minilift*" após 1 ano	2

* Totalmente resolvido em 6 meses.

tes que permitam a cicatrização durante 1 ano, antes de considerarem quaisquer revisões. Nosso objetivo é manter a ocorrência de todas as revisões para menos de 5%. Quando as revisões excederem esse limite, é hora de reavaliar a técnica.

Exemplo de Caso

Antes e 1 Ano após Elevação de Pescoço Masculino: Dissecção Ampla e Platismaplastia na Linha Média

Ver **Fig. 9.2**.

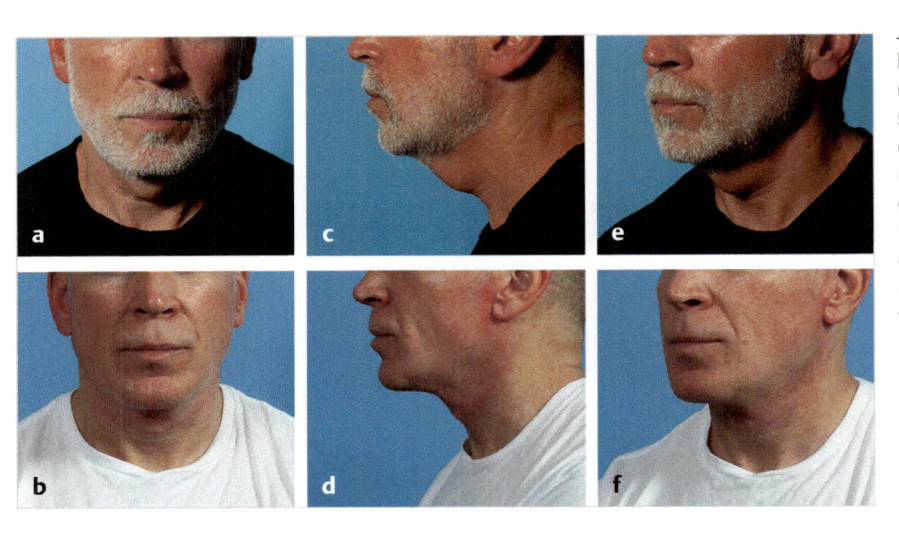

Fig. 9.2 (a,c,e) Imagens pré-operatórias e **(b,d,f)** pós-operatórias. Paciente de 56 anos se apresentando com queixa significativa de flacidez no pescoço. Ele foi submetido a um levantamento do pescoço com grande dissecção de pele e platismaplastia na linha média. As fotografias foram feitas antes da cirurgia e 1 ano depois da operação. O paciente conseguiu redução significativa na flacidez do pescoço, assim como melhora no ângulo e contorno cervicomentoniano. (Cirurgia realizada por Doutor Daniel C. Baker.)

Pérolas e Armadilhas

Pérolas	Armadilhas
• O controle da pressão arterial é obrigatório. Ele começa no dia da cirurgia e continua por 5 a 7 dias após o procedimento. • Deixar uma camada de gordura subcutânea no retalho do pescoço para esconder o trabalho realizado mais profundamente e permitir cicatrização mais rápida. Isso permitirá minimizar a aparência de pescoço oco. • Não ressecar demais a gordura subplatismal ou os músculos digástricos. Os cirurgiões que adotam esse procedimento devem, então, preencher esse espaço vazio com o músculo platisma imbricado ou criarão um afundamento. • Discutir a presença de glândulas submandibulares proeminentes antes da cirurgia e determinar se você aconselhará seu paciente a viver com elas, que produzem 50% da saliva, ou removerá essas glândulas durante a cirurgia. • Fechar todas as incisões em camadas para melhorar as cicatrizes.	• Não faça uma incisão submentoniana muito longa de modo que ela não seja tracionada para a altura dos *jowls* quando o retalho de pele for rodado em sentido cranial. • Se você estiver realizando lipoaspiração submentoniana, evite entrar com a cânula fina abaixo do platisma para minimizar o risco de lesar o nervo marginal mandibular. Por essa razão, mantenha sua cânula em movimento em diferentes direções o tempo todo. Não fique apenas em um trato. • Evite suturas absorvíveis em qualquer sítio que possa ficar visível (inclusive a incisão submentoniana). • Ao reposicionar o retalho do pescoço, evite uma direção muito vertical que cria um colar semelhante a um "chapéu de bebê" por baixo do pescoço do paciente. • Evite tensão no fechamento, pois isso pode resultar em cicatrizes alargadas, alopecia e possível perda de pele.

Passo a Passo

Passos para Elevação Isolada do Pescoço com Platismaplastia

1. Marcar o sulco submentoniano e colocar a incisão 1 a 2 cm acima do sulco retroauricular.
2. Injetar lidocaína a 0,5% com epinefrina a 1:200.000
3. Se realizando lipoaspiração fechada, usar cânula com ponta Mercedes de 2,4 e 1,8 mm sempre a partir da incisão submentoniana e, às vezes, das incisões retrolobulares.
4. Cuidado para não realizar uma aspiração exagerada. Você sempre poderá realizar um pouco mais de lipoaspiração no final do procedimento.
5. Dissecar o pescoço usando uma combinação de bisturi e tesouras. Os autores usam um gancho de dedal na incisão com o quarto e quinto dedos usados para fornecer tensão e *feedback* sobre a espessura do retalho.
6. Completar a dissecção subcutânea até onde seja fácil dissecar e fácil de visualizar. Isso é diferente em cada paciente. A dissecção remanescente pode ser completada a partir da abordagem lateral.
7. Remover a gordura do platisma, ou por excisão direta de gordura ou com cânula de lipoaspiração espatulada, expondo assim o músculo na linha média.
8. Remover uma tira de platisma da linha média, comumente como método de identificar as bordas mediais do músculo em questão.
9. Elevar o platisma usando eletrocautério de Bovie. Cuidado com os ramos venosos inferiormente no pescoço. Elevar o platisma até se obter movimento suficiente para aproximação na linha média mediante tensão mínima.
10. Aproximar o platisma na linha média usando a sutura da sua preferência. Os autores usam PDS 3-0 e 4-0.
11. Dividir o músculo platisma na região logo abaixo do hioide. Geralmente remove-se uma cunha de platisma, ocasionalmente cortando todo o músculo transversalmente.
12. Obter a hemostasia com o eletrocautério de Bovie.
13. Feche a incisão submentoniana de modo a não dessecar a gordura.
14. Fazer a incisão retroauricular usando um bisturi.
15. Prossiga com a incisão para baixo do tecido subcutâneo com cuidado para ficar acima da fáscia do mastoide e a fáscia sobre o esternoclidomastóideo. Isso garantirá a proteção do nervo auricular maior.
16. Usar o gancho de dedal para obter tensão no retalho do pescoço lateral.
17. Completar a dissecção do pescoço a partir do pescoço lateral.
18. Localizar a borda lateral do SMAS-platisma em frente ao esternoclidomastóideo.
19. Elevar o SMAS-platisma lateral com bisturi ou cautério de Bovie.
20. Às vezes o SMAS-platisma tem mobilidade significativa lateralmente e não precisa de elevação. Em geral, a elevação está completa quando é criada a mobilidade suficiente para se definir um contorno pescoço-mandíbula.
21. O SMAS-platisma é fixado à fáscia do mastoide e reforçado em vários outros pontos.
22. A pele é reposicionada, o excesso de pele é aparado e a ferida é fechada em camadas. Geralmente um dreno de sucção é deixado no pescoço por 48 horas.

Leituras Sugeridas

Aston SJ. Platysma muscle in rhytidoplasty. Ann Plast Surg. 1979;3(6):529-539

Baker DC. Complications of cervicofacial rhytidectomy. Clin Plast Surg. 1983;10(3):543-562

Baker DC, Aston SJ, Guy CL, Rees TD. The male rhytidectomy. Plast Reconstr Surg. 1977;60(4):514-522

Baker DC, Conley J. Avoiding facial nerve injuries in rhytidectomy. Anatomical variations and pitfalls. Plast Reconstr Surg. 1979;64(6):781-795

Connell BF. Eyebrow, face, and neck lifts for males. Clin Plast Surg. 1978;5(1):15-28

Cremone J, Courtiss EH, Baker JL Jr. Male rhytidectomy incisions. Plast Reconstr Surg. 1983;71(3):423-426

Gosain AK, Yousif NJ, Madiedo G, Larson DL, Matloub HS, Sanger JR. Surgical anatomy of the SMAS: A reinvestigation. Plast Reconstr Surg. 1993;92(7):1254-1263, discussion 1264-1265

LaTrent G. Atlas of Aesthetic Face & Neck Surgery. Philadelphia, PA: Saunders; 2004

Mitz V, Peyronie M. The superficial musculo-aponeurotic system (SMAS) in the parotid and cheek area. Plast Reconstr Surg 1976;58(1):80-88

Rees TD, Aston SJ. Complications of rhytidectomy. Clin Plast Surg. 1978;5(1):109-119

Stuzin JM, Wagstrom L, Kawamoto HK, Wolfe SA. Anatomy of the frontal branch of the facial nerve: The significance of the temporal fat pad. Plast Reconstr Surg. 1989;83(2):265-271

Wooster N, (as told to Black J). Chin up: Why I decided to go under the knife. Esquire March 30, 2017. https://www.esquire.com/style/grooming/news/a54227/nick-wooster-plastic-surgery/

CAPÍTULO 10

Técnica de Elevação do Pescoço com Sutura de Suspensão: Técnica Versátil para o Rejuvenescimento do Pescoço Masculino

George J. Bitar ▪ Rana A. Shalhoub

Sumário

Realizar o rejuvenescimento facial na população masculina, especialmente os *liftings* do pescoço, vem ganhando popularidade e tem sido muito compensador. Neste capítulo discutiremos a evolução dos *liftings* de pescoço em homens com as mais recentes modificações e lições aprendidas em todos estes anos.

Palavras-chave: ritidectomia, frouxidão, masculino, *lifting* do pescoço, platisma, platismaplastia, ritidectomia, sutura, suspensão por sutura.

Introdução

Mais recentemente, ocorreu uma explosão de opções de tratamento para tratar um pescoço ptótico e envelhecido. Essa explosão inclui todas as formas de lipoaspiração (a *laser*, mediante ultrassom, Vaser e assim por diante): Ultherapy, Kybella, CoolMini e Botox. Muitos pacientes masculinos se mostram interessados em rejuvenescimento facial, mas não estão dispostos a se submeter a uma ritidectomia (*lifting* facial completo). Embora tenhamos percorrido um longo caminho em termos de eliminar o estigma da cirurgia plástica para homens, continuamos a observar pacientes que não querem que ninguém saiba que eles passaram por uma cirurgia de rejuvenescimento facial. Uma elevação de pescoço (*lifting* do pescoço) é um procedimento que fica bem com os homens, mais que a ritidectomia em termos de manter em segredo o fato de eles terem feito uma cirurgia plástica. A elevação de pescoço com sutura de suspensão não deixa cicatrizes pré-auriculares; a técnica envolve apenas cicatrizes pós-auriculares e submentonianas que ficam escondidas e, assim, desejáveis. Embora a mídia social, as revistas impressas e os *shows* de TV sobre a realidade da cirurgia plástica promovam uma aparência mais jovem, eles não educam, necessariamente, os pacientes sobre as alternativas diferentes de se conseguir uma aparência mais jovem e mais revitalizada. Não existe um procedimento que atenda a todos (tipo "tamanho único") e que seja perfeito para todos os pacientes. Embora possa ser importante tratar rugas faciais e flacidez da pele para se conseguir uma aparência mais jovem, tratar o contorno da linha da mandíbula e criar uma linha de pescoço com aparência mais jovem pode ser o suficiente para conseguir a aparência que o paciente espera conseguir, especialmente quando o homem está incomodado com seu "pescoço frouxo" e não se importa tanto com as rugas faciais.

Há várias técnicas usadas para realizar elevações de pescoço, tanto como um procedimento isolado quanto em conjunto com a ritidectomia.[1-5] Em 1973, Guerrero-Santos *et al.*[2] descreveram a elevação (*lifting*) muscular, seguidos por Feldman, em 1990,[3] que descreveu a platismaplastia em espartilho.[4] Em 1990, Giampapa e Di Bernardo[6] desenvolveram a sutura de suspensão para elevação do pescoço. Inicialmente, eles realizaram a elevação do pescoço com sutura de suspensão em pacientes com levantamento facial aberto, mas modificaram, mais tarde, sua técnica e começaram a executar o *lifting* fechado de pescoço. A elevação de pescoço com sutura de suspensão passou por muitas alterações técnicas e melhorias desde então. Conrad *et al.*[5] descreveram a ritidectomia da fáscia cervical com suspensão Gore-Tex. Em 1995, Giampapa e Di Bernardo[6] descreveram uma técnica modificada que envolvia o uso da ressecção do platisma, assim como duas suturas entrelaçadas permanentes através de um túnel subcutâneo. Esse túnel fica imediatamente abaixo da borda submandibular que corre da linha média até a fáscia óssea do mastoide. Isso cria um ligamento artificial que se acredita seja responsável pelos efeitos positivos e duradouros desse procedimento.⁶ Isso foi combinado com a lipoaspiração do pescoço para atingir o resultado desejado. O curso pós-operatório incluiu curativos por sete dias.

Em 2001, a adição do selante de fibrina às elevações de pescoço com sutura de suspensão, por Giampapa e Bitar,⁷ provou ser muito valiosa em reduzir os índices de hematomas, seromas, equimoses, edema e desconforto pós-operatório. Artigos sobre os pontos técnicos em refinamento da técnica de elevação do pescoço por Giampapa et al.⁸, assim como um estudo de acompanhamento de 13 anos sobre elevações de pescoço com sutura de suspensão por Giampapa et al. ⁹ serviram como um esforço continuado para melhorar essa técnica versátil.

Na última década, refinamentos e adições foram propostos por vários autores nas abordagens de elevações de pescoço isoladas ou em combinação com ritidectomias. Nossa familiarização com as várias técnicas nos capacita, como cirurgiões plásticos, a equilibrar segurança e resultados para dar aos nossos pacientes um realce facial esteticamente agradável, ao mesmo tempo em que minimizamos os riscos desses procedimentos.¹⁰⁻¹⁴ Em 2009, acrescentamos a lipoaspiração assistida a *laser* à nossa técnica de elevação de pescoço para melhorar a tensão da pele e simplificar o procedimento, por causa de menos sangramento. Além disso, temos realizado elevações de pescoço mediante anestesia local desde 2013, o que reduziu substancialmente o número de complicações associado à anestesia geral. Em nossa experiência, a maioria dos homens prefere este método sobre o método tradicional de execução de uma elevação do pescoço com anestesia geral ou anestesia com sedação intravenosa. Também descobrimos que com a popularidade da cirurgia bariátrica crescente nos últimos 20 anos, mais homens submetidos à perda maciça de peso estão buscando a cirurgia plástica para contorno do corpo e rejuvenescimento facial.

Classificação dos Tipos de Pescoço

Avaliar completamente a anatomia do pescoço de cada paciente e selecionar, posteriormente, o tratamento apropriado é essencial. A maioria dos casos fica em uma das seguintes classificações de pescoço: ¹⁴

Classificação de Tipos de Pescoço

Deformidade Classe I (Fig. 10.1)
- Sem flacidez no terço médio da face.
- Flacidez leve do platisma.
- Pouca gordura submentoniana.

Deformidade Classe II (Fig. 10.2)
- Flacidez leve do terço médio da face e *jowls* leves.
- Gordura subplatismal moderada.

Deformidade Classe III (Fig. 10.3)
- Flacidez moderada do terço médio da face e *jowls* proeminentes.
- Flacidez moderada do platisma.
- Gordura submentoniana moderada.

Deformidade Classe IV (Fig. 10.4)
- Flacidez do terço médio da face e *jowls* proeminentes com deformidades mandibulares e labiais extensas.
- Flacidez moderada a grave do platisma.
- Gordura submentoniana intensa e flacidez subcutânea na porção inferior do pescoço.

Pacientes com deformidade Classe I são candidatos ideais à elevação de pescoço com sutura de suspensão e demonstram resultados excelentes em curto e longo prazos. Os pacientes nesta categoria podem escolher somente a lipoaspiração do pescoço, CoolSculpting ou Kybella em lugar de uma elevação de pescoço. As van-

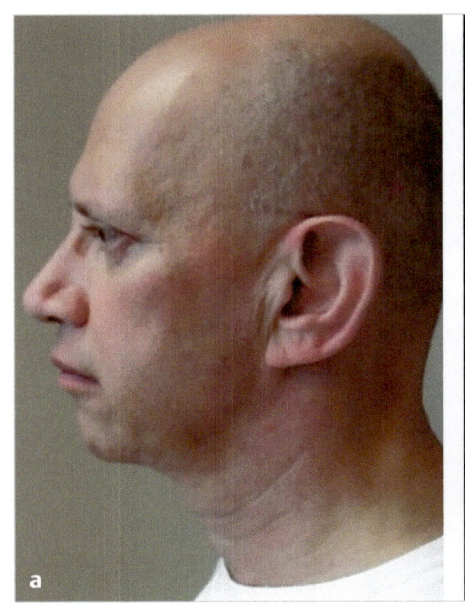

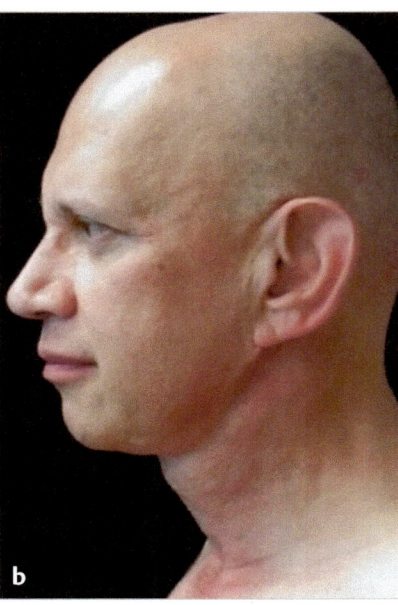

Fig. 10.1 Deformidade de pescoço de classe I (**a**) antes e (**b**) depois da elevação de pescoço com sutura de suspensão.

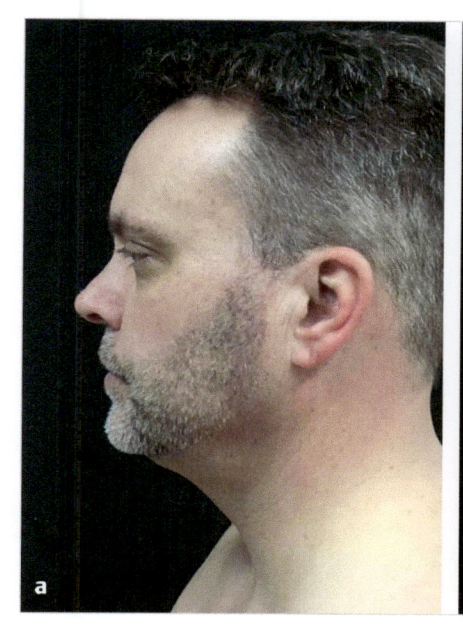

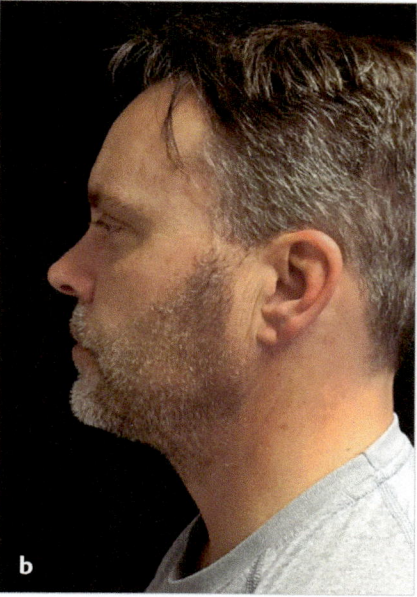

Fig. 10.2 Deformidade de pescoço de classe II (**a**) antes e (**b**) depois da elevação de pescoço com sutura de suspensão.

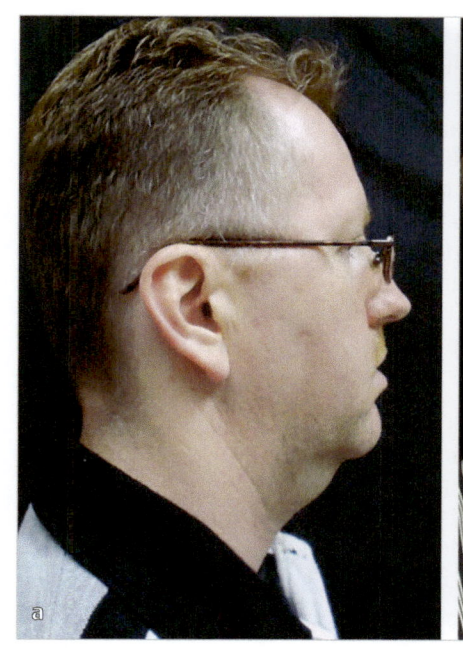

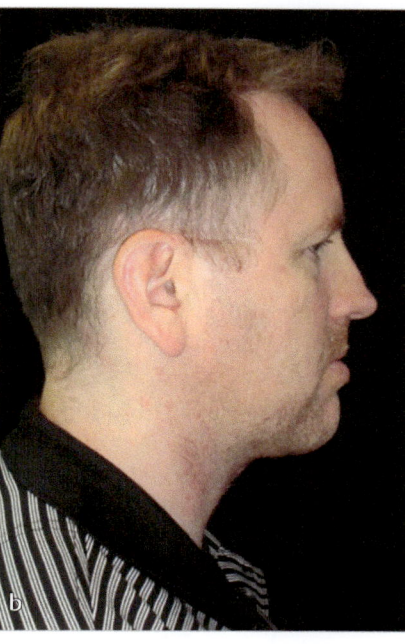

Fig. 10.3 Deformidade de pescoço de classe III (**a**) antes e (**b**) depois da elevação de pescoço com sutura de suspensão.

tagens desses procedimentos não invasivos podem incluir custo reduzido, recuperação mais rápida, cirurgia menos invasiva e menos incisões. A desvantagem é a falta de melhora substancial e duradoura que a elevação de pescoço com sutura de suspensão pode fornecer por causa da excisão de pele e tensionamento dos músculos platisma (**Fig. 10.1**).

Os pacientes de classe II deverão optar pela elevação de pescoço com sutura de suspensão para tratar a pele solta e os músculos do pescoço. Isso envolve a plicatura dos músculos platisma, remoção de gordura submentoniana e subplatismal com lipoaspiração, assim como excisão da pele pós-auricular. Geralmente esses pacientes exibem excelente contração de pele e melhora no contorno do pescoço. Qualquer procedimento que trate apenas a gordura ficará aquém de fornecer um resultado esteticamente agradável (**Fig. 10.2**).

O tratamento para pacientes de classe III é a execução da sutura de suspensão para elevação do pescoço com ressecção de uma porção das bandas mediais anteriores dos músculos platisma, uma lipoaspiração vigorosa da gordura submentoniana e subplatismal, assim como a excisão direta da gordura subplatismal. A ressecção da pele pós-auricular é mais extensa no pescoço dos pacientes da classe III. Esses pacientes exibem bom resultado e respondem bem com boa contração da

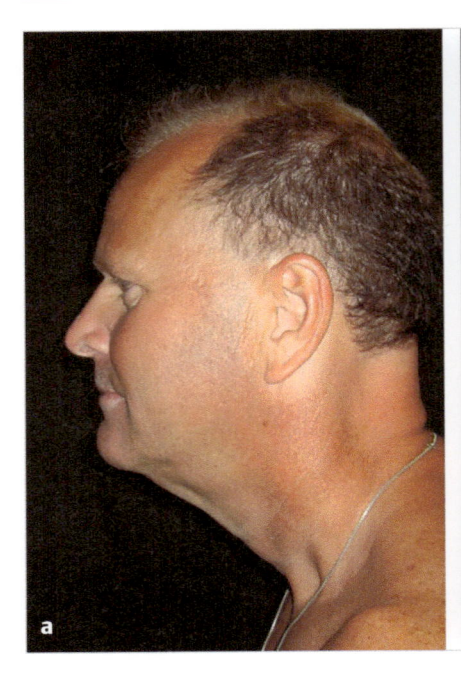

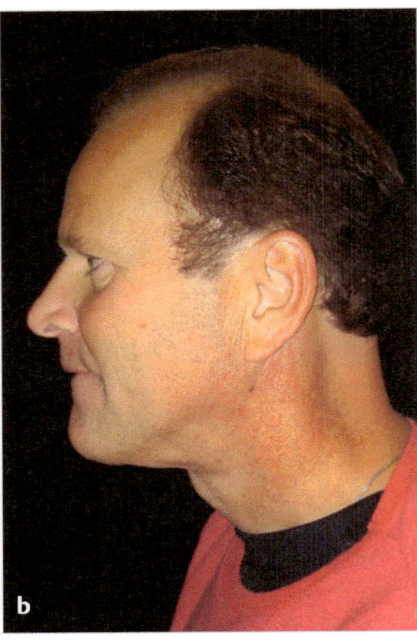

Fig. 10.4 Deformidade de pescoço de classe IV (**a**) antes e (**b**) depois da elevação de pescoço com sutura de suspensão.

pele do pescoço nas regiões cervical anterior e lateral. A correção dos *jowls* geralmente não fica completa só com essa técnica e pode ser necessária a aplicação de outras técnicas auxiliares (**Fig. 10.3**).

O tratamento para pacientes da classe IV é a ritidectomia (*face-lift*) com dissecção completa da área cervical do mento, e da pele do terço médio anterior da face. Embora a sutura de suspensão possa ser usada para a porção de elevação do pescoço dessa ritidectomia, um procedimento mais extenso deverá ser realizado para os melhores resultados (**Fig. 10.4**).

Às vezes um paciente da classe IV não pode passar pelo levantamento facial por razões médicas, financeiras ou outras, pessoais. Nesse caso, o paciente precisará ser explicitamente informado de que a elevação do pescoço não fornecerá resultados similares àqueles de um *lift* da face. Além disso, a adição de procedimentos auxiliares para o terço médio da face, como a enxertia de gordura ou implantes, pode melhorar o resultado.

Os Seis Pontos da Avaliação do Pescoço

Ellenbogen e Karlin[18] recomendaram cinco critérios para um pescoço com aparência mais jovem:

1. Ângulo cervicomentoniano agudo (entre 105 e 120 graus).
2. Borda inferior da mandíbula distinta.
3. Depressão sub-hióidea.
4. Cartilagem da tireoide visível.
5. Borda do esternoclidomastóideo anterior visível.

A técnica de elevação do pescoço por sutura de suspensão aborda os três primeiros critérios. Nos homens, o contorno visível da cartilagem da tireoide fornece uma aparência masculina desejável, enquanto a borda anterior visível da borda do esternoclidomastóideo pode ser obtida com a técnica de aspiração correta.

Um protocolo numérico específico foi desenhado para identificar todos os pontos importantes da anatomia do pescoço que sofrem as maiores modificações com o envelhecimento. Além disso, esses são os pontos nos quais as técnicas cirúrgicas se concentram, como descrito a seguir, que são usados atualmente ao se avaliar um paciente prospectivo para rejuvenescimento do pescoço. Esses pontos são:

- Profundidade do ângulo cervicomentoniano.
- Definição da borda mandibular.
- Definição do ângulo mandibular.
- Proeminência da dobra labiomandibular (*jowl*).
- Proeminência do mento.
- Largura do pescoço.

Etapas para a Técnica de Platismaplastia com Sutura de Suspensão

Avaliação Pré-Operatória

É essencial explicar ao paciente masculino o que uma elevação do pescoço pode e o que não pode alcançar.[16] Genericamente, esses pacientes têm a tendência de se apressarem na consulta inicial e não perceberem as limitações e as complicações em potencial da cirurgia. Riscos, benefícios e o que esperar no curso pós-operatório são discutidos detalhadamente. Em geral, o paciente busca a elevação do pescoço porque deseja melhora de seu pescoço, mas não quer uma ritidectomia completa.

A principal indicação para uma elevação de pescoço com sutura de suspensão é um ângulo cervicomentoniano e a borda mandibular mal definidos, o que usualmente é visto como resultado do processo do envelhecimento. Essa perda de definição é resultado da perda dos hormônios principais que ocorre com esse processo, que causa perda do tônus da pele, perda do tônus do músculo e densidade reduzida das fibras musculares. A má definição da borda submandibular é evidente a partir de uma vista do perfil, quando se olha para o rosto e se observa a bochecha misturando-se para o lado do pescoço. Em resumo, a perda de contorno está associada ao envelhecimento da face. Para avaliar apropriadamente um paciente para um procedimento de elevação do pescoço é importante avaliar o terço médio da face, a linha da mandíbula e o pescoço. A seguir, formula-se um plano operatório adequado.

Avaliação do Terço Médio da Face

A avaliação do terço médio da face é muito importante para uma elevação de pescoço potencial para um paciente. A flacidez mínima nas estruturas do terço médio da face é importante para se atingir uma elevação de pescoço satisfatória. Na consulta inicial, deverá ficar esclarecido ao paciente que a elevação do pescoço não é o procedimento escolhido para melhorar *jowl* ou os sulcos nasolabiais. Esse ponto deve ser muito enfatizado, pois o paciente poderá sentir que ele terá todos os benefícios de um ritidectomia, *mas* com "menos cirurgia", o que não é verdade, especialmente se o paciente tiver *jowls* significativos. A elevação do pescoço visa elaborar um novo ângulo cervicomentoniano e uma nova definição, mas não é substituto da ritidectomia. Além disso, geralmente beliscamos as bochechas e *jowls* durante a consulta para lembrar o paciente, fisicamente, que essas áreas não vão melhorar com a elevação do pescoço. Como alternativa, discutimos outras modalidades não cirúrgicas para melhorar as bochechas, sulcos nasolabiais e *jowls* durante a consulta como procedimentos complementares à elevação do pescoço, como Ultherapy, Sillouette InstaLift, preenchedores e *lasers*.

Avaliação da Linha da Mandíbula

Um dos objetivos da elevação do pescoço é recriar o contorno da mandíbula reposicionando o platisma e empurrando-o para baixo da borda da mandíbula. Com uma mandíbula mais larga e mais proeminente, obteremos resultados melhores. Uma das perguntas iniciais em uma consulta é: "O paciente tem mandíbula ampla e cheia ou é estreita?" Se o paciente tiver mandíbula estreita o resultado não será tão dramático como em um indivíduo com mandíbula ampla. Esses pacientes se dão muito bem com a elevação do pescoço. Pacientes com face estreita ou pescoço gorduroso com falta de definição de mandíbula podem não receber um bom resultado. Aqui estamos generalizando e as exceções são encontradas de vez em quando.

Avaliação do Pescoço

Para avaliar o pescoço com o paciente de maneira interativa sugerimos usar um cotonete (Q-tip) e pressão contra a linha do pescoço para mostrar a profundidade do ângulo cervicomentoniano, ou seja, a distância entre a ponta mais anterior do mento e a cartilagem tireoide. Em frente a um espelho mostraremos ao paciente a quantidade de melhora realista esperada de uma elevação do pescoço. Em homens com pescoço estreito, mesmo uma elevação de pescoço mais avançada pode não levar à melhora dramática se as expectativas dos pacientes não forem realistas. Ao avaliar o pescoço, deve-se dedicar atenção à quantidade de gordura, sua distribuição no pescoço, a flacidez do platisma e a flacidez da pele.[17] Classificar o pescoço em classes I a IV ajuda a determinar qual procedimento será oferecido ao paciente.

Elevação do Pescoço ou da Face (Ritidectomia)

Há pacientes para os quais uma elevação do pescoço não é apropriada e a ritidectomia total é o procedimento que levará ao melhor resultado possível. O modo apropriado de tratar esses pacientes é ser assertivo sobre o fato de que eles precisarão de ritidectomia se quiserem uma melhora substancial. Se houver fatores que os impeçam de se submeterem a esse procedimento, como considerações de saúde ou financeiras, então eles precisarão compreender e aceitar que os resultados com a elevação do pescoço não serão ideais.

O paciente pode perguntar se ele pode primeiro ter a elevação do pescoço seguida de uma elevação do terço médio da face no futuro. O paciente pode ter a opção de receber a elevação do pescoço antes e a ritidectomia mais tarde, sem a necessidade de refazer a porção da elevação do pescoço da ritidectomia.

Indicações para Platismoplastia com Sutura de Suspensão

O procedimento descrito aqui pode ser um procedimento adicional no *armamentarium* do cirurgião plástico para tratar o pescoço envelhecido. Um candidato apropriado para esse procedimento deverá cumprir com a maioria dos critérios a seguir (**Fig. 10.5**):

- Ângulo cervical mentoniano mal definido.
- Borda submandibular mal definida.
- Ausência de flacidez nas estruturas do terço médio da face, pois nenhuma tração das fibras do sistema musculoaponeurótico superficial subjacente e dos músculos faciais do terço médio da face é obtido com esse procedimento.

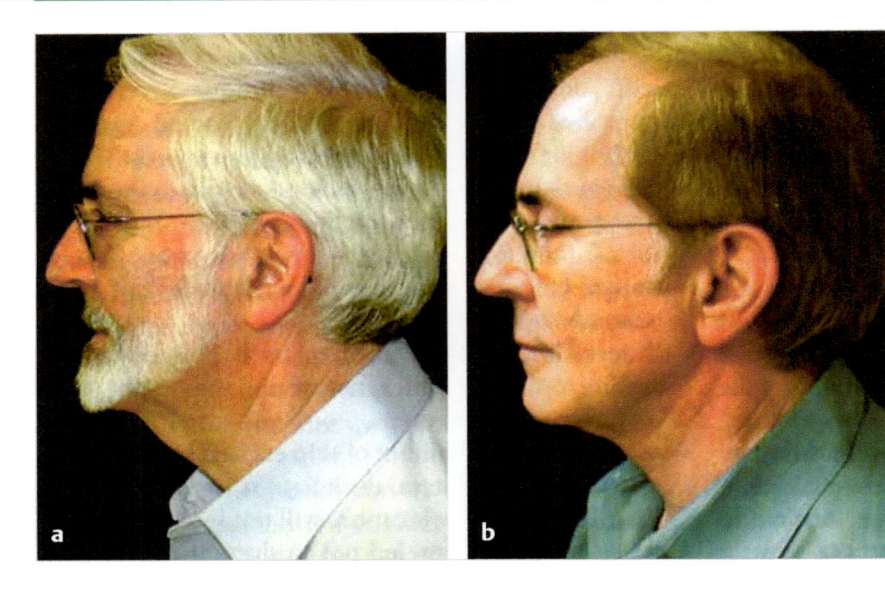

Fig. 10.5 Candidato ideal para elevação de pescoço masculino (**a**) antes e (**b**) depois da elevação de pescoço com sutura de suspensão.

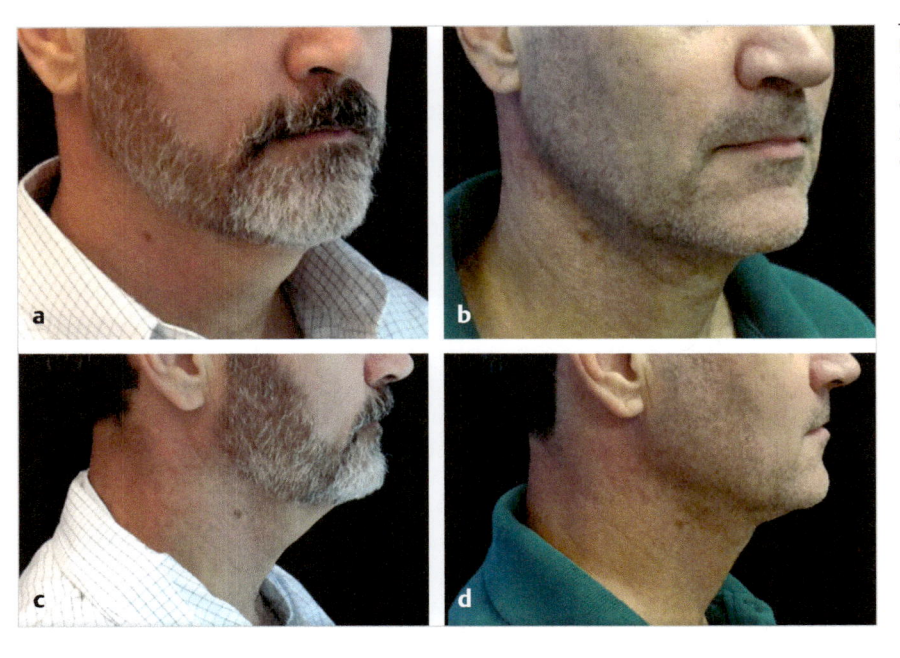

Fig. 10.6 (**a,b**) Três quartos e (**c,d**) imagens de perfil (**a,c**) antes e (**b,d**) depois de elevação de pescoço com sutura de suspensão de um paciente com pescoço de classe III.

- Quantidade leve a moderada de *jowls* e gordura no pescoço (aqueles com grandes quantidades de gordura no pescoço e nos *jowls* encontrarão algumas irregularidades de partes moles, se esse procedimento for usado isoladamente em vez de ritidectomia.
- Relutância ou incapacidade de se submeter a uma ritidectomia completa.

Os pacientes com pescoço classe I ou II que parecem ser os candidatos ideais para uma elevação de pescoço podem optar por modalidades não cirúrgicas como Kybella, CoolSculping ou assistida com *laser*. Para pescoços nas classes III e IV os pacientes masculinos usualmente escolhem a elevação do pescoço (**Figs. 10.6, Fig. 10.7, e Vídeo 10.1**). Os homens consideram essa técnica como opção excelente para evitar incisões pré-auriculares, em virtude dos problemas múltiplos associados à barba e áreas com cabelo, que são reposicionadas posteriormente no trago quando a incisão de ritidectomia padrão for usada. Além disso, a porção da elevação do pescoço desse procedimento pode ser realizada durante as ritidectomias primária e secundária para tratar pescoços gordos e ângulo cervicomentoniano agudo, que foram difíceis de corrigir com os procedimentos cirúrgicos anteriores.

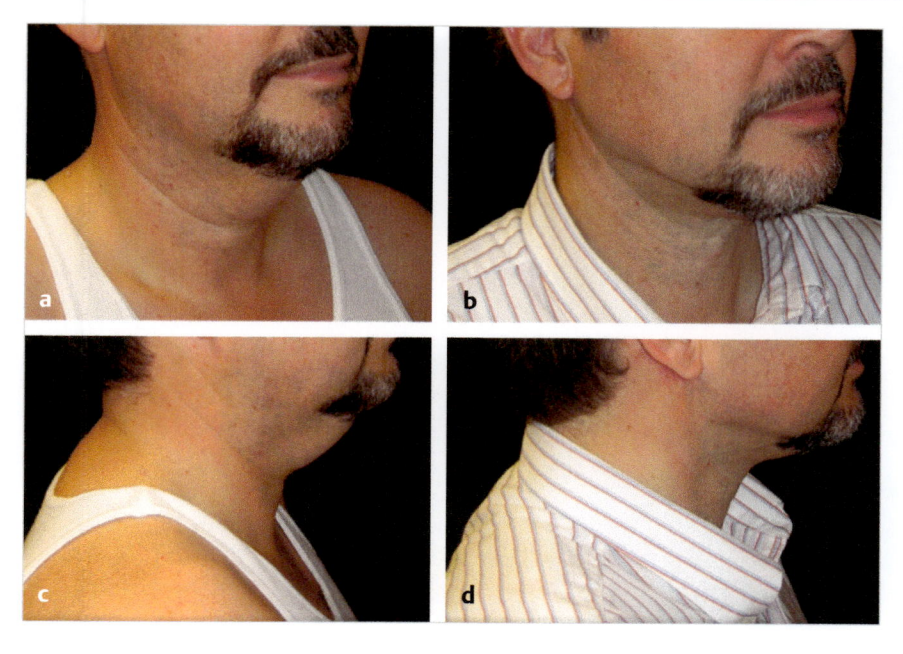

Fig. 10.7 (**a,b**) Três quartos e (**c,d**) imagens de perfil (**a,c**) antes e (**b,d**) depois de elevação de pescoço com sutura de suspensão de um paciente com pescoço classe IV.

Vídeo 10.1 Procedimento de elevação do pescoço.

https://www.thieme.de/de/q.htm?p=opn/tp/299620101/978-1-62623-880-0_c010_v001&t=video

Vantagens da Técnica de Sutura de Suspensão para Contorno do Pescoço

- Opção excelente para homens que querem pescoço e mandíbula agradavelmente contornados sem ritidectomia.
- Recuperação rápida de 5 a 10 dias.
- Pouca chance de lesão de nervo ou perda de partes moles, uma vez que o pescoço não tem a abundância de nervos motores que a face possui, e a dissecção de pele realizada é menor que aquela de uma ritidectomia.
- Não há envolvimento de área pré-auricular ou com barba nas incisões.
- Pode ser aplicada durante a ritidectomia tanto primária quanto secundária para o pescoço difícil nos pacientes com ângulo cervicomentoniano obtuso.
- Boa opção para tratar a deformidade da glândula submandibular prolapsada.

Técnica Cirúrgica

Os pacientes deverão obter liberação médica antes de prosseguir com a cirurgia, e a liberação de um especialista, quando necessário. É útil fornecer informações de contato aos pacientes prospectivos sobre outros homens que foram submetidos à cirurgia e consentiram em servir como referência.

O paciente prospectivo pode entrar em contato com eles por telefone e fazer algumas perguntas. Uma vez o paciente pronto para prosseguir com a cirurgia, começa a preparação pré-operatória. Deixar o paciente em ótimas condições para a cirurgia é feito de modo diferente por cirurgiões individuais. É benéfico prescrever arnica para o paciente nos 5 dias pré-operatórios e pedir que ele suspenda qualquer suplemento e medicamentos que afinam o sangue. Além disso, é importante que o paciente se abstenha de fumar por 2 semanas e do álcool por 1 semana antes da operação.

Marcação Cirúrgica

O paciente é marcado na área de espera em posição supina (**Fig. 10.8**). Primeiro é desenhada uma linha média. A seguir, marca-se o contorno da mandíbula e uma linha de 1,5 cm inferior e paralela à borda da mandíbula também é marcada para criar um túnel subcutâneo. A incisão curvilínea submentoniana e a borda inferior da dissecção são marcadas. A borda inferior depende da flacidez do pescoço do indivíduo. Por fim, é marcada a elipse de pele pós-auricular a ser incisada. A extensão dessa elipse, similar à borda inferior da dissecção depende da flacidez da pele no pescoço lateral.

Preparações Cirúrgicas

A elevação do pescoço com sutura de suspensão pode ser realizada com anestesia geral ou local. A preparação do paciente vai diferir levemente, dependendo de ele estar acordado ou não. Se o paciente optar pela anestesia geral, ele receberá antibacterianos profiláticos, profilaxia para trombose venosa profunda e intubação. A mesa é girada em 180° e os braços do paciente são apoiados ao lado do corpo. A área submandibular, a área

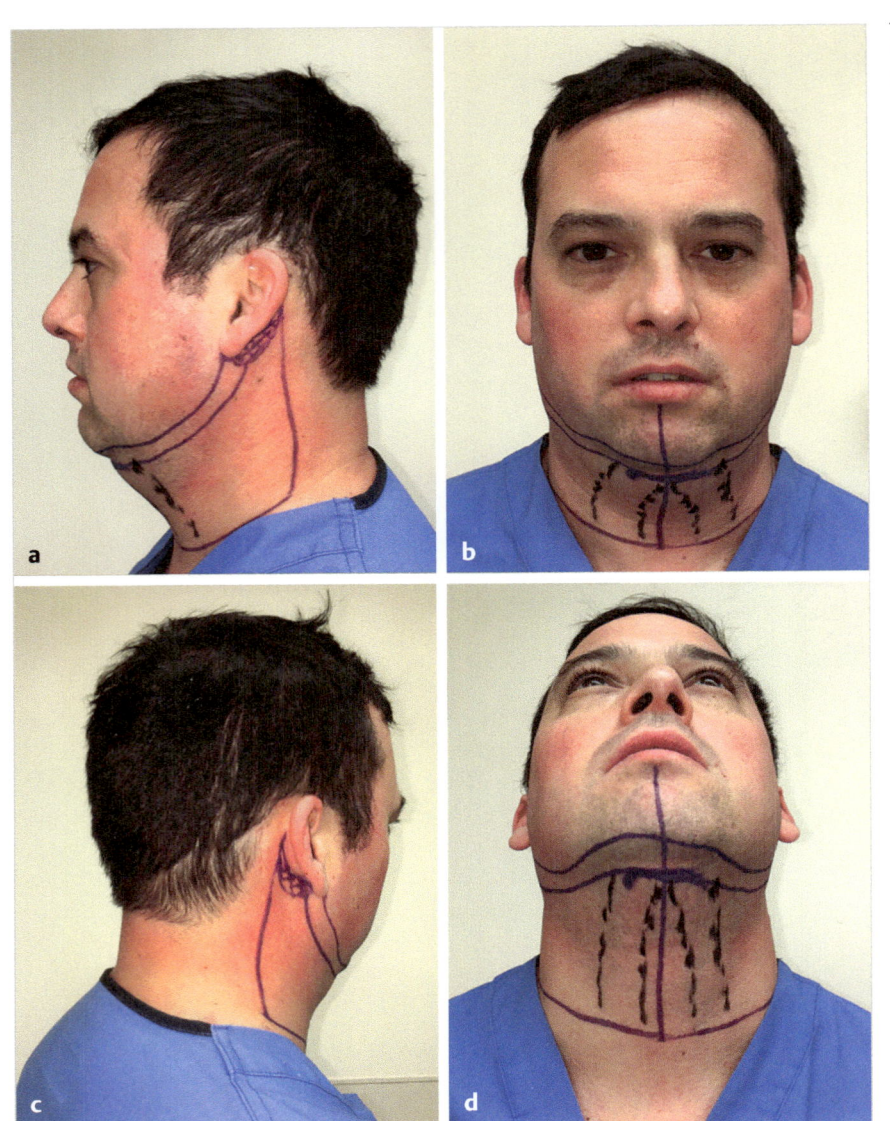

Fig. 10.8 (a-d) Marcação cirúrgica pré-operatória.

pós-auricular e o pescoço inferior recebem infiltração de maneira similar à da ritidectomia com cerca de 75 a 150 mL de cada lado com solução tumescente para um total de 150 a 300 mL (250 mL de soro fisiológico, 50 mL de lidocaína plana a 1% e duas ampolas de epinefrina 1:1.000). O paciente é então preparado de maneira estéril usual e coberto com campos estéreis para cabeça e para o corpo, enquanto o fluido tumescente faz efeito. Os pacientes masculinos podem precisar de mais solução tumescente que as mulheres, por causa do maior suprimento de sangue aos folículos pilosos do pescoço e do músculo mais espesso.

Se o paciente optar pela anestesia local, ele receberá os seguintes medicamentos na área pré-operatória, respectivamente: Zofram 4 mg, Ativan 1 mg, Keflex 500 mg e Percocet 5/325 mg. Esses medicamentos podem ser substituídos se o paciente tiver alergias que impeçam a ingestão de um dos medicamentos originais. Os medicamentos são administrados com 15 minutos de diferença e os sinais vitais são tomados antes de cada novo medicamento ser administrado. O cirurgião injetará a região submentoniana e as regiões pós-auriculares com lidocaína a 1% com epinefrina 15 minutos após a administração do medicamento para a dor. Esses serão os sítios de incisão, assim como os pontos de entrada para a solução tumescente e lipoaspiração. Uma vez a lidocaína fazendo efeito, a solução tumescente será injetada da mesma maneira descrita anteriormente. A seguir, o paciente é transferido para a sala de cirurgia onde será preparado e coberto com campos estéreis. O paciente é alertado para não contaminar o campo estéril enquanto estiver sendo preparado. Os braços são apoiados de cada lado do corpo durante o procedimento.

Lipoaspiração Assistida por Laser

Uma modificação que fiz à elevação de pescoço com sutura de suspensão é a lipoaspiração com *laser*. Nos homens, a área do pescoço tem um suprimento sanguíneo mais rico que nas mulheres por causa da área da barba, com pelos. As vantagens de usar o *laser* incluem contração da pele e menos sangramento, especialmente para um pescoço classe III ou IV. Depois que a solução tumescente fez efeito, a lipoaspiração com *laser* é realizada (**Fig. 10.9a**). Eu uso o *laser* Sciton Joule com ProLipo PLUS e as configurações são uma mistura de 1.064 nm 50% e 1.319 nm 50% a 20 a 24 *watts* (**Fig. 10.9b**). Outros *lasers* poderão ser usados dependendo do nível de conforto do cirurgião com a tecnologia. A chave é ser conservador até que o comando excelente da tecnologia de aspiração a *laser* seja conquistado, por causa do medo de lesionar a pele se a lipoaspiração assistida por *laser* foi exageradamente agressiva. O pescoço é lipoaspirado inicialmente com cânulas espatuladas de 3 a 4-mm e, finalmente, com uma cânula de lipoaspiração espatulada de 4 mm. A área do túnel submandibular é aspirada ao longo da sua superfície dérmica com cânula de 4 mm de frente para a derme. Essa manobra ajuda na promoção da contração da pele nessa área criando uma definição melhor da linha da mandíbula. Áreas específicas como a borda anterior do músculo esternoclidomastóideo, os *jowls* e o ângulo da mandíbula são lipoaspirados no paciente apropriado. A lipoaspiração nunca deverá ser excessivamente agressiva, pois certa quantidade de gordura subdérmica é desejável para manter o pescoço com aparência jovem e não esqueletizado. Alguns pescoços não precisam de nenhuma lipoaspiração. Como regra geral, é melhor aspirar menos gordura do que fazer um procedimento exageradamente agressivo.

Manejo do Músculo Platisma

Uma incisão submentoniana curvilínea na linha média é feita no sulco horizontal e a pele imediatamente cobrindo o músculo platisma é elevada com tesouras para ritidectomia (**Fig. 10.10**). A incisão curvilínea parece cicatrizar melhor que a incisão reta após a contração da

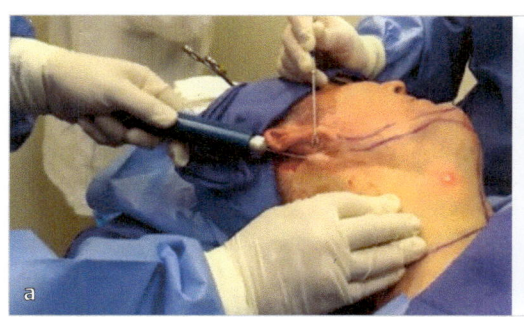

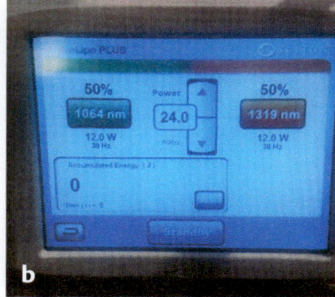

Fig. 10.9 (**a**) Lipoaspiração a *laser* com ProLipo PLUS. (**b**) Configurações de lipoaspiração no *laser* Sciton Joule para elevação de pescoço masculino.

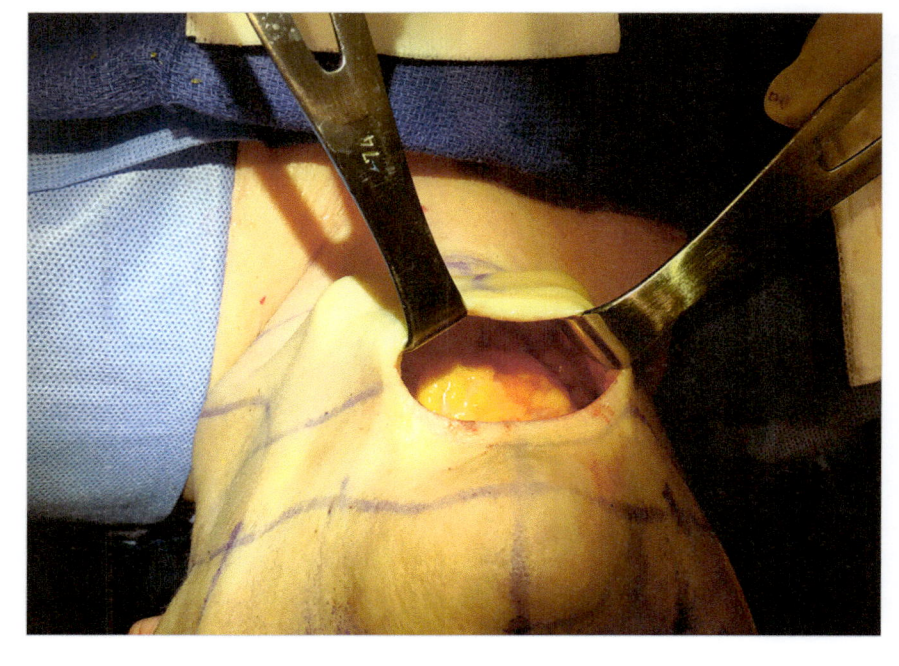

Fig. 10.10 A incisão submentoniana permite a visualização da gordura subplastimal e dos músculos platisma.

cicatriz. O excesso de tecido gorduroso subplatismal é removido mediante visualização direta com retrator iluminado. A borda do platisma na linha média é, às vezes, ressecada, se houver frouxidão significativa, em modelo triangular, e as bordas do platisma são cauterizadas. Bandas proeminentes do platisma são incisadas na transversal por aproximadamente 2 a 3 cm de cada lado da borda do músculo ou sobrepostas na linha média com suturas sepultadas de Prolene 4-0. Essa técnica reaproxima e encurta a largura do músculo platisma, reduzindo assim a largura do pescoço.

Excisão de Pele

A pele pós-auricular de cada lado é identificada e uma elipse de pele é removida desde a área do lóbulo da orelha até o nível médio do sulco pós-auricular (**Fig. 10.11**). Essa manobra elimina a pele redundante do pescoço em uma incisão facilmente escondida e permite melhor acesso à fáscia do mastoide subjacente. A quantidade de pele removida é, com frequência, uma área que causa alguma ansiedade aos cirurgiões menos experientes. Quanto de pele deverá ser removido? A resposta é: não muito! É melhor errar por retirar uma quantidade menor de pele, pois a pele será reposicionada sobre o músculo subjacente. Se a ressecção de pele for demasiada, a cicatriz poderá alargar, e uma deformidade subsequente conhecida como "orelha de duende" ou a necrose da pele pode acontecer. A pele entre a área do mastoide e a área submentoniana é então dissecada para se conectar ao túnel construído previamente na porção anterior do pescoço. Se a quantidade de pele a ser ressecada for significativamente grande, tal como em um paciente com perda de peso maciça, então o paciente deverá ser enfaticamente aconselhado a se submeter a um *face lift* completo. Se ele optar por fazer somente a elevação do pescoço, ele deverá aceitar que, apesar da elevação do pescoço agressiva, deverá ficar ainda alguma pele em excesso, pois esse procedimento tem seus limites em termos de manejo da pele. Além disso, um pescoço total tem muito pouca pele, em vez do contrário, porque quando o ângulo cervicomentoniano é aumentado, e uma concavidade é criada subsequentemente, mais pele será solicitada para preencher esse ângulo mais profundo.

Após a colocação das suturas entrelaçadas e antes do fechamento das incisões, o selante de fibrina é vaporizado embaixo dos retalhos de pele ou drenos são colocados (ver a seção a seguir Colocação de Sutura Entrelaçada). A seguir, as incisões pós-auriculares são fechadas com suturas de Monocryl 3-0 para a derme e Chromic 3-0 para a pele. A incisão submentoniana é então fechada com suturas de Monocryl 3-0 e pontos interrompidos de *nylon* 4-0. Curativos Xeroform e ABD, assim como um envoltório Kerlix, são colocados sobre a pele, junto com uma tira de Velcro por cima da cabeça para suporte.

Colocação da Sutura Entrelaçada (Interlocking Suture)

As suturas entrelaçadas de colchoeiro são o *sine qua non* dessa operação (**Fig. 10.12**). À profundidade desejada para criar um ângulo cervicomentoniano, que

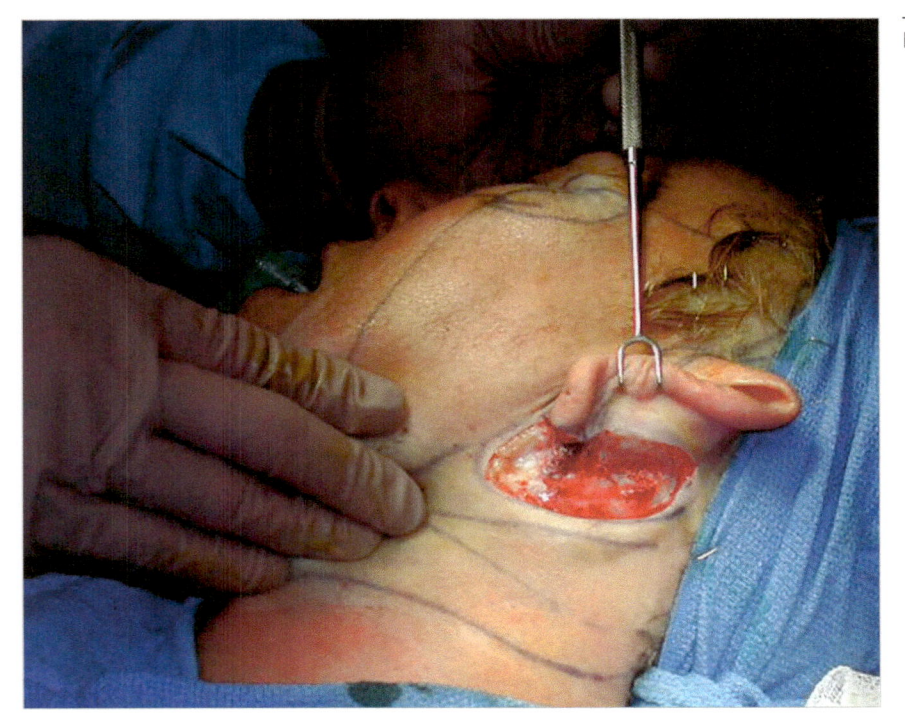

Fig. 10.11 Excisão de pele pós-auricular.

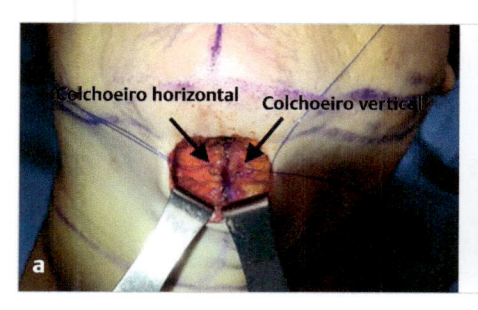

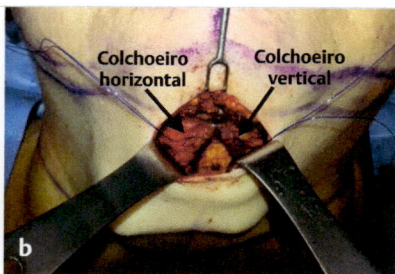

Fig. 10.12 Sutura submentoniana entrelaçada (**a**) antes e (**b**) depois do aperto.

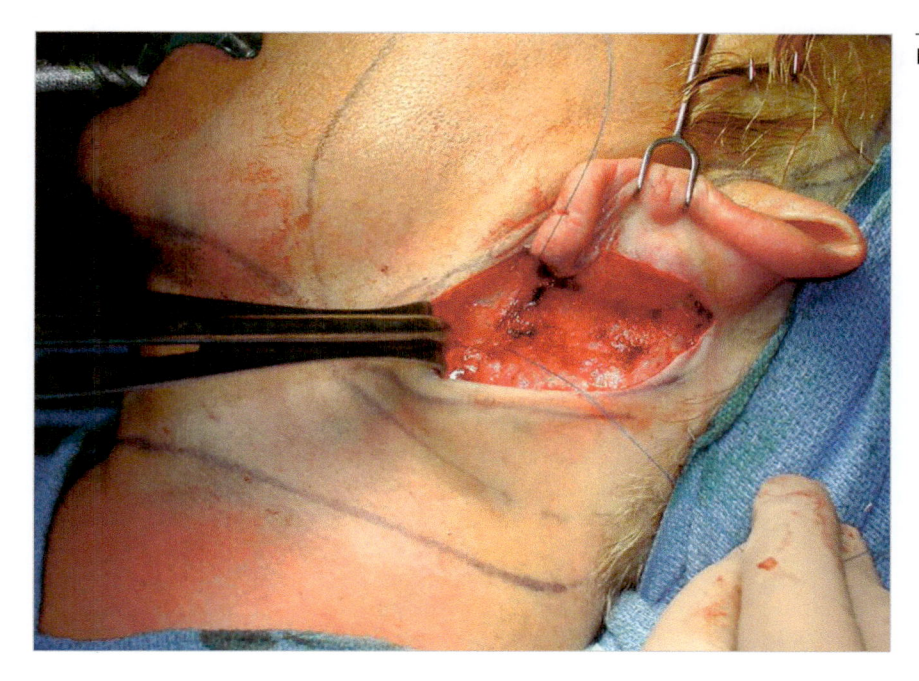

Fig. 10.13 Sutura em alça.

geralmente fica na região do osso hioide, uma sutura de Prolene 0 é colocada em padrão de colchoeiro horizontal, da direita para a esquerda e incluindo ambas as bordas do músculo platisma. Outra sutura similar é colocada da esquerda para a direita em padrão estilo colchoeiro vertical entrelaçando a primeira sutura. As extremidades das duas suturas são exteriorizadas através da incisão submentoniana e as suturas são atadas separadamente com um porta-agulha Webster para evitar o afrouxamento da sutura. Uma pinça hemostática curva e extensa é colocada no sulco pós-auricular saindo pelo túnel na incisão submentoniana. O fio de sutura esquerda é apreendido pelo instrumento e trazido pelo túnel submandibular. A seguir, o fio é suturado profundamente à fáscia do mastoide, enquanto giramos a face do paciente para o lado oposto e a estendemos ao máximo para permitir a mobilidade máxima do pescoço no pós-operatório à medida que o processo de cicatrização evolui. A sutura é então amarrada somente o suficiente para que o músculo platisma seja empurrado para baixo da borda da mandíbula. Da mesma forma, a sutura de colchoeiro vertical é amarrada ao mastoide direito. As suturas de suspensão resultam em uma força de vetor superior e interna que cria o ângulo cervicomentoniano novo e define a borda submandibular. As propriedades inerentes de contração, das partes moles permite que a pele de cobertura se adapte às novas posições do músculo.

Sutura em Alça do Ângulo Submandibular

Nos homens com a linha da mandíbula óssea muito bem definida, as suturas entrelaçadas, como descritas anteriormente, são suficientes. Para melhor definir o ângulo da mandíbula em homem com ângulo mandibular mal definido por causa de gordura, anatomia óssea ou frouxidão muscular, cria-se um ângulo submandibular com "sutura em alça" (Loop Suture)[8] (**Fig. 10.13, Vídeo 10.2**). Essa é uma manobra feita após a realização da lipoaspiração, quando a ressecção da pele estiver concluída, e um túnel subcutâneo executado. Uma sutura em alça envolve fixar a sutura não absorvível de Prolene 0 entrelaçada sob a área do ângulo da mandíbula, na borda anterior do esternoclidomastóideo antes de suturá-la à fáscia do mastoide. Uma vez criada a alça, a sutura é fixa ao periósteo do processo do mastoide. É essencial manter a tensão da sutura entrelaçada moderada. A sutura é colocada em cada lado da fáscia do mastoide enquanto a face do paciente é estendida para o lado oposto e na extensão máxima.

> **Vídeo 10.2** Sutura em alça.
>
> https://www.thieme.de/de/q.htm?p=opn/tp/299620101/978-1-62623-880-0_c010_v002&t=vídeo

A sutura em alça do ângulo cria um resultado mais natural e anatomicamente agradável (**Fig. 10.14**). Além disso, ela cria um "mecanismo de dobradiça" que reduz a tensão da sutura, especialmente quando o paciente gira o pescoço lateralmente. Isso elimina a chance de correção exagerada e a sensação de aperto que uma pequena porcentagem de pacientes experimentou antes da instalação dessa modificação técnica.

Selante de Fibrina para Tecidos

Para melhorar a fase de recuperação da técnica de sutura de suspensão, pode ser usado um selante de fibrina para tecidos, que é aplicado no túnel subcutâneo em vez de drenos cirúrgicos.[7] Eu uso o selante de fibrina para tecidos Tisseel, pronto para usar, por causa da facilidade de uso e de resultados confiáveis. Os objetivos do selante são, a saber:

- Eliminar o espaço morto e evitar seromas/hematomas.
- Auxiliar o processo de cicatrização ao reduzir a tensão nos sítios de incisão.
- Reduzir o edema.
- Promover a hemostasia.
- Eliminar o enrugamento ou ondulação da pele após a cirurgia.

Aplicação do Selante de Fibrina

Uma vez obtida a hemostasia, aplica-se o selante de fibrina. Na mesa ao lado o selante de fibrina é preparado simultaneamente ou reconstituído em duas seringas separadas. Uma seringa contém o concentrado de proteína seladora em pó misturado com a solução inibidora de fibrinólise para fazer a solução Tisseel. A outra seringa contém a trombina humana, que é liofilizada e misturada com solução de cloreto de cálcio para formar a solução de trombina. Uma vez realizada a reconstituição, o selante de fibrina Tisseel deve ser usado dentro de quatro horas.

As duas seringas são montadas em um aplicador Duploject (**Fig. 10.15a**). O selante de fibrina é então aplicado como um *spray* simultaneamente nos bolsos em camadas finas por 1 minuto, o tempo exigido para o selante líquido ser ativado (**Fig. 10.15b**). Aplica-se pressão manual suave sobre a pele do pescoço, com os dedos do cirurgião espalhados suavemente sobre todo o pescoço para prevenir o acúmulo do selante de fibrina em qualquer área determinada. Esse acúmulo pode resultar em necrose da pele de cobertura, hematomas, seromas ou enrugamento da pele, causado pela interrupção do suprimento vascular para a derme de cobertura. A pressão é aplicada durante 3 minutos, o tempo exigido para o selante de fibrina solidificar. As complicações potenciais do passado de ondulação ou coleções de fluido são evitadas porque os retalhos de pele aderem imediatamente aos tecidos subjacentes. As incisões são então fechadas e os curativos são aplicados.

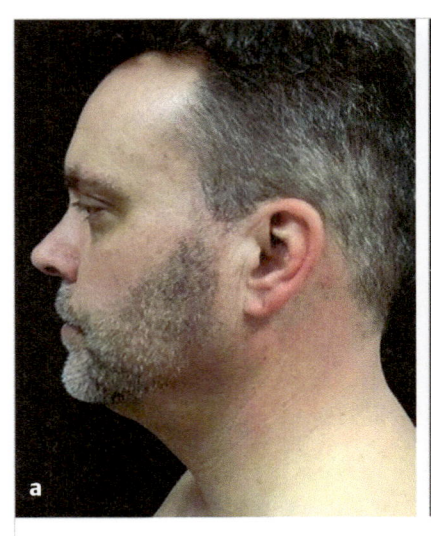

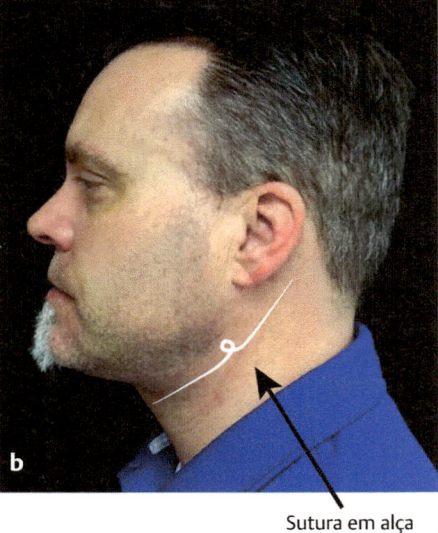

Fig. 10.14 (**a**) Antes e (**b**) depois da elevação do pescoço com sutura de suspensão ilustrando a sutura em alça.

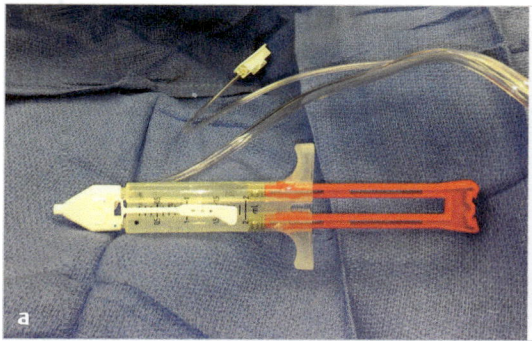

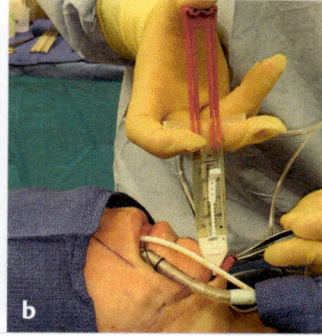

Fig. 10.15 (**a**) Selante de fibrina para tecidos antes da aplicação. (**b**) Aplicação do selante de fibrina durante elevação de pescoço com sutura de suspensão.

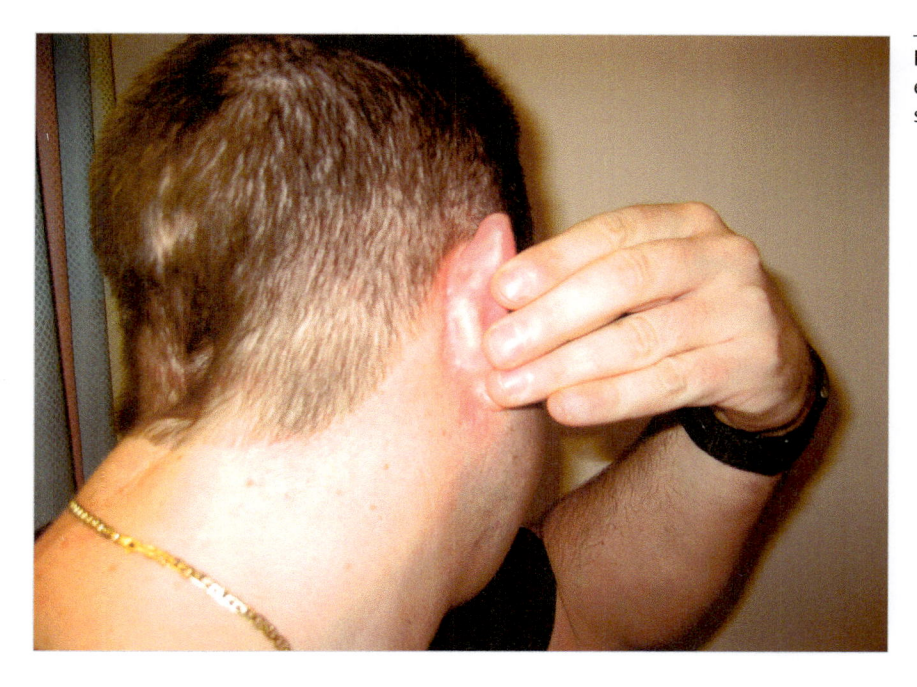

Fig. 10.16 Cicatriz pós-auricular de elevação de pescoço com sutura de suspensão.

Cuidados Pós-Operatórios

Os cuidados pós-operatórios são mínimos. Os pacientes são mantidos com medicamentos orais para dor e náusea durante 3 a 5 dias e antibacterianos por uma semana, e são instruídos para manter a cabeça elevada durante a noite. Os drenos e os curativos originais são removidos em 24 a 48 horas após a cirurgia. Os pacientes masculinos são aconselhados a não fazer a barba durante 7 a 10 dias após a operação a fim de evitar trauma aos retalhos do pescoço. Os pacientes são instruídos para reassumir as atividades diárias em 2 ou 3 dias, mas manter suspensas as atividades extenuantes, incluindo exercícios, por 3 a 4 semanas. Os homens também precisam ser aconselhados a repousar após a cirurgia para evitar complicações precoces, como hematomas, especialmente aqueles com hipertensão arterial subjacente. Os homens tendem a se mostrar mais impacientes que as mulheres após a cirurgia e são mais propensos a retornar às atividades de alta energia prematuramente. Gostamos de seguir os pacientes no dia 1, 1 semana, 1 mês, 3 meses, 6 meses e 1 ano após a operação e recomendamos a eles que aguardem a cicatrização gradual e os resultados em cerca de 6 a 12 meses. As cicatrizes geralmente cicatrizam muito bem e ficam escondidas na região submentoniana, que podem, ainda, ser mais camufladas com a barba e atrás das orelhas (**Fig. 10.16**). Recomendamos aos pacientes a aplicação de silicone gel nas cicatrizes começando 4 semanas depois da operação e durante 6 a 12 meses. Quanto mais tempo passar desde a cirurgia, o melhor será a aparência das cicatrizes.

Abordando os Seis Pontos Básicos

É importante explorar cada aspecto anatômico do pescoço e abordar cada um deles individualmente, para obter a percepção geral de um pescoço jovem e esteticamente agradável.[8] São vários os fatores que contribuem para a perda da forma e do contorno do pescoço. Essas alterações anatômicas são o resultado da perda do tônus das fibras elásticas da derme, que estão associados à frouxidão da pele, ptose das partes moles do pescoço e do queixo, formação de bandas dos músculos platisma na região anterior do pescoço, assim como o apagamento da borda anterior do esternoclidomastóideo. Outras transformações incluem alterações na deposição de gordura, reabsorção óssea e protrusão da glândula mandibular. Além disso, a coluna cervical entra em colapso durante o processo de envelhecimento. Isso, em essência, não só encurta a altura do pescoço, como também é subsequentemente responsável por aumentar a largura na dimensão anterior do pescoço.

Os pontos anatômicos essenciais usados clinicamente ao se avaliar e tratar por cirurgia o pescoço envelhecido são os seguintes (**Fig. 10.17a**):

1. Profundidade do ângulo cervicomentoniano (**Fig. 10.17b**).
2. Definição da borda mandibular (**Fig. 10.17c**).
3. Definição do ângulo mandibular (**Fig. 10.17d**).
4. Proeminência da dobra labiomandibular (*jowl*) (**Fig. 10.17e**).
5. Proeminência do mento (**Fig. 10.17f**).
6. Largura do pescoço (**Fig. 10.17 g**).

Exemplos de Casos

Nos últimos 16 anos de prática particular, realizamos elevações de pescoço em homens com idade variando do início dos 30 anos até o final dos 70 anos. Alguns homens se submeteram a procedimentos complementares simultaneamente, como ritidectomias, implantes

Fig. 10.17 (**a**) Os seis pontos-chave a considerar quando se avalia um pescoço. (**b**) Profundidade do ângulo cervicomentoniano. Essa deficiência é corrigida (1) ajustando-se a tensão das suturas de suspenção entrelaçadas; (2) removendo-se a gordura sob o platisma; (3) suturando-se os músculos digástricos juntos e (4) cortando-se, transversalmente, as bordas do platisma. (**c**) Definição da borda mandibular. Essa deficiência é corrigida por (1) lipoaspiração com *laser* acima e abaixo da borda mandibular; (2) enxertia de gordura na borda mandibular e (3) preenchedores de longa duração com Radiesse. (**d**) Definição do ângulo mandibular. Essa deficiência é corrigida por (1) elevação com sutura em alça do SMAS; (2) enxertia de gordura nos músculos masseteres; (3) preenchedores de longa duração e (4) aumento aloplástico do queixo. (**e**) Proeminência do sulco labiomandibular. Esta deformidade é corrigida por (1) lipectomia com *laser* por abordagens submentoniana e pós-auricular; (2) enxertia de gordura de camuflagem; (3) liberação do músculo abaixador do lábio e (4) *Silhouette InstaLift*. (**f**) Proeminência do mento. Essa deficiência é corrigida por (1) aumento aloplástico do queixo; (2) enxertia de gordura no queixo e (3) preenchedores de longa duração como o Radiesse. (**g**) Largura anterior do pescoço. Essa deformidade é corrigida por (1) ressecção e avanço medial do músculo platisma ao longo de toda a extensão do pescoço; (2) superposição dos músculos platisma na linha média e (3) lipectomia com *laser* de gordura subcutânea proeminente.

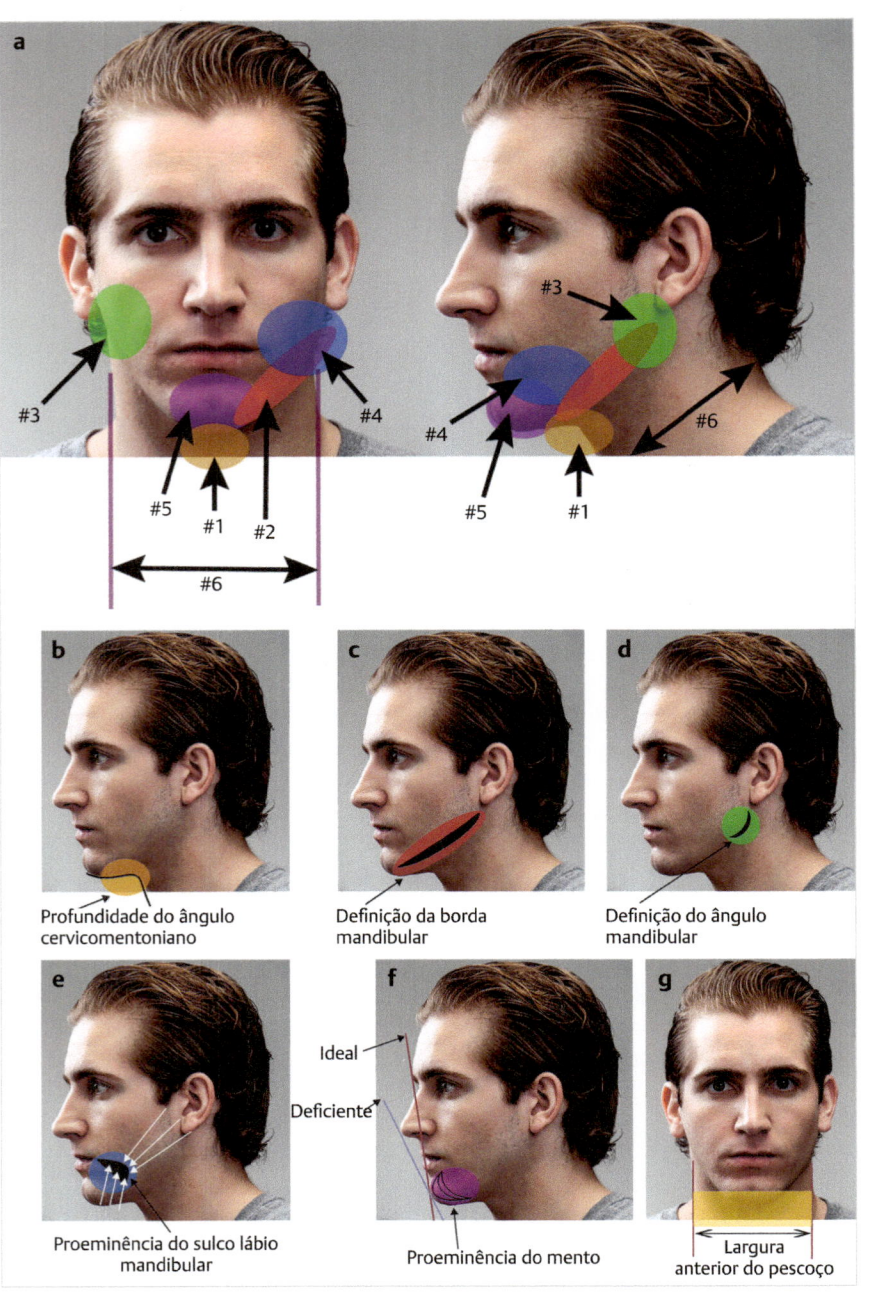

de queixo, enxertia de gordura ou blefaroplastias (**Figs. 10.18 a Fig. 10.20**). O tempo de recuperação, o tempo necessário para retornar às atividades da vida diária e estar cosmeticamente imperceptível foi reduzido a apenas alguns dias. O tempo total de recuperação demanda 6 a 12 meses para permitir que a contração das partes moles atinja seu ótimo estado e para que a resolução satisfatória do edema esteja completa.

Caso nº 1: Elevação de Pescoço com Aumento do Queixo (Fig. 10.18)

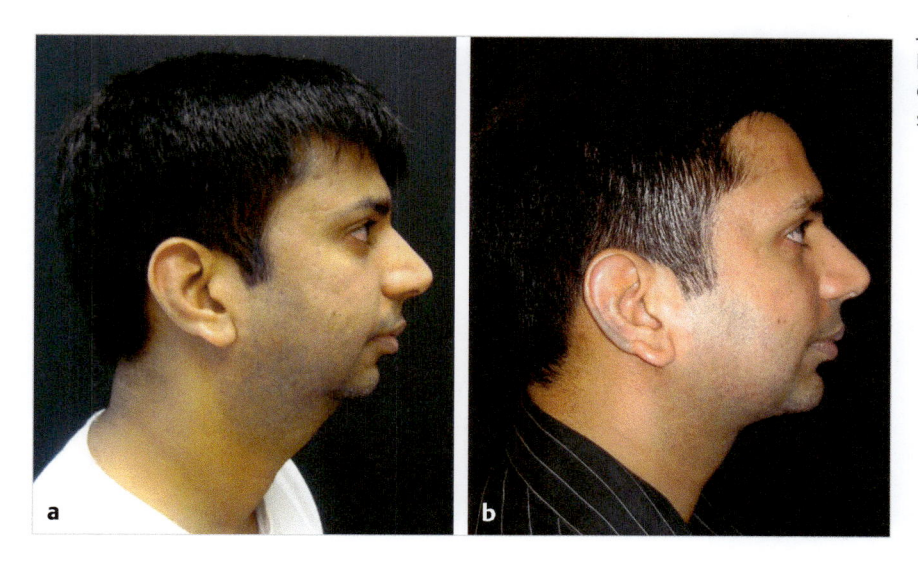

Fig. 10.18 (**a**) Antes e (**b**) depois de elevação do pescoço com sutura de suspensão com aumento do queixo.

Caso nº 2: Elevação do Pescoço e Enxertia de Gordura Facial (Fig. 10.19)

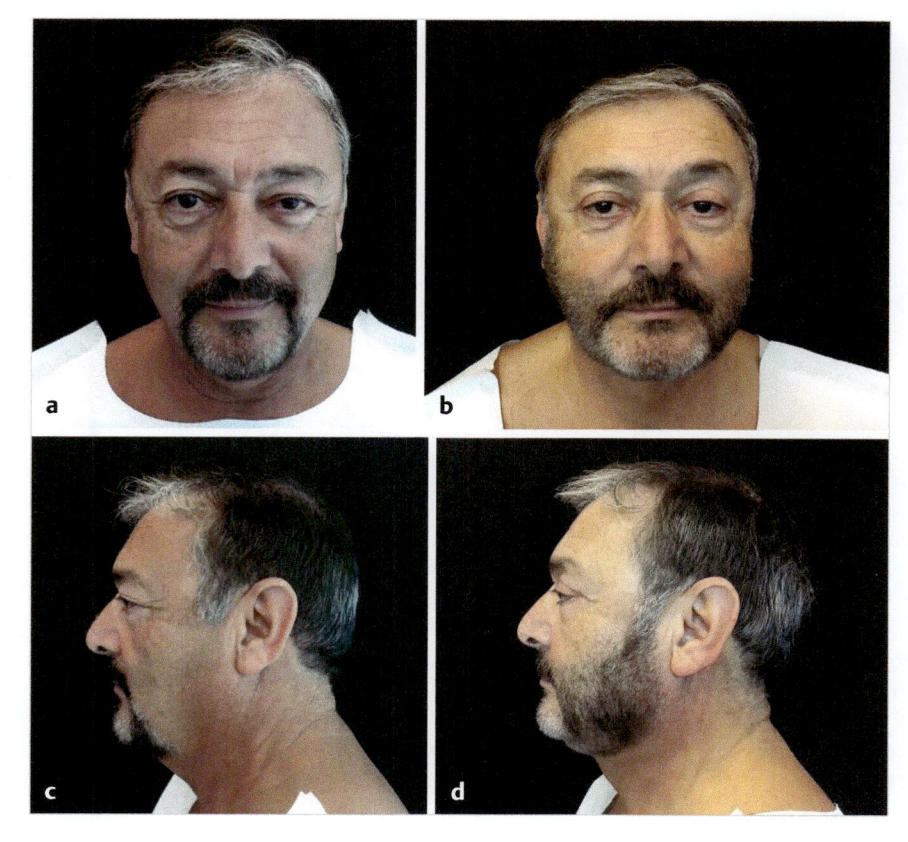

Fig. 10.19 (**a,c**) Antes e (**b,d**) depois de elevação do pescoço com sutura de suspensão e enxertia de gordura facial.

Caso nº 3: Elevação do Pescoço e Blefaroplastia Superior (Fig. 10.20)

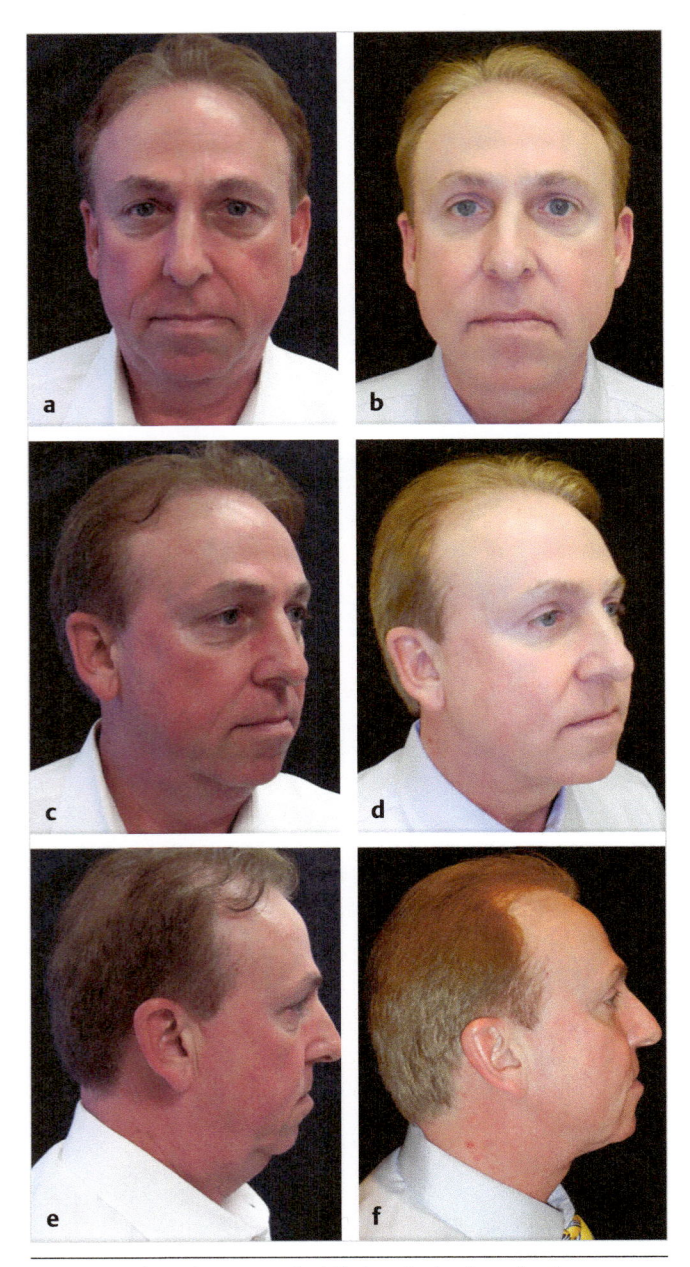

Fig. 10.20 (a,c,e) Antes e **(b,d,f)** depois de elevação do pescoço com sutura de suspensão e blefaroplastia superior.

Manejo das Complicações

Meus índices de complicação têm sido de aproximadamente 7% para complicações leves como deiscência da ferida, hipertrofia da ferida demandando injeções de esteroides, hematomas ou seromas que se resolveram espontaneamente, cicatrizes alargadas, irregularidades da pele, infecções menores e suturas excessivamente apertadas ou suturas mal apertadas. O índice de complicações que levou à reoperação tem sido de 3%, incluindo evacuações de hematoma, lipoaspiração complementar ou aperto de sutura e mais ressecção de pele, principalmente nos homens que optaram por elevação de pescoço quando teriam sido melhores candidatos à ritidectomia. Nenhum caso de óbito ou de complicações graves em longo prazo foi registrado em minha população masculina com elevação de pescoço.

Discussão sobre Complicações em Potencial

É muito importante examinar em detalhes os riscos de uma elevação de pescoço e compará-los àqueles da ritidectomia, assim como o rejuvenescimento não cirúrgico, como Ultherapy, Kybella, CoolSculpting e preenchedores para a linha da mandíbula e do queixo. Eu discuto com meus pacientes os riscos de hematomas, seromas, necrose da pele, cicatrizes feias, dano a um nervo, desconforto inicial em decorrência de aperto, assimetria, resultados não satisfatórios e o potencial para uma cirurgia de revisão. Para conseguir que os pacientes se envolvam nos cuidados, devemos torná-los ativos participantes que podem identificar uma complicação e alertar oportunamente o cirurgião para tratamento. Por exemplo, é mais eficaz explicar ao paciente o porquê de o tabagismo aumentar o índice de complicações, em vez de pedir a eles que parem de fumar antes da cirurgia. Após o procedimento, os fumantes podem desenvolver isquemia da pele pós-auricular ou necrose, quando a pele está sob tensão significativa. Evitar a cirurgia até que o paciente esteja sem fumar por pelo menos 2 semanas antes e 2 semanas após a cirurgia pode ajudar a reduzir o índice de complicações causadas pelo fumo.

Planejar a Cirurgia para Evitar Complicações

A elevação de pescoço pode ser um procedimento relativamente direto com baixo índice de complicações, mas a atenção aos detalhes é fundamental. O primeiro passo é desenhar as marcações corretamente. Quanto maior a área de superfície dissecada, mais edema, equimose e a chance de uma coleção de fluido após a cirurgia. As bordas inferior e lateral da dissecção deverão ser apenas tão amplas e baixas quanto a gordura a ser lipoaspirada e pele flácida a ser tensionada.

Manejo da Pele para Evitar Complicações

A quantidade de pele pós-auricular a ser removida é muito importante. Se houver muita pele a ser excisada, será difícil fechar as incisões sem colocar o pescoço sob tensão significativa. Se a porção excisada não for suficiente, a flacidez do pescoço não será completamente corrigida. A atenção ao volume de pele excisado e ao vetor de tração para os retalhos bilaterais do pescoço é importante de modo que a linha do cabelo, em sua nova localização, não terá aparência artificial. É melhor errar por retirar menos pele inicialmente e, no fechamento, ressecar mais pele se necessário. Além disso, as modalidades pós-operatória como *laser* e Ultherapy podem ser usadas para contrair ou melhorar a qualidade da pele após a cirurgia.

Manejo da Gordura para Evitar Complicações

Se um pescoço tem quantidade pequena de gordura, a lipoaspiração pode causar mais dano que benefício. Não é necessário lipoaspirar ou dissecar a base anterior do pescoço se ele não se mostrar frouxo, ou se ele tiver um volume normal de tecido adiposo. Isso pode criar uma aparência irregular da pele e a aparência esquelética e não atraente do pescoço. Igualmente importante é não aspirar a base lateral do pescoço. Geralmente isso não é necessário e pode aumentar o risco de hematoma em uma área onde a camada adiposa é fina e a pele adere ao músculo esternoclidomastóideo subjacente. Uma cânula espatulada de 3 ou 4 mm pode dar bons resultados em termos de facilidade de lipoaspiração e regularidade de contorno. Para melhorar a borda mandibular e reduzir o *jowl* é importante lipoaspirar, tanto por cima quanto por baixo da borda mandibular, deixando uma faixa de gordura subcutânea ao longo da borda óssea mandibular para destacar essa borda. Essa manobra acentuará o ângulo e criará uma linha de mandíbula forte e esteticamente agradável que é especialmente desejável nos homens. Não tivemos qualquer lesão clinicamente significativa do nervo marginal mandibular com essa técnica. É essencial que a ressecção da gordura pré-platismal na linha média não seja excessiva, pois isso pode levar a uma aparência oca do contorno medioanterior do pescoço, difícil de corrigir.

Manejo do Platisma para Evitar Complicações

É importante suturar as bordas do platisma na linha média com suturas permanentes sepultadas, com Prolene 3-0. Em uma elevação de pescoço secundária, as bordas do platisma às vezes se mostram cicatrizadas e a anatomia não está bem delineada. É preciso cuidado para não suturar os músculos digástricos acidentalmente. Se forem usadas suturas absorvíveis, a tensão poderá permitir que os músculos se separem quando as suturas se dissolverem. Essa ação resulta em perder o efeito de aperto que as suturas da linha média tinham criado para estreitar a largura do pescoço. Segundo, ao suturar as duas bordas mediais do platisma, as "pegadas" da sutura não deverão ser tomadas muito espaçadas, e por isso amontoando o platisma na linha média e criando uma crista não desejável, que as pessoas sentirão mais tarde e não ficarão satisfeitas com isso. Terceiro, é importante permitir que a sutura de suspensão com Prolene semelhante a um ligamento artificial seja apertada em uma posição firme, mas não muito apertada, para evitar que os pacientes se queixem de uma sensação de aperto ou de asfixia. Um paciente pode conviver com um resultado menos que perfeito, mas músculos de pescoço muito apertados são doloridos e criam desconforto duradouro.

Além disso, a sutura de suspensão precisa ser colocada dentro da fáscia do mastoide, cerca de um dedo à frente do sulco pós-auricular, onde o mastoide se mostra abaulado, e não muito abaixo no mastoide para se obter um contorno ideal do pescoço. Por fim, é importante enterrar os nós da sutura Prolene na região pós-auricular com suturas absorvíveis de cobertura, onde as duas extremidades da sutura de suspensão ficam amarradas à fáscia do mastoide para formar uma tipoia artificial. Se o cirurgião não enterrar as suturas, os nós na região pós-auricular criarão duas massas atrás das orelhas do paciente que causarão preocupação, irritação ou erosão pela pele.

Selante de Fibrina para Evitar Complicações

Após pulverizar o selante, aplica-se pressão manual suave e uniforme com os dedos do cirurgião espalhados por todo o pescoço por 3 minutos para prevenir o acúmulo de selante de fibrina em qualquer área e possível necrose da pele de cobertura. Não é recomendável pulverizar mais do que a quantidade estabelecida de 2 a 3 mL, porque com isso aumenta a possibilidade de formação de acúmulos do selante. Além disso, em nossa experiência, é importante que o assistente esteja bem familiarizado na preparação de selante de fibrina. Se o selante de fibrina não for adequadamente preparado, poderá solidificar e tornar-se inútil. Se o cirurgião tiver dúvidas sobre o trabalho do selante, ele deverá usar drenos JP.

Colocação de Curativo para Evitar Complicações

Uma vez obtido o contorno desejado (**Fig. 10.21**) um curativo cirúrgico será aplicado. Esse curativo será removido 1 dia depois da cirurgia e substituído por uma atadura de pescoço. Os curativos não deverão ser muito apertados, caso contrário poderá ocorrer necrose da região submentoniana onde a pele foi dissecada. O ideal é

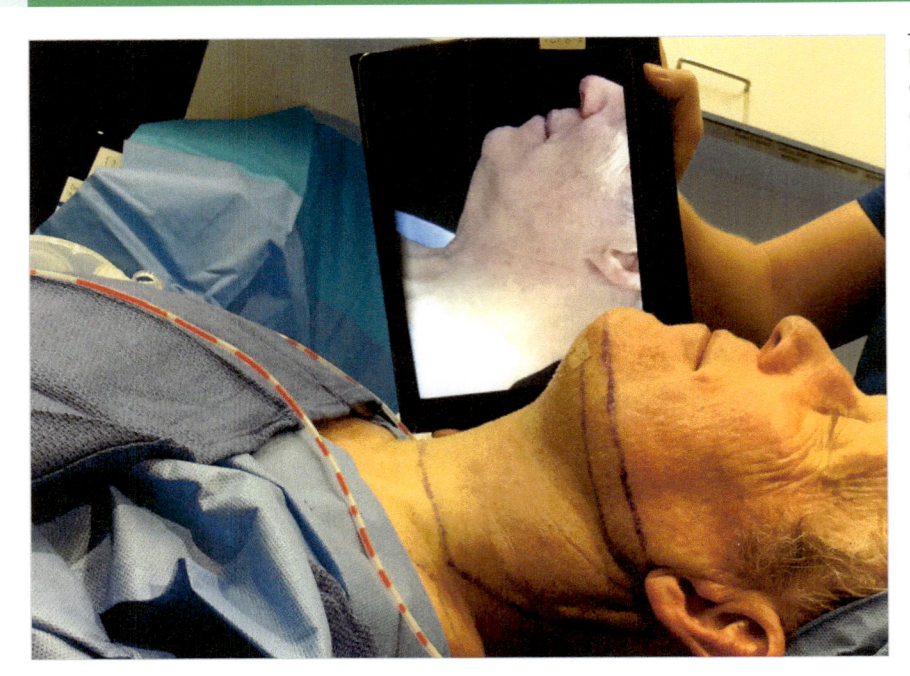

Fig. 10.21 Imagens imediatas de antes e depois de paciente submetido à elevação do pescoço com sutura de suspensão mediante anestesia local com melhoria do contorno do pescoço.

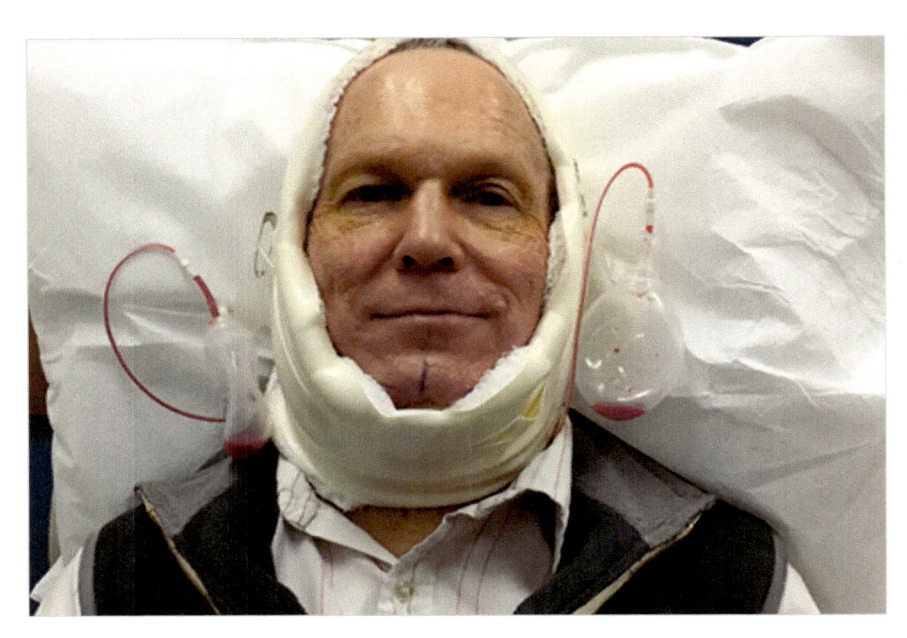

Fig. 10.22 Curativo pós-operatório imediato com drenos JP.

colocar dois dedos confortavelmente entre os curativos e a pele ao final do procedimento (**Fig. 10.22**).

Complicações em Potencial

Complicações menores, como uma pequena deiscência do ferimento, têm sido tratadas de modo conservador, com troca de curativos e pomada antimicrobiana tópica com resolução satisfatória.

Manejo de Hematomas ou Seromas

Desde que o selante Tisseel foi introduzido, o índice de hematoma está em menos de 1%. No caso de um hematoma pós-operatório imediato, a drenagem é o tratamento escolhido. Se o hematoma se formar mais tarde, então o julgamento cirúrgico deverá ser exercitado. O paciente pode ser levado de volta para a sala de operações para drenagem, aspirado no consultório ou observado, dependendo do tamanho do hematoma e dos sintomas. Seromas são usualmente aspirados no consultório.

"Aperto no Pescoço" Prolongado

É normal que as pessoas comentem sobre aperto no pescoço inicialmente como resultado da plicatura do platisma e da sutura de suspensão. Se a sensação de aperto persistir e for excessiva, então isso pode ser facilmente aliviado com uma pequena incisão pós-auricular, com o paciente sob anestesia local, identificação da sutura de suspensão, corte de uma extremidade e remoção da outra extremidade. Isso aliviará a sensação de aperto, mas resultará, também, em leve redução na definição ao longo do ângulo cervicomentoniano e bordas mandibulares. Executamos esse procedimento em apenas três pacientes em 16 anos, uma vez por causa de uma sutura legitimamente com aperto excessivo, com sintomas diminuindo logo após a cirurgia, quando o edema se resolveu. A segunda e terceira ocasiões foram porque os sintomas eram de natureza semelhante e psicológica, e a remoção das suturas não resolveu nada. Em nossa experiência, se um paciente começa a se queixar de aperto no pescoço, dor, desconforto ou dificuldade para engolir mais de 1 ano após a cirurgia, o problema provavelmente não está relacionado com a sutura de suspensão.

Contraturas Prolongadas da Pele

Esse quadro tem mais probabilidade de acontecer com a cicatriz pós-auricular, pois a borda de pele superior da incisão é mais curta que a da borda de pele inferior, como resultado da incisão elíptica da pele. Isso pode resultar em pele agrupada, inicialmente. Se a cicatriz deve ser mantida pós-auricular e não se estender anteriormente, essa é uma das marcas registradas da técnica de elevação de pescoço com sutura de suspensão, então esse resultado precoce é evitável por não ser excessivamente zeloso quando excisar a pele pós-auricular. Se a cicatriz for hipertrófica, então injeções de Kenalog podem ser usadas, assim como massagem da cicatriz. O tempo também suaviza as cicatrizes.

Assimetria da Boca

Esse quadro pode ser o resultado de neuropraxia de nervo mandibular marginal, de edema ou de tensão sobre o músculo platisma, criando uma depressão temporária nos cantos da boca para pacientes que possuem conexão platisma-depressor dos lábios em sua anatomia muscular (< 1% de todos os pacientes). Essa condição geralmente se resolve em 2 ou 3 meses após a cirurgia.

Considerações Especiais em Elevação de Pescoço com Sutura de Suspensão

Após compreender os fundamentos de uma elevação de pescoço com sutura de suspensão, é importante abordar as situações específicas em que essa técnica pode ser usada. Os princípios básicos de manuseio dos seguintes tipos de operação de elevação de pescoço serão discutidos:

- Elevação de pescoço secundária.
- Ritidectomia com elevação de pescoço com sutura de suspensão.
- Elevações de pescoço após perda de peso significativa.

Além disso, para uma operação de elevação de pescoço levar a ótimos resultados, algumas técnicas auxiliares reforçarão os resultados dessa elevação:

- Enxertia de gordura.
- Manejo de glândula submandibular.
- Aumento do queixo.

Elevação de Pescoço Secundária

O paciente com resultados não satisfatórios de uma elevação de pescoço anterior pode ser um bom candidato para uma segunda elevação de pescoço. O processo de envelhecimento e a gravidade podem ser outras razões para a insatisfação. Pacientes submetidos à ritidectomia nos anos anteriores podem-se apresentar no consultório do cirurgião com fotografias de um resultado satisfatório logo após o procedimento, mas não estão mais felizes. Eles também podem ser candidatos à elevação de pescoço secundária. Esse procedimento pode ser realizado para melhorar o resultado de uma elevação primária de pescoço ou de uma ritidectomia. O candidato ideal para uma elevação de pescoço secundária, após a ritidectomia, é aquele que conseguiu áreas esteticamente agradáveis no terço médio da face e no *jowl*, mas que está infeliz com o contorno do pescoço.

As condições comuns que levam à elevação do pescoço secundária são:

- Pele do pescoço em excesso ou em descenso.
- Músculo platisma em descenso na linha média (com ou sem plicatura muscular).
- Tecido adiposo em excesso (ou porque a lipoaspiração não foi feita inicialmente ou porque o paciente engordou).

Aconselhamento ao Paciente

Na consulta pré-operatória com o paciente é essencial que sejam determinadas as expectativas dele e as razões para a insatisfação com a primeira intervenção. É importante reforçar que a elevação do pescoço não é uma ritidectomia; ela tem limitações quando se considera o terço médio da face e o rejuvenescimento do *jowl*. As limitações que causaram a insatisfação do paciente com a primeira elevação de pescoço podem não ser abordadas com uma segunda elevação de pescoço e podem demandar a ritidectomia.

Considerações Técnicas

Uma elevação de pescoço secundária é mais desafiadora de várias formas. Pode ser mais difícil discernir a anatomia, por causa da operação anterior. É mais difícil dissecar a pele por causa da falta de tecido adiposo, o que pode tornar mais provável a formação de "botoeiras" pela pele.

No tempo entre o procedimento inicial de rejuvenescimento do pescoço e a segunda elevação do pescoço, podem ter ocorrido diferenças anatômicas como aumento no tecido adiposo, reabsorção óssea e frouxidão da pele ou do músculo, que deverá ser tratada com lipoaspiração ou excisão direta. Se tiver ocorrido prolapso das glândulas submandibulares, ou se elas não tiverem sido abordadas no primeiro procedimento, recomenda-se realizar a suspensão dessas glândulas. Mais usualmente, existe excesso de pele que deverá ser removido.

Em uma elevação de pescoço com sutura de suspensão, a durabilidade dos resultados depende da sutura, ou seja, o ligamento artificial que se estende entre a fáscia do mastoide em ambos os lados. Essa sutura é permanente e não muda de posição nem migra com o tempo. Pode-se obter melhora significativa em uma segunda elevação de pescoço executando-se um procedimento de suspensão de sutura, se isso não foi conduzido inicialmente.

Revisão de Elevação de Pescoço com Sutura de Suspensão

Se um paciente submetido a um procedimento de elevação de pescoço com sutura de suspensão está incomodado pelo excesso de pele remanescente, o problema pode ser ou porque a excisão inicial não foi suficientemente agressiva ou porque a frouxidão da pele criou excesso de pele com o passar do tempo. Nesse paciente, as incisões iniciais de elevação do pescoço foram usadas e a lipoaspiração será aplicada, se necessário. A pele é então elevada e a quantidade apropriada de pele é excisada. Se a área dissecada for significativa, pode-se usar o selante de fibrina. A sutura da suspensão deverá estar intacta e não precisará de revisão.

Em alguns poucos casos, a gordura sob o músculo platisma foi excisada com excesso e o paciente acabou ficando com uma concavidade na região submentoniana. Para a correção, ou a enxertia de gordura ou o reaperto dos músculos na linha média deverão ser realizados, dependendo da gravidade.

Ritidectomia e Elevação de Pescoço com Sutura de Suspensão

A elevação do pescoço com sutura de suspensão provou ser uma ferramenta muito importante no manejo do pescoço quando se realiza a ritidectomia, por conta da versatilidade dessa técnica e a facilidade de ajuste a diferentes tipos de pescoço. Frequentemente combinamos a elevação de pescoço com sutura de suspensão com ambas as ritidectomias primária e secundária. A avaliação e a decisão de realizar uma elevação de pescoço com sutura de suspensão junto com a ritidectomia devem ser individualizadas para cada paciente.

Incisão

Ao combinar ritidectomia e elevação de pescoço com sutura de suspensão, a incisão posterior do pescoço é efetuada e continuada ao redor dos lobos da orelha inferiormente, progredindo para cima, superiormente, ao longo da área pré-trago e terminando no aspecto superior anterior da orelha ou estendendo-se mais alto na têmpora, se um procedimento de elevação temporal deve ser realizado. Se a frouxidão do pescoço for leve a moderada não será necessário estender a incisão posterior na linha do cabelo.

Dissecção

As técnicas de ritidectomia são numerosas e a discussão sobre qual se aplicar está fora do escopo deste capítulo. Preferimos, primeiro, executar a lipoaspiração do pescoço, se necessária. A seguir elevamos os retalhos de pele da face e do pescoço. Então, realizamos a elevação do pescoço com sutura de suspensão em ritidectomia aberta. Além disso, executamos uma excisão parcial do sistema musculoaponeurótico superficial (SMAS) e plicatura, dependendo da frouxidão do SMAS e do músculo e, por fim, ressecamos o excesso de pele e fechamos os retalhos de pele.

Plicatura do Platisma

É mais fácil executar a plicatura do platisma com a elevação da pele que oferece mais visibilidade, em oposição à elevação limitada em uma elevação de pescoço. O manejo do pescoço em uma ritidectomia é comparável ao seu manejo em uma elevação de pescoço com sutura de suspensão, como anteriormente discutido.

Selante de Fibrina

O selante de fibrina pode ser usado em uma ritidectomia completa, em oposição aos drenos. O produto é aplicado como um *spray* embaixo dos retalhos do pescoço primeiro até solidificar e, então, aplicado como *spray* na região facial (sob os retalhos de pele das bochechas e descendo para o *jowl*). Essa abordagem de dois passos dá ao cirurgião o controle das áreas aplicadas e permite que o selante de fibrina solidifique em uma abordagem sistemática.

Risco Aumentado em Pacientes com Perda de Peso Maciça

As elevações de pescoço realizadas em pacientes com perda de peso maciça fazem parte essencial do manejo do excesso de pele resultante da perda rápida de peso. Para operar um paciente que tenha passado por cirurgia bariátrica, é preciso que se tenha o conhecimento completo da história clínica desse paciente. Alterações clínicas, incluindo a eliminação de certas doenças, ocorrem após o paciente se submeter a uma operação de desvio gástrico, com a consequente perda de peso maciça. As alterações físicas que ocorrem são, essencialmente, uma troca de um corpo grande por excesso de pele, e algumas condições clínicas podem surgir, como:

- Anemia.
- Má nutrição (albumina baixa).
- Frouxidão de pele significativa.
- Redução em suprimento sanguíneo aos tecidos.
- Atenuação da fáscia.

Esses fatores de risco aumentam o risco de complicações, como hematomas e necrose da pele, assim como contração de pele insatisfatória após uma operação de contorno do corpo. As novas metas que precisam ser definidas para esse paciente incluem o exercício físico apropriado e um estilo de vida mais sadio. Uma elevação de pescoço pode fazer parte de um plano geral de contorno corporal para esses pacientes. A decisão sobre quando fazer a elevação do pescoço deverá ser parte da consulta médica.

Considerações para Elevações de Pescoço em Pacientes com Perda de Peso Maciça

Momento da Cirurgia

Além da consulta de rotina com história e exame físico completos, os pacientes com perda de peso maciça apresentam peculiaridades únicas que precisam ser abordadas. A perda de peso tem um platô em diferentes momentos após a cirurgia bariátrica, geralmente entre 1 e 2 anos. Portanto, idealmente, a cirurgia cosmética não deverá ser feita antes de 18 meses após a cirurgia de perda de peso, pois o paciente pode voltar a engordar.

Elevação de Pescoço *versus* Ritidectomia

A quantidade de pele e de gordura que deverá ser excisada precisa ser abordada com o paciente cuidadosamente. Esses pacientes possuem um volume significativo de excesso de pele e de gordura na região do pescoço. E mesmo com uma elevação de pescoço agressiva, ainda pode haver frouxidão da pele 6 a 12 meses mais tarde que pode levar à infelicidade e o paciente buscando por um segundo procedimento. O paciente precisa ser lembrado de que uma elevação de pescoço vai tratar a frouxidão da pele e melhorá-la, mas não levará ao resultado perfeito por causa do volume significativo de pele em excesso. Para esses pacientes a ritidectomia deverá ser oferecida como alternativa e só se deve recorrer para realizar a elevação do pescoço se o paciente se recusa a se submeter a uma ritidectomia completa. O paciente precisa se tornar ciente de que existe a possibilidade de uma cirurgia adicional 6 a 12 meses mais tarde para remover o excesso de pele, se ele exigir o melhor resultado possível; entretanto, o reaperto do platisma geralmente é desnecessário nessa época.

Realização de uma Elevação de Pescoço como Parte de um Plano de Múltiplos Procedimentos

Quando um paciente com perda de peso maciça solicita múltiplos procedimentos, o plano será muito subjetivo. Geralmente os procedimentos que serão solicitados são: ritidectomia ou elevação de pescoço, elevação do tórax, redução ou elevação com implantes, elevação de braços, abdominoplastia, elevações do corpo inferior e/ou elevações das coxas. Ao aconselhar o paciente, um plano de manejo seguro precisa ser concebido após a compreensão completa das metas do paciente. Uma abordagem é discutir com os pacientes as prioridades deles. As prioridades de um paciente podem ser para que o rosto dele/dela aparente mais juventude e para se livrar do estigma da perda de peso ao remover o excesso de pele no pescoço. Outros pacientes gostariam primeiro de se livrar do excesso de pele no corpo e então abordar o pescoço mais tarde.

As cirurgias em diferentes partes do corpo podem ser realizadas durante a mesma operação, desde que o tempo sob anestesia seja razoável e o volume da cirurgia não excessivo. Por exemplo, uma elevação de pescoço pode ser realizada junto com a elevação dos braços ou das mamas com implantes e então, mais tarde, outras cirurgias em outras partes do corpo podem ser realizadas.

Considerações Técnicas

Se um paciente escolher uma elevação de pescoço em oposição à ritidectomia, então ela será, na maioria dos casos, uma elevação de pescoço estendida. A incisão deverá se estender anteriormente até o trago para possibilitar a lipoaspiração do *jowl* e excisar a pele que fica superior à borda mandibular até o trago e, portanto, melhorar o *status* do *jowl* nesse paciente.

Uma consideração com pessoas que passaram pela cirurgia de derivação gástrica é a de que eles possuem estômago pequeno e têm mais probabilidade de sofrerem náusea e vômitos com a anestesia. Esse é um fator importante a relembrar, pois esses pacientes podem estar em propensão mais alta de hematomas pós-operatórios imediatos, assim como hematomas tardios no período entre 10 e 14 dias após a operação, quando o selante de fibrina se dissolveu e o corpo está depositando sua própria fibrina. Homens com história subjacente de hipertensão deverão ser tratados muito cuidadosamente no período pós-operatório para reduzir a chance de uma pressão arterial alta causando hematoma significativo.

Cirurgia de Revisão

Antes de se contemplar uma cirurgia de revisão, o paciente precisa ser informado de que a frouxidão da pele pode ser a causa de desapontamento em uma segunda elevação de pescoço, não importa o quão apertada a pele é suturada. Uma cirurgia de revisão poderá ser realizada por meio de cicatrizes existentes. Mais lipoaspiração pode ser necessária. Se houver excesso de pele, então a excisão é apropriada. Se os músculos estão frouxos ou com bandas, então a plicatura muscular deverá ser realizada. O selante de fibrina pode ser usado e a cirurgia pode prosseguir como anteriormente descrito com a elevação de pescoço primária. Em geral, gostamos de esperar 1 ano para revisar qualquer procedimento de elevação de pescoço, independente de quem foi o cirurgião inicial, por causa de edema prolongado e a necessidade de esperar a suavização do tecido da cicatriz e da pele.

Procedimentos Auxiliares

Enxertia de Gordura

A enxertia de gordura é um ótimo procedimento complementar à elevação de pescoço e pode eliminar a necessidade da ritidectomia completa. Na enxertia de gordura a meta é injetar grupos de gordura transplantada que são suficientemente pequenos, de modo que vasos sanguíneos possam crescer nas células de gordura e nutrir essas células. A gordura é colhida do abdome com uma seringa manual, ou com cânula cogumelo, aspirada e, então, centrifugada para separar todo o óleo e derivados do sangue da gordura. O fluido sobrenadante e os óleos são então removidos na mesa lateral. A seguir, a gordura é transferida para seringas de 3 mL com cânulas de Coleman, com orifícios laterais para evitar eventos vasculares. Uma agulha calibre 18 G é usada para perfurar a pele e o orifício deve ser pequeno o suficiente de modo a não precisar ser suturado, mas o diâmetro da cânula deve permitir que a gordura possa ser injetada facilmente.

Sulcos Nasolabiais e Bochecha

A gordura é injetada no tecido subcutâneo, principalmente na região dos plexos subcutâneo e dérmico, com suprimento sanguíneo satisfatório. Todo cuidado deve ser exercido para não espremer ou traumatizar a gordura desnecessariamente, para garantir o maior índice de sobrevida das células de gordura. Para mais volume, em vez de preencher um sulco ou uma ruga, a gordura pode ser injetada diretamente nas camadas mais profundas do músculo. O método de injeção é o seguinte: uma incisão com bisturi é feita na abertura piriforme. Os sulcos nasolabiais são injetadas inferiormente aos tecidos subcutâneos e, então, inferiormente à mucosa. As bochechas podem ser injetadas com a gordura para criar uma bochecha mais jovem com proeminência visível.

Borda Mandibular e Ângulo da Mandíbula

Para melhorar a borda da mandíbula, seja em conjunto com uma operação de elevação do pescoço, ou como um procedimento individual, a enxertia de gordura ao longo da borda da mandíbula fornece melhora digna de nota. O ângulo da mandíbula pode ser destacado da mesma maneira, especialmente para mandíbulas estreitas.

Sulco Labiomandibular e Lábios

Uma incisão na comissura oral fornece acesso para injetar os lábios (embora isso não seja muito comum para homens) e a área labiomandibular. Para corrigir essa área, quando os cantos da boca aparecem voltados para baixo, a gordura é injetada em modelo cruzado no canto da boca, elevando assim o canto. Os lábios e o aspecto mais inferior da crista labiomandibular podem, então, ser preenchidos conforme o necessário.

Glândulas Submandibulares

Uma glândula submandibular prolapsada ou proeminente é uma área de preocupação e precisa ser abordada inicialmente com o paciente, antes da cirurgia. O paciente precisa ser informado de que mesmo com uma boa técnica de elevação de pescoço, se ele tiver glândulas submandibulares prolapsadas ou proeminentes, o resultado será abaixo do ideal. Essa glândula precisa ser indicada ao paciente e a discussão sobre a tentativa de melhorar o contorno deverá ser realizada antes da operação. Para demonstrar o local e o tamanho da glândula submandibular, um cotonete (Q-tip) longo é colocado no ângulo cervicomentoniano e pressionado. O paciente sentirá onde a glândula submandibular está e poderá ver o contorno com um espelho. Se essas glândulas não forem mostradas ao paciente antes da cirurgia, quando a frouxidão do pescoço pode estar mascarando a glândula, então o paciente poderá estar insatisfeito com um bom resultado porque o "abaulamento" é mais evidente depois que a gordura foi removida e a pele e os músculos foram apertados.

O manejo da glândula submandibular é uma área em que os cirurgiões plásticos diferem substancialmente. Minha filosofia é a de que ressecar as glândulas submandibulares é arriscado, por causa do alto índice de complicações. Depois que a plicatura do platisma foi realizada, a glândula entra em prolapso inferiormente, o que é conhecido por efeito Rede (**Fig. 10.23**). Quando a sutura de suspensão é colocada, o músculo vai segurá-la. Uma sutura de suspensão com Prolene 3-0 é colocada no aspecto medial das fibras do platisma, passando inferior à glândula sub-

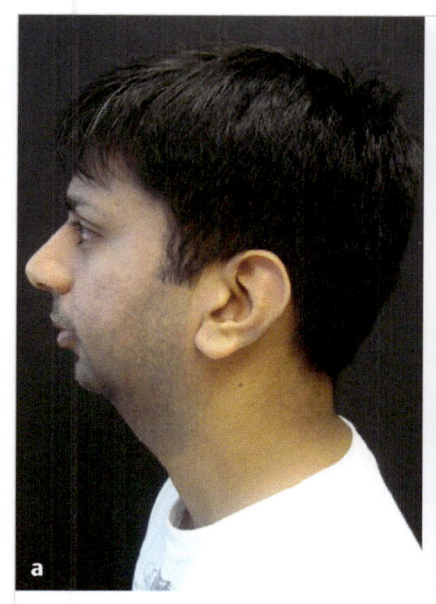

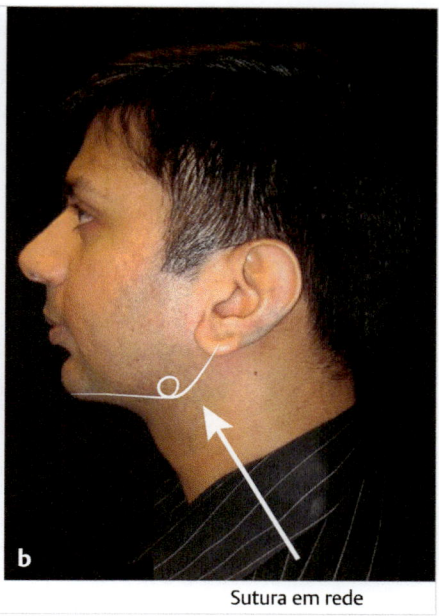

Fig. 10.23 (**a**) Antes e (**b**) depois de elevação do pescoço com sutura de suspensão com aumento do queixo ilustrando a sutura em rede.

Sutura em rede

mandibular e amarrada à fáscia do mastoide, através do mesmo túnel em que a sutura de suspensão foi colocada. O resultado é o reforço da área fraca e da elevação superior da glândula submandibular. Em minha experiência, essa pode não ser uma solução perfeita para lidar com uma glândula submandibular ptótica, mas ela representa um resultado muito bom em glândulas submandibulares pequenas ou moderadamente dilatadas e melhora adequada em glândulas maiores. Cirurgiões plásticos experientes têm muito mais oportunidades de notar as imperfeições da área das glândulas submandibulares que os pacientes que estão muito felizes com seu contorno de pescoço, e que para a maioria não se queixam sobre essa área.

Etapas para Aumento do Queixo

Opções para Aumento do Queixo

A projeção apropriada do queixo contribui tremendamente para a duração e a beleza de um pescoço esteticamente equilibrado. Ela também evita que a pele se torne redundante na área submentoniana. As técnicas cosméticas para aumentar um queixo deficiente ou recessivo se concentra, principalmente, no implante aloplástico do queixo.[14] O uso da genioplastia deslizante, com ou sem fixação de fio, também é uma opção, mas demanda muito mais tempo e esforço e resultará em mais dor para o paciente, com complicações potenciais. A enxertia de gordura no queixo também pode realçar moderadamente a proeminência do queixo. Preenchedores duradouros, como os preenchedores Radiesse® têm sido usados com sucesso.

Avaliando a Projeção do Queixo

Com uma técnica muito simples, desenhar uma linha vertical da glabela e para baixo até o lábio superior e uma segunda linha vertical da ponta do nariz até a proeminência do queixo ajudará a determinar se o queixo é normal, hiperplástico ou hipoplástico. Geralmente se recomenda um aumento de 4 a 5 mm. Se o implante tiver 4 a 5 mm de projeção, haverá outros 2 mm de projeção a partir das partes moles, o que deverá ser suficiente para equilibrar o queixo, exceto para os casos mais graves de recessão. Um aumento de 6 a 7 mm é suficiente para apanhar a pele extra e dar à mandíbula masculina um perfil mais agradável esteticamente que ultrapassa a linha vertical além do lábio inferior.

Técnica de Aumento do Queixo com Fixação de Fio de Kirschner

A incisão submentoniana de elevação do pescoço pode ser usada para inserir o implante de queixo. Um cautério e um levantador subperióstico são usados para criar a bolsa do implante de queixo. A bolsa deverá ser ampla para reduzir a chance de força excessiva no implante, o que pode levar à formação capsular ao redor do implante e à consequente distorção ou mau posicionamento do implante. O implante é então posicionado na borda do mento a 45° para dar projeção horizontal e vertical. Dois fios de Kirschner 0,035 são colocados por meio do implante, a 45° em relação ao implante, o que os torna perpendiculares ao osso, bem no córtex externo para estabilizar o implante. Os fios de Kirschner são cortados bem na superfície do implante.

As vantagens dessa fixação com fio K são várias. Primeiro, ela permite que o implante fique assentado a 45° em relação à borda do mento e fornece projeção horizontal e vertical com a fixação. Segundo, a fixação ancora o implante, de modo que a migração ou a rotação do implante seja quase impossível. Terceiro, a fixação cria dois pontos de interface com o osso, assim, teoricamente, toda a superfície do implante não fica justaposta ao osso e pode reduzir a reabsorção óssea pelo implante. O periósteo é então fechado liberando-se cerca de 5 mm de músculo, onde ele se une ao mento. A seguir, o implante é então irrigado com uma solução de antimicrobiana antes do fechamento. O platisma pode ser fechado sobre o implante.

Conclusões e Tendências Futuras

Há muitas técnicas para o rejuvenescimento do pescoço nos homens. Tentamos discutir, em detalhes, uma técnica em particular que pensamos ser simples, versátil e reprodutível, e que leva a bons resultados para a maioria dos homens. A chave para qualquer bom resultado é a boa comunicação com o paciente e o manejo precoce das expectativas. Os pontos técnicos da minha discussão servem para guiar os cirurgiões que executam elevações do pescoço com sutura de suspensão para atingirem felicidade e resultados consistentemente bons para seus pacientes.

Em nossa experiência com pacientes de elevação de pescoço secundária, tenham eles passado por ritidectomia em seu procedimento primário ou por uma elevação de pescoço com resultados quase ideais, os pacientes estão, em geral, muito satisfeitos depois que suas preocupações específicas foram abordadas. Esse fato sublinha a flexibilidade da técnica de elevação de pescoço com sutura de suspensão e sua habilidade de se ajustar para melhorar amplo espectro de contornos de pescoço.

Um homem pode escolher ter uma elevação de pescoço e enxertia de gordura em toda a face, em oposição à ritidectomia por várias razões incluindo custo, risco, tempo de cicatrização e manejo fácil após a cirurgia. É importante que o cirurgião que realiza elevações de pescoço esteja bem familiarizado com as opções auxiliares a serem fornecidas a um paciente.

A elevação de pescoço com sutura de suspensão comprovou ser uma técnica excelente para se chegar a um contorno de pescoço mais definido. Técnicas auxiliares como Ultherapy, fios de sustentação, preenchedores mais permanentes, enxertia de gordura melhorada e aumento do queixo reforçarão, sem dúvida, os resultados obtidos por essa técnica versátil.

Pérolas e Armadilhas

Pérolas

- A própria familiarização com várias técnicas capacita os cirurgiões a equilibrar segurança e resultados para fornecer aos pacientes um realce facial esteticamente agradável e ao mesmo tempo minimizar os riscos.
- Avaliar totalmente a anatomia do pescoço de cada paciente e, subsequentemente, selecionar o manejo apropriado.
- Pacientes com deformidade de classe I são candidatos ideais para a elevação de pescoço com sutura de suspensão e demonstram resultados excelentes, tanto precoces quanto em longo prazo.
- Pacientes da classe II deverão optar por uma elevação de pescoço com sutura de suspensão para tratar pele e músculos flácidos do pescoço.
- Para pacientes de classe III o manejo é executar uma elevação de pescoço com sutura de suspensão com ressecção de uma porção das bandas mediais anteriores do músculo platisma, lipoaspiração vigorosa da gordura submentoniana e subplatisma, assim como a excisão direta da gordura por baixo do platisma.
- O manejo para pacientes da classe IV é a ritidectomia com dissecção completa da área cervicomentoniana e da pele do terço médio da face anterior.
- É essencial explicar ao paciente o que uma elevação do pescoço pode e não pode alcançar.
- Os candidatos para a elevação do pescoço com sutura de suspensão são aqueles com ângulo mentoniano cervical mal definido; borda submandibular mal definida; ausência de flacidez nas estruturas do terço médio da face; volume médio a moderado do *jowl* e do pescoço e aqueles que não querem ou são incapazes de se submeter a uma ritidectomia completa.
- Pacientes com pescoço de classe I ou II, que parecem ser candidatos ideais para uma elevação de pescoço podem optar por modalidades não cirúrgicas como Kybella, CoolSculping ou lipoaspiração a *laser*.
- O tratamento do paciente com arnica nos 5 dias que antecedem a operação e o pedido para que ele suspenda todos os medicamentos e suplementos que afinam o sangue é uma medida benéfica.
- É importante que o paciente fique 2 semanas sem fumar e 1 semana sem consumir bebida alcoólica antes da cirurgia.
- Pode ocorrer de os homens precisarem receber maior volume da solução tumescente que as mulheres, por causa do aumento no suprimento sanguíneo aos folículos pilosos no pescoço e ao músculo mais espesso.
- As vantagens da lipoaspiração a *laser* incluem a retração da pele e menos sangramento, especialmente para o pescoço de classe III ou IV.

Capítulo 10
Técnica de Elevação do Pescoço com Sutura de Suspensão: Técnica Versátil para o Rejuvenescimento do Pescoço Masculino

Armadilhas

- Como regra geral, é melhor lipoaspirar menos gordura do que fazer um procedimento excessivamente agressivo.
- É melhor errar pela ressecção de um volume menor de pele, pois a pele se reposicionará sobre o músculo subjacente. Se o volume de pele ressecado for excessivo, a cicatriz poderá se alargar, dando origem à deformidade de "orelha de duende" ou necrose da pele.
- O uso de selante de fibrina para tecido pode eliminar o espaço morto e evitar seromas ou hematomas; dar suporte ao processo de cicatrização ao reduzir a tensão nos sítios de incisão; reduzir edema; promover hemostasia e eliminar o enrugamento pós-operatório ou ondulação da pele.
- Os pacientes são aconselhados a aplicar silicone em gel nas cicatrizes a partir de 4 semanas após a cirurgia durante 6 a 12 meses.
- Os pontos anatômicos essenciais usados para avaliar e tratar cirurgicamente o pescoço envelhecido são: a profundidade do ângulo cervicomentoniano, a definição da borda mandibular, a definição do ângulo mandibular, a proeminência do sulco labiomandibular (*jowl*), a proeminência do mento e a largura do pescoço.
- Discutir com os pacientes os riscos de hematomas, seromas, necrose da pele, cicatrizes disformes, dano a um nervo, desconforto inicial em razão de aperto, assimetria, resultados não satisfatórios e o potencial para cirurgia de revisão.
- Conseguir que os pacientes se envolvam em seus próprios cuidados os torna participantes ativos que podem identificar complicações e alertar o cirurgião oportunamente.
- Evitar a cirurgia até que o paciente esteja livre do cigarro pelo menos duas semanas antes e duas semanas após o procedimento pode ajudar a reduzir o índice de complicações.
- As bordas inferior e lateral da dissecção da pele deverão ser somente tão larga e baixa quanto a gordura a ser lipoaspirada e a pele flácida a ser retraída.
- A lipoaspiração ou a dissecção da base anterior do pescoço será desnecessária se a estrutura não for flácida, ou se tiver um volume normal de tecido adiposo.
- O manejo do platisma é importante. Deve-se ter cuidado para não suturar os músculos digástricos por acidente, e é importante permitir que a sutura de suspensão com Prolene semelhante a um ligamento artificial seja fixada em uma posição firme, porém não muito apertada, para evitar que os pacientes se queixem da sensação de aperto ou de asfixia.
- A enxertia de gordura, o manejo da glândula submandibular e o aumento do queixo são técnicas auxiliares conduzidas para reforçar os resultados da elevação de pescoço.
- Para a elevação de pescoço secundária, é essencial determinar as expectativas e razões da insatisfação do paciente com a primeira operação.
- Para a segunda elevação de pescoço, se a gordura sob o platisma foi excisada em excesso, a enxertia de gordura ou a ressutura dos músculos na linha média deverão ser realizados dependendo da gravidade.
- O momento da cirurgia, a incisão e a anestesia são considerações para elevações de pescoço em pacientes com perda de peso maciça.
- Técnicas auxiliares como Ultherapy, fios de sustentação, preenchedores mais permanentes, técnicas aperfeiçoadas de enxertia de gordura e aumento do queixo podem reforçar os resultados de uma elevação de pescoço com sutura de suspensão.

Passo a Passo

Passos para Elevação de Pescoço com Sutura de Suspensão

1. Anestesiar o pescoço usando solução tumescente (250 cc de soro fisiológico, 50 cc de lidocaína a 1%, 2 ampolas de epinefrina 1:1.000).
2. Usar o *laser* para retrair a pele e romper a gordura fibrosa. As configurações recomendadas são 1.064 nm 50% e 1.319 nm 50% a 20 a 24 *watts* dependendo do pescoço.
3. Lipoaspiração da gordura subdérmica usando cânula espatulada de 3 ou 4 mm.
4. Efetuar uma incisão submentoniana curvilínea.
5. Excisar a gordura subplatismal em excesso.
6. Usar suturas de Prolene 3-0 enterradas para aproximar os músculos platisma sobre a linha média.
7. Usar suturas Prolene 0 para criar uma sutura entrelaçada ao nível do osso hioide. As extremidades dessas suturas passam pelo túnel e são suturadas profundamente na fáscia do mastoide.
8. Excisar uma elipse do excesso de pele que se estende desde o lóbulo da orelha até o nível médio do sulco pós-auricular bilateralmente.
9. Aplicar como *spray* o selante de fibrina sob os retalhos de pele ou colocar drenos.
10. As incisões pós-auriculares são fechadas com suturas Monocryl 3-0 para a derme e Chromic 3-0 para a pele. Fechar a incisão submentoniana com sutura Monocryl 3-0 e sutura 4-0 de *nylon* interrompida.

Passos para Aumento do Queixo

1. Efetuar uma incisão submentoniana curvilínea.
2. Criar uma bolsa subperióstica usando cautério para a dissecção.
3. Usar fios de Kirschner para fixar o implante no local uma vez determinados o ângulo apropriado e o posicionamento do implante. Usar fios Kirschner 0,035.
4. Fechar a bolsa em duas camadas.
5. Irrigar com solução antimicrobiana.

Referências

[1] Zins JE, Fardo D. The "anterior-only" approach to neck rejuvenation: An Alternative to face lift surgery. Plast Reconstr Surg. 2005;115(6):1761-1768
[2] Guerrero-Santos J, Espaillat L, Morales F. Muscular lift in cervical rhytidoplasty. Plast Reconstr Surg. 1974;54(2):127-130
[3] Feldman J. Corset platysmaplasty. Plast Reconstr Surg. 1990;85(3):333-343
[4] Feldman JI. My approach to neck lift. Presented at the Colorado Society of Plastic Surgeons, Denver, April 1995
[5] Conrad K, Chapnik JS, Reifen E. E-PTFE (Gore-Tex) suspension cervical facial rhytidectomy. Arch Otolaryngol Head Neck Surg. 1993;119(6): 694-698
[6] Giampapa VC, Di Bernardo BE. Neck recontouring with suture suspension and liposuction: An alternative for the early rhytidectomy candidate. Aesthetic Plast Surg. 1995;19(3):217-223
[7] Giampapa VC, Bitar GJ. Use of fibrin sealant in neck contouring. Aesthet Surg J. 2002;22(6):519-525
[8] Giampapa V, Bitzos I, Ramirez O, Granick M. Suture suspension platysmaplasty for neck rejuvenation revisited: Technical fine points for improving outcomes. Aesthetic Plast Surg. 2005;29(5):341-350, discussion 351-352
[9] Giampapa V, Bitzos I, Ramirez O, Granick M. Long-term results of suture suspension platysmaplasty for neck rejuvenation: A 13-year follow-up evaluation. Aesthetic Plast Surg. 2005;29(5):332-340
[10] Auersvald A, Auersvald LA, Oscar Uebel C. Subplatysmal necklift: A retrospective analysis of 504 patients. Aesthet Surg J. 2017;37(1):1-11
[11] Feldman J. Neck Lift. St Louis, MO: Quality Medical; 2006
[12] Feldman JJ. Neck lift my way: An update. Plast Reconstr Surg. 2014;134(6):1173-1183
[13] Connell BF, Sundine MJ. Aesthetic Rejuvenation of the Face and Neck. New York, NY: Thieme; 2016
[14] Bitar G, Giampapa V. Algorithm for neck rejuvenation. In: Simplified Facial Rejuvenation. Amsterdam, Netherlands: Springer; 2007:594-612
[15] Bitar GJ. What men want. Plastic Surgery Prod. 2006;16(2):20-26
[16] Bitar GJ. Understanding the characteristics of massive weight loss patients. Plast Surg Prod. 2006;16(5):38-44
[17] Bitar GJ. Liposuction or lift? An algorithm for neck rejuvenation. Plast Surg Prod. 2005;15(9):24-28
[18] Ellenbogen R, Karlin V. Visual criteria for restoring the youthful neck. Plast Reconstr Surg. 1980;66(6):826-837

Parte II: Cirurgia Facial

CAPÍTULO 11

Contorno Submentoniano

Ira D. Papel ■ Irene A. Kim

Resumo

O contorno submentoniano do pescoço afetado pelo envelhecimento incorpora algumas técnicas essenciais que melhoram acentuadamente a definição e o aspecto do pescoço. É essencial a avaliação minuciosa do paciente; fatores relacionados com a condição de pele do pescoço, grau de adiposidade submentoniana, afrouxamento do músculo platisma, bandas musculares, posição do complexo de cartilagem tíreo-hióidea, *jowl*, ptose de glândulas submandibulares e forma geral do queixo precisam ser analisados para se aconselharem apropriadamente os pacientes, para lhes oferecer expectativas realistas e efetivamente produzir resultados. Em geral, os pacientes masculinos podem ser menos inclinados a passar por um procedimento combinado de *lifting* facial para evitar uma aparência feminizada. Nesses casos, o cirurgião pode oferecer opções alternativas que efetuem mudanças unicamente no rejuvenescimento do pescoço, como lipoaspiração submentoniana, lipectomia cervical, plicatura do platisma e/ou cervicoplastia direta. Este capítulo destaca os detalhes técnicos do contorno submentoniano, ao mesmo tempo discutindo detalhes anatômicos do pescoço, o que contribui para a tomada de decisão e os resultados cirúrgicos.

Palavras-chave: envelhecimento, facial, gordura, levantar, lipectomia, lipoaspiração, pescoço, submentoniano.

Introdução

As técnicas de contorno submentoniano e os esforços para rejuvenescer o pescoço em processo de envelhecimento têm ganhado muito interesse nos últimos 50 anos. Já na década de 1960, Millard *et al.*[1] descreveram a lipectomia submentoniana direta e excisão de bandas platismais anteriores hipertróficas por meio de uma pequena incisão submentoniana. Uma década mais tarde, Schrudde[2] descreveu o conceito de "lipoexérese" em suas tentativas de fazer o contorno da coxa e do joelho por curetagem de gordura. Desde então, outros têm sugerido a remoção de gordura por meio de tubos fixados a equipamento de aspiração. Ilouz, em particular, descreveu uma técnica de injetar solução salina no local cirúrgico proposto e usar uma cânula com ponta não cortante para aspiração da gordura e lipólise no contexto do corpo e do contorno submentoniano.

Com o passar dos anos, outras técnicas foram incorporadas ao rejuvenescimento do pescoço, sendo que Connell[3] descreveu uma técnica de combinar lipectomia submentoniana com ressecção de bandas platismais e criação de *sling* platismal para melhorar o contorno do pescoço. Técnicas de suturas de suspensão levaram ao conceito da platismoplastia medial, descrita por Feldman[4] em 1990. Essas manobras, combinadas à lipoaspiração, foram acrescentadas ao arsenal do cirurgião plástico facial para criar o contorno cervical mais agradável esteticamente.

Avaliação Física

- Avalie a condição global de saúde do paciente e indague sobre fatores médicos sistêmicos que poderiam ter impacto negativo na cicatrização de feridas (presença de diabetes, hipertensão não controlada, coagulopatia, transtornos do tecido conjuntivo, tabagismo ou uso de nicotina e uso de anticoagulantes ou imunossupressores).

- Avalie o paciente na posição ortostática em uma sala com ampla iluminação. Tire fotografias para as comparações do antes e depois.
- Realize um exame facial completo juntamente com avaliação do pescoço e da área submentoniana.
- Avalie o pescoço e a condição da pele facial (qualidade global da pele, tônus, propensão para cicatrização hipertrófica ou formação de queloide, grau de envelhecimento cronológico e de fotoenvelhecimento, espessura, elasticidade, flacidez, enrugamento e alterações pigmentares).
- Palpe o grau de adiposidade submentoniana.
- Avalie a flacidez do músculo platisma, bem como a presença de bandas musculares.
- Determine o ângulo cervicomentoniano, fazendo a relação da posição do complexo de cartilagem tíreo-hioidea para a mandíbula.
- Pesquise a presença e o grau de ptose de glândulas submandibulares.
- Avalie a presença de *jowls* e pregas melolabiais. Elas podem influenciar a aparência pós-cirúrgica total da face e do pescoço.
- Avalie a forma do osso mandibular, bem como a posição e projeção do queixo para determinar se uma mentoplastia poderia melhorar o aspecto estético geral.

Anatomia

O pescoço pode ser dividido em dois triângulos separados (anterior e posterior), estando o foco no triângulo anterior durante uma submentoplastia. A linha média do pescoço é delineada pela traqueia e as cartilagens tireoide e cricoide. O limite superior do triângulo anterior é revestido pelo queixo e a borda da mandíbula. Entre a pele e o platisma, situa-se a gordura subcutânea, ficando a maior parte do volume posicionada na região anteromedial. O grau de decussação das fibras do platisma determinará quanto da gordura subcutânea é contígua com a gordura subplatismal. Como essa gordura é desprovida de conexões fibrosas e septações, é mais passível de escultura por lipoaspiração ou lipectomia.

O par de músculos platisma é contíguo com o sistema músculo aponeurótico superficial e sua trajetória é de uma direção inferolateral para a superomedial. O grau de decussação muscular na linha média do pescoço é variável, dependendo de fatores como a genética e o envelhecimento. Com o passar do tempo, o platisma perde o tono, e os ligamentos retentores profundos nas bordas medias do músculo ficam atenuados; isso dá lugar ao seguinte:

- Herniação da gordura interplatismal.
- Lateralização das bordas dos músculos.
- Desenvolvimento de bandas platismais.

Tudo isso pode contribuir para o envelhecimento do pescoço, o volume submentoniano e um ângulo cervicomentoniano mais obtuso. A remoção do tecido adiposo submentoniano e a plicatura das bordas musculares ajudam a atenuar essas alterações.

O músculo esternoclidomastóideo (ECM) define os limites laterais do triângulo anterior. A veia jugular externa e o nervo auricular maior correm ao longo da face lateral do ECM, separados dele pela camada que investe a fáscia cervical profunda. O nervo auricular maior atravessa o ECM no ponto de Erb na junção do terço superior e dos dois terços inferiores do músculo. À medida que a dissecção cervical se estende posterolateralmente, é importante trabalhar no plano superficial à fáscia do ECM para prevenir lesão da veia ou do nervo auricular maior.

Acredita-se que os músculos digástricos contribuam para a formação do ângulo cervicomentoniano, e têm sido feitos vários esforços para modificar os músculos e ajudar a rejuvenescer o pescoço envelhecido. Alguns preconizam a plicatura muscular ou ressecção dos ventres anteriores dos músculos digástricos, enquanto outros discutem a liberação da aponeurose do tendão supra-hióideo. A ptose das glândulas submandibulares é mais um fator que deve ser observado.

Uma etapa crucial no exame físico de um paciente de rejuvenescimento facial é avaliar a posição do osso hioide. A relação da posição do osso hioide com a mandíbula corresponde ao ângulo cervicomentoniano; um hioide posicionado mais inferiormente produzirá o aspecto de um ângulo obtuso. É importante elucidar essa observação ao paciente no pré-operatório também, já que uma posição anatômica inerentemente baixa pode limitar os ótimos resultados pós-operatórios.

Ao ressaltar as diferenças entre o rejuvenescimento cervical masculino e feminino, alguns homens podem ser menos inclinados a passar por um procedimento combinado de *lifting* facial para evitar um aspecto feminizado. Os planos cirúrgicos para abordar o excesso de adiposidade submentoniana, flacidez da pele e bandas platismais precisarão ser moldados às características em mente da anatomia masculina. Isso ajudará o cirurgião a obter os resultados com aparência mais natural.

Uma opção mais aceitável para os homens é a cervicoplastia direta, que inclui ressecção da pele submentoniana juntamente com lipectomia e plicatura do platisma.

Seleção de Pacientes

Os atributos cervicais e faciais do paciente precisam ser cuidadosa e metodicamente analisados antes de se recomendarem opções cirúrgicas para contorno submentoniano. Deve-se perguntar ao paciente sobre qualquer procedimento de rejuvenescimento prévio relevante que ele ou ela tenha sofrido, como tratamentos com radiofrequência, lipólise não invasiva, lipólise por injeção e cirurgias prévias. Faça a revisão da história do paciente e pesquise qualquer fator médico sistêmico que poderia ter impacto negativo na cicatrização de feridas e impossibilitar ao paciente alcançar ótimos resultados. As listas de medicação devem ser revisadas minuciosamente, e os pacientes que estejam sob anticoagulação devem discutir com seus clínicos sobre a possibilidade de suspender a medicação temporariamente para ajudar a limitar o potencial de complicações pós-operatórias. Embora alguns cirurgiões possam não concordar em prosseguir com cirurgia para os tabagistas ou pacientes que usem derivados do tabaco, os que operam devem ter discussões francas com os pacientes sobre o potencial para aumento das complicações na ferida.

Etapas para a Lipoaspiração Submentoniana em Homens

Incisão

Em um sulco submentoniano natural, use uma caneta de marcação para desenhar uma incisão com 2 a 3 cm. Essa incisão deve ter largura suficiente para acomodar um afastador e permitir a visualização da dissecção cervical (**Fig. 11.1a,b**). O sulco deve ser infiltrado com anestésico local (usamos lidocaína a 1% em 1:100.000 com epinefrina) (**Fig. 11.1c**). O anestésico local deve ser injetado com uma agulha espinhal calibre 25 G nos tecidos subcutâneos. Usa-se uma lâmina nº 15 para fazer a incisão na pele submentoniana. Usa-se, então, diatermia monopolar para dissecar através do tecido subcutâneo.

Dissecção

Realiza-se uma dissecção discreta dos tecidos subcutâneos (**Fig. 11.2a**) que permita a introdução dos ganchos cutâneos e uma cânula de lipoaspiração (**Fig. 11.2b**). A cânula é usada para dissecar os tecidos subcutâneos e criar "túneis" sob os retalhos de pele (**Fig. 11.2c**).

Lipectomia com Aspiração (Lipoaspiração)

A lipectomia com aspiração (lipoaspiração) é então realizada com cânulas de 3 ou 4 mm com espátula na ponta (**Fig. 11.3**). O orifício da cânula está voltado para o lado oposto da derme para minimizar irregularidades de contorno e franzimento do retalho de pele sobrejacente. É preciso cuidado em reter uma camada de 2 a 5 mm de gordura na superfície inferior da pele.

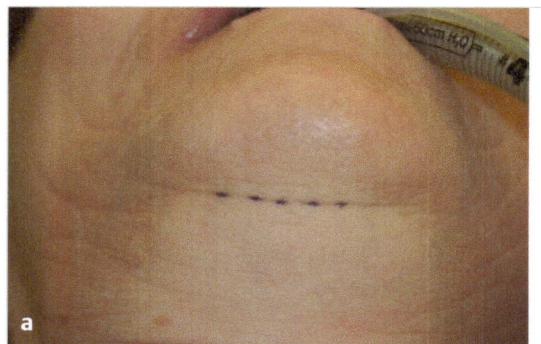

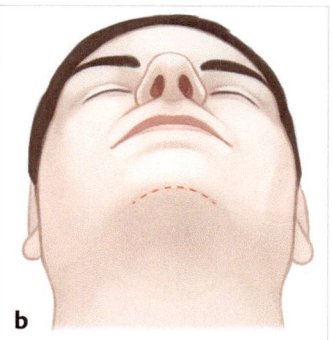

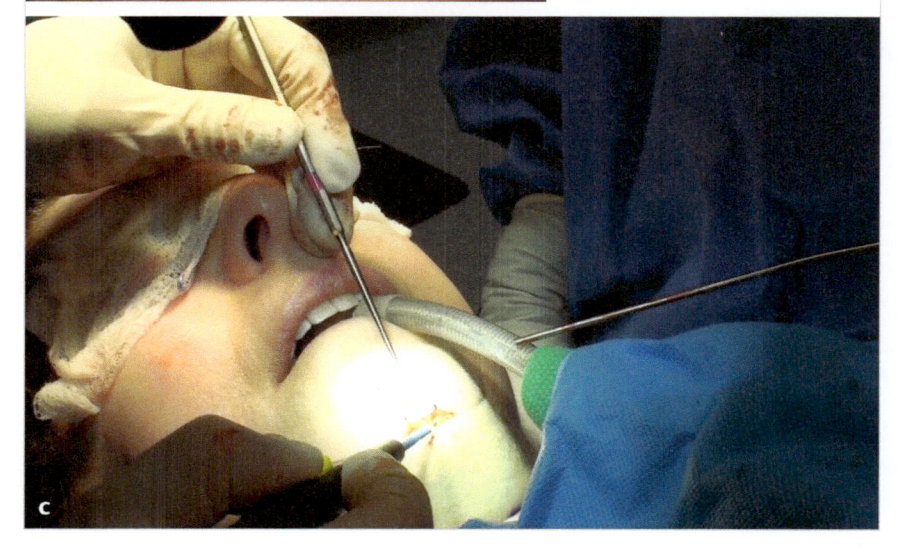

Fig. 11.1 (a,b) Usa-se uma caneta de marcação para desenhar uma incisão de 2 a 3 cm na prega submentoniana. **(c)** Usa-se diatermia monopolar para dissecar através do tecido subcutâneo.

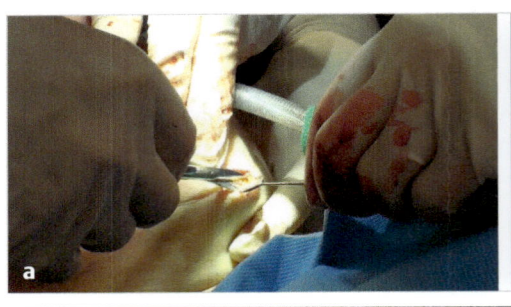

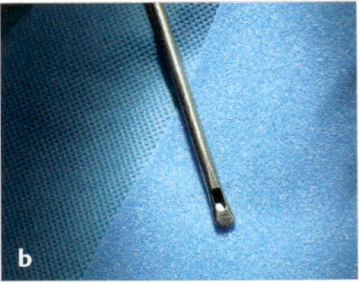

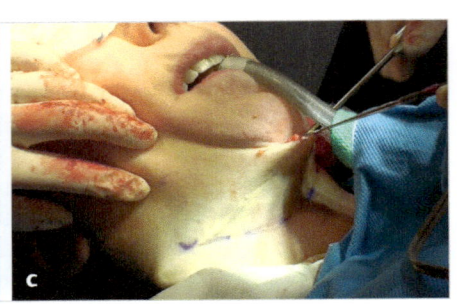

Fig. 11.2 (**a**) Dissecção discreta dos tecidos subcutâneos é realizada com tesoura. (**b**) Use uma cânula de lipoaspiração. (**c**) A cânula é usada para dissecar os tecidos subcutâneos e criar "túneis" sob os retalhos de pele.

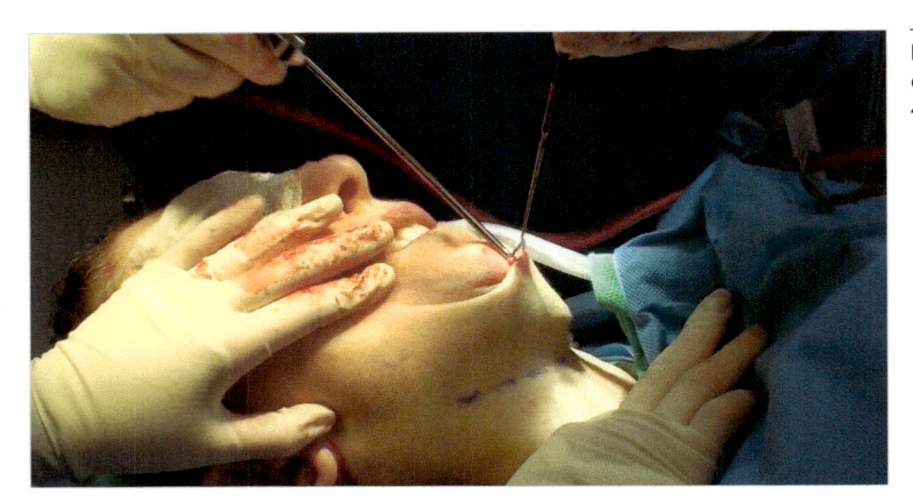

Fig. 11.3 Realiza-se, então, a lipectomia com aspiração usando cânulas de 3 ou 4 mm com ponta espatulada.

Continuação da Dissecção

Sob visualização direta, realiza-se a continuação da dissecção subcutânea para permitir recobrimento homogêneo da pele após a lipectomia (**Fig. 11.4a**). Usa-se cautério bipolar para controlar as perfurantes e obter hemostasia (**Fig. 11.4b**).

Ressecção do Platisma e da Gordura

Usa-se cautério isolado com ponta tipo agulha (**Fig. 11.5a**) para remover o platisma anterior e a gordura subplastismal, ressecando desde o nível da mandíbula até o hioide (**Fig. 11.5b**).

Plicatura do Platisma

Usa-se um fio de lenta absorção, como o de polidioxanona (PDS) em pontos contínuos para plicar as bordas do platisma na linha média. As bordas mediais dos músculos platismas são aproximadas, prosseguindo-se superiormente desde o nível do osso hioide. Deve-se tentar evitar aglomerar na linha de sutura, abarcando quantidades adequadas, mas não excessivas, do músculo (**Fig. 11.6**).

Dissecção Final

A dissecção subcutânea final é realizada inferiormente e lateralmente para assegurar que haverá um recobrimento de pele homogêneo uma vez que os retalhos de pele sejam colocados de volta. Isso ajuda a minimizar qualquer irregularidade no contorno da superfície cutânea, como franzimento ou ondulações (**Fig. 11.7**).

Possível Mentoplastia

Se a avaliação pré-operatória tiver determinado que a mentoplastia contribuirá para melhorar a harmonia global da face e a estética do pescoço, isso pode ser realizado neste momento. Podem-se utilizar medidores para ajudar a selecionar o implante mais apropriado. Ele pode ser posicionado na linha média do queixo em um plano pré-periosteal, enquanto suas alças são colocadas em bolsas subperiosteais, lateralmente (**Fig. 11.8**).

Excisão da Pele

Não é necessário fazer excisão da pele, já que o reposicionamento e a contratura cicatricial geralmente são su-

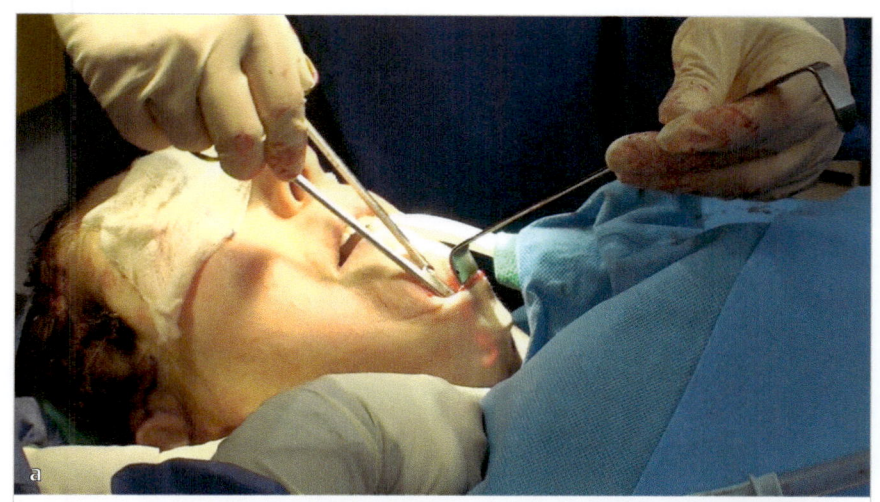

Fig. 11.4 (a) Realiza-se continuação da dissecção subcutânea para permitir o recobrimento com pele homogênea após lipectomia. **(b)** Usa-se cautério bipolar para controlar os vasos perfurantes e obter hemostasia.

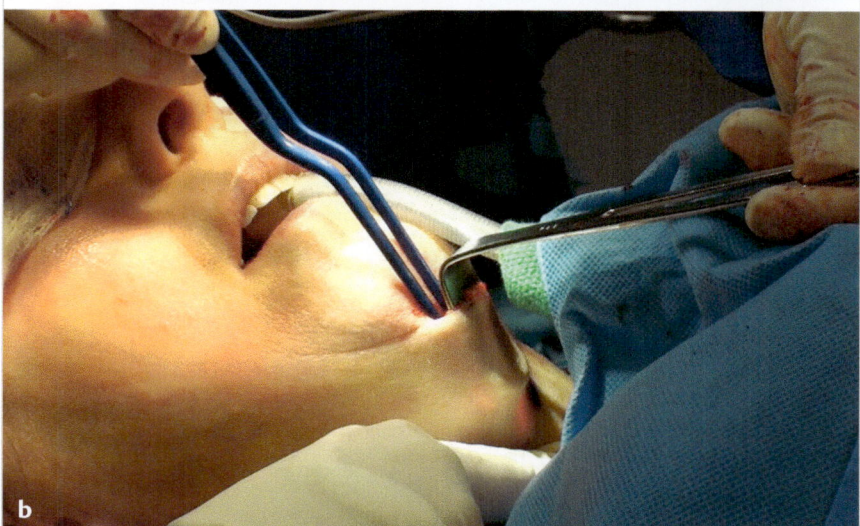

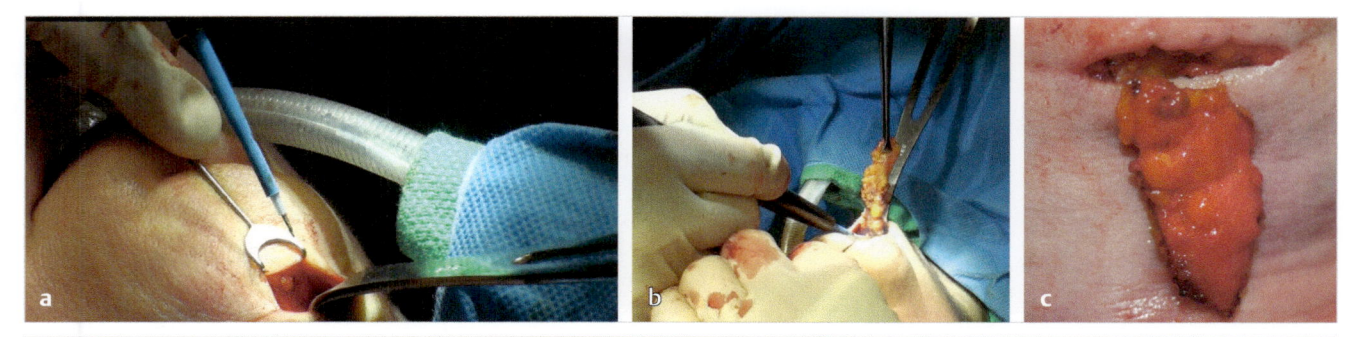

Fig. 11.5 (a) O platisma anterior e a gordura subplatismal são ressecados. **(b)** A ressecção se estende do nível da mandíbula ao hioide. **(c)** O que se mostra é uma foto do músculo e da gordura removidos.

ficientes para substituir a convexidade cervical por concavidade. Se for incorporado um *lifting* facial ao procedimento, o excesso de pele pode ser removido por meio de incisões de *lifting* facial laterais tradicionais.

Fechamento da Incisão

A incisão submentoniana é fechada com uma sutura em fio de *nylon* 5-0 não absorvível com pontos interrompidos.

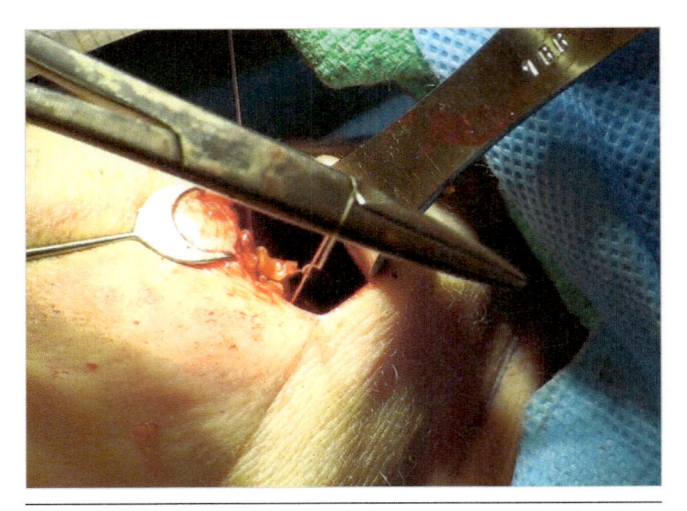

Fig. 11.6 Usa-se um fio de sutura PDS para plicar as bordas do platisma na linha média.

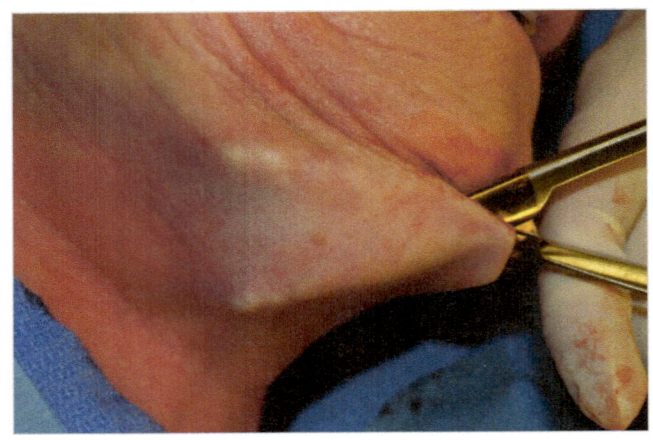

Fig. 11.7 Usa-se tesoura para realizar a dissecção subcutânea final.

O **vídeo 11.1** conduz você pelas etapas do procedimento.

> **Vídeo 11.1** Contorno submentoniano.
> https://www.thieme.de/de/q.htm?p=opn/tp/299620101/978-1-62623-880-0_c011_v001&t=video

Cuidados Pós-Operatórios

Na conclusão da cirurgia, aplica-se pomada de bacitracina e se coloca um curativo compressivo, que é deixado no local por 24 horas. O paciente é avaliado no dia seguinte em nossa clínica, e o curativo é removido. Aplica-se um suporte para a mandíbula, e o paciente o usará o tempo todo por uma semana, após o que o paciente fará uso do suporte no período noturno por mais uma semana. Durante o pós-operatório, o paciente deve se abster de tomar anticoagulantes como a aspirina ou anti-inflamatórios não esteroides, mas continuará a tomar fielmente os anti-hipertensivos.

O paciente é visto novamente na clínica com 1 semana de pós-operatório para remoção da sutura e avaliação da ferida. Quatro semanas após a cirurgia, o paciente é avaliado novamente na clínica e se fazem fotografias pós-operatórias.

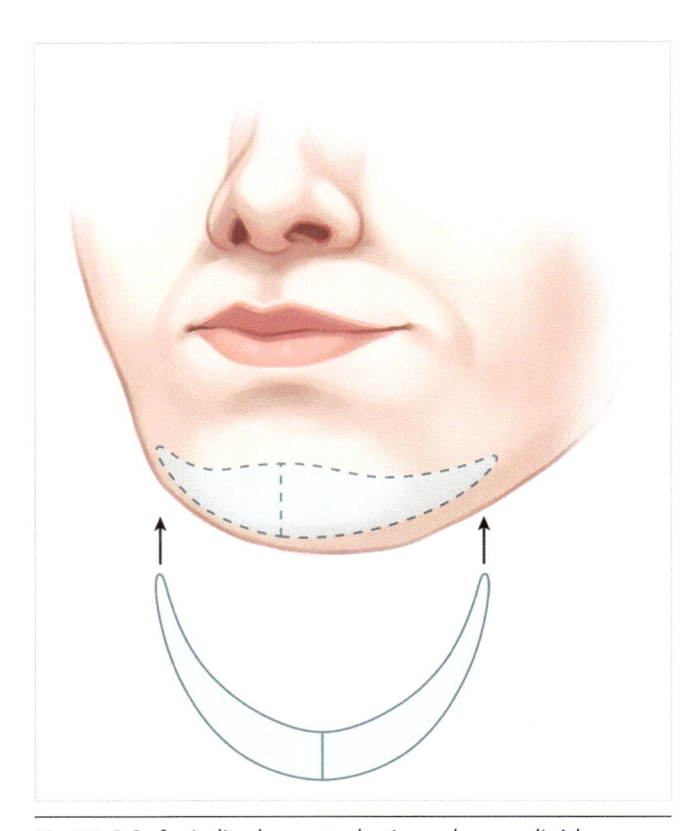

Fig. 11.8 Se for indicada mentoplastia, pode-se realizá-la nesse momento.

Manejo das Complicações

As complicações vistas nos procedimentos de rejuvenescimento cervical são semelhantes àquelas que se encontram depois de ritidectomia. As mais comumente associadas à submentoplastia incluem formação de hematoma e de seroma. Os hematomas podem ser drenados por aspiração com agulha ou podem ser ordenhados por meio de pequena abertura na incisão submentoniana. Hematomas extensos ou aqueles que se reacumulam podem ser mais bem controlados pela abertura da incisão submentoniana inteira para melhor visualização e cauterização dos vasos que sangram usando-se o instrumento bipolar. Se o hematoma estiver organizado e não for possível simplesmente aspirá-lo, os coágulos podem precisar ser evacuados por aspiração através da incisão. Os seromas podem ser formar no início ou no final do período pós-operatório. Os seromas podem ser abordados de modo semelhante por aspiração com agulha (**Fig. 11.9**). Uma sequela da formação de seroma é a contração cicatricial da pele do pescoço, o que pode ocorrer semanas a meses mais tarde. Embora massagem concentrada e esteroides possam ajudar a abrandar a contração, ao final, podem levar à assimetria do contorno do pescoço (**Fig. 11.10**). O risco da formação de hematoma e seroma pode ser amenizado com hemostasia meticulosa no intraoperatório e compressão efetiva por curativo no pós-operatório. As contraturas cicatriciais podem ser tratadas, em última análise, com dissecção generosa da área afetada e excisão das áreas desiguais. Serão necessários curativos compressivos por 1 semana no pós-operatório.

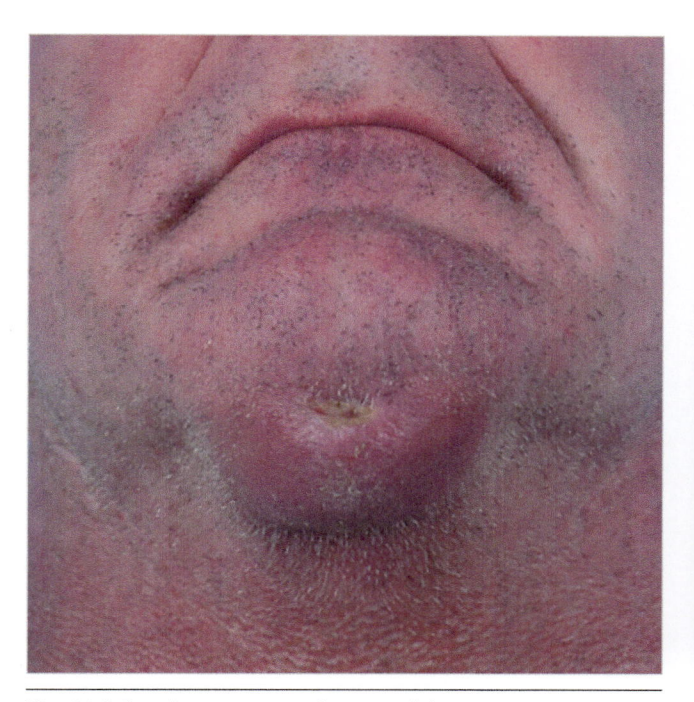

Fig. 11.9 Este é um seroma pós-operatório.

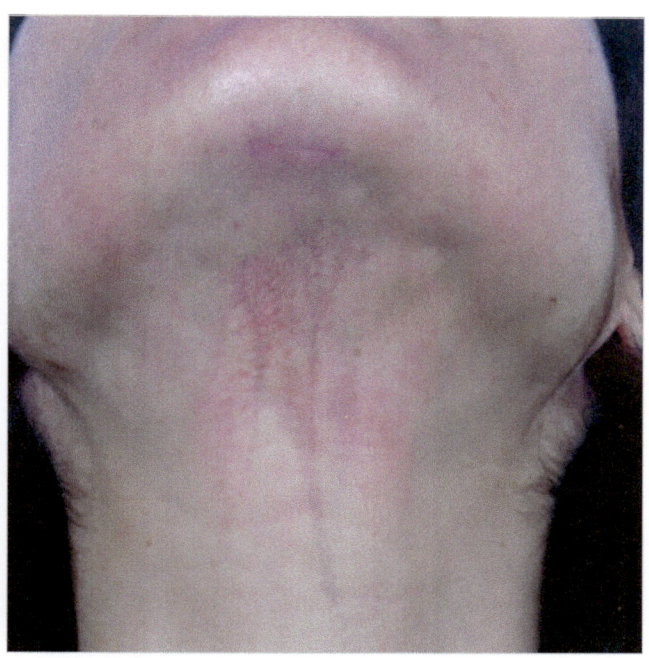

Fig. 11.10 Uma sequela da formação de seroma é a contratura cicatricial da pele do pescoço, o que pode ser visto aqui.

Parte II
Cirurgia Facial

Exemplos de Casos

Caso n° 1: Excesso de Volume Submentoniano

Este é um homem de 67 anos com excesso de volume submentoniano. Aqui estão colocadas as fotografias pré-operatórias (**Fig. 11.11a, c, e, g, i**) e as pós-operatórias (**Fig. 11.11b, d, f, h, j**) 3 anos e meio depois de submentoplastia e *lifting* facial.

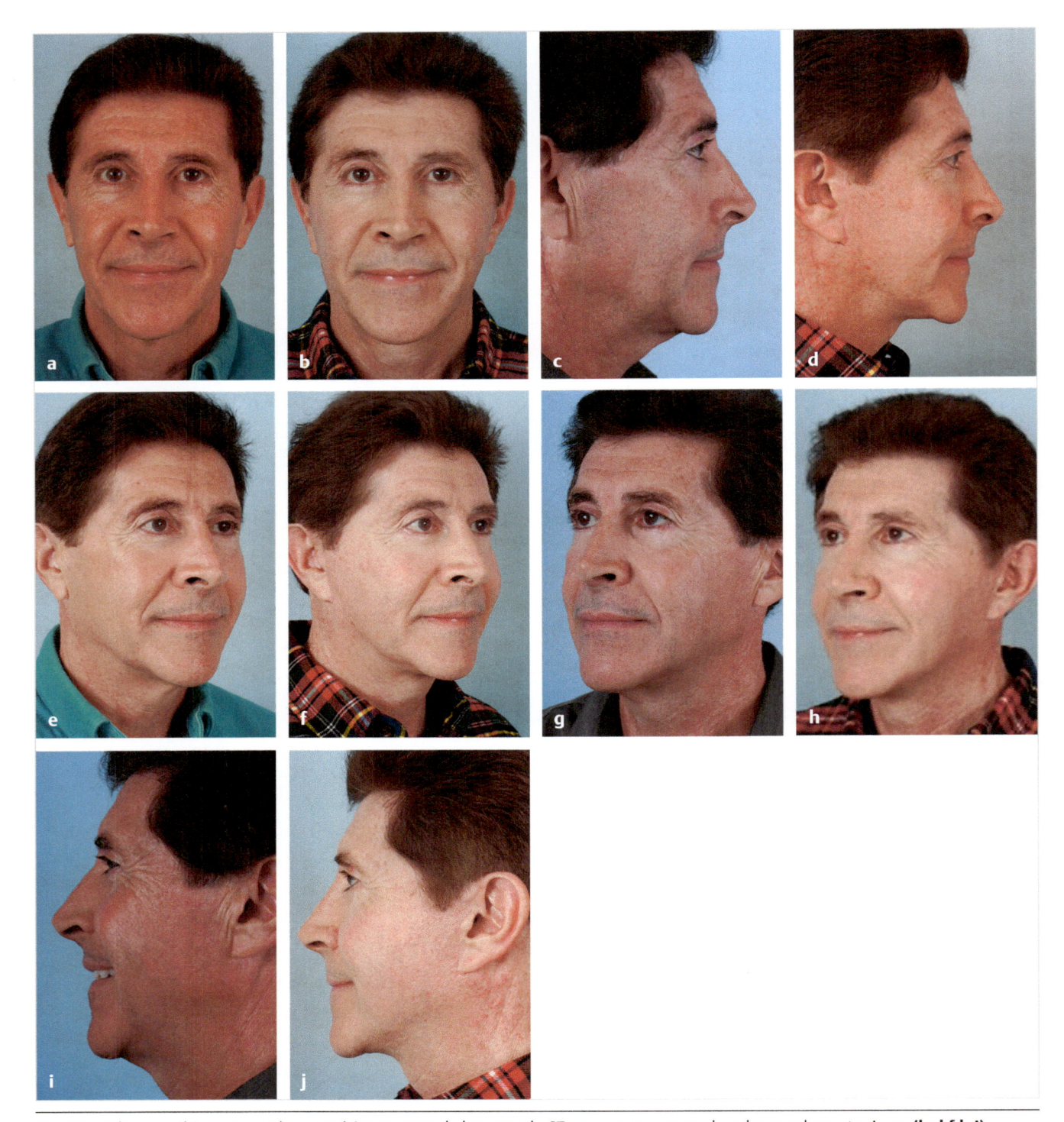

Fig. 11.11 (a,c,e,g,i) Imagens pré-operatórias mostrando homem de 67 anos com excesso de volume submentoniano. **(b,d,f,h,j)** Resultados pós-operatórios após submentoplastia e *lifting* facial.

Caso nº 2: Excesso de Volume Submentoniano e Envelhecimento Facial

Este é um homem de 70 anos com excesso de volume submentoniano e envelhecimento facial. Aqui estão as fotografias pré- (**Fig. 11.12a-c**) e pós-operatórias (**Fig. 11.12d-f**) após submentoplastia e *lifting* facial.

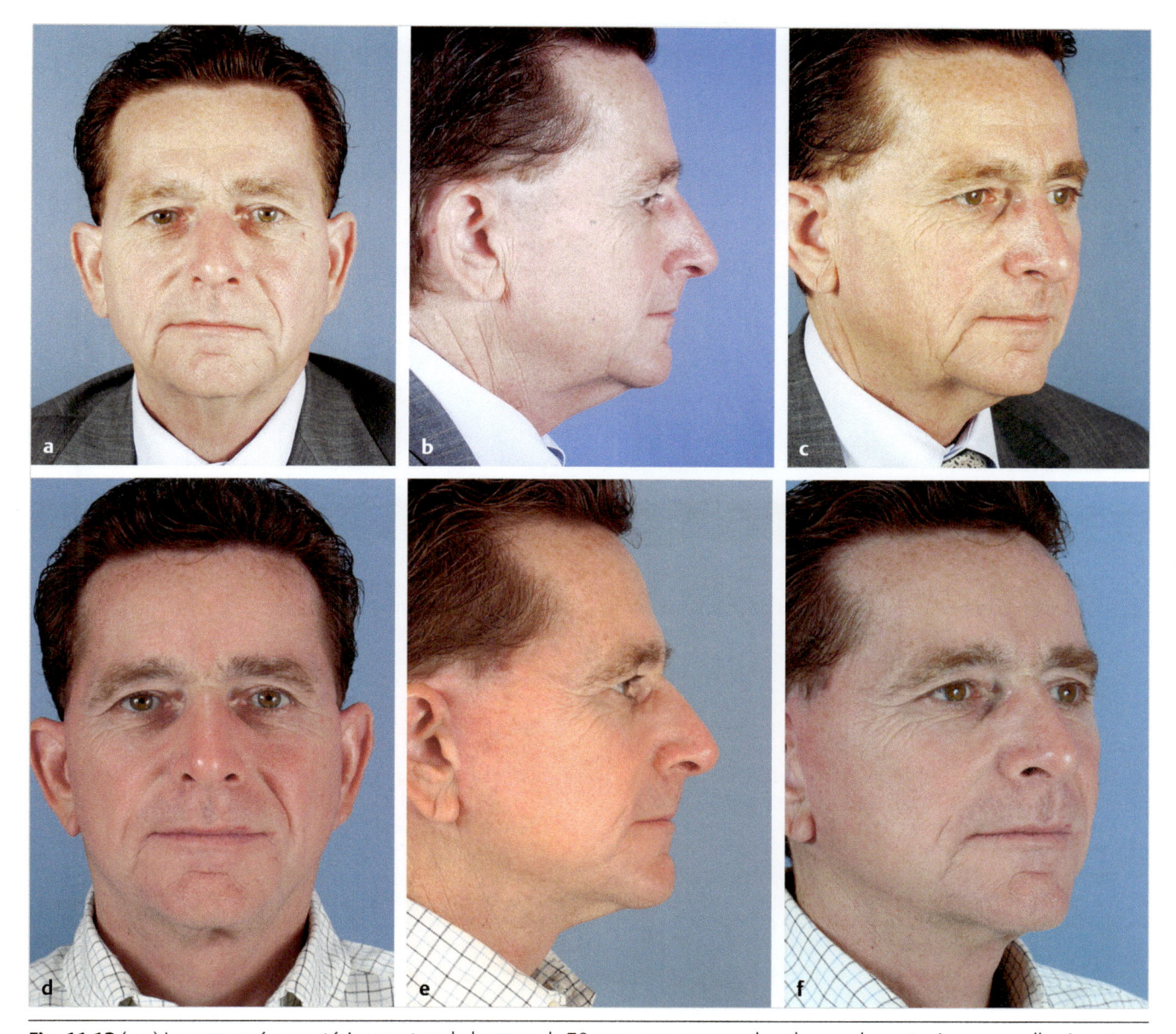

Fig. 11.12 (a-c) Imagens pré-operatórias mostrando homem de 70 anos com excesso de volume submentoniano e envelhecimento da face. (**d-f**) Resultados pós-operatórios após submentoplastia e *lifting* facial.

Pérolas e Armadilhas

Pérolas	Armadilhas
• A submentoplastia tem um papel autônomo quando o paciente tem excesso de volume submentoniano isolado, tônus e elasticidade robustos na pele e linha da mandíbula favorável. • Os retalhos de pele cervical são dissecados com preservação de 2 a 5 mm de gordura subcutânea. • A formação "prévia de túnel" com a cânula de lipoaspiração permite dissecção subcutânea eficiente antes do procedimento de lipectomia. • Geralmente não é necessária a excisão de pele. • Ocorrerá retração da pele nos pacientes mais jovens e naqueles com boa elasticidade.	• *Lifting* cervical isolado na presença de *jowls* significativos pode afetar negativamente os resultados globais. • Um hioide baixo e anterior pode limitar os resultados desejados após levantamento de pescoço, e essa observação deve ser discutida com o paciente no pré-operatório para que se estabeleçam metas e expectativas realistas. • É preciso evitar a ressecção excessiva do componente central da gordura profunda do pescoço, pois isso pode resultar em um aspecto esvaziado na parte submentoniana central do pescoço. • O tecido adiposo no pescoço é bem vascularizado e há várias estruturas vasculares no pescoço; é necessária hemostasia meticulosa com cauterização bipolar para evitar a formação de hematoma. • O curativo pós-operatório precisa ser aplicado de maneira homogênea e efetiva; um curativo apertado pode causar problemas se for aplicado de modo homogêneo.

Passo a Passo

Etapas para Lipoaspiração Submentoniana em Homens

1. Avalie a face e o pescoço do paciente minuciosamente durante a consulta pré-operatória.
2. Na ocasião da cirurgia, use uma caneta de marcação para delinear a incisão submentoniana proposta.
3. Infiltre os tecidos subcutâneos do submento e do pescoço com anestesia local (lidocaína a 1% em 1:100.000 de epinefrina). Espere 10 a 15 minutos depois da infiltração antes de iniciar o procedimento cirúrgico.
4. Faça a incisão submentoniana com uma lâmina.
5. Disseque o plano subcutâneo de maneira limitada. Posteriormente, disseque o tecido com uma cânula de 3 ou 4 mm com espátula na ponta, criando "túneis" subcutâneos.
6. Realizar uma lipectomia assistida por aspiração (lipoaspiração) com uma cânula de 3 ou 4 mm com espátula na ponta, tendo o cuidado de deixar 2 a 5 mm de gordura uniformemente na superfície inferior do retalho cutâneo. Depois da lipectomia com aspiração, visualize a área dissecada e use um cautério bipolar para tratar os vasos perfurantes.
7. Continue a dissecar a pele com tesoura.
8. Avalie diretamente a cavidade da ferida e o retalho de pele para pesquisa de qualquer sangramento e use cautério bipolar para conseguir a hemostasia. A hemostasia é importante para bom resultado em longo prazo.
9. Use a diatermia monopolar para ressecar a borda anterior de cada músculo platisma e a gordura subplatismal, removendo-a do nível da mandíbula ao hioide.
10. Use um fio de reabsorção lenta, como PDS 3-0, em pontos interrompidos ou de maneira contínua para plicar as bordas do platisma na linha média.
11. Realize a dissecção adicional dos retalhos de pele para ajudar a impedir o ajuntamento ou ondulações com o recobrimento.
12. Se for necessária mentoplastia, determine o tamanho adequado para o paciente e insira o implante apropriado.
13. Feche a incisão submentoniana com sutura em fio não absorvível em pontos interrompidos.
14. Coloque um curativo compressivo firme efetivo.

Referências

[1] Millard DR, Pigott RW, Hedo A. Submandibular lipectomy. Plast Reconstr Surg. 1968;41(6):513-522

[2] Schrudde J. Lipexeresis as a means of eliminating local adiposity. Aesthetic Plast Surg. 1980;4(1):215-226

[3] Connell BF. Cervical lift: surgical correction of fat contour problems combined with full-width platysma muscle flaps. Aesthetic Plast Surg. 1976;1(1):355-362

[4] Feldman JJ. Corset platysmaplasty. Plast Reconstr Surg. 1990;85(3):333-343

Leituras Sugeridas

De Castro CC. Anatomy of the neck and procedure selection. Clin Plast Surg. 2008;35(4):625-642, vii

Ellenbogen R, Karlin JV. Visual criteria for success in restoring the youthful neck. Plast Reconstr Surg. 1980;66(6):826-837

Farrior E, Eisler L, Wright HV. Techniques for rejuvenation of the neck platysma. Facial Plast. Clin North Am. 2014;22(2):243-252

Millard DR Jr, Garst WP, Beck RL, Thompson ID. Submental and submandibular lipectomy in conjunction with a face lift, in the male or female. Plast Reconstr Surg. 1972;49(4):385-391

Papel ID, Frodel JL, Holt GR, et al. Facial Plastic and Reconstructive Surgery. 4th ed. New York: Thieme; 2016

Shadfar S, Perkins SW. Anatomy and physiology of the aging neck. Facial Plast Surg. Clin North Am. 2014;22(2):161-170

Sullivan PK, Hoy EA, Freeman B. Managing submandibular glands. In: Aston SJ, Steinbrech DS, Walden JL, eds. Aesthetic Plastic Surgery. Amsterdam, Netherlands: Elsevier; 2009:251-259

Thomas JR, Dixon TK. Preoperative evaluation of the aging neck patient. Facial Plast Surg Clin North Am. 2014;22(2):171-176

Parte II: Cirurgia Facial

CAPÍTULO 12

Aumento do Queixo

Philip J. Miller ■ Boris Paskhover

Resumo

Este capítulo oferece ao cirurgião os conhecimentos essenciais necessários para avaliar e, efetivamente, tratar pacientes que sejam candidatos a aumento do queixo. Propomos um modo dirigido de avaliar o paciente com uma análise detalhada das descrições anatômicas apropriadas. No final do capítulo, temos um guia operatório passo a passo com inclusão de dicas e armadilhas para o procedimento de aumento do queixo.

Palavras-chave: aumento do queixo, genioplastia, implante, projeção, Silastic.

Introdução

O aumento do queixo tem sido ferramenta usada pelos cirurgiões plásticos ao longo dos últimos 100 anos. O uso de técnicas osteoplásticas para ajudar a aumentar o queixo foi o padrão-ouro no passado. Aufricht,[1] na década de 1920, publicou sua série de rinoplastias e aumentos do queixo combinados com o uso de osso do dorso nasal. Aproximadamente ao mesmo tempo, passaram a ser usados vários implantes, incluindo de marfim, metal e vários plásticos primitivos. Joseph Safian,[2] que aprendeu as técnicas de Jacques Joseph, acreditava proeminentemente no uso do marfim para implantes no queixo, tendo apresentado taxas de infecção notavelmente baixas. Em 1948, a Dow Corning Corporation desenvolveu um produto de silicone de graduação médica com a marca comercial Silastic. Os implantes de Silastic têm o benefício importante de ser biologicamente inertes, facilmente modificados, flexíveis e firmes.[2] Nos últimos 50 anos, foram desenvolvidos vários materiais aloplásticos, incluindo implantes de metilmetacrilato, de politetrafluoroetileno expandido e de polietileno poroso de alta densidade. Preferimos o uso dos implantes de Silastic em razão de seus benefícios inerentes e do seu longo registro de uso e facilidade de remoção quando indicada.

A literatura oromaxilofacial é rica em técnicas para genioplastia óssea para aumento do queixo. Esses métodos são apropriados em pacientes que desejam aumento vertical e horizontal não alcançável com o aumento do queixo, mas o aumento da morbidade por edema, assimetrias, má união e incisões maiores limita a indicação para essa técnica em nossos pacientes, que preferem um equilíbrio entre morbidade mínima e máximo resultados. Verificamos que os implantes de Silastic funcionam excepcionalmente bem para projeção na direção anteroposterior, e certos modelos podem melhorar bastante o componente vertical.

Avaliação Física

- Avalie a projeção do queixo ou do nariz no plano Frankfurt.
- Avalie a presença de uma fenda.
- Avalie a projeção superoinferior, bem como a anteroposterior.

Anatomia

Um queixo subprojetado costuma causar aumento do aspecto das outras unidades faciais. Isso se origina do fato de que o equilíbrio é a chave para a estética facial. O equilíbrio entre os terços faciais costuma ser algo

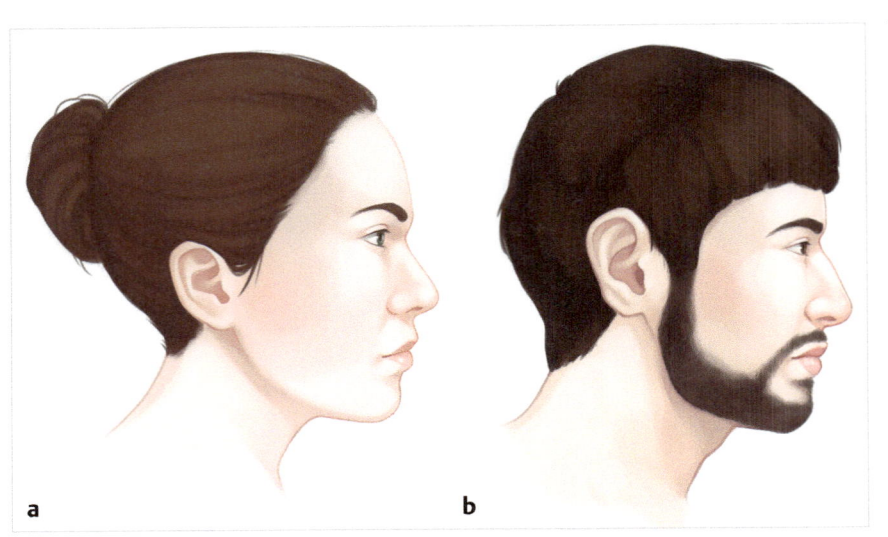

Fig. 12.1 Queixo (**a**) feminino *versus* (**b**) masculino.

Tabela 12.1 Comparação entre queixo masculino e feminino

	Feminino	Masculino
Contorno	Redondo	Quadrado – estreito ou largo
Projeção	Imediatamente posterior ao fio de prumo que vem do lábio inferior	No prumo que vem do lábio inferior ou anterior a ele
Fenda	Infrequentemente presente, mas se isso ocorrer, muitas vezes há pedido de que seja preservada	Presente e favorecida

negligenciado pelos pacientes e depende do cirurgião experiente sua orientação. Classicamente, isso é observado no paciente de rinoplastia cujo nariz parece significativamente grande demais para a face, enquanto, na realidade, pode ser que o queixo seja fraco demais para equilíbrio com o nariz. No perfil, com a cabeça do paciente masculino orientada na linha de Frankfurt horizontal, esperamos que uma linha vertical que desce do lábio inferior esteja pelo menos no nível do queixo (**Fig. 12.1**). Para um indivíduo com uma linha da mandíbula excepcionalmente forte, o queixo pode ficar vários milímetros à frente dessa linha. Isso contrasta com o queixo feminino, que seria esteticamente agradável aproximadamente 2 mm posterior a essa linha[1] (**Tabela 12.1**).

A parte inferior da face na linha média é um campo operatório razoavelmente seguro. Abaixo da pele ou do tecido subcutâneo, encontramos o músculo mental, seguido pelo periósteo e a parte anterior da mandíbula propriamente dita (**Fig. 12.2**). Os ramos terminais do nervo mandibular (V3) saem da mandíbula em uma linha vertical, descendo da direção da linha pupilar média. No interior da boca, o nervo pode ser identificado entre o canino mandibular e o primeiro pré-molar. Preferimos o acesso externo para colocação de nossos implantes e achamos que a prega submentoniana costuma esconder bem a incisão.[1] É importante observar também que o queixo feminino assume uma terminação mais afilada, enquanto o queixo masculino costuma ter um aspecto anterior mais quadrado (**Fig. 12.3**).

Seleção de Pacientes

A seleção apropriada dos pacientes produz excelentes resultados, juntamente com pacientes felizes. Nossas técnicas preferidas para colocação de implantes no queixo se baseiam em pacientes que precisam, principalmente, de aumento da projeção na direção anteroposterior. Se um paciente for excepcionalmente deficiente na direção superoinferior, técnicas de genioplastia óssea produziriam resultado superior. Também achamos que o paciente que esteja inseguro se gostaria ou não de um implante, pode receber injeção de solução salina, que dá uma similaridade imediata, mas de curta duração, com um implante, ou pode se beneficiar de uma injeção de preenchedor para um período mais longo de teste. Esse procedimento de consultório pode ser combinado com outras técnicas de injeção para ajudar a definir a linha da mandíbula inteira, não apenas a parte anterior da mandíbula.

Com referência aos pacientes com mandíbula excessivamente projetada, temos conseguido sucesso na redução de aumentos do queixo. Com o uso de brocas de diamante, conseguimos moldar a parte anterior da mandíbula com redução modesta nas direções anteroposterior e superoinferior, se necessário. É importante observar que qualquer paciente com má oclusão significativa provavelmente seria mais bem servido por outras técnicas que abordem tanto os interesses ortodônticos como o aspecto estético.

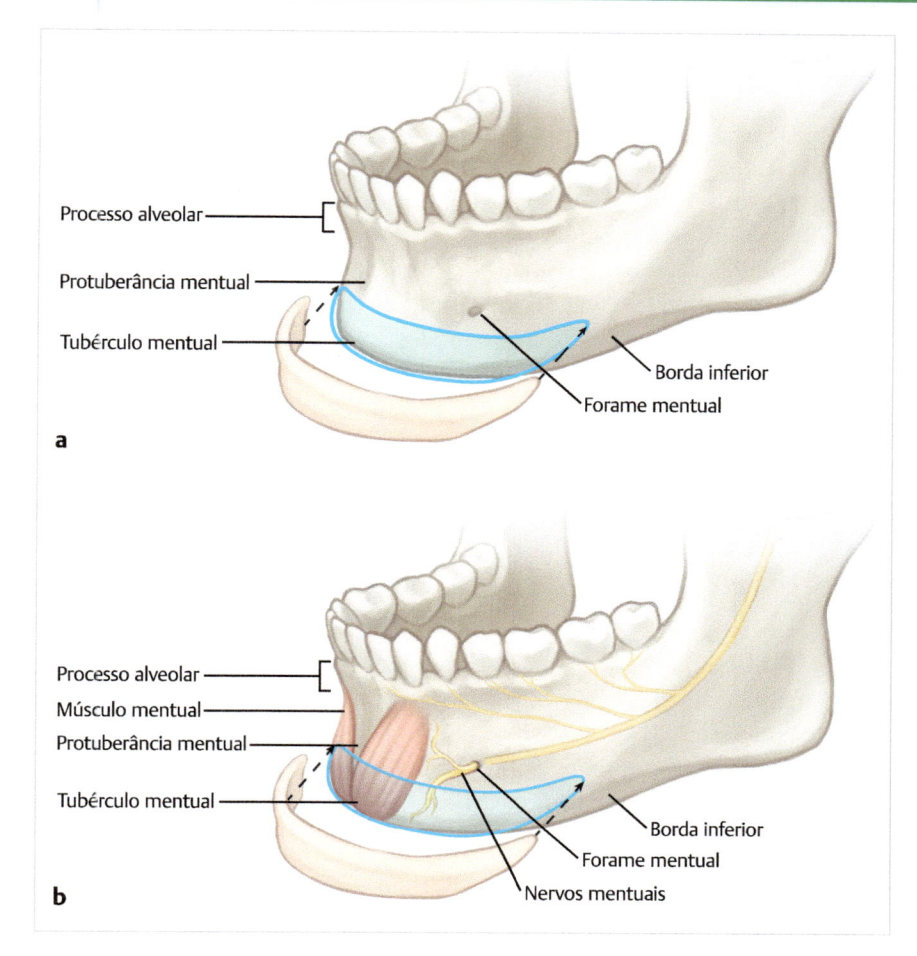

Fig. 12.2 (a,b) Posicionamento apropriado do implante delineado em vermelho com referência à localização de V3.

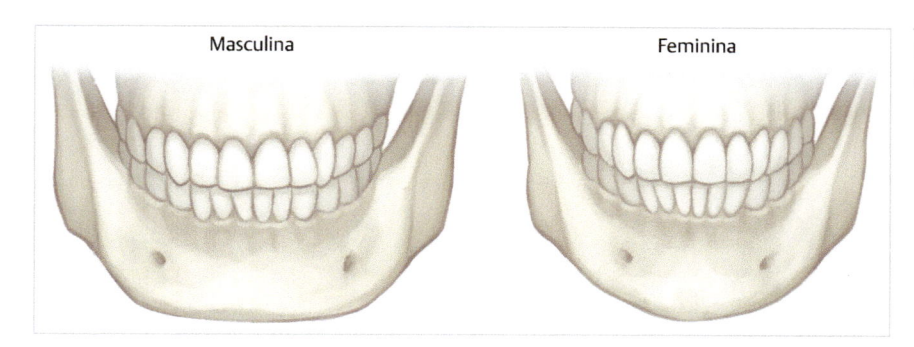

Fig. 12.3 Variação na forma mandibular característica para homens *versus* mulheres.

Etapas para o Aumento do Queixo

Colocação do Implante para o Queixo

Se o procedimento for realizado juntamente com uma rinoplastia, preferimos realizar o implante primeiro. A prega submentoniana é identificada e se faz marcação a aproximadamente 1,5 cm da linha média. Subsequentemente, injetam-se 1 a 3 mL de anestésico local com epinefrina na parte anterior da mandíbula, prestando-se atenção especial para não aumentar significativamente a aparência do queixo usando o anestésico. Depois de esperar o tempo apropriado para vasoconstrição, faz-se a incisão através da pele e do tecido subcutâneo. Usamos, então, tesoura de íris curva afiadas para cortar até a mandíbula, mas sem atravessar o periósteo. Se permanecermos verdadeiramente na linha média durante essa dissecção inicial, podemos evitar vasos pequenos, porém incômodos, que costumam estar nas extensões laterais da dissecção inicial. Uma vez identificado o periósteo mandibular inferior, dissecamos superiormente ao longo da face anterior da mandíbula em um plano supraperiosteal com nossa tesoura aproximadamente por uma distância proporcional ao aumento anterior pretendido. Uma bolsa muito grande pode permitir migração superior, e uma bolsa muito pequena pode tornar a inserção extremamente difícil, se não impossível. Nesse ponto, garantimos que seja deixada na mandíbula uma tira de periósteo adequada na mandíbula e se fazem incisões laterais através do periósteo usando uma lâmina nº 15. Elevamos então o periósteo bilateralmente enquanto seguramos a borda inferior da mandíbula para proteger o nervo mentual. Usando a extremidade longa de um afastador de Converse, conseguimos visualizar inteiramente a bolsa e dissecar em direção mais superior, conforme a necessidade, simultaneamente identificando e preservando o nervo mentual. A bolsa esquerda em geral é elevada mais posteriormente para facilitar a introdução do implante.

Com o afastador ainda na bolsa, deslize o lado esquerdo do implante primeiramente, passando o marcador da linha média. Removemos então o afastador, ao mesmo tempo prendendo o implante com um Brown-Adson e deslizamos cuidadosamente o lado direito do implante para a bolsa usando um segundo Brown-Adson. O implante é examinado para se verificar se está na linha média, e o envoltório de tecidos moles é palpado ao longo do implante para assegurar que o implante esteja colocado de maneira plana, sem nenhuma dobra nas extremidades laterais. A porção média do implante é suturada ao periósteo com fio Monocryl 4-0 para fixar sua posição. O fechamento do subcutâneo é realizado com polidioxanona 5-0 em pontos interrompidos; geralmente, 1 a 2 pontos são suficientes. Por fim, a pele é fechada com pontos contínuos ancorados usando fio em *nylon* 6-0.

Aumento do Queixo com Injetáveis

O uso de preenchedores à base de ácido hialurônico tem mudado a moderna prática estética. Agora é possível oferecer aos pacientes opções relativamente seguras para aumento da aparência do queixo que não necessitam de intervenção cirúrgica. As injeções à base de ácido hialurônico oferecem reversibilidade juntamente com melhora estética, podendo durar meses a anos. Preenchedores altamente coesivos e viscosos permitem modificações significativas do volume.

Cuidados Pós-Operatórios

O paciente costuma receber um curativo com micropore de 2,5 cm para assegurar o suporte adequado ou a compressão de tecidos moles. Como a incisão é inteiramente externa, o paciente pode receber dieta regular imediatamente e não tem limitações significativas. O paciente costuma ser informado de que a fita pode cair nos próximos dias e costumam retornar em aproximadamente 3 a 5 dias para remoção do curativo. As suturas submentonianas são removidas no dia 7. O paciente é informado de que se espera certo edema, mas, entre o dia 7 e o 10, grande parte do edema está resolvida.

Manejo das Complicações

As complicações imediatas incluem dor geralmente associada ao edema e à pressão sobre os nervos mandibulares. Isso pode ser tratado com um pulso de esteroides ou marcaína 1/8% injetada na região perimandibular. É muito incomum o aparecimento de equimose. Anestesia temporária decorre da tração sobre o nervo mandibular ou de trauma. Dissecção cuidadosa ao longo da parte inferior da face anterior da mandíbula e a visualização direta minimizarão essa incidência. As complicações em longo prazo no contexto pós-operatório são relativamente incomuns. O raro paciente que apresente uma celulite costuma ser tratado com antibióticos por via oral. Na ausência de pus declarado, a celulite não obriga a uma remoção pronta do implante.

Ocorre mau posicionamento em dois cenários. No primeiro, criam-se bolsas assimétricas, forçando o implante a se assentar em uma posição oblíqua. Isso é tipicamente observado no intraoperatório com visualização direta, bem como deslizando as pontas dos dedos ao longo da borda da mandíbula e sentindo assimetrias entre a borda do implante mandibular relativamente ao contorno da mandíbula. Posterior alargamento da bolsa ou remoção de protrusões ósseas unilaterais amenizarão essa condição. Não confie apenas na fixação por suturas para fixar um implante inclinado obliquamente. O implante precisa estar assentado conforme desejado antes da fixação ao periósteo.

A segunda razão para mau posicionamento percebido é simplesmente um exagero de assimetria preexistente entre os ramos mandibulares esquerdo e direito. Consequentemente, até mesmo as mais leves assimetrias mandibulares precisam ser levadas à atenção do paciente para prevenir essa situação pós-operatória embaraçosa e evitável.

Exemplos de Casos

Caso nº 1: Queixo Fraco

Este é um homem de 44 anos que, nas últimas décadas, tem-se incomodado com seu queixo "fraco". Nota que, já na infância, sentia que seu queixo era inadequado em termos de projeção em perfil e estreito demais na visualização frontal. À medida que ficou mais velho, notou que o submento parecia pender abaixo do que deveria e também se incomodava com isso. A **Figura 12.4** (**a, c, e, g**) mostra sua aparência no pré-operatório. Observe, na **Figura 12.4a**, a deficiência no perfil. A **Figura 12.4**

Capítulo 12
Aumento do Queixo

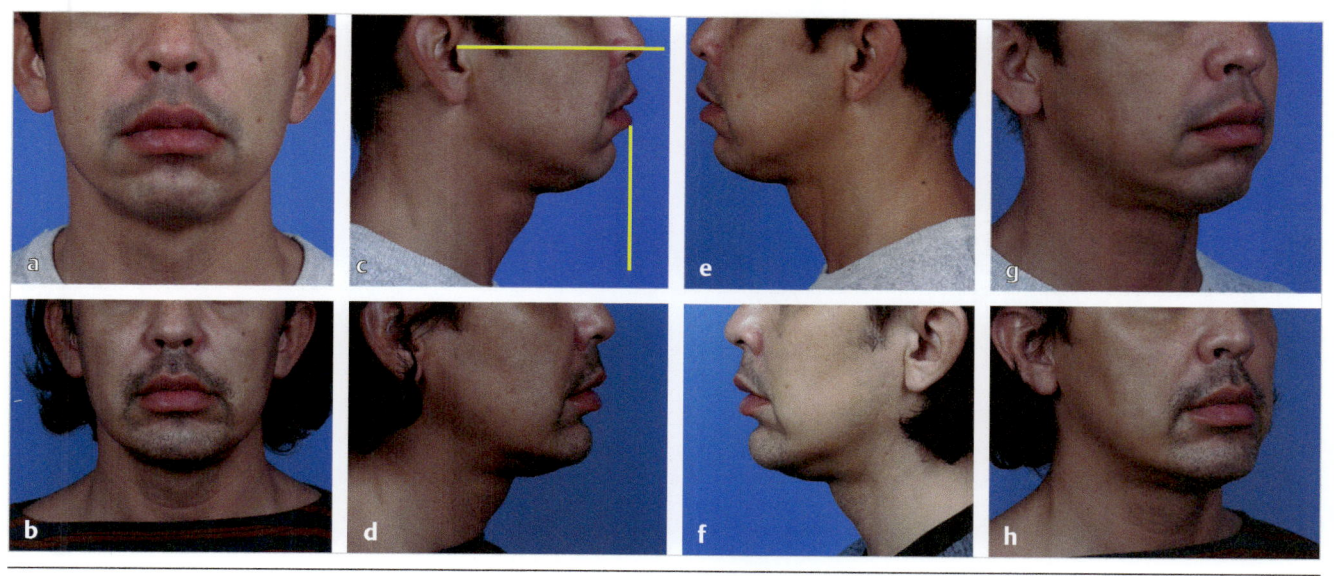

Fig. 12.4 (**a,c,e,g**) Antes do aumento do queixo. (**b,d,f,h**) Resultados pós-operatórios.

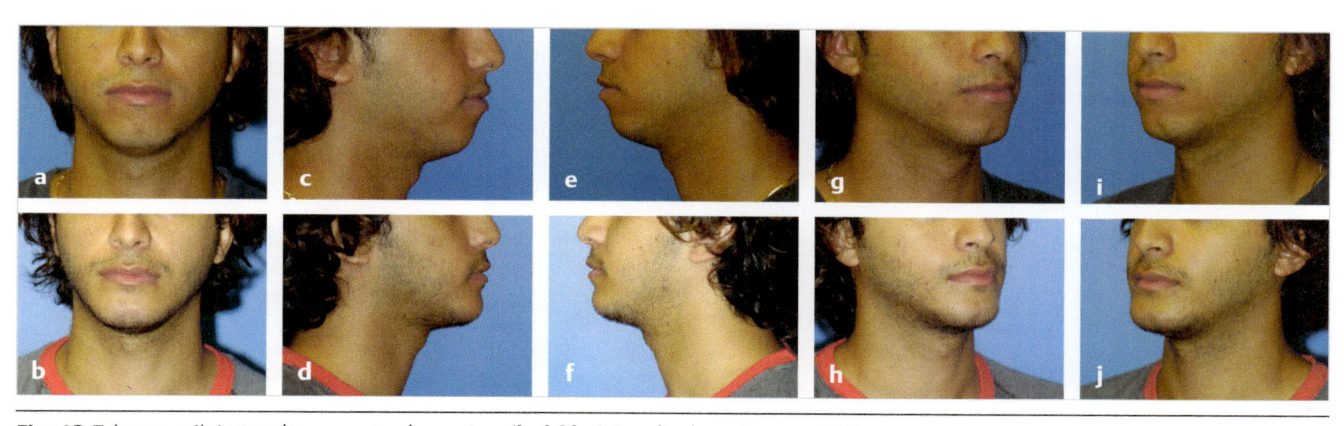

Fig. 12.5 (**a,c,e,g,i**) Antes do aumento do queixo. (**b,d,f,h,j**) Resultados pós-operatórios.

(**b, d, f, h**) mostra o resultado pós-operatório depois da colocação de um implante com tamanho grande. Ele ficou excepcionalmente satisfeito com o aumento da projeção em perfil e com a largura na visualização frontal. Também ficou muito feliz com a melhora da aparência do submento (**Vídeo 12.1**).

> **Vídeo 12.1** Implante no queixo
> https://www.thieme.de/de/q.htm?p=opn/tp/299620101/978-1-62623-880-0_c012_v001&t=video

Caso nº 2: Queixo Subprojetado

Este paciente tem 26 anos e apresenta preocupações com um queixo discretamente subprojetado em perfil. Não se incomoda com a projeção frontal e não deseja ter alteração significativa nesta última. A **Figura 12.5** (**a, c, e, g, i**) mostra sua aparência no pré-operatório. A **Figura 12.5** (**b, d, f, h, j**) mostra seu resultado pós-operatório depois da colocação de um implante de tamanho médio. Observe que, na **Figura 12.5** (**d, f**), há melhora significativa da projeção do queixo dele. Também se deve observar que o nariz dele parece menor na projeção pós-operatória em perfil (**Fig. 12.5d**) em razão do implante do queixo.

Caso nº 3: Queixo Mais Forte, Bem Definido

Este paciente de 24 anos apresentou o desejo de um queixo mais forte e bem definido. Estava ciente de que seu queixo não era significativamente deficiente com referência à projeção, mas desejava ter uma linha da mandíbula melhorada. A **Figura 12.6** (**a, c, e, g**) mostra sua aparência pré-operatória. A **Figura 12.6** (**b, d, f, h**) mostra o resultado pós-operatório com um implante de tamanho médio. Observe a angularidade excepcional que o queixo agora lhe oferece.

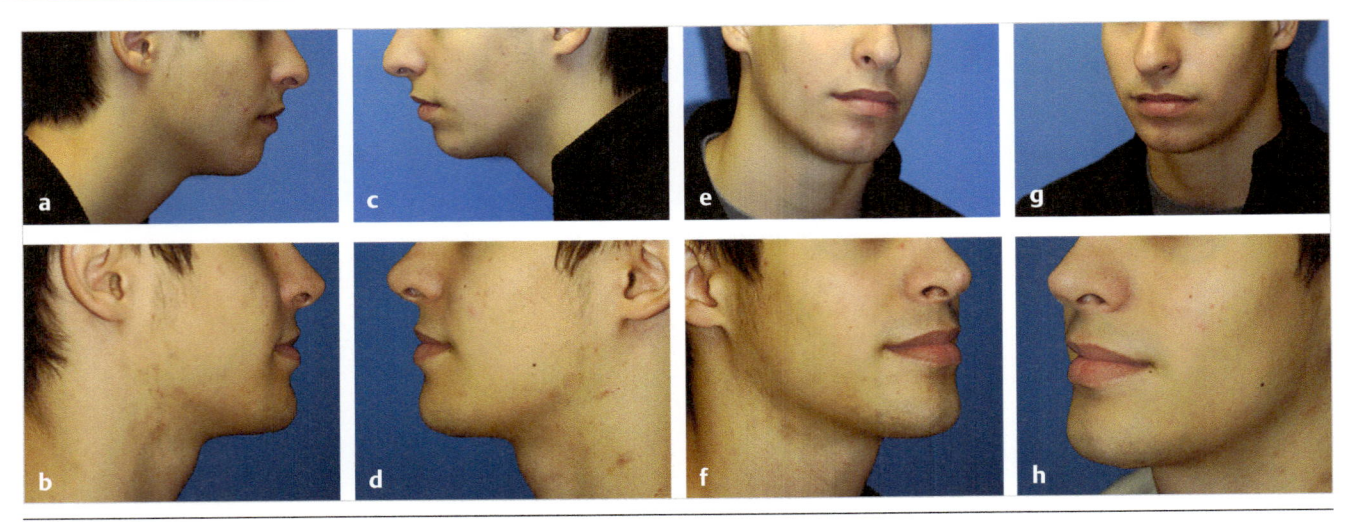

Fig. 12.6 (**a,c,e,g**) Antes do aumento do queixo. (**b,d,f,h**) Resultados pós-operatórios.

Pérolas e Armadilhas

Pérolas

- Depois da colocação e antes da fixação, corra os dedos ao longo da borda mandibular para confirmar que as asas laterais não se assentem abaixo da borda mandibular, o que seria indicativo de inclinação do implante ou corpos mandibulares suficientemente assimétricos que precisam ser raspados para impedir abaulamento submandibular.
- Uma incisão mais larga não aumenta necessariamente a facilidade de inserção. Isso vem da dissecção apropriada e da elevação dos retalhos.
- Elevação com tesoura no plano supraperiosteal, em lugar de usar o eletrocautério, limita o dano térmico e cria um retalho com espessura uniforme.
- Ao elevar a bolsa subperiosteal esquerda, fique em pé no topo da maca, sustente a cabeça com a mão esquerda na borda mandibular esquerda para contratração e estabilização.
- Ao elevar a bolsa subperiosteal direita, fique em pé à direita do paciente, com as costas voltadas para os pés, o polegar esquerdo dando sustentação à borda mandibular direita para contratração e estabilização.

Armadilhas

- Conte ao paciente sobre a possibilidade de uma anestesia de curta duração (1-3 dias) a uma anestesia mais longa (3 meses) ou até anestesia permanente da região do lábio inferior (região do V3).
- Conte ao paciente que os dentes inferiores não ficarão visíveis ao sorrir por até 3 meses enquanto o mentual se recupera.
- Não use fios trançados para fixação nem deixe os fios de monofilamentos tocar a pele antes de fixar o implante; isso pode levar bactérias e incitar uma infecção.

Passo a Passo

Etapas para o Aumento do Queixo

1. Avaliação.
   a. Determine a preferência do paciente por uma indicação de implante quadrado estreito, quadrado largo ou curvo.
   b. Determine a quantidade de projeção anterior desejada e/ou indicada.
   c. Determine qualquer aumento vertical.
   d. Selecione e tenha à mão um tamanho um pouco maior do que se antecipa, bem como um que tenha o tamanho apropriado. Certifique-se da disponibilidade de medidores estéreis do modelo e tamanho específicos.
2. Marcação.
   a. Queixo na linha média.
      i. Assimetria da linha média do queixo em relação à linha média da glabela é levada ao conhecimento do paciente.
   b. A incisão submentoniana de 1,5 cm é desenhada no interior da prega mentocervical.
3. Sedação
   a. A sedação VO consiste em 4 a 6 mg de Versed líquido e 1 Percocet.
   b. Sedação intravenosa se desejada.

c. Anestesia geral fica tipicamente reservada para aumento de queixo associado a outros procedimentos que a justifiquem.
4. Anestesia.
   a. Lidocaína a 1% com epinefrina 1:100.000 1:1 com marcaína a 0,25%.
   b. Agulha calibre 25G.
   c. Infiltre a linha de incisão pretendida.
      i. Por via subcutânea.
      ii. Pela via supraperiosteal.
   d. Infiltre a parte anterior do mento.
   e. Deslize a agulha posteriormente ao longo e imediatamente superficial ao corpo da mandíbula até uma área 3 cm além de onde a asa mais lateral do implante será colocada.
5. Faça o preparo da pele e coloque os campos cirúrgicos.
6. Incisão.
   a. Lâmina nº 15 através da pele.
   b. Lâmina nº 15 ou cautério com ponta tipo agulha, descendo até o periósteo mental em uma localização 3 mm posterior à posição pretendida da borda inferior do implante.
7. Elevação do retalho.
   a. Divulsão supraperiosteal superior e superolateralmente abraçando o periósteo.
   b. Extensão superior suficiente para acomodar a parte central do implante.
   c. Exponha 2 a 3 cm de mento dessa maneira.
   d. Incisão vertical bilateral do periósteo com uma lâmina nº 15 na borda mais lateral da dissecção.
   e. Elevação periosteal com um liberador ou elevador periosteal estreito abraçando a borda inferior da mandíbula.

   f. Sob visualização direta, a bolsa é estendida superiormente, ao mesmo tempo protegendo o nervo mental.
8. Inserção do medidor e do implante.
   a. Banhe ambos os medidores em tripla solução de antibiótico.
   b. Introduza o menor dos dois medidores.
   c. Reaproxime a incisão com uma pinça e avalie a aparência em perfil.
   d. Remova e substitua pelo maior dos dois medidores.
   e. Decida o tamanho do implante.
   f. Remova o medidor.
   g. Troque de luvas.
   h. Banhe o implante em tripla solução de antibiótico.
   i. Introduza (ver no texto os melhores pontos de inserção).
9. Fixação.
   a. Sutura de colchoeiro horizontal com Monocryl 4-0 do periósteo mental na linha média ao centro do implante. Cuidado para não pegar a pele nesta sutura.
10. Fechamento.
    a. Reaproxime o mentual seccionado com Monocryl 4-0.
    b. Reaproxime o tecido subcutâneo com Monocryl 4-0.
    c. Sutura contínua ancorada com *nylon* 5-0 ou 6-0.
11. Curativo e bandagem.
    a. Pomada de bacitracina.
    b. 10 mL de marcaína a 0,25%.
    c. Telfa.
    d. Mastisol à região em torno.
    e. Fita de micropore de 2,5 cm para comprimir as regiões anterior e inferior do queixo.

*N.T.: O Percocet é uma associação de paracetamol com oxicodona.

Referências

[1] Aufricht G. Combined plastic surgery of the nose and chin; résumé of twenty-seven years' experience. Am J Surg. 1958; 95(2):231-236

[2] Safian J. Progress in nasal and chin augmentation. Plast Reconstr Surg. 1966;37(5):446-452

[3] Choe KS, Stucki-McCormick SU. Chin augmentation. Facial Plast Surg. 2000;16(1):45-54

Parte II: Cirurgia Facial

CAPÍTULO 13

Aumento do Queixo: Técnica do *Expert*

Stephen M. Warren

Resumo

Este capítulo se baseia em anos de mentoria recebida de professores especialistas, bem como em meu próprio estudo da face. Um queixo atraente tem a combinação certa de tamanho, forma e contorno. Pode-se melhorar a aparência de um queixo com qualquer combinação de osteotomias ósseas, aumento aloplástico, *resurfacing* ou recobrimento da pele e/ou preenchimento de tecidos moles. Como as cirurgias de tecidos moles da face são descritas em outra parte deste texto e os movimentos ortognáticos da mandíbula estão além do escopo deste capítulo, estabeleço o foco sobre técnicas mais convencionais de genioplastia. Como a cirurgia do queixo complementa outros procedimentos, a estética do queixo deve ser avaliada com relação à aparência e proporções da face. Em vez de memorizar padrões numéricos, uma avaliação sistemática do nariz para o queixo deve incluir o nariz, o terço médio da face, os lábios, a relação dental maxilomandibular, a espessura do coxim do queixo, a profundidade e a altura do sulco labiomental, a posição estática do coxim do queixo e o movimento dinâmico do coxim do queixo com o sorriso. Quer você esteja lidando com uma deformidade complexa multidimensional de tecidos moles e duros do queixo ou com uma simples deficiência sagital do queixo, deve-se dar ênfase ao equilíbrio facial. Felizmente, a maioria dos homens que procura consulta terá uma deficiência sagital leve. Esse problema unidimensional naturalmente se presta a aumento aloplástico. Dito isso, o papel da genioplastia óssea não deve ser negligenciado. Vale dizer que, ao traçar um plano de tratamento, é melhor que sua avaliação esteja correta ou o simples aumento do queixo oferecerá simplesmente resultados horrorosos.

Palavras-chave: genioplastia aloplástica, aumento do queixo, implante no queixo, genioplastia, microgenia, genioplastia óssea, queixo pequeno.

Introdução

Em *The Descent of Man*, Darwin[1] considera se o homem descenderia de alguma forma preexistente, a maneira de seu desenvolvimento e o valor da diferença entre as raças de homens. Em sua sátira, *Descent of Man*, T. C. Boyle torna indistintas as fronteiras entre o mundo humano racional e o animal irracional, apresentando situações tão absurdas quanto a estrela do filme canino Lassie deixando seu dono Timmy por um caso de amor com um coiote e uma mulher que se apaixona por um chimpanzé brilhante que está traduzindo Darwin para Yerkish. Os escritos de Boyle destacam a incongruência entre a parcimônia e a vaidade da natureza. Tome-se o queixo, por exemplo — quase sem utilidade de um ponto de vista mecânico e sem precursor filogenético, o queixo sobressai proeminentemente na fisionomia humana. Ainda assim, só depois de termos queixo passamos a atribuir valor a ele – forte, fraco, angular, quadrado, estreito, protruso, longo, redondo ou com covinha, dependendo do gosto. Consequentemente, esse gosto, bem como a escolha sexual que se origina nele, garante que nossos queixos continuem a ser parte de nós. Pode ser biomecanicamente sem utilidade, mas a gente pareceria um personagem tolo de Sidney Smith sem um queixo.

Avaliação Física

O queixo deve ser avaliado com relação à aparência e às proporções da face. Dá-se ênfase ao equilíbrio facial, e não aos padrões antropométricos. Quer lide com uma deformidade multidimensional complexa de tecidos moles e duros do queixo ou com uma deficiência sagital de rotina do queixo, eu uso uma avaliação sistemática, que inclui o seguinte:

- Nariz.
- Terço médio da face.
- Lábios.
- Relação maxilomandibular.
- Espessura do coxim do queixo.
- Profundidade e altura do sulco labiomentoniano.
- Posição estática do coxim do queixo.
- Atividade dinâmica do coxim do queixo.
- Contorno submentoniano.

São anotados os objetivos estéticos, bem como qualquer intervenção cirúrgica ou ortodôntica prévia. A face é observada e fotografada em repouso e sorrindo em imagens frontais e em perfil. Documenta-se deficiência, excesso mandibular e/ou do mento ou assimetria. Seguem-se alguns dos destaques dessa avaliação.

Análise do Lábio Inferior

A inclinação do lábio inferior da borda do contorno ao sulco labiomentoniano afeta a percepção de tamanho do queixo (**Fig. 13.1**). Se a inclinação do lábio inferior for vertical e a demarcação entre o lábio e o queixo for pequena, o paciente parecerá ter um queixo maior do que o esperado depois do aumento. Isso é particularmente verdade se for usado um implante de altura completa. A análise do lábio inferior é entremeada com a análise do sulco labiomentoniano porque a inclinação do lábio ajuda a definir o sulco labiomentoniano. Se um paciente tiver sobremordida profunda e o lábio for evertido, então o lábio inferior terá uma inclinação oblíqua. A obliquidade do lábio inferior contribuirá para um sulco labiomentoniano mais profundo com ângulo mais agudo. O cirurgião deve notar isso porque um implante aloplástico ou um segmento genial alto demais aprofundará o sulco e tornará o ângulo do sulco labiomentoniano ainda mais agudo.

Análise do Sulco Labiomentoniano

Se dois queixos se projetarem exatamente no mesmo grau, o queixo com o sulco labiomentoniano mais alto e/ou mais raso sempre parecerá maior em vista frontal (**Fig. 13.2**). Como o queixo é visto primariamente como o coxim, o sulco labiomentoniano define a altura vertical do queixo. Desse modo, fazer o procedimento de aumento para um paciente com sulco labiomentoniano alto e raso tende a aumentar o aspecto da altura vertical do queixo, bem como seu tamanho global. Para superar esse problema, o cirurgião deve reduzir a altura vertical do implante ou segmento genial para limitar o aumento do pogônio. Se o queixo for longo e tiver um sulco alto, o paciente poderá precisar tanto de uma redução vertical do queixo como de

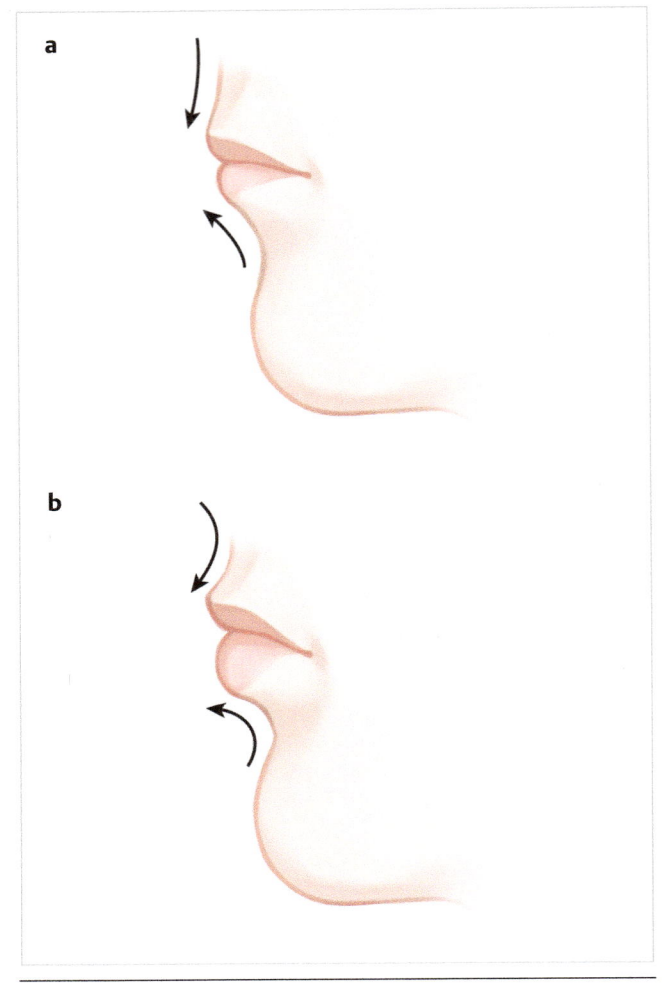

Fig. 13.1 A inclinação do lábio inferior da borda do contorno labial ao ponto mais baixo do sulco labiomentoniano afeta a percepção de tamanho do queixo. (**a**) Ilustra um lábio quase vertical e (**b**) um lábio inferior com aumento da obliquidade. Para o mesmo grau de projeção sagital, um queixo **a** parecerá maior na vista frontal do que o queixo **b**.

um aumento sagital. Ao contrário, um paciente com sulco labiomentoniano baixo e distinto tolerará o aumento do queixo muito melhor porque o implante ou o segmento genial acentuará apenas o coxim do queixo.

Análise Estática e Dinâmica do Coxim do Queixo

A espessura do coxim do queixo pode ser facilmente estimada por palpação (espessura normal: ~8-11 mm). A projeção do queixo em seus tecidos moles deve ser a maior na borda inferior do pogônio. A posição dos tecidos moles do coxim do queixo, ptose estática, formação de fenda e fasciculações devem ser anotadas. As fasciculações do coxim do queixo geralmente resultam de

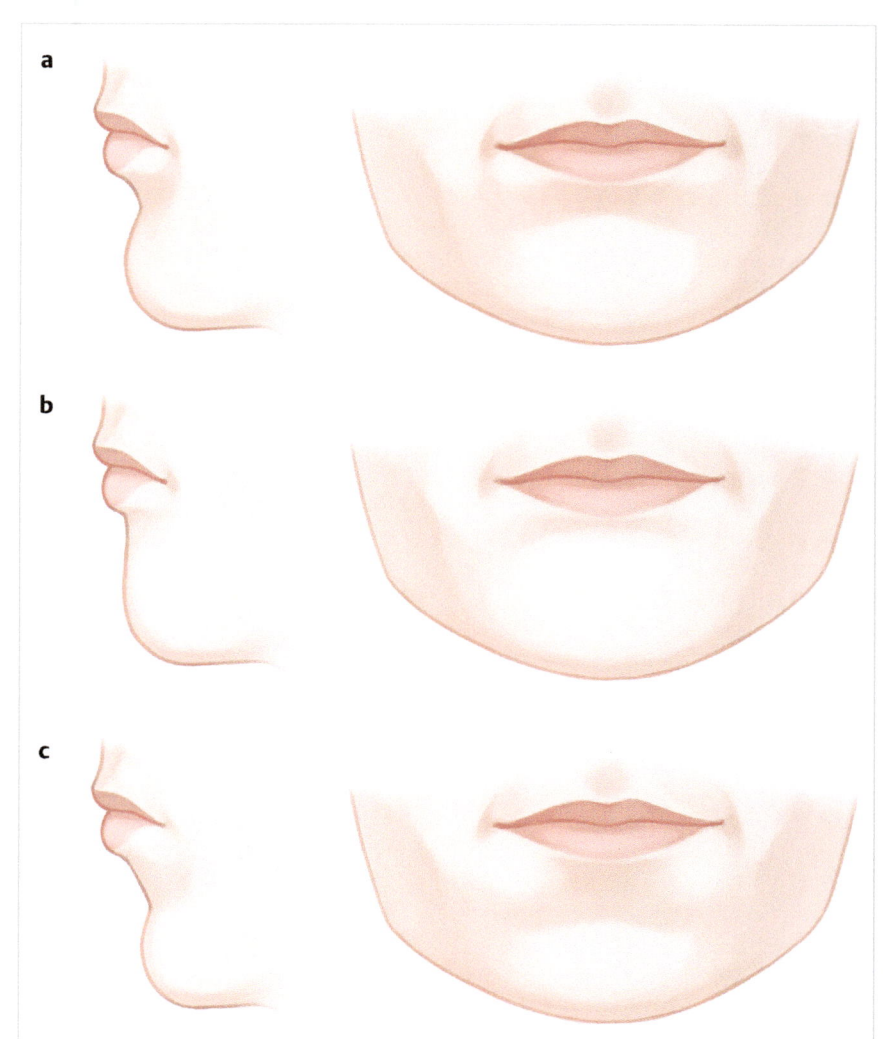

Capítulo 13
Aumento do Queixo: Técnica do *Expert*

Fig. 13.2 A posição vertical do sulco labiomentoniano determina o tamanho do coxim do queixo. (**a**) Ilustração de um sulco labiomentoniano que se baseia em cânones de proporção facial que define um coxim do queixo, que compõe um terço do terço inferior da face. (**b**) Ilustração de um sulco labiomentoniano raso e alto que define um coxim do queixo, que é muito maior do que o parâmetro estético típico para o queixo. (**c**) Ilustração de um sulco labiomentoniano profundo e baixo, que define um coxim do queixo pequeno e bem definido.

tensão mental para que o lábio fique cerrado. Como o coxim do queixo é dinâmico, os tecidos moles também são avaliados durante a animação. O observador notará que, quando um coxim do queixo é espesso, um sorriso geralmente melhorará a aparência do paciente porque o coxim espesso se apaga. Ao contrário, quando um coxim do queixo fino é apagado durante um sorriso, ele parece ainda mais proeminente. Em um sorriso normal, os músculos zigomático e levantador elevam as comissuras orais, puxando o coxim do queixo superiormente. Alguns pacientes têm um sorriso horizontal sem elevação (risório dominado), de tal modo que os depressores do lábio inferior ficam sem oposição; isso resulta em uma ptose dinâmica do coxim do queixo com o sorriso.

Análise do Queixo Ósseo

O local ideal para projeção do queixo ósseo é o pogônio, não a borda inferior do sulco labiomentoniano. Como a espinha cirúrgica da sínfise mentual fica abaixo do sulco labiomentoniano, pode contribuir para um sulco labiomentoniano agudo ou projeção do queixo superior demais e, portanto, pode precisar de redução. A localização e a proeminência da espinha cirúrgica são determinadas pela palpação. Em outros casos, uma coalescência do músculo mentual abaixo do sulco (geralmente com uma fenda de tecidos moles) pode contribuir para uma proeminência excessiva do sulco labiomentoniano inferior. Isso pode ser diferenciado de excesso de queixo ósseo, pedindo-se ao paciente para "fazer biquinho".

Análise Submentoniana

Avalia-se a adiposidade subcutânea e a flacidez da pele. O cirurgião deve determinar se o tecido adiposo pré ou subplatismal está contribuindo para o excesso de volume submentoniano. A pele e o tecido adiposo pré ou subplatismal podem precisar ser removidos para melhorar o contorno do queixo ou do pescoço ou se pode indicar um levantamento do pescoço.

Anatomia

O conhecimento da anatomia torna melhor a avaliação do queixo feita pelo cirurgião. Na superfície labial da mandíbula na linha média está a espinha sinfisária, também denominada espinha cirúrgica. A espinha sinfisária se divide e encerra uma eminência triangular chamada protuberância mental. O centro da protuberância mental é deprimido, mas suas bordas laterais elevadas formam os tubérculos mentuais. A cada lado da sínfise superior, imediatamente abaixo dos incisivos mandibulares, ficam as fossas incisivas. As fossas incisivas são as origens do músculo mentual. Os músculos mentuais coalescem e formam o maior volume do coxim do queixo e se inserem na derme do coxim do queixo para manter a posição do lábio em repouso e elevar e causar protrusão do lábio inferior na atividade. Os músculos mentuais têm componentes horizontal e oblíquo. A porção horizontal superior, que se origina imediatamente abaixo da gengiva fixada, é responsável pelo nível do lábio e a sua posição em repouso. A função da porção horizontal do músculo mentual, isoladamente ou em conjunto com o orbicular da boca, determina a forma e a posição do sulco labiomentoniano, bem como a posição do lábio inferior. A porção oblíqua dos músculos mentuais pode se fundir centralmente (na maioria dos casos) ou permanecer separada superior ou inferiormente, formando uma fenda. Desse modo, uma fenda no queixo, em essência, é uma zona deficiente em músculo. A porção oblíqua do músculo mentual puxa o coxim do queixo contra a mandíbula, elevando o lábio e permitindo que se "faça biquinho". Finalmente, as fibras oblíquas também elevam a parte central do lábio. Lateralmente ao músculo mentual, abaixo do segundo pré-molar, a meio caminho entre as bordas superior e inferior do corpo da mandíbula, estão os forames mentuais. Em uma mandíbula curta verticalmente, os forames podem estar mais alto do que se espera.

A superfície lingual da mandíbula tem um vinco mediano na linha média. Inferiormente ao vinco mediano, encontram-se as espinhas mentuais parassinfisárias bilaterais. As espinhas mentuais são as origens para os músculos genioglossos. Em localização imediatamente inferior às espinhas mentuais, há uma impressão mediana que é a origem do gênio-hióideo. Igualmente, inferior e lateralmente às espinhais mentuais, encontram-se as depressões ovais para fixação dos ventres anteriores dos músculos digástricos. Correndo distal e superior de cada lado da parte inferior da sínfise, encontram-se as linhas milo-hióideas, que dão origem aos músculos milo-hióideos bilateralmente.

A inervação sensorial do queixo é fornecida pelos nervos mentuais. O nervo mentual é um ramo da terceira divisão do nervo trigêmeo, que sai da base do crânio pelo forame oval e dá nove ramos, inclusive o nervo alveolar inferior. Na pterigoide lateral, o feixe neurovascular alveolar inferior passa entre o ligamento esfenomandibular e o ramo e entra no forame mandibular na superfície medial do ramo. O forame mandibular geralmente se localiza a aproximadamente 2 cm da borda anterior do ramo e um tanto em posição oposta à antilíngula (na superfície bucal da mandíbula). O nervo alveolar inferior é sensitivo, mas algumas fibras motoras e sensitivas do nervo milo-hióideo correm juntamente com ele. O nervo alveolar inferior geralmente tem um trajeto em canal único (2-2,4 mm de diâmetro) para inervar os molares, pré-molares e a gengiva mandibulares. O ramo terminal do nervo alveolar inferior passa cerca de 4,5 mm abaixo e 5 mm mesialmente ao forame mentual antes de dar uma volta e emergir como nervo mentual (**Fig. 13.3**). O nervo mentual inerva toda a pele do queixo (exceto os quadrantes de pele a cada lado do coxim do queixo), o lábio inferior, a mucosa do lábio inferior, a gengiva, os incisivos e os caninos. Um ramo sensitivo do nervo milo-hióideo inerva os quadrantes de pele de cada lado do coxim do queixo. Todos os músculos da expressão facial em torno do queixo são inervados pelos ramos do nervo facial, exceto os milo-hióideos e os ventres anteriores do digástrico, que são inervados pela terceira divisão do nervo trigêmeo.

Seleção de Pacientes

Finalmente, o tamanho e a forma do queixo são afetados pelos tecidos moles recobertos sobre a superfície da mandíbula. Um lábio inferior vertical dá a aparência de queixo alto, enquanto um lábio inferior oblíquo dá maior demarcação entre o lábio e o queixo, resultando em coxim do queixo menor e mais definido. O sulco labiomentoniano é a linha divisória entre o lábio inferior e a parte superior do coxim do queixo. A localização vertical e a profundidade desse sulco afeta a percepção do tamanho do queixo. Por exemplo, um sulco labiomentoniano alto e raso dá a ilusão de um queixo verticalmente longo (**Fig. 13.2**). Ao contrário, um sulco labiomentoniano mais baixo e mais definido dá a aparência de um queixo menor (**Fig. 13.2**).

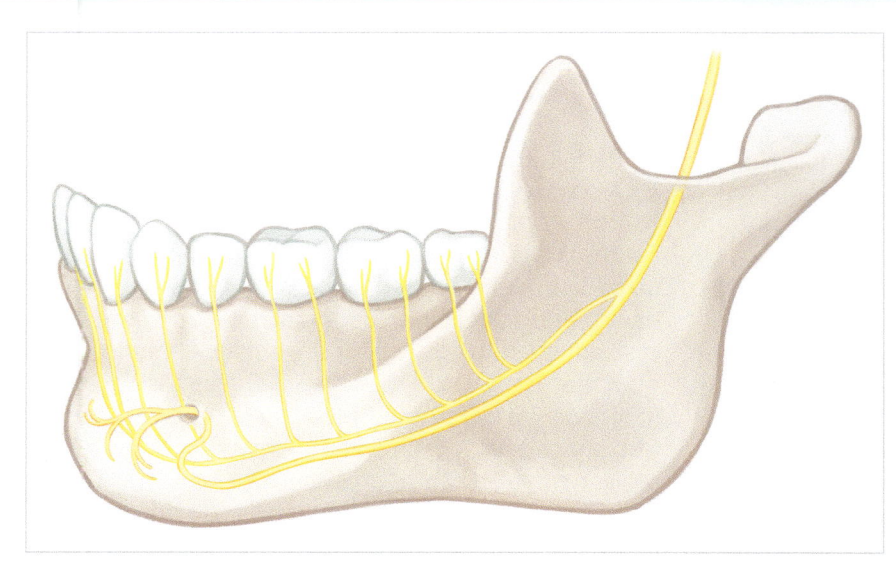

Fig. 13.3 O feixe neurovascular alveolar inferior entra no forame mandibular na superfície medial do ramo. O nervo alveolar inferior geralmente tem um trajeto em um único canal (2-2,4 mm de diâmetro). O ramo terminal do nervo alveolar inferior passa até 4,5 mm abaixo e 5 mm mesial ao forame mentual antes de fazer uma alça e emergir como nervo mentual. Este inerva toda a pele do queixo (exceto pequenos focos de pele a cada lado do coxim do queixo), do lábio inferior, a mucosa do lábio inferior, a gengiva, os incisivos e os caninos. Esses pequenos focos de pele a cada lado do coxim do queixo são inervados por um ramo sensitivo do nervo milo-hióideo.

A maior parte dos homens que procuram consulta para o tratamento de uma deformidade no queixo sofre apenas de uma leve deficiência sagital. Essa deficiência unidimensional do queixo naturalmente se presta a aumento aloplástico ou a um avanço genial. No entanto, a menos que o cirurgião considere todos os fatores já mencionados, um simples aumento do queixo pode não entregar os resultados esperados. Por exemplo, os cirurgiões continuam a identificar o queixo com deficiência sagital, mas negligenciam a inclinação do lábio inferior e a altura do sulco labiomentoniano; essa desatenção leva a resultados não antecipados. Em suma, ao fazer um plano de tratamento, sua avaliação precisa estar correta ou o simples aumento do queixo levará a resultados simplesmente horrorosos.

Para aumentar sagitalmente um queixo pequeno, usamos, geralmente, um implante, mas uma genioplastia óssea também funcionará. Tendo a escolher implantes texturizados em lugar de silicone ao operar homens, realizando a revisão da cirurgia do queixo e também quando tratamos queixo de tensão. Pode-se usar um implante de silicone do mesmo modo que um implante texturizado, porém, é mais difícil de fixar seguramente à mandíbula. Além disso, há a tendência de se formar uma cápsula em torno do elastômero de silicone, o que pode levar a mais dificuldades se os implantes de queixo já tiverem sido revisados. Os implantes são tão convenientes que tendemos a reservar as genioplastias ósseas para casos mais complexos. Como um segmento genial ósseo tem seis graus de liberdade, costuma ser uma opção de tratamento melhor para um queixo assimétrico ou um queixo longo que não tem projeção ou quando combinada a um procedimento ortognático.

Etapas para Genioplastia Aloplástica e Exemplo de Caso

A cirurgia do queixo pode ser realizada sob anestesia geral ou com sedação intravenosa. O paciente é posicionado em decúbito dorsal na mesa da sala de cirurgia com um travesseiro sob os ombros para permitir a extensão da cabeça a um descanso de cabeça em gel. Enquanto a última injeção de anestesia local está fazendo efeito, realizo as etapas a seguir. Os 30 a 50% superiores do implante geralmente são esculpidos com uma broca ou bisturi, e as asas laterais do implante são tipicamente afiladas. Afilo a borda superior do implante em um ângulo de aproximadamente 45°. Para implantes texturizados, são feitos dois orifícios-pilotos em cada metade do implante (em alguns casos, quando o implante é curto, um orifício por lado é satisfatório). O primeiro orifício-piloto é perfurado a cerca de 3 a 5 mm da linha média, e o segundo orifício-piloto é perfurado a meio caminho entre o primeiro e o final do implante. Se o implante texturizado não for desenhado em duas peças, eu o divido na linha média.

Pode-se realizar uma incisão intraoral ou submentoniana. A escolha se baseia na preferência do cirurgião, mas acho muito mais fácil posicionar precisamente um implante através de uma incisão submentoniana. A incisão intraoral é selecionada quando é necessária a correção do músculo mentual (p.ex., ressuspensão). A incisão submentoniana oferece excelente exposição e possibilita ao cirurgião remover a pele e/ou gordura pré- ou subplatismal. Por meio de qualquer uma das incisões de acesso, executa-se dissecção com eletrocautério pelos tecidos subcutâneos até o periósteo. O eletrocautério é usado para liberar a borda mandibular de canino a canino e então se usa um elevador periosteal para completar as bolsas laterais. Na extensão mais lateral da dissecção, o elevador é alavancado para adquirir espaço adicional nas bolsas. Se for usado implante de silicone, limitamos o tamanho da bolsa de dissecção para ajudar a estabilizar o implante. A seguir, a linha média da mandíbula no mento é marcada com eletrocautério, broca ou furadeira. Essa é uma etapa fundamental que jamais deve ser omitida.

Ao usar um implante texturizado, comumente o dividimos ao meio. A primeira metade é introduzida na bolsa de dissecção, e a parte central do implante é alinhada com a marca do mento na linha média e colocamos um parafuso através do orifício-piloto medial pré-perfurado. Esse parafuso é apertado parcialmente. Então o segmento lateral do implante é exposto e seguro ao longo da borda inferior. O segundo parafuso (distal) é colocado através do orifício-piloto pré-perfurado e então ambos os parafusos são completamente apertados, de modo que as cabeças dos parafusos fiquem abaixo da superfície do implante. Isso permite maior redução da superfície anterior do implante, se necessário. O mesmo procedimento é realizado no lado oposto da mandíbula. Alguns cirurgiões usam um dreno, mas eu, não. A incisão é então fechada em três camadas: músculo, tecidos subcutâneos e pele.

O procedimento geralmente leva cerca de 40 minutos. Um resultado típico é mostrado na **Fig. 13.4**.

Etapas para Genioplastia Óssea e Exemplo de Caso

Em casos mais complexos, realizamos genioplastia óssea fazendo uma incisão no lado labial do sulco gengivobucal inferior, deixando um manguito superior de mucosa adequado. A dissecção continua, descendo até os músculos mentuais, que são seccionados, assegurando um manguito de músculo adequado que permanece nas fossas incisivas. A dissecção subperiosteal é executada até o mento e então se prossegue ao longo das bordas inferiores dos corpos mandibulares esquerdo e direito. Os nervos mentuais são identificados abaixo da primeira ou segunda bicúspide. Depois de exposição adequada, usa-se uma serra sagital para marcar a linha média e então se traça uma linha horizontal maior ou igual a 6 mm abaixo dos forames mentuais. Para evitar desalinhamentos, traço uma linha de osteotomia de tal modo que afile até a borda inferior da mandíbula distalmente aos forames mentuais.

Pode-se usar uma genioplastia óssea para alterar as dimensões vertical e sagital do queixo. A alteração das di-

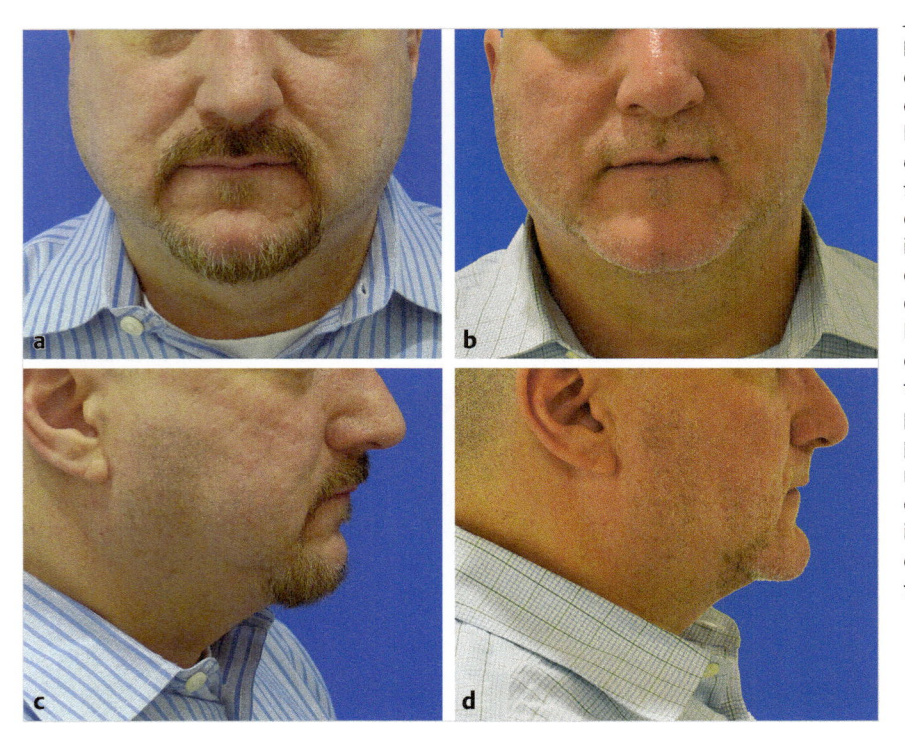

Fig. 13.4 O paciente apresentava características faciais pré-operatórias que o estereotipam em certos papéis. Buscando suavizar essas características, o paciente optou por um implante texturizado maior colocado por meio de uma incisão de acesso intraoral. As imagens pré-operatórias (**a,c**) mostram o típico cavanhaque que o paciente escolheu para ocultar a microgenia. Imagens do pós-operatório (**b,d**) de um queixo um pouco hiperaumentado, bem tolerado em homens. (Observação: o paciente selecionou um implante grande porque tem um lábio inferior vertical, mas um sulco labiomentoniano inferior distinto, que define o coxim do queixo e impede o queixo aumentado de parecer excessivamente grande quando visto frontalmente).

mensões sagital e vertical de uma genioplastia deslizante é uma razão fixa com base na inclinação da osteotomia. Um ângulo de osteotomia agudo (relativamente ao plano oclusal mandibular) produzirá uma inclinação aguda da osteotomia que levará a mais redução vertical para uma dada unidade de avanço sagital (**Fig. 13.5**). Por exemplo, um ângulo de osteotomia de 70° dará uma redução vertical de 2 mm quando o queixo é avançado 5,5 mm. Ao contrário, um ângulo de osteotomia que se aproxime de 90° levará a uma inclinação plana da osteotomia e a menos redução vertical por unidade de avanço sagital. Para realizar uma genioplastia deslizante, seleciona-se o ângulo da osteotomia e se completa a osteotomia bicortical. O segmento genial é delicadamente fraturado ou mobilizado e se faz a hemostasia. O segmento distal é avançado, verifica-se a simetria dupla e então é preso à mandíbula usando-se uma placa com degrau. Costumávamos defasar e escarear parafusos longos, mas não temos problema com a palpabilidade da placa com degrau com perfil baixo. Além disso, a remoção de parafusos interfragmentários longos é quase impossível.

Podem-se obter mais graus de liberdade com uma genioplastia saltatória porque as alterações sagital e vertical não ficam constrangidas por uma razão fixa. Ao usar uma genioplastia saltatória, o segmento genial é liberado e se usa uma broca de corte lateral para contornar sua superfície posterior e permitir que se adapte apropriadamente à superfície anterior da mandíbula. O segmento genial é então preso à mandíbula usando-se uma placa com degrau. Ao usar uma técnica de genioplastia saltatória, é importante observar que a irrigação ao segmento genial é fornecida por meio dos músculos genioglosso, gênio-hióideo, digástrico anterior e milo-hióideo, que se originam ao longo da espinha mental, fossa digástrica e linha milo-hióidea respectivamente. Embora eu possa contornar a superfície posterior do segmento genial para controlar a projeção sagital, preservo a irrigação muscular para evitar necrose avascular do segmento genial. A superfície anterior do segmento genial é então contornada usando-se uma broca com corte lateral para obter a projeção pogonial e o ângulo labiomentoniano desejados.

Ao fazer a estimativa da quantidade de avanço sagital desejado em uma genioplastia sagital ou saltatória, para a maioria dos avanços, admito uma relação de 1:1 entre o movimento ósseo e a alteração dos tecidos moles. Em minha experiência, a maioria dos segmentos geniais é avançada sagitalmente 4 a 8 mm. Conquanto possam ser realizados facilmente avanços maiores, se você estiver considerando um avanço grande (> 8 mm), a cirurgia ortognática provavelmente é mais indicada. Embora a cirurgia ortodôntica e ortognática pré- ou pós-operatória possa não ser apropriada para o paciente, acho aconselhável discutir essa via e depois chegar a um acordo com o paciente para abster-se dessa opção.

Depois que o segmento genial é preso, faço questão de ressuspender os músculos mentuais. Com pouco esforço, a metade livre do músculo mentual pode cair de paraquedas sobre sua correlata na fossa incisiva. A mucosa é então fechada com pontos de dissolução rápida. Os resultados típicos são mostrados na **Fig. 13.6**.

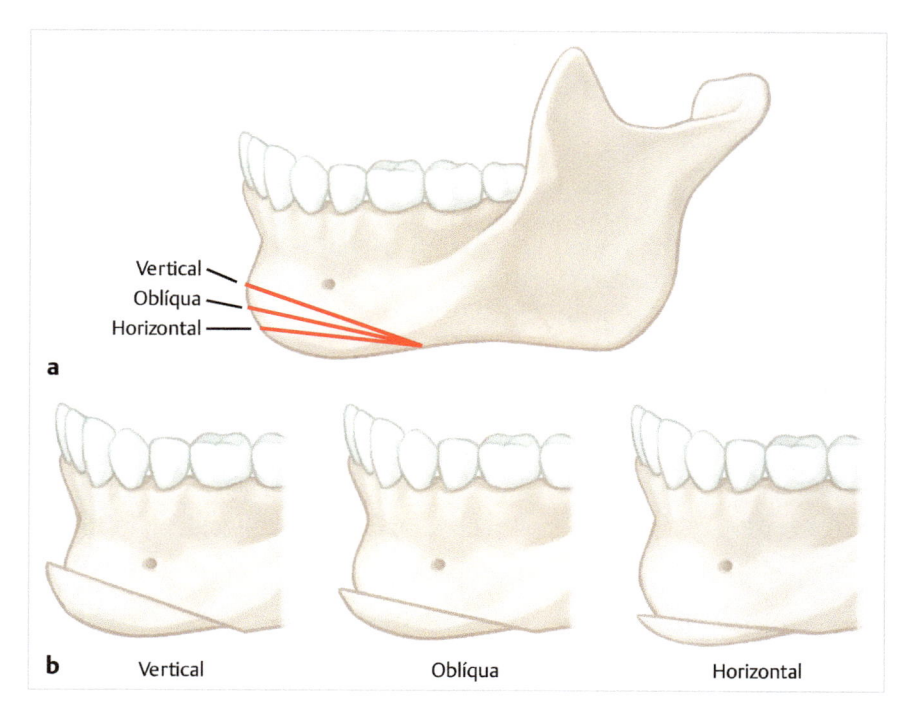

Fig. 13.5 Uma genioplastia óssea pode alterar as dimensões vertical e sagital do queixo. (**a**) A alteração nas dimensões sagital e vertical de uma genioplastia deslizante é uma razão fixa relativamente à inclinação da osteotomia. (**b**) Um ângulo agudo de osteotomia (relativo ao plano oclusal da mandíbula) produzirá inclinação aguda da osteotomia que levará à maior redução vertical para determinada unidade de avanço sagital.

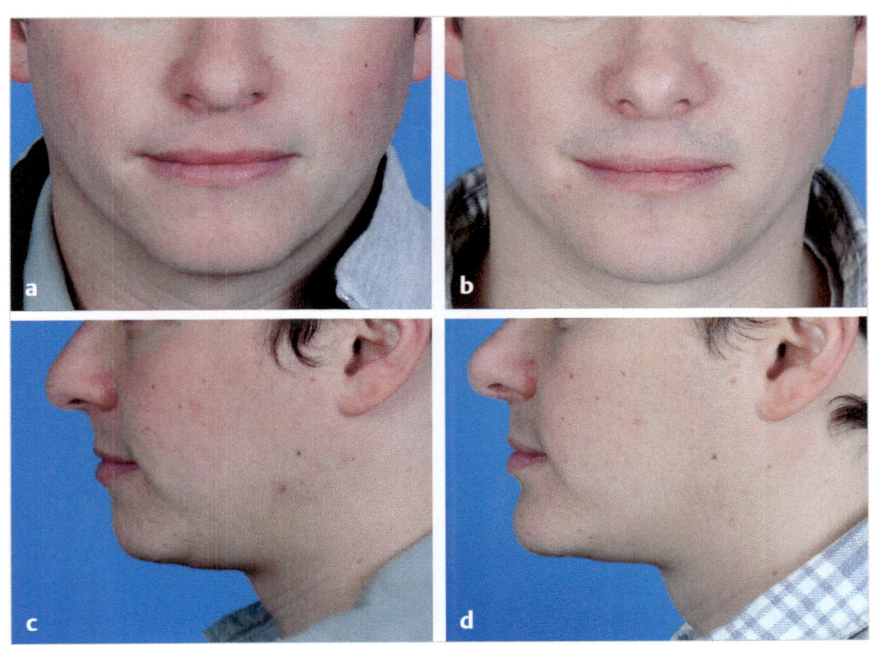

Fig. 13.6 Jovem buscando aumento do queixo apresentava lábio inferior vertical e um sulco labiomentoniano raso e alto. Pacientes com essas características anatômicas que procuram aumento do queixo têm risco significativo de uma aparência com queixo excessivamente grande visto frontalmente. Este paciente preferiu abster-se do aumento aloplástico e, em vez disso, escolheu uma genioplastia óssea. Através de uma incisão intraoral, o paciente foi submetido à osteotomia oblíqua da mandíbula com modesto avanço sagital. (Observação: o avanço genial conservador oferece equilíbrio facial satisfatório, ao mesmo tempo melhorando o intumescimento submentoniano, e evita um queixo excessivamente grande visto frontalmente.)

Etapas para Genioplastia Secundária e Exemplo de Caso

A cirurgia secundária no queixo pode ser desafiadora. A análise e o tratamento estão além do escopo deste capítulo, mas basta dizer que, se o implante prévio for grande demais ou estiver mal posicionado, a bolsa não manterá um novo implante de silicone na posição correta. Portanto, ao reoperar, usamos um implante texturizado preso ou uma genioplastia óssea. É importante observar que, se o primeiro implante tiver sido grande demais, sempre reduzimos o tamanho do implante ou realizamos uma genioplastia óssea. Jamais removemos um implante sem reposição porque tecidos moles e cápsula sem sustentação resultarão em ptose e irregularidades de contorno. Se estiver presente uma cápsula distorcida espessa, deverá ser cuidadosamente realizada uma capsulectomia. Tem sido nossa experiência ser incomum a revisão de uma genioplastia óssea. Estudos sugerem que a projeção sagital de uma genioplastia óssea, em longo prazo, é 70% do avanço inicial. Se uma placa com degrau tiver sido usada para prender o segmento genial ósseo, poderá ser facilmente removida, e o segmento poderá ser reavançado ou reposicionado. Se, em lugar disso, tiverem sido usados parafusos interfragmentários para prender a genioplastia óssea, serão difíceis de remover. temos tido sucesso em revisões de genioplastias ósseas inadequadamente avançadas com implantes texturizados presos (**Fig. 13.7**).

Quando a origem do mentual de um paciente tiver cedido mais de 8 mm abaixo da margem gengival fixa e ele não estiver feliz com a perda de volume do lábio, com a dificuldade para manter o fechamento do lábio ou com a quantidade excessiva de dentes aparecendo, a porção horizontal do músculo mentual pode ser ressuspensa (*reefing* do mentual). Nesse caso é necessária uma incisão intraoral. Faz-se uma incisão superior ao sulco labiobucal no lábio, e a dissecção é executada até o osso. As origens atróficas ou mal posicionadas do mentual são seccionadas, e a dissecção subperiosteal é realizada amplamente de nervo mentual a nervo mentual, descendo até o mento. O periósteo inferior da sínfise é escorado, e a dissecção subperiosteal é realizada ao longo da borda inferior da mandíbula, de cúspide a cúspide e 4 a 5 cm de modo submentoniano. Essa dissecção é essencial para mobilizar e ressuspender o mentual superiormente. O manguito proximal da mucosa do sulco labiobucal é elevado para expor o osso alveolar. Coloca-se uma âncora óssea entre as raízes dos dentes na borda superior da fossa incisiva (verdadeira origem do mentual). Se for colocado um implante texturizado, a borda inferior do mentual deve ser suturada ao implante, caso contrário, deverá ser colocada uma segunda âncora óssea no nível do pogônio. Suturando o mentual inferior a um implante texturizado ou usando uma âncora de osso pogonial retira a carga do coxim do queixo, permitindo que o cirurgião reposicione a origem do músculo nas fossas incisivas. Uma vez sustentada a porção inferior do mentual, são feitas suturas ancoradas em osso alveolar através dos músculos mentuais para elevá-los superiormente até uma posição anatômica natural.

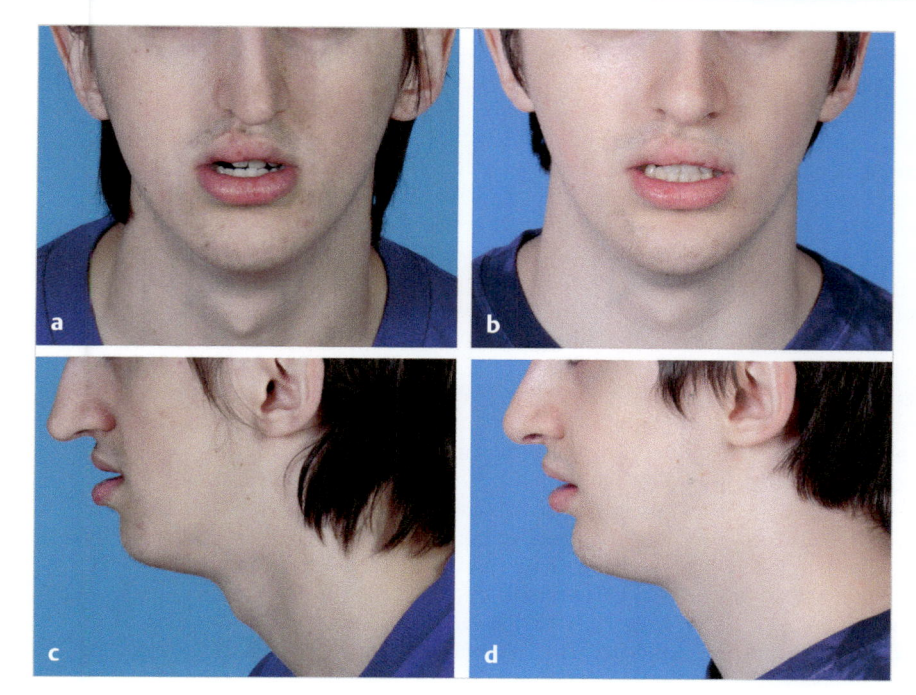

Fig. 13.7 Um jovem apresenta desarmonia facial complexa. Aumento prévio do queixo não apenas foi inadequado, mas também deixou de abordar outras áreas de desequilíbrio facial. O paciente foi submetido à genioplastia aloplástica secundária juntamente com aumento do esqueleto facial médio. (Observação: lábio inferior oblíquo com sulco labiomentoniano alto relativamente distinto. Conquanto um implante de queixo maior pudesse ter sido selecionado, recomendamos cautela com o sulco labiomentoniano alto.)

Cuidados Pós-operatórios

Quer o procedimento seja primário ou secundário, aloplástico ou ósseo, usamos um curativo de sustentação leve para mandíbula aplicado ao longo do queixo no sulco labiomentoniano e imediatamente abaixo do coxim do queixo para garantir o contato dos tecidos moles com o implante subjacente ou o osso. A tira de sustentação do queixo é usada continuamente por 2 dias e à noite por 4 semanas. Alguns cirurgiões usam pequeno dreno, mas raramente o fazemos. Não existem evidências que deem suporte aos antibióticos pós-operatórios de rotina para genioplastia aloplástica ou óssea.

Manejo das Complicações

A lesão do nervo mentual é uma das complicações mais preocupantes associadas à cirurgia no queixo. O nervo geralmente não é traumatizado durante dissecção subperiosteal, mas por retração, fixação de parafusos ou osteotomia. É importante a lembrança de que o nervo alveolar inferior tem um trajeto até 4,5 mm inferior e 5 mm mesial aos forames mentuais quando se coloca um parafuso ou se faz osteotomia.

Implantes colocados ou presos de modo inadequado podem produzir deformidades com desalinhamento, que podem ser palpadas e, algumas vezes, vistas. Se a bolsa do implante for pequena demais, o implante pode se dobrar, resultando em irregularidade de contorno e ondulações na pele. Inversamente, ao usar um implante de silicone, se a bolsa for grande demais, o implante pode ser deslocado ou ficar mal posicionado. O deslocamento ou mau posicionamento de um implante geralmente decorre de um desenho insatisfatório da bolsa, de fixação inadequada ou da colocação em uma bolsa de tecidos moles, e não em uma bolsa subperiosteal. Movimento ou pressão de um implante em posição elevada pode resultar em erosão da mandíbula ou o implante pode invadir o espaço do nervo mentual. Implantes deslocados ou mal posicionados são tratados com remoção e substituição por um implante texturizado preso através de uma incisão submentoniana ou por genioplastia óssea. Infecções pós-operatórias precoces (1,4%) e seroma (< 0,5%) afetam poucos pacientes. A incidência de remoção de implante de queixo aloplástico é relativamente baixa (1,6%). A remoção de um implante mal posicionado, deslocado, infectado ou de tamanho errado sem substituição geralmente causa irregularidades na superfície do queixo e ptose. Em alguns casos, a remoção do implante a genioplastia óssea podem ser a única solução confiável.

Finalmente, a maioria dos pacientes que procura cirurgia estética do queixo apresentará oclusão normal e leve deficiência sagital. No entanto, o cirurgião deve estar alerta para oclusões dentárias classe II de Angle ou classe I compensada com retrogenia. Mas oclusões dentárias com retrogenia podem ser tratadas de modo melhor com cirurgia ortognática. Infelizmente, em muitos casos, o cirurgião não consegue convencer o paciente de que anos de ortodontia prévios devem ser desfeitos e/ou deve ser realizada cirurgia de mandíbula mais extensa; em lugar disso, em algumas circunstâncias, o cirurgião precisará camuflar um queixo pequeno com implante aloplástico. Camuflar um queixo dismórfico quando está indicada cirurgia ortognática pode ser um desafio.

Pérolas e Armadilhas

Pérolas

- Conquanto a correção de deformidades no queixo seja enganosamente simples, o planejamento inadequado levará a um resultado insatisfatório. O queixo deve ser analisado com respeito ao equilíbrio facial, e não com padrões antropométricos. A análise facial deve ser realizada para avaliar a inclinação do lábio inferior, a altura e a profundidade do sulco labiomentoniano, a espessura do coxim do queixo, a ptose estática e dinâmica, o queixo ósseo e o contorno submentoniano. São necessárias fotografias estáticas e dinâmicas.
- O gênero é importante. Em geral, os homens podem tolerar um queixo discretamente mais projetado, angular. Lembre-se de que a altura do coxim do queixo, bem como a localização e profundidade do sulco labiomentoniano, afetarão a aparência do queixo. O erro mais comum na cirurgia do queixo é considerar apenas o componente ósseo do queixo. Aumentar um queixo com sulco labiomentoniano alto ou indistinto dá a aparência de aumento da altura da parte inferior da face, opostamente ao aumento da projeção.
- A má oclusão (ou história de extenso tratamento ortodôntico e oclusão compensada) é um indício de que o paciente pode ter mais do que simples micro ou macrogenia. É necessária avaliação cuidadosa para documentar micrognatia maxilar e/ou mandibular ou prognatismo, o que pode se servir melhor de cirurgia ortognática.
- Não devem ser usados implantes diretamente tirados da prateleira. Os implantes tendem a ser desenhados grandes demais (longos demais e altos demais). Como a projeção do pogônio é necessária somente na borda inferior do queixo, raramente existe razão para usar um implante não modificado de altura completa.
- Os 30 a 40% superiores de um implante geralmente podem ser removidos. As asas laterais podem ser encurtadas ou afiladas. Algumas vezes, a parte inferior do implante precisa ser reduzida lateralmente para que ele não fique pendente abaixo da borda inferior da mandíbula.

Armadilhas

- Se a espinha cirúrgica abaixo do sulco labiomentoniano for proeminente, a parte superior do implante tornará o sulco labiomentoniano agudo demais. Portanto, a espinha cirúrgica pode ser reduzida.
- Os entalhes e a preparação do implante podem ser realizados enquanto se espera pelo efeito das últimas injeções de anestésico local. O implante é colocado exatamente ao longo da borda mandibular para evitar palpabilidade.
- Coloque e escareie todos os parafusos no terço inferior do implante para que o contorno final do implante seja feito sem encontrar os parafusos.
- Não existe implante que aumente confiavelmente o comprimento vertical do queixo. Não tente aumentar a altura vertical do queixo, permitindo que o implante fique pendente abaixo da borda inferior da mandíbula. Em vez disso, use uma técnica de genioplastia óssea.
- A genioplastia óssea é uma cirurgia extremamente versátil com muitas vantagens. Pode ser realizada em base ambulatorial por uma incisão intraoral ou submentoniana.
- Quer realize uma genioplastia deslizante ou saltatória, preserve a irrigação do segmento genial para evitar necrose avascular. Lembre-se de que os músculos genioglosso, gênio-hióideo, digástrico anterior e milo-hióideo fornecem a irrigação para o segmento osteotomizado.
- Se a altura vertical da mandíbula for curta, será preciso ver os forames mentuais porque podem estar numa posição muito baixa. Nesse caso, o implante pode facilmente invadir o espaço dos nervos mentuais no ponto em que saem de seus forames.
- Em cirurgia secundária, se você estiver substituindo um implante de silicone por um implante texturizado, considere suturar a parte central da cápsula de tecidos moles à superfície anterossuperior do novo implante texturizado para eliminar o espaço morto. Isso pode exigir uma a duas suturas para eliminar efetivamente o espaço morto.
- A remoção de implante de queixo prévio sem substituição por um novo implante ou por uma genioplastia óssea resulta em ptose do queixo e um contorno imprevisível do coxim do queixo.

Passo a Passo

Etapas para a Genioplastia Aloplástica

1. Prefere-se anestesia geral; pode-se usar unicamente anestesia local.
2. Incisão submentoniana ou intraoral com base na preferência do cirurgião.
3. Implantes texturizados são mais comumente selecionados em homens. Se você escolher um silicone, não deixe de limitar sua dissecção de bolsa.
4. Marque a mandíbula na linha média no mento.

5. Raspe os 30 a 50% superiores do implante e afile a borda superior em um ângulo de aproximadamente 45°. Assegure que as asas laterais estejam adequadamente afiladas. Perfure orifícios em cada metade do implante.
6. Coloque e fixe o implante com um ou dois parafusos por lado. Ajuste a projeção sagital conforme a necessidade.
7. Alguns cirurgiões usam um dreno, mas eu, não.
8. A incisão é então fechada em três camadas: músculo, tecidos subcutâneos e pele.
9. Proteção para o queixo e antibióticos no pós-operatório são opcionais.

Etapas para a Genioplastia Óssea

1. Use anestesia geral.
2. Incisão submentoniana ou intraoral, com base na preferência do cirurgião.
3. Os nervos mentuais são identificados abaixo da primeira ou da segunda bicúspide.
4. Depois de exposição adequada, usa-se uma serra sagital para marcar a linha média e depois se traça uma linha horizontal de 6 mm ou mais abaixo dos forames mentuais. Para evitar desalinhamentos, traçamos a linha da osteotomia de tal modo que se afila até a borda mandibular inferior distalmente aos forames mentuais.
5. O ângulo da osteotomia é selecionado e se completa a osteotomia bicortical. O segmento genial é delicadamente fraturado e mobilizado. É importante preservar a irrigação para o segmento genial.
6. Para realizar uma genioplastia deslizante, o segmento genial é avançado ao longo da borda inferior da mandíbula e depois preso à mandíbula usando-se uma placa com degrau.
7. Para realizar uma genioplastia saltatória, o segmento genial é liberado e se usa uma broca com corte lateral para contornar sua superfície posterior. O segmento genial é então preso à superfície anterior da mandíbula usando-se uma placa com degrau.
8. Ajuste a projeção sagital conforme a necessidade.
9. Alguns cirurgiões usam um dreno, mas eu, não.
10. A incisão é então fechada em três camadas: músculo, tecidos subcutâneos e pele.
11. Proteção para o queixo e antibióticos no pós-operatório são opcionais.

Etapas para a Genioplastia Secundária

1. Use anestesia geral.
2. Incisão submentoniana ou intraoral – com base no desafio de técnica.
3. Remove-se o implante de tamanho incorreto ou mal posicionado.
4. Depois da remoção do implante prévio, a bolsa não manterá um novo implante de silicone na posição correta. Portanto, ao reoperar, sempre uso um implante texturizado preso ou uma genioplastia óssea.
5. É importante observar que jamais removo um implante sem substituição (genioplastia aloplástica ou autóloga) porque os tecidos moles sem sustentação e a cápsula resultarão em ptose e irregularidades de contorno.
6. A colocação de um implante texturizado ou genioplastia óssea é realizada como descrito anteriormente.
7. Se a cirurgia primária tiver sido uma genioplastia óssea, as placas ou parafusos dela podem ser removidos, reposicionando-se o segmento genial. Alternativamente, se, na cirurgia primária o segmento genial tiver sido avançado inadequadamente, pode-se usar um implante texturizado em aposição.
8. Se o paciente se queixar de ptose do lábio inferior, dificuldade em manter o fechamento do lábio ou excessivo aparecimento dos dentes mandibulares, a parte horizontal do músculo mentual poderá ser ressuspensa (*reefing* do mentual) usando-se uma âncora óssea.
9. Alguns cirurgiões usam um dreno, mas eu, não.
10. A incisão é então fechada em três camadas: músculo, tecidos subcutâneos e pele.
11. Proteção do queixo e antibióticos no pós-operatório são opcionais.

Referências

[1] Darwin C. The Descent of Man, and Selection in Relation to Sex. London, UK: William Cloves and Sons; 1871

[2] Boyle TC. Descent of Man: Stories. New York, NY: Penguin; 1990

Leituras Sugeridas

Dec W, Warren SM. Mentoplasty: Unusual chin deformities. In: Aston SJ, Steinbrech DS, Walden JL, eds. Aesthetic Plastic Surgery. London, UK: Elsevier; 2009:(1):423-436

Steinbrech DS, Walden JL, eds. Aesthetic Plastic Surgery. London, UK: Elsevier; 2009(1)411-422

Sykes JM, Suárez GA. Chin advancement, augmentation, and reduction as adjuncts to rhinoplasty. Clin Plast Surg. 2016; 43(1):295-306

Warren SM. Chin surgery VI: Treatment of an unusual deformity, the tethered microgenic chin. Plast Reconstr Surg. 2007; 120(4):1053-1059

Warren SM, Spector JA, Zide BM. Chin surgery V: Treatment of the long, nonprojecting chin. Plast Reconstr Surg. 2007; 120(3):760-768

Warren SM, Spector JA, Zide BM. Chin surgery VII: The textured secured implant—A recipe for success. Plast Reconstr Surg. 2007;120(5):1378-1385

Zide BM, Warren SM, Spector JA. Chin surgery IV: The large chin—Key parameters for successful chin reduction. Plast Reconstr Surg. 2007;120(2):530-537

CAPÍTULO 14

Lipoenxertia Facial em Homens

Sydney R. Coleman

Resumo

A adesão a estes princípios de enxertos de gordura incentiva a longevidade, promove a estabilidade e, efetivamente, integra o tecido adiposo aos tecidos hospedeiros de pacientes do sexo masculino. A gordura enxertada dessa maneira cria uma alteração estrutural definitiva integrada que pode afetar positivamente os tecidos em que é colocada. A filosofia da técnica de lipoenxertia de Coleman continua fundamentalmente inalterada desde sua publicação original em 1994. A técnica de Coleman continua a ser o padrão-ouro de lipoenxertia no mundo depois de três décadas de aplicação clínica. Segue-se um panorama dos princípios básicos da técnica de Coleman, da coleta à colocação.

Palavras-chave: lipoenxertia autóloga, coleta da gordura, transferência da gordura, lipoaspiração, rejuvenescimento, lipoenxertia de Coleman.

Introdução

A gordura é considerada um preenchedor ideal e, ao mesmo tempo, desempenha papel fundamental na regeneração de tecidos. Para homens, as aplicações são numerosas. No entanto, o campo da lipoenxertia autóloga tem história variada.

O caráter minimamente invasivo do procedimento de lipoenxertia é resultado de uma longa evolução de ideias, desenvolvidas pela primeira vez ao final do século XIX (1893), por Gustav Neuber (1850-1932).[1] Neuber transferiu tecido adiposo em bloco do braço à órbita para corrigir cicatrizes deprimidas e desagradáveis em sequelas de osteomielite. Durante a primeira década do século XX, Eugene Holländer (1867-1932)[2] propôs a injeção de um coquetel de gordura humana e de carneiro em áreas específicas a ser tratadas.

Os cirurgiões confrontados com a lipoenxertia observaram dois aspectos do procedimento. O primeiro é o potencial de cura da gordura. Por exemplo, o poder de células-tronco derivadas do tecido adiposo pode explicar por que a gordura colocada nas feridas dos soldados com a face desfigurada, na I Guerra Mundial, foi efetiva para acelerar o processo de cicatrização.[3,4] Por outro lado, a taxa de reabsorção foi considerada uma desvantagem frustrante. Lyndon Peer (1898-1977) demonstrou, na década de 1950, que cerca de 50% das células de gordura se rompem e morrem depois de transplante e que são substituídas por tecido fibroso.[5] Por essa razão e pelos resultados imprevisíveis obtidos, a técnica foi abandonada.

A recente onda de popularidade da lipoenxertia autóloga tornou esse um desafiador novo campo de pesquisa e de aplicações clínicas na cirurgia plástica estética e reconstrutiva. Tem revolucionado completamente nossa especialidade e substituído numerosas cirurgias complicadas pelo uso de um procedimento minimamente invasivo. No entanto, há numerosas perguntas não respondidas na lipoenxertia, especialmente aquelas que rodeiam as melhores práticas para coleta, processamento, colocação e preparação do local receptor.[6] As técnicas têm sido consideravelmente refinadas ao longo dos anos, mas ainda não foram padronizadas. Ainda não conhecemos o método ideal para cada uma das etapas de transferência de gordura. Este capítulo abordará algumas técnicas importantes com relação à lipoenxertia facial no paciente do sexo masculino.

Avaliação do Paciente

- Determinar a quantidade específica de gordura e os níveis de colocação necessários para executar alterações sutis de contorno na face exige uma estratégia bem desenvolvida.

- Antes de um plano poder ser desenvolvido, o cirurgião precisa avaliar o estilo de vida e a história social do paciente, seus objetivos e expectativas, procedimento estéticos prévios, histórico médico e aparência física.
- Tenha um plano preciso. Isso é obrigatório porque a lipoenxertia de Coleman envolve incrementos tão pequenos como 0,25 mm e raramente são superiores a 3 ou 4 mm.
- Desenvolva um relacionamento de confiança com o paciente e incentive a participação ativa do paciente na tomada de decisão.
- Se os pacientes estiverem interessados em procedimentos de rejuvenescimento, solicite que tragam fotografias de si mesmos quando jovens para ajudar a determinar o grau de aumento necessário. Estudando fotografias antigas, os pacientes esclarecem seus gostos e antipatias e geralmente chegam para a primeira consulta com uma compreensão muito maior de sua própria face e preferências estéticas.
- Se os pacientes estiverem interessados em acentuar suas características faciais ou em ajustar suas proporções faciais, peça a eles para trazerem fotografias de pessoas que acham atraentes e que tenham estruturas faciais semelhantes às deles. Essas fotografias dão uma compreensão melhor sobre as preferências estéticas do paciente.
- Durante a consulta inicial, o foco deve estar no estilo de vida e história social dos pacientes, em seus objetivos e expectativas específicos, história de procedimentos prévios de cirurgia estética, histórico médico e aparência física. Tire fotografias que serão revisadas quando o paciente retornar.
- Obtenha uma história completa dos procedimentos estéticos passados do paciente que poderiam influenciar a lipoenxertia estrutural planejada. Como a presença de cicatrizes na pele pode influenciar a abordagem para colocação dos enxertos de gordura, a história deve incluir informações sobre biópsias de pele, biópsias com *punch*, e assim por diante.
- Como a lipoenxertia de Coleman é invariavelmente um procedimento eletivo, aborde com cautela candidatos com um estado geral de saúde insatisfatório.
- O clínico geral e o anestesiologista devem confirmar a capacidade do paciente de ser submetido ao tipo escolhido de anestesia.
- Aborde problemas com sangramento, equimoses e edema fora do comum depois de procedimentos prévios porque assim tanto o paciente como o cirurgião estarão preparados para problemas semelhantes que possam ocorrer.
- Dê uma lista de medicações que o paciente deve evitar por pelo menos duas semanas antes da data planejada para o procedimento (**Tabela 14.1**).[7] É de particular importância o efeito de certas medicações sobre a função plaquetária.

Sugestões para Obter as Melhores Fotografias da Juventude

- Peça fotografias em que o paciente não esteja sorrindo porque o sorriso distorce a face, especialmente as bochechas, pálpebras inferiores e lábios. No entanto, fotografias do paciente sorrindo podem ser úteis para avaliar as pálpebras superiores e a região frontal.
- Peça perfis bem como imagens frontais porque os perfis podem oferecer a melhor informação sobre a linha da mandíbula e o queixo.
- Lembre os pacientes de fornecerem fotografias de boa qualidade que tenham bom foco. Fotografias de casamentos, de passaportes vencidos, de anuários escolares antigos e de carteiras de motorista são boas fontes. No entanto, fotografias com Instamatic, Polaroid e outras também podem ser úteis.
- Obtenha um histórico neurológico. Isso é essencial. Gordura infiltrada nos músculos de um paciente que se tenha recuperado de uma lesão no nervo facial ou paralisia de Bell pode atuar como *stent*, inibindo o movimento nas áreas afetadas da face.
- Obtenha qualquer história de problemas psiquiátricos e do seu estado atual. Eles podem exigir atenção especial para preparar os pacientes para o período pós-operatório.
- Como o tabagismo pode impedir a neovascularização dos enxertos e subsequente persistência da gordura enxertada, desestimule ativamente o tabagismo do paciente antes e depois da lipoenxertia.
- Embora a técnica de Coleman tenha resultado em gordura transplantada com sucesso em vários pacientes com doenças autoimunes (colite ulcerativa, artrite reumatoide e lúpus eritematoso sistêmico), têm sido observados problemas pós-operatórios incomuns em vários pacientes com a síndrome da fadiga crônica, especificamente edema prolongado e dor nos locais doadores e receptores. Proceda com cautela.

(Modificada de SR Coleman, RF Mazzola, LLQ Pu. Fat Injection: From Filling to Regeneration. 2nd ed. New York, NY: Thieme, 2018.)

Capítulo 14
Lipoenxertia Facial em Homens

Tabela 14.1 Medicações a evitar antes da cirurgia de lipoenxertia

Os medicamentos a seguir contêm aspirina e/ou têm efeitos colaterais indesejáveis que podem afetar a cirurgia (sangramento anormal e hematomas). Esses medicamentos devem ser evitados por 2 semanas antes da cirurgia. Tylenol ou outro "produto com paracetamol" pode ser tomado para o alívio de dores menores. Os pacientes são incentivados a informar ao cirurgião se estiverem tomando algum dos seguintes medicamentos:

Advil	Chlortrimeton (Clorfeniramina)	Lanorinal (Aspirina e cafeína)	Ru-Tuss (Clorfeniramina, fenilefrina)
Alka-Seltzer	Clinoril (Antinflamatório)	Lioresal (Baclofeno)	S.A.C. (Toradol)
Alka-Seltzer Plus	Congesprin Chewable (Acetaminofeno e fenilefrina)	Lortab (Hidrocodona e acetaminofeno)	Saleto (Ibuprofeno)
Anacin (Aspirina com cafeína)	Cope Tablets (Cetirizina)	Magan (Salicilato de magnésio)	Salocal
Anaprox (Naproxeno)	Cosprin Tablets (Aspirina)	Magsal (Salicilato de magnésio)	Sine Aid (Acetaminofeno e pseudoefedrina)
Anadynos (Aspirina)	CP-2 Tablets (Antiprotozoário)	Marnal (Butalbital, cafeína e paracetamol)	Sine-off Sinus Medicine (Acetaminofeno, clorfeniramina e fenilefrina)
Ansaid (Flurbiprofeno)	Damason P (Aspirina e hidrocodona)	Maximum Bayer Aspirin (Aspirina)	Sinutab (Acetaminofeno)
A.P.C. (Aspirina com cafeína)	Darvon Compound (Aspirina)	Measurin (Aspirina)	SK-65 Compound (Propoxifeno)
Argesic (Diclofenaco)	Darvon Compound-65 (Aspirina)	Medomen (Ácido meclofenâmico)	Stanback (Aspirina e cafeína)
Arthropan liquid (Salicilato)	Darvon N with A.S.A. (Aspirina)	Methcarbamol with Aspirin (Aspirina)	Stendin (Diclofenaco e misoprostol)
Arthritis Pain Formula (medicamento homeopático à base de arnica montana, cimifuga racemosa, guaiacum, bryonia, rhus toxicodendron)	Darvon with A.S.A. Pulvules (Aspirina)	Micrainin (Aspirina)	St. Joseph's Aspirin for Children (Aspirina)
Arthritis Strength Bufferin (combinação de aspirina e antiácido)	Di-gesic (Paracetamol e dextropropoxifeno)	Mobidin (Salicilato de magnésio)	St. Joseph's Cold Tablets (Acetaminofeno)
A.S.A. (Ácido acetilsalicílico)	Disalcid (Salsalato)	Midol (Naproxeno)	Sulindac (Sulindaco)
A.S.A. Enseals (Ácido acetilsalicílico)	Dolobid (Ácido salicílico)	Mobigesic (Salicilato de feniltoloxamina)	Surmontil (Trimipramina)
Ascriptin (Aspirina)	Dolprin (Ibuprofeno)	Momentum Muscular Backache Formula (Salicilato de magnésio)	Synalgos (Aspirina, cafeína e hidrocodeína)
Ascriptin A/D (Aspirina)	Dristan (Acetaminofeno, clorfeniramina, fenilefrina)	Motrin (Ibuprofeno)	Tagamet (Cimetidina)
Ascriptin with Codeine (Aspirina com codeína)	Durasal Tablets (Salicilato de Magnésio)	Mysteclin F (Anfotericina B)	Talwin Compound (Naloxona e Pentazocina)
Ascriptin Extra Strength (Aspirina)	Easprin (Aspirina)	Nalfon (Fenoprofeno)	Tenuate Dospan (Dietilpropiona)
Aspe-buf (Aspirina)	Ecotin (Aspirina)	Naprosyn (Naproxeno)	Tetracycline (Tetraciclina)
Aspergum (Aspirina)	Efficin (Salicilato de magnésio)	Naproxen (Naproxeno)	Tolectin (Tolmetina)
Aspirin (Aspirina)	Elavil (Amitriptilina)	Neocylate (Diclofenaco e misoprostol)	Tolmetin (Tolmetina)
Atromid (Clofibrato)	Emagrin (Aspirina)	Nicobid (Niacina)	Triaminicin (Acetaminofeno e clofeniramina)
Axotal (Aspirina)	Emprazil (Acetaminofeno)	Norgesic (Aspirina e cafeína)	Triavil (Amitriptilina)
Azolid (Azitromicina)	Empirin with Codeine (Aspirina)	Norgesic Forte (Aspirina e cafeína)	Trigesic (Acetaminofeno)
Bayer Aspirin (Aspirina)	Encaprin (Aspirina)	Nuprin (Ibuprofeno)	Trilisate Tablets and Liquids (Salicilato de magnésio)
Bayer Aspirin Maximum (Aspirina)	Endep (Amitriptilina)	Oraflex (Benoxaprofeno)	Uracel (Tegafur e uracil)
Bayer Children's Aspirin (Aspirina)	Equagesic Tablets (Aspirina)	Orudis (Cetoprofeno)	Vanquish (Acetaminofeno, aspirina e cafeína)
Bayer Children's Cold (Aspirina)	Etrafon (Amitriptilina e perfenazina)	Pabalate-SF (Salicilato de potássio)	Verin (Drotaverina)

Tabela 14.1 Medicações a evitar antes da cirurgia de lipoenxertia

Bayer Time-Release Aspirin (Aspirina)	Excedrin (Paracetamol e cafeína)	Pamelor (Nortriptilina)	Vibramycin (Vibramicina)
B.C. Tablets and Powder (Aspirina e cafeína)	Feldene (Piroxicam)	Parnate (Inibidor de monoamino oxidase)	Vitamin E (Vitamina E)
Buff-a-Comp (Aspirina)	Fiorinal (Butalbital)	Pepto-Bismol Tablets (Salicilato de bismuto)	Voltaren
Buff-a-Comp No. 3 (Aspirina)	Fish Oil (Óleo de peixe)	Pepto-Bismol Suspension (Salicilato de Bismuto)	Zomax (Azitromicina)
Bufferin Arthritis Strength (Ácido acetilsalicílico)	Flagyl (Metronidazol)	Percodan (Aspirina e oxicodona)	Zorprin (aspirina)
Bufferin Extra Strength (Ácido acetilsalicílico)	Flexeril (Ciclobenzaprina)	Percodan Demi Tablets (Aspirina e oxicodona)	
Bufferin with Codeine No. 3 (Ácido acetilsalicílico com codeína)	Four Way Cold Tablets (Fenilefrina)	Persantine (Dipiridamol)	
Buffets 2 (Ácido acetilsalicílico)	Gaysal-S (Glutamina)	Persistin (Aspirina)	
Buffinol (Aspirina)	Gelprin (Acetaminofeno)	Phentermine (Fentermina)	
Buf-Tabs (Aspirina)	Gemnisin (Ácido acetilsalicílico)	Phenylbutazone (Fenilbutazona)	
Butazolidin (Fenilbutazona)	Goody's (Ácido acetilsalicílico)	Ponstel (Ácido mefenâmico)	
Cams Arthritis Pain Reliever (Medicamento homeopático que contém garra do diabo, óleo de abacate e soja, *phytodolor*, capsaicina, condroitina, glucosamina)	Ibuprofen (Ibuprofeno)	Propoxyphene Compound 65 (Acetaminofeno e propoxifeno)	
Carisoprodol	Indocin (Indometacina)	Robaxisal (Metocarbamol)	
Cheracol Capsules (Dextrometorfano, guaifenesina)	Indomethacin (Indometacina)	Rufen (Ibuprofeno)	

Fonte: Adaptada de SR Coleman, RF Mazzola, LLQ Pu. Fat Injection: From Filling to Regeneration. 2nd ed. New York, NY: Thieme; 2018.

Suplementos a Descontinuar durante o Período Pré-Operatório de Lipoenxertia

- Mirtilo (*Vaccinium myrtillus*)
- Pimenta caiena (*Capsicum annuum*)
- Angélica chinesa (*Angelica sinensis*)
- Equinácea (*Echinacea* angustifólia)
- Matricária (*Tanacetum parthenium*)
- Óleo de peixe em cápsulas
- Alho (*Allium sativum*)
- Gengibre (*Zingiber officinale*)
- Ginkgo biloba
- Ginseng (*Panax ginsseng/Panax quinquefolium*)
- Estrepeiro (*Crataegus laevigata*)
- Kava kava (*Piper methysticum*)
- Raiz de alcaçuz (*Glycyrrhiza glabra*)
- Ma Huang (*Ephedra sinica*)
- Melatonina
- Trevo vermelho (*Trifolium* pratense)
- Erva-de-são-joão (*Hypericum perforatum*)
- Valeriana (*Valeriana officinalis*)
- Vitamina E
- Ioimbina (*Corynanthe yohimbe*)

(Modificada de SR Coleman. RF Mazzola, LLQ Pu. Fat Injection: Extraído de Filling to Regeneration. 2ª ed. New York, NY: Thieme; 2018.)

Anatomia

Relacionada com a Coleta de Gordura

Homens e mulheres diferem muito na distribuição de gordura corporal. As mulheres, em geral, têm adiposidade mais alta do que os homens; em particular, os homens acumulam mais gordura na área central (tronco e abdome), e as mulheres acumulam mais gordura na parte inferior do corpo (região glútea, femoral).[8] Nas mulheres, o tecido adiposo que forma o coxim gorduroso mamário desempenha papel importante no desenvolvimento da glândula mamária e, depois da puberdade, na regulação da proliferação e função de células epiteliais. Além disso, as mulheres têm uma porcentagem mais baixa de tecido adiposo visceral do que os homens, mesmo quando têm valores mais altos do índice de massa corporal, de gordura corporal total e de tecido adiposo subcutâneo abdominal.[9]

As razões para esse dimorfismo sexual não são claras; dá-se muita atenção investigativa aos hormônios esteroides sexuais. Por exemplo, as mulheres com a síndrome dos ovários policísticos, caracterizada por estado hiperandrogênico, têm a propensão à obesidade central,[10] enquanto os homens tratados com testosterona têm menos massa gordurosa, tendo perda seletiva da gordura central.[11] Há pronunciadas diferenças regionais do corpo na regulação do metabolismo regional dos ácidos graxos entre homens e mulheres.[12]

Kotani *et al.*[13] revelaram um dimorfismo sexual ao comparar a distribuição regional de tecido adiposo entre grupos etários. Em particular, observaram aumento de tecido adiposo branco visceral com o aumento da idade, principalmente em homens e mulheres na pós-menopausa. São diferenças sexuais subjacentes importantes porque estão estreitamente relacionadas com a incidência de doenças cardiovasculares em homens e mulheres.

Relacionada com a Face Masculina no Envelhecimento

Entre os indivíduos com lipodistrofias relacionadas com fármacos, temos uma oportunidade incomum de observar a atrofia facial. Esses pacientes nos dão nova apreciação de como fica a aparência das pessoas quando perdem gordura facial. Não parecem necessariamente idosas; parecem doentes ou anoréxicas pela perda de gordura subcutânea.

As áreas de perda de tecido adiposo são específicas: as bochechas e as têmporas são as mais envolvidas. Os lábios e a região perioral até o sulco nasolabial são quase inteiramente poupados na lipoatrofia. No entanto, a bochecha, da região malar à região bucal, estendendo-se à área do *jowl*, mostra acentuada perda de quase toda a amplitude de tecidos moles. À medida que a pessoa se aproxima de meia-idade, os depósitos de gordura do *jowl*, acima dos sulcos nasolabiais, nas pálpebras e assim por diante, tornam-se mais visíveis à medida que a plenitude ao seu redor desaparece. Não apenas os depósitos de gordura se tornam mais óbvios, mas também muitas das estruturas subjacentes da face, como as glândulas submaxilares e o crânio ósseo, são mais discerníveis como entidades separadas (**Fig. 14.1**).[7] Esta sessão do livro discute detalhadamente como cada área da face envelhece, mas, em quase todas as áreas da face, a gordura permanece, juntamente com estruturas ósseas, glândulas e vasos, e a plenitude inerente da juventude desaparece. Naturalmente, todas essas alterações são acompanhadas por uma deterioração da qualidade da pele com o passar do tempo, havendo perda da espessura e da elasticidade.

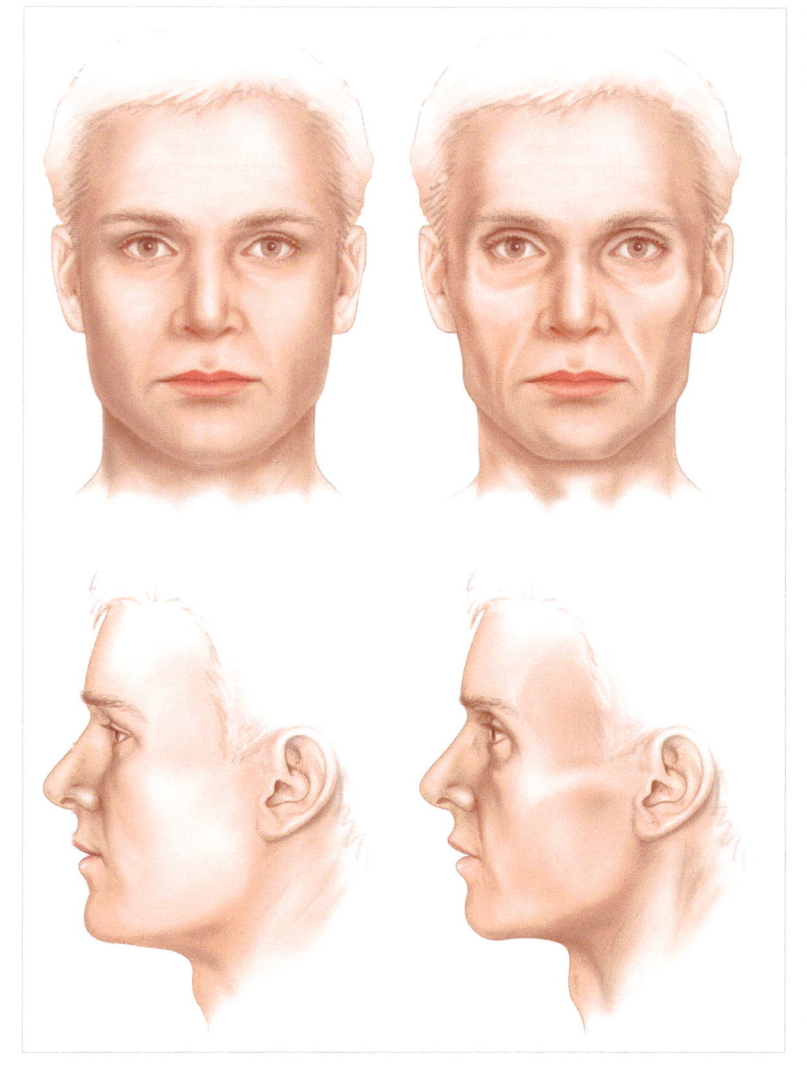

Fig. 14.1 Modelo de envelhecimento. (Reproduzida com permissão de SR Coleman, RF Mazzola, LLQ Pu. Fat Injection: From Filling to Regeneration. 2nd ed. New York, NY: Thieme; 2018.)

Área Supraorbital

Geralmente, o problema primário com a região frontal envelhecida não é uma deformidade de contorno, mas a ação do músculo frontal, que recebe menos oposição pela plenitude difusa da juventude. Isso resulta em rugas ou pregas, criadas por tônus intrínseco dos músculos frontais e outros.

Assim como a plenitude da juventude projeta saúde, a ausência de plenitude adverte o observador sobre doença, idade ou inanição. A pálpebra superior ou área superciliar é uma das primeiras áreas a projetar saúde em deterioração. Apenas 1 ou 2 mm de depressão nas pálpebras superiores e têmporas podem ter impacto dramático sobre a aparência da pessoa.

A quantidade de pálpebra superior visível sob o supercílio pode ser variável na juventude; as apresentações mais frequentes são da pele tocando os cílios (sem pálpebra visível) ou com apenas 1 ou 2 mm de pálpebra aparecendo. Uma pessoa jovem e saudável ocasionalmente pode apresentar olhos fundos, mas raramente olhos encovados.

O supercílio é sustentado lateralmente pela plenitude temporal. É essa plenitude temporal que permite ver o quarto lateral do supercílio em uma face jovem e que sustenta o supercílio em seu arco lateral. A plenitude temporal e a plenitude frontal lateral também produzem o supercílio suave e forte essencial a uma aparência jovem.

Um conhecimento minucioso da anatomia das pálpebras superiores, supercílio e têmpora é essencial para o cirurgião operar no terço superior da face. Os interesses primários são prevenir lesão dos nervos e evitar canulação inadvertida de artérias ou veias (**Fig. 14.2**).[7]

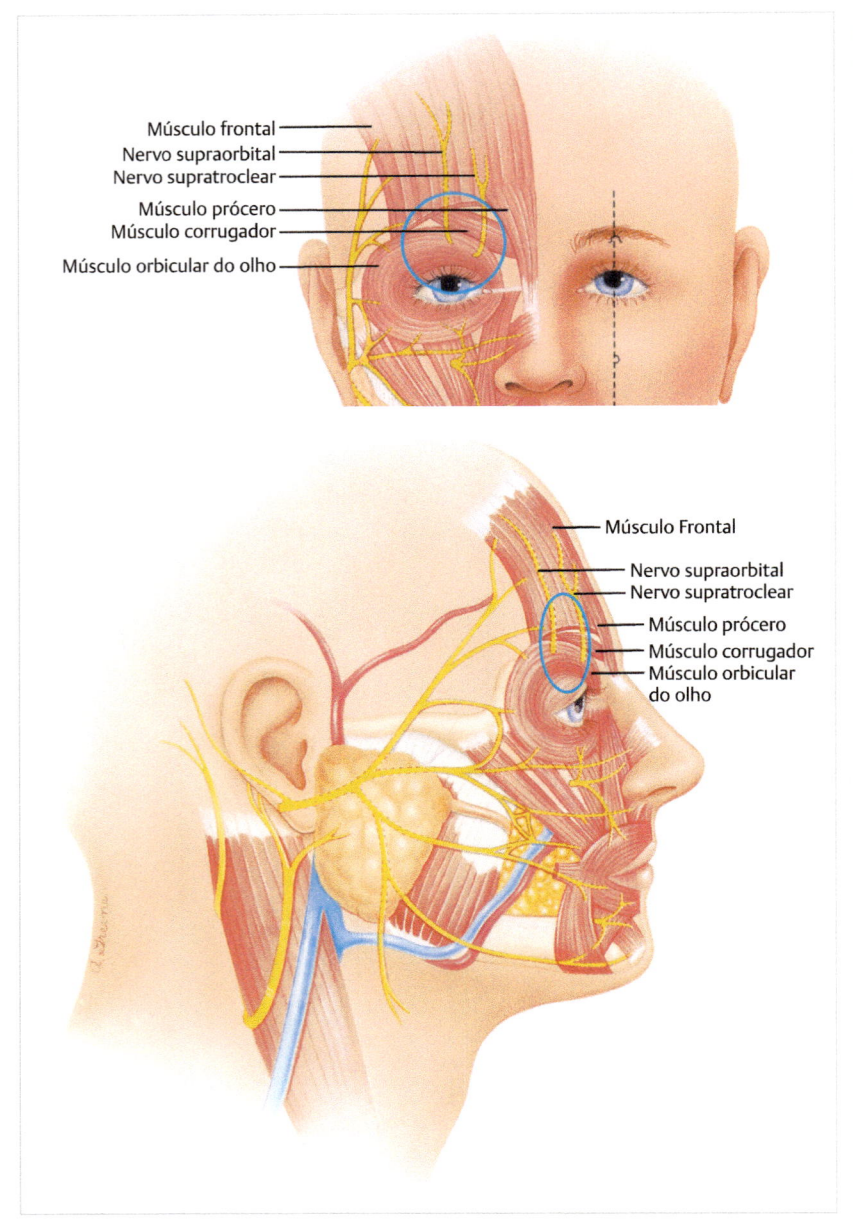

Fig. 14.2 Minucioso conhecimento da anatomia das pálpebras superiores, supercílio e têmpora é essencial para o cirurgião que opera o terço superior da face. (Reproduzida com permissão de SR Coleman, RF Mazzola, LLQ Pu. Fat Injection: From Filling to Regeneration. 2nd ed. New York, NY: Thieme; 2018.)

Nariz

O nariz envelhecido perde a plenitude da glabela e do násio mais do que qualquer outra localização. À medida que essa área atrofia, as partes restantes do nariz se tornam relativamente maiores. Portanto, a ponta parece maior com a atrofia da parte superior e da ponta do nariz. Quando isso ocorre, a ponta também pode parecer mergulhar.

O uso mais óbvio e simples de lipoenxertia para o nariz é preencher irregularidades e depressões.

Sulco Nasolabial

A anatomia tópica dos sulcos nasolabial e marionete pode variar muito de indivíduo a indivíduo. Em uma extremidade do espectro, são quase completamente ausentes ou planos. Na outra extremidade, há uma plenitude proeminente lateral ao sulco nasolabial com uma pronunciada deficiência pré-maxilar. Os sulcos e a pele ao seu redor devem ser cuidadosamente avaliados quando se contempla um procedimento de lipoenxertia (**Fig. 14.3**).[14]

Os sulcos nasolabiais e os sulcos marionetes são fortemente influenciados pelas estruturas à sua volta nas bochechas, lábios e queixo. Em uma pessoa mais jovem, os sulcos nasolabiais e os sulcos marionetes podem se manifestar como pregas profundas cercadas por plenitude. Em tais situações os sulcos podem não projetar emoção particularmente negativa apesar de sua proeminência.

Queixo/Linha da Mandíbula

O contorno de um queixo jovem e saudável tem forma distinta, consistindo em duas protuberâncias laterais com achatamento ou fenda central. Refiro-me a essa relação topográfica como "bola-bola" do queixo. Os abaulamentos laterais se projetam à frente mais do que a área central achatada ou deprimida; desse modo, é o queixo lateral que estabelece a projeção anterior do queixo.

A distância entre as duas "bolas" determina a forma do queixo. Quando estão muito próximas, resulta um queixo mais pontiagudo, com menos achatamento da linha média. Quando as proeminências são distantes, como no típico jovem do sexo masculino, a separação cria um queixo mais angular com mais definição da linha média. Em muitos casos, a definição da linha média pode resultar em uma fenda, especialmente nos queixos mais jovens.

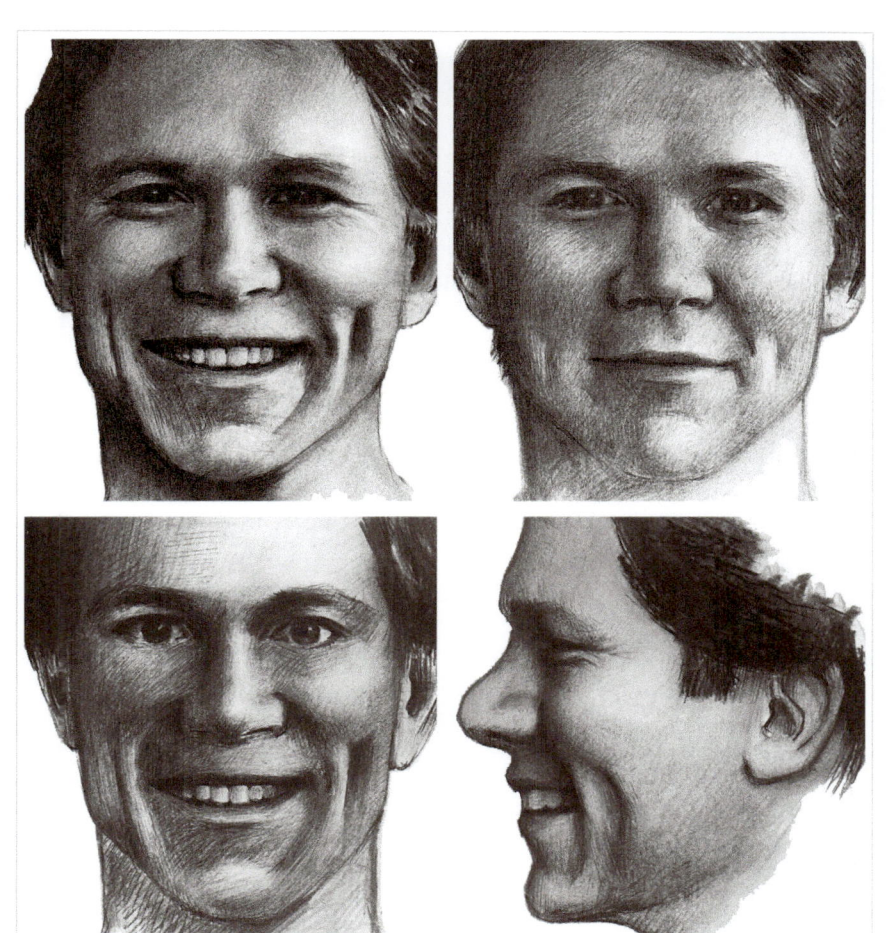

Fig. 14.3 O sulco nasolabial contribui para uma expressão de felicidade: no topo estão dois níveis diferentes de contentamento, enquanto os dois desenhos inferiores demonstram um sorriso forçado ou falso. (Reproduzida com permissão de SF Coleman, Structural Fat Grafting. New York, NY; Thieme; 2004.)

O queixo envelhece primariamente perdendo plenitude lateral e inferior, mas retendo a plenitude central. À medida que é perdido o volume lateral e inferior pelo envelhecimento do queixo, emerge um "botão" na área média superior do queixo. Esse abaulamento central residual se projeta à frente no queixo, tornando-se o ponto mais anterior do queixo envelhecido. À medida que se perde o volume do queixo lateral e inferior, ele se torna mais pontiagudo, e a curvatura da juventude do queixo inferior torna-se plana e uma via oblíqua, caindo do novo ponto central de projeção até o submento. À medida que a plenitude jovem do queixo é perdida, a pele fina do queixo cai em dobras.

Borda Mandibular

A borda mandibular masculina jovem e saudável é plena e forte, tendo plenitude lateral distinta cranialmente à extensão mais caudal da borda. É essa plenitude lateral que fica especialmente proeminente posteriormente que capta a luz para criar uma sombra forte da linha da mandíbula do ângulo ao queixo.

Como no restante da face, a plenitude generalizada entre a pele e os ossos é perdida com o avanço da idade. À medida que a plenitude subjacente se reduz, a face murcha. O envelope de pele continua do mesmo tamanho, mas sem a plenitude e o suporte subjacentes. A pele esvaziada faz a cobertura em volta das estruturas subjacentes da face, expondo os músculos faciais, o crânio e muitas bolsas de gordura. Essa é uma perda generalizada de plenitude subcutânea, não uma perda de gordura.

Ao olhar atrás da mandíbula para o lobo da orelha envelhecido, isso revela uma perda de volume semelhante, somente com um tipo diferente de esvaziamento. O lobo da orelha se assemelha a um balão vazio pendente; esse é um claro exemplo de descida diretamente depois da atrofia.

O envelhecimento da cobertura de tecidos moles da mandíbula é um processo mais complexo, mas o mecanismo primário ainda é o esvaziamento e a entropia radial. À medida que os tecidos moles que emolduram a linha da mandíbula desaparecem, a definição da linha da mandíbula começa a ficar borrada. Sem a projeção lateral de plenitude, o ângulo da mandíbula perde sua sombra distinta e parece derreter da região bucal em direção ao pescoço.

A maior coleção de gordura na mandíbula se localiza no *jowl*. Essa coleção de gordura é presa anteriormente por fixações ligamentares. À medida que a plenitude das partes moles da mandíbula inteira retrocede, a gordura do *jowl*, que antes era obscurecida pela plenitude ao seu redor, emerge. Em outras palavras, a gordura do *jowl* e a pele são os elementos mais óbvios de tecidos moles estáveis na mandíbula, e o restante da parte inferior da face desaparece em torno delas. O *jowl* não desce, mas a borda da mandíbula sobe, deixando o *jowl* para baixo. Portanto, a face não fica mais longa, porém mais curta, com a idade. Ela efetivamente encurta olhando-se pela vista lateral e oblíqua.

Um pescoço cheio e com boa tensão é um dos sinais de juventude e beleza. Embora as pregas cervicais transversas profundas possam estar presentes na juventude, sulcos horizontais profundos no pescoço geralmente são considerados indesejáveis em qualquer idade. Com a idade, a plenitude subdérmica cervical desaparece, e a textura da pele gradualmente deteriora, deixando atrás de si uma pele sem sustentação e com aspecto de crepe. Quando se acrescenta plenitude estrutural ao pescoço, oferece sustentação subjacente à pele para restaurar uma plenitude mais jovem. Refazer o contorno do pescoço com gordura estrutural pode oferecer melhora, disfarçando cartilagens cervicais proeminentes.

Indivíduos com perda notável da plenitude subcutânea do pescoço e pele com aspecto de crepe e com diminuição da espessura são os melhores candidatos ao rejuvenescimento do pescoço com lipoenxertias. Infelizmente, a alteração que ocorre com a restauração da estrutura à matriz de sustentação do pescoço não é tão dramática quanto na face ou até nas mãos, e o paciente não deve esperar alterações dramáticas — apenas melhoras sutis da textura e dos contornos.

Muitos pacientes ficam incomodados com cartilagens cervicais proeminentes, seja como resultado de envelhecimento ou porque sintam que seu pomo de Adão os fazer parecer masculinos demais, mesmo em uma idade mais baixa. Esses pacientes geralmente procuram suavização das cartilagens proeminentes com colocação de volume tridimensional em torno das cartilagens. Outra indicação em pacientes mais jovens são as pregas cervicais transversas profundas.

À medida que a linha da mandíbula se apaga e se retrai cranialmente, o conteúdo submentoniano fica exposto. A glândula submandibular e os músculos digástricos não descem; em vez disso, a linha da mandíbula sobe para expô-los. De igual modo, à medida que a linha da mandíbula fica estreita com a perda da plenitude, a sustentação estrutural que tracionava a parte inferior da face lateralmente se dissipa. Uma falta de sustentação pela expansão radial pelos tecidos moles sobre a mandíbula permite que a pele sem sustentação seja puxada para baixo pela gravidade. Esse movimento é quase inteiramente secundário a uma perda da sustentação radial.

Com referência às considerações cirúrgicas, deve-se notar a posição das glândulas salivares maiores, do ramo mandibular marginal do nervo facial, dos nervos submentonianos e da artéria facial (**Fig. 14.4**).[14]

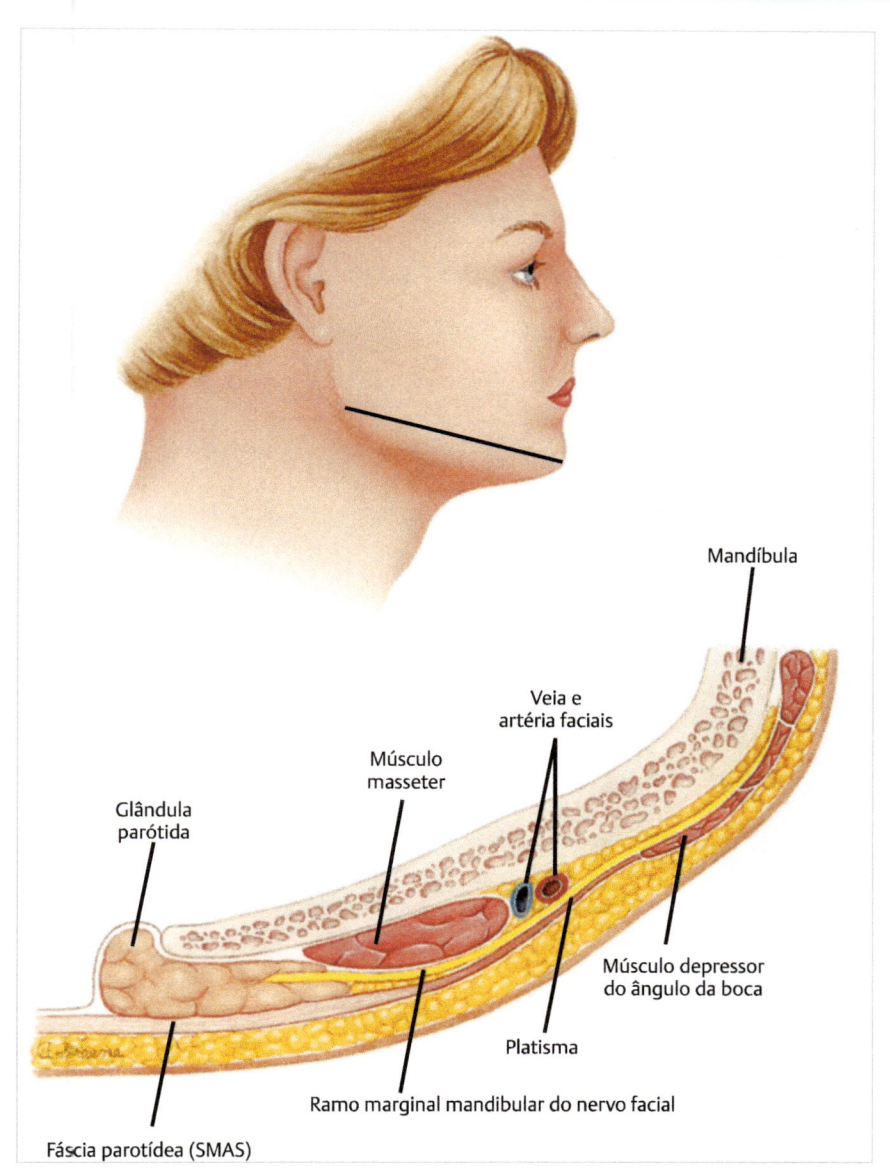

Fig. 14.4 Observe as glândulas parótida e submandibular nesta região. Evite perfurar ou lesar a glândula parótida. Não enxerte gordura profundamente demais nos planos mandibulares contra o osso da borda posterior. (Reproduzida com permissão de SF Coleman, Structural Fat Grafting. New York, NY; Thieme; 2004.)

Seleção de Pacientes

Viabilidade da Gordura

Para obter uma sobrevida em longo prazo do tecido gorduroso autólogo transplantado, as parcelas de tecido adiposo coletado e processado precisam permanecer viáveis antes da implantação. Embora tenham sido realizados vários estudos no passado, procurando progresso na transferência de gordura,[15,16,17] a viabilidade dos enxertos de gordura coletados e processados por algumas técnicas continua essencialmente menos bem conhecida. Recentemente, vários testes laboratoriais experimentais, inclusive coloração imuno-histológica, têm sido usados para determinar a viabilidade dos enxertos de gordura; a pesquisa do melhor teste para avaliar a viabilidade dos enxertos de gordura ainda continua (**Tabela 14.2**).

Os testes laboratoriais que têm sido usados para determinar a viabilidade dos enxertos de gordura incluem contagens de adipócitos viáveis, ensaios colorimétricos, ensaios enzimáticos específicos para adipócitos, exame histológico de rotina e coloração imuno-histoquímica[7] (**Fig. 14.5**). Cada teste precisa ser processado *in vitro* e pode ser demorado; cada um foi selecionado por investigadores como teste único ou combinado para determinar a viabilidade dos enxertos de gordura experimentalmente.

É essencial que os enxertos de gordura coletados e processados, seja qual for a técnica usada, mantenham sua viabilidade antes de serem transplantados aos pacientes. Nosso estudo recente favorece a técnica de Coleman como método preferido para coleta e processamento de enxertos de gordura porque essa técnica produz um número maior de adipócitos viáveis e sustenta um nível melhor de função celular nos enxertos de gordura coletados e processados.[18]

Tabela 14.2 Exames laboratoriais comumente usados para determinar a viabilidade da gordura	
Nome do exame	**O que medir?**
Contagens de adipócitos viáveis/ coloração azul de tripan	Detectar quantitativamente adipócitos viáveis na gordura: é necessária digestão enzimática
Ensaio colorimétrico	Ensaio de proliferação celular para determinar indiretamente a viabilidade de qualquer célula viva em um tecido
Ensaio G3PDH	Teste específico para tecido adiposo para avaliar a função celular da gordura usando ensaio espectrofotométrico
Histologia de rotina	Avaliar a integridade estrutural da gordura, mas não pode ser usado para avaliar a viabilidade real da gordura
Coloração da peça inteira	Visualizar adipócitos viáveis e a rede capilar depois da coloração do tecido adiposo vivo
Coloração imuno-histoquímica para perilipina	Método imuno-histoquímico para avaliar especificamente a viabilidade dos adipócitos: é o modo mais confiável de visualizar histologicamente adipócitos viáveis

Fonte: Adaptada de SR Coleman, RF Mazzola, LLQ Pu. Fat Injection: From Filling to Regeneration. 2nd ed. New York, NY: Thieme; 2018.

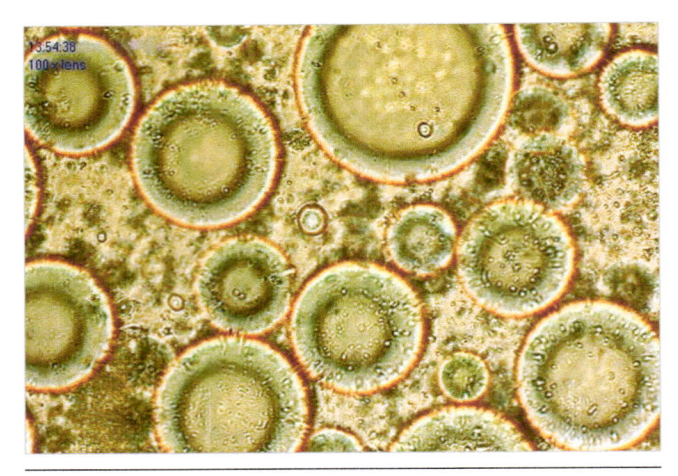

Fig. 14.5 Aspecto normal de adipócitos viáveis intactos. (Reproduzida com permissão de SR Coleman, RF Mazzola, LLQ Pu. Fat Injection: From Filling to Regeneration. 2nd ed. New York, NY: Thieme; 2018.)

Etapas para Lipoenxertia Facial

Considerações Pré-Operatórias

No dia da cirurgia, os esquemas são analisados e o plano é novamente discutido com o paciente. Este quase sempre tem perguntas não respondidas em consultas anteriores ou pela equipe de apoio. O paciente lê e assina a ficha de consentimento para a cirurgia, que descreve o procedimento planeado em palavras que consiga compreender.

No dia do procedimento, marcas coloridas (marcadores de lavandaria Penmark funcionam bem) são traçadas na face do paciente usando os esquemas criados na segunda consulta como guias. As marcações contornam tanto as áreas a ser aumentadas como a quantidade de tecido a ser infiltrado. As marcações podem ser usadas para lembrar o cirurgião dos níveis específicos de colocação contra a pele, contra o osso ou em níveis intermediários.

Eu uso cores semelhantes às usadas nos traçados do planejamento, com exceção do amarelo, porque é difícil de ver na face durante o procedimento. Verde marca as localizações para mudanças estruturais, e laranja delineia onde não será colocada gordura. A partir das marcas verdes, indo às marcas laranja, haverá uma zona de transição ou de *feathering*. Uso roxo para indicar considerações especiais, tais como os diamantes roxos nas bochechas desse paciente, que indicam a altura proposta da bochecha. Também uso roxo para mostrar áreas de remoção de tecido adiposo. Finalmente, uso a cor vermelha para denotar os pontos de incisão.

Coleta de Tecido Adiposo

O cirurgião precisa aderir a princípios cirúrgicos firmes ao coletar e preparar o tecido subcutâneo para autotransplante. O tecido adiposo é mais frágil do que a maioria dos outros tipos de tecido humano. Jamais se pretendeu que o tecido adiposo sobrevivesse sem proteção. Fora do corpo, a gordura é facilmente danificada por agressões mecânicas, barométricas e químicas. Para sobreviver à coleta, transporte e implantação, a gordura precisa ser coletada em parcelas intactas e pequenas o suficiente para serem inseridas através de uma pequena cânula, mas grandes o suficiente para que se mantenha a arquitetura tecidual.

O material coletado por lipoaspiração com seringa pode conter tão pouco quanto 10% ou tanto quanto 90% de tecido adiposo. O material aspirado se separa em três camadas com a centrifugação: a camada no topo é composta primariamente por óleo, a camada mais baixa é quase inteiramente sangue e lidocaína, e a camada média é de tecido adiposo potencialmente viável.

Como não tenho observado correlação clara entre a localização do sítio doador e a longevidade dos tecidos implantados, seleciono os sítios de coleta que melhoram o contorno corporal e que são facilmente acessíveis em decúbito dorsal. O abdome e a parte medial das coxas são usados mais comumente (**Fig. 14.6**).[14]

Sempre se observa técnica estéril meticulosa com cuidadosa atenção à preparação do paciente no pré-operatório com sabões antissépticos e um agente antisséptico do tipo iodo-polividona.

A escolha do anestésico para a coleta depende das áreas doadoras e do volume de gordura projetado a ser removido. Para volumes de coleta menores, é adequada a anestesia local usando lidocaína a 0,5% com epinefrina a 1:200.000.

Prefere-se uma anestesia epidural ou geral para a remoção de volumes maiores ou quando múltiplos locais forem usados.

Instrumentação

Usa-se uma cânula com orifícios e não pontiaguda com nove aberturas distais para a coleta (**Fig. 14.7a,b**).[14] A ponta da cânula é completamente romba e tem a forma de uma alça de balde. A outra extremidade da cânula é conectada a uma seringa Luer-Lok de 10 mL. Parcelas que podem passar pelo lúmen geralmente atravessarão o lúmen muito menor (calibre 17 G) das cânulas de infiltração sem causarem entupimento (**Fig. 14.7c,d**).

Técnica

O tecido adiposo é coletado por meio de incisões feitas para infiltração de soluções de anestésico. Essas incisões têm o tamanho apenas suficiente (geralmente 2-3 mm) para permitir a introdução da ponta da cânula de coleta.

Acople a cânula a uma seringa Luer-Lok de 10 mL. Tracione o êmbolo delicadamente para minimizar a pressão negativa. Jamais use um dispositivo de trava do êmbolo. Se estiver presente líquido substancial, a seringa deve ser colocada em uma mesa por vários minutos para que o tecido adiposo se separe. Depois, a parte aquosa pode ser expressa, pressionando-se a seringa.

Feche todos os sítios de incisão com pontos interrompidos em náilon.

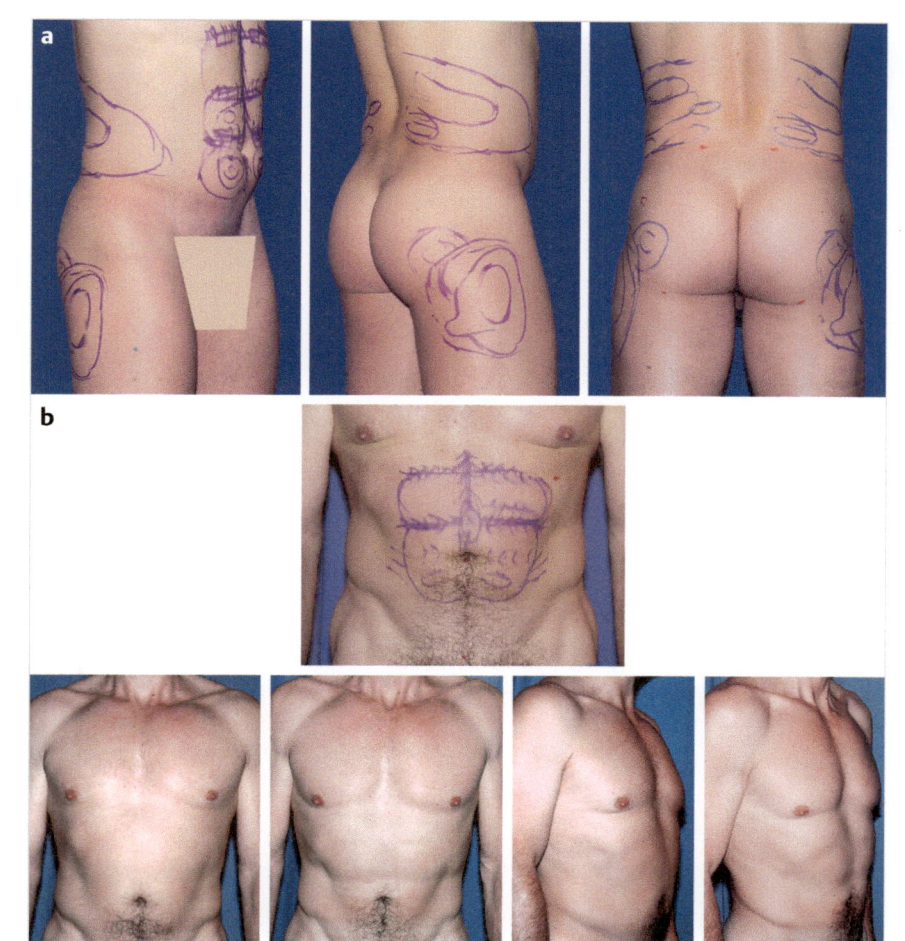

Fig. 14.6 (a,b) Locais de coleta. (Reproduzida com permissão de SF Coleman, Structural Fat Grafting. New York, NY; Thieme; 2004.)

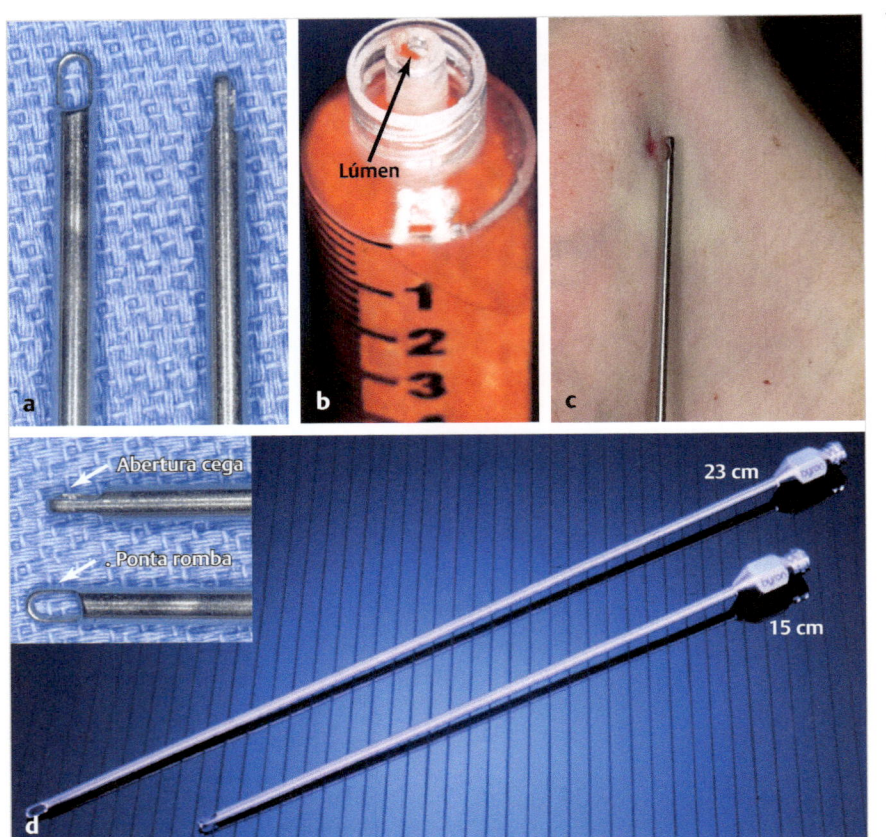

Fig. 14.7 (**a,b**) Cânula com dois orifícios e ponta romba e seringa Luer-Lok de 10 mL. (**c,d**) O comprimento da cânula de coleta geralmente é de 15 cm. (Reproduzida com permissão de SF Coleman, Structural Fat Grafting. New York, NY; Thieme Medical Publishing; 2004.)

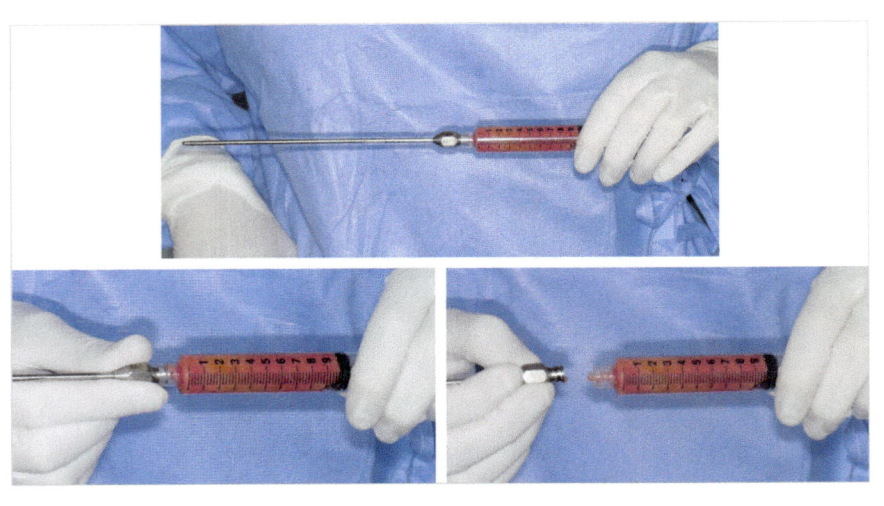

Fig. 14.8 Depois da coleta da gordura, a cânula é removida da seringa e substituída por um tampão. (Reproduzida com permissão de SF Coleman, Structural Fat Grafting. New York, NY; Thieme; 2004.)

Refinamento e Transferência

Parcelas intactas de tecido adiposo podem tolerar centrifugação breve. Não se recomenda "lavagem" do tecido coletado. Expõe as fibras reticulares e o tecido conjuntivo a trauma desnecessário. Evite a exposição do tecido adiposo ao ar.

Depois que a gordura tiver sido coletada, a cânula é removida da seringa e substituída por um tampão. O tampão é girado para criar vedação que impeça derramamentos durante o processo de centrifugação (**Fig. 14.8**).[14]

A seringa sem o êmbolo é então colocada em uma centrífuga para separar os componentes viáveis dos não viáveis. A centrifugação recomendada é de 3.000 rpm por 3 minutos (**Fig. 14.9**).[14]

Uma vez que o rotor da centrífuga tenha parado, a enfermeira circulante deve abrir a tampa e o técnico em condição estéril deve remover as seringas centri-

Capítulo 14
Lipoenxertia Facial em Homens

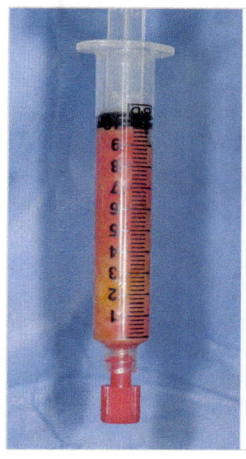

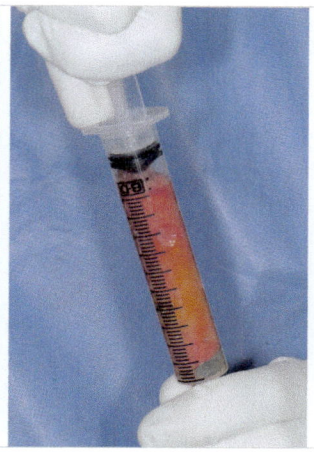

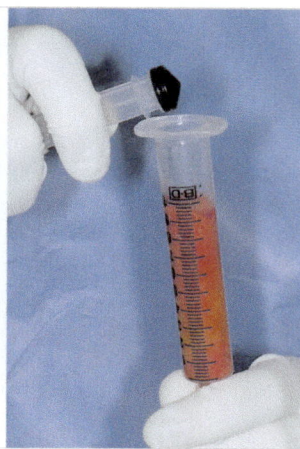

Fig. 14.9 Remova o êmbolo da seringa. (Reproduzida com permissão de SF Coleman, Structural Fat Grafting. New York, NY; Thieme; 2004.)

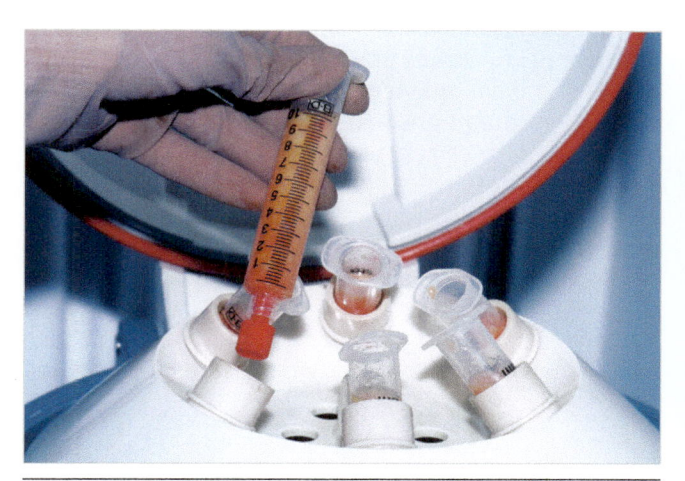

Fig. 14.10 Use uma técnica estéril quando estiver removendo as seringas centrifugadas. (Reproduzida com permissão de SF Coleman, Structural Fat Grafting. New York, NY; Thieme; 2004.)

fugadas (**Fig. 14.10**).[14] O tecido adiposo é separado em três níveis:

1. O nível superior é menos denso e se compõe primariamente de óleo, presumivelmente de células rompidas.
2. A porção média é composta primariamente por parcelas potenciais de tecido viável.
3. O nível inferior é a camada mais densa, composta primariamente de sangue, água e lidocaína.

Decante a camada oleosa antes de remover o tampão da seringa Luer-Lok. Depois de todo o óleo decantado, o tampão pode ser removido. Um frasco coletor deve estar à mão, pois o componente aquoso geralmente espirrará da seringa.

Absorva a porção mais superior da gordura coletada com neurocompressas Codman que tornam mais fácil a remoção do componente oleoso. Depois de 4 minutos, a neurocompressa é substituída por uma nova. Esse processo de absorção é realizado pelo menos duas vezes (**Fig. 14.11**).[14]

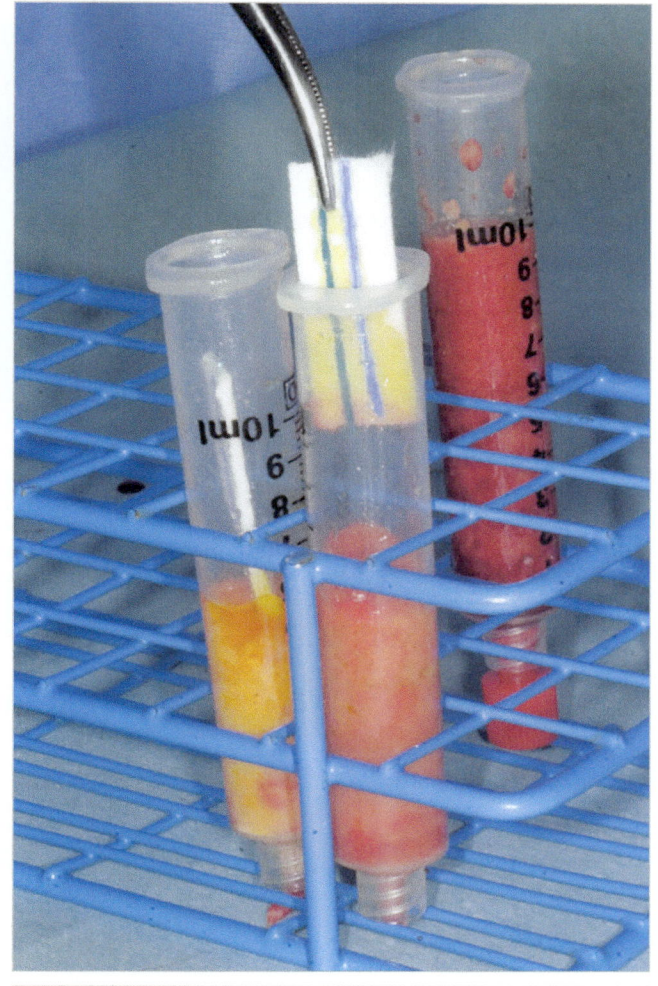

Fig. 14.11 Usam-se neurocompressas para absorver e elas são colocadas na superfície do tecido adiposo refinado. (Reproduzida com permissão de SF Coleman, Structural Fat Grafting. New York, NY; Thieme; 2004.)

Recoloque o êmbolo depois de deixar o tecido adiposo deslizar para a borda da seringa. A gordura pode ser armazenada na seringa por breves períodos de tempo antes de ser transferida para seringas menores para infiltração.

Transfira a gordura para seringas menores. Use seringas Luer-Lok de 1 mL para colocar tecido na face e mãos. O êmbolo é reposto e avançado para remover o espaço morto. A gordura refinada agora está pronta para infiltração.

Estudos clínicos têm demonstrado melhora da sobrevida da gordura enxertada depois da centrifugação. Um estudo do Japão enfatizou a importância de concentrar células-tronco na gordura para melhorar a pega do enxerto.[19] Outro estudo da Alemanha confirmou que os fatores de crescimento são isolados e estão presentes em número maior na gordura centrifugada; também não migram para as frações aquosas ou oleosas.[20]

Há alguns anos tornou-se óbvio para mim que diferentes níveis de gordura centrifugada provavelmente são compostos por diferentes elementos celulares e biológicos. Obviamente, o nível superior da gordura centrifugada é mais oleoso e menos denso, enquanto o nível inferior é muito mais denso e menos oleoso. Comece usando a gordura mais densa, preferencialmente em áreas que exijam resultados mais previsíveis e evite o uso da gordura menos densa e de aparência mais oleosa. Nós realizamos um estudo na Universidade de Nova York para avaliar as diferentes densidades da gordura centrifugada e verificamos que a gordura centrifugada de alta densidade sobreviveu em maior grau e com menos fibrose do que as frações com baixa densidade. Além disso, a fração com alta densidade teve muito maior atividade de células-tronco e uma concentração maior de fatores de crescimento.[21]

Com esse conhecimento à mão, agora abordamos diferentemente a lipoenxertia. O rendimento normal de 10 mL de gordura coletada é de 4 a 6 mL de gordura refinada. Se tivermos esse rendimento, segregamos os 2 mL de gordura mais baixos para usar preferencialmente para aumentar a sobrevida e a previsibilidade.

Colocação da Gordura

Na face, a lidocaína a 0,5% com epinefrina a 1:200.000 é difusamente infiltrada usando as cânulas de tecido adiposo de Coleman que também serão usadas para colocação da gordura transplantada (**Fig. 14.12**).[7]

A colocação de gordura refinada no sítio receptor é a parte mais desafiadora da lipoenxertia. As parcelas de gordura devem ser posicionadas para garantir sobrevida, estabilidade e integração uniformes ao tecido receptor circundante. A chave para a colocação do tecido adiposo é a maximização da área de contato entre a gordura coletada e os tecidos receptores. Colocando essas pequenas parcelas de gordura de modo que fiquem separadas

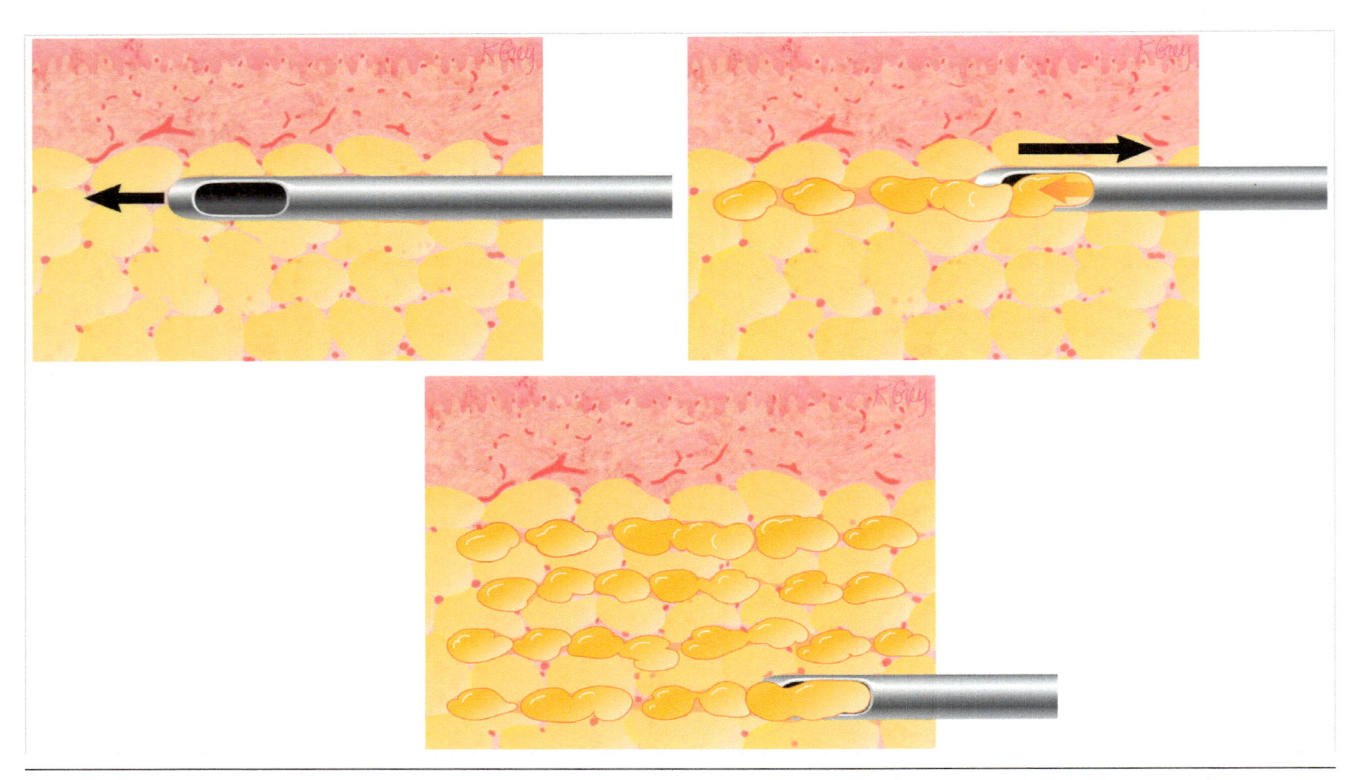

Fig. 14.12 Técnica de colocação. (Reproduzida com permissão de SR Coleman, RF Mazzola, LLQ Pu. Fat Injection: From Filling to Regeneration. 2nd ed. New York, NY: Thieme; 2018.)

entre si pelo tecido hospedeiro, pode-se manter a maior área de superfície de contato (**Fig. 14.13**).[7]

Inversamente, a injeção de uma massa de gordura em qualquer local pode resultar em áreas de gordura distantes demais de tecido vascularizado para terem uma fonte de nutrição ou respiração. Nesse evento, grande parte do tecido morrerá ou será reabsorvida. Isso pode resultar em irregularidades.

A cânula de infiltração é inserida através de cada incisão minúscula que foi usada para infiltração do anestésico local e avançada através dos tecidos até o plano apropriado. A pele é estabilizada com a mão oposta (**Fig. 14.14a**).[7] Uma vez que a cânula esteja na localização desejada, o êmbolo da seringa de 1 mm é pressionado discretamente enquanto a cânula está sendo retirada. O tecido adiposo é então deixado no trajeto da cânula romba que está sendo recuada, permitindo colocação mais estável e regulada e minimizando o potencial para irregularidades ou aglomerados de tecido.

À medida que a cânula é retirada, as parcelas de tecido adiposo depositadas caem nos planos naturais de tecido à medida que os tecidos hospedeiros entram em colapso em torno delas (**Fig. 14.14b**). A colocação de quantidades minúsculas de tecido adiposo com cada passagem é crítica para a lipoenxertia de Coleman bem-sucedida. Para maximizar a área de contato, a maior quantidade de tecido que deve ser colocada na face, com cada retirada, é de 1/10 mL, e parcelas muito menores devem ser colocadas em algumas áreas, como a região periorbital. Parcelas intactas de tecido adiposo devem ficar um tanto separadas pelos tecidos do sítio receptor para maximizar a área de contato entre os tecidos doador e receptor.

Separar as parcelas de gordura faz mais do que aumentar a chance de sobrevida. Colocar as parcelas de gordura com uma cânula romba que cause mínima ruptura dos planos naturais dos tecidos facilita a melhor aderência aos sítios receptores (**Fig. 14.14c**). A destruição mínima dos planos teciduais e a área de contato máxima se combinam para criar uma relação mais estável entre as novas parcelas de gordura e os tecidos em torno.

A precisão da colocação inicial de gordura é importante porque é difícil manipular o tecido adiposo infiltrado depois que o procedimento estiver terminado. Se houver

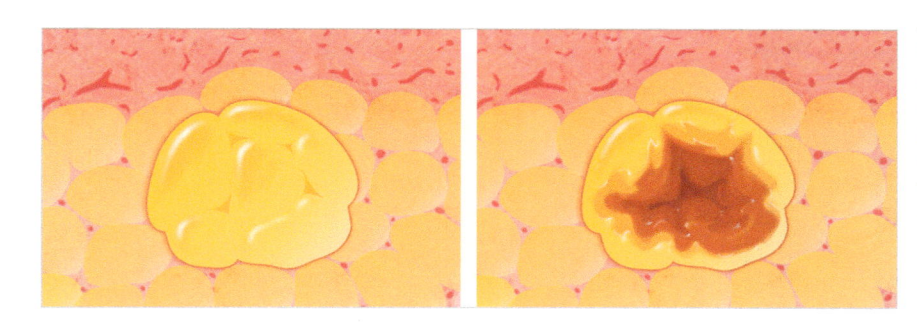

Fig. 14.13 Colocação de pequenas parcelas de gordura mantém uma área de contato maior. (Reproduzida com permissão de SR Coleman, RF Mazzola, LLQ Pu. Fat Injection: From Filling to Regeneration. 2nd ed. New York, NY: Thieme Medical Publishers, Inc.; 2018.)

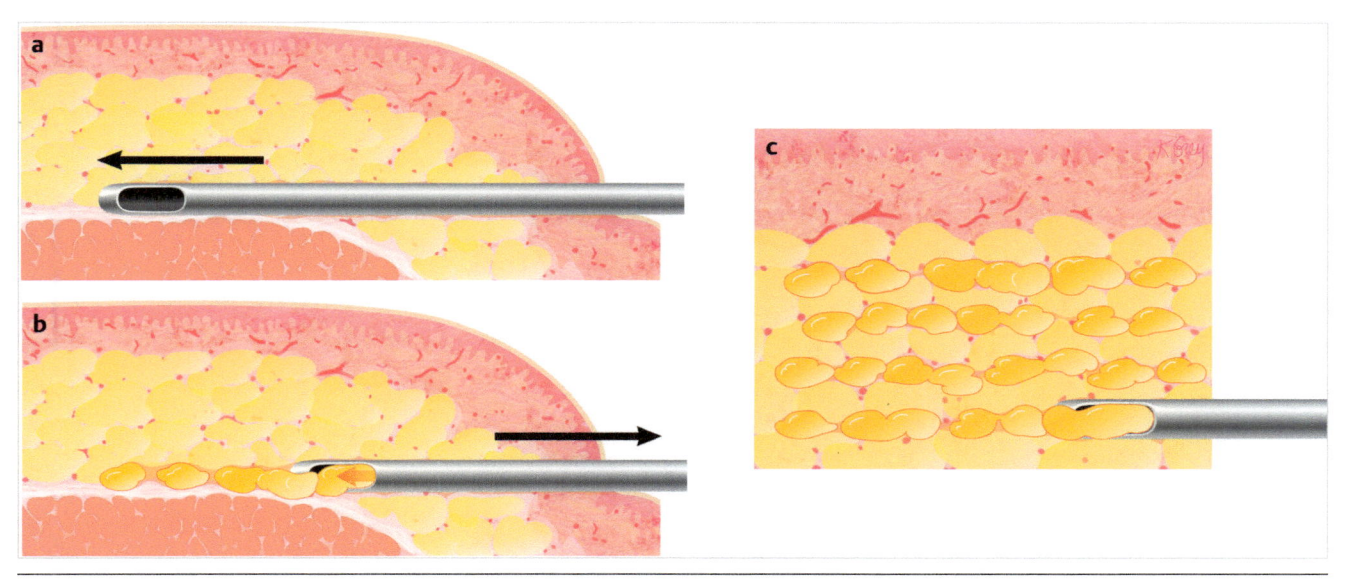

Fig. 14.14 (**a**) Inserção; e (**b**) retirada da cânula. (**c**) Separar as parcelas adiposas com a cânula romba facilita a aderência da gordura. (Reproduzida com permissão de SR Coleman, RF Mazzola, LLQ Pu. Fat Injection: From Filling to Regeneration. 2nd ed. New York, NY: Thieme; 2018.)

formação de aglomerados acidentalmente, a manipulação digital pode, algumas vezes, achatar pequenas irregularidades. No entanto, o tecido adiposo jamais deve ser colocado com a ideia de que a pressão digital mude a forma depois da colocação. Na face, a maior quantidade de tecido que deve ser colocada com cada retirada de uma cânula é 1/10 mL, mas, em algumas áreas, como a pálpebra, o volume máximo de tecido colocado deve ficar mais próximo de 1/30 mL ou até 1/50 mL por retirada. A colocação varia amplamente entre áreas anatômicas.

Portanto, pode ser difícil fazer a estimativa do volume a ser colocado em cada área. Deve-se fazer alguma compensação para a reabsorção, já que o material injetado não é tecido adiposo puro; mesmo depois do refinamento, haverá quantidades de sangue, lidocaína ou óleo presentes no tecido adiposo refinado. Portanto, é melhor usar pequenas quantidades de infiltrado na face, pescoço e mãos, aumentando a quantidade gradualmente à medida que se adquire experiência. O uso de seringas de 1 mL na face, pescoço e mãos é obrigatório para impedir aumento entusiástico demais e por razões de segurança.

Instrumentação para Colocação

Para facilitar a lipoenxertia de Coleman, originalmente desenvolvi três estilos básicos de cânulas com a ponta romba, bem com um V-Dissector, cada um com sua função[7] (**Fig. 14.15**) (Mentor, Irvine, CA):

- A cânula Coleman tipo 1 é completamente encapada na ponta com uma borda que se estende a um símbolo com inserção de 180 graus na abertura distal. É meu burro de carga, e sua finalidade primária é minimizar a lesão traumática às estruturas subjacentes.
- A cânula Coleman tipo II é semelhante à do tipo I, mas não é totalmente encapada. Tem uma borda que se estende ao longo da abertura distal aproximadamente 130 a 150 graus. Essa cânula é útil na maioria das situações.
- A cânula Coleman tipo III tem a extremidade plana, permitindo a dissecção de tecidos em situações específicas, por exemplo, ao penetrar através de cicatrizes ou de tecido fibroso. Também é útil quando se coloca gordura em tecido imediatamente subdérmico.
- O V-Dissector e o W-Dissector Coleman são usados para liberar aderências.

Colocação Intradérmica de Gordura

Anteriormente desestimulávamos o uso de qualquer agulha cortante para a colocação de enxertos de gordura.[22] No entanto, na última década, mais ou menos, percebemos que um dos avanços mais importantes na técnica de lipoenxertia é a colocação dérmica profunda de tecido adiposo com agulhas cortantes. No passado, desestimulamos, especificamente, a colocação intradérmica (**Fig. 14.16**).[2] No entanto, no final da década de 1990, quando começamos a usar ácido hialurônico em nossa prática, familiarizamo-nos, novamente, com as vantagens do aumento intradérmico.

A primeira vez que utilizamos lipoenxertia intradérmica foi em 2003 para o tratamento de cicatrizes de acne. Depois do que pareceu ser um sucesso, começamos a colocar gordura refinada em outras cicatrizes, desde marcas de varicela a cicatrizes deprimidas lineares. Como com todos os procedimentos, houve sucesso variável, mas os pacientes sentiam, principalmente, que havia sucesso suficiente para voltarem para injeções secundárias e até terciárias.

Forçar grandes parcelas de gordura através de uma agulha é tecnicamente complicado, e as agulhas podem obstruir com frequência. Para nossa surpresa, verificamos que coletar a gordura com cânulas Coleman normais produz parcelas de gordura que geralmente permitem colocação através de uma agulha calibre 22 G com relativa facilidade. Verificamos que a coleta de gordura com cânulas de infiltração de gordura não reduziam, notavelmente, a incidência de obstrução. No entanto, com o uso de cânulas de coleta com nove orifícios e calibre menor, a gordura fluía com muito mais facilidade através das agulhas de pequeno calibre.

Decidimo-nos por uma agulha calibre 22 G, com base em tentativa e erro, como o menor calibre de agulha através do qual sentimos que poderíamos colocar gordura com alguma precisão na derme profunda.

Depois do sucesso com o tratamento de cicatrizes, tentamos a técnica para amenizar rugas e sulcos profundos, geralmente para o acabamento ou complementação da colocação subcutânea. Nessas situações é que temos visto a melhora mais clara sobre as injeções subcutâneas simples (**Fig. 14.17**).[14]

No primeiro procedimento desse paciente foram colocados 2,9 mL no sulco nasolabial direito com uma agulha calibre 22 G primeiramente de modo intradérmico, depois 5 mL foram colocados nos planos subcutâneos. Para o sulco nasolabial esquerdo foram colocados 3,5 mL por via intradérmica com uma agulha calibre 22 G primeiramente e depois 5 mL foram colocados nos planos subcutâneos. Depois de toda a gordura ter sido colocada, foi usado um V-Dissector para liberar múltiplas aderências.

Na região da marionete direita foram colocados 2,5 mL pela via intradérmica com uma agulha calibre 22 G primeiramente e depois se colocaram 2,5 mL nos planos subcutâneos. Na área da marionete esquerda, foram colocados 3 mL pela via intradérmica com uma agulha de calibre 22 G primeiramente e depois 2,5 mL nos planos subcutâneos. Realizou-se subcisão na região da marionete depois de toda a gordura ter sido colocada.

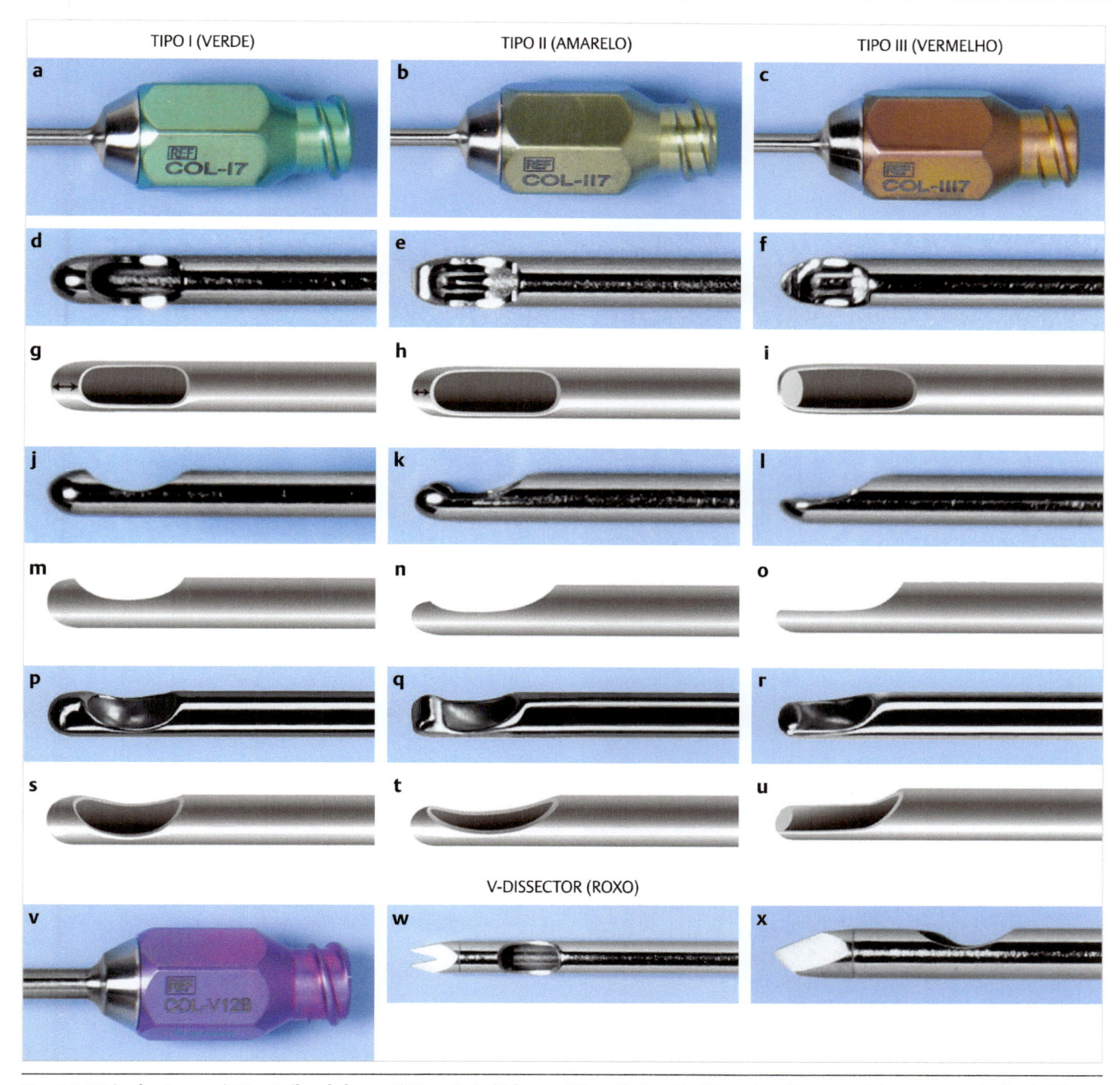

Fig. 14.15 (a,d,g,j,m,p,s) Tipo I; **(b,e,h,k,n,q,t)** Tipo II; **(c,f,i,l,o,r,u)** Tipo III; **(v-x)** V-Dissector. (Reproduzida com permissão de SR Coleman, RF Mazzola, LLQ Pu. Fat Injection: From Filling to Regeneration. 2nd ed. New York, NY: Thieme; 2018.)

No sulco mentolabial foram colocados 3 mL com uma agulha calibre 22 G e 3 mL pela via subcutânea. Além disso, injetaram-se 8 mL na pré-maxila e 14 mL na área do queixo usando colocação subcutânea.

Um ano mais tarde realizou-se outro procedimento (**Fig. 14.17b**). No sulco nasolabial direito, foram colocados 3 mL pela via intradérmica com uma agulha calibre 22 G primeiramente e depois 6,5 mL nos planos subcutâneos. No sulco nasolabial esquerdo, colocou-se 1 mL pela via intradérmica com uma agulha calibre 22 G primeiramente e depois 4,5 mL nos planos subcutâneos. Não se realizou liberação nesse procedimento.

Na região da marionete direita, foram colocados 2 mL pela via intradérmica com agulha calibre 22 G primeiramente e depois 4 mL nos planos subcutâneos. Na região da marionete esquerda, colocou-se 1 mL pela via intradérmica com agulha calibre 22 G primeiramente e depois 4 mL nos planos subcutâneos. A subcisão foi realizada na região da marionete novamente depois de toda a gordura ter sido colocada.

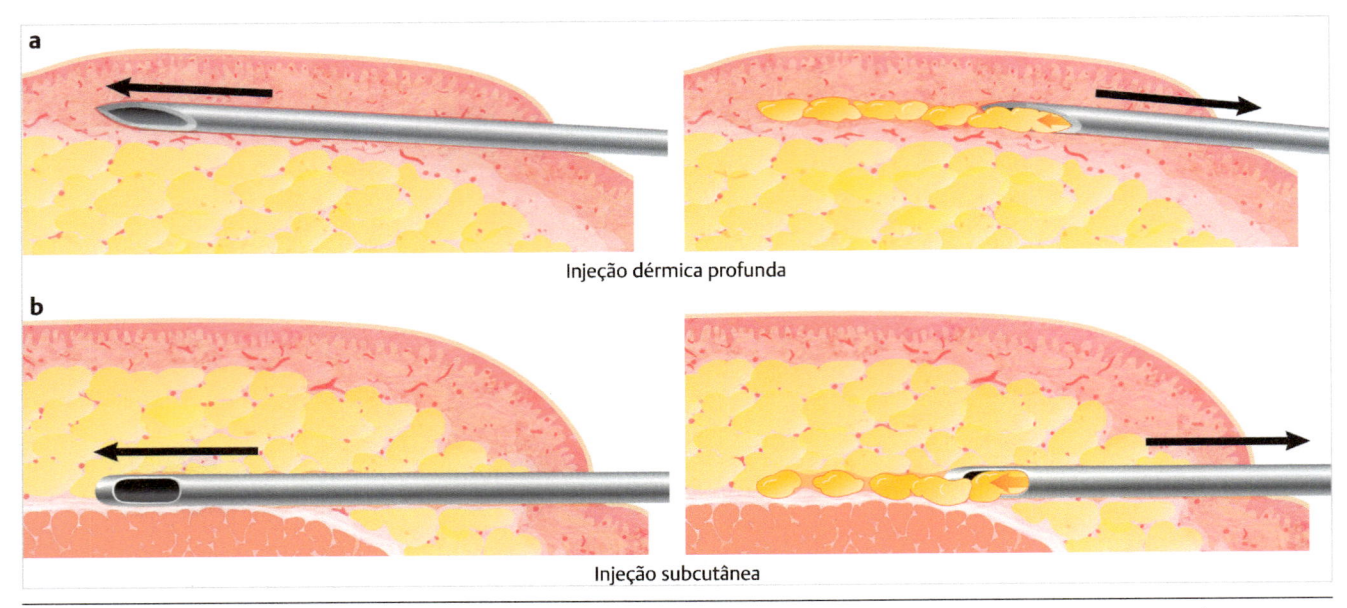

Fig. 14.16 (**a**) Injeção dérmica profunda. (**b**) Injeção subcutânea. (Reproduzida com permissão de SR Coleman, RF Mazzola, LLQ Pu. Fat Injection: From Filling to Regeneration. 2nd ed. New York, NY: Thieme; 2018.)

No sulco mentolabial, foram colocados mais 2 mL com agulha de calibre 22 G e mais 3 mL pela via subcutânea. Nesse procedimento, a área acima do sulco nasolabial foi aspirada, produzindo 6 mL à direita e 4,8 mL à esquerda.

O paciente é mostrado antes e 8 meses depois do último procedimento (**Fig. 14.17c-h**). Observe a notável melhora dos sulcos nasolabiais, dos sulcos marionete (especialmente o mais profundo no lado direito) e dos sulcos mentolabiais. Esse grau de correção de cicatrizes de acne e de sulcos profundos seria difícil por qualquer outro meio.

Esse homem de 31 anos se queixava, primariamente, de cicatrizes de acne, bem como de rugas mais profundas na região frontal (**Fig. 14.18a,b**).[14] Depois da coleta de tecido adiposo e de seu refinamento da maneira habitual, com o paciente sob sedação, infiltrou-se lidocaína a 0,5% com 1:200.000 de epinefrina nos planos subcutâneos da região frontal.

A ponta da agulha calibre 22 G foi colocada no plano dérmico profundo e avançada sob a ruga frontal. Através de um local de punção foram feitas várias passagem de maneira linear para colocar o tecido profundamente à ruga (**Fig. 14.18c,d**).

Depois da colocação ao longo da direção da ruga, a gordura foi então colocada em um plano semelhante nas direções vertical e oblíqua; muitas vezes isso é feito na direção oposta ao longo da ruga (**Fig. 14.18e,f**).

Em seguida tentamos colocar a gordura um pouco mais superficialmente na cicatriz ou ruga específica (**Fig. 14.18 g-i**). Depois da colocação dérmica profunda nas rugas e cicatrizes, uma parte da gordura foi colocada profundamente à colocação intradérmica no plano subcutâneo (**Fig. 14.18j,k**). Finalmente, usou-se o V-Dissector para quebrar aderências persistentes (**Fig. 14.18 l,m**).

O paciente é visto antes do tratamento com áreas acentuadas e 19 meses depois desse único tratamento (**Fig. 14.18n-v**).

Em nossa experiência, o efeito da colocação intradérmica de tecido adiposo em longo prazo não é tão confiável quanto a colocação subcutânea usando cânulas de calibre maior. No entanto, temos observado notável efeito em muitos pacientes, simplesmente não alcançável com a colocação subcutânea.

É importante evitar a colocação superficial porque pode resultar em correções circunscritas visíveis. Deve-se ter um cuidado particular em evitar colocação isolada, já que tais colocações podem resultar em correções circunscritas visíveis. Além disso, o efeito da colocação intradérmica de gordura é diferente do efeito da colocação do mesmo volume em planos subcutâneos mais profundos. Com a colocação intradérmica de volume mínimo, até as rugas profundas podem ser suavizadas ou, algumas vezes, até removidas. A colocação subcutânea englobaria um volume muito maior sem uma eficácia equivalente. De igual modo, as cicatrizes que não seriam afetadas pela simples colocação subcutânea podem ser melhoradas ou eliminadas com a colocação intradérmica.

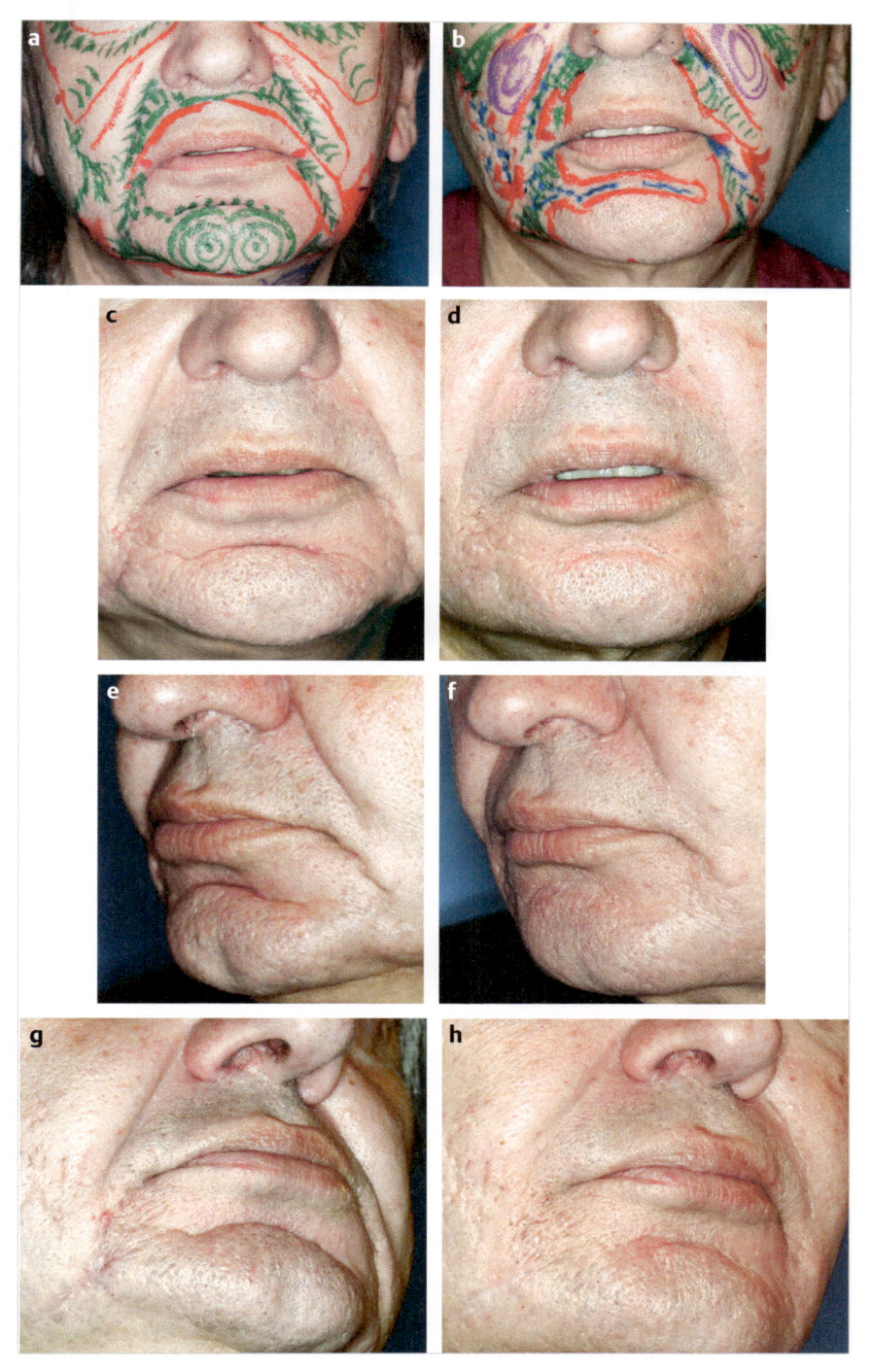

Fig. 14.17 (**a**) Este homem de 60 anos apresentava cicatrizes de acne intensa, complicadas por atrofia subcutânea pelo envelhecimento. Isso criou sulcos nasolabiais, sulcos marionete e sulcos mentolabiais notavelmente profundos. (**b**) O segundo procedimento, 1 ano mais tarde (v. texto). (**c-h**) Antes e 8 meses depois de ambos os procedimentos. (Reproduzida com permissão de SR Coleman, RF Mazzola, LLQ Pu. Fat Injection: From Filling to Regeneration. 2nd ed. New York, NY: Thieme; 2018.)

Não recomendamos dissecção ou liberação de aderências ou cicatrizes antes da lipoenxertia intradérmica. A técnica intradérmica de colocação de gordura descrita aqui é especificamente diferente da técnica da injeção com agulha cortante em um plano subcutâneo, descrita por Carraway e Mellow.[23] Eles descreveram o uso de pequenas agulhas cortantes para dissecar e criar um plano subcutâneo antes da colocação com a agulha. Isso pode criar um espaço em potencial que desestabilize a colocação da gordura e incentive a migração e irregularidades. Portanto, não recomendo dissecar antes da injeção.

O cirurgião deve dominar as técnicas básicas de lipoenxertia antes de usar essa técnica intradérmica. Todos os cirurgiões devem ser extremamente cautelosos ao injetar gordura intradérmica, evitando a embolização intravascular por perfuração de uma artéria ou veia, com injeção na luz do vaso. A **Tabela 14.3** traz as faixas de volumes sugeridas.

Considerações Supraorbitais

A perda de gordura subcutânea ou de plenitude comumente vista com deformidades iatrogênicas depois de cirurgia, com acne e, mais recentemente, com lipoatrofia, são indicações primárias para a lipoenxertia estrutural. Em indivíduos saudáveis, a remoção cirúrgica da gordura das pálpebras superiores ou de qualquer parte da face pode criar a aparência de doença. De igual modo, cicatrizes de acne na têmpora e glabela podem acelerar a atrofia das áreas envolvidas e criar proporções bizarras. A lipoatrofia relacionada com fármacos pode afetar não apenas a parte média da face, mas também a parte superior, as têmporas e as pálpebras superiores.

Anormalidades esqueléticas das regiões frontal, parietal e temporal podem criar uma face não atraente e até com aparência não natural. Deficiências temporais e laterais frontais significativas tornarão o crânio parietal central ou frontal inferior proeminente e inestético. No entanto, as soluções para esses problemas, em cirurgia plástica, têm sido proibitivamente arriscadas: procedimentos craniofaciais ou implantes aloplásticos. A lipoenxertia estrutural na região temporal e na frontal lateral (e em muitas outras áreas deficientes) é um modo seguro e previsível de abordar esses problemas às vezes difíceis.

O acréscimo à região supraorbital é manobra extremamente complexa, e a biomecânica dessa região não é muito conhecida. Restaurar o volume da fronte ou simplesmente fazer acréscimos ao próprio supercílio cria um vetor radial com forte vantagem mecânica que eleva a pele da pálpebra.

A importância do conceito dos vetores radiais ainda precisa ser reconhecida para a região frontal. Acrescentar tecido em uma grande área da fronte pode levar a um notável efeito no supercílio e na pálpebra superior: um *"lifting"* sem excisão.

No entanto, uma elevação da fronte de qualquer tipo pode elevar o supercílio de maneira frequentemente não atraente e pode esqueletonizar a órbita superior. A lipoenxertia estrutural oferece uma ferramenta que, finalmente, permite a recriação de uma pálpebra superior masculina jovem por preencher a fronte, o supercílio e as pálpebras superiores, repondo as estruturas subjacentes que faltam.

O preenchimento e a sustentação da região periorbital, juntamente com cuidados criteriosos da pele para manter a elasticidade, são ferramentas primárias para manter uma aparência jovem dos olhos. Cirurgias excisionais e suspensórias devem ser procedimentos secundários a serem executados depois que as manobras primárias já não sejam suficientes.

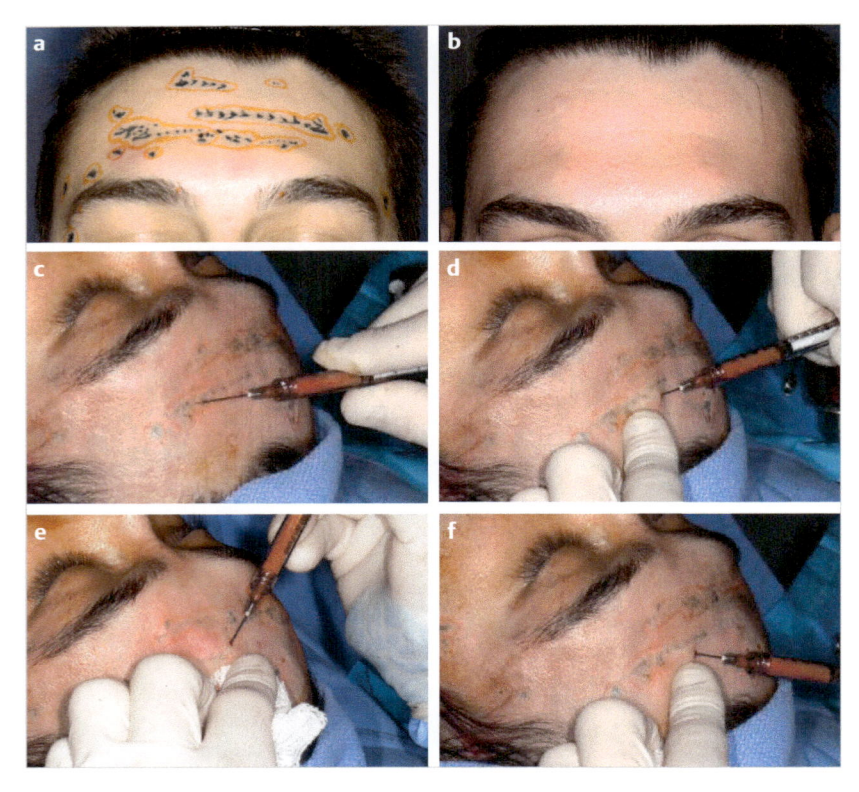

Fig. 14.18 (a-v) Paciente com 31 anos antes, durante e depois de tratamento para cicatrizes de acne e rugas profundas na fronte (descrição detalhada do procedimento no texto). (Reproduzida com permissão de SR Coleman, RF Mazzola, LLQ Pu. Fat Injection: From Filling to Regeneration. 2nd ed. New York, NY: Thieme; 2018.)

Capítulo 14
Lipoenxertia Facial em Homens

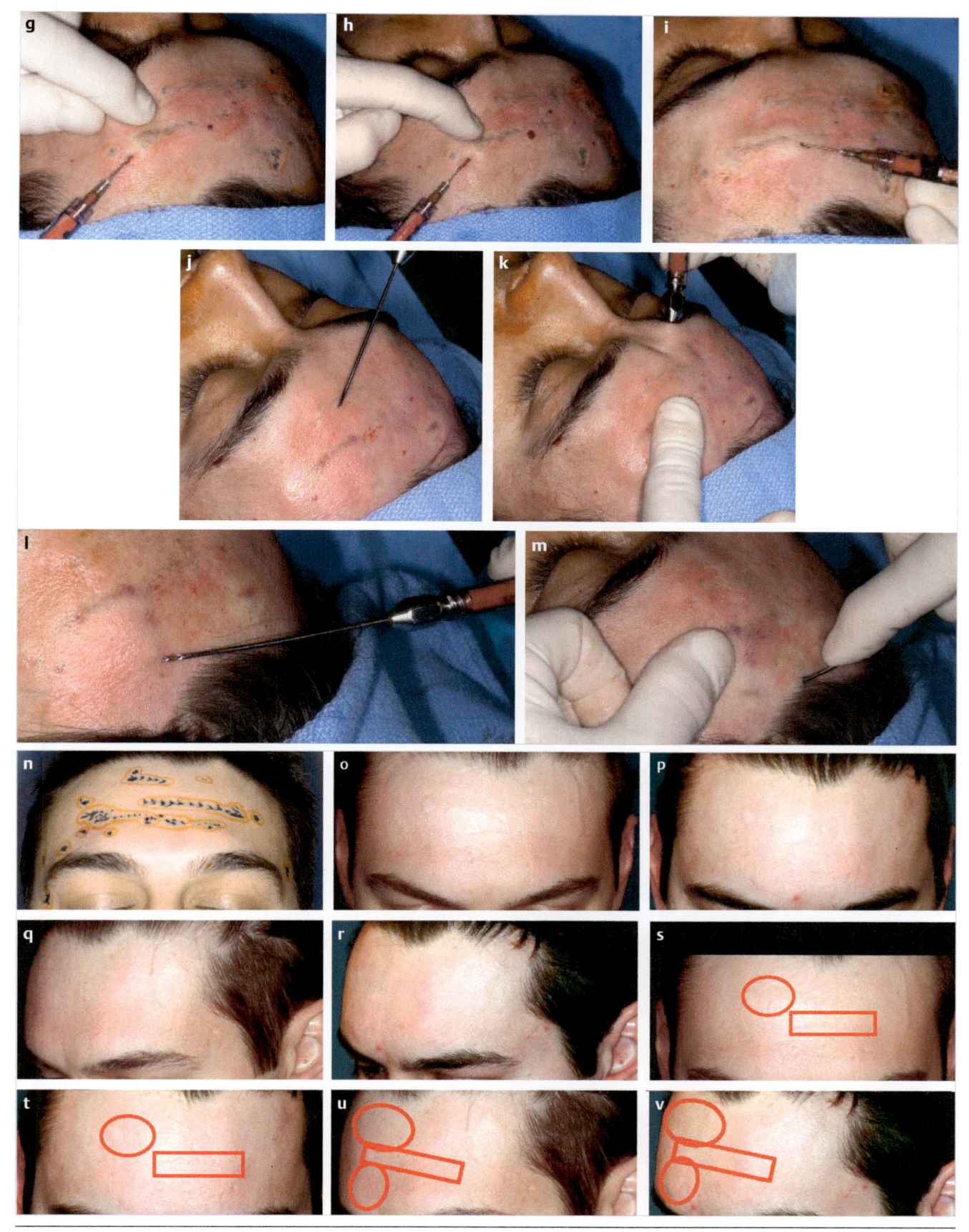

Fig. 14.18 (**a-v**) *(Continuação)*

163

Tabela 14.3 Faixas de volume sugeridas para várias áreas de tratamento

Área anatômica	Volume	Observações especiais
Pálpebras superiores	1-3,5 mL	Menos de 1,5 mL de gordura infiltrada nas pálpebras superiores, em algumas pessoas, pode promover dramática mudança, especialmente em pacientes mais jovens e em homens. Nas mulheres com mais de 50 anos, são necessários 2,5 ou 3,5 mL algumas vezes. Alguns pacientes, especialmente aqueles com pálpebras superiores esqueletonizadas por meio cirúrgico, podem precisar de até 5 mL. No entanto, jamais colocamos mais de 3,5 mL em um procedimento e dividiremos uma quantidade maior do que essa em dois procedimentos. Menos na pálpebra superior de homens do que nas mulheres (1 mL).
Têmporas	3-7 mL	Embora as têmporas pareçam ser uma área grande, acho que quantidades surpreendentemente pequenas são suficientes para produzir as mudanças sutis que a maioria dos pacientes deseja. As quantidades habituais são de 3 a 7 mL. Com têmporas particularmente atrofiadas, coloco até 10 mL, mas isso é raro. Coloco mais na têmpora masculina.
Parte medial das pálpebras (parte lateral do nariz)	0,4-0,8 mL	Geralmente a faixa é de 0,4 a 0,8 mL. Pouco mais na glabela masculina.
Parte frontal da testa	2-4 mL	Em razão da possibilidade de irregularidades pela atividade dos músculos corrugadores e frontal, a experiência tem-nos ensinado a ser relativamente conservadores ao colocar qualquer coisa na parte frontal da testa. Quando, de fato, colocamos gordura nessa área, mantemos os volumes baixos, entre 2 e 7 mL. É muito fácil surgir uma complicação – evite, a menos que tenha linha realmente profunda.
Glabela e násio	2-4 mL	Colocar menos do que 1,5 mL nessa área não é suficiente para produzir mudança perceptível; 2 a 4 mL é uma quantidade mais habitual, embora, algumas vezes, a atrofia dessa área justifique até 5 a 7 mL. Homens justificam maior aumento da área.

Uma solução de lidocaína a 0,5% com 1:200.000 de epinefrina é infiltrada para oferecer anestesia, colocando-se a menor quantidade ainda efetiva para evitar distorção significativa. A anestesia local deve ser feita na região periorbital usando apenas a cânula mais romba estilo I. Isso é feito para evitar danificar estruturas, como nervos e vasos sanguíneos, entrando na luz de uma artéria ou veia durante a injeção do anestésico local.

Faça uma incisão nas extremidades lateral e medial do supercílio, bem como na parte inferior lateral da têmpora. A partir dessas incisões, as pálpebras superiores inteiras podem ser alcançadas (por meio de incisões ipsilaterais e contralaterais), bem como a têmpora e a fronte. Muitas vezes, faço uma incisão na linha média da fronte acima da glabela, especialmente se planejo abordagem do nariz ou da glabela.

Em raras ocasiões, faz-se uma incisão na linha de implantação dos cabelos na fronte ou na têmpora para um melhor acesso. Esses, mais frequentemente, seriam utilizados para acessar áreas que tenham sofrido cicatrização em decorrência de procedimentos prévios.

Use as minicânulas na parte superior da face. Para anestesia local, use sempre uma cânula Coleman tipo I nos comprimentos de 5 ou 6 cm na parte superior da face, com exceção do uso de uma minicânula Coleman tipo III na pálpebra superior e nariz. A abordagem de qualquer área através de uma incisão na têmpora ou ao colocar tecido acima do supercílio ou na têmpora, use uma cânula tipo I ou mini I para a colocação.

Nas pálpebras superiores abaixo do supercílio e na parte medial do nariz, frequentemente uso as cânulas Coleman tipo III porque me dão melhor controle para permanecer entre o músculo orbicular do olho e a pele nessas áreas. Pode-se usar uma de 3, 5 ou 6 cm, dependendo da situação.

Quando a têmpora tiver cicatrizes de acne ou cicatrizes de procedimentos prévios e for difícil empurrar a cânula através da área, troque para uma cânula Coleman tipo II. Para seguir a curvatura da fronte óssea, frequentemente uso uma cânula levemente curva de uma variedade tipo II quando tento colocar tecido próximo a osso.

Nível de Infiltração

Nas pálpebras superiores, tento manter-me superficial o tempo todo, permanecendo imediatamente subdérmico ou dentro dos músculos orbiculares do olho (**Fig. 14.19**).[7] Na fronte e acima do supercílio, primariamente coloco tecido superficialmente. No entanto, também coloco um pouco mais de tecido dentro do músculo frontal do que no orbicular do olho.

Na região temporal, permaneço na gálea (fáscia parietotemporal superficial) o quanto possível, fazendo

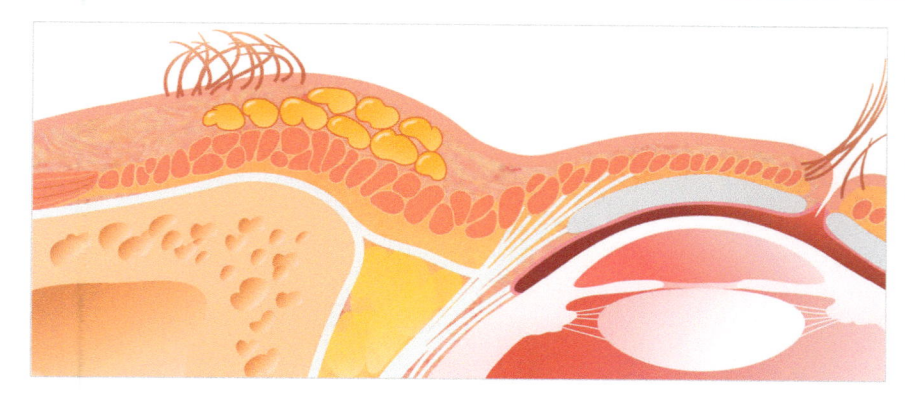

Fig. 14.19 Ao colocar o tecido, permaneça em posição imediatamente subdérmica ou nos músculos orbiculares do olho. (Reproduzida com permissão de SF Coleman, Structural Fat Grafting. New York, NY; Thieme; 2004.)

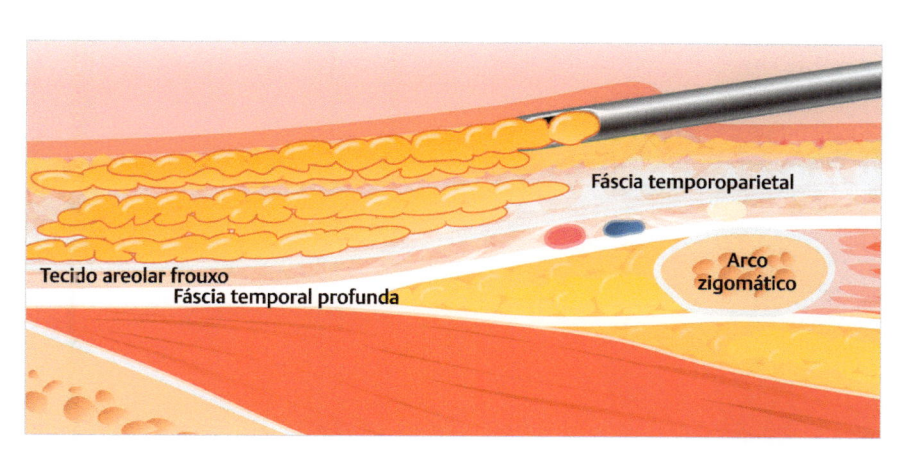

Fig. 14.20 A gordura é colocada na fáscia parietotemporal superficial tanto quanto possível. (Reproduzida com permissão de SF Coleman, Structural Fat Grafting. New York, NY; Thieme; 2004.)

também alguma colocação no plano imediatamente subdérmico (**Fig. 14.20**).[14]

A colocação de tecido nos planos mais profundos é repleta de problemas. É fácil colocar tecido no plano areolar frouxo acima do periósteo; entretanto, a gordura colocada nesse nível provavelmente migrará, e há aumento da possibilidade de irregularidades.

Considerações sobre o Nariz e o Sulco Nasolabial

A anestesia é feita, na maioria dos casos, com infiltração local usando lidocaína a 0,5% com 1:100.000 de epinefrina e sedação. A epinefrina é sempre útil para causar vasoconstrição, diminuindo a possibilidade de embolia intravascular.

As incisões geralmente são feitas na parte central da fronte, supercílio medial, bochecha ou base alar e através da parte central do lábio. Embora sejam mais frequentemente usadas cânulas retas, as curvas ajudam a navegar a curvatura do násio e a glabela, bem como facilitam diferentes acessos às asas do nariz.

A gordura é colocada em camadas desde o periósteo ou pericôndrio até o nível intradérmico (**Fig. 14.21**).[7]

Em particular, uma camada significativa de gordura enxertada pode ser colocada nos músculos da parte superior do nariz, násio e glabela. Ocasionalmente, a gordura até pode ser colocada posteriormente à cartilagem para ajudar a expandir a valva nasal, como "enxerto alargador" (**Fig. 14.22**).[7]

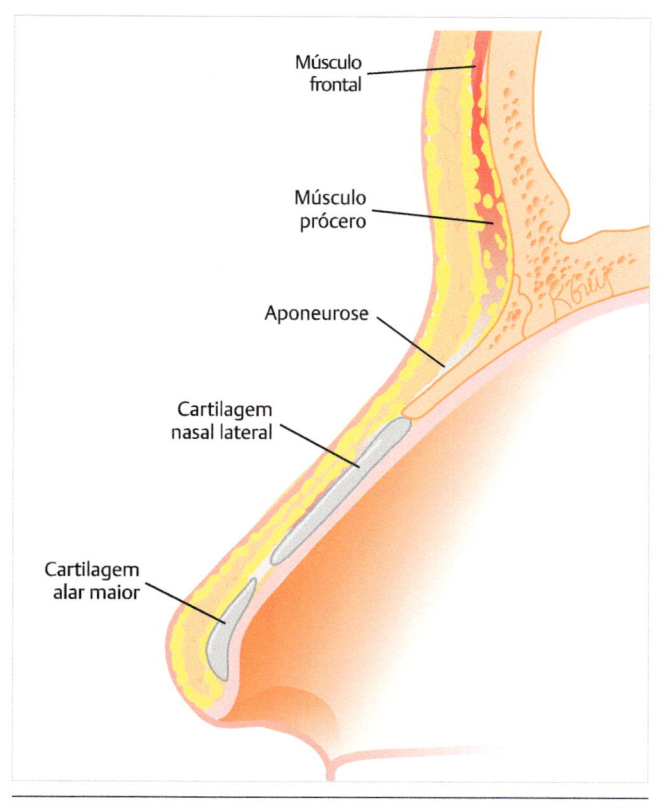

Fig. 14.21 Músculos e cartilagem da coluna nasal. (Reproduzida com permissão de SR Coleman, RF Mazzola, LLQ Pu. Fat Injection: From Filling to Regeneration. 2nd ed. New York, NY: Thieme; 2018.)

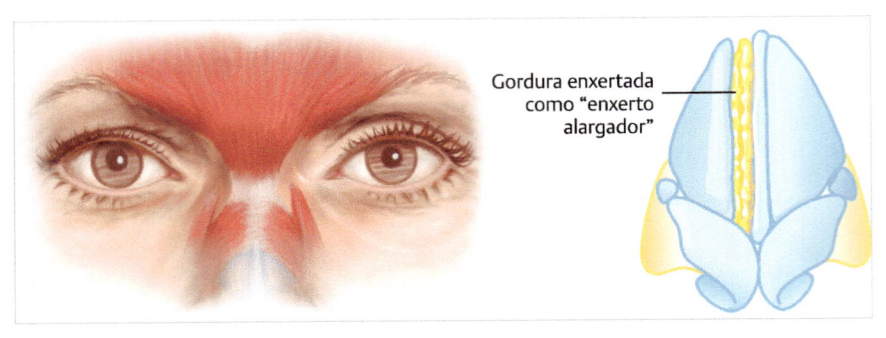

Fig. 14.22 A área superior do násio, onde a gordura pode ser enxertada como "enxerto alargador" (*spreader graft*) para expandir a valva nasal. (Reproduzida com permissão de SR Coleman, RF Mazzola, LLQ Pu. Fat Injection: From Filling to Regeneration. 2nd ed. New York, NY: Thieme; 2018.)

À medida que a face masculina envelhece, perde a plenitude subcutânea associada à juventude. Com a perda da plenitude, vem um enfraquecimento dos vetores radiais que sustentam e, assim sendo, firmam a pele em torno da boca. À medida que esses vetores radiais enfraquecem a pele, agora sem sustentação, afunda nos sulcos, rugas e pregas e até nos poros. Um dos sulcos ou rugas consistentes e mais óbvios na face em que a pele se recua com o envelhecimento é o sulco nasolabial. Conforme esses sulcos se tornam mais pronunciados, as expressões emocionais não intencionais podem se tornar fixas na face.

Em muitas faces envelhecidas, o aprofundamento do sulco nasolabial deixa atrás de si um aspecto permanente de sarcasmo que só se apaga quando a pessoa sorri. Esses homens, em particular, são bons candidatos à suavização dos sulcos nasolabiais. Para esses pacientes, o objetivo primário da lipoenxertia no sulco nasolabial e na região da marionete é suavizar esses sulcos (não remover completamente) e, portanto, reduzir o aspecto de sarcasmo.

É importante reconhecer que os sulcos nasolabiais não são necessariamente maus no homem e, na maioria deles, sua eliminação será prejudicial para a harmonia facial. O problema não é a existência dos sulcos, mas sua profundidade e proeminência e como afetam e alteram a expressão facial.

Ao tratar os sulcos nasolabiais e os sulcos marionete, podem-se empregar bloqueios dos nervos infraorbital e mentual. No entanto, eu sempre infiltro localmente lidocaína a 0,5% com epinefrina 1:200.000 nas incisões da bochecha e inferiores.

Incisões malares médias inferiores oferece acesso à colocação perpendicular de tecido, e uma incisão na parte lateral do queixo ou na borda mandibular oferece acesso à colocação longitudinal de tecido. Frequentemente, uma incisão perto da comissura é usada para um ângulo diferente de colocação. Nas áreas do sulco nasolabial e da marionete, comumente se usa uma cânula Coleman tipo II (7 ou 9 cm) ou minicânula (6 cm) para facilitar a dissecção enquanto se evita a colocação intravascular. No entanto, uso a cânula Coleman tipo III ou a minicânula tipo III em áreas de aderências muito fibrosas, especialmente contra a pele masculina. Se as aderências forem particularmente problemáticas, usa-se uma cânula V-dissector para romper as conexões superficiais. No entanto, se houver rompimento excessivo das conexões subdérmicas, isso pode resultar em protrusões lineares isoladas; por isso somos econômicos no uso da cânula V-dissector nos sulcos nasolabiais. Nossa experiência com instrumentos cortantes, como as agulhas, tem sido desapontadora; a gordura enxertada não parece ser tão estável, e a correção pode ficar visível e circunscrita, e não se misturar naturalmente à área em torno.

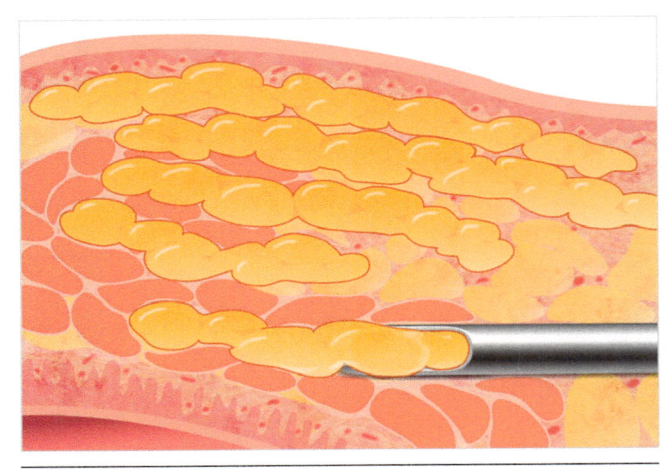

Fig. 14.23 A colocação primária da gordura é imediatamente subdérmica para integridade estrutural. (Reproduzida com permissão de SR Coleman, RF Mazzola, LLQ Pu. Fat Injection: From Filling to Regeneration. 2nd ed. New York, NY: Thieme; 2018.)

Embora parte do tecido seja colocada em cada nível da submucosa ao subcutâneo, o nível primário de colocação, na maioria dos casos, é imediatamente subdérmico, conferindo integridade estrutural ao elemento cutâneo do sulco e incentivando a melhora na qualidade da pele (**Fig. 14.23**).[7] Em qualquer caso, esse tratamento superficial também ajuda a neutralizar o sulco ou a linha melhor do que simplesmente acrescentar volume profundamente ao sulco.

Infiltração intradérmica ou dérmica profunda da gordura pode ser útil para neutralizar melhor os sulcos nasolabiais ou os sulcos marionete nas pregas (**Fig. 14.16**).[7]

Considerações sobre a Mandíbula e o Queixo

A consideração da mandíbula e do queixo masculinos é fundamental para a elevação do queixo masculino. As glândulas parótida e submandibular devem ser respeitadas nessa região (**Fig. 14.24**).[7] Para evitar perfurar e lesar potencialmente a glândula parótida, não enxerte gordura nos planos profundos da mandíbula a partir de incisões auriculares ou malares porque a glândula parótida seria perfurada para se colocar tecido tão profundamente. Por essa razão, o tecido não é colocado nos planos profundos contra o osso da borda posterior da mandíbula a partir de nenhum ponto de acesso, a não ser incisões na borda ou na linha média.

Quando a borda anterior da mandíbula for abordada, mude para a cânula de infiltração mais romba para evitar lesão do nervo mandibular marginal (**Fig. 14.24**).[7] As lesões que já experimentamos foram todas juntamente com aspiração da área do *jowl* com uma cânula de coleta acoplada a uma seringa de 10 mL; portanto, admito que a lesão do nervo mandibular marginal tenha ocorrido, mais provavelmente, pela aspiração aplicada pela cânula de aspiração muito maior. Por essa razão, usamos uma cânula de infiltração Coleman romba tipo I para remover

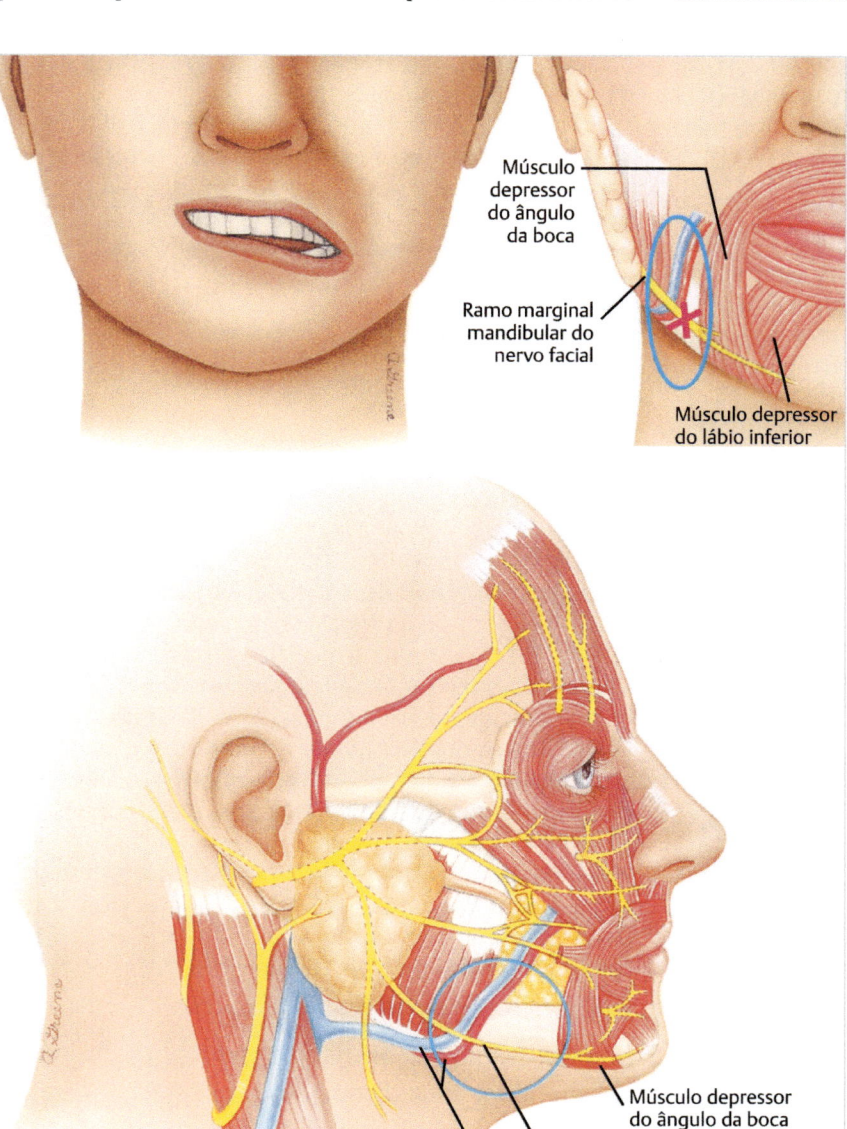

Fig. 14.24 Anatomia relevante de músculos e nervos para o queixo e a mandíbula. (Reproduzida com permissão de SR Coleman, RF Mazzola, LLQ Pu. Fat Injection: From Filling to Regeneration. 2nd ed. New York, NY: Thieme; 2018.)

qualquer excesso de gordura do *jowl* e a conectamos a uma seringa de 3 mL muito menor.

Quando acessamos o queixo, mudamos para as cânulas de infiltração Coleman tipo I para evitar trauma dos nervos mentuais. Nenhum paciente tem-se queixado da anestesia no queixo, mas uma lesão traumática dessa área ainda é uma possibilidade definida e devem ser feitos todos os esforços para evitar o problema.

A chave para a colocação mandibular e no queixo é compreender a forma tridimensional de uma borda mandibular e do queixo atraente para criar uma borda mandibular forte com a forma apropriada e com uma sombra submandibular. Para alcançar esse objetivo, a estrutura "bola-bola" do queixo masculino atraente também precisa ser reproduzida (**Fig. 14.25**).

A linha da mandíbula pode ser reestruturada para fortalecer a borda da mandíbula e aumentar o volume do queixo, mudando assim a proporção facial para projetar um perfil masculino esculpido de modo mais limpo.

Considerações sobre o Pescoço

No pescoço, o potencial para dano de estruturas subjacentes é mínimo somente se for usada uma cânula Coleman tipo I (a mais romba) em todas as vezes. Com a colocação deliberada na camada subdérmica entre o platisma e a pele, poucas estruturas anatômicas ficam expostas a trauma. O trauma até as veias é tão mínimo usando essa técnica, que raramente tenho visto equimose dramática depois de lipoenxertia estrutural do pescoço isoladamente. Como nas mãos, os problemas anatômicos primários em potencial podem ser criados pela manipulação da gordura depois da colocação. Pressão digital forte em um nódulo de gordura pode empurrar tecido recém-enxertado mais profundamente para o platisma.

A chave para a lipoenxertia estrutural do dorso do pescoço é a colocação deliberada de uma camada homogênea de tecido contra a superfície inferior da derme. A colocação de mais tecido sob os sulcos do pescoço ajudará a diminuí-los também. A colocação de gordura em torno das cartilagens do pescoço pode suavizar ou tornar o pomo de Adão mais proeminente. É mais apropriado suavizá-lo nas mulheres, não nos homens.

Cuidados Pós-operatórios

Nas primeiras horas e dias depois da colocação da gordura, o foco primário dos cuidados pós-procedimento é a prevenção da formação de edema. Elevação e medicação homeopática, como *Arnica montana*, podem auxiliar. Os pacientes são orientados a manter a cabeça elevada acima do coração. Compressas frias ou bolsas de gelo são aplicadas em todos os pontos infiltrados por 36 a 48 horas de pós-operatório.

Os pacientes devem evitar qualquer tipo de pressão sobre as áreas infiltradas nos primeiros dias para prevenir movimentação do tecido adiposo recém-colocado.

Coloca-se uma barreira de proteção de fita elástica ou Tegaderm na pele das áreas operadas imediatamente depois do procedimento, sendo deixada na posição por 3 ou 4 dias. Os pacientes são orientados a não massagear ou manipular a área por pelo menos uma semana. Deve-se dar atenção especial para não pressionar a face no travesseiro durante o sono. A pressão externa aplicada às áreas operadas tem uma finalidade tripla: impedir que os pacientes toquem as áreas enxertadas, evitar a migração da gordura e reduzir o edema.

O curativo geralmente é removido 4 ou 5 dias depois do procedimento, ao mesmo tempo em que são removidas as suturas faciais. Nesse ponto, aplicando-se leve pressão de maneira rotatória, deve-se instituir a drenagem linfática. Essa manobra contribuirá ainda para a redução do edema.

Manejo das Complicações

Edema

Uma das tarefas mais difíceis para o cirurgião é preparar os pacientes para esperarem as equimoses e edema criados por esta técnica. A colocação de tecido adiposo pode criar intenso edema nos tecidos receptores. Isso depende de alguns fatores, inclusive da quantidade de gordura colocada, da localização anatômica em que é enxertada, da técnica específica e dos instrumentos usados, das medicações que o paciente toma e da idade e composição genética do paciente. O cuidado do paciente depois de transplante de gordura é direcionado a minimizar o edema e evitar a migração. Elevação e pressão externa com fita elástica ou Tegaderm ajudam a prevenir o edema e a estabilizar a gordura recém-enxertada. Certos medicamentos (*Arnica montana* e bromelina) também podem agilizar a recuperação. Pede-se ao paciente para evitar grande pressão sobre as áreas enxertadas por 7 a 10 dias para evitar migração da gordura enxertada.

O edema pode ser especialmente incômodo e prolongado na região periorbital, particularmente na pálpebra inferior. Qualquer pigmentação preexistente na pálpebra inferior vai parecer mais escura com as equi-

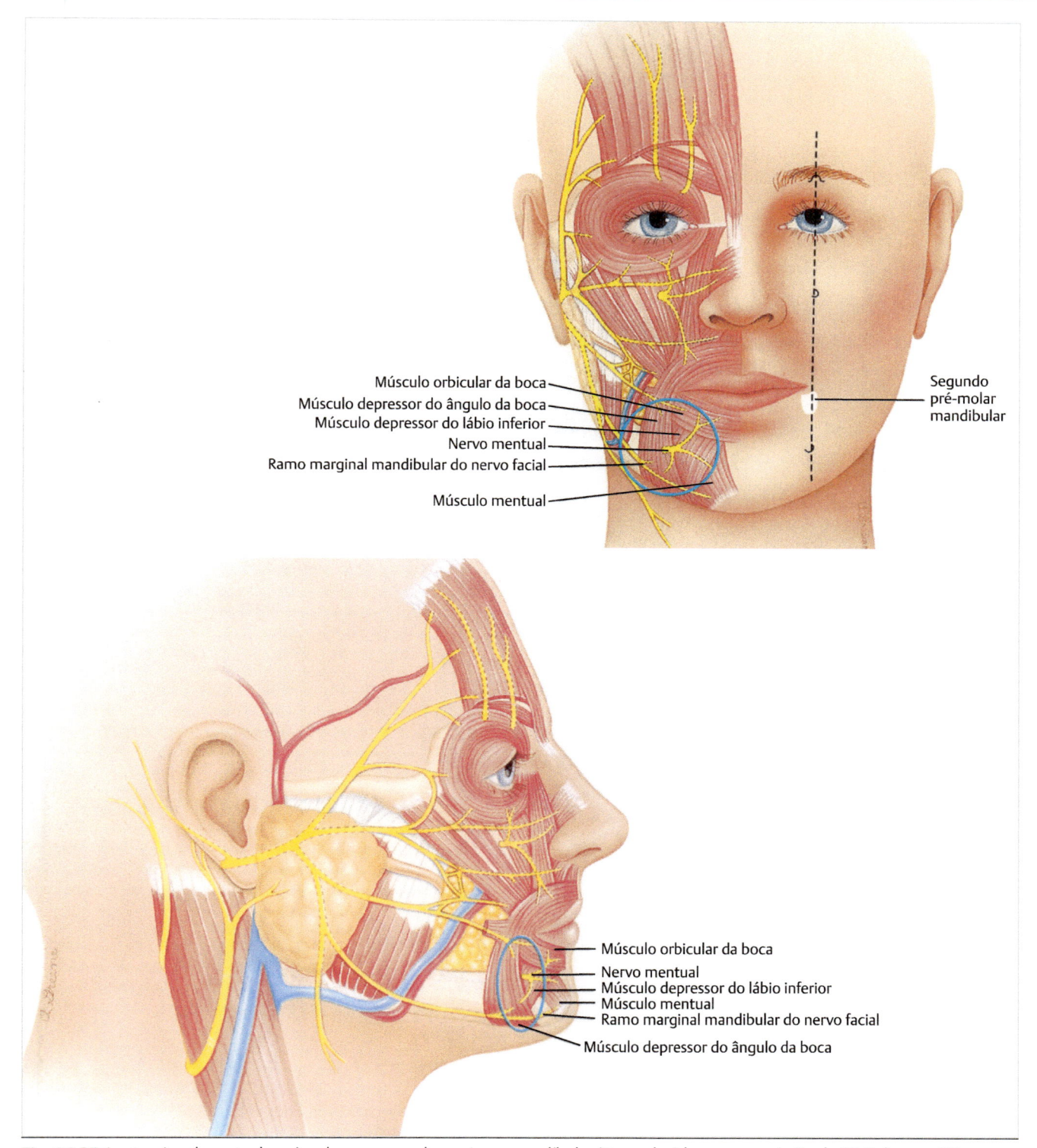

Fig. 14.25 Anatomia relevante de músculos e nervos do queixo e mandíbula. (Reproduzida com permissão de SR Coleman, RF Mazzola, LLQ Pu. Fat Injection: From Filling to Regeneration. 2nd ed. New York, NY: Thieme; 2018.)

moses, podendo durar ainda que de forma mínima por muitas semanas. Discretas manchas na pele, possivelmente depósitos de hemossiderina ou outras alterações pigmentares, podem permanecer por meses em alguns pacientes depois de mínima lipoenxertia na pálpebra inferior. O edema e recuperação prolongados associados a esse procedimento podem-se mostrar confusos para os médicos, bem como para os pacientes. Muitas vezes, o resultado é julgado final com 4 ou 6 semanas. O paciente ou o médico erroneamente considera que seja o ponto final, embora o edema esteja definitivamente presente. À medida que o edema continua a se resolver ao longo dos meses seguintes, o paciente e o médico podem admitir que a gordura esteja sendo reabsorvida quando, simplesmente, não tenha sido colocada gordura suficiente. Embora 4 meses depois da cirurgia o cirurgião possa ter uma boa ideia da quantidade de gordura colocada, deve ser feita uma estimativa mais precisa depois de 6 ou 8 meses ou até mais tarde, quando o edema estiver completamente resolvido e se esperarem mínimas alterações adicionais (v. seção Cuidados Pós-Operatórios).

Complicação Nasolabial

Como a complicação mais comum depois da ablação do sulco nasolabial é a formação de sulcos mediais ou distais aos sulcos antigos, é essencial abordar as estruturas em torno em *dégradé* ou infiltração quando indicado. A colocação de modo superficial demais ou distintamente demais sem *dégradé* pode resultar em correção visível e circunscrita, que é especialmente perceptível com o movimento. Isso pode acontecer facilmente, em especial com a colocação intradérmica.

Volume Insuficiente

O objetivo da lipoenxertia estrutural é que a gordura enxertada sobreviva de maneira homogênea a previsível. A queixa mais comum que os pacientes têm depois que o edema desaparece é que esperavam mais ou menos plenitude na área específica. Há numerosos fatores a considerar ao fazer a estimativa dos volumes de gordura a enxertar, inclusive a taxa de reabsorção e o edema intraoperatório. Pode ser difícil obter a quantidade exata de plenitude que satisfará um paciente. São essenciais o planejamento cuidadoso e a preparação da gordura. Mesmo depois que o médico e o paciente concordam sobre a mudança desejada, muitas variáveis afetarão o resultado. Frequentemente o cirurgião que realiza o procedimento recebe perguntas sobre quanto da gordura enxertada sobreviverá. No presente, não é possível dar uma resposta satisfatória. Uma boa abordagem é olhar para as fotografias dos pacientes quando vêm no retorno, observando o volume de gordura que foi enxertado naquela pessoa para produzir uma mudança específica. É importante compreender o que diferentes quantidades podem fazer, em vez de focalizar a questão de quanto sobreviverá. Desse modo, é ainda mais importante saber como 10 mL de gordura colocados na face parecerão, em comparação com 20 ou 30 mL.

Reabsorção

A eterna questão referente à gordura enxertada, quando o edema desaparecer e o paciente esperar mais plenitude, é se esse resultado adverso está relacionado com a colocação insuficiente ou com a reabsorção. Na verdade, a reabsorção representa uma das principais desvantagens do procedimento; varia de 25 a 80%.[24] Existem numerosos meios para restringir ao máximo possível a taxa de reabsorção.

Irregularidades, Nódulos, Calcificações e Cistos de Óleo

Um dos resultados mais aflitivos e comuns com a lipoenxertia são as irregularidades visíveis e palpáveis e nódulos. São resultados principalmente de necrose do material enxertado, o que induz fibrose, calcificações e formação de cistos de óleo. Kato *et al.*[25] demonstraram que, embora um único adipócito morto possa ser completamente absorvido, as gotículas da extrusão de óleo são substituídas por um fenômeno de cicatrização (formação de matriz de colágeno) com inflamação crônica. No caso de ocorrerem numerosas gotículas (< 1 mm), a consequência é o desenvolvimento de irregularidades palpáveis na superfície. Caso a necrose seja mais consistente (> 10 mm), a formação de um cisto de óleo representa a evolução típica, mantendo um status de reação inflamatória crônica.[26] Uma vez estabelecidos, os cistos de óleo persistem permanentemente sem qualquer tendência para redução de tamanho ou reabsorção. A necrose lipídica depois de enxertia depende basicamente da técnica. Os cistos de óleo são vistos mais frequentemente depois de grande transferência de volume ou de grande injeção de *bolus* e ocorrem, principalmente, na mama e na região glútea, onde são usadas cânulas maiores (calibre 16-18 G), que quase nunca são usadas na face.

As complicações mais prováveis são irregularidades infraorbitais. Se for colocado 0,1 mL na pálpebra inferior, pode ocorrer um nódulo. A infiltração na pálpebra inferior jamais deve ser em incrementos acima de 1/30 mL.

Esse homem de 48 anos foi submetido à lipoenxertia das pálpebras inferiores e bochechas (**Fig. 14.26**).[14] Quando retornou com múltiplas irregularidades, o cirur-

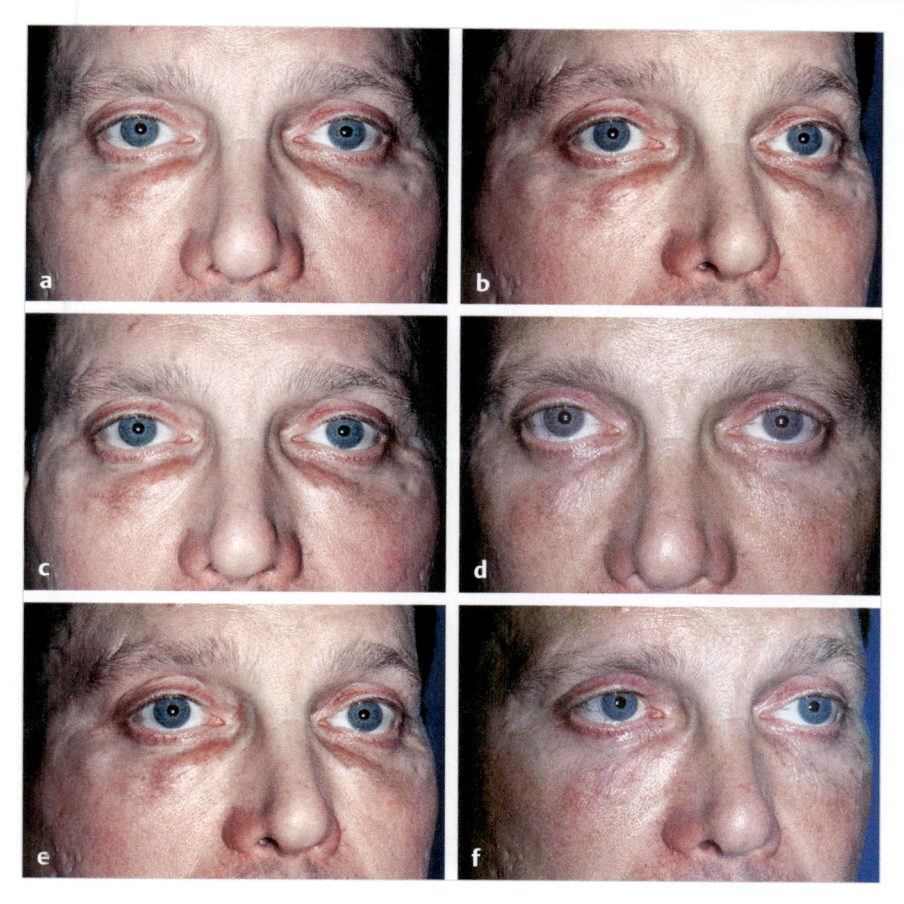

Fig. 14.26 (a,b) Hiperpigmentação e diminuição da espessura da pele em torno de áreas de injeção. O tratamento inclui remoção da gordura com restauração de uma camada mais homogênea por reinfiltração. (Reproduzida com permissão de SF Coleman, Structural Fat Grafting. New York, NY; Thieme; 2004.)

gião injetou esteroides catabólicos na gordura transplantada. Ele desenvolveu hiperpigmentação com diminuição da espessura da pele nas áreas de injeção.

Isso ocorreu, mais provavelmente, em decorrência de duas causas: o cirurgião infiltrou com gordura em incrementos grandes demais e/ou o cirurgião tentou colocar gordura e depois moldá-la à forma desejada. Ambas as ações podem resultar em irregularidades.

O tratamento desse problema é a remoção da gordura e a restauração de uma camada mais homogênea por reinfiltração. A técnica mais comum que uso é simplesmente pegar uma cânula tipo I e aplicar pressão negativa com uma seringa de 3 mL sobre as irregularidades.

O paciente é mostrado novamente antes e depois de duas tentativas de remoção, seguidas por lipoenxertia estrutural na área. Note a manutenção da sequela da atrofia por esteroide na área do *tear trough*.

Migração da Gordura

O problema da migração da gordura ocorre mais frequentemente em áreas onde o movimento do músculo é particularmente evidente, por exemplo, na inserção da glabela na pele da parte média do supercílio acima da sobrancelha. Depois que o cirurgião tiver infiltrado o supercílio médio com tecido adiposo, a superfície da pele parece relativamente lisa porque os músculos corrugadores não estão se contraindo naquele ponto. No entanto, uma vez que o paciente tenha despertado, as depressões se desenvolverão quando os músculos se moverem, como quando o paciente faz uma careta. As fotografias podem parecer ótimas, mas a fronte tem irregularidades angustiantes com o movimento. Nesses pacientes, podem se justificar injeções contínuas de toxina botulínica (Botox).

Complicações no Sítio Doador

A remoção de tecido adiposo subcutâneo reduz a sustentação e pode resultar em irregularidades, aumento das rugas e depressões no sítio doador. Por essa razão, a gordura precisa ser aspirada com uma cânula de 2 ou 3 mm. Para aplicações faciais, a gordura geralmente é coletada da parte inferior do abdome, que é, tipicamente, o melhor local para obter o volume necessário de lipoaspirado. Em pacientes mais magros, a parte medial da coxa ou a medial do joelho oferece fontes alternativas de gordura. Se um grande volume de gordura tiver de ser enxertado, podem-se selecionar outras áreas de sítios doadores, como o dorso, os flancos, a região peritrocantérica e outras. No entanto, se a gordura for coletada dos flancos ou da região peritrocantérica, é essencial aspirá-la bilateralmente para manter a simetria e para impedir a área doadora de ter um contorno diferente da parte contralateral.

É preciso o cuidado de escolher zonas ocultas, como a dobra umbilical, a área suprapúbica ou a prega inguinal para o ponto de entrada da cânula a fim de evitar cicatrizes visíveis que poderiam se tornar hipertróficas.

Ao coletar gordura do abdome, é essencial pinçar e levantar a pele para evitar perfurar o intestino ou órgãos internos com a cânula (**Fig. 14.27**).[7] É mais provável isso ocorrer em pacientes magros ou naqueles com uma hérnia abdominal.[27,28]

Lesão de Estruturas Subjacentes

Lesão de Nervo

Lesões de nervos sensitivos e motores que têm ocorrido com a lipoenxertia em procedimento isolado se relacionam com o uso de uma agulha cortante ou uma cânula pontiaguda para liberar uma cicatriz ou aderência. Vários pacientes apresentam perda de sensibilidade transitória, presumivelmente pela colocação com uma agulha cortante próxima do nervo supraorbital ou infraorbital. Foram esses déficits de sensibilidade temporários que levaram Coleman a desenhar as cânulas com a ponta romba agora em uso.

Com o uso apenas de cânulas rombas, são raras as lesões permanentes de nervos motores e podem ocorrer apenas sintomas mínimos relacionados com nervos sensitivos, a maioria delas transitória.

Esse homem saudável de 35 anos é mostrado sorrindo 11 dias depois de múltiplas cicatrizes de acne aderentes em sua face esquerda terem sido removidas com um V-Dissector na região bucal anterior (**Fig. 14.28**).[14] Essa lesão transitória do nervo facial decorreu de trauma dos ramos bucais do nervo facial. Resolveu-se em aproximadamente 3 semanas.

Lesão Muscular

A violação de fibras musculares da face ou do corpo com agulhas ou cânulas pode lesar o músculo e causar restrição ou comprometimento do movimento. Deve-se ter muita atenção para não lesar os músculos da mímica e da mastigação.

A gordura infiltrada no masseter pode causar abaulamentos com má aparência quando o músculo é contraído durante a mastigação, ocasionando trismo e um aumento esteticamente indesejável na definição da borda posterior da mandíbula. O tecido infiltrado em um músculo pode produzir alterações no aspecto do músculo quando ele se move.

Embolização por Injeção Intravascular

Provavelmente, a complicação em potencial mais devastadora da lipoenxertia é a embolização por injeção intravascular. Essa preocupação não é nova; em 1926, Conrad Miller advertiu, pela primeira vez, sobre os perigos da injeção intra-arterial de preenchedores. Obviamente, parcelas de gordura injetadas em uma veia se transformam em êmbolos pulmonares ao percorrerem o caminho até o pulmão.

A injeção de uma substância em particular em uma artéria pode bloquear o fluxo sanguíneo a uma região anatômica específica e precipitar necrose dos tecidos irrigados. No entanto, é possível que substâncias injetadas em uma artéria entrem no sistema arterial central do crânio e causem acidentes vasculares encefálicos ou até cegueira.

Fig. 14.27 Pinçamento manual da pele abdominal é obrigatório para coleta de gordura em pacientes magros ou em sequelas de hérnia abdominal para evitar o risco de perfuração do intestino e de órgãos internos. (Reproduzida com permissão de SR Coleman, RF Mazzola, LLQ Pu. Fat Injection: From Filling to Regeneration. 2nd ed. New York, NY: Thieme; 2018.)

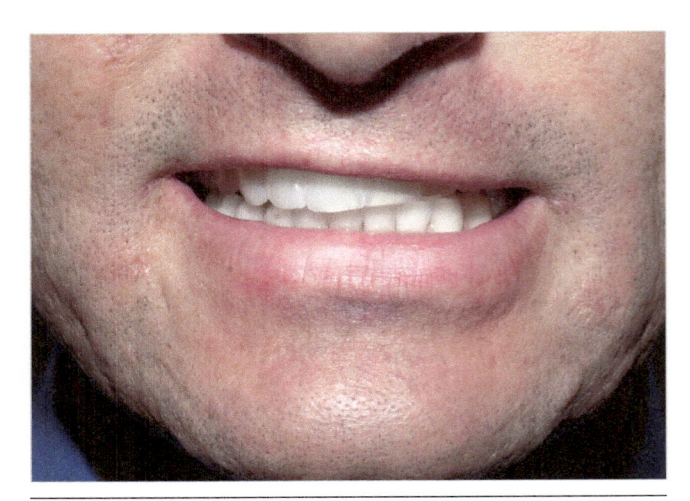

Fig. 14.28 Lesão transitória do nervo facial em decorrência de trauma dos ramos bucais do nervo facial. (Reproduzida com permissão de SF Coleman, Structural Fat Grafting. New York, NY; Thieme; 2004.)

Capítulo 14
Lipoenxertia Facial em Homens

Acidentes Vasculares Encefálicos ou Cegueira

A artéria da retina e as artérias ciliares posteriores são ramos proximais da artéria oftálmica e carótida interna. Muitas artérias superficiais da face são ramos distais da artéria oftálmica (supraorbital, supratroclear, dorsal nasal e artéria angular do nariz) (**Fig. 14.29a**).[7] Uma agulha ou cânula usada para injetar gordura podem acidentalmente perfurar a parede de um desses ramos distais e entrar na luz da artéria. Quando o êmbolo da seringa é pressionado para impelir o preenchedor injetável para fora da seringa, se a abertura da agulha estiver na luz de uma artéria, o preenchedor será injetado na luz da artéria canulada. À medida que se aplica mais pressão ao êmbolo, o preenchedor desloca o sangue arterial e faz um trajeto como coluna proximalmente após a origem da artéria da retina.

Uma vez que o cirurgião pare de fazer pressão no êmbolo, a injeção forçada cessa. À medida que a pressão arterial sistólica empurra o sangue, isso faz que o preenchedor avance para ramos da artéria oftálmica. Uma quantidade mínima de preenchedor que deslize para a artéria da retina pode precipitar um bloqueio da artéria central da retina, geralmente resultando em cegueira permanente (**Fig. 14.29b**).

Para evitar tais complicações, é crucial ter claros conhecimentos da anatomia vascular da face e compreender as estratégias básicas de prevenção e manejo. Cânulas rombas devem ser usadas quando possível para colocação de preenchedores de tecidos moles nos tecidos subcutâneos ou mais profundos. Cânulas cortantes, cânulas pequenas e agulhas têm muito mais probabilidade de perfurar a parede de uma artéria e de canular a luz arterial do que os instrumentos mais rombos e maiores. Portanto, deve-se ter extrema cautela quando se usarem agulhas cortantes de qualquer tipo para injetar material particulado na face. Isso inclui todos os preenchedores de tecidos moles e até esteroides injetáveis.

Ao usar uma seringa maior (5 ou 10 mL) para infiltração da gordura, o controle do cirurgião sobre o volume injetado é menor do que com uma seringa menor; portanto, é mais fácil injetar erroneamente uma quantidade maior ou injetar com alta pressão. Por essa razão, recomendo fortemente que se usem apenas seringas Luer-Lok de 1 mL para infiltração subcutânea na face.

Desde o primeiro relato publicado por Teimourian, em 1988,[30] apareceram numerosos casos de cegueira unilateral por oclusão da artéria central da retina na li-

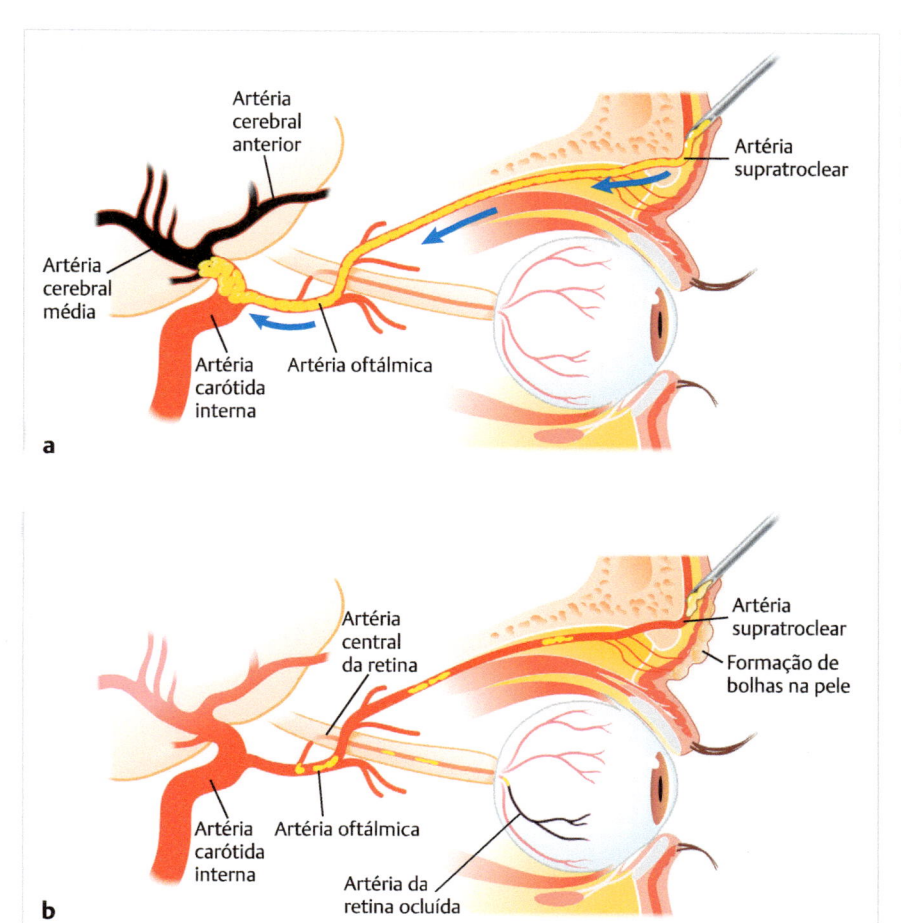

Fig. 14.29 (**a**) Muitas artérias superficiais da face são ramos distais da artéria oftálmica. (**b**) Se a abertura das agulhas estiver na luz de uma artéria, o preenchedor será injetado na luz da artéria canulada. À medida que a pressão arterial sistólica empurra o sangue, este impele o preenchedor para os ramos da artéria oftálmica. Isso pode precipitar um bloqueio da artéria central da retina, geralmente resultando em cegueira permanente. (Reproduzida com permissão de SR Coleman, RF Mazzola, LLQ Pu. Fat Injection: From Filling to Regeneration. 2nd ed. New York, NY: Thieme; 2018.)

teratura.[31-42] Beleznay *et al.*[39] identificaram 98 casos de alterações visuais por injeção de preenchedor. É interessante observar que os locais com alto risco de complicações foram glabela (38,8%), região nasal (25,5%), sulco nasolabial (13,3%) e região frontal (12,2%). Gordura autóloga (47,9%) foi o preenchedor mais comumente associado a essa complicação, seguida do ácido hialurônico (23,5%). Os sintomas mais típicos foram perda visual imediata e dor. Park *et al.*[36] relataram recuperação parcial depois de trombólise farmacomecânica intra-arterial na oclusão da artéria oftálmica.

Exemplos de Casos

Sugirimos refazer o contorno da região frontal, conforme apresentado nos três pacientes seguintes, como caso inicial em potencial para os cirurgiões que não tenham ainda realizado essa técnica. A infiltração de tecidos nas regiões da têmpora e frontal média é uma das áreas mais simples para resultados previsíveis. A expectativa dos pacientes que desejam mudanças nessas áreas da fronte geralmente é realista e se alcança um resultado satisfatório até na primeira tentativa.

Caso nº 1: Recontorno da Região Frontal[14] (Fig. 14.30)

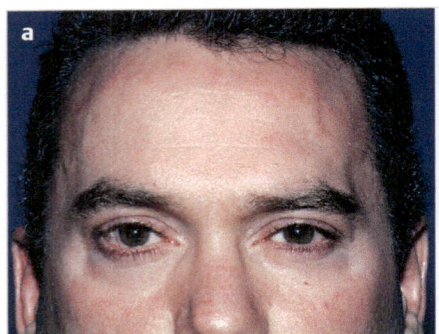

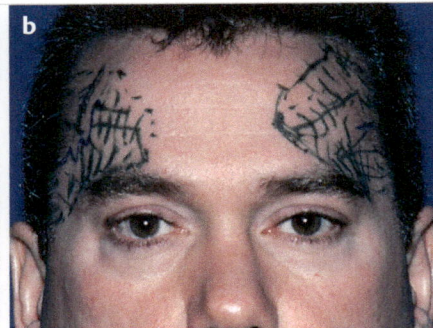

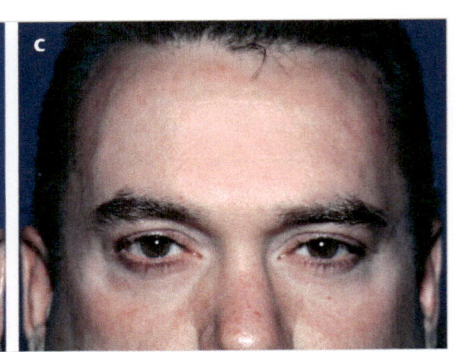

Fig. 14.30 (a-c) Este homem de 41 anos veio ao consultório depois de perda de peso intensa. Com a perda de peso, ele sentia que sua têmpora e as regiões parietais laterais pareciam colapsadas, dando à sua fronte uma forma bizarra que não combinava com o restante da face. Sentia que a nova forma, juntamente com as veias recém-expostas nas têmporas, faziam-no parecer muito mais velho do que seus 41 anos. Foram coletados 190 mL de seu abdome e refinados até 57 mL; 25 mL foram colocados na fronte direita e 32,5 mL, na esquerda. Ele retornou em 1 ano de pós-operatório, satisfeito com os resultados. Não apenas teve a forma melhorada, mas também a textura de sua pele parecia mais saudável. (Reproduzida com permissão de SF Coleman, Structural Fat Grafting. New York, NY; Thieme; 2004.)

Caso nº 2: Recontorno da Região Frontal[14]
(Fig. 14.31)

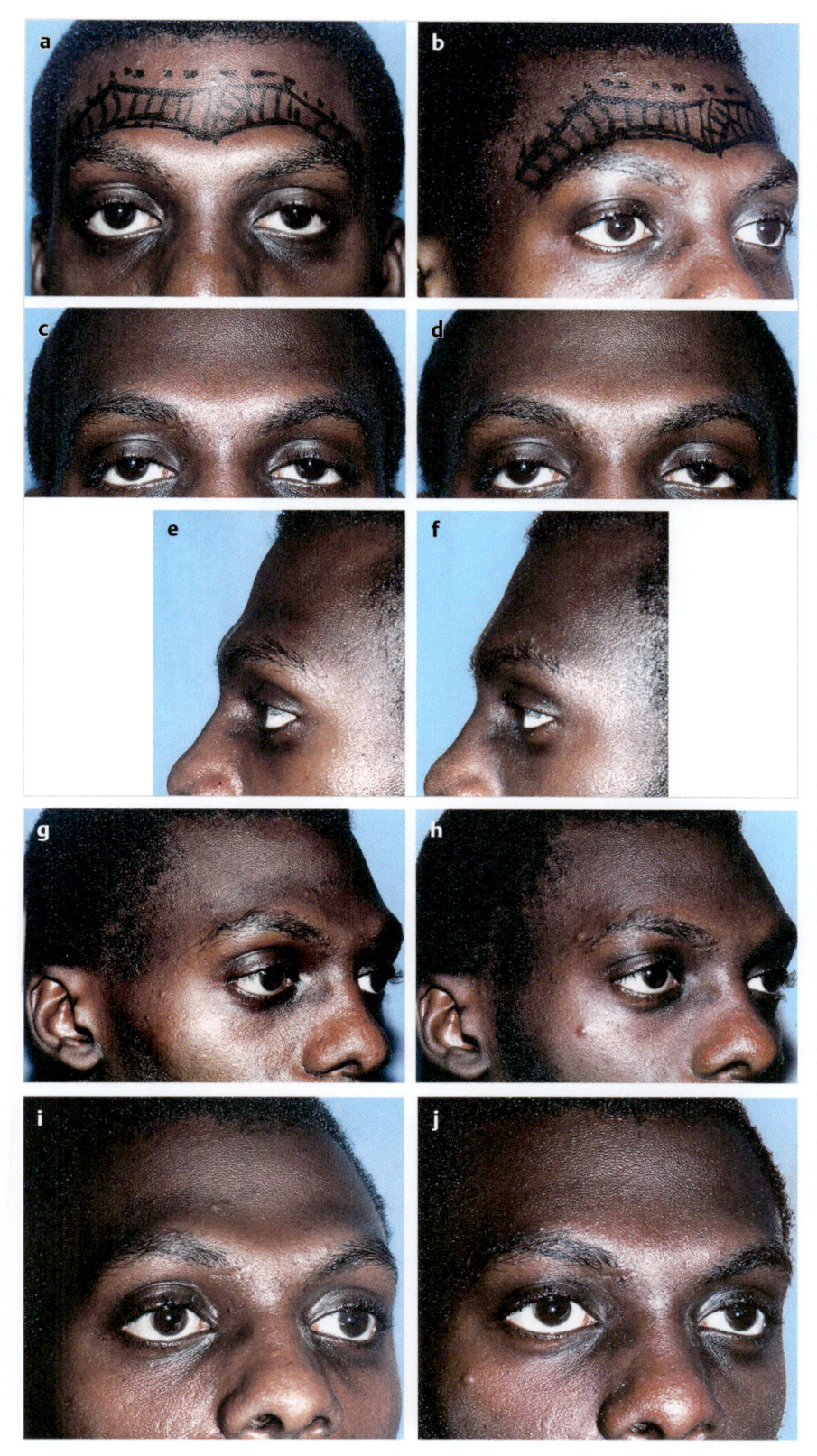

Fig. 14.31 (a,c,e,g,i) Este homem de 20 anos veio se queixando de protrusão na fronte. Ele sentia que expandir seu supercílio e têmpora tornaria a bossa da região do supercílio menos proeminente, suavizando as áreas superior e lateral. A bossa na parte central do supercílio era especialmente acentuada por plenitude temporal inadequada. De particular importância era que suas pálpebras superiores se assentam muito mais profundamente do que o habitual. As marcas lineares verticais na fronte demonstram a área de colocação primária, e a *linha pontilhada* demarca os limites do *feathering* (degradê) para mesclar a correção. Foram coletados 35 mL de gordura de cada parte medial anterior da coxa por meio de uma incisão na região púbica. Os 70 mL foram refinados em 28 mL, tudo foi infiltrado na fronte acima e lateralmente à área isolada de bossa (*v. marcações*). O tecido foi infiltrado inteiramente através de duas incisões de 1,5 mm ocultas em cada sobrancelha. O nível de colocação foi subdérmico, intramuscular e galeal. **(b,d,f,h,j)** Observe a mudança no contorno do perfil do paciente 6 meses mais tarde. O método de colocação integra as parcelas de gordura com os tecidos em torno. Portanto, a palpação da fronte maior parece que é pele, músculo e osso, não gordura no subcutâneo. As imagens frontal e oblíqua mostram um aspecto mais saudável e mais atlético na fronte. A mudança do semblante é mais do que apenas suavização da bossa central no supercílio. Embora não tenha sido colocado tecido abaixo da sobrancelha, a pálpebra superior tem menos área palpebral à mostra em todos os ângulos e parece mais cheia. Essa mudança na pálpebra superior transmite uma aparência mais saudável e mais calma. (Reproduzida com permissão de SF Coleman, Structural Fat Grafting. New York, NY; Thieme; 2004.)

Caso nº 3: Contorno da Fronte[14] (Fig. 14.32)

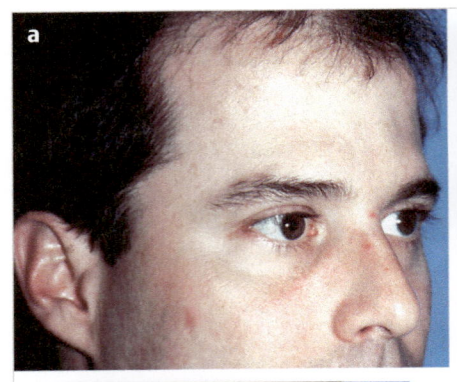

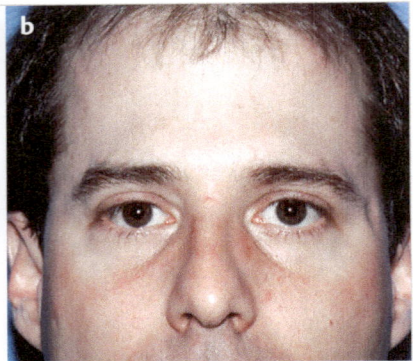

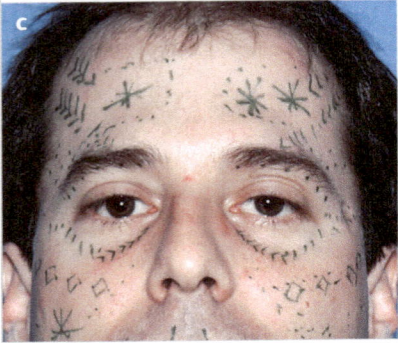

VOLUMES COLOCADOS	Direita (mL)	Esquerda (mL)
Têmpora/fronte	15	15
Margens infraorbitais	7,5	7,5
Região malar	12,5	10

Fig. 14.32 (a,c,d,g,j,m,q) Este ator de 32 anos veio queixando-se de que as pessoas sempre pensavam que ele parecia cansado e que sua carreira na atuação era atrapalhada por sua aparência "estressada", não saudável. (**c**) As marcações feitas diretamente na face dele delineiam as áreas da proposta colocação de gordura estrutural. Os grandes asteriscos marcam depressões específicas. Setas sequenciais (como no *tear trough* e têmporas) demarcam calhas a preencher. As linhas pontilhadas mostram os limites de colocação e *feathering*. Os diamantes (losangos) marcam a posição proposta da área mais protuberante da face. Foram coletados 200 mL de gordura do abdome do paciente e refinados. A colocação de gordura estrutural no supercílio e na têmpora suavizaram o supercílio e a bossa parietal e ajudaram a reenquadrar os olhos dele. A parte malar lateral da face foi reestruturada, sendo feito *feathering* em direção à região temporal e descendo à região bucal. O tecido foi colocado ao longo de cada margem infraorbital e na região malar anterior, dando sustentação à gordura da pálpebra inferior e criando uma pálpebra inferior suave com aspecto saudável.

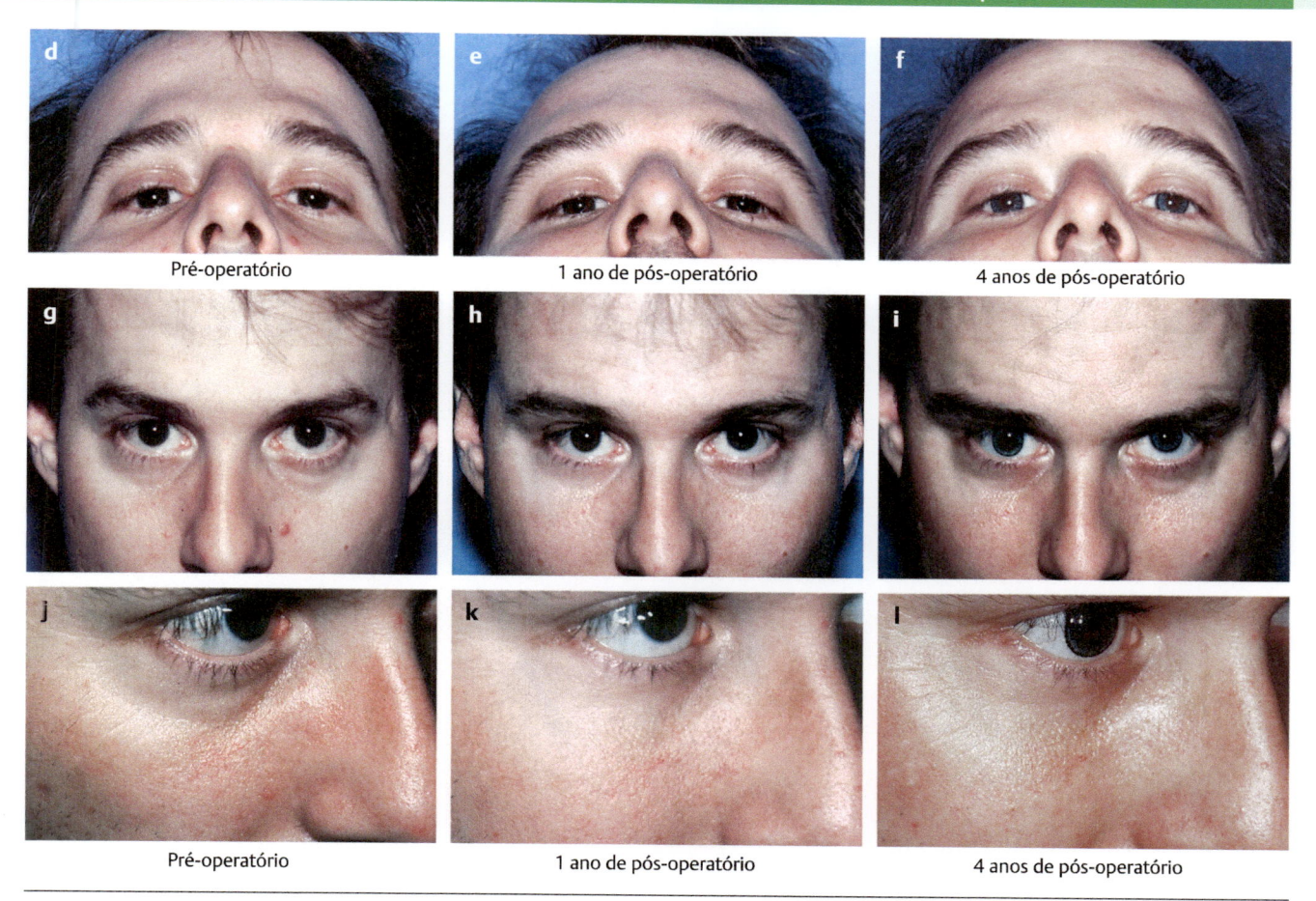

Fig. 14.32 (*Continuação*) (**d-f**) As fotografias de controle inclinadas para trás são especialmente úteis para avaliar o volume da têmpora. (**e,h,k,o,s**) No pós-operatório de 1 ano, observe a expansão da têmpora e da parte frontal média da testa, descendo em direção a uma bochecha maior, porém bem definida. Colocar estrutura ao longo da margem infraorbital suaviza a pálpebra inferior e a face. (**b,f,i,l,p,t**) Quatro anos depois do procedimento, a correção parece estar presente completamente e até pode ter melhorado. (**g-l**) Fortalecendo o supercílio, removendo o *tear trough*, redefinindo a área malar, aumentando a pré-maxila e baixando um pouco a borda mandibular anterior, ocorreu uma transformação dramática. Observe a melhora da projeção da emoção basal. Uma face cansada, triste e de aparência engraçada é transformada em uma face muito mais atraente, descansada e saudável.

(Continua)

Parte II
Cirurgia Facial

Pré-operatório

3 meses de pós-operatório

1 ano de pós-operatório

4 anos de pós-operatório

Pré-operatório

3 meses de pós-operatório

1 ano de pós-operatório

4 anos de pós-operatório

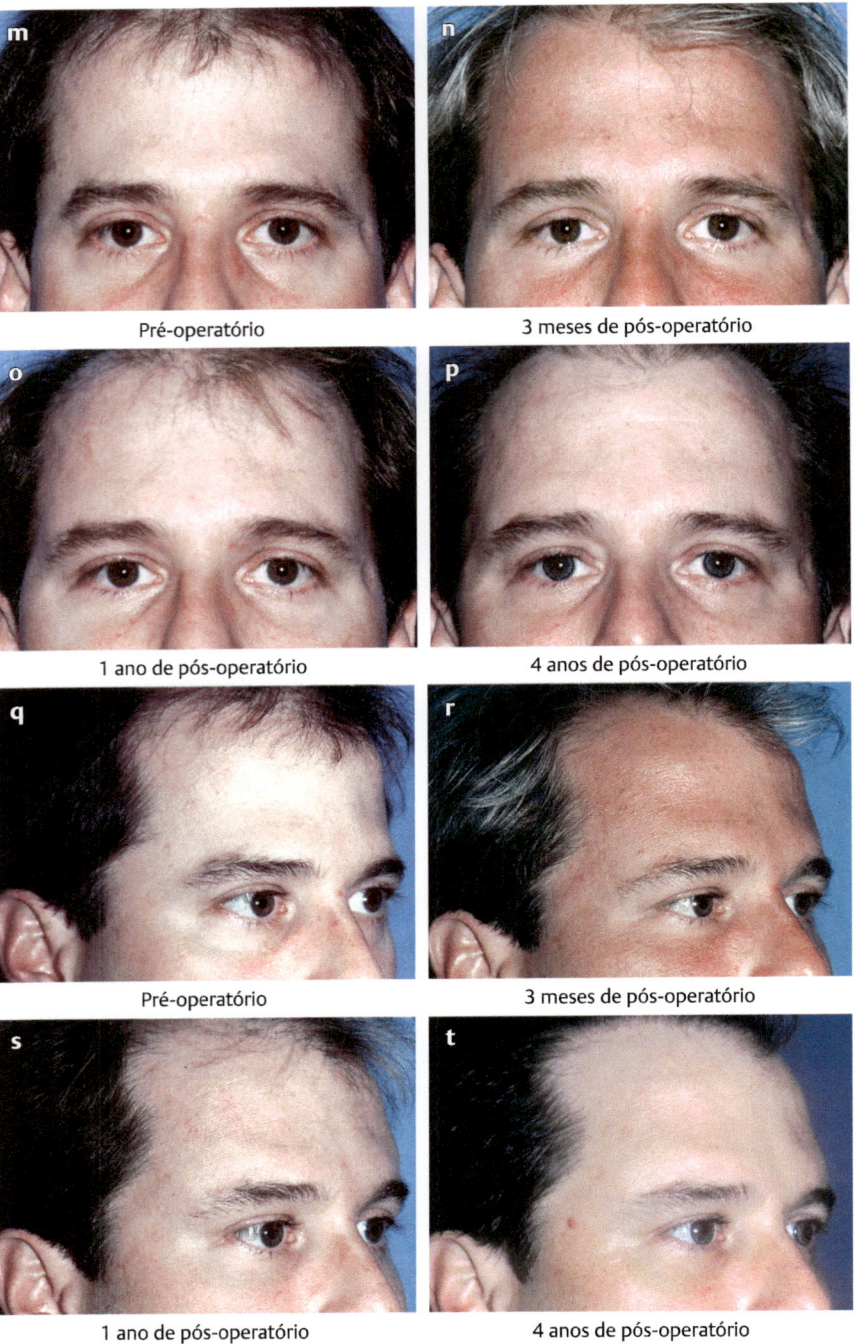

Fig. 14.32 (*Continuação*) (**m-t**) Finalmente, a comparação da imagem pré-operatória com os resultados em 3 meses, 1 ano e 4 anos, deste ponto de vista, produz algumas perguntas intrigantes. Obviamente, com um bronzeado e cabelos mais claros, o paciente parece muito mais saudável. Os volumes parecem ser semelhantes entre 3 meses e 1 ano, e qualquer mudança poderia ser atribuída à cor da pele ou à fotografia. No entanto, entre 1 e 4 anos, embora o paciente não tenha ganhado peso, parece haver discreto aumento dos volumes. Por exemplo, na parte mais lateral do supercílio, em ambos os lados acima da sobrancelha, pode-se notar discreto aumento de volume que parece semelhante ao volume na fotografia de 3 meses. A textura da pele também parece ter melhorado entre 1 e 4 anos de pós-operatório. (Reproduzida com permissão de SF Coleman, Structural Fat Grafting. New York, NY; Thieme; 2004.)

Caso nº 4: Contorno da Fronte[14]
(Fig. 14.33)

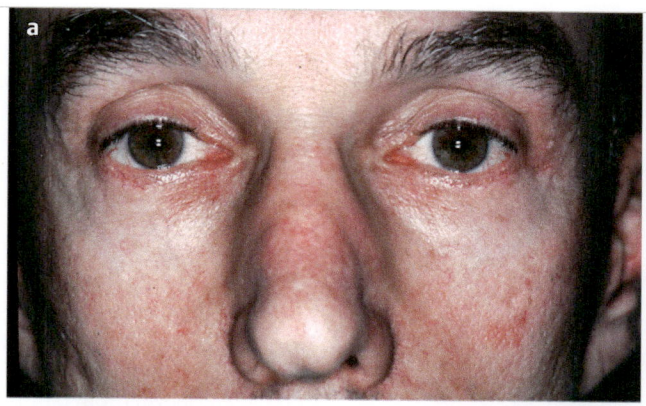

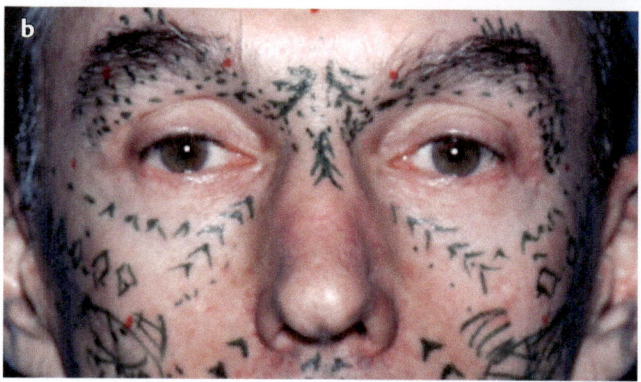

Fig. 14.33 (a-c,e,g,i) Este homem de 55 anos se apresentou com aspecto encovado não natural das pálpebras superiores depois de uma blefaroplastia. Conquanto apenas plenitude mínima tivesse sido restaurada nas pálpebras superiores, neste paciente, quantidades mais significativas foram colocadas no supercílio acima das pálpebras, mas não nas têmporas. **(e,f)** O paciente retornou 5 anos depois de uma infiltração na pálpebra superior, supercílio e de parte central da fronte. Fica aparente sutil expansão do supercílio e pálpebra superior na comparação fotográfica, mas é muito mais óbvia nas imagens que se seguem. Note que as rugas da fronte diminuíram notavelmente, mas permanecem. A textura global da pele também melhorou ao longo dos 5 anos.

(Continua)

VOLUMES COLOCADOS	Direita (mL)	Esquerda (mL)
Parte central da fronte		5
Glabela/násio		3
Dorso do nariz		3
Supercílio	6	6
Pálpebras superiores	1,3	1,7
Pálpebra inferior	1	1
Região malar	12,5	12,5
Região bucal	11	13

Parte II
Cirurgia Facial

Pré-operatório

5 anos de pós-operatório

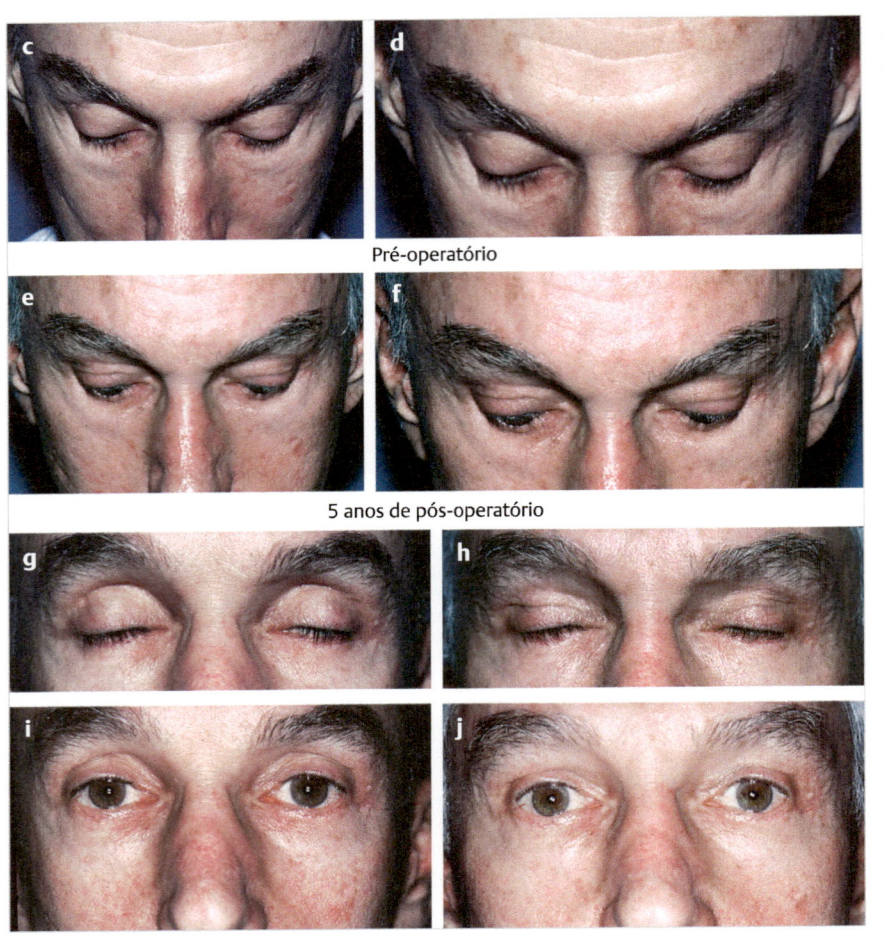

Fig. 14.33 (*Continuação*) (**g,h**) Com os olhos fechados, pode-se apreciar as mudanças na pálpebra superior e no supercílio. Colocar tecido perto da sobrancelha, não perto do sulco supratarsal, aliviou a aparência afundada, encovada. De fato, como foi mencionado muitas vezes antes, prefere-se a flacidez da área imediatamente superior ao sulco supratarsal. (**i,j**) Pode-se ver claramente isso neste paciente. Essa comparação com *flash* em anel demonstra a restauração da plenitude das pálpebras superiores pelo acréscimo de gordura estrutural às pálpebras superiores e à região do supercílio. Efetuou-se aparente elevação do supercílio, especialmente na parte lateral. (Reproduzida com permissão de SF Coleman, Structural Fat Grafting. New York, NY; Thieme; 2004.)

Caso nº 5: Aumento Mandibular[14] (Fig. 14.34)

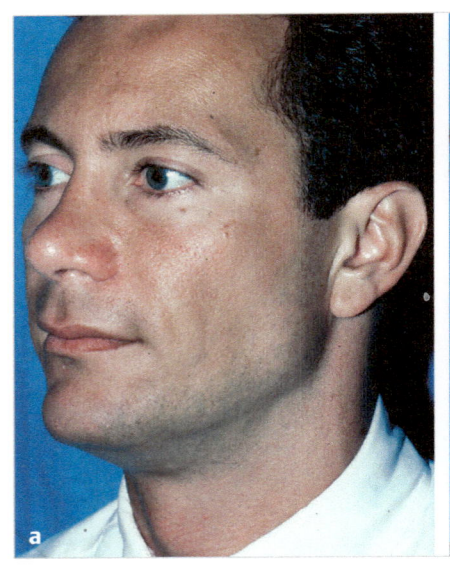

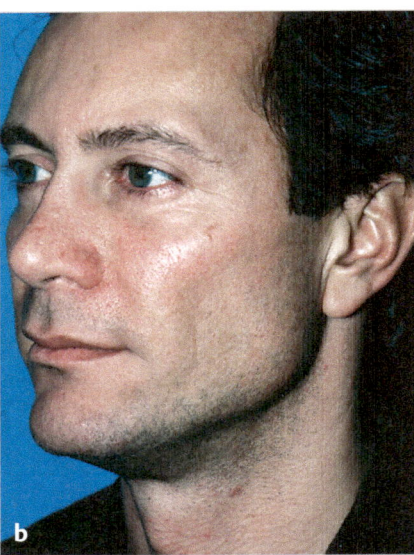

Fig. 14.34 (**a**) Este paciente (um dos primeiros [1987] dos muitos a solicitarem fortalecimento mandibular) simplesmente queria uma borda mandibular um pouco mais forte. Solicitou aumento da linha da mandíbula e da parte lateral do supercílio. (**b**) Seu resultado é mostrado 7 anos depois de um procedimento para aquelas duas áreas. Ele também teve aumento da área malar anterior. (Reproduzida com permissão de SF Coleman, Structural Fat Grafting. New York, NY; Thieme; 2004.)

Capítulo 14
Lipoenxertia Facial em Homens

Caso nº 6: Aumento do Queixo, Linha da Mandíbula, Bochechas e Têmporas[14] (Fig. 14.35)

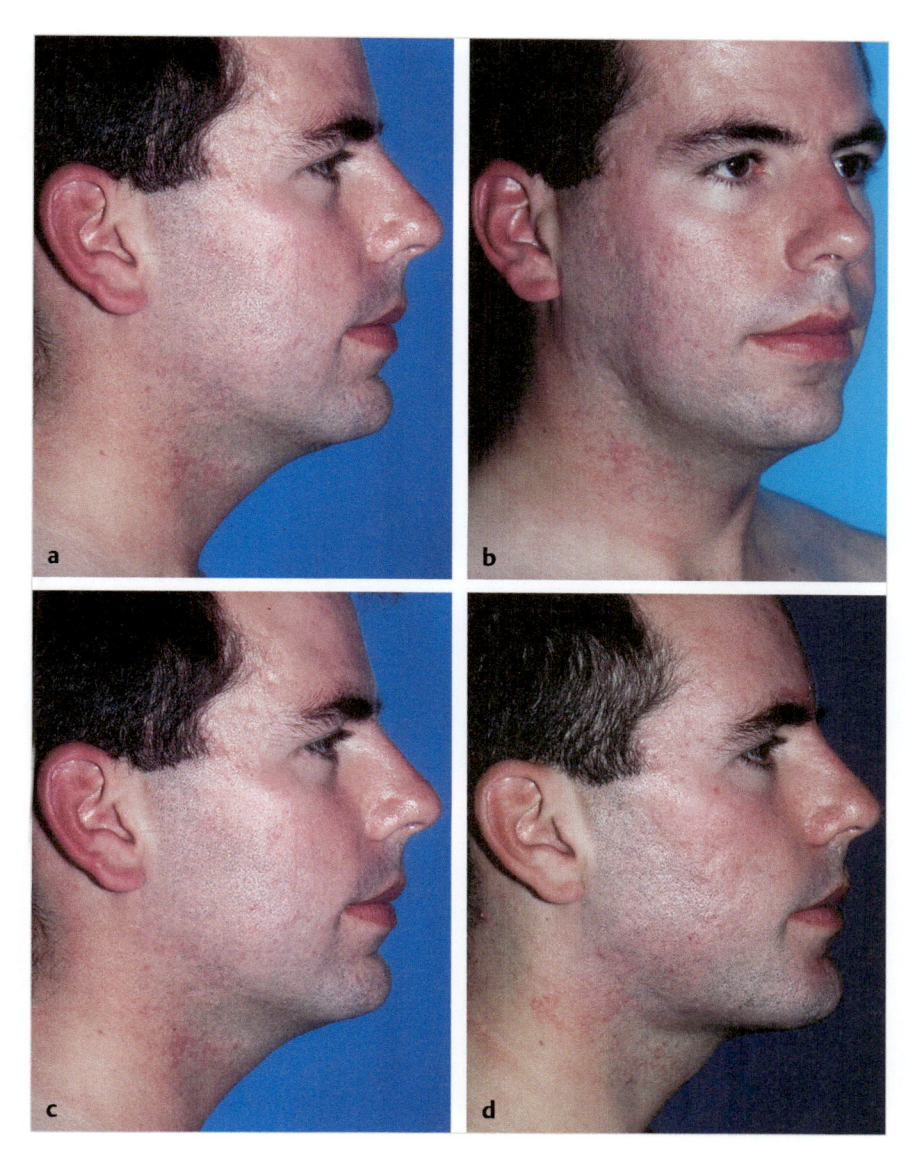

Fig. 14.35 (a,c) Acne crônica destruiu a borda mandibular deste homem de 28 anos. Ele é um exemplo excelente de como a perda de estrutura no queixo e na linha da mandíbula pode produzir uma aparência doentia e corpulenta, mesmo em uma pessoa jovem. Uma década de acne cística tinha destruído o tecido subcutâneo do queixo e da linha da mandíbula. Com a perda dos tecidos subcutâneos que emolduram a mandíbula óssea, a borda desde o queixo até o ângulo tinha se tornado pouco definida, e os vetores radiais que normalmente sustentam a pele sobrejacente já não estavam presentes, de modo que a pele sem sustentação da parte inferior da face foi puxada para baixo pela gravidade.
(b,d) O paciente é mostrado 1 ano depois do aumento estrutural do queixo, linha da mandíbula, bochechas e têmporas. O único procedimento realizado foi a lipoenxertia estrutural: nenhum tecido foi removido de sua face. Este caso destaca dramaticamente o princípio de que, na lipoenxertia estrutural, a diferença entre não atraente e bonito é de apenas alguns milímetros. Acrescentar apenas alguns milímetros de estrutura à linha da mandíbula e ao queixo deu nova forma à mandíbula, de modo que agora está claramente delineada. Baixar a borda mandibular esconde uma parte do conteúdo submentoniano e o vetor radial; expandir a mandíbula distrai o excesso submentoniano lateralmente, resultando em dramática mudança da proporção facial. (Reproduzida com permissão de SF Coleman, Structural Fat Grafting. New York, NY; Thieme; 2004.)

Caso nº 7: Aumento dos Lábios, Bochechas e Linha da Mandíbula[14] (Fig. 14.36)

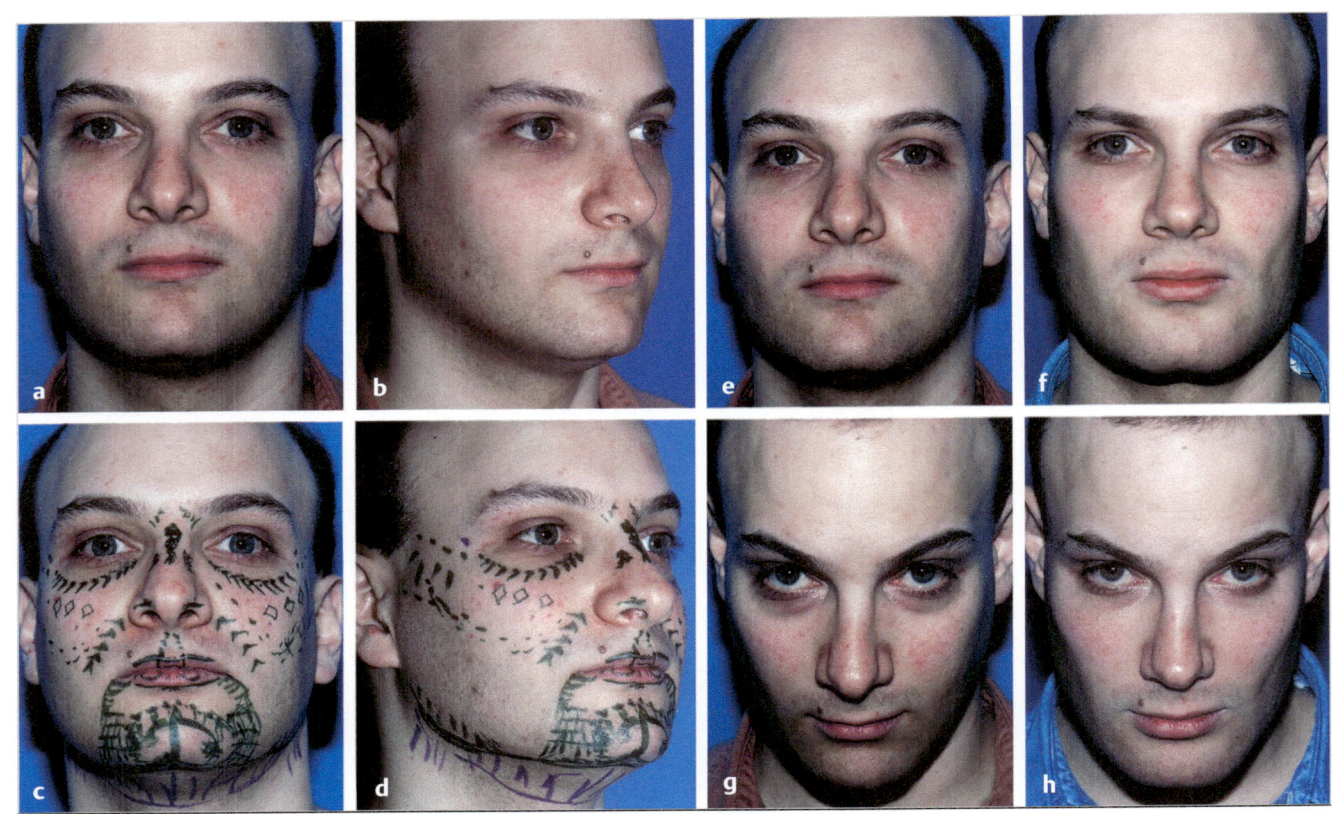

Fig. 14.36 (a-d) Este homem de 30 anos se apresentou primariamente buscando tratamento para o nariz depois de rinoplastia. Ele queria que seu nariz se tornasse mais estreito, mais reto e que tivesse melhor contorno. Ele se voluntariou para o seguinte plano para reduzir o tamanho do nariz por ajuste das proporções relativas da sua face: ele postulava que, tornando os lábios, bochechas e linha da mandíbula maiores, seu nariz pareceria menor. O ângulo da sua mandíbula foi reposicionado com 7,5 mL à direita e 10 mL à esquerda; a borda da sua mandíbula foi baixada e definida com 10 mL à direita e 7,5 mL à esquerda, e seu queixo foi aumentado com 10 mL. Depois disso, 18 mL foram aspirados da área submentoniana. Seu lábio inferior foi evertido para mostrar mais vermelhão com 6,5 mL; isso foi feito primariamente para manter o lábio inferior em proporção com o queixo muito aumentado. Foram colocados 4 mL no lábio superior. As bochechas foram aumentadas com 11 mL à direita e 15 mL à esquerda. Os sulcos nasolabiais tiveram 2,5 mL à direita e 2,5 mL à esquerda. A região da marionete recebeu 4,5 mL à direita e 4,5 mL à esquerda. Avançando a glabela e o násio e aumentado o dorso superior, o nariz parece muito menor. Além disso, realizou-se uma excisão elíptica da columela para diminuir o quanto ela aparece. Nas pálpebras inferiores, foi colocado 0,9 mL à direita e 0,7 mL à esquerda. (**e-l**) Mostram-se fotografias de comparação no controle de 10 meses depois desse procedimento. Em imagem frontal, fica óbvia a mudança de proporção. A face foi alongada pela colocação de estrutura ao longo da borda inferior da mandíbula até o queixo. O alongamento da face, juntamente com o alargamento da borda da mandíbula e alargamento da região malar, confere à face uma aparência atlética muito mais saudável, opostamente ao aspecto corpulento e muito mais velho que ele previamente projetava. Criando protuberâncias laterais do queixo, a linha da mandíbula se torna mais forte, muito mais poderosa. A eversão central do lábio inferior pode ser apreciada, mas, por causa do aumento simultâneo do queixo, o aumento absoluto do tamanho do lábio inferior é difícil de apreciar. De igual modo, na imagem inclinada, pode-se ver diminuição significativa da área escura infraorbital com a colocação de quantidade mínima de tecido. Além disso, nessas imagens, o nariz no pós-operatório parece mais reto e mais curto do que no pré-operatório.

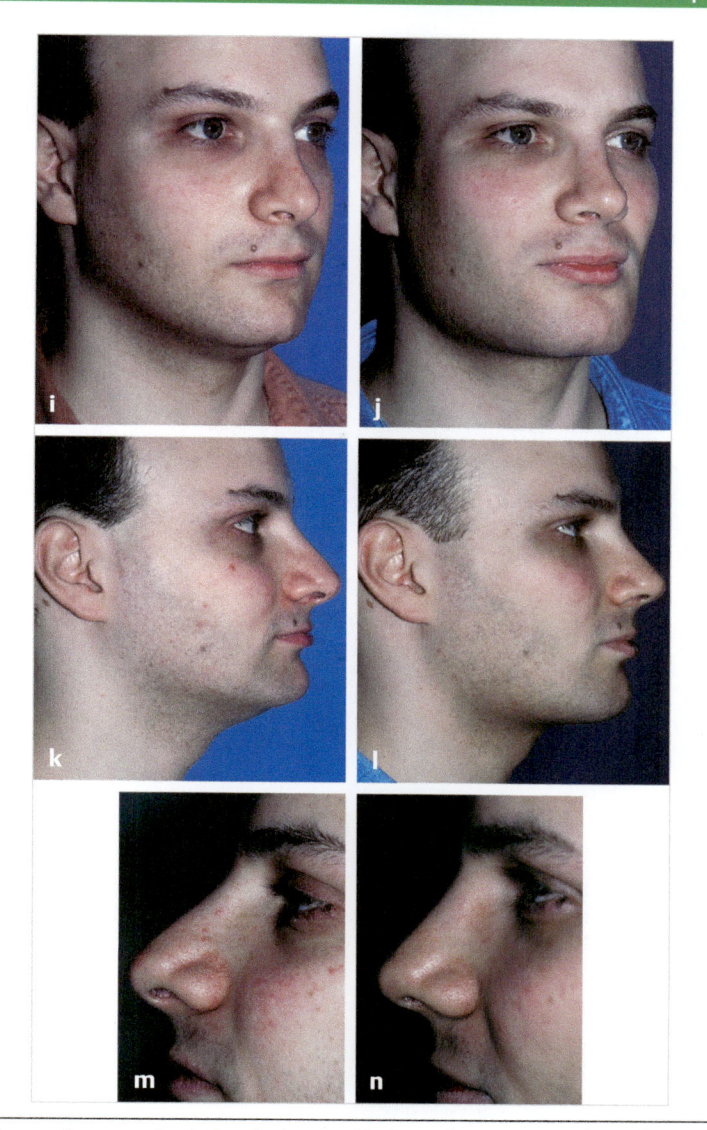

Fig. 14.36 (*Continuação*) (**i-l**) O grau de aumento da borda da mandíbula pode ser apreciado melhor nestas fotografias. Surpreendentemente, a textura do tecido transplantado é impressionantemente natural e não parece ser gordura. Na imagem oblíqua, pode-se apreciar a projeção central do lábio inferior, juntamente com óbvia deficiência central ou fenda. A mudança de forma da bochecha também é claramente visível na imagem oblíqua. (**m,n**) Finalmente, no perfil em *close*, pode-se apreciar mudança notável na forma do nariz com o acréscimo ao dorso para disfarçar a deformidade acima da ponta e à glabela para encurtar o nariz. A excisão do septo columelar também diminuiu o quanto da columela se vê. (Reproduzida com permissão de SF Coleman, Structural Fat Grafting. New York, NY; Thieme; 2004.)

Pérolas e Armadilhas

Pérolas	Armadilhas
• Ao enxertar gordura nas pálpebras e fronte, a consideração técnica mais importante para estabilidade e aparência suave é colocar tecido em minúsculas alíquotas sem manipulação significativa ou moldagem da gordura colocada. • Use somente cânulas rombas para a colocação na têmpora para evitar lesão do ramo frontal do nervo facial e criação de hematomas. • Se você precipitar um hematoma na têmpora, vá para o lado oposto e coloque a quantidade apropriada para criar uma correção visual adequada para comparação. • Corrija a pálpebra superior e a têmpora. É muito mais fácil acrescentar uma pequena quantidade do que remover tecido dessas áreas. • Estude as faces das pessoas consideradas atraentes. Observe a forma de seu supercílio e a plenitude do tecido sob as sobrancelhas. Determine se aquelas formas ou outras agradarão seus pacientes. Somente se você tiver uma visão da forma que está criando poderá esperar obter resultados previsíveis. • Fotografe seus pacientes meticulosa e frequentemente. As informações que podem ser obtidas da análise cuidadosa de boas fotografias são inestimáveis. • Os sulcos nasolabiais e os sulcos marionete devem ser abordados depois da bochecha ou da pálpebra inferior. • A colocação de gordura estrutural no sulco nasolabial e nos sulcos marionete exige matriz complexa para sustentação. Pelo menos duas camadas devem ser colocadas em diferentes direções.	• Sempre se deve fazer *feathering*, exceto em áreas mais cheias. • A colocação intradérmica de gordura com uma agulha calibre 22 G pode ser útil para suavizar rugas ou linhas. • Sinais de sulcos verticais no lábio superior medialmente ao sulco nasolabial devem ser identificados e se fazer *feathering* (degradê) até pelo menos essa área. • Tome cuidado para não criar uma protuberância grande demais lateralmente ao sulco porque isso pode acentuar o sulco já existente. • Deve-se evitar a perfuração da mucosa; essa é uma causa primária de infecção. • A gordura enxertada em planos subcutâneos não tem o mesmo efeito que as injeções intradérmicas de gordura. • Depois da colocação de gordura estrutural na parte anterior e posterior do *jowl* e ao longo da borda da mandíbula, a área do *jowl* em que não se coloca a gordura pode ainda estar muito protuberante. • Ocasionalmente, será necessário aspirar essa área, especialmente na presença de gordura palpável. Prepare o paciente para um procedimento secundário para remover pequena quantidade do *jowl* 6 meses depois do procedimento. • A aspiração do *jowl* ao mesmo tempo que a colocação de enxerto traz o risco de que o tecido adiposo transplantado migre para o *jowl* previamente aspirado. A pressão tópica das áreas recém-enxertadas pode forçar pequenas quantidades de gordura a penetrarem na área que acabou de ser aspirada. Adie a aspiração para um procedimento posterior.

Passo a Passo

Etapas para Lipoenxertia Facial

1. Para a coleta: acople a cânula a uma seringa Luer-Lok de 10 mL pela conexão Luer-Lok.
2. Tracione o êmbolo delicadamente para minimizar a pressão negativa.
3. Eu fecho todos os meus pontos de incisão com suturas interrompidas em *nylon*.
4. Depois de a gordura ter sido coletada, a cânula é removida da seringa e substituída por um tampão.
5. A seringa sem o êmbolo é então colocada em uma centrífuga para separar os componentes viáveis dos não viáveis.
6. Decante a camada oleosa.
7. Absorva a parte mais superior da gordura coletada com neurocompressas Codman. A absorção é realizada pelo menos duas vezes.
8. Depois de deixar o tecido adiposo deslizar até a borda da seringa, o êmbolo é então avançado para remover o espaço morto. A gordura pode ser armazenada na seringa por breves períodos de tempo antes de ser transferida para seringas menores para infiltração.
9. Transfira a gordura para seringas menores.
10. Colocação da gordura transplantada.
11. Cuidados pós-operatórios.

Referências

[1] Neuber G. Über die Wiederanheilung vollständig vom Körper getrennter, die ganze Fettschicht enthaltender Hautstücke. Zbl f Chir. 1893;30:16

[2] Holländer E. Über einen Fall von fortschreitenden Schwund des Fettgewebes und seinen kosmetischen Ersatz durch Menschenfett. Munch Med Wochenschr. 1910;57:1794-1795

[3] Lexer E. Die freien Transplantationen. Stuttgart, Germany: Enke; 1919-1924

[4] Gillies HD. Plastic Surgery of the Face. London, UK: Frowde, Hodder, Stoughton; 1920

[5] Peer LA. Transplantation of Tissues. Baltimore, MD: Williams & Wilkins; 1955

[6] Longaker MT, Aston SJ, Baker DC, Rohrich RJ. Fat transfer in 2014: What we do not know. Plast Reconstr Surg. 2014;133(5):1305-1307

[7] Coleman SR, Mazzola RF, Pu LLQ. Fat Injection: From Filling to Regeneration. 2nd ed. New York, NY: Thieme; 2018

[8] Tchernof A, Després JP. Pathophysiology of human visceral obesity: An update. Physiol Rev. 2013;93(1):359-404

[9] Lemieux S, Prud'homme D, Nadeau A, Tremblay A, Bouchard C, Després JP. Seven-year changes in body fat and visceral adipose tissue in women. Association with indexes of plasma glucose-insulin homeostasis. Diabetes Care. 1996;19(9):983-991

[10] Escobar-Morreale HF, San Millán JL. Abdominal adiposity and the polycystic ovary syndrome. Trends Endocrinol Metab. 2007;18(7):266-272

[11] Allan CA, McLachlan RI. Androgens and obesity. Curr Opin Endocrinol Diabetes Obes. 2010;17(3):224-232

[12] Blaak E. Gender differences in fat metabolism. Curr Opin Clin Nutr Metab Care.2001;4(6):499-502

[13] Kotani K, Tokunaga K, Fujioka S, et al. Sexual dimorphism of age-related changes in whole-body fat distribution in the obese. Int J Obes Relat Metab Disord. 1994;18(4):207-2

[14] Coleman SF. Structural Fat Grafting. New York, NY: Thieme;2004

[15] Rohrich RJ, Sorokin ES, Brown SA. In search of improved fat transfer viability: a quantitative analysis of the role of centrifugation and harvest site. Plast Reconstr Surg. 2004;113(1):391-395, discussion 396-397

[16] Ramon Y, Shoshani O, Peled IJ, et al. Enhancing the take of injected adipose tissue by a simple method for concentrating fat cells. Plast Reconstr Surg. 2005;115(1):197-201, 202-203

[17] Smith P, Adams WP, Lipschitz AH, et al. Autologous human fat grafting: Effect of harvesting and preparation techniques on adipocyte graft survival. Plast Reconstr Surg. 2006;117(6):1836-1844

[18] Pu LLQ, Coleman SR, Cui X, Ferguson RE, Vasconez HC. Autologous fat grafts harvested and refined by the Coleman technique: A comparative study. Plast Reconstr Surg. 2008;122(3):932-937

[19] Kurita M, Matsumoto D, Shigeura T, et al. Influences of centrifugation on cells and tissues in liposuction aspirates: Optimized centrifugation for lipotransfer and cell isolation. Plast Reconstr Surg. 2008;121(3):1033-1041, discussion 1042-1043

[20] Pallua N, Pulsfort AK, Suschek C, Wolter TP. Content of the growth factors bFGF, IGF-1, VEGF, and PDGF-BB in freshly harvested lipoaspirate after centrifugation and incubation. Plast Reconstr Surg. 2009;123(3):826-833

[21] Allen RJ, Canizares O, Scharf C, et al. Grading lipoaspirate: Is there an optimal density for fat grafting? Plast Reconstr Surg.2013;131(1):38-45

[22] Coleman SR. Structural fat grafts: The ideal filler? Clin Plast Surg. 2001;28(1):111-119

[23] Carraway JH, Mellow CG. Syringe aspiration and fat concentration: A simple technique for autologous fat injection. Ann Plast Surg. 1990;24(3):293-296, 297

[24] Kølle SF, Fischer-Nielsen A, Mathiasen AB, et al. Enrichment of autologous fat grafts with ex-vivo expanded adipose tissue-derived stem cells for graft survival: A randomised placebo-controlled trial. Lancet. 2013;382(9898):1113-1120

[25] Kato H, Mineda K, Eto H, et al. Degeneration, regeneration, and cicatrization after fat grafting: Dynamic total tissue remodeling during the first 3 months. Plast Reconstr Surg. 2014;133(3):303e-313e

[26] Mineda K, Kuno S, Kato H, et al. Chronic inflammation and progressive calcification as a result of fat necrosis: The worst outcome in fat grafting. Plast Reconstr Surg. 2014; 133(5):1064-1072

[27] Talmor M, Hoffman LA, Lieberman M. Intestinal perforation after suction lipoplasty: A case report and review of the literature. Ann Plast Surg. 1997;38(2):169-172

[28] Di Candia M, Malata CM. Aesthetic and functional abdominal wall reconstruction after multiple bowel perforations secondary to liposuction. Aesthetic Plast Surg. 2011;35(2):274-277

[29] Kim SK, Choi JA, Kim MH, Kim MS, Lee KC. Treatment of the Mycobacterium chelonae infection after fat injection. Arch Plast Surg. 2015;42(1):68-72

[30] Teimourian B. Blindness following fat injections. Plast Reconstr Surg. 1988;82(2):361

[31] Dreizen NG, Framm L. Sudden unilateral visual loss after autologous fat injection into the glabellar area. Am J Ophthalmol. 1989;107(1):85-87

[32] Egido JA, Arroyo R, Marcos A, Jiménez-Alfaro I. Middle cerebral artery embolism and unilateral visual loss after autologous fat injection into the glabellar area. Stroke. 1993;24(4):615-616

[33] Danesh-Meyer HV, Savino PJ, Sergott RC. Case reports and small case series: Ocular and cerebral ischemia following facial injection of autologous fat. Arch Ophthalmol. 2001;119(5):777-778

[34] Mori K, Ohta K, Nagano S, Toshinori M, Yago T, Ichinose Y. A case of ophthalmic artery obstruction following autologous fat injection in the glabellar area. Nippon Ganka Gakkai Zasshi. 2007;111(1):22-25

[35] Lee CM, Hong IH, Park SP. Ophthalmic artery obstruction and cerebral infarction following periocular injection of autologous fat. Korean J Ophthalmol. 2011;25(5):358-361

[36] Park SJ, Woo SJ, Park KH, et al. Partial recovery after intraarte_rial pharmacomechanical thrombolysis in ophthalmic artery occlusion following nasal autologous fat injection. J Vasc Interv Radiol. 2011;22(2):251-254

[37] Carruthers JD, Fagien S, Rohrich RJ, Weinkle S, Carruthers A. Blindness caused by cosmetic filler injection: A review of cause and therapy. Plast Reconstr Surg. 2014;134(6):1197-1201

[38] Wang DW, Yin YM, Yao YM. Internal and external carotid artery embolism following facial injection of autologous fat. Aesthet Surg J. 2014;34(8):NP83-NP87

[39] Beleznay K, Carruthers JD, Humphrey S, Jones D. Avoiding and treating blindness from fillers: a review of the world literature. Dermatol Surg. 2015;41(10):1097-1117

[40] Thaunat O, Thaler F, Loirat P, Decroix JP, Boulin A. Cerebral fat embolism induced by facial fat injection. Plast Reconstr Surg. 2004;113(7):2235-2236

[41] Hong DK, Seo YJ, Lee JH, Im M. Sudden visual loss and multiple cerebral infarction after autologous fat injection into the glabella. Dermatol Surg. 2014;40(4):485-487

[42] Shen X, Li Q, Zhang H. Massive cerebral infarction following facial fat injection. Aesthetic Plast Surg. 2016;40(5):801-805

CAPÍTULO 15

Modelagem Facial com Implantes e Preenchedores

Lawrence S. Bass

Resumo

A modelagem da face historicamente tem sido efetuada com implantes sólidos, que são cirurgicamente colocados. No entanto, a disponibilidade de preenchedores injetáveis relativamente firmes e duráveis desde o início da década de 2000, seguida pela introdução de preenchedores específicos mais firmes e com duração mais longa, visando ao contorno da face, têm animado uma transição de abordagens cirúrgicas para não cirúrgicas. Os implantes cirúrgicos e injetáveis são usados para alterar e rejuvenescer a aparência facial e serão discutidos neste capítulo.

Palavras-chave: preenchedor hidroxiapatita de cálcio, preenchedor ácido hialurônico, forame infraorbital, aumento injetável, contorno malar, proeminência malar, flacidez da pele.

Introdução

A modelagem da face, historicamente, tem sido efetuada com implantes sólidos, colocados por meio de cirurgia. Os biomateriais, que são bem tolerados ao longo de anos, podem ser fabricados em vários tamanhos e formas e podem ser esculpidos na sala de cirurgia e têm possibilitado o aumento generalizado do contorno da face. Um efeito similar tem sido visto no aumento do queixo, porém, ainda mais por causa da relativa dificuldade e infrequência com que o aumento da face é realizado usando materiais autógenos e sem osteotomia simples para efetuar o aumento, como a osteotomia horizontal da mandíbula.

A disponibilidade de preenchedores injetáveis relativamente firmes e duráveis desde o início do século XXI, seguida pela introdução de preenchedores específicos mais firmes e com duração mais longa visando ao contorno da face, têm acelerado a transição de abordagens cirúrgicas para não cirúrgicas. Os preenchedores injetáveis permitem tremendo controle da forma para aumentos pequenos a moderados. Tal capacidade de modelagem e a discussão que se segue sobre a estética da face têm trazido novo nível de *nuance*, acurácia e customização dos tratamentos de aumento da face, resultando em um nível de verossimilhança não alcançado de rotina previamente. Os implantes cirúrgicos e injetáveis são usados para alterar e rejuvenescer a aparência facial. O transplante de gordura autógena também tem desempenhado um papel cada vez maior, particularmente durante outros procedimentos cirúrgicos para rejuvenescimento facial.

Avaliação Física

- A largura facial na junção zigomaticomaxilar deve ser avaliada.
- A proeminência malar superolateral e a curva do contorno malar inferior são características estéticas importantes.
- O esvaziamento submalar e a perda de confluência entre os coxins gordurosos da face são sinais óbvios de envelhecimento facial que precisam ser avaliados.
- Múltiplas assimetrias são comuns e precisam ser claramente abordadas durante o tratamento e destacadas para o paciente *a priori*.
- Desequilíbrios com outras partes da face precisam ser identificados, e o planeamento considera a face como um todo, e não qualquer parte individual.
- O forame infraorbital deve ser identificado com base nos pontos de referência anatômicos típicos, bem como na palpação.
- A flacidez da pele, prolapso do coxim gorduroso e festões devem ser avaliados, mas o planeamento de volume deve basear-se no equilíbrio estético, e não no apagamento completo dessas características.

Anatomia

As formas superficiais da face não têm localizações absolutas, pois variam em grau de tamanho e forma proporcionalmente a outras características faciais. Além disso, mudarão a posição com base em mudanças trazidas pelo envelhecimento, como flacidez da pele e perda de volume. Não obstante, a medição aproximada dos limites e demarcações entre as formas da superfície na face é útil no planejamento dos tratamentos. Essas formas representam uma combinação de volume de tecidos moles sobre contornos ósseos posicionados por várias estruturas de sustentação. A eminência malar é tipicamente ovoide, angulada e alcança o máximo em algum ponto lateralmente ao limbo lateral. A posição exata do ponto de maior proeminência varia de indivíduo a indivíduo e de homens como grupo para as mulheres. Há uma curvatura hemisférica e projeção à eminência malar, estendendo-se abaixo do pico com base em uma combinação da forma do maxilar e os coxins de gordura maxilares sobrejacentes medialmente e o corpo do zigoma lateralmente. Existe certa plenitude medial na juventude, que diminui com o aumento da idade e, finalmente, revela a demarcação entre os coxins de gordura individuais do sulco nasojugal. A parte lateral da eminência malar se afila à forma do arco zigomático. Esse ponto, de arco a arco, é a parte mais larga da face no jovem. Abaixo da eminência malar está a área submalar, delineada pelo sulco e a prega Nasolabiais, medialmente, e a transição para o arco zigomático, lateralmente. A área submalar é delineada em sua borda superior por uma linha aproximadamente entre a asa do nariz e o topo do trago, excluindo qualquer porção da curvatura inferior da eminência malar. A borda inferior é aproximadamente limitada por uma linha entre a comissura oral e a fixação medial do lóbulo (**Fig. 15.1**). Posteriormente, a área submalar é limitada pela borda anterior do músculo masseter e, anteriormente, pelo sulco nasolabial (não a prega). Posteriormente a essa área estão o trago e as áreas de ângulo da mandíbula, que compreendem uma área separada e distinta de

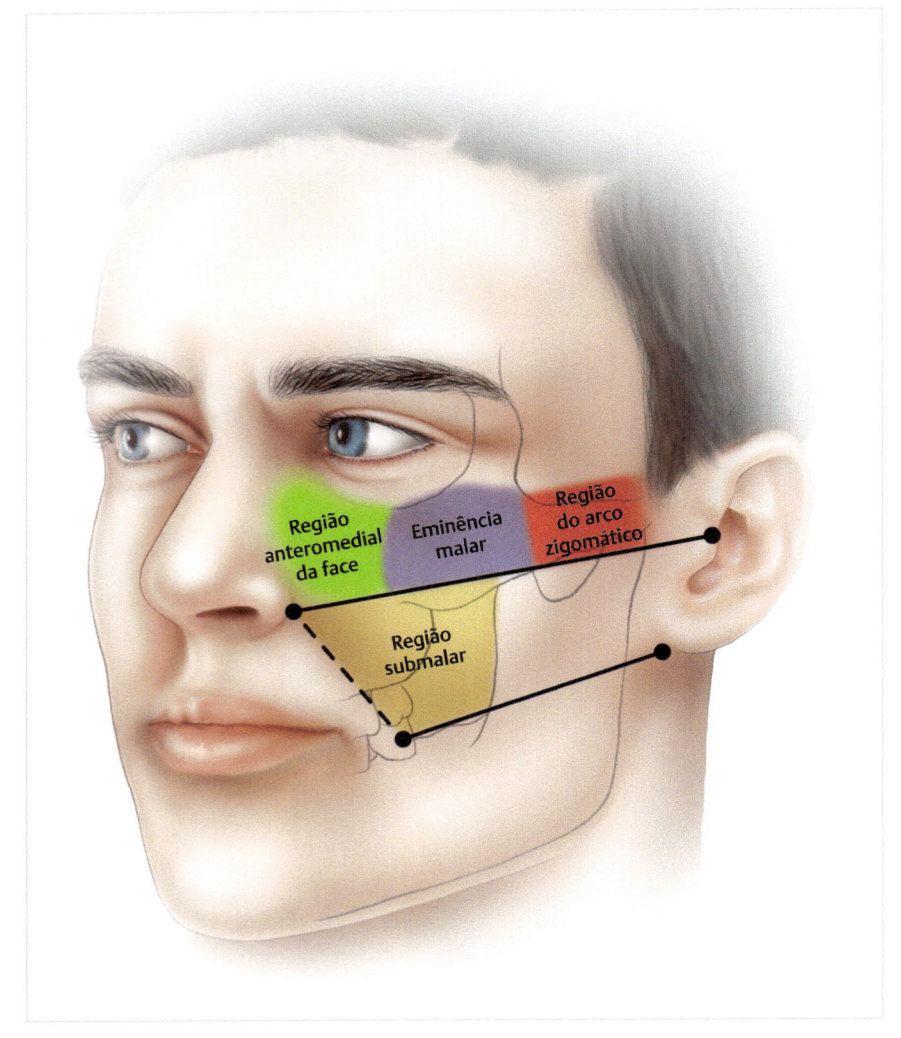

Fig. 15.1 Zonas da área malar.

perda de volume no envelhecimento. Cada área deve ser avaliada individual e juntamente com o complexo malar inteiro para determinação da estética apropriada, o que é então traduzido às decisões técnicas sobre a seleção e colocação de preenchedor (tipo, volume) ou implante (forma ou estilo e posição).

A anatomia neurovascular é mais significativa para o nervo e os vasos infraorbitais. Eles geralmente saem do maxilar no limbo medial 3 mm abaixo da borda orbital. O forame infraorbital geralmente pode ser palpado para confirmar a localização. Múltiplos ramos arteriais e venosos arborizam dessa localização, criando o risco de injeção intravascular na maior parte da área medial da face. Os vasos zigomaticofrontais e zigomaticotemporais e seus ramos trazem um risco na eminência malar e na borda orbital inferior lateralmente.

Há algumas diferenças significativas entre a face típica masculina e feminina na juventude. A parte medial da face geralmente contém menos volume nos homens, tornando-a mais plana, com menos curvatura. A eminência malar se posiciona mais medialmente e é menos proeminente. O arco zigomático em geral se posiciona de modo discretamente inferior, em comparação com as estruturas à sua volta em homens, comparados às mulheres, o que também pode contribuir para uma eminência malar mais baixa e menos bem definida nos homens. Classicamente, as linhas de Hinderer são usadas para determinar o pico da eminência malar (**Fig. 15.2a**). Elas são obtidas traçan-

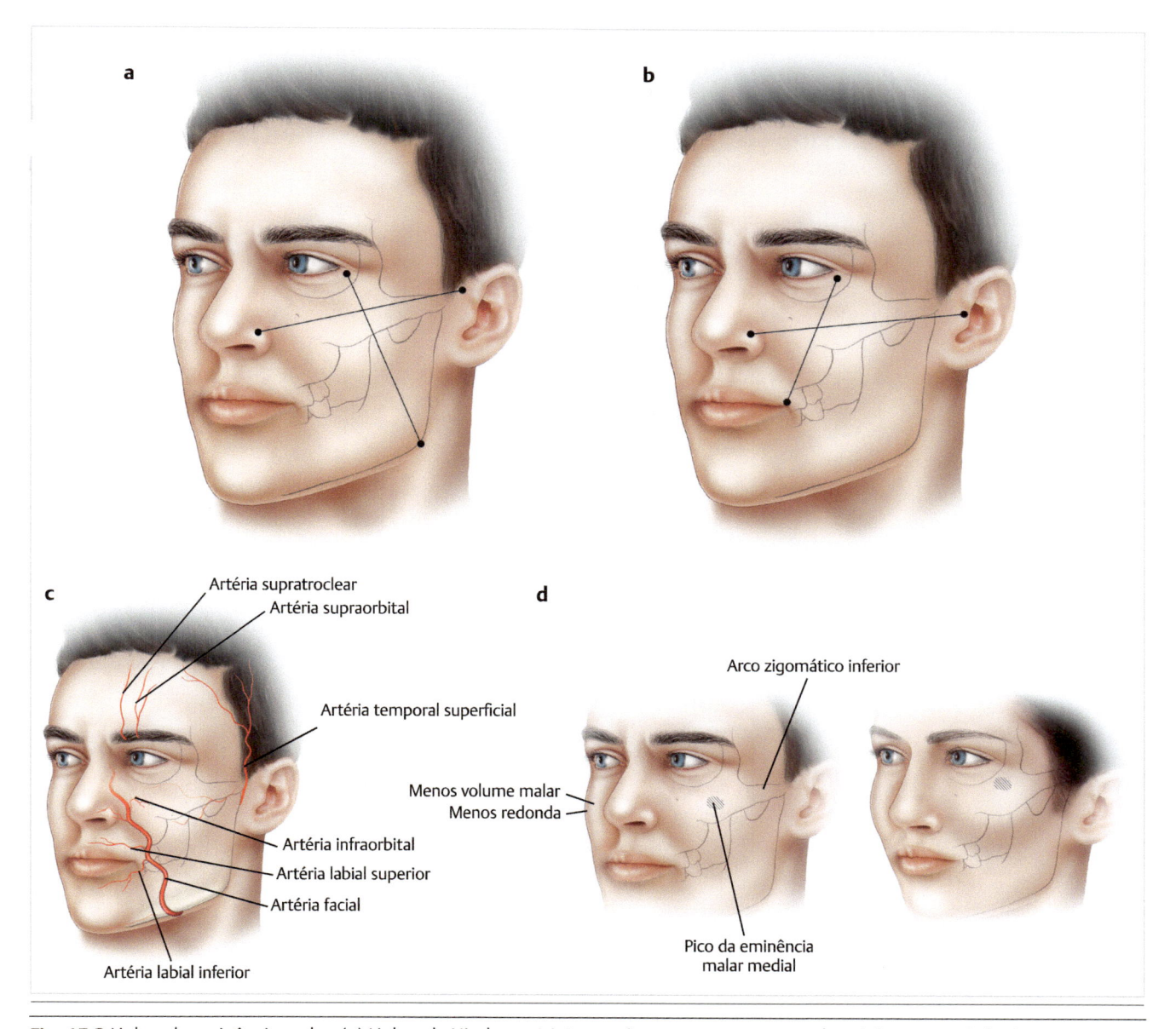

Fig. 15.2 Linhas da eminência malar. (**a**) Linhas de Hinderer. A intersecção representa o ponto de máxima proeminência para a eminência malar. (**b**) Esquema alternativo para determinar a eminência malar: a linha do topo do trago ao topo da asa do nariz interseccionada com uma linha do canto lateral à comissura oral.

do-se uma linha do topo da hélice à asa do nariz e outra linha do canto lateral ao ângulo da mandíbula. A intersecção representa o ponto de proeminência máxima para a eminência malar. Outros têm sugerido usar uma linha do topo do trago ao topo da asa do nariz, interseccionada por uma linha do canto lateral à comissura oral (**Fig. 15.2b**). Isso resulta em um ponto que é discretamente mais baixo e um tanto mais medial. A melhor opção para os homens parece estar nessa altura e talvez um pouco lateral ao ponto de intersecção.

Estapas para Aumento da Face com Implantes

A colocação de implantes na face geralmente é efetuada por meio de uma incisão no sulco gengivobucal, embora, ocasionalmente, se empreguem incisões subciliares e pré-auriculares. A incisão começa no canino e se estende por uma distância adequada para permitir a inserção do implante, geralmente até o segundo pré-molar. O comprimento da incisão dependerá do tipo de implante que tiver sido selecionado, sendo que a deformabilidade dos implantes de silicone permite a colocação através de incisões muito menores, em comparação com os implantes com forma fixa, como os de polietileno poroso. A incisão intraoral fica oculta e, se apropriadamente feita, fecha bem, mas são importantes vários detalhes. A incisão deve ser feita superiormente (em geral 5-7 mm) ao ápice do sulco na mucosa labial, não no próprio ápice ou na gengiva (**Fig. 15.3**). A incisão se estende mais profundamente ao periósteo novamente superiormente na região da incisão na mucosa para deixar um manguito de músculo inferiormente e fixado ao alvéolo maxilar. Músculo suficiente deve permanecer fixado ao osso para permitir uma camada mais profunda de fechamento depois da colocação do implante, de novo, tipicamente, 5 a 7 mm. Um manguito muscular grande demais resultará em alteração em longo prazo ou permanente na função labial. Isso costuma ocorrer durante as primeiras semanas depois da cirurgia em qualquer caso, mas em geral desaparece rapidamente se o manguito tiver sido mantido mínimo.

O periósteo exposto recebe incisão com cautério de ponta tipo agulha e prossegue a dissecção de uma bolsa precisa para o implante pretendido, tomando referência nas marcações externas e com uso de um elevador do periósteo. O nervo e os vasos infraorbitais são identificados e preservados. A hemostasia é obtida com o eletrocautério conforme a necessidade, mas isso geralmente se faz apenas na região da incisão. A hemostasia no restante da bolsa frequentemente é obtida por delicada pressão ou tamponamento com uma esponja, enquanto se realiza a dissecção contralateral ou a acomodação do implante. Afastadores de fibra óptica ou um foco de cabeça pode ser usado para visualizar a bolsa por alguma razão, mas isso, em geral, não é necessário.

Podem-se usar medidores para tentar diferentes estilos e tamanhos. Além de auxiliar na seleção do implante, assimetrias ou dissecção insuficiente ou excessiva das bolsas podem ser identificadas e corrigidas usando os medidores. Uma vez selecionados o tamanho e o estilo apropriados do implante, um par é trazido ao

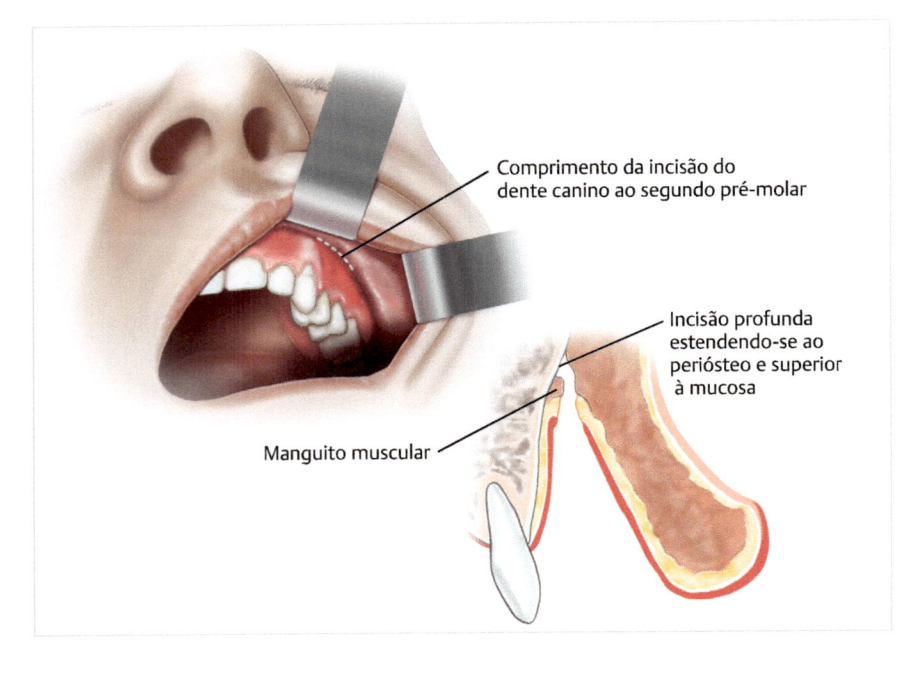

Fig. 15.3 Com delicada retração da bochecha faz-se uma incisão no sulco gengivobucal desde o canino para um comprimento adequado que permita a inserção do implante.

Capítulo 15
Modelagem Facial com Implantes e Preenchedores

campo estéril e embebido em betadine ou numa solução de antibiótico tendo cefazolina, bacitracina e gentamicina. Os implantes reais são então experimentados nas bolsas e podem ser moldados no campo operatório para acomodar uma forma específica para o paciente. Isso é feito mais facilmente com implantes de silicone sólido usando bisturis convencionais. Os implantes de polietileno poroso exigem instrumentos elétricos para o contorno preciso, o que pode não estar disponível em uma sala de cirurgia de consultório. De igual modo, esses implantes costumam exigir fixação para prevenir mau posicionamento e facilitar a fixação estável durante a recuperação. Tal fixação pode exigir equipamento e incisões adicionais.

A atenção meticulosa à obtenção de simetria é essencial. Uma pequena diferença no tamanho da face pode ser compensada nesse ponto do procedimento. Se forem usados implantes correspondentes, mas uma das faces ficar discretamente maior do que a outra, a superfície inferior do implante que tem a maior dimensão pode ser escavada para permitir que se produza menos aumento e projeção no plano anteroposterior, ao mesmo tempo preservando-se um tamanho e uma forma que combinem na superfície. Assimetrias maiores exigem seleção de implantes de diferentes tamanhos com personalização mais extensa da forma do implante e se relacionam mais com abordagens reconstrutivas de assimetria da face por causas patológicas ou traumáticas.

Uma vez posicionado o implante simétrico e/ou obtida a fixação, os implantes são inspecionados nas bolsas para garantir que não estejam encostados ao nervo e aos vasos infraorbitais (**Fig. 15.4**). O implante pode ser reposicionado ou a borda medial aparada para prevenir possível interação entre o implante e essas estruturas críticas. A seguir, o manguito muscular criado inicialmente é usado para obter uma camada profunda de fechamento usando sutura com fio absorvível em pontos contínuos. A mucosa é então fechada com pontos contínuos em fio absorvível. Não se usa curativo, proteção ou outra fixação externa. Usam-se compressas frias e atividade limitada nas primeiras 48 horas para minimizar a equimose, o edema e o desconforto.

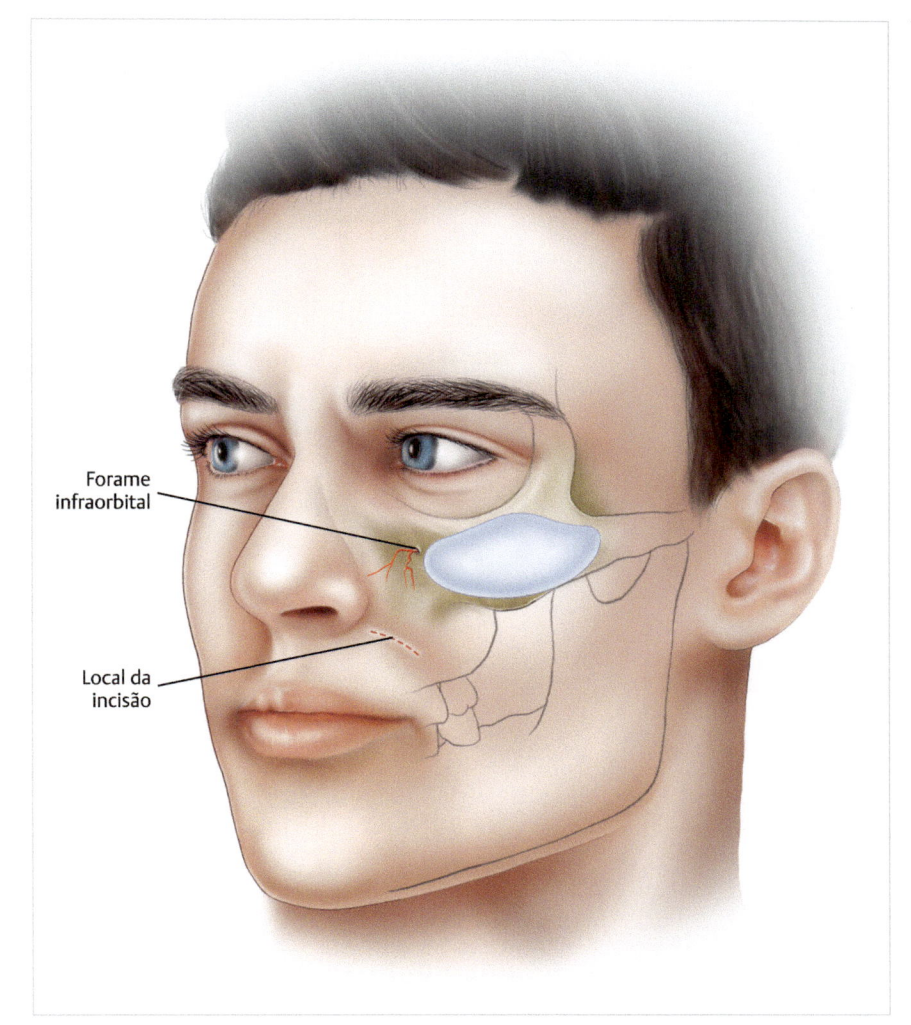

Fig. 15.4 Vista superficial ilustrando a localização da incisão e o posicionamento do implante.

Estapas para o Aumento da Face com Preenchedores

O aumento injetável da área malar oferece infinitas graduações incrementais de tamanho e forma. É preciso selecionar a forma apropriada para a etnia, as características faciais associadas e os desejos estéticos do paciente. É preciso cuidado, em homens, para selecionar uma posição apropriada para a eminência malar – não proeminente demais, bem definida ou pontiaguda. Uma vez feito isso, pode-se colocar o preenchimento para atenuar sulcos nasojugais e criar plenitude adequada, mas não convexidade, na área malar medial. A depressão submalar é preenchida por último para que se mantenha um traço de concavidade ou apenas neutralidade. Pode-se proporcionar discreta acentuação do arco zigomático para criar uma aparência mais esculpida ou melhorar a largura facial se necessário.

O preenchedor deve ser selecionado pelas propriedades reológicas que serão mais firmes, oferecendo boa elevação do tecido e forma. Atualmente, o preenchedor de hidroxiapatita de cálcio e uma variedade de preenchedores de ácido hialurônico, como o ácido hialurônico com alta coesividade, são opções adequadas. Técnicas de *threading* ou *fanning* ou colocação profunda de *bolus* ou injeções de depósito ou injeções de coluna de profunda a superficial podem ser usadas, dependendo do preenchedor selecionado e da preferência de injetor (**Fig. 15.5**).

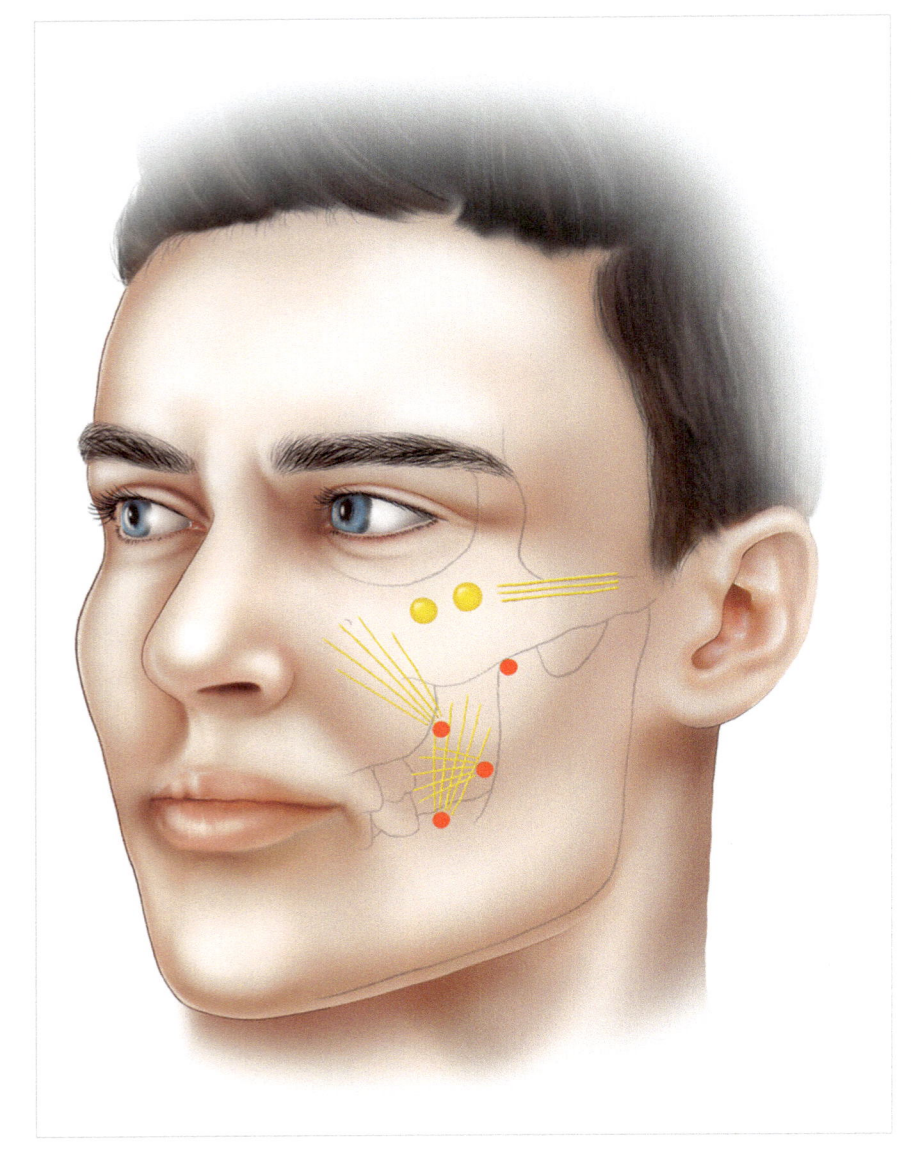

Fig. 15.5 Processo de injeção para aumento da face. Injeções em *bolus* feitas em posição supraperiosteal ao longo da borda superior da eminência malar. Injeção linear para corrigir o sulco nasojugal (prega malar). Injeções em leque e entrecruzadas para nivelar a concavidade submalar.

Cuidados Pós-Operatórios

Depois do aumento cirúrgico da face, o cuidado adicional se relaciona com minimizar o edema. O paciente aplica compressas frias nas primeiras 48 a 72 horas, juntamente com elevação da cabeça e dormir em decúbito dorsal, não lateral. Devem-se evitar esportes e alimentos salgados durante a primeira semana depois da cirurgia. A incisão intraoral é enxaguada com água morna depois da alimentação para evitar reter partículas de alimento e se evita a escovação dos dentes por 3 dias.

Injeções de preenchedor exigem cuidados mínimos, geralmente alguns minutos de aplicação de compressa fria imediatamente depois do tratamento e evitar esportes e álcool por algumas horas.

Manejo das Complicações

As complicações iniciais incluem sangramento, hematoma, lesão do nervo infraorbital ou lesão do ramo zigomático do nervo facial, infecção, deiscência de suturas (particularmente em tabagistas) e mau posicionamento do implante. As complicações tardias incluem migração e extrusão do implante, reabsorção óssea e mobilidade do implante.

As complicações nervosas são evitadas com a identificação cuidadosa do nervo infraorbital e pela garantia de que a bolsa implantada não permite contato com o nervo ou realizando-se a fixação do implante para impedir sua migração e o contato com o nervo. Infecção exige uso agressivo de antibioticoterapia na tentativa de salvar o implante e evitar a extrusão ou a necessidade de remoção, seguida por substituição vários meses mais tarde. Na ausência de franca infecção, uma pequena deiscência de suturas costuma ser corrigida com a recuperação satisfatória. Para minimizar a assimetria e a migração dos implantes, é preciso cuidadosa dissecção da bolsa, o que é o desafio primário ao realizar este procedimento.

As complicações do preenchedor, em geral, não são importantes. Correção excessiva não desejada geralmente pode ser rolada ou massageada para se chegar a um contorno aceitável nas duas primeiras semanas. Para preenchedores com ácido hialurônico, pode-se administrar hialuronidase. A injeção intravascular é rara, mas devastadora, resultando potencialmente em isquemia tecidual e perda visual. Qualquer tipo de comprometimento vascular pede tratamento imediato com hialuronidase, que deve ser encontrada *in loco* o tempo todo quando estiverem sendo realizadas injeções de preenchedor. Ocasionalmente, veem-se reações inflamatórias ou nódulos, sendo tratados com injeções de anti-inflamatório *versus* antibióticos, dependendo da etiologia, e com hialuronidase ou drenagem cirúrgica ou excisão nos casos graves.

Exemplos de Casos

Caso nº 1: Implante de Silicone

Um homem de 38 anos foi submetido à colocação cirúrgica de um implante de silicone sólido por meio de uma incisão no sulco gengivobucal. Obtém-se a valorização malar apropriada para o gênero medial e lateralmente, juntamente com a correção do sulco nasojugal (prega malar) (**Fig. 15.6**).

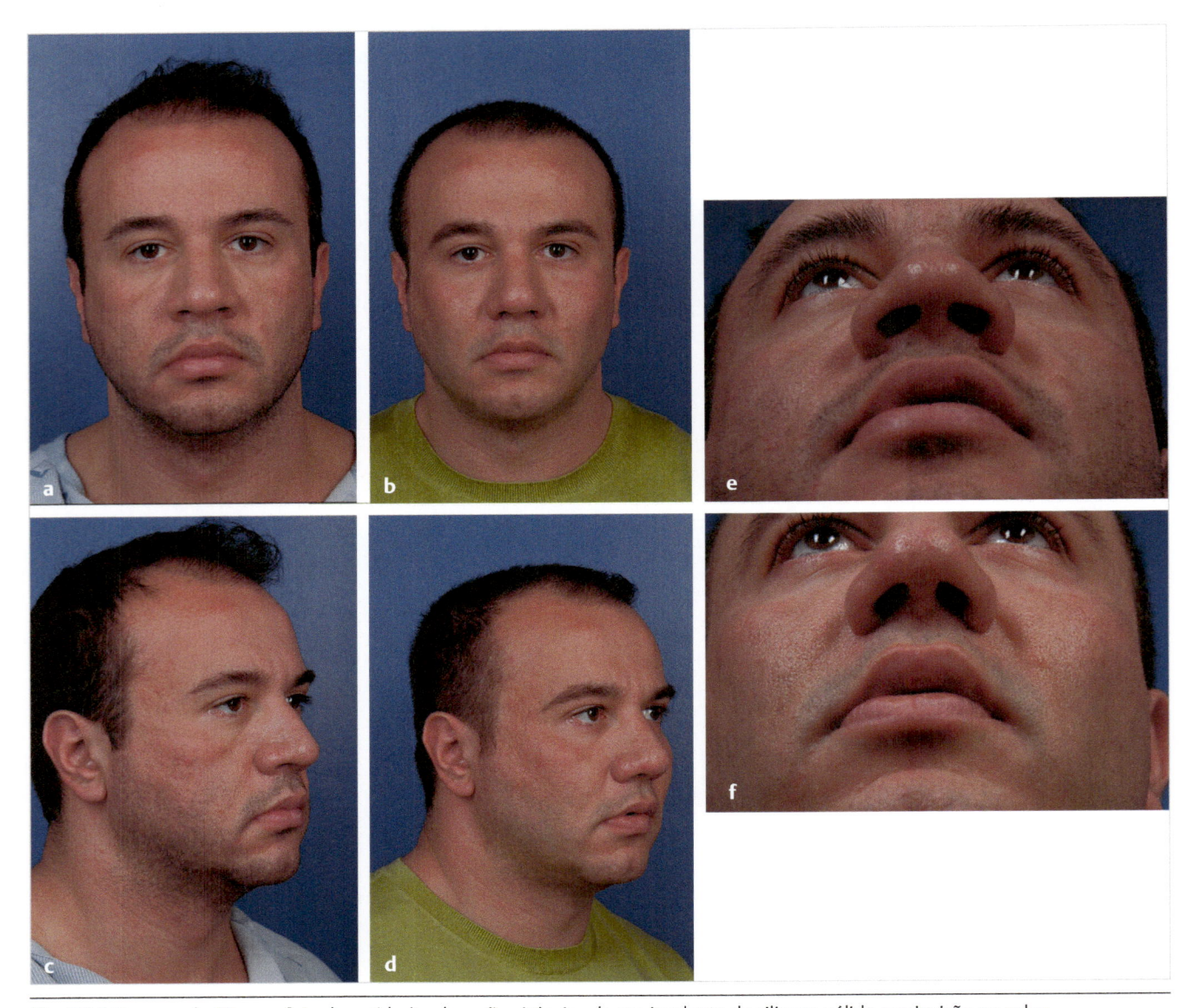

Fig. 15.6 Homem de 38 anos foi submetido à colocação cirúrgica de um implante de silicone sólido por incisão no sulco gengivobucal. (**a**) Pré-operatório, imagem anteroposterior (AP). (**b**) Imagem AP com 3 meses de pós-operatório. (**c**) Pré-operatória oblíqua. (**d**) Pós-operatória oblíqua. (**e**) Pré-operatória em projeção basal. (**f**) Pós-operatória em imagem basal.

Caso nº 2: Enxerto de Gordura Autógena na Face

Um homem de 34 anos foi submetido à sessão única de lipoenxertia autógena na face com aumento modesto. Para criar uma definição malar dramática esculpida, colocou-se um implante de silicone sólido na face por meio de uma incisão no sulco gengivobucal (**Fig. 15.7**).

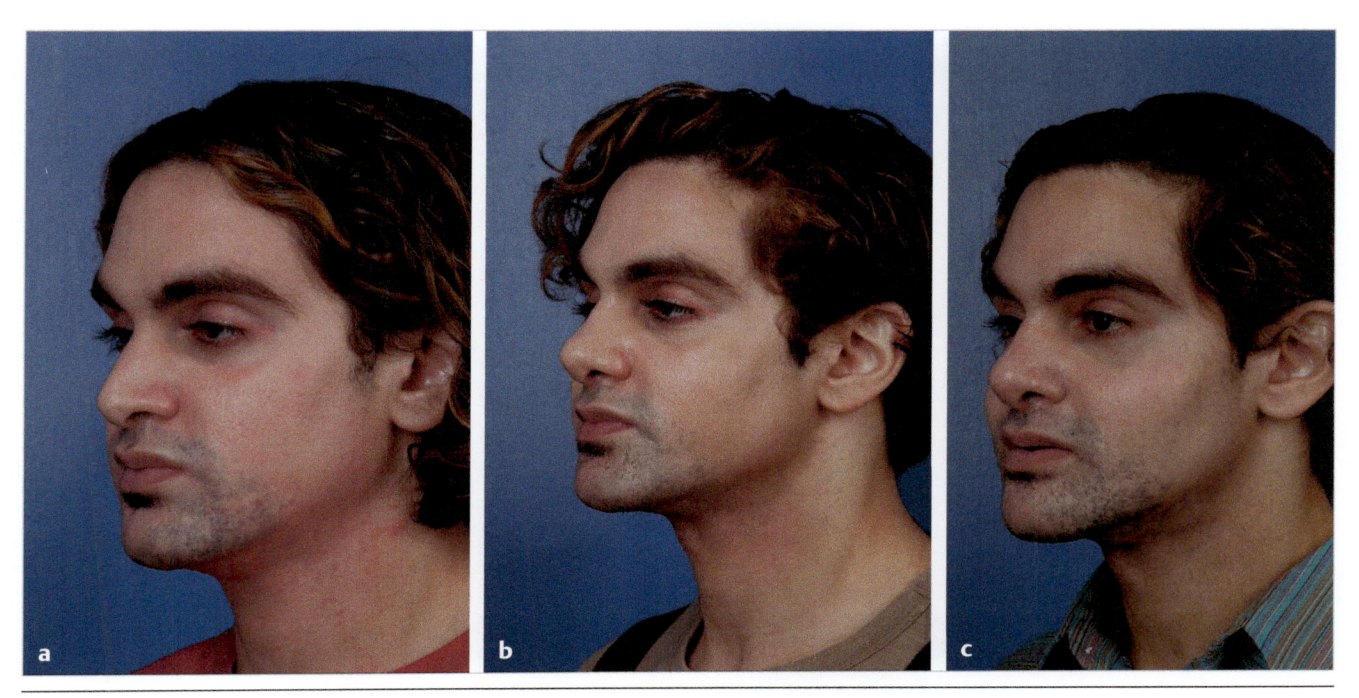

Fig. 15.7 Homem de 34 anos submetido à sessão única de lipoenxertia autógena na bochecha com modesto aumento. (**a**) Imagem pré-operatória oblíqua. (**b**) Imagem oblíqua: 10 mL de gordura na região malar esquerda (e rinoplastia), com 2 meses de pós-operatório. (**c**) Imagem oblíqua da colocação de implante malar de silicone estilo II e tamanho 2, 3 meses de pós-operatório.

Caso nº 3: Preenchedor de Hidroxiapatita de Cálcio

Um homem de 50 anos foi tratado com 1,5 mL de preenchedor de hidroxiapatita de cálcio em cada lado da face para aumentar a área malar. Observe a correção de depressões e sulcos com modesto aumento, mas sem definição não natural ou excessiva e sem alargamento excessivo neste indivíduo de face longa. Além disso, colocou-se preenchedor de ácido hialurônico nas áreas nasolabial, da marionete e no *tear trough* (**Fig. 15.8**).

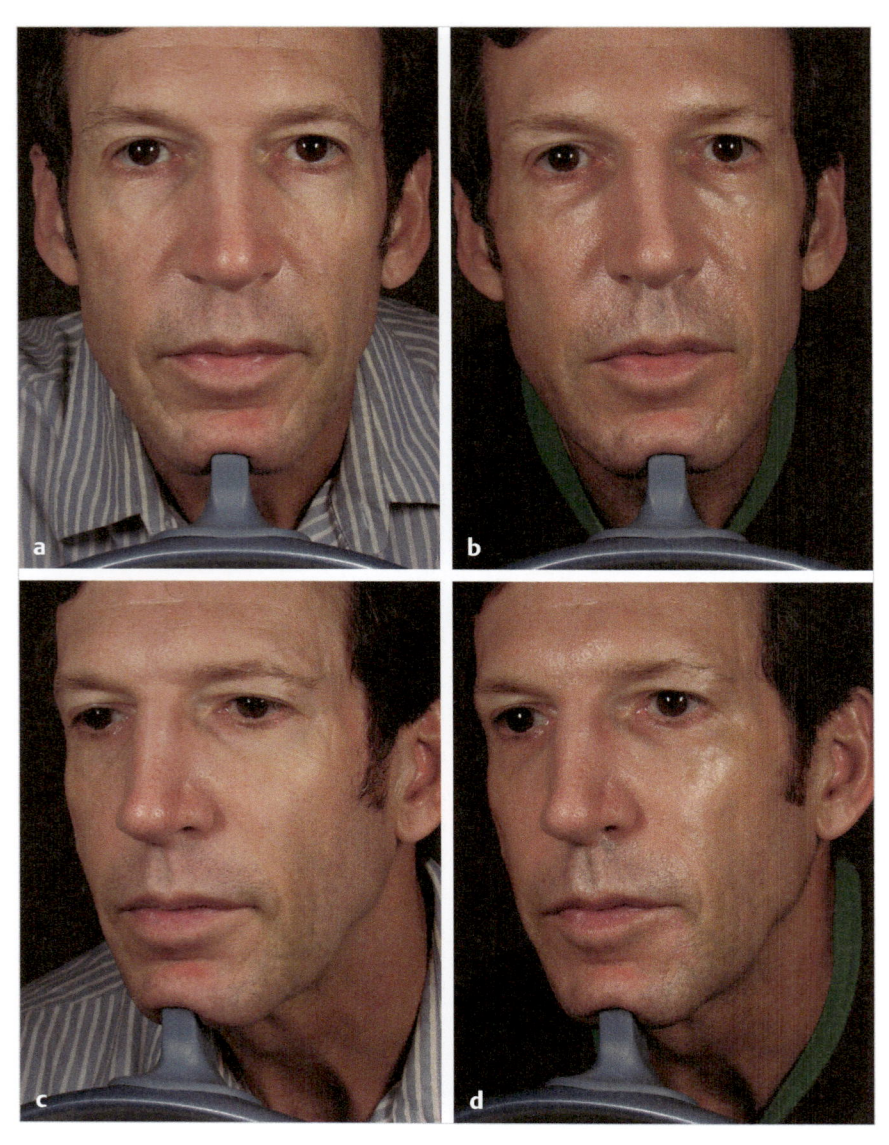

Fig. 15.8 Homem de 50 anos tratado com 1,5 mL de preenchedor de hidroxiapatita de cálcio em cada lado da face para aumentar a área malar. (**a**) Imagem anteroposterior (AP) pré-tratamento. (**b**) Imagem AP 10 semanas depois do tratamento. (**c**) Imagem oblíqua pré-tratamento. (**d**) Imagem oblíqua 10 semanas depois do tratamento.

Caso nº 4: Preenchedor de Hidroxiapatita

Um homem de 47 anos foi tratado com 1 mL de preenchedor de hidroxiapatita em cada lado da face para aumento malar. Minimiza-se a assimetria facial preexistente. Cria-se uma aparência esculpida com definição mais nítida da borda orbital e do arco zigomático de acordo com a preferência do paciente (**Fig. 15.9**).

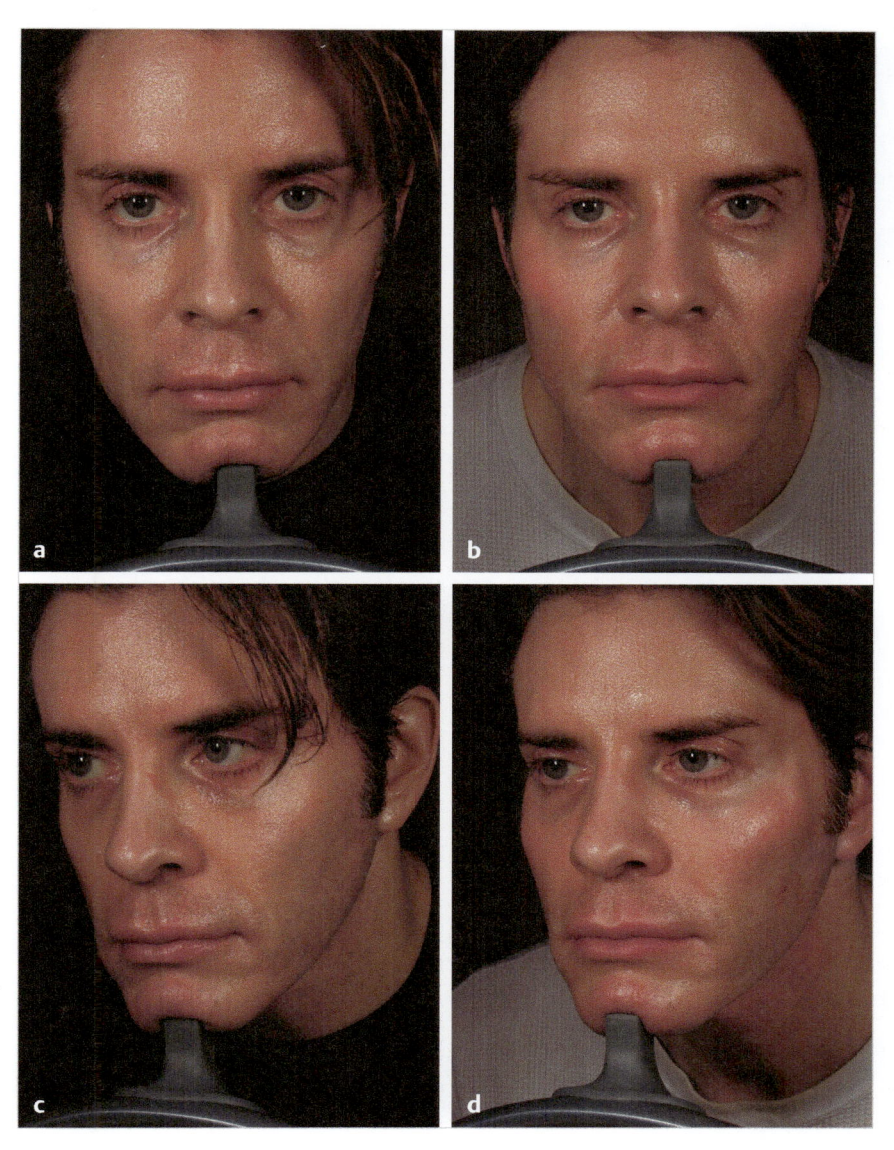

Fig. 15.9 Homem de 47 anos tratado com 1 mL de preenchedor de hidroxiapatita em cada lado da face para aumento malar. (**a**) Imagem anteroposterior (AP) pré-tratamento. (**b**) Imagem AP 2 semanas depois do tratamento. (**c**) Imagem três quartos pré-tratamento. (**d**) Imagem três quartos 2 semanas depois do tratamento.

Pérolas e Armadilhas

Pérolas	Armadilhas
• Equilibre a largura facial com aumento da área zigomática. • O aumento com implante provavelmente se traduzirá em 0,7:1 depois da recuperação. • O transplante de gordura autógena pode ser uma opção mais durável e custo-efetiva quando são necessários volumes significativos de preenchedor. Isso proporciona aumento menor do que os preenchedores sólidos com aparência mais suave. • A correção malar precisa estar em harmonia com o restante das características faciais. • A estética é afetada pelo desejo do paciente de aumentar ou diminuir a masculinidade da aparência da face e do gênero a quem o paciente está tentando ser atraente.	• Evite um manguito muscular excessivo na incisão no sulco gengivobucal, pois isso pode enfraquecer os músculos levantadores do lábio, alterando a aparência ou a função do lábio em longo prazo. • É impossível obter simetria usando implantes, mas a simetria pode ser promovida pela construção precisa da bolsa e fixação do implante na posição desejada. • Evite excesso de volume na face. Isso é especialmente crítico em homens, que geralmente têm menos volume total da face, e especialmente na parte medial, em comparação com as mulheres. O excesso de volume produz massa mal definida, e não uma forma definida da face. • A simetria quase perfeita é mais fácil de obter com preenchedores injetáveis, mas não pode-se tornar totalmente perfeita por causa das diferenças no envoltório de pele sobrejacente. • Uma eminência malar excessivamente definida ou pontiaguda pode dar aos homens uma aparência artificial.

Passo a Passo

Etapas para Modelagem da Face com Implantes

1. Anestésico local contendo epinefrina é infiltrado ao longo do local da incisão pretendida na submucosa.
2. Faz-se uma incisão na mucosa imediatamente superior ao sulco gengivobucal.
3. A incisão se estende do dente canino distalmente para o comprimento exigido para a inserção do tipo de implante selecionado (em geral 2-3 cm para os implantes de silicone e 4-6 cm para os implantes de polipropileno poroso).
4. Usa-se dissecção com bisturi ou cautério para transeccionar fibras musculares até o osso por alguns milímetros acima do nível da incisão para deixar um manguito de músculo adequado para suturar durante o fechamento.
5. Faz-se uma incisão no periósteo e usa-se um elevador para criar uma bolsa subperiosteal com as dimensões necessárias.
6. É necessário manter forma e tamanho precisos da bolsa para qualquer implante que não passe por fixação ao osso subjacente. Nesse caso, a bolsa não deve expor o nervo e os vasos infraorbitais, mantendo a dissecção lateral a essas estruturas.
7. Uma bolsa maior pode ser delineada para implantes que exijam fixação óssea, como os implantes de polipropileno poroso.
8. Podem-se usar medidores para verificar o implante apropriado para o paciente, bem como adequação da dissecção da bolsa.
9. A bolsa é irrigada para remoção de restos de sangue depois que se assegura a hemostasia.
10. Uma vez selecionado, o implante é trazido ao campo e banhado em uma solução de antibiótico ou antisséptico, se desejado.
11. A incisão é novamente limpa com antisséptico imediatamente antes da introdução do implante na bolsa.
12. A posição do implante é ajustada para se garantir altura e orientação adequadas.
13. O procedimento é repetido na parte contralateral.
14. Pequenas diferenças de tamanho da face podem ser compensadas escavando-se a superfície profunda do implante no lado maior para obter projeção correspondente.
15. A posição do implante é novamente ajustada para se obter melhor simetria.
16. É feita a fixação óssea com parafusos na parte inferolateral do maxilar ou inferomedial do zigoma, se necessário ou desejável, evitando-se o seio maxilar.
17. Usa-se fio absorvível para suturar ao fechar a incisão muscular como primeira camada.
18. Obtém-se um fechamento de mucosa impermeável usando-se fio absorvível.

Etapas para Modelagem da Face com Preenchedor

1. Aplica-se gel de anestésico tópico por um intervalo adequado.
2. A pele é limpa com preparação de antisséptico.
3. Avança-se uma agulha longa de calibre 27 G desde a parte inferior da eminência malar até o ponto de máxima projeção e faz-se um *bolus* de depósito supraperiosteal.
4. Sem remover a agulha, faz-se um *bolus* menor imediatamente medial para mesclar o contorno à área malar medial.
5. Faz-se um segundo *bolus* imediatamente lateral para mesclar à transição do arco zigomático e aumentá-la.
6. Esses *bolus* são moldados manualmente para criar uma forma confluente.
7. Realiza-se injeção linear para corrigir o sulco nasojugal e criar leve aumento da área malar medial, conforme a necessidade.
8. A agulha é introduzida na parte inferior do côncavo submalar e usam-se passagens em leque para neutralizar a concavidade.
9. Realizam-se mais injeções em leque perpendicularmente ao eito na etapa 7 para completar a correção submalar.
10. Trata-se a parte contralateral.
11. O paciente é avaliado quanto à simetria com pequeno aumento acrescentado e moldagem realizados conforme a necessidade.
12. Aplicam-se compressas frias.

Leituras Sugeridas

Cohen SR, Fireman E, Hewett S, Saad A. Buccal fat pad augmentation for facial rejuvenation. Plast Reconstr Surg. 2017;139(6):1273e-1276e

Farhadian JA, Bloom BS, Brauer JA. Male aesthetics: A review of facial anatomy and pertinent clinical implications. J Drugs Dermatol. 2015;14(9):1029-1034

Jones D, Murphy DK. Volumizing hyaluronic acid filler for midface volume deficit: 2-year results from a pivotal single-blind randomized controlled study. Dermatol Surg. 2013;39(11):1602-1612

Mills DC, Camp S, Mosser S, Sayeg A, Hurwitz D, Ronel D. Malar augmentation with a polymethylmethacrylate-enhanced filler: Assessment of a 12-month open-label pilot study. Aesthet Surg J. 2013;33(3):421-430

Stern CS, Schreiber JE, Surek CC, et al. Three-dimensional topographic surface changes in response to compartmental volumization of the medial cheek: Defining a malar augmentation zone. Plast Reconstr Surg. 2016;137(5):1401-1408

Terino EO. Implants for male aesthetic surgery. Clin Plast Surg. 1991;18(4):731-749

Terino EO, Edward M. The magic of mid-face three-dimensional contour alterations combining alloplastic and soft tissue suspension technologies. Clin Plast Surg. 2008;35(3):419-450, discussion 417

Yaremchuk MJ. Secondary malar implant surgery. Plast Reconstr Surg. 2008;121(2):620-628

CAPÍTULO 16

Ritidectomia no Homem Moderno: Técnica do *Expert*[a]

Rod J. Rohrich ▪ James M. Stuzin ▪ Phillip Blake Dauwe

Resumo

A evolução da técnica deste autor sênior em ritidectomia masculina nos últimos 20 anos é apresentada neste capítulo. Destacando as diferenças faciais e técnicas entre pacientes do sexo masculino e feminino, foi dada especial atenção à preservação dos folículos pilosos, aos resultados estéticos consistentes e reproduzíveis de uma aparência mais jovem e à redução do risco de hematoma.

Palavras-chave: alopecia, folículos pilosos, hematoma, hipertensão, platismaplastia, seroma, sofrimento da pele, SMAS-ectomia, SMAS-plicatura.

Introdução

A cirurgia plástica se tornou mais popular entre os pacientes do sexo masculino, com mais de 14 milhões de procedimentos estéticos realizados em 2013, um aumento global de 22% desde o ano 2000. Destes, 12.699 foram *liftings* faciais em homens, que representam aproximadamente 10% do total de *liftings* faciais realizados naquele ano.[1] O número de homens que procuram procedimentos estéticos aumentou nas últimas décadas e isto é mais provavelmente resultado do decréscimo no estigma e maior aceitação associada a homens que se submetem a cirurgias estéticas.[2] Embora os pacientes masculinos busquem uma variedade de procedimentos estéticos, observamos aumento significativo na demanda de homens que procuram rejuvenescimento facial, o que provavelmente está alicerçado em um interesse masculino na longevidade, na saúde e no desejo de permanecer ativo no mercado de trabalho. Observamos que o interesse dos pacientes do sexo masculino pelo rejuvenescimento facial está relacionado com o desejo de adiar a aposentadoria, e a manutenção da aparência parece ser importante no prolongamento de uma carreira. Do ponto de vista estético, os homens tipicamente apresentam queixas sobre a aparência envelhecida do pescoço e a linha do maxilar.

Este capítulo delineará cuidadosamente as diferenças óbvias e também as mais sutis entre as características faciais masculinas e femininas, que alteraram significativamente o modo como realizamos o rejuvenescimento facial hoje em dia no paciente masculino. Os princípios básicos gerais do rejuvenescimento facial moderno também são respeitados: eles incluem a recuperação do formato e do contorno facial para uma aparência natural e mais jovial. Ao longo dos últimos 20 anos, aprendemos que o sucesso do rejuvenescimento facial masculino é obtido com a atenção a 8 diferenças principais.[3]

Características Faciais Masculinas Distintivas que Afetam o Rejuvenescimento Facial

1. Pele mais espessa.
2. Sobrancelha mais pesada e mais plana.
3. Padrões do pelo facial.
4. Eminência malar menos proeminente.
5. Atrofia da gordura facial central.
6. Sulcos nasolabiais mais profundos e queda mais proeminente do coxim gorduroso do *jowl*.
7. Flacidez excessiva da pele do pescoço, formação de bandas platismais e flacidez da fáscia cervical.
8. Vascularidade da pele, estabilidade da pressão sanguínea e risco de hematoma.

---

[a] Adaptado de R. Rohrich, J Stuzin, S Ramanadham, C Costa, P Dawe. The modern male rhytidectomy: Lessons learned. Plast Reconstr Surg 2017;139(2):295-307.

Nossa técnica em rejuvenescimento facial masculino evoluiu ao longo de nossas carreiras e representa um produto de análise essencial do paciente e de estudo contínuo do paradigma do envelhecimento facial, particularmente no que diz respeito à comparação entre homens e mulheres.

Nossos objetivos do *lifting* facial masculino incluem os seguintes:

- Recuperação de uma "boa" aparência.
- Suspensão do sistema musculoaponeurótico superficial (SMAS) forte e estável, especialmente no pescoço.
- Melhoria do volume malar profundo e facial central.
- Evitar o aumento da área malar para evitar a feminização.
- Preservação dos padrões do pelo facial.
- Minimização do hematoma pós-operatório.

Avaliação Física e Anatomia

O rosto masculino envelhece diferentemente do rosto feminino, e assim sendo, o rejuvenescimento do rosto masculino precisa ser abordado de modo diferente com base nas 8 diferenças principais[3] (**Tabela 16.1; Fig. 16.1**).

Espessura da Pele

Os homens têm a pele mais espessa, o que, no contexto da atrofia da gordura central, pode levar ao aprofundamento exagerado do sulco nasolabial, migração inferior da junção pálpebra-bochecha e *jowls*. A dissecção subcutânea nos homens tende a ser mais fibrosa, mas usualmente produz um retalho mais vascularizado, menos propenso à congestão venosa e que preserva os folículos pilosos faciais. O retalho cutâneo é dissecado até a região malar e anterior aos ligamentos cutâneos massetéricos. Observamos, frequentemente, uma recuperação mais rápida em pacientes do sexo masculino, o que, em parte, pode ser atribuído à sua pele mais espessa e mais vascularizada.

Posição da Sobrancelha

A sobrancelha masculina é mais pesada, mais plana e menos tolerante à alteração cirúrgica do que a sobrancelha feminina. Na elevação da sobrancelha, a correção excessiva pode levar à melhor posição da sobrancelha em longo prazo; entretanto, isto é mal tolerado pelos pacientes masculinos em decorrência da propensão a

Tabela 16.1. Características do rosto envelhecido do homem e da mulher

Homens	Mulheres	Modificação da técnica
Pele mais espessa	Pele mais fina	Descolamento mais amplo e suspensão do SMAS mais agressiva
Sobrancelha mais proeminente; mais plana, mais pesada e mais baixa	Menos proeminência da sobrancelha, sobrancelha mais fina e arqueada com elevação lateral	Menos alteração na sobrancelha, menos invasiva (endoscópica), se realizada
Pele facial com pelos	Pele facial sem pelos	Retalhos da pele mais espessos, incisão intratragal, evitar incisões no escalpo temporal com pelos
Eminência malar menos proeminente	Eminência malar mais proeminente	Aumento do volume lateral menos alto com enxerto de gordura, suspensão do SMAS e restauração do retalho cutâneo
Atrofia da gordura da face central	Atrofia da gordura da face central e lateral	Aumento preferencial de gordura do compartimento de gordura malar profundo
Sulcos nasolabiais mais profundos e *jowls* excessivos	Sulcos nasolabiais e *jowls* mais superficiais	Descolamento subcutâneo realizado além do sulco, enxerto de gordura para o compartimento de gordura nasolabial profundo e liberação do ligamento cutâneo mandibular
Mais flacidez na pele do pescoço e bandas platismais mediais mais fortes	Menos flacidez na pele do pescoço, bandas platismais mediais mais finas	Incisão submental em todos os pacientes do sexo masculino, suspensão lateral mais rígida para abordar tecidos mais pesados e mais flácidos
Vascularidade aumentada da pele facial e risco de hematoma (ver a seção Manejo das Complicações)	Risco mais baixo de hematoma	Anestesia normotensiva, controle de hipertensão perioperatória, hemostasia mais agressiva

Abreviação: SMAS, sistema musculoaponeurótico superficial.
Fonte: Adaptado de RJ Rohrich, JM Stuzin, S Ramanadham, C Costa, PB Dauwe. The modern male rhytidectomy: Lessons learned. Plast Reconstr Surg. 2017;139(2):295-307.

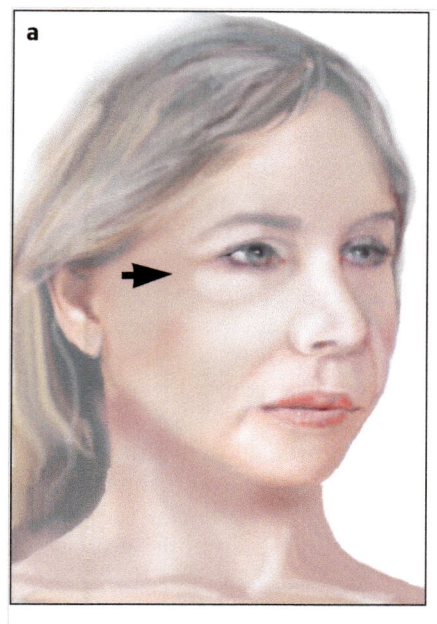

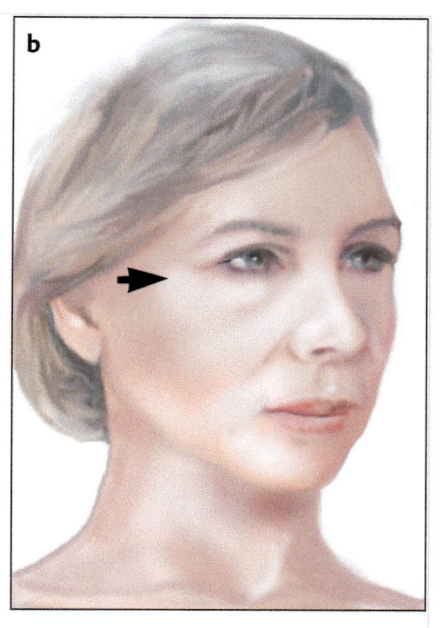

Capítulo 16
Ritidectomia no Homem Moderno: Técnica do *Expert*

Fig. 16.1 (a,b) Rosto feminino pré-operatoriamente e 1,5 ano pós-operatoriamente depois de *lifting* estendido do SMAS. **(c,d)** Rosto masculino pré-operatoriamente e 1 ano pós-operatoriamente com empilhamento do SMAS e aumento do compartimento de gordura até a proeminência malar somente para manter a aparência masculina. As setas indicam o ponto mais saliente da proeminência malar.

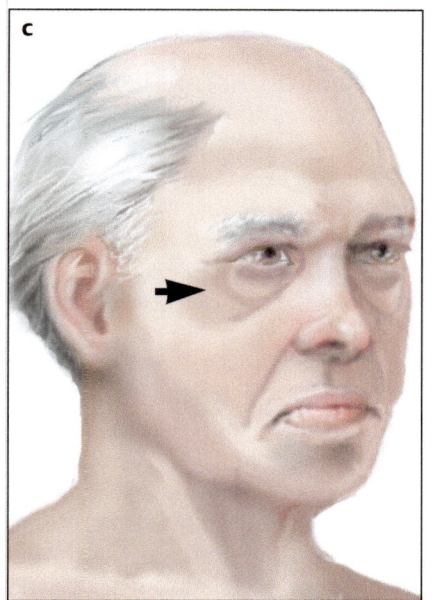

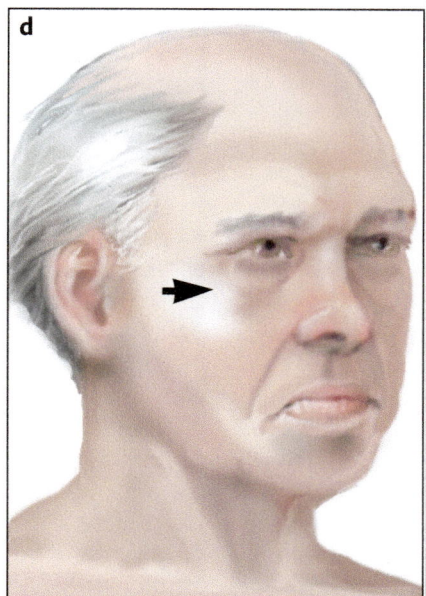

feminizar e criar uma aparência artificial. Por esta razão, a elevação da sobrancelha atualmente é realizada com menos frequência (10% dos homens *vs.* 30% das mulheres) e, quando realizada, é usada uma técnica menos invasiva (excisão endoscópica ou temporal isoladamente).

Padrões dos Pelos Faciais

O desenho da incisão na ritidectomia masculina é guiado principalmente pelos padrões de pele com pelos e foi modificado a partir de técnicas usadas em mulheres por muitos cirurgiões.[4] O posicionamento pré-auricular da incisão é determinado pela qualidade da pele pré-tragal e tendência de o fechamento everter o trago.[5] As incisões intratragais são preferidas pelos dois autores seniores, pois a combinação das cores é melhor – a incisão pré-auricular frequentemente causa uma transição abrupta entre a pele rosada da bochecha e a pele pálida da orelha (**Fig. 16.2**).

Em termos da barba, J.M.S. pede que os pacientes não se barbeiem por 48 horas pré-operatoriamente, e os folículos pilosos que são reposicionados sobre a cartilagem tragal são ressecados antes da inserção do retalho. A cicatriz pré-tragal tem sido popular no *lifting* facial masculino, já que evita que seja trazida pele com pelos até a orelha e é mais simples de desenhar e inserir, mas tem a desvantagem da visibilidade. Embora tenham sido empregados esforços para reduzir a visibilidade da cicatriz pré-tragal,[6] nossa preferên-

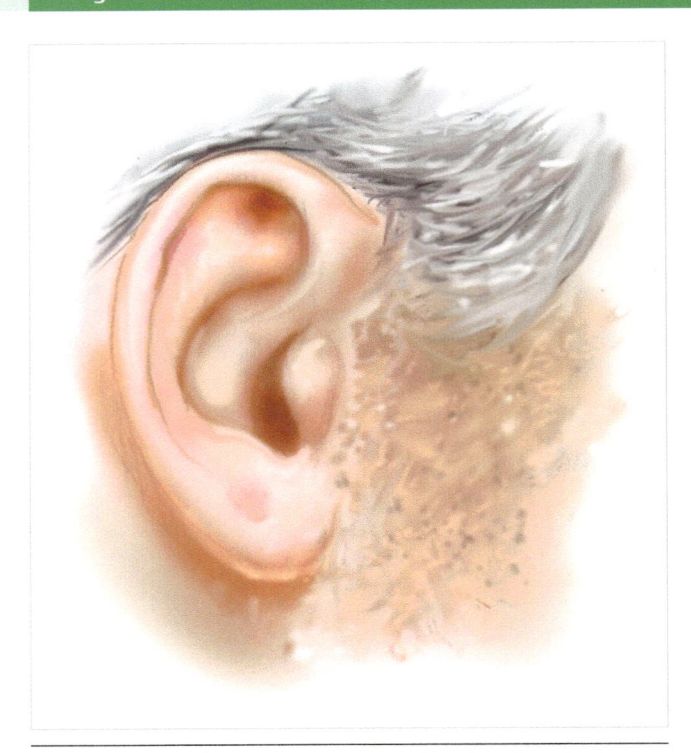

Fig. 16.2 Discrepância na cor e textura da pele pré-auricular e tragal.

cia é evitá-la inteiramente. Além do mais, é dedicada atenção particular para evitar puxar a pele com pelos do pescoço até a região posterior da orelha, pois pode resultar em má aparência e ser difícil de barbear. Para evitar isso, a incisão pós-auricular deve ser feita no sulco pós-auricular e afastada da cartilagem conchal, conforme descrito anteriormente por Baker et al.[2] No entanto, não deve estar localizada sobre a pele da mastoide, pois isso pode ocasionar cicatrização visível em pacientes com cabelos curtos. Este padrão de incisão contrasta com a técnica do autor sênior em mulheres, nas quais a incisão pós-auricular é feita 2 mm na cartilagem conchal posterior.

A incisão temporal na linha do couro cabeludo é preferida por J.M.S. em homens e deve ser tomado cuidado para evitar excesso de tensão no couro cabeludo, para uma incisão apropriada no cabelo e fechamento preciso, uma vez que muitos homens possuem uma linha do cabelo fina e usam seu cabelo curto. R.J.R. prefere uma extensão anterior curvilínea abaixo da costeleta a partir da raiz da hélice superior. Essa cicatriz é bem tolerada e permite a excisão de pele redundante, evita o deslocamento da linha do cabelo temporal anterior e evita alopecia na região das têmporas.

Em 2004, Jones e Grover[7] demonstraram menos alopecia temporal quando era injetada anestesia tumescente subcutaneamente antes da dissecção (7,4% vs. 0,4%, $p = 0,006$). Foram descritas modificações por Guyuron et al.[8] em 2005 e 2007 para manter a forma da costeleta e encorajar o crescimento do cabelo através da cicatriz.[9]

Eminência Malar Mais Baixa e Menos Proeminente

A estrutura esquelética ideal do rosto feminino é em geral caracterizada pela região superior da face mais larga com os destaques malares superiormente posicionados sobre a eminência zigomática, produzindo a forma de um "ovo invertido" na maioria dos rostos femininos ideais. O esqueleto facial de um homem é mais largo na parte inferior da face e menos acentuado volumetricamente na região malar. Os destaques malares masculinos são tipicamente levemente mais mediais, inferiores e menos projetados quando comparados com a projeção malar lateral alta observada nas mulheres.

Assim sendo, se for realizado aumento alto e lateral da bochecha, o resultado pode ser feminizante. Por esta razão, o aumento no volume é focado centralmente e evitado superolateralmente. Tipicamente, em mulheres, o empilhamento do SMAS (J.M.S.) é alto ao longo da eminência malar lateral para recuperar os destaques malares laterais. Em homens, preferimos não acrescentar volume a esta região e, em vez disso, concentrar o reposicionamento do volume (SMAS) na lateral da bochecha e região central da face, ambas as áreas típicas de deflação nos homens.

Os homens se beneficiam de um reposicionamento oblíquo do SMAS, o que proporciona maior controle na melhora do *jowl* e do pescoço. Como o SMAS é mais espesso e usualmente mais substancial do que nas mulheres, ele tipicamente fornece um excelente material para fixação em termos do reposicionamento da gordura facial. Embora a SMAS-plicatura seja um procedimento consagrado em *lifting* facial, J.M.S. é de opinião que a plicatura é de utilidade limitada nos homens, uma vez que os tecidos são pesados e geralmente o grau de flacidez é grande ao longo da linha da mandíbula e pescoço. R.J.R. prefere a SMAS-plicatura para o reposicionamento da gordura facial, enquanto J.M.S. utiliza a dissecção estendida do SMAS. A questão importante é fixar o SMAS com segurança, e a utilização de múltiplas suturas interrompidas para melhorar a fixação parece oferecer maior controle na recuperação do formato facial nos homens (ver Exemplos de Casos).

Atrofia da Gordura Facial Central

O envelhecimento da face masculina é caracterizado pela perda desproporcional do volume facial central como consequência de atrofia da gordura malar profunda. Isso leva à deflação da face média e flacidez da pele no sulco nasolabial e *jowl*. Para corrigir isso, o aumento da gordura é focado nos compartimentos de gordura malar profunda. Também enfatizamos a quantidade relativamente maior de enxerto de gordura que os homens requeriam para atingir melhora volumétrica, geralmente sendo aproximadamente 30% a 40% mais gordura do que nas mulheres. Por esta razão, os compartimentos de gordura malar profunda são preferencialmente injetados com mais gordura do que em pacientes do sexo feminino.[10] Isso resulta em correção do esvaziamento do terço médio da face e evita a feminização que é vista com o aumento da gordura lateral sobre as proeminências malares.

Sulcos Nasolabiais Mais Profundos e Jowls Excessivos

A propensão para atrofia da gordura na região central da face, combinada com a pele mais espessa e mais pesada, concede aos homens sulcos nasolabiais mais profundos e jowls exagerados cuja abordagem requer suspensão mais vigorosa. Para suprimir eficientemente essas áreas, enxertamos gordura nos compartimentos de gordura nasolabial profunda e malar profunda e utilizamos a porção malar do SMAS para ressuspender a porção anterior da bochecha para melhorar a profundidade do sulco nasolabial. Se o jowl for significativo, liberamos os fortes ligamentos mandibulares cutâneos por meio da dissecção da bochecha ou pela incisão submental.

Flacidez Excessiva da Pele do Pescoço e Bandas Platismais

Frequentemente o aspecto mais importante de um lifting facial em homens é o contorno cervical, e o pescoço masculino envelhecido é caracterizado por mais flacidez da pele, pele mais espessa e mais pesada e fortes bandas platismais mediais. Esta é com frequência uma área que os pacientes masculinos solicitarão que seja tratada especificamente em razão de problemas para se barbear e a interferência no uso de camisas. A vasta maioria dos pacientes do sexo masculino se beneficia da precisão adicional de uma abordagem anterior do pescoço (> 95%) para tratar apropriadamente a flacidez da fáscia cervical, ressecar a gordura pré-platismal e, frequentemente, subplatismal e auxiliar no descolamento adequado da pele para tratar a flacidez excessiva da pele.

A abertura da região anterior do pescoço no paciente masculino é frequentemente intimidadora, já que esta frequentemente é uma dissecção muito vascular e, portanto, requer o emprego de muito tempo para assegurar a hemostasia adequada. A flacidez do platisma usualmente é maior em homens, requerendo suturas de plicatura adicionais e uma transecção muscular inferior mais longa para assegurar a liberação. Depois de concluir a transecção parcial, a plicatura do platisma deve ser reinspecionada para assegurar que o músculo não tenha afrouxado e frequentemente são necessárias suturas de plicatura adicionais do platisma para assegurar a reconstrução acurada do ângulo cervicomental e proporcionar uma definição clara da borda mandibular.

Uma suspensão da janela platisma lateral é sempre realizada, e frequentemente é suspendida mais de modo mais rígido do que nas mulheres para acentuar o ângulo da mandíbula e o ângulo cervicomental. Isto geralmente é suficiente, mas caso seja necessária mais suspensão, uma sutura abrangente é feita desde a região submental até a fáscia mastoide.

Passos para o Lifting Facial em Homens

As incisões são marcadas antes da infiltração[3] (**Fig. 16.3**). O pescoço e cada lado da face é injetado com 200 cc de solução subcutânea consistindo na concentração de epinefrina 1:400.000 (50 cc mais por sítio do que nas pacientes do sexo feminino).[11]

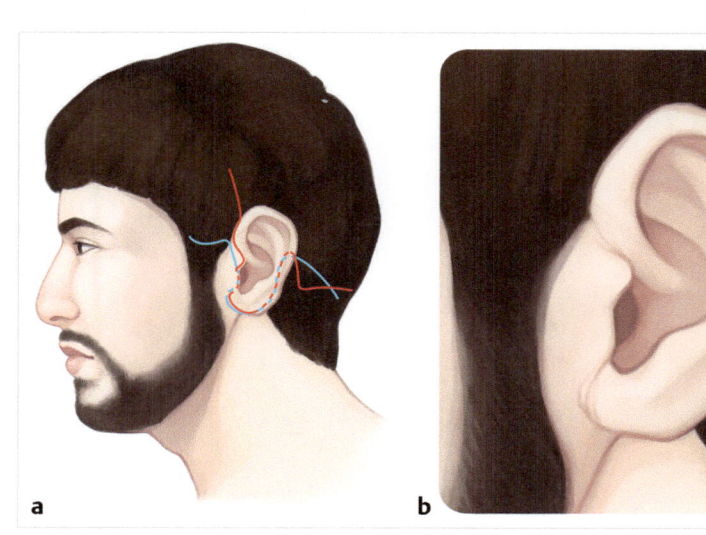

Fig. 16.3 A incisão intratragal é preferida na maioria dos homens para uma combinação ideal da cor com a pele pré-auricular mais espessa. (**a**) Incisão para ritidectomia masculina. Linha azul, linha do cabelo infratemporal (R.J.R.); linha vermelha, cabelo temporal (J.M.S.). (**b**) Incisão de ritidectomia masculina cicatrizada.

Nós quase sempre realizamos uma platismaplastia por meio de abordagem anterior (> 95%) em homens. Uma incisão submental é feita caudal ao sulco submental. A gordura pré-platismal e, quando apropriado, a gordura pós-platismal é removida. O platisma é então plicado na linha média desde o submento até depois do hioide. Após a plicatura, é realizada a transecção do platisma medial. Isso divide as bandas platismais e permite a reconstrução precisa do ângulo cervicomental.

A extensão superior da incisão da pele pode ser variada para terminar na raiz da hélice e se estender anteriormente (perpendicular à incisão pré-auricular) ao longo da linha do cabelo infratemporal (R.J.R.) ou se estendendo até o cabelo temporal (J.M.S.). A incisão segue a curva da raiz da hélice e respeita a subunidade retangular do trago. Para camuflar uma incisão tragal, o trago deve ter um começo visual onde ele encontra a raiz helicoidal e um término visual onde ele encontra a incisura (**Fig. 16.3a,b**). O vetor do reposicionamento do retalho da pele deve ser decidido pré-operatoriamente, já que o reposicionamento vertical demanda uma incisão na linha infratemporal anterior do couro cabeludo. Se for utilizada incisão na região temporal do cabelo o retalho cutâneo deve ser reposicionado obliquamente para evitar elevar as costeletas. As incisões dentro do cabelo são biseladas para minimizar alopecia, e a incisão inferior se estende em torno da raiz do lóbulo e à volta do contorno da cartilagem conchal. A incisão pós-auricular é desenhada no sulco pós-auricular, com especial atenção para não mudar a incisão superiormente até a concha para evitar puxar a pele com pelos até a orelha. A incisão pós-auricular é feita através da pele do mastoide até a linha do couro cabeludo, e então dependendo do quanto de pele deve ser removida, se estende o quanto for necessário até o couro cabeludo pós-auricular para melhor camuflagem da cicatriz (**Fig. 16.3a**).[3]

Os retalhos de pele são criados mais espessos do que os retalhos da pele feminina para manter a viabilidade dos folículos pilosos na bochecha e no pescoço. A profundidade do descolamento da pele também depende da técnica de suspensão do SMAS. Se for planejada uma dissecção sub-SMAS, então será benéfico deixar o máximo possível de gordura no SMAS superficial para garantir uma camada resistente para dar sustentação. Se for planejada plicatura do SMAS, os retalhos de pele podem ser dissecados mais espessos, e a camada do SMAS tolera isso bem, já que geralmente é mais espessa do que nas mulheres. Em ambas as técnicas, plicatura do SMAS e SMAS estendido, a pele deve ser descolada até além da proeminência malar, mas limitada sobre a cavidade bucal para manter a integridade das conexões pele-SMAS[3] (**Fig. 16.4**). Isso permite que a porção média da bochecha e o *jowl* sejam elevados por meio da suspensão do SMAS em vez de pelo reposicionamento do retalho de pele.

Na técnica de plicatura do SMAS, a plicatura é feita desde a proeminência malar até o ângulo mandibular paralelo ao sulco nasolabial.[12] Na maioria das faces masculinas é realizada uma SMASectomia e plicatura, mas em pacientes com os tecidos moles finos, é preferível uma técnica de empilhamento do SMAS[3,12] (**Fig. 16.4, Fig. 16.5**). O SMAS recebe uma incisão ao longo das duas linhas do padrão marcado, e em vez de fazer a excisão deste tecido, a margem do SMAS em cada lado é plicada sobre esta "ilha" de tecido. O SMAS é suspendido com suturas permanentes interrompidas sepultadas em um vetor perpendicular ao sulco nasolabial. Isto suspende o tecido mole da prega nasolabial, a comissura oral e o *jowl*. A suspensão é então realizada no pescoço com a utilização da técnica da janela platismal.[13] A incisão é marcada com a extensão de um dedo abaixo da mandíbula ao longo da borda posterior do platisma. Uma incisão de 2 cm é então criada, e o platisma é suspendido na mastoide com suturas permanentes.

A dissecção entendida do SMAS é planejada para reposicionar a gordura facial do terço médio da face,

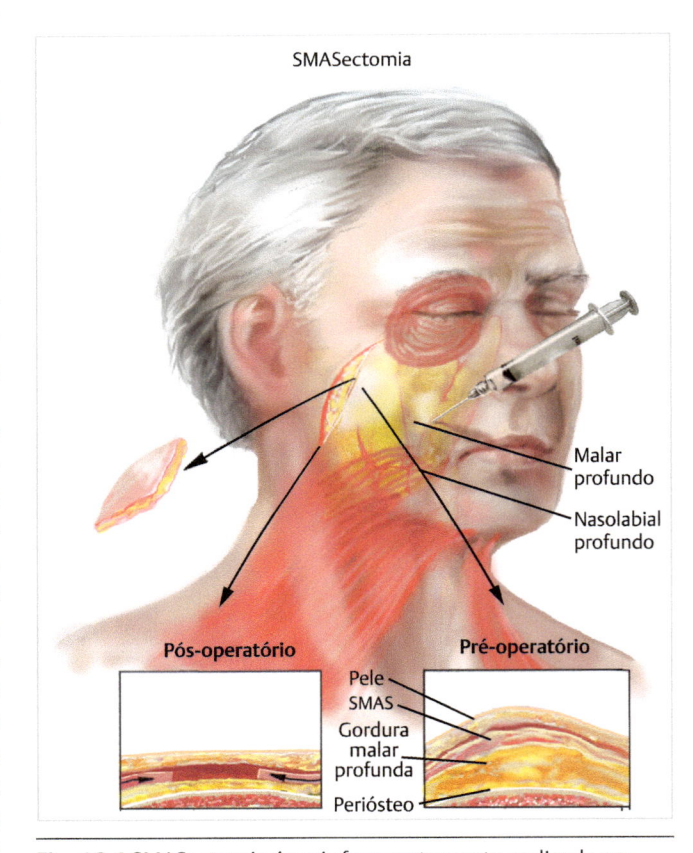

Fig. 16.4 SMASectomia é mais frequentemente realizada em homens para evitar o aumento do malar alto. O enxerto de gordura é feito centralmente e profundo para recuperar o volume facial e evitar feminização.

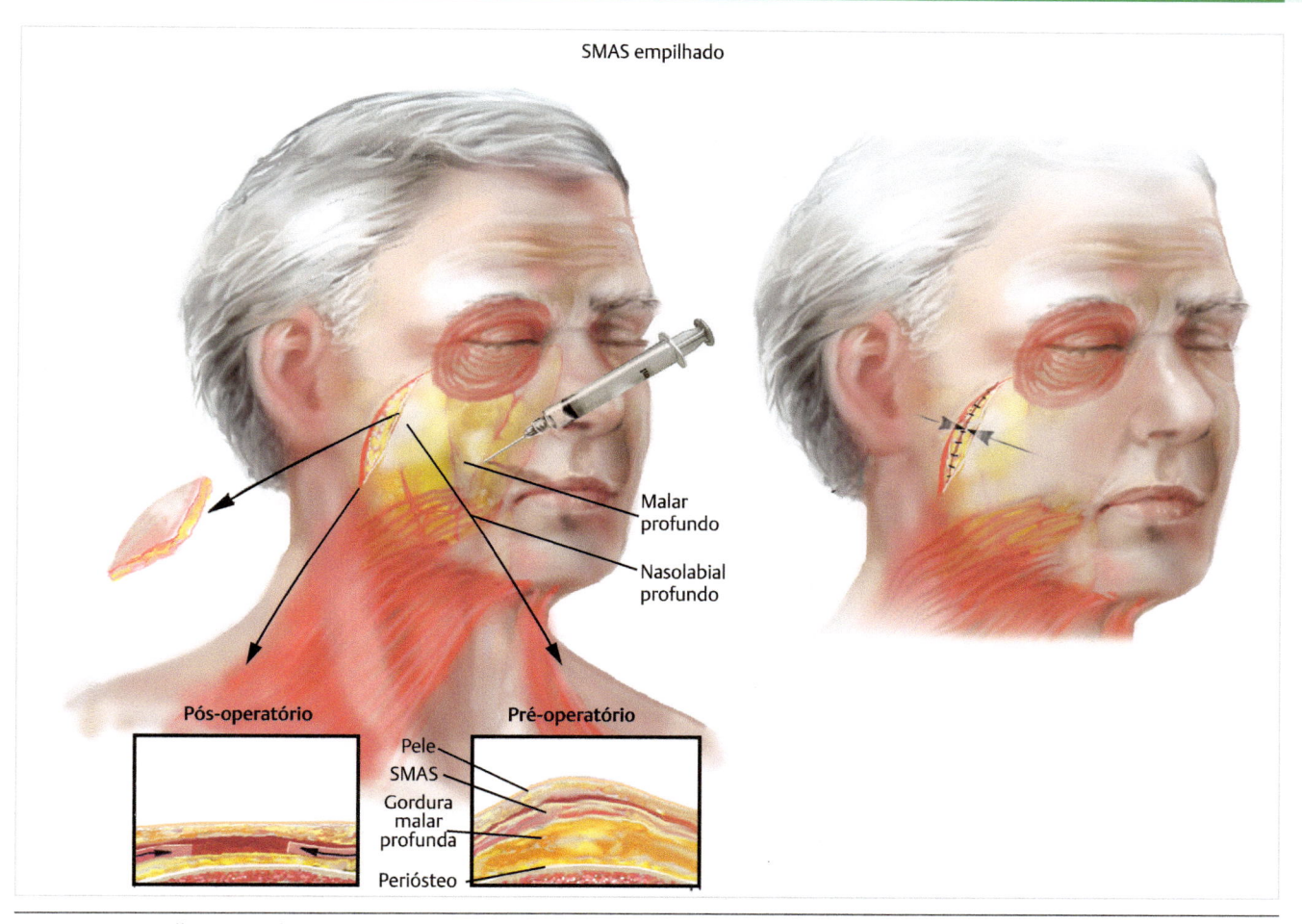

Capítulo 16
Ritidectomia no Homem Moderno: Técnica do *Expert*

Fig. 16.5 O empilhamento do SMAS é realizado com menos frequência em homens, mas pode preservar o volume na face masculina fina. O enxerto de gordura profunda central oferece equilíbrio volumétrico na face e evita o aumento malar diferencial.

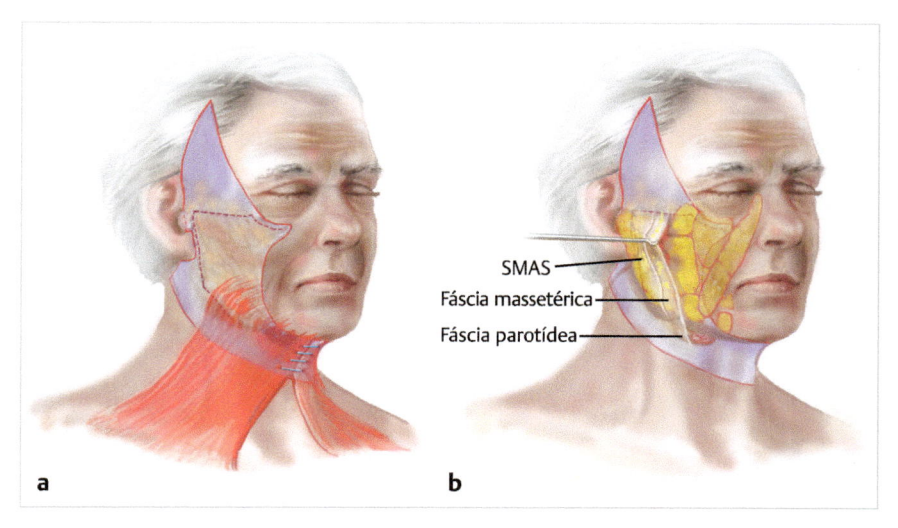

Fig. 16.6 (a,b) Desenho de dissecção estendida do SMAS. A elevação da pele da bochecha é limitada sobre a reentrância bucal para manter a integridade das conexões pele-SMAS. Isso permite que a pele da bochecha e *jowl* sejam elevados pela suspensão do SMAS em vez de pelo reposicionamento da pele.

bochecha e *jowl* por meio da suspensão do SMAS e não pelo reposicionamento do retalho de pele.[14] Para atingir este objetivo, o SMAS deve ser completamente liberado dos fortes ligamentos retentores zigomáticos e massetéricos. O SMAS é incisado transversalmente 1 cm caudal ao arco zigomático, depois disso sobre o corpo zigomático a incisão se estende obliquamente em direção ao canto lateral. Na região orbital lateral, a incisão é angulada a 90° inferiormente em direção ao aspecto superior do sulco nasolabial[3] (**Fig. 16.6**). O SMAS pré-auricular é incisado verticalmente e segue a borda posterior do platisma até 5 a 6 cm abaixo

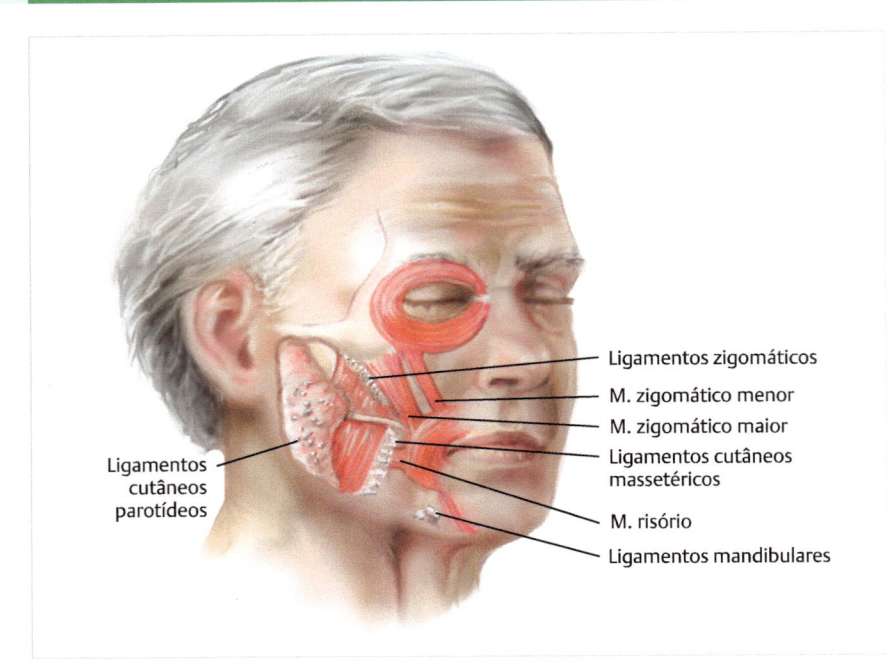

Fig. 16.7 Para obter a mobilidade da bochecha e *jowl* em uma dissecção estendida do SMAS, o SMAS deve ser mobilizado periférico aos ligamentos retentores. Eles consistem em ligamentos cutâneos zigomáticos, cutâneos massetéricos e cutâneos parotídeos.

da mandíbula. O SMAS é dissecado da parótida, o que pode ser feito com a segurança de que os ramos do nervo facial estão protegidos. À medida que a dissecção prossegue anterior à parótida, o SMAS se divide para envolver os elevadores do lábio superior. Esta dissecção anterior libera o SMAS dos ligamentos retentores zigomáticos e massetéricos ao longo da borda lateral do zigomático maior e permite o movimento da comissura oral e *jowl* anterior (**Fig. 16.7**).[3] Frequentemente, após a dissecção estendida do SMAS, o tecido mole lateral ao sulco nasolabial permanece restringido. Para liberar este tecido mole, a dissecção do SMAS é realizada medialmente e superficial ao zigomático maior e menor, mas profundamente ao coxim de gordura malar (**Fig. 16.8**).[3] Depois que isso é obtido, o SMAS é suspendido em um vetor superolateral e fixado ao periósteo zigomático com suturas interrompidas (**Fig. 16.9**).[3] O excesso de SMAS é rodado para baixo e usado para reforçar a fixação do SMAS. Para evitar o aumento do malar em pacientes do sexo masculino, o excesso do SMAS pode ser achatado com a adição de suturas de fixação interrompidas. O SMAS pré-auricular é então incisado, transposto em torno do lóbulo e fixado à fáscia da mastoide para proporcionar definição no pescoço. O platisma e o SMAS são então fixados com múltiplas suturas interrompidas.

Depois do fechamento da pele, a gordura é coletada da região medial das coxas com a utilização de uma seringa de 10cc e uma cânula de coleta de 3 mm. O aspirado é centrifugado, isolado e injetado nos compartimentos de gordura malar profunda bilateralmente com o uso de seringas de 1cc. Aproximadamente 10 a 12 cc de gordura amarela saudável são distribuídos para dentro dos dois compartimentos de gordura facial central

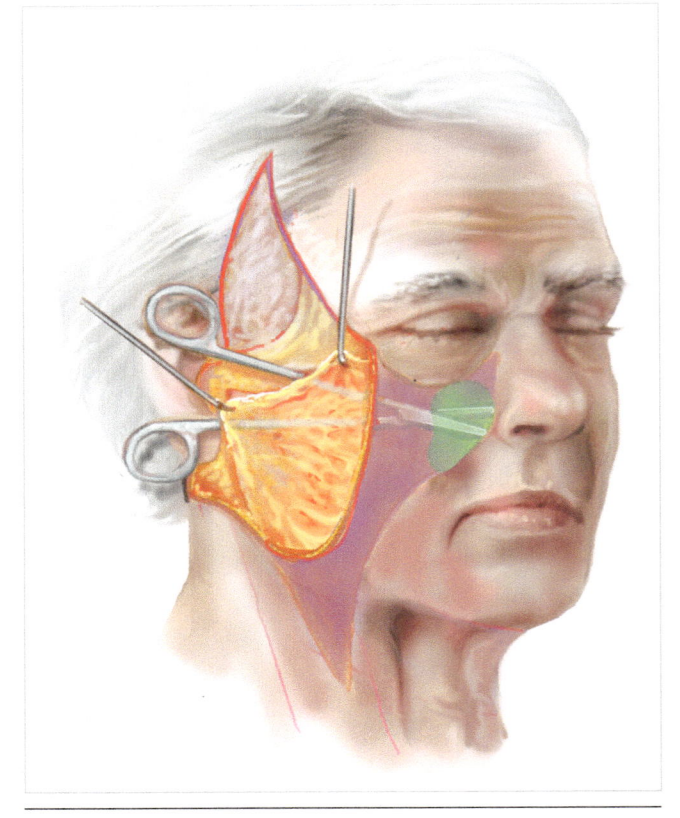

Fig. 16.8 A dissecção entre o compartimento malar e os elevadores do lábio superior pode oferecer mais mobilidade no tecido mole do sulco nasolabial lateral.

profunda: 5 6 cc no sulco nasolabial profundo (**1a** na **Fig. 16.10**),[3] 6cc na região malar profunda (**1b** na **Fig. 16.10**), enquanto os compartimentos malar superficial

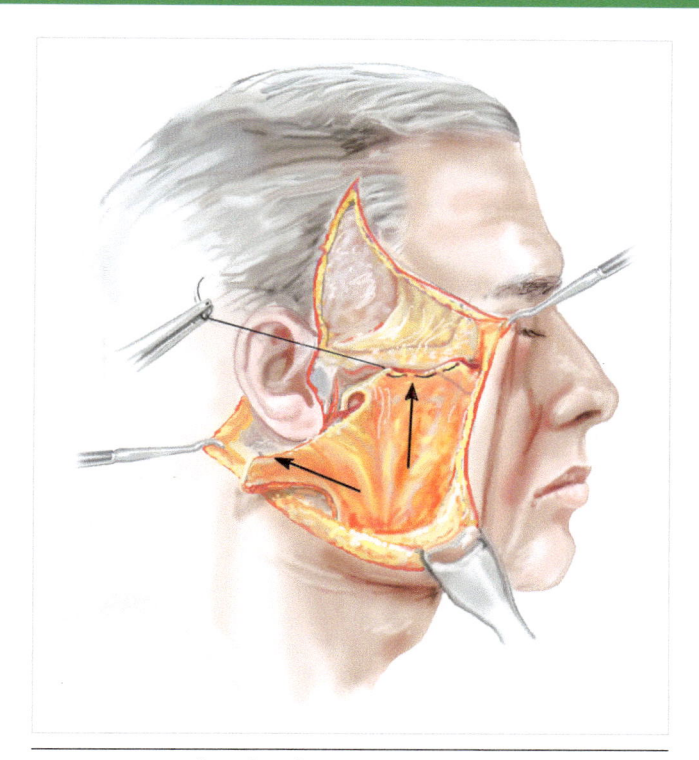

Fig. 16.9 Os retalhos de pele no pescoço e na bochecha são suspendidos em um vetor preponderantemente lateral ou oblíquo na bochecha, e a pele do pescoço é suspendida em um vetor mais superior. A pele é reposicionada sem tensão, suturas-chave são realizadas e a pele é excisada. Na bochecha é removida menos pele que no pescoço, o que ajuda a manter a posição das costeletas.

1a Nasolabial profundo
1b Malar profundo
2a Malar superficial alto
2b Malar superficial médio

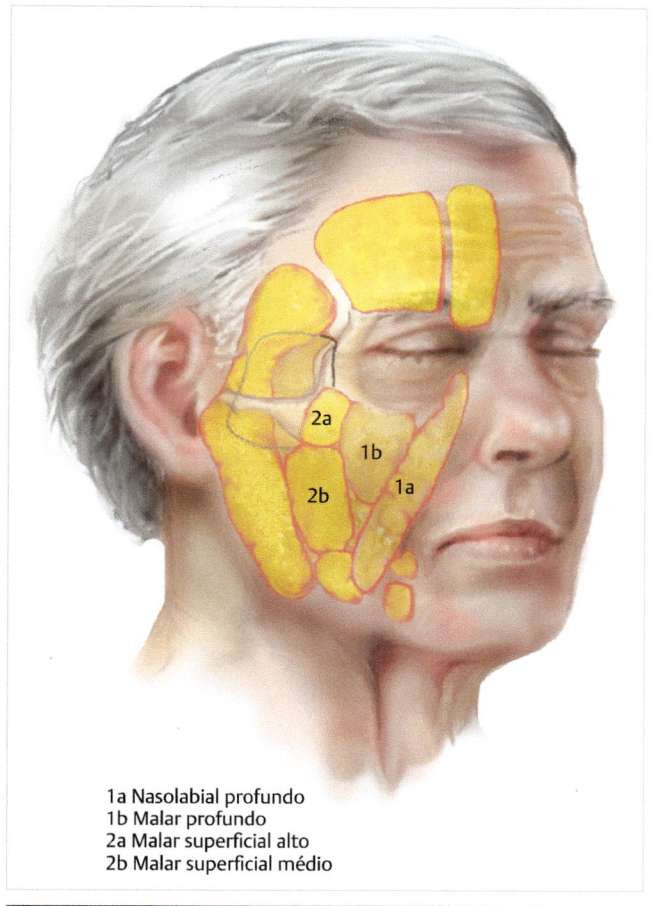

Fig. 16.10 Compartimentos de gordura facial.

alto (**2a** na **Fig. 16.10**) e malar superficial médio (**2b** na **Fig. 16.10**) são evitados.

Drenos são colocados bilateralmente e trazidos através de uma incisão separada na região occipital do couro cabeludo. Acreditamos que os drenos são talvez mais importantes nos homens, e usualmente são mantidos por mais tempo (até 5-7 dias), dependendo da quantidade de drenagem e da aderência do tecido.

Protocolo para Pressão Arterial

Os pacientes recebem anestesia geral endotraqueal por R.J.R. e sedação intravenosa exclusivamente por J.M.S. As medicações do paciente são revisadas, e anticoagulantes ou terapia antiplaquetária são suspendidos pré-operatoriamente e evitados por 1 semana, pós-operatoriamente. Os pacientes com uma história prévia de hipertensão foram todos instruídos a continuar em casa seu regime anti-hipertensivo no período perioperatório. A única exceção é o uso de diuréticos, os quais foram interrompidos durante este período. Todos os pacientes do sexo masculino receberam um adesivo transdérmico com clonidina 0,2 mg/d ou 0,3 mg por via oral pré-operatoriamente para reduzir a flutuação na pressão arterial pós-operatória.[15,16] Isso difere do adesivo com 0,1 mg/d usado em mulheres. Intraoperatoriamente, as concentrações de agentes de inalação em combinação com labetalol ou hidralazina foram usadas para tratar episódios agudos de hipertensão.[3,16]

Cuidados Pós-Operatórios

Medidas deliberadas foram tomadas para minimizar hematomas nesta população de pacientes. Ataduras compressivas na cabeça e no pescoço são colocadas no bloco cirúrgico e os drenos são colocados para sucção. Os pacientes são observados por 1 a 2 dias pós-operatoriamente para controle de dor, náusea e pressão arterial. Todos os pacientes são tratados com adesivo transdérmico com clonidina 0,2 mg/d, que é colocado na área de espera do pré-operatório e removido antes da alta. Os drenos geralmente são removidos no primeiro ou segundo dia pós-operatório, mas já permaneceram colocados por 5 a 7 dias, dependendo da quantidade drenada. Depois da alta, os pacientes também são encorajados a evitar drogas vasoativas (isto é, Viagra, Cialis) e atividade física extenuante, incluindo atividade sexual, por 4 semanas pós-operatoriamente. As suturas são removidas entre 5 e 7 dias.

Manejo de Complicações

Vascularidade da Pele, Estabilidade da Pressão Arterial e Risco de Hematoma

A diferença mais amplamente conhecida na ritidectomia em homens é o índice mais elevado de hematoma pós-operatório, o que os autores atribuíram à natureza mais espessa e mais vascularizada da pele facial masculina. A pele facial masculina revelou em estudos de fluxometria por laser Doppler ter fluxo sanguíneo 56% mais alto que as mulheres e é atribuído a um número mais elevado de microvasos perfundindo a pele facial masculina.[17] Isso já era clinicamente aparente há muito tempo em razão do número aumentado de hematomas pós-operatórios na ritidectomia em homens.[18] Uma revisão da literatura feita em 2005 encontrou uma taxa global de hematoma de 1,9% (n = 6.522 pacientes) e taxa de hematoma em homens de 13,7% (n = 262 pacientes).[19] Nossa revisão atualizada da literatura revela uma taxa de hematoma masculino de 7,7% a 12,9% (**Tabela 16.2**).

Um estudo tripartido publicado por Baker *et al.*[2] documentou uma queda acentuada na frequência de hematomas pós-ritidectomia nas quatro últimas décadas.[19] Isto é atribuído ao diagnóstico e manejo adequado da hipertensão, à adição de técnicas tumescentes e à atenção à hemostasia intraoperatória. Outros autores como Feldman tiveram sucesso ao modificar sua técnica no interesse de reduzir os hematomas.[20] Foi demonstrado que outros fatores também aumentam as taxas de hematoma em cirurgia de *lifting* facial.[21,23]

Os hematomas são atribuídos à maior vascularidade da pele facial e à labilidade da pressão arterial perioperatória. Os hematomas geralmente são descobertos no dia 0 ou no 1º dia pós-operatório, e são todos tratados na sala de cirurgia.

Um grande contribuinte para nossa baixa taxa de hematomas é nosso protocolo de anestesia.[16] Nosso protocolo se afastou da anestesia hipotensiva nas duas últimas décadas e reduziu significativamente o número de hematomas em nossos pacientes. No entanto, apesar do nosso protocolo de anestesia normotensiva, ocorrem alterações significativas na pressão arterial (hipotensivas ou hipertensivas). Nossos anestesistas focam no controle agressivo da pressão arterial perioperatória com atenção à prevenção de eventos que possam causar hipertensão aguda (ou seja, vômito pós-operatório).[24] Estes episódios são manejados com eficiência principalmente com alteração da concentração de agentes inalantes e tratados adicionalmente com labetalol ou hidralazina intravenosa (hipertensão) ou pequenos bolos de efedrina ou Neo-Sinefrina (hipotensão). A teoria por trás da anestesia normotensiva é evitar "mascarar" potenciais sítios de sangramento, de modo que vasos rompidos possam ser cauterizados. Já foi documentado sangramento tardio de lesão vascular não detectada.[25] Embora não seja significativo, suspeitamos que a redução de hematomas na última metade do período de estudo seja resultado do nosso novo protocolo para anestesia.

O outro fator importante na redução da taxa de hematomas em homens é o tempo intraoperatório investido na hemostasia. Sempre preferimos esperar até que o efeito da epinefrina tenha passado antes de fechar, além de fazermos uma segunda verificação por meio da incisão submental para garantir que o pescoço esteja seguramente seco. Embora possa parecer óbvio, quanto maior a diligência na hemostasia intraoperatória, mais baixa a taxa de hematoma pós-operatório (**Tabela 16.3**).

Distorção dos Padrões dos Pelos Faciais

No que diz respeito à distorção dos padrões dos pelos faciais, o desenho da incisão é primordial. Se o cirurgião seguir atentamente os elementos descritos do desenho da incisão, a excisão das costeletas, o deslocamento da linha temporal do couro cabeludo e o recrutamento de pele com pelos até a orelha podem ser evitados. A quantidade de pele pré-auricular removida é mínima quando comparada com a excisão pós-auricular, e isto se dá principalmente por causa do movimento relativamente pequeno na face se comparado ao movimento do pescoço em homens. Se o recrutamento de pelos até a orelha não puder ser evitado, os folículos podem ser excisados abaixo da superfície do retalho intraoperatoriamente, ou o paciente pode ser tratado com eletrólise pós-operatoriamente.

Tabela 16.2. Taxas de hematoma em pacientes do sexo masculino *versus* feminino

Autor/ano	Taxas em homens (%)	Taxas em mulheres (%)
Pitanguy *et al.* 1972[18]	7,7	5,5
Baker *et al.* 1977[2]	8,7	3
Lawson 1993	9,6	–
Grover *et al.* 2001[22]	12,9	4,2
Abboushi *et al.* 2012[21]	11,7	3,9
Rohrich *et al.* 2017[3]	6	–

Fonte: Adaptado de RJ Rohrich, JM Stuzin, S Ramanadham, C Costa, PB Dauwe. The modern male rhytidectomy: Lessons learned. Plast Reconstr Surg. 2017;139(2):295-307.

Tabela 16.3. Fatores contribuintes para hematoma pós-operatório em *liftings* faciais

Fatores contribuintes	Autor/ano	Valor p	Nível de evidência
Hipertensão	Baker et al. 2005[19]	NA	3
	Abboushi et al. 2012[21]	0,017	3
	Grover et al. 2001[22]	0,02	3
Heparina perioperatória	Abboushi et al. 2012[21]	0,002	3
	Grover et al. 2001[22]	0,04	3
Gênero masculino	Abboushi et al. 2012[21]	0,003	3
Idade > 55	Abboushi et al. 2012[21]	0,024	3
BMI acima de 35	Abboushi et al. 2012[21]	0,024	3

Abreviação: BMI, índice de massa corporal; NA, não disponível.
Fonte: Adaptado de RJ Rohrich, JM Stuzin, S Ramanadham, C Costa, PB Dauwe. The modern male rhytidectomy: Lessons learned. Plast Reconstr Surg. 2017;139(2):295-307.

Exemplos de Casos

Caso nº 1: SMASectomia e Plicatura com Aumento da Gordura Malar Profunda (Fig. 16.11).

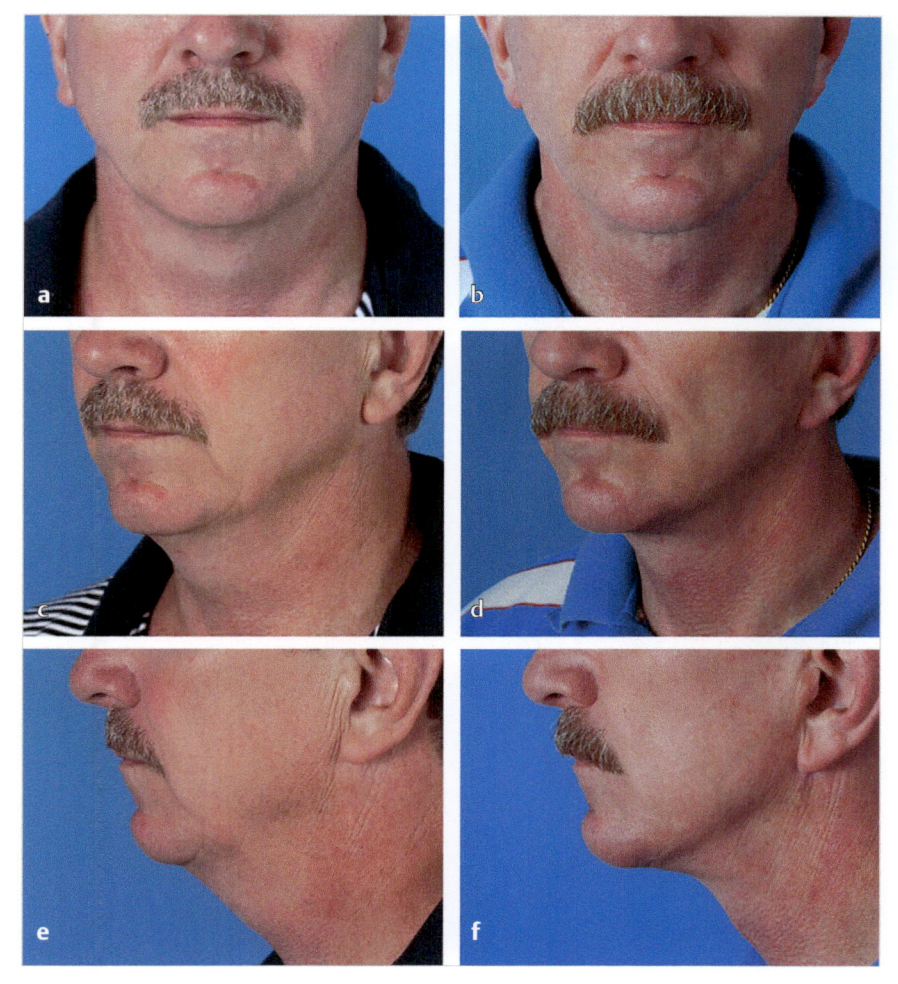

Fig. 16.11 Imagens pré-operatória (**a, c, e**) e 3 anos pós-operatório (**b, d, f**) de homem de 56 anos que se submeteu à SMASectomia e plicatura com aumento da gordura malar profunda. (Reproduzida com a permissão de RJ Rohrich, JM Stuzin, S Ramanadham, C Costa, PB Dauwe. The modern male rhytidectomy: Lessons learned. Plast Reconstr Surg. 2017;139(2):295-307.)

Caso nº 2: SMASectomia e Plicatura com Aumento da Gordura Malar Profunda (Fig. 16.12).

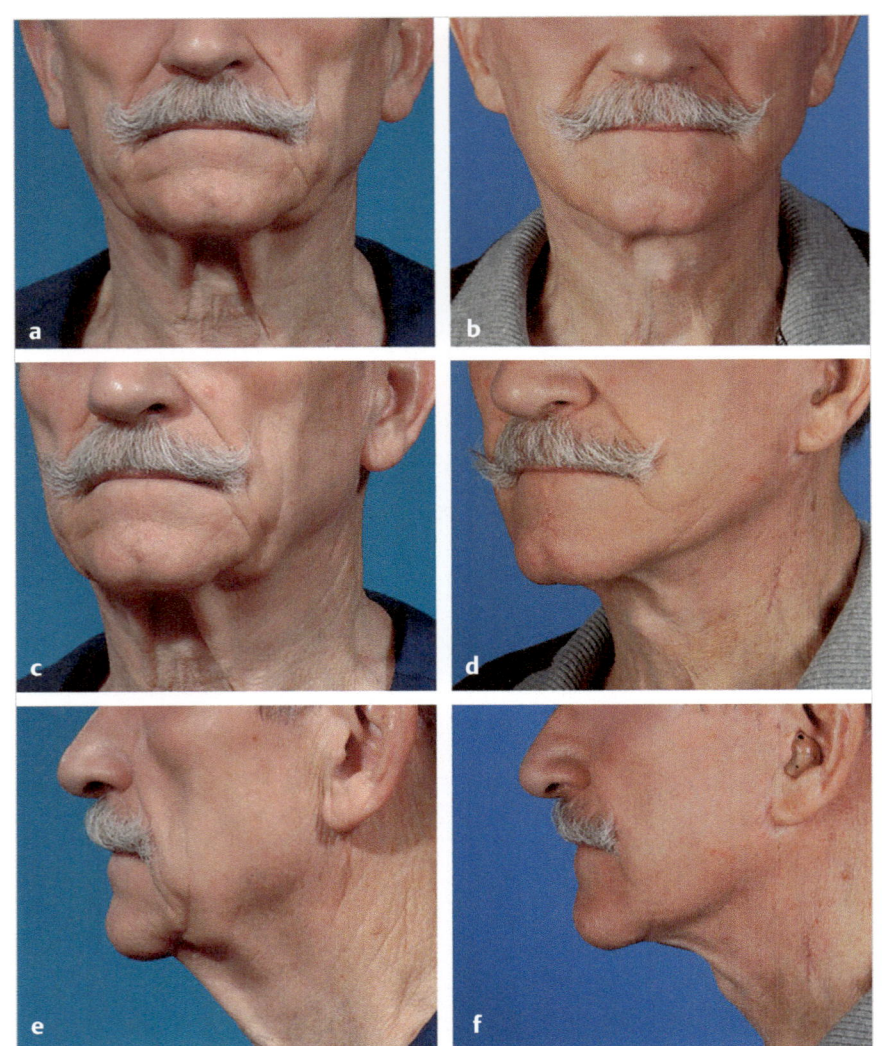

Fig. 16.12 Imagens pré-operatória (**a,c,e**) e 18 meses pós-operatório (**b,d,f**) de homem de 75 anos que se submeteu à SMASectomia e plicatura com aumento na gordura malar profunda. (Reproduzida com permissão de RJ Rohrich, JM Stuzin, S Ramanadham, C Costa, PB Dauwe. The modern male rhytidectomy: Lessons learned. Plast Reconstr Surg. 2017;139(2):295-307.)

Caso nº 3: SMASectomia e Plicatura com Aumento da Gordura Malar Profunda (Fig. 16.13).

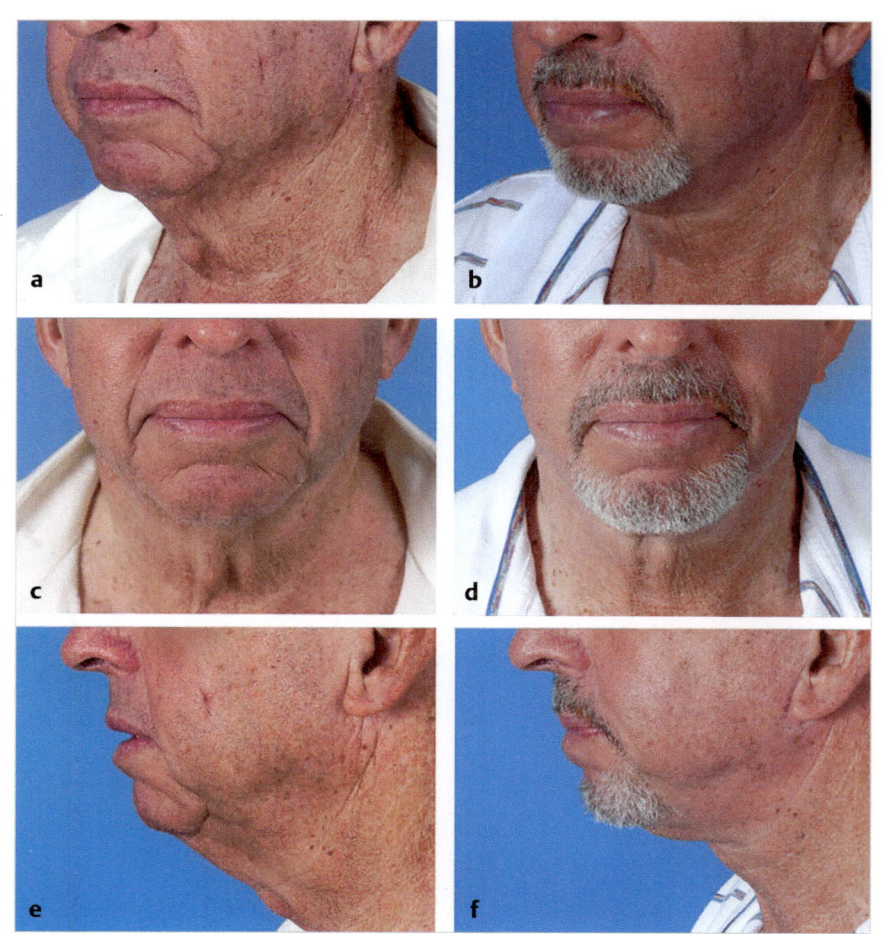

Fig. 16.13 Imagens pré-operatória (**a,c,e**) e 12 meses pós-operatória (**b,d,f**) de homem de 73 anos que se submeteu à SMASectomia e plicatura com aumento da gordura malar profunda. (Reproduzida com permissão de RJ Rohrich, JM Stuzin, S Ramanadham, C Costa, PB Dauwe. The modern male rhytidectomy: Lessons learned. Plast Reconstr Surg. 2017;139(2):295-307.)

Pérolas e Armadilhas

Pérolas	Armadilhas
• De modo geral, evite manobras feminizantes na face do homem. • Recupere o volume central e evite aumento malar lateral alto. • Examine atentamente o padrão piloso na pele pré-auricular e desenhe a incisão pré-auricular em conformidade. • Disseque os retalhos de pele mais espessos para evitar lesão nos folículos pilosos na pele da bochecha. • Seja criterioso com a alteração das sobrancelhas; especificamente, evite elevação e alteração no formato das sobrancelhas.	• Para manejar apropriadamente o excesso de pele no pescoço, execute uma abordagem submental e platismaplastia na linha média. • Ao fazer incisões no couro cabeludo com pelos, faça incisões biseladas, minimize a cauterização superficial e faça fechamentos meticulosos para evitar perda de cabelo com as incisões. • Controle a pressão arterial agressivamente pré, intra e pós-operatoriamente. • Use o protocolo de anestesia normotensiva para evitar mascarar sítios de sangramento potencial. • Realize uma dissecção cuidadosa com controle prospectivo dos vasos capilares e hemostasia meticulosa.

Passo a Passo

Passos para *Lifting* Facial em Homens

1. Considere os vetores de suspensão e reposicionamento do retalho da pele antes do procedimento. Desenhe incisões temporais e pós-auriculares em conformidade.
2. Marque as incisões antes da infiltração anestésica.
3. Injete solução umectante consistindo em concentração de epinefrina de 1:400.000.
4. Realize uma abordagem submental e remova a gordura pré-platismal e pós-platismal.
5. Plique o platisma na linha média desde o submento até o hioide.
6. Transeccione o platisma medial para abordar as bandas platismais infra-hioides.
7. Faça incisão periauricular. Assegure que a incisão tragal tenha um começo visível e um final visível. Incisões pós-auriculares seguem o contorno da cartilagem conchal e podem se estender até o couro cabeludo occipital ou seguir a linha do cabelo.
8. Descole a pele de acordo com a técnica que será realizada: SMAS-plicatura ou SMAS estendido.
9. Libere os ligamentos retentores e suspenda o SMAS com suturas permanentes interrompidas sepultadas em um vetor perpendicular ao sulco nasolabial.
10. Suspenda o platisma lateral usando a técnica da janela platismal.
11. Reposicione, excise e feche a pele.
12. Colete gordura da região medial das coxas ou do abdome. Centrifugue o lipoaspirado e injete nos compartimentos de gordura facial. Evite os compartimentos malares superficial alto e superficial médio.
13. Coloque drenos subcutâneos no pescoço bilateralmente.

Conclusão

Em conclusão, revisamos a evolução e o aperfeiçoamento de 20 anos da experiência de ritidectomia no sexo masculino com o Dr. Rohrich e Dr. Stuzin.

A atenção aos 8 princípios-chave discutidos neste capítulo melhorou nossos resultados em rejuvenescimento facial masculino.

Referências

[1] 2013 Plastic Surgery Statistics Report. August 9, 2014. Retrieved from http://www.plasticsurgery.org/documents/news-resources/statistics/2013-statistics/plastic-surgery_statistics-full-report-2013.pdf. Accessed January 28, 2019

[2] Baker DC, Aston SJ, Guy CL, Rees TD. The male rhytidectomy. Plast Reconstr Surg. 1977;60(4):514-522

[3] Rohrich RJ, Stuzin JM, Ramanadham S, Costa C, Dauwe PB. The modern male rhytidectomy: Lessons learned. Plast Reconstr Surg. 2017;139(2):295-307

[4] Baker TJ, Gordon HL. Rhytidectomy in males. Plast Reconstr Surg. 1969;44(3):219-222

[5] McKinney P. The tragus and the incision for face lift. Plast Reconstr Surg. 1991;88(2):372

[6] Knize DM. Periauricular face lift incisions and the auricular anchor. Plast Reconstr Surg. 1999;104(5):1508-1520, discussion 1521-1523

[7] Jones BM, Grover R. Reducing complications in cervicofacial rhytidectomy by tumescent infiltration: A comparative trial evaluating 678 consecutive face lifts. Plast Reconstr Surg. 2004;113(1):398-403

[8] Guyuron B, Watkins F, Totonchi A. Modified temporal incision for facial rhytidectomy: An 18-year experience. Plast Reconstr Surg. 2005;115(2):609-616, discussion 617-619

[9] Mowlavi A, Majzoub RK, Cooney DS, Wilhelmi BJ, Guyuron B. Follicular anatomy of the anterior temporal hairline and implications for rhytidectomy. Plast Reconstr Surg. 2007;119(6):1891-1895, discussion 1896

[10] Rohrich RJ, Pessa JE. The fat compartments of the face: Anatomy and clinical implications for cosmetic surgery. Plast Reconstr Surg. 2007;119(7):2219–2227, discussion 2228-2231

[11] Costa CR, Ramanadham SR, O'Reilly E, Coleman JE, Rohrich RJ. The role of the superwet technique in face lift: An analysis of 1089 patients over 23 years. Plast Reconstr Surg. 2015;135(6):1566-1572

[12] Rohrich RJ, Ghavami A, Constantine FC, Unger J, Mojallal A. Lift-and-fill face lift: Integrating the fat compartments. Plast Reconstr Surg. 2014;133(6):756e-767e

[13] Cruz RS, O'Reilly EB, Rohrich RJ. The platysma window: An anatomically safe, efficient, and easily reproducible approach to neck contour in the face lift. Plast Reconstr Surg. 2012;129(5):1169-1172

[14] Stuzin JM, Baker TJ, Baker TM. Refinements in face lifting: enhanced facial contour using vicryl mesh incorporated into SMAS fixation. Plast Reconstr Surg. 2000;105(1):290-301

[15] Ramanadham SR, Costa CR, Narasimhan K, Coleman JE, Rohrich RJ. Refining the anesthesia management of the facelift patient: Lessons learned from 1089 consecutive face lifts. Plast Reconstr Surg. 2015;135(3):723-730 [16]

[16] Ramanadham SR, Mapula S, Costa C, Narasimhan K, Coleman JE, Rohrich RJ. Evolution of hypertension management in face lifting in 1089 patients: Optimizing safety and outcomes. Plast Reconstr Surg. 2015;135(4):1037-1043

[17] Mayrovitz HN, Regan MB. Gender differences in facial skin blood perfusion during basal and heated conditions determined by laser Doppler flowmetry. Microvasc Res. 1993;45(2):211-218

[18] Pitanguy I, Ramos H, Garcia LC. Filosofia, tecnica e complicacoes das ritidectomias atraves de observacao e analise de 2600 casos pessoais consecutivos. Rev Bras Cir. 1972;62:277

[19] Baker DC, Stefani WA, Chiu ES. Reducing the incidence of hematoma requiring surgical evacuation following male rhytidectomy: A 30-year review of 985 cases. Plast Reconstr Surg. 2005;116(7):1973-1985, discussion 1986-1987

[20] Feldman JJ. Neck lift my way: An update. Plast Reconstr Surg. 2014;134(6):1173-1183

[21] Abboushi N, Yezhelyev M, Symbas J, Nahai F. Facelift complications and the risk of venous thromboembolism: A single center's experience. Aesthet Surg J. 2012;32(4):413-420

[22] Grover R, Jones BM, Waterhouse N. The prevention of haematoma following rhytidectomy: A review of 1078 consecutive facelifts. Br J Plast Surg. 2001;54(6):481-486

[23] Durnig P, Jungwirth W. Low-molecular-weight heparin and postoperative bleeding in rhytidectomy. Plast Reconstr Surg. 2006;118(2):502-507, discussion 508-509

[24] Pulikkottil BJ, Dauwe P, Daniali L, Rohrich RJ. Corticosteroid use in cosmetic plastic surgery. Plast Reconstr Surg. 2013;132(3):352e-360e

[25] Goldwyn RM. Late bleeding after rhytidectomy from injury to the superficial temporal vessels. Plast Reconstr Surg. 1991;88(3):443-445

Parte II: Cirurgia Facial

CAPÍTULO 17

Rinoplastia Masculina

Philip J. Miller ■ Boris Paskhover

Resumo

Com a crescente tendência de procura por cirurgia plástica masculina, a proficiência em técnicas de rinoplastia em homens continua a ser essencial. Este capítulo fornecerá as técnicas básicas e um guia para a compreensão e execução da rinoplastia masculina.

Palavras-chave: endonasal, giba nasal, osteotomia, ptose da ponta, rinoplastia.

Introdução

A rinoplastia reconstrutiva data de milênios até o Egito antigo.[1] Papiros antigos traduzidos por egiptólogos modernos mostraram que os egípcios usavam o desfiguramento nasal como um meio de punição, e com isto surgiu a necessidade de cirurgia reconstrutiva. É interessante observar que isto não se limitava apenas ao vale do rio Nilo. Em todo o mundo antigo, foi descrito o desfiguramento nasal e seus reparos subsequentes, desde a Mesopotâmia até a Índia.[2,3] Os reparos frequentemente utilizavam tecido local ou técnicas de retalho pediculado para ajudar a reconstruir os defeitos no tecido mole. Durante os milhares de anos seguintes, muitos cirurgiões desenvolveram suas próprias técnicas de reconstrução nasal, mas o progresso de um modo geral foi lento quando comparado ao desenvolvimento moderno. No entanto, é impressionante que tudo isso fosse feito antes das técnicas antissépticas e sem o advento da anestesia. A história moderna da rinoplastia data do começo do século 19 com a publicação em 1818 do livro de Carl Ferdinand von Graefe, *Rhinoplastik*, detalhando várias técnicas reconstrutivas. Durante os 100 anos seguintes, os avanços em rinoplastia, especialmente para fins estéticos, provêm de Dieffenbach, Roe, Weir e por fim um jovem médico chamado Jacob Lewin Joseph, também conhecido como Jacques Joseph.[1] Joseph realizou workshops em que direta e indiretamente acabava ensinando as visões de Gustave Aufrecht, John M. Converse, Irving Goldman e Maurice Cottle.[1]

A rinoplastia como um procedimento pode firmar suas raízes em gerações de conhecimentos cirúrgicos que foram transmitidos e, nos últimos 40 anos, verdadeiramente floresceram transformando-se no que está em prática nos dias de hoje. A publicação de *Open Structure Rhinoplasty*, de Calvin Johnson e Dean Toriumi, anunciava a era da abordagem aberta.[4] As práticas atuais em rinoplastia incluem abordagens endonasais e abertas, com a preferência do cirurgião e a escolha do paciente guiando a decisão.

A American Society of Plastic Surgeons emite dados anualmente detalhando o número de procedimentos estéticos realizados. Em 2015, o procedimento cirúrgico mais comumente realizado em homens foi rinoplastia, com aproximadamente 50.000 procedimentos realizados.[5] Os números da rinoplastia, na verdade, superam o procedimento mais comum seguinte numa proporção de dois para um. Em geral, uma em cada quatro rinoplastias realizadas foi feita em homens, o que nos traz à essência deste capítulo. Conhecer as diferenças essenciais entre pacientes masculinos e femininos é fundamental para a obtenção de resultados excelentes com os pacientes e para desenvolver uma prática que prospere (**Tabela 17.1**).

Anatomia

É preciso que o cirurgião especialista conheça as diferenças inerentes entre o nariz do homem e da mulher, pois isso diz respeito à superfície estética e à anatomia estrutural subjacente.

Tabela 17.1. Diferença fundamental entre homens e mulheres com rinoplastia

		Mulheres	Homens
Anatomia/estética	Ponta	Mais estreita, definida, menor, voltada para o alto, leve exposição das narinas	Mais ampla, menos definição, perpendicular à linha do prumo do lábio superior, pele mais espessa
	Dorso	Mais frequentemente requer uma ponte reta no perfil. Ocasionalmente, uma preferência por uma curva suave. Giba no *rhinion* desfavorável. Frequentemente mais estreito na visão frontal	Giba persistente no *rhinion* mantém aparência natural. Perfil reto também aceitável. Qualquer escavação feminiza. Dorso mais largo na visão frontal
	Septo	Geralmente reto ou levemente torcido	Frequentemente desviado, obstruindo as vias aéreas e/ou impedindo a medialização apropriada dos ossos nasais
Cirurgia	Dorso	Pequena raspagem suficiente	Geralmente requer ressecção separada da cartilagem e osso. Frequentemente precisa tratar deformidade aberta no teto com osteotomia média e lateral e enxertos expansores
	Rotação	Mais rotação. Frequentemente responde à técnica de sutura isoladamente	Requer menos rotação, mas geralmente requer mais suporte estrutural cartilaginoso para manter a projeção e a rotação
	Projeção	Tipicamente requer projeção	Tipicamente requer desprojeção

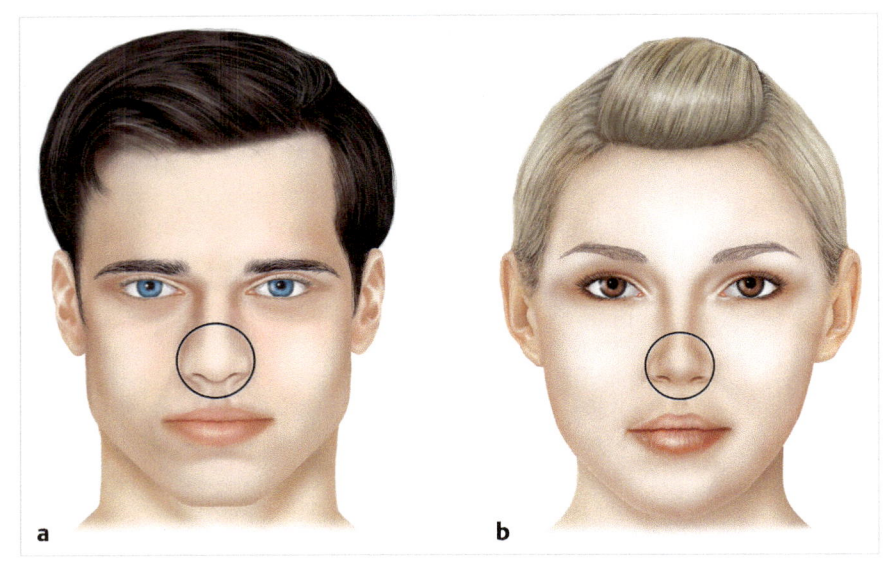

Fig. 17.1. Na visão frontal, o nariz masculino (**a**) tem ponta mais alargada do que o (**b**) nariz feminino.

Anatomia Estética

Em geral, o rosto masculino é menos arredondado, com características gerais maiores e mais acentuadas e mais marcantes. Começando pela perspectiva frontal (**Fig. 17.1**), é importante observar que o nariz masculino frequentemente é mais largo ao longo de todos os três terços e tem uma linha estética da sobrancelha menos curvilínea (**Fig. 17.2**). O *rhinion* frequentemente tem uma protuberância lateral visualmente separando o terço superior e médio. O terço superior ósseo com frequência é mais convexo, embora possa ser solicitado que ele seja retificado e a inserção óssea facial plana seja mais larga. A ponta geralmente é maior e menos definida refletindo as cruras laterais maiores e mais espessas com um ângulo interdomal e intradomal mais obtuso com glândulas sebáceas mais proeminentes, e o envelope de tecido mole como um todo é frequentemente mais espesso (**Fig. 17.3**).

Na perspectiva lateral (**Fig. 17.4**), observamos que o perfil dorsal do nariz masculino frequentemente tem uma giba no *rhinion*, embora a maioria dos homens que procuram rinoplastia frequentemente prefira ter a curva removida criando uma ponte reta, mas não côncava.

Capítulo 17
Rinoplastia Masculina

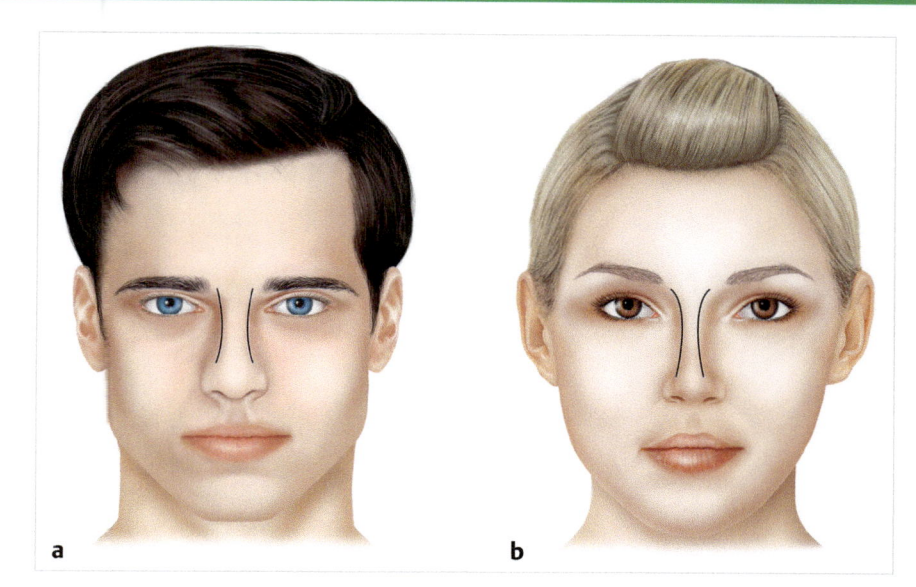

Fig. 17.2. (a) O nariz masculino é mais alargado no plano facial com uma linha estética da sobrancelha à ponta mais reta do que o **(b)** nariz feminino.

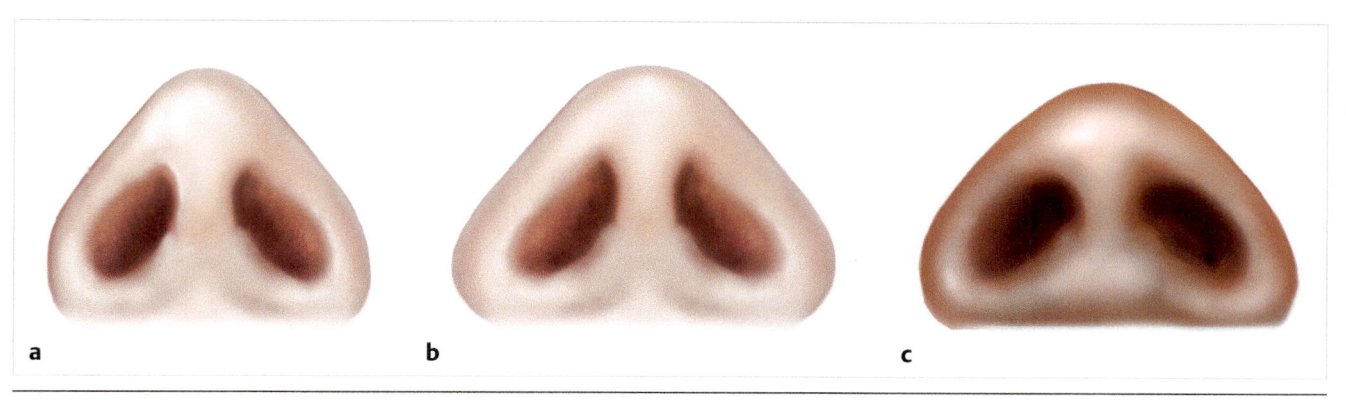

Fig. 17.3. Nariz **(a)** feminino *versus* **(b)** masculino. **(c)** Observe a ponta mais ampla e alargada na perspectiva da base.

A raiz é frequentemente mais superiormente baseada também com uma posição baseada anteriormente. Isto acompanha o dorso masculino mais alto, dando a aparência de um nariz mais longo e mais largo. A ponta frequentemente é mais projetada com menos rotação, aproximadamente 90° a 95° comparada com a rotação do nariz feminino, que idealmente está entre 95° e 100° (**Fig. 17.5, Fig. 17.6**). A posição ideal do queixo para um homem deve ser não mais posterior do que uma linha traçada pela porção mais saliente do lábio superior que é perpendicular a uma linha traçada ao longo do plano de Frankfort.

Evitar a feminização em pacientes do sexo masculino é de suma importância. Os erros mais comumente cometidos são os seguintes:

- Uma ressecção excessiva do dorso nasal dando ao perfil lateral uma aparência côncava (**Fig. 17.7**).
- Uma ponta excessivamente rodada.
- Uma ponta excessivamente esculpida.

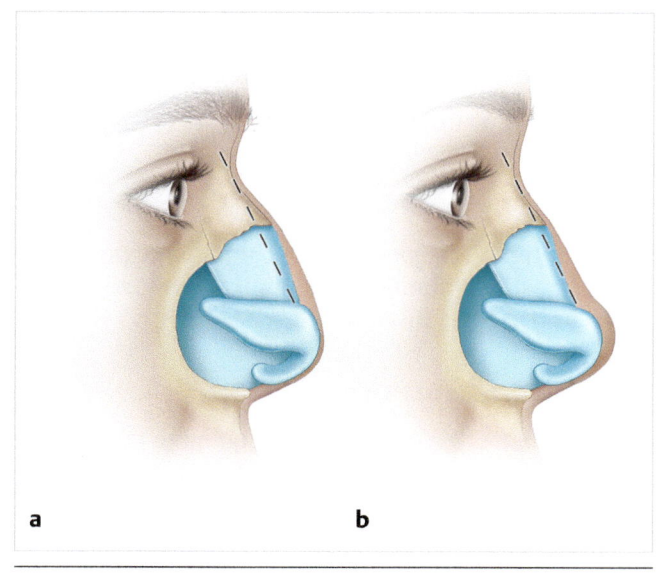

Fig. 17.4. (a) O nariz masculino geralmente tem uma giba maior centralizada no *rhinion* do que o **(b)** nariz feminino.

219

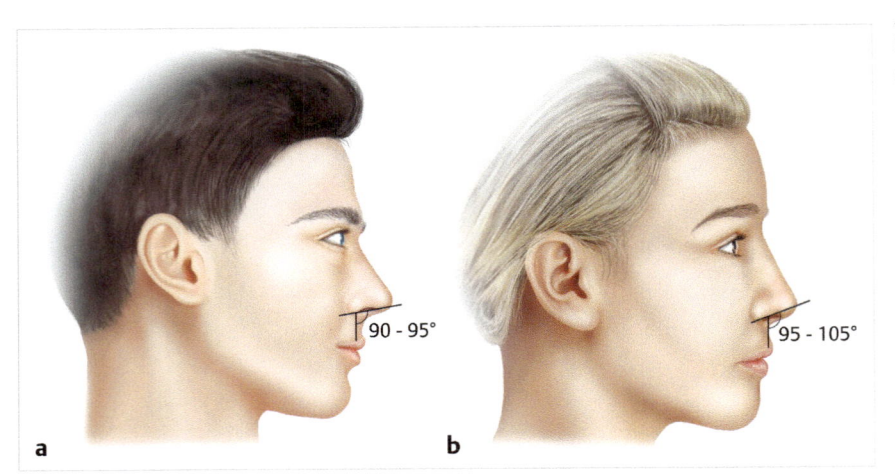

Fig. 17.5. (a) O ângulo nasolabial masculino é mais agudo do que o (b) feminino.

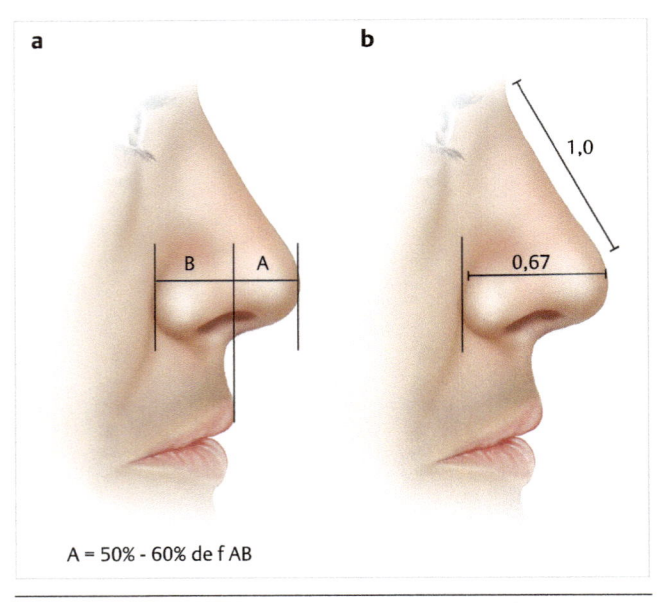

Fig. 17.6 (a) A proporção ponta-alar no homem é de aproximadamente 1:1. (b) A projeção ideal é aproximadamente dois terços do comprimento dorsal.

Estas três alterações, que são comumente preferidas na rinoplastia feminina, vão feminizar o homem e deixarão os pacientes insatisfeitos.

Anatomia Estrutural

O componente ósseo do nariz masculino é tão variado em comprimento e forma quanto o feminino, com uma exceção importante: A abóbada óssea masculina é tipicamente muito mais espessa e requer mais força para fraturar e frequentemente requer osteotomias mediais e laterais para reposição dos ossos. Os ossos finos do nariz feminino frequentemente podem ser reposicionados com osteotomias laterais isoladamente, particularmente

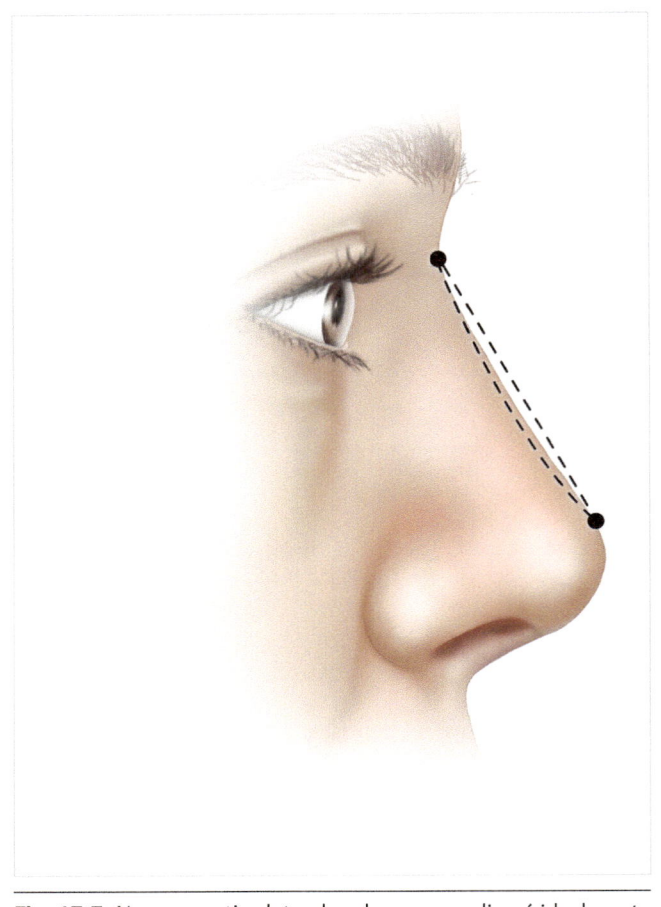

Fig. 17.7. Na perspectiva lateral, o dorso masculino é idealmente reto, enquanto o dorso feminino tem uma leve concavidade.

se as osteotomias mediais irão fragmentar o dorso. Uma pequena giba dorsal em homens pode frequentemente ser reduzida apenas com raspagem, sem a preocupação de criar uma deformidade de teto aberto em decorrência de seus ossos nasais mais espessos.

Igualmente, as cartilagens laterais superiores (ULCs) do terço médio nasal são mais espessas, o que permite a remoção de pequenas gibas cartilaginosas sem desarticulação das ULCs do dorso. No entanto, se o componente horizontal do terço médio é removido, são necessários enxertos expansores (*spreader grafts*) para manter um terço médio masculino.

As cartilagens alares do terço inferior são mais espessas e maiores do que as de uma mulher. Os ângulos interdomais e intradomais são maiores e os domos são menos definidos. A pele do terço inferior é mais espessa em decorrência de uma derme mais espessa e tecido cutâneo abundante, além da presença de mais glândulas sebáceas.

Seleção de Pacientes

Não diferente da sua contrapartida feminina, a seleção do paciente é crucial quando se trata de intervenção operatória seletiva. Um cirurgião deve proceder a realização de uma operação estética somente se o paciente tiver demonstrado satisfação suficiente com o resultado final pretendido claramente comunicado pelo cirurgião usando técnicas de cirurgia virtual com simulador. Assim, é incumbência do cirurgião demonstrar um resultado realisticamente atingível em seus exercícios de simulação. Qualquer hesitação, incerteza ou reação pouco entusiástica com a imagem simulada é um alerta de que o paciente não ficará satisfeito pós-operatoriamente e a cirurgia não deve ser realizada. Na experiência do autor sênior (P.J.M.), a vasta maioria dos pacientes sabe o que não gosta no seu nariz e sabe como quer que ele fique ou fica extremamente satisfeito com um resultado simulado no computador que lhes é apresentado. Estes pacientes são excelentes candidatos à rinoplastia. Seja extremamente cauteloso em prosseguir com aqueles que expressam repetida insatisfação, desapontamento ou respostas sem entusiasmo a cada opção razoável discutida ou imagem simulada criada. Aqueles que não conseguem ficar satisfeitos pré-operatoriamente certamente ficarão insatisfeitos pós-operatoriamente. Os pacientes masculinos com frequência podem ser inespecíficos quanto aos seus desejos iniciais. O objetivo do cirurgião é evocar os desejos do paciente e ajudar a educar o paciente no tocante às expectativas apropriadas. Em relação à rinoplastia masculina, existe um subgrupo específico de pacientes que o cirurgião deve ser cauteloso em sobre operar, e este é o paciente "SIMON" (abreviação em inglês para solteiro, imaturo, homem, superexigente, narcisista). Historicamente, este subgrupo de pacientes masculinos tende a ter expectativas irrealistas e pode ficar descontente com resultados objetivamente positivos.

Vale a pena fazer uma breve digressão neste ponto para discutir a melhor técnica de como recusar a um paciente a sua solicitação de cirurgia. Em última análise, se concluímos que o paciente tem expectativas irrealistas ou não consegue ficar satisfeito, então, uma técnica confiável para suspender seus serviços é ser honesto, ao mesmo tempo não ofendendo o paciente. Informe-o sinceramente que você sabe que não poderá atender a suas expectativas e que você não é o cirurgião certo para ele. Não se surpreenda se ele insistir e, ao fazer isso, o cumprimente e o encha de elogios sobre suas realizações e faça o apelo de que você é o único que resta para resolver seu problema. Na experiência do autor sênior, essas manobras são apenas sinais de alerta. Seja educado, seja persistente e esteja seguro de que você está fazendo a escolha certa para o paciente e para você mesmo.

As razões mais comumente vistas para que pacientes do sexo masculino desejem rinoplastia incluem a giba dorsal, ptose da ponta, definição insuficiente do terço inferior e nariz grande. Estes pacientes frequentemente têm queixas claras e essas queixas estéticas com frequência podem ser tratas de modo eficiente.

A rinoplastia masculina étnica é uma subcategoria dentro da rinoplastia masculina que não pode ser negligenciada. O nariz mestiço e africano frequentemente tem um envelope de tecido mole mais espesso e cartilagem lateral inferior mais fraca com laterais inferiores mais orientadas cefalicamente do que o nariz caucasiano (**Fig. 17.8**). Isto é algo que deve ser considerado de modo cuidadoso, já que a angularidade e a definição que são frequentemente obtidas durante a rinoplastia caucasiana seriam, de modo significativo, mais difíceis de serem atingidas. Também observamos que o nariz étnico tem significativamente menos cartilagem caudal, e com frequência empregamos várias técnicas de extensão septal para obter projeção adequada.

Estapas para a Rinoplastia Masculina

Abordagem Aberta

A abordagem da septorrinoplastia aberta pode ser considerada o carro-chefe entre os procedimentos para rinoplastia estética, uma vez que oferece ao cirurgião ampla exposição e acesso para realizar alterações significativas, se necessário. A abordagem requer uma incisão columelar em V invertido na porção média. Preferimos fazer este componente da incisão com uma lâmina nº 11. Em seguida, precisa haver uma incisão ao longo da lateral da columela que é recuada para permitir que ela seja escondida. Isto geralmente é feio com uma lâmina nº 15, e essa mesma lâmina é usada para

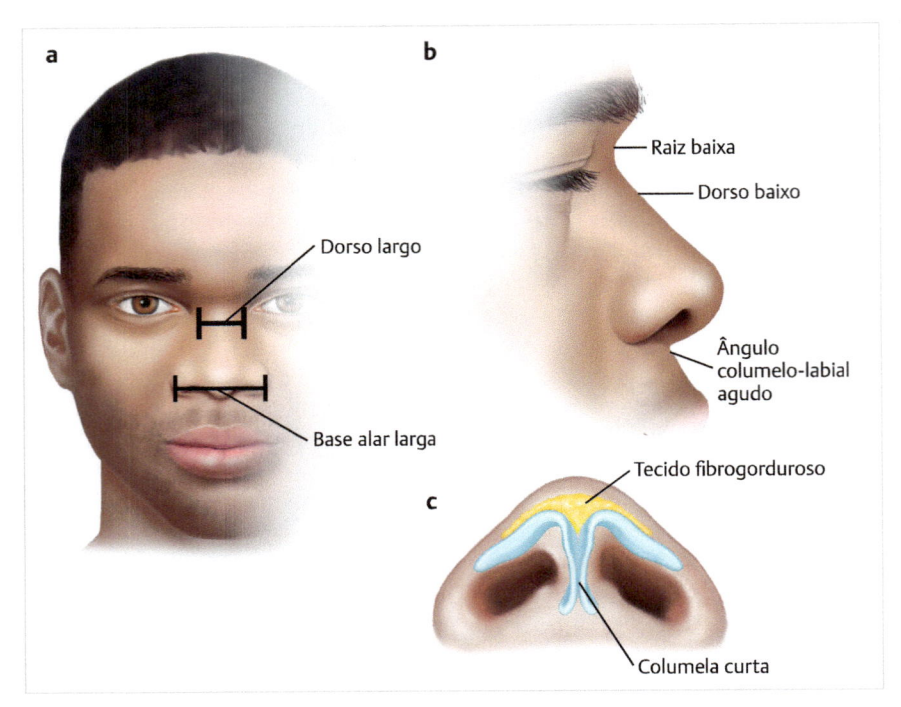

Fig. 17.8. (a-c) É importante observar que o nariz masculino étnico é mais alargado com uma raiz mais baixa. A ponta frequentemente é mais achatada e com menos pontos definindo a ponta.

dissecar o componente columelar da incisão. Tesouras com ponta fina afiada são posteriormente usadas para ajudar a descolar o retalho e o V invertido é completamente liberado. O passo seguinte é colocar um gancho bifurcado segurando o componente superior do retalho e dissecando o envelope do tecido mole diretamente acima da cartilagem. Depois de identificadas as cruras intermediárias, tendemos a seguir ao longo da margem caudal das cruras laterais fazendo as incisões marginais. Depois de concluídas as incisões marginais, seguimos cefalicamente e, com contratensão apropriada, podemos dissecar com tesoura o tecido mole descendo até o ângulo septal anterior e a borda caudal das ULCs. Esta manobra requer que não seja cortado o septo, mas apenas o tecido mole até esse ponto, deste modo ajudando a elevar em um plano diretamente acima da cartilagem. O tecido mole sobre o dorso cartilaginoso é elevado expondo a ULC e o septo dorsal. Neste ponto, continuamos mais cefalicamente até os ossos nasais e usamos o elevador perióstseo para liberar os tecidos dos ossos nasais o suficiente para permitir a colocação de um retrator de Aufrecht. Esta abordagem permite visualização significativa das pirâmides ósseas e cartilaginosas, e pode ser obtido um alto grau de mudança. Se for realizado o reposicionamento da ponta, separamos o ligamento interdomal e o tecido mole do ângulo septal anterior descende até o ângulo septal posterior para permitir um maior grau de reposicionamento (**Vídeo 17.1, Vídeo 17.2**).

Vídeo 17.1 Rinoplastia: Parte 1

https://www.thieme.de/de/q.htm?p=opn/tp/299620101/978-1-62623-880-0_c017_v001&t=video

Vídeo 17.2 Rinoplastia: Parte 2

https://www.thieme.de/de/q.htm?p=opn/tp/299620101/978-1-62623-880-0_c017_v002&t=video

Abordagem Endonasal

A abordagem endonasal algumas vezes é favorecida em razão de sua habilidade de permitir a rápida recuperação do paciente e da sua invasividade limitada, porém, algumas vezes, é limitada em razão de visualização e acesso reduzidos. A abordagem é iniciada com uma incisão intercartilaginosa que tende a se estender caudalmente sobre o ângulo septal anterior em ambos os lados com uma lâmina nº 15. Depois de feita a incisão, a dissecção é feita superficial à ULC com tesoura fina afiada em uma direção cefálica. Algumas vezes pode ser utilizada uma lâmina nº 15 com um cabo longo para auxiliar nesta dissecção e liberar o tecido mole da parede lateral nasal, especialmente durante casos de revisão. Depois que os ossos nasais foram identificados, um elevador perióstseo é mais uma vez usado para elevar o periósteo dos ossos nasais aproximadamente 2 mm superior à borda caudal. Com frequência dissecamos sobre o ângulo septal anterior e também permitimos o acesso a esta área. Deve ser possível colocar um retrator de Aufrecht para permitir a visualização do dorso nasal e ULC. Se a ponta tiver que ser apresentada, é feita uma incisão marginal, e a dissecção continua com o uso de uma tesoura afiada diretamente superficial às cruras laterais das cartilagens laterais inferiores em direção à incisão intercartilaginosa. O tecido mole é elevado medial e lateralmente, e as cruras laterais são apresentadas.

Procedimentos Comuns em Rinoplastia Masculina

Redução da Giba Dorsal

A redução da giba dorsal é um componente comum da rinoplastia masculina. Pequenas gibas ósseas frequentemente podem ser reduzidas com uma raspagem tipo *pull or push*. A redução cartilaginosa, se não significativa, pode ser realizada com uma lâmina. Se for uma redução significativa (do dorso cartilaginoso), é essencial identificar as ULCs e não reduzi-las excessivamente. Pode ser prudente primeiramente liberar as ULCs do septo se o plano for reduzir uma porção significativa do septo. Para grandes reduções ósseas, preferimos usar um osteótomo Rubin. Começando inicialmente com um osteótomo mais largo como o de 14 ou 15 mm, depois passando para um Rubin de 11 mm permite reduções significativas da giba óssea. Com frequência, posteriormente, usamos uma raspagem para ajudar com irregularidades menores. É digno de nota que deixar uma leve convexidade no *rhinion*, pois a pele é mais fina ali, pode ajudar a prevenir uma aparência de rampa de *ski* pós-operatoriamente. Além disso, é sempre importante ressuspender as ULCs caso seu suporte esteja comprometido.

Ponta Ptótica

A ponta nasal ptótica frequentemente acompanha a giba dorsal no paciente de rinoplastia masculina. Existem múltiplas técnicas para ressuspender a ponta ptótica principalmente baseando-se na presença do septo para suporte. Se estiver presente cartilagem adequada no septo caudal, frequentemente é usada uma técnica *tongue-in-groove*. Para isso, é usada uma sutura 5-0 de PDS (polidioxanona) ou náilon para apoiar as cruras médias/mediais do septo. Esta técnica pode ser utilizada para rodar a ponta ptótica e auxiliar com a projeção, se necessário. Se houver um septo caudal deficiente, preferimos usar a técnica modificada de *strut* vertical. Isto envolve a coleta de uma peça de cartilagem septal estrutural sólida e reta, e posicioná-la como um enxerto de extensão septal ou um verdadeiro *strut* vertical baseado no posicionamento desejado da ponta. Se a ponta precisar unicamente de melhora na projeção, é usado o *strut* verdadeiro que permitiria suturar a ponta na posição desejada. Se o nariz tiver um leve desvio em um dos lados, tendemos a colocar o *strut* vertical no lado contralateral para ajudar a compensar este desvio.

Plano Facial Largo

O plano facial desejado é mais largo em homens do que em mulheres, mas os pacientes já apresentam ossos nasais excessivamente largos, o que se beneficiaria com osteotomias. Preferimos a técnica alta-baixa-alta para osteotomias laterais nasais. Uma incisão intranasal é feita diretamente acima da fixação do corneto inferior. Em seguida, elevamos o periósteo levemente com um elevador de periósteo. Usando os osteótomo com guia curvo, iniciamos nossa osteotomia lateral com o osteótomo totalmente vertical inicialmente até que ele assente dentro do piriforme ósseo. Nesse ponto, reposicionamos o osteótomo e começamos nossa ascensão ao longo dos ossos nasais e a cabeça medial e cefalicamente subindo até o canto medial. Então é usada uma pressão suave com o dedo para fraturar o osso, com subsequente pressão feita para limitar o sangramento. Osteotomias laterais também são frequentemente necessárias depois de uma grande ressecção da giba dorsal para fechar uma deformidade de teto aberto.

Ponta Nasal Mal Definida

A ponta mal definida frequentemente coincide com a ponta ptótica. Se a definição da ponta persistir insatisfatória depois do tratamento da ponta ptótica, podem ser realizadas em conjunto várias técnicas de sutura, incluindo ressecção cefálica conservadora. Na rinoplastia do paciente masculino, preferimos ser conservadores com a ressecção cefálica mantendo pelo menos 12 mm de cruras laterais. É digno de nota que a liberação da área do *scroll* permite que a ponta seja reposicionada mais cefalicamente, e algumas vezes isso precisa ser realizado mesmo quando não for necessária uma ressecção cefálica significativa. Também realizamos com frequência suturas intracartilaginosas unindo os domos para ajudar a estreitar e definir o domo individual. Isto é realizado por meio da colocação de uma sutura de colchoeiro horizontal através do domo individual. Em seguida realizamos uma ligação de domo duplo com uma técnica similar, mas abrangendo ambos os domos para ajudar a estreitar mais e definir a ponta. Algumas vezes podem ser empregadas várias técnicas de enxerto da ponta para auxiliar na ponta mal definida. Enxertos do tipo *cap graft* podem proporcionar definição e melhor projeção no paciente masculino.

Nariz Grande

O paciente que procura redução do seu nariz grande requer múltiplas técnicas para obter resultados estéticos que sejam satisfatórios. Estes pacientes frequentemente requerem redução dorsal cartilaginosa e óssea, que frequentemente é realizada em primeiro lugar. Posteriormente, a ponta nestes pacientes pode parecer excessivamente projetada, o que requer um recuo da ponta com a técnica *tongue-in-groove*. Estes pacientes também precisarão, com frequência, de osteotomias laterais para fechar a deformidade do teto aberto, que ocorre durante a redução da grande giba dorsal.

Cuidados Pós-Operatórios

O paciente é aconselhado quanto à rotina pós-operatória apropriada. O curativo é mantido no lugar por aproximadamente 7 dias. Pede-se que o paciente limite atividades extenuantes e durma com a cabeça ligeiramente elevada, já que isto ajuda a limitar o inchaço pós-operatório. A linha da incisão é cuidadosamente limpa com peróxido de hidrogênio a meia potência iniciando no segundo dia pós-operatório e é aplicada pomada de bacitracina. O paciente também inicia *sprays* nasais com solução salina no segundo dia pós-operatório.

Manejo das Complicações

Complicações pós-operatórias verdadeiras felizmente são raras em rinoplastia. Essas complicações incluem cicatrização excessiva, hematoma septal, perfuração septal, lesão iatrogênica no retalho de pele e sinéquia cicatricial intranasal, e resultados estéticos deficientes.

Em relação à cicatrização excessiva ao longo do sítio incisional, achamos que uma incisão em V invertido com as incisões intranasais localizadas pelo menos 6 mm atrás permitem a camuflagem apropriada. Também tendemos a fechar nossa incisão em V invertido com uma sutura de 6-0 PDS para fechamento subcutâneo, seguida por náilon 6-0 para o fechamento cutâneo. Para prevenir hematoma septal e perfuração septal, é essencial elevar os retalhos septais no plano subpericondral apropriado. Também tendemos a fechar nossos retalhos septais na conclusão do procedimento com um ponto septal absorvível em múltiplas passadas de um lado para o outro. Lesão iatrogênica do retalho de pele é uma complicação terrível e pode ocorrer durante casos de revisão se o retalho de pele for excepcionalmente fino. Achamos que manter um dedo no retalho da pele durante a elevação ajuda a fornecer *feedback* constante do quanto o retalho de pele é fino. Por fim, a sinéquia cicatricial intranasal frequentemente é prevenida pelo uso de *stent* de silástico temporário ou outro tamponamento nasal. Rotineiramente não empregamos isto, mas, em certos casos que podem ter uma predisposição para formação de sinéquias, colocaremos estes *stents*.

Exemplos de Caso

Caso nº 1: Osteotomia com Desvio Septal

Este homem de 29 anos se queixava de um histórico antigo de obstrução nasal bilateral, particularmente depois de trauma nasal sustentável. Ele não tem história de cirurgia nasal e gostaria de um nariz mais proporcional e de um modo geral menor e que seja menos proeminente.

Na perspectiva frontal (**Fig. 17.9a**), este nariz é desviado para o lado esquerdo em relação ao lábio superior e columela central. A ponta é ptótica e pouco definida. Na perspectiva lateral (**Fig. 17.9b,c**), existe uma giba dorsal óbvia com uma convexidade geral do dorso. Uma depressão supraponta inexistente e narinas apontando inferiormente. Há uma depressão na parede lateral direita alar. A perspectiva da base (**Fig. 17.9d**) reflete as deformidades vistas na perspectiva frontal, com a ponta voltada para o lado esquerdo e narinas assimétricas representando um septo caudal voltado para o lado direito empurrando placa basal da crura medial lateralmente. Os achados na perspectiva da base são consistentes com os achados da perspectiva frontal. As perspectivas oblíquas (**Fig. 17.9e,f**) mostram uma linha estética da sobrancelha à ponta simetricamente convexa eliminando a possibilidade de depressões na região média da abóbada.

O exame intranasal demonstrou um septo nasal desviado para o lado direito, com o septo inferior fora da crista maxilar estreitando significativamente a via aérea direita. Os cornetos eram hipertróficos. Não havia pólipos no meato médio. Foi realizado um exame por tomografia computadorizada (TC) para avaliar o grau de desvio septal e a limitação que isto iria impor na medialização do osso nasal direito após a osteotomia. A TC (**Fig. 17.9m-p**) confirma um septo significativamente desviado que já estreita a via aérea nasal direita. Sem uma septoplastia, o desvio septal impedirá a medialização desejada do complexo ósseo nasal. Além do mais, qualquer medialização da parede lateral estreitará ainda mais, se não obstruir completamente, a via aérea direita.

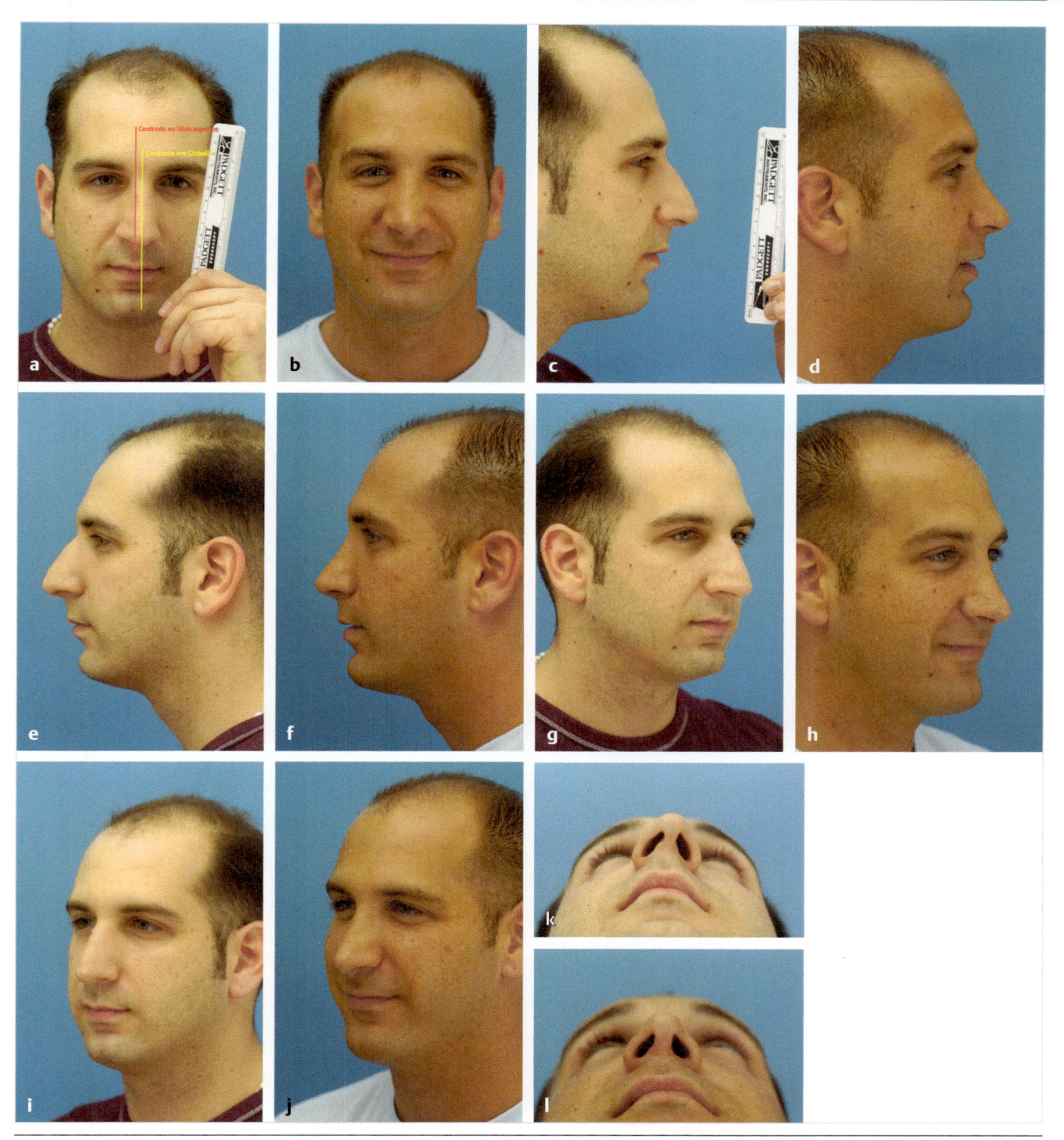

Fig. 17.9. Um paciente de 29 anos com longa história de obstrução nasal bilateral depois de trauma deseja a eliminação da obstrução e um nariz menor e mais proporcional. (**a,c,e,g,i,k**) Imagens antes do procedimento. (**b,d,f,h,j,l**) Imagens depois do procedimento. (**m-o**) Imagens de tomografia computadorizada mostrando o septo desviado. (**p**) Observe que o septo significativamente desviado já estreita a via aérea nasal direita. Sem septoplastia, o desvio de septo impedirá a medialização desejada do complexo ósseo nasal. Além do mais, qualquer medialização da parede lateral estreitará ainda mais, se não obstruir completamente, a passagem do ar pelo lado direito. (**q**) Incisão. (**r**) Osteotomia. (**s**) Ressecção. (**t**) Suturas. (**u**) Reposição. (**v**) Enxerto de cartilagem.

(Continua)

O septo significativamente desviado já estreita a via aérea nasal direita. Sem uma septoplastia, o desvio septal impedirá a medialização desejada do complexo ósseo nasal. Além do mais, qualquer medialização da parede lateral estreita ainda mais, se não obstruir completamente, a via área direita.

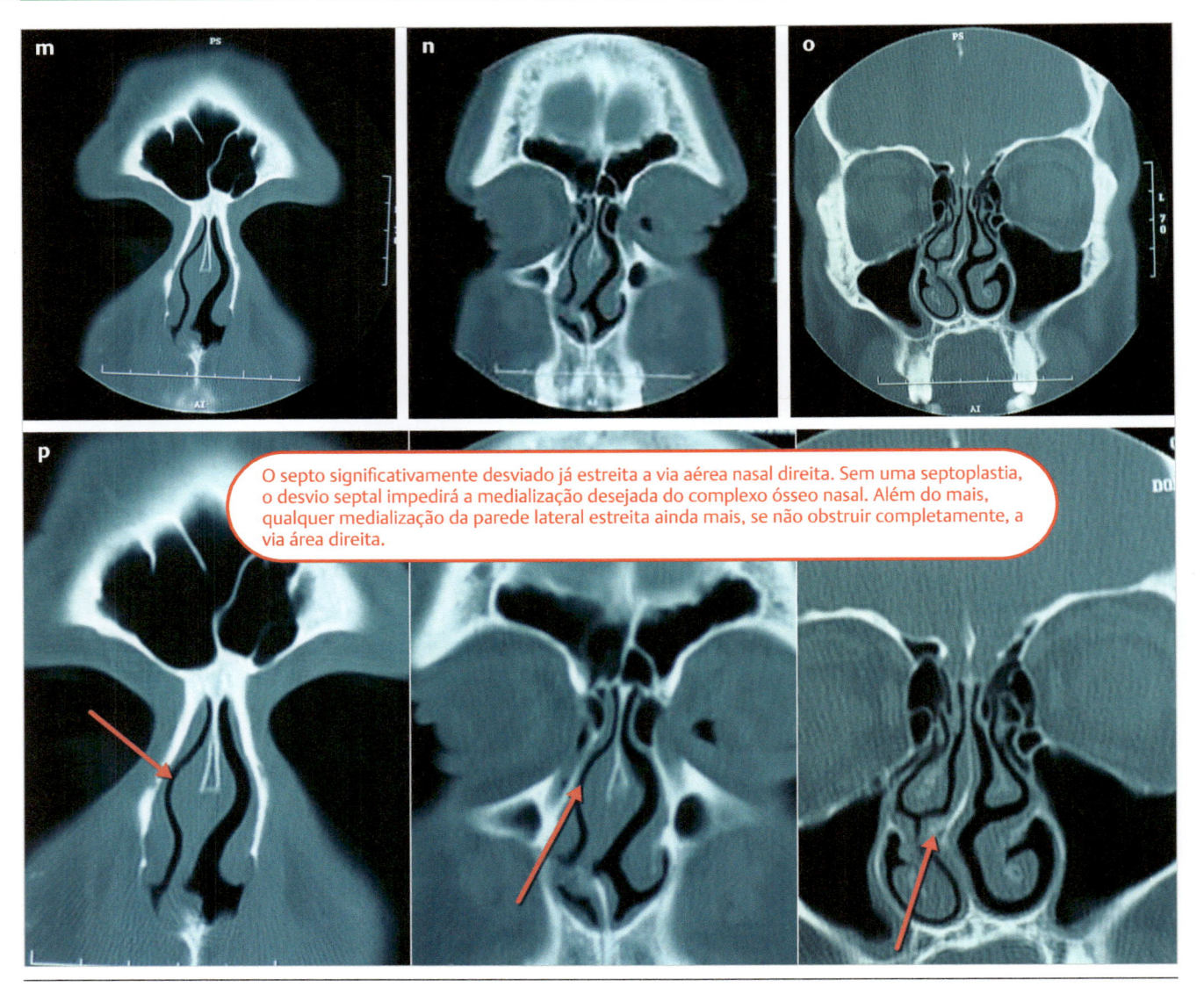

Fig. 17.9 (*Continuação*)

Uma conversa foi mantida com o paciente para salientar que o ponto médio da glabela e o ponto médio do lábio superior não estavam no mesmo plano vertical e, como tal, o nariz seria visto como levemente torto de um ponto de referência ao outro, mas que isso era típico com todas as faces levemente assimétricas (**Tabela 17.2**).

Caso nº 2: Aumento Dorsal

Este homem de 21 anos está interessado em reduzir a giba na ponte do seu nariz.

Ele não havia feito qualquer cirurgia nasal anteriormente e relata um golpe no nariz 5-6 anos atrás. Relata também obstrução nasal no lado direito. Não se queixa de dor ou pressão sinusal paranasal, ronco ou gotejamento pós-nasal.

Na perspectiva frontal (**Fig. 17.10a**), tem um terço inferior largo mal definido com um lóbulo infrapontal pendente. Tem pele espessa. Na perspectiva lateral (**Fig. 17.10c,e**), a giba dorsal é cartilaginosa e óssea na composição, e sua ponta é sub-rotada e subprojetada.

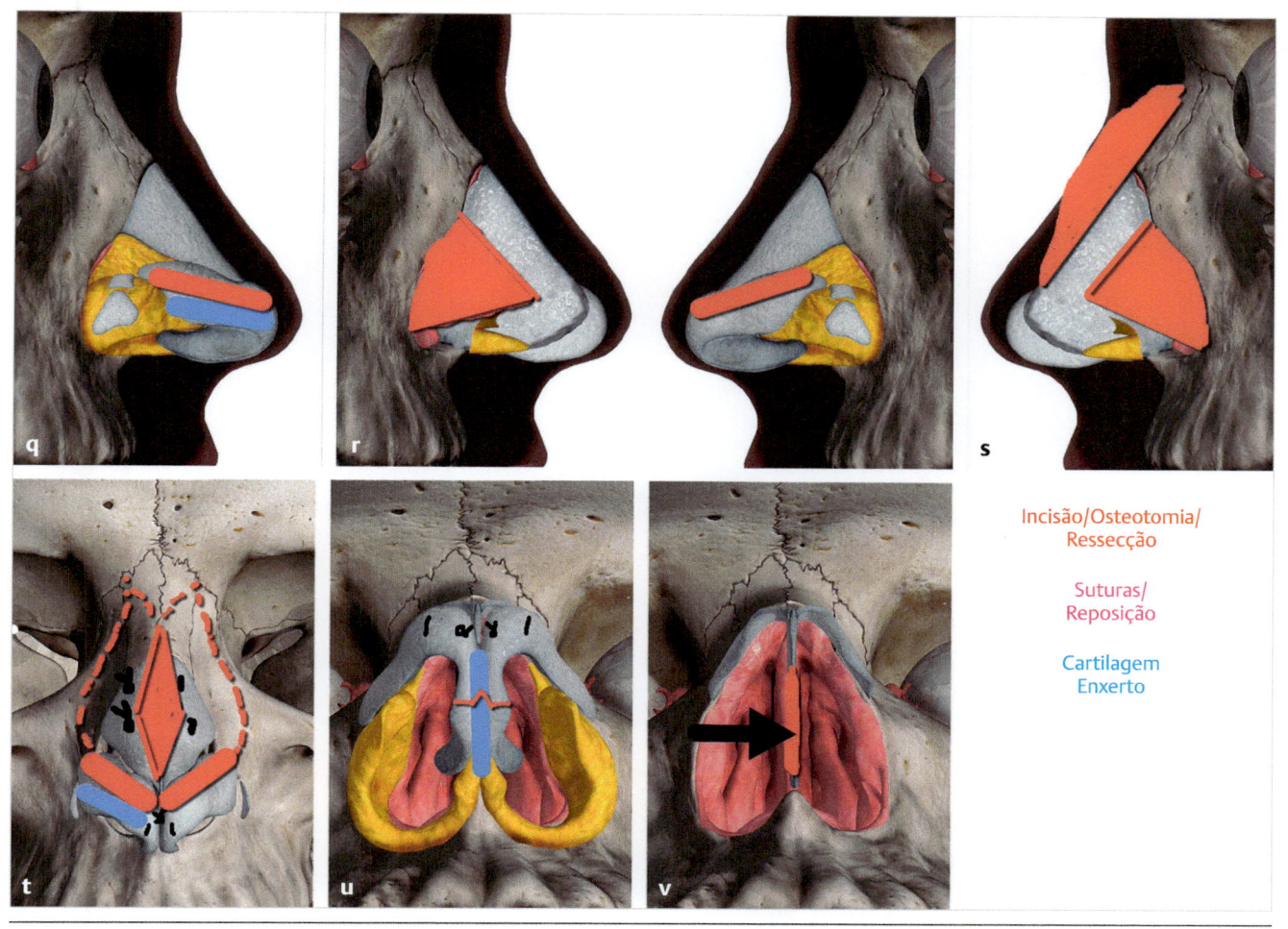

Fig. 17.9 (Continuação)

Incisão/Osteotomia/Ressecção

Suturas/Reposição

Cartilagem Enxerto

Tabela 17.2. Correções para rinoplastia masculina: Caso nº 1

Deformidade estética	Anatomia	Solução	Sequência
Giba dorsal	Excesso de cartilagem e osso dorsal	Redução dorsal com raspas nº 5 e 3 e redução da cartilagem com uma lâmina nº 11	Abordagem externa Exposição dorsal Redução dorsal Septoplastia Coleta septal Osteotomia medial Osteotomia lateral Fixar novamente ULC Ressecção cefálica Sutura intradomal Sutura interdomal Suporte columelar (*strut*) Enxerto *onlay* direito Fechamento
Narinas assimétricas	Septo desviado	Septoplastia e coleta septal	
Ponta ptótica	Fraco suporte das *crura* mediais e intermediárias	Suporte columelar com ou sem *tongue-in-groove*	
Fraca definição da ponta	Cartilagens alares laterais amorfas largas	Ressecção cefálica, suturas ligadoras dos domos, suturas interdomais	
Depressão na ala direita	Depressão na cartilagem alar direita	Enxerto *onlay*, cartilagens alares direitas	

Abreviação: ULC, cartilagem lateral superior.

Três camadas de 2 mm de implantes ePTFE

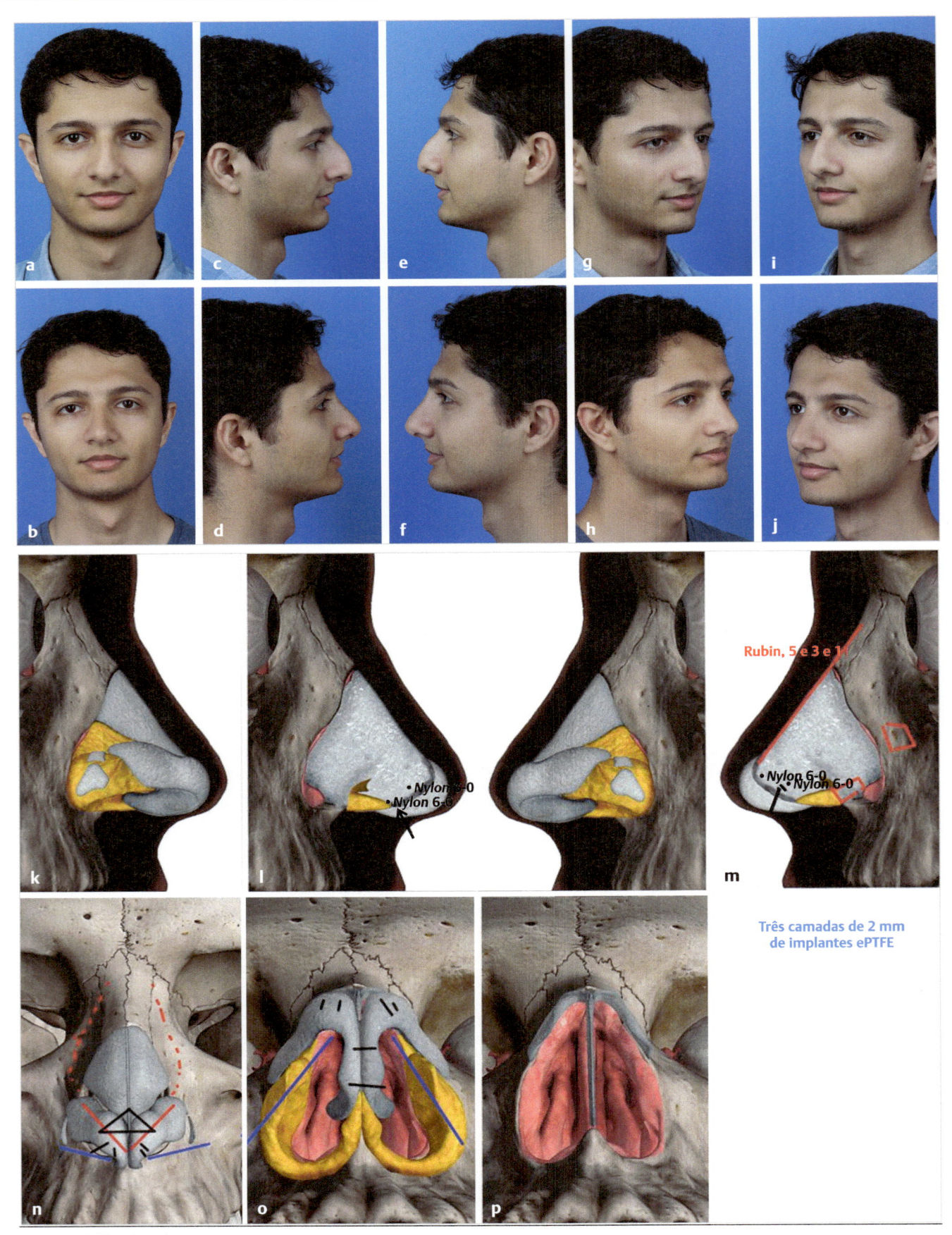

Fig. 17.10 (Continua.)

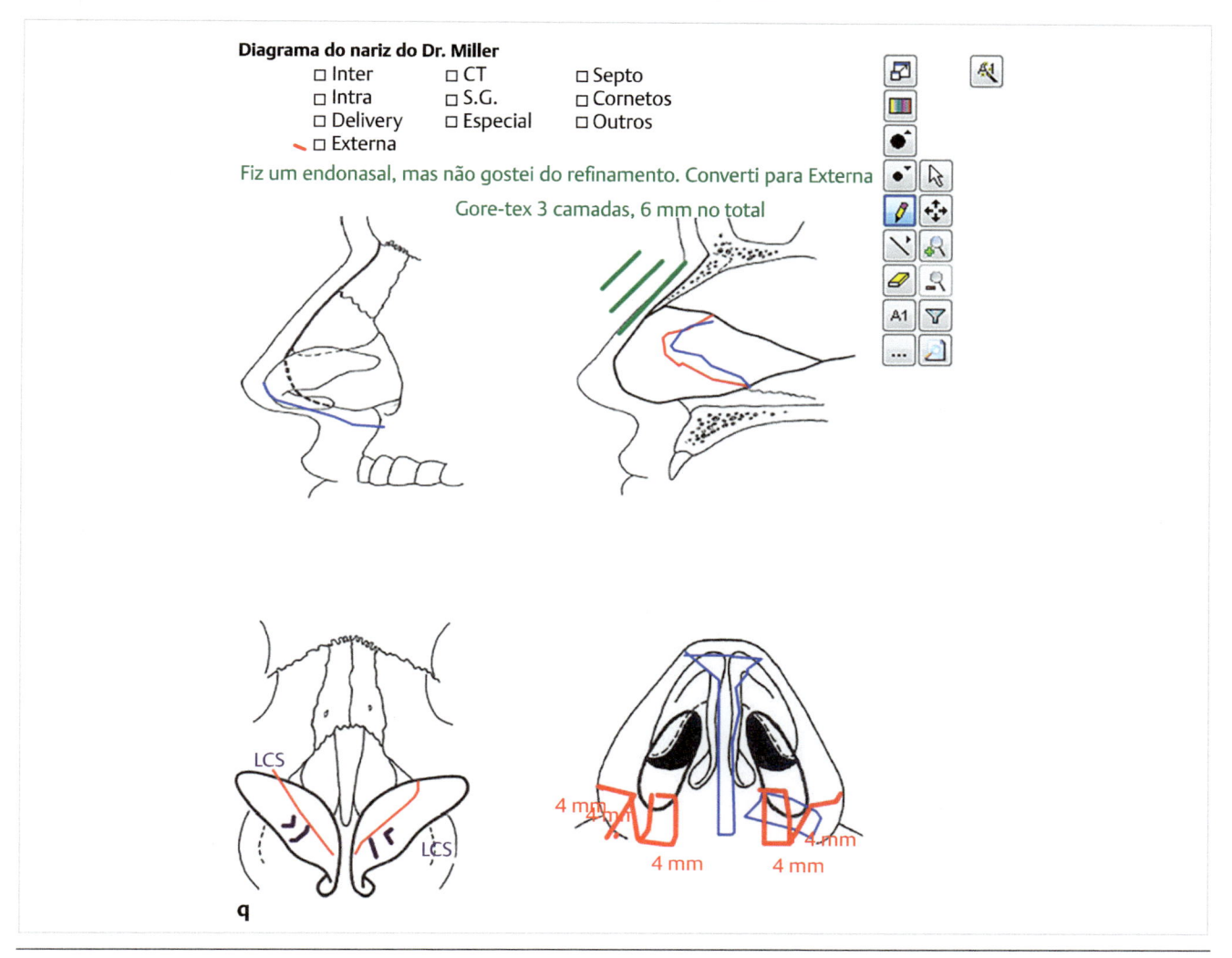

Diagrama do nariz do Dr. Miller
- ☐ Inter ☐ CT ☐ Septo
- ☐ Intra ☐ S.G. ☐ Cornetos
- ☐ Delivery ☐ Especial ☐ Outros
- ☑ Externa

Fiz um endonasal, mas não gostei do refinamento. Converti para Externa
Gore-tex 3 camadas, 6 mm no total

Fig. 17.10. (*Continuação*) Homem de 21 anos interessado em reduzir giba na ponte do seu nariz (**a**) Antes, visão frontal. Terço inferior largo e mal definido. (**c,e**) Visões laterais mostram giba dorsal e ponta sub-rodada e subprojetada. (**g,i**) Visões oblíquas mostram a giba dorsal e ptose na ponta. (**b,d,f,h,j**) Imagens depois do aumento do nariz (ver texto). (**k,l**) As *crura* mediais foram divididas, o septo caudal foi identificado e os retalhos mucopericondriais bilaterais foram elevados, e então as *crura* mediais e intermediárias foram recuadas ao septo caudal com o uso de *nylons* 6-0 ×2. (**m**) O dorso foi reduzido com lâminas nº 5, nº 3 e nº 11. Um osteótomo de Rubin foi colocado na língua da ressecção cartilaginosa e foi realizada uma ressecção dorsal completa, removendo um pedaço osteocartilaginoso. (**n**) Osteotomias laterais alto-baixo-alto estreitaram o plano facial e dorsal permitindo a reaproximação da cartilagem lateral superior com uma transição suficientemente suave do osso até a cartilagem no *rhinion*, bem como ao longo do dorso. Foram feitas ressecções cefálicas grandes mantendo 8 mm ao longo das *crura* laterais. (**n-o**) Enxertos na borda. Uma sutura de fixação cefálica foi realizada com um *nylon* 6-0, estabilizando o aspecto cefálico de ambas *crura* laterais ao septo anterior em sua porção caudal dorsal. Suturas ligando os domos seguidas por sutura intradomal.

A perspectiva da base (**Fig. 17.10u**) reflete as deformidades vistas na perspectiva frontal, com a ponta voltada para o lado esquerdo e as narinas assimétricas. As perspectivas oblíquas (**Fig. 17. 10 g,i**) demonstram giba dorsal e ponta ptótica.

Ocorreu uma conversa com o paciente para ressaltar que a projeção em sua pele espessa é a única maneira pela qual a definição da ponta pode ser obtida. Uma ponta projetada resultaria em discrepâncias ponta-dorsais que requerem aumento dorsal para obter o equilíbrio global (**Tabela 17.3**).

Tabela 17.3. Correções para rinoplastia masculina: Caso Nº 2

Deformidade estética	Anatomia	Solução	Sequência
Inadequação dorsal (em relação à projeção da ponta)	Osso e cartilagem dorsal insuficientes	Aumento dorsal: cartilagem da costela *vs.* aloplásica *vs.* cartilagem triturada envolta por fáscia	Abordagem externa Exposição dorsal Coleta septal Aumento dorsal Ressecção cefálica *Steal* crural lateral intradomal Sutura interdomal Desengordurar a ponta Enxerto estendido da ponta Fechamento Redução da base alar
Base alar larga	Tecido mole da ala redundante	Redução da base alar	
Projeção deficiente da ponta	*Crura* laterais planas, largas e fracas	Enxerto estendido da ponta	
Definição deficiente da ponta	Cartilagens alares laterais amorfas largas	Ressecção cefálica	
	Ângulo interdomal obtuso	Suturas interdomais	
	Ângulo intradomal obtuso	Suturas do tipo *steal-binding* crurais laterais intradomais	
	Pele espessa	Desengorduramento da pele	

Pérolas e Armadilhas

Pérolas

- Crie um resultado final ideal combinado, apoiado por cirurgia virtual, em vez de se basear em termos vagos ou subjetivos como "menor, mais curto, mais definido," etc. Nunca pressuponha que você interpretou bem a descrição do seu paciente quanto aos resultados pretendidos. Uma imagem vale mais que mil palavras; este pode ser um fator diferenciador entre um paciente satisfeito e um decepcionado.
- Explore a motivação do paciente. Embora os homens em geral pareçam se adaptar a mudanças em outras partes do corpo, alguns homens são extraordinariamente sensíveis à menor variação no resultado pretendido em seu nariz. Estes pacientes devem ser identificados pré-operatoriamente, sendo preferível evitá-los.
- Como a maioria dos homens tem narizes grandes e querem deixá-los menores, cabe ao cirurgião prepará-los adequadamente para a possibilidade mais provável de que a contração deficiente da pele, e não as habilidades do cirurgião, seja o fator limitador em uma ponta menor.
- Rinoplastia é uma operação de instrumentos muito afiados. Troque as lâminas com frequência e tenha um conjunto sobressalente de osteótomos afiados.
- Reduza o dorso sequencialmente, não tudo de uma vez.
- Se você achar que não há suporte suficiente para projeção é porque não há. Construa-o.
- Encoraje seus pacientes a examinar com o polegar e o indicador a parte interna das suas narinas e que apalpem a borda das *crura* laterais. Se eles não fizerem isso pré-operatoriamente, sempre o farão pós-operatoriamente e acharão que é anormal.

Armadilhas

- Ressecção excessiva do dorso nasal. Como mencionado, isto pode criar uma aparência escavada, o que é excessivamente feminino.
- Rotação excessiva da ponta: uma ponta excessivamente rodada está tipicamente associada a um nariz feminino.
- Suporte da ponta inadequado: a principal razão para uma giba dorsal persistente não é tipicamente sub-ressecção, mas o suporte inadequado para projeção.
- A ressecção cefálica excessiva é tentadora quando as *crura* laterais são tipicamente muito largas. Mas a ressecção excessiva pode causar, na melhor das hipóteses, uma concavidade desfavorável na região lateral da ponta normalmente convexa e, na pior das hipóteses, obstrução nasal.
- Respeite o fato de que a pele só irá contrair em certa proporção. Se você conseguir beliscar a pele afastando-a dos domos, então a pele geralmente não contrairá mais do que isso. A melhor maneira de obter maior definição seria fazer um nariz maior e acrescentar projeção. A maioria dos pacientes prefere não fazer isso.

Passo a Passo

Passos para Rinoplastia Masculina

1. Exposição
   a. Endonasal.
      i. Intracartilaginosa para trabalho dorsal ou trabalho no terço médio apenas.
      ii. Técnica *delivery* para também trabalhar a ponta.
      iii. Uma técnica de Killian para coleta septal ou septoplastia.
      iv. Transfixação para trabalhar o septal caudal.
   b. Externa para trabalhar na ponta, dorso e septo.
2. Dorso.
   a. Redução.
      i. Raspagem: 5 ou 3 raspas para o osso.
      ii. Uma lâmina nº 11 ou nº 12 para gibas cartilaginosas.
      iii. Um osteótomo de Rubin para gibas osseocartilaginosas maiores.
      iv. Instrumento de energia para refinamento das bordas afiadas ou pequenas gibas persistentes.
   b. Aumento.
      i. Frequentemente avaliado neste ponto e inicialmente planejado, mas modificado depois da projeção final da ponta e posição da rotação.
3. Trabalho septal, coleta de cartilagem.
   a. Abordagem transdomal indicada para os seguintes:
      i. Deformidades septais caudais.
      ii. Técnica prevista de *tongue-in-groove*.
      iii. Encurtamento do nariz.
   b. Incisão de Killian.
      i. Coleta cartilaginosa.
      ii. Septoplastia do corpo septal.
4. Fechamento da deformidade do teto aberto (se presente) ou estreitamento do plano dorsal ou facial.
   a. Osteotomia medial em ossos duros e espessos com osteótomo reto, torcido para criar deslocamento medial favorável do osso.
   b. Osteotomia intermediária, diretamente perpendicular ao osso, para abóbada óssea excessivamente convexa.
   c. Osteotomias laterais alta-baixa-alta com osteótomo de Anderson-Neivert de 3 mm após a elevação do periósteo medial e lateral com elevador de Woodson ao longo do curso da linha da osteotomia pretendida e torcido para criar deslocamento medial favorável do osso.
5. Tratamento do terço médio.
   a. Avaliar para a colocação de enxertos expansores (*spreader grafts*).
   b. Fixar a ULC ao dorso.
6. Trabalho na ponta.
   a. Ponto de rotação e projeção tridimensional ideal da ponta (TIRPP): Identificar TIRPP e então prosseguir por meio das manobras listadas até que os domos estejam na TIRPP.
      i. Técnicas de sutura somente.
      ii. Suportes para a columela (*strut*).
      iii. *Tongue-in-groove*.
      iv. Enxerto de extensão septal caudal.
      v. Suportes (*struts*) verticais.
      vi. Enxertos tipo cap/enxertos tipo *shield*.
   b. Definição da ponta.
      i. Ressecção cefálica.
      ii. Estreitamento dos domos somente.
      iii. Enxertos *onlay*.
      iv. Enxertos marginal.
      v. Enxertos *onlay* fascial.
      vi. Subcutânea conservadora.
   c. Simetria da ponta.
      i. Técnica de sutura.
      ii. Enxertos *onlay*.
7. Fechamento da abordagem (endonasal ou externa).
8. Consideração para redução da base alar.

Referências

[1] Belinfante S. History of rhinoplasty. Oral and Oral Maxillofac Surg Clin North Am. 2012;24(1):1-9
[2] Maltz M. Evolution of Plastic Surgery. New York, NY: Froben Press;1946:27-31
[3] Tewari M, Shukla HS. Sushruta: The father of Indian surgery. Indian J Surg. 2005;67(4):229-230
[4] Toriumi D, Johnson C. Open Structure Rhinoplasty. Philadelphia, PA: WB Saunders;1990
[5] American Society of Plastic Surgeons. 2016 Plastic Surgery Statistics. Retrieved from https://www.plasticsurgery.org/news/plastic-surgery-statistics. Accessed March 3, 2017

Leitura Sugerida

Azizzadeh B, Murphy MR, Johnson CM, Numa W. Master Techniques in Rhinoplasty. Philadelphia, PA: Elsevier; 2011

Gruber RP, Peck GC. Rhinoplasty: State of the Art. Philadelphia, PA: Mosby Year Book;1993

Parte II: Cirurgia Facial

CAPÍTULO 18

Rinoplastia Masculina: Técnica do *Expert*

Ashkan Ghavami

Resumo

A rinoplastia masculina é um subgrupo altamente especializado de uma operação que já é complexa, tanto na sua execução quando no manejo das expectativas dos pacientes. Este capítulo visa listar os pontos importantes que qualquer cirurgião que faça rinoplastia precisa entender e programar para melhorar os resultados da sua rinoplastia masculina. Muito do antigo conceito de "SIMON" (Capítulo 17) não se aplica hoje, pois *todos* os pacientes vivem neste estado "*selfie*-cêntrico" das redes sociais e podem ser excessivamente preocupados com os atributos físicos. Pacientes masculinos requerem uma análise mais cuidadosa na triagem desde o primeiro contato com o consultório do cirurgião até a última visita pós-operatória. A atenção às *nuances* na altura e curvatura do perfil desejado *versus* linearidade, formato da ponta, tamanho geral e relação ponta-narina é essencial. Queixas relacionadas com as vias aéreas nasais são comuns e requerem cuidados especializados com a adição de enxertos expansores (*spreader grafts*) na maioria dos casos, além de reforço apropriado da válvula externa. Uma revisão detalhada das técnicas e sequências cirúrgicas será apresentada juntamente com a discussão sobre a otimização da comunicação pré- e pós-operatória.

Palavras-chave: alarplastia, trabalho no nariz masculino, rinoplastia masculina, obstrução das vias aéreas nasais, estenose nasal, cirurgia nasal, trabalho no nariz, rinoplastia, septoplastia, enxerto expansor, corneto, hipertrofia do corneto.

Introdução

A rinoplastia continua a ser um esforço cirúrgico complexo tanto para cirurgiões iniciantes quando para cirurgiões experientes. As interações dinâmicas que ocorrem intra e pós-operatoriamente entre a cartilagem ou estrutura óssea e o tecido mole ou pele sobrejacente criam um nível de imprevisibilidade que é inerente à operação. A rinoplastia em homens pode possuir leve decréscimo nestes desafios inerentes. De modo geral, os homens não requerem ou solicitam tanta alteração da ponta nasal e aparência estética geral do nariz se comparados às mulheres. Há exceções a isso, no entanto, à medida que mais pessoas, homens e mulheres, estão usando as mídias sociais junto com aplicativos que podem alterar o contorno e a aparência facial em segundos. Filtros digitais que estreitam e reduzem o nariz e a face são populares e usados também por homens. Comunicar-se acuradamente e inteligentemente com pacientes de rinoplastia masculina pré-operatoriamente é talvez o passo mais importante na redução de resultados insatisfatórios. Com expectativas realistas, os homens podem experimentar grande satisfação nas alterações funcionais e estéticas que buscam.

O antigo acrônimo "SIMON" para solteiro, imaturo, sexo masculino, obsessivo e narcisista ainda tem algum peso e deve ser considerado ao se aceitar pacientes masculinos.[1,2] Hoje em dia também precisamos levar em conta as expectativas gerais e as solicitações de cada paciente masculino. Alguns trarão imagens simuladas de seus narizes para avaliação, enquanto outros podem dizer: "você é o especialista, portanto, sabe mais". Os dois cenários requerem cuidado e cautela para planejar e entregar os resultados ideais. Além disso, a orientação sexual masculina pode influenciar as preferências estéticas masculinas aproximando ou afastando de pontos de chegada com contorno mais refinado e mais estreito que são mais similares às mulheres no espectro morfológico.

"Traços" obsessivos e egocêntricos são mais difundidos como um todo em nossa sociedade atual, conforme indicado pelas *selfies* e incontáveis imagens compartilhadas por tantas pessoas nas mídias sociais. Os homens podem simplesmente estar se engajando no que se transformou em um comportamento normativo sem que sejam mais obsessivos ou narcisistas (isto é, SIMON) do que o seu equivalente feminino. Além do mais, muitos pacientes masculinos que encontrei são muito inteligentes e maduros e também estão muito satisfeitos com os resultados da sua rinoplastia. A seleção do paciente apropriado que conseguirá dar conta dos altos e baixos da recuperação e que tenha expectativas apropriadas é algo que decorre da intuição clínica como cirurgião plástico e se torna mais aguçado com a experiência adquirida. Embora alguns pacientes escapem dessa rede na triagem, o julgamento astuto limitará esses pacientes que poderão nunca ficar satisfeitos ou "felizes", sejam homens ou mulheres.

Os objetivos mais comumente solicitados listados pelos homens que buscam rinoplastia são os seguintes:

- Redução dorsal.
- Estreitamento ou retificação dorsal.
- Melhoria da respiração nasal.
- Elevação da ponta.
- Refinamento "sutil" da ponta.

A lista pode parecer semelhante à de muitas mulheres, mas o grau de magnitude na alteração individual destes parâmetros é menor quando é realizada rinoplastia masculina.[3-7] Por exemplo, a rotação da ponta não deve ser excessiva, enquanto que leve sobrerrotação será apropriada em uma paciente feminina. O quadro a seguir apresenta uma lista das diretrizes gerais. Abaixo, as diferentes regiões anatômicas serão descritas.

1. Pele/tecido mole.
2. Dorso.
3. Ponta nasal.
4. Narinas, vias aéreas.

Objetivos da Rinoplastia Masculina

- Evitar feminização geral.
- Estreitamento dorsal conservador.
- Manter mais retas as linhas do contorno dorsal.
- Ângulo nasolabial de 90° a 95° (varia com a etnia e a posição da borda alar).
- Evitar um *supratip break*.*
- Maximizar as vias aéreas nasais.
- Uso liberal de enxertos expansores.
- Manter largura relativa da ponta durante o refinamento.
- Relação nariz-queixo-lábio é significativa para o equilíbrio global.

*Alguns homens podem solicitar um leve *supratip break*. Comunicação pré-operatória precisa e definição dos objetivos são essenciais no planejamento de nuances e preferências como esta.

Considerações sobre a Rinoplastia Masculina por Regiões Anatômicas

Pele/Tecido Mole

O envelope da pele nasal masculina geralmente é mais espesso, mais sebáceo e menos elástico do que a pele feminina. Isto se mantém como uma verdadeira generalidade entre todas as etnias. No entanto, quando a pele é mais fina, é essencial ser particularmente cuidadoso para evitar a visibilidade em longo prazo dos enxertos que são colocados. A ponta nasal em um homem que apresenta bordas do enxerto visíveis pode ser antiestética e ser um sinal indicador de cirurgia, o que geralmente é o maior medo de um paciente masculino.

As limitações na retração da pele juntamente com as implicações na redução do tamanho nasal devem ser discutidas com os pacientes. No entanto, podem ser empregadas técnicas para exercer uma pegada visual na pele sobrejacente com a utilização de técnicas de enxerto mais mole e desbaste limitado do tecido mole. A avaliação da elasticidade e espessura da pele é fundamental. O complexo da ponta e seu tecido mole frequentemente mais pesado demandam suporte com um enxerto estrutural columelar (*strut*), que também é importante na manutenção da posição e formato da ponta em longo prazo (**Fig. 18.1**). Além disso, a excisão do revestimento da mucosa pode reforçar a posição final da ponta em longo prazo (ver adiante).[8]

Dorso

A altura dorsal é importante em aspectos que são muito diferentes dos objetivos na rinoplastia estética feminina. Primeiramente, o ponto extremo na altura dorsal do perfil é mais alto do que a altura feminina. A testa e a proeminência da crista da sobrancelha frequentemente requerem aumento da raiz para manter um equilíbrio nasofacial mais masculino (**Fig. 18.2**.) Entretanto, a raiz nasal e a testa não devem estar no mesmo plano, e deve ser estabelecido um ângulo nasofrontal apropriado. O dorso e a projeção da ponta em geral podem ser levemente sobreprojetados, mas a proeminência malar e outras dimensões faciais devem ser levadas em conta, particularmente no contexto de envelhecimento ou futuro envelhecimento. Os homens querem parecer jovens, e quando a deflação facial se inicia, o nariz não pode parecer desproporcionalmente grande.

Na visão anteroposterior, as linhas do contorno dorsal geralmente são mantidas de uma forma mais reta do que as linhas curvilíneas das mulheres (**Fig. 18.3**). A largura dorsal pode ser maior em homens e o uso de enxertos expansores deve ser mais liberal do que nas mulheres. É

Capítulo 18
Rinoplastia Masculina: Técnica do *Expert*

necessário o suporte de uma estrutura com mais cartilagem em homens em que os ossos ou cartilagens nasais e a redução nasal dimensional podem criar comprometimento das vias áreas. Assim como nas mulheres, o dorso não deve ser mais largo do que os pontos da largura da ponta.

Ponta Nasal

A posição da ponta nasal é frequentemente uma preocupação maior do que o refinamento da ponta. Embora os homens possam se queixar da estética bulbosa ou não refinada da ponta, eles raramente são específicos sobre alterações precisas no contorno da ponta ou seu refinamento excessivo. Por esta razão, realizo rinoplastia fechada com mais frequência em narizes primários masculinos do que em suas contrapartidas femininas. A posição da ponta em relação ao comprimento dorsal é importante, já que homens de todas as etnias prestam atenção ao comprimento nasal excessivo (e inclinação) e ao nariz curto com mostra das narinas. Ambas as posições da ponta, sorrindo e estática, são importantes para os homens, particularmente à medida que envelhecem. Estabelecer a posição apropriada da ponta, evitar a rotação excessiva da ponta e prevenir inclinação persistente da ponta são as características distintivas da maioria das rinoplastias masculinas. Os músculos faciais fortes nos homens, o tamanho geral da estrutura cartilagem-osso e a pele mais espessa podem ser um obstáculo para a manutenção da posição da ponta no longo prazo. Enxertos de suporte columelar, ressecção septal caudal apropriada e ressecção do revestimento caudal membranoso são todos tipicamente empregados para a sua sinergia (**Fig. 18.4**).

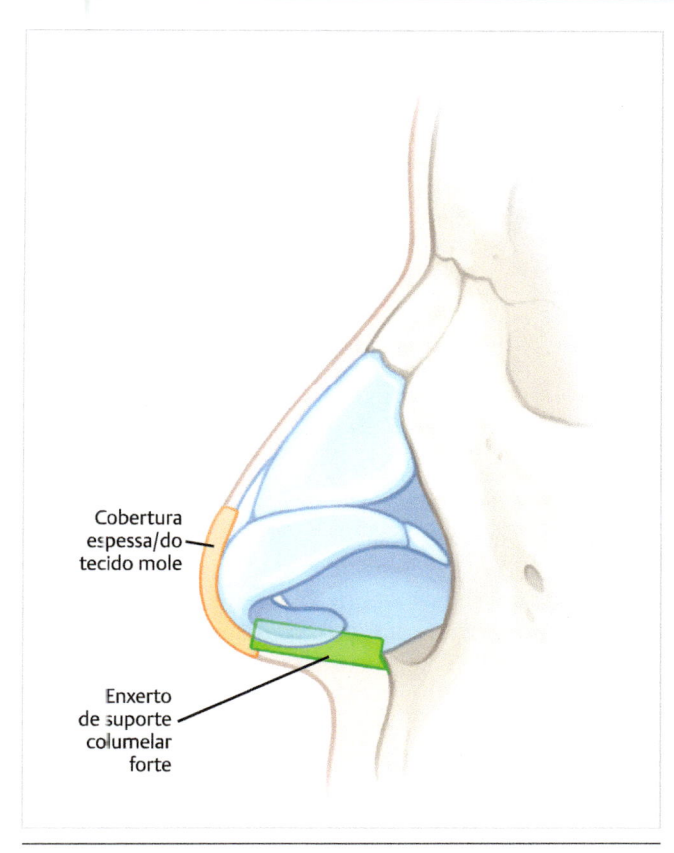

Fig. 18.1 Um forte enxerto de suporte columelar (*strut*) frequentemente é necessário para estabelecer e manter a posição e a projeção apropriada da ponta. Isto também permitirá contrabalancear a pele frequentemente espessa ou a cobertura do tecido mole.

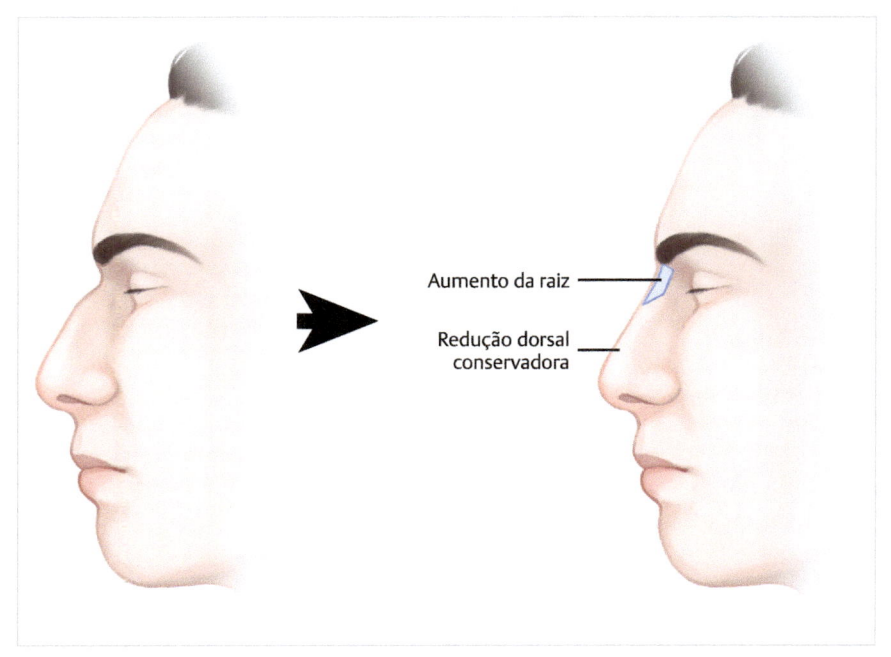

Fig. 18.2 O aumento da raiz pode ser necessário para equilibrar uma crista da sobrancelha proeminente, com redução dorsal conservadora para evitar a ilusão de um nariz excessivamente encurtado.

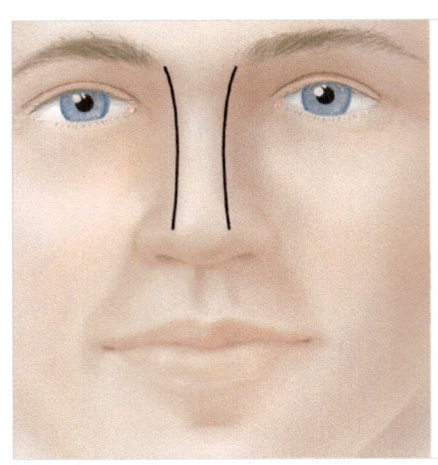

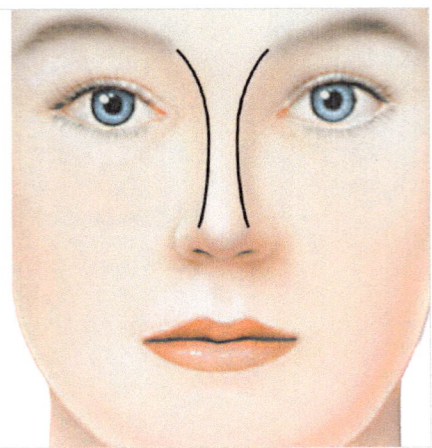

Fig.18.3 As linhas estéticas dorsais masculinas devem ser mais largas e menos curvilíneas do que as das mulheres. (Reproduzida com permissão de RJ Rohrich, JE Janis, JP Gunter. The male nose. EM: Rohrich RJ, Adams WPA Jr, Ahmad J, Gunter JP, eds. Dallas Rhinoplasty: Nasal Surgery by the Masters. 3rd ed. St. Louis, MO: Quality Medical Publishing; 2014.)

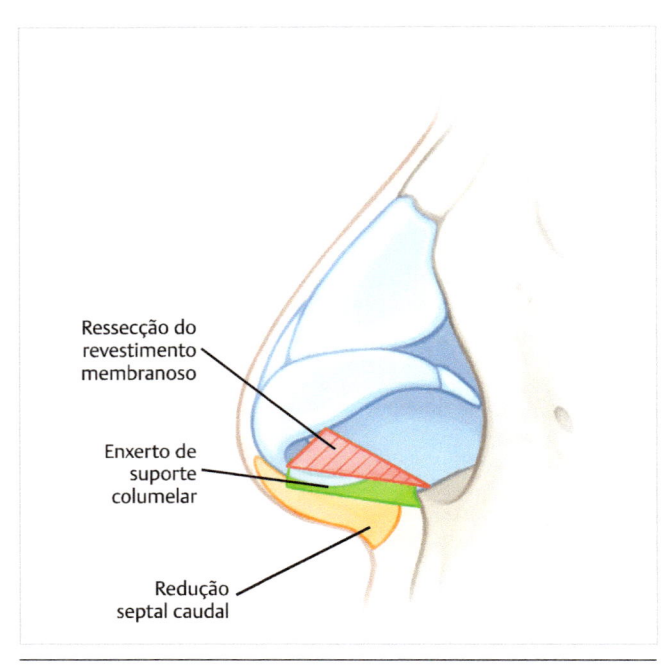

Fig. 18.4 Uma combinação de enxerto de suporte columelar (*strut*), redução septal caudal e ressecção do revestimento membranoso é comumente necessária para estabelecer a manutenção do comprimento nasal apropriado e um ângulo nasolabial correto de longa duração.

É crucial que a transição da ponta para a borda alar seja natural na aparência, pois este sinal indicativo de rinoplastia deve ser evitado. O uso liberal de enxertos no contorno alar, retalhos crurais laterais e/ou enxertos de suporte crural lateral ajudarão a evitar uma quebra vertical ou sombra nos pontos de transição entre a ponta e a borda alar.[9] A retração alar particularmente no triângulo mole e qualquer entalhe devem ser prevenidos a todo custo.

Narinas

A abertura e a largura da narina, particularmente durante o sorriso, podem ser uma queixa comum em homens, independentemente da etnia. Aberturas das narinas excessivamente grandes fazem muitos homens se sentirem desconfortáveis em ambientes sociais e pode ser uma das três principais queixas estéticas nasais. É importante dar passos graduais em ressecções na soleira alar e/ou ressecções de "Weir". O corte medial deve ser feito primeiro e a pele sobreposta para determinar o grau das ressecções. Medidas guiadas por compasso também podem ajudar a prevenir ressecção excessiva indesejada. O estreitamento excessivo pode ter consequências estéticas e funcionais deletérias. A opção para posteriores reduções adicionais da base alar, no ambiente do consultório sob anestesia local existe e deve ser considerada sobre possíveis julgamentos incorretos no final de uma rinoplastia em que a dinâmica pode interferir em julgamentos que são irreversíveis.

Além da redução da base alar, o reforço da borda da narina é fundamental na patência ou suficiência da válvula externa e na manutenção do contorno estético entre a ponta e as bordas alares. Os homens podem ter crura lateral inferior mais espessa, o que permite transecção

Do mesmo modo, o alongamento do nariz e as bordas alares também requerem aumento na estrutura com enxertos de suportes crurais laterais, enxertos no contorno alar e enxertos de suporte columelar grandes e/ou enxertos para extensão septal.[9,10] Os homens têm menos probabilidade de se queixarem da rigidez da ponta quando os objetivos estéticos são congruentes com suas expectativas.

e técnicas de sobreposição não só para reduzir a convexidade e projeção da ponta, mas também para elevar o complexo da ponta via um efeito de "*sling*". O suporte e a força do arco alar são significativos nos homens para manter a patência da borda alar durante a inspiração nasal. Os homens são muito preocupados com suas vias aéreas nasais e frequentemente procuram rinoplastia como um benefício colateral da melhoria da sua função nasal. A criação de um comprometimento na respiração nasal à custa de refinamentos estéticos não será valorizada e será uma fonte de grande insatisfação, particularmente para homens muito ativos.

Etapas para a Rinoplastia Masculina – Técnica do *Expert*

Um homem de 31 anos se apresentou para rinoplastia aberta. Ele desejava redução da giba, correção do desvio, elevação ou refinamento da ponta e preservação geral dos contornos e ângulos masculinos. Depois de um exame interno, septoplastia e turbinoplastia foram consideradas também necessárias.

Para começar, realizamos uma rinoplastia aberta seguida por uma redução dorsal por componente e uma redução septal caudal. Foi feita septoplastia para remover espículas no vômer e nasomaxilares na narina esquerda. Depois disso, foram realizadas osteotomias em forma de "J" e de forma *low to high*. Também foi feita ressecção septal caudal apropriada. A sutura da ponta para moldar a ponta, juntamente com enxertos *onlay* moles e enxertos do contorno alar se seguiram a enxertos de suporte columelar (*strut*). Finalmente, a ressecção do revestimento caudal membranoso solidificou a posição final da ponta. Por fim, realizamos turbinoplastias bilaterais.

Cuidados Pós-Operatórios

O nariz recebe um curativo com fitas adesivas e uma tala. As talas Doyle colocadas durante a cirurgia são removidas junto com a remoção da tala no 3º dia. O paciente é instruído a manter a cabeça elevada durante o sono. Gelo nas bochechas por 72 horas seguido por compressas quentes de hamamélis nas bochechas. As incisões devem ser higienizadas com peróxido de hidrogênio em um aplicador com ponta de algodão, e pomada antibiótica dupla ou tripla também é aplicada três vezes ao dia em todas as incisões. Todas as talas e suturas são removidas no 6º ou 7º dia pós-operatório. O nariz recebe novamente fitas adesivas, e o paciente é instruído sobre como reaplicar as fitas quando necessário na hora de dormir por um tempo que pode variar de 2 semanas até 2 meses, dependendo da relação tecido mole-cartilagem.

Os pacientes também são instruídos a irrigar o nariz com solução salina até 5 vezes ao dia. Se a congestão for contínua e incômoda depois que a tala é removida, eles podem utilizar descongestionantes usuais e descongestionantes nasais com prescrição com ou sem *sprays* nasais de esteroides, quando necessário. *Sprays* de esteroides não são recomendados antes de 6 semanas. Kenalog 10 mg solução é injetada profundamente em áreas com inchaço excessivo depois de 6 semanas, e não mais de 3 sessões com espaço de alguns meses. A aplicação de fitas adesivas é realizada depois de cada sessão com esteroide.

Manejo das Complicações

A epistaxe excessiva intraoperatória é controlada com a reinjeção de solução de lidocaína-epinefrina, gelo na região malar e dos olhos, e cautério. Se intratável, DDAVP IV é administrado por dosagem padrão. O sangramento excessivo pós-operatório é manejado igualmente e, em casos severos, é feita exploração da passagem intranasal guiada por um fotóforo e com sucção. Cautério químico ou quente é usado quando necessário e, se preciso, a cavidade nasal é tamponada com Merocel.

Infecção é muito raro, e deve-se suspeitar de *Staphylococcus aureus* resistente à meticilina (MRSA) se estiver presente eritema e sensibilidade. Coleta de cultura para MRSA e antibióticos tópicos e orais precoces devem ser administrados. Se necessário, a abertura de uma porção da(s) incisão(ões) permite irrigação copiosa das áreas abaixo do retalho de pele.

Problemas estéticos no contorno, desvio, piora das vias aéreas são avaliados a intervalos de 3 meses e corrigidos com um procedimento menor (com anestesia local) ou uma revisão verdadeira, conforme imposto pelo(s) problema(s). Isto não é feito até que tenha se passado um período de 1 ano, algo em torno de 1,5 a 2 anos. Ver anteriormente para recomendações de manejo estético não cirúrgico das vias aéreas.

Gel preenchedor de ácido hialurônico é um excelente método para corrigir problemas menores de contorno, especialmente nas regiões do dorso, paredes laterais e ponta ou triângulo mole. A injeção deve ser feita em pequenos incrementos e colocada o mais profundo possível. Técnica e experiência são essenciais para evitar comprometimento vascular e comprometimento da pele.

Parte II
Cirurgia Facial

Exemplo de Caso

Rinoplastia, Redução Dorsal/Septal, Septoplastia, Enxertos no Contorno e Turbinoplastia (Fig. 18.5)

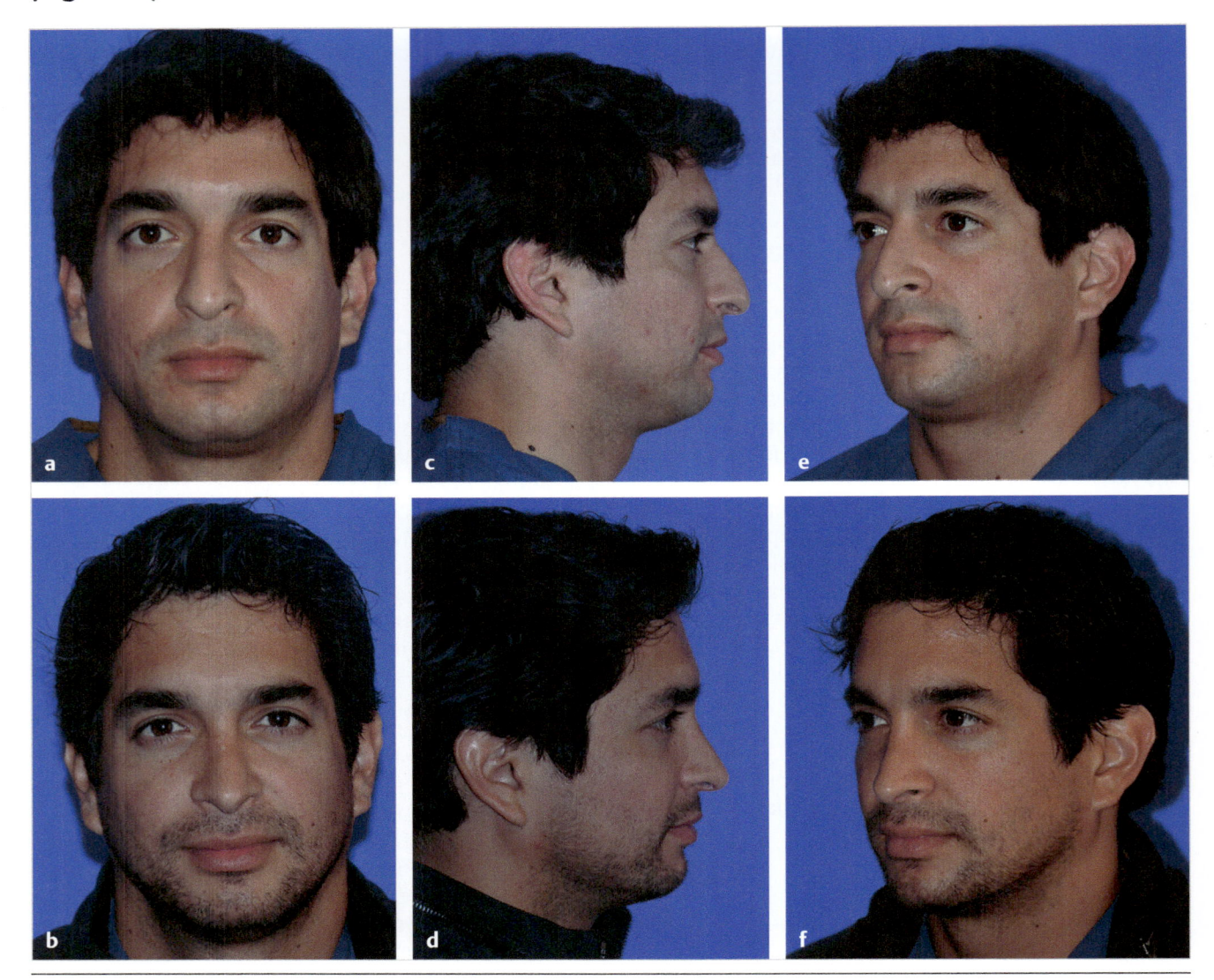

Fig. 18.5 (**a,c,e**) Homem de 31 anos apresentado para rinoplastia. Ele foi considerado um bom candidato com base em suas expectativas e objetivos desejados de redução da giba, correção do desvio, elevação ou refinamento da ponta e preservação geral do contorno e ângulos masculinos. O exame interno determinou septoplastia, assim como turbinoplastia. (**b,d,f**) O paciente é mostrado 11 meses pós-operatório.

Conclusão

A rinoplastia pode ser muito gratificante e bem-sucedida tanto para o paciente quanto para o cirurgião. As expectativas, quando realistas, podem ser satisfeitas com a aderência a alguns dos princípios básicos da rinoplastia. O planejamento pré-operatório e a discussão detalhada com o paciente determinarão os objetivos e também se é recomendada cirurgia. Os princípios fundamentais residem na manutenção da altura dorsal, estreitamento conservador do dorso e ponta, estabelecimento da posição apropriada da ponta, fortalecimento do arco alar e redução conservadora da base alar. Mais homens estão procurando rinoplastia à medida que nossos resultados melhorados são apresentados na Internet e nas mídias sociais. Atualmente eles se mostram menos relutantes do que antes em melhorar sua aparência nasal e também a estética. O crescimento atual da rinoplastia masculina reduz, mas não nega o adágio clássico de "SIMON". Cada caso deve ser avaliado com cuidado e por seu próprio mérito determinar a coorte de pacientes apropriada na sua prática em rinoplastia.

Pérolas e Armadilhas

Pérolas	Armadilhas
• A rinoplastia pode ser muito gratificante e bem sucedida tanto para o paciente quanto para o cirurgião. • As expectativas, quando realistas, podem ser satisfeitas pela aderência a alguns princípios básicos da rinoplastia. • O planejamento pré-operatório e a discussão detalhada com o paciente determinarão os objetivos e também se é recomendada cirurgia. • Os princípios fundamentais residem na manutenção da altura dorsal, estreitamento conservador do dorso e da ponta, estabelecimento da posição apropriada da ponta, fortalecimento do arco alar e redução conservadora da base alar.	• Mais homens estão procurando rinoplastia à medida que nossos resultados melhorados são apresentados na Internet e nas mídias sociais. Atualmente eles se mostram menos relutantes do que antes em melhorar sua aparência nasal e também a estética. • O crescimento atual da rinoplastia masculina reduz, mas não nega o adágio clássico de "SIMON". • Cada caso deve ser avaliado com cuidado e por seu próprio mérito determinar a coorte de pacientes apropriada na sua prática em rinoplastia.

Passo a Passo

Passos para a Rinoplastia Masculina – Técnica do Expert

1. Rinoplastia aberta.
2. Redução dorsal por componentes.
3. Redução septal caudal.
4. Septoplastia com remoção de espículas do vômer e nasomaxilares à esquerda.
5. Osteotomias assimétricas percutâneas em forma de "J" e low to high.
6. Enxertos expansores.
7. Ressecção cefálica das cartilagens laterais inferiores (preservando 6 mm).
8. Enxerto de suporte columelar (strut).
9. Suturas de suporte transdomal, interdomais e mediais.
10. Enxerto do triângulo mole.
11. Pequenos enxertos no contorno alar.
12. Excisão do revestimento membranoso do septo (bilateral).
13. Turbinoplastia (fulguração submucosa e fratura em sentido para fora do corneto inferior) (f).

Referências

[1] Goin MK, Rees TD. A prospective study of patients' psychological reactions to rhinoplasty. Ann Plast Surg. 1991;27(3):210-215

[2] Gorney M. Cosmetic surgery in males. Plast Re-constr Surg. 2002;110(2):719

[3] Gunter JP. Rhinoplasty. In: Courtiss EH, ed. Male Aesthetic Surgery. 2nd ed. St. Louis, MO: Mosby-Year Book;1991

[4] Rohrich RJ, Janis JE, Kenkel JM. Male rhinoplasty. Plast Reconstr Surg. 2003;112(4):1071-1085, quiz 1086

[5] Wright MR. The male aesthetic patient. Arch Otlaryngol Head Neck Surg. 1987;113(7):724-727

[6] Rohrich RJ, Janis JE, Gunter JP. The male nose. In: Rohrich RJ, Adams WPA Jr, Ahmad J, Gunter JP, eds. Dallas Rhinoplasty: Nasal Surgery by the Masters. 3rd ed. St. Louis, MO: Quality Medical Publishing; 2014

[7] Daniel RK. Rhinoplasty and the male patient. Clin Plast Surg. 1991;18(4):751-761

[8] Ghavami A, Rohrich RJ. The ethnic rhinoplasty. In: Aston SJ, Steinbrech DS, Walden JL, eds. Aesthetic Plastic Surgery. London: Saunders; 2009

[9] Ghavami A, Janis JE, Acikel C. Rohrich RJ. Tip shaping in primary rhinoplasty: An algorithmic approach. Plast Reconstr Surg. 2008;122:1229-1241

[10] Dhir K, Ghavami A. Reshaping of the broad and bulbous nasal tip. Clin Plast Surg. 2016;43(1):115-126

CAPÍTULO 19

Otoplastia em Adultos

Charles Thorne

Resumo

Este capítulo abordará a otoplastia padrão (somente recuo), bem como a combinação de recuo e redução do tamanho da orelha.

Palavras-chave: aurícula, orelhas, reposicionamento do lóbulo, otoplastia, redução da escafa.

Introdução

De um ponto de vista técnico, a otoplastia em adultos é um dos procedimentos mais simples no arsenal padrão do cirurgião estético. No entanto, apesar da aparente simplicidade, os procedimentos de otoplastia estão associados a uma taxa relativamente alta de complicações e resultados abaixo do ideal. Os cortes de cabelo masculino mais frequentemente revelam estes resultados imperfeitos e assimetrias, tornando a otoplastia em homens ligeiramente mais desafiadora do que em mulheres. Somando-se à visibilidade proporcionada pelos cortes de cabelo tradicionalmente masculinos, a cartilagem do homem adulto frequentemente é mais rígida e mais propensa à subcorreção. Finalmente, a simplicidade percebida do procedimento torna as complicações e os resultados que ficam aquém da expectativa mais surpreendentes para muitos pacientes e contribuem para a frustração.

O autor tem realizado otoplastia com regularidade há 30 anos, e embora os resultados cirúrgicos não tenham deixado de ter decepções, o maior incremento positivo na curva de aprendizagem se originou de uma avaliação do ponto de chegada cirúrgico. Pode ser absolutamente óbvio, mas até que o cirurgião tenha firme compreensão do que ele ou ela está aspirando, os resultados ideais podem ser intangíveis. Conforme enfatizado a seguir, a visão intraoperatória do contorno da hélice, quando visto por trás, proporciona um método quase infalível para garantir bons resultados. O autor tem suas preferências em relação às técnicas, o que será explicado mais adiante, mas, indubitavelmente, existem técnicas que produzem resultados similares, desde que o objetivo final seja um resultado harmonioso e de aparência natural. A estética é o que importa, não como se chega lá.

Este capítulo tratará da otoplastia padrão (somente recuo), bem como da combinação de recuo e redução no tamanho da orelha.

Exame Físico

A primeira exigência do exame físico é determinar se as orelhas do paciente são apenas proeminentes (mas normais em tamanho e forma) ou se, além da proeminência, existe uma anormalidade significativa do tamanho e/ou forma. E, é claro, existe aquele paciente ocasional cujas orelhas não são proeminentes, mas são, por exemplo, muito grandes e/ou anormalmente moldadas (p. ex., orelhas de Stahl).

Exames de múltipla escolha nunca deixam de mencionar uma anti-hélice subdesenvolvida e uma concha proeminente como explicações da proeminência auricular. Embora essas características sejam componentes de orelhas proeminentes, elas não são o único problema, e a concentração nestes dois fenômenos anatômicos à exclusão de alguns outros é um caminho garantido para a decepção.

Há duas coisas que deixam o terço superior da orelha proeminente, três coisas que potencialmente deixam o terço médio proeminente e uma coisa que deixa o terço inferior proeminente.

> **Causas da Proeminência da Orelha**
>
> **Terço superior:** A proeminência do terço superior está relacionada não só com o subdesenvolvimento da anti-hélice, mas também ao ângulo que a hélice ascendente faz com a região temporal do couro cabeludo. Como será discutido a seguir, é possível recriar a anti-hélice e ainda ter um ângulo amplo onde a hélice ascendente deixa o plano da face e se torna a borda da hélice.
>
> **Terço médio:** A proeminência do terço médio da orelha é o resultado de uma combinação de subdesenvolvimento da anti-hélice, altura da concha e o ângulo que a concha forma com a região occipital do couro cabeludo.
>
> **Terço inferior:** O único fenômeno que faz com que o terço inferior da aurícula pareça proeminente é um lóbulo excessivamente protuberante. Na opinião do autor, um lóbulo proeminente não está relacionado com a cauda da hélice e, portanto, não será confiavelmente corrigido pelo reposicionamento da sua cauda.

Se o paciente também tem um grau de macro ou microtia ou contorno anormal (subdesenvolvimento da borda da hélice etc..), então a análise e o plano de tratamento precisam incluir atenção a essas questões, não somente à proeminência. Conforme será discutido a seguir, usualmente é simples deixar orelhas grandes menores, mas deixar maiores as orelhas pequenas geralmente não é praticável, a não ser que a deformidade seja significativa; a reconstrução de uma orelha a partir da cartilagem da costela é um esforço significativo. Problemas com o contorno, como o subdesenvolvimento da borda da hélice, orelha de Stahl, orelha em ponto de interrogação etc., também podem ser abordados no momento da otoplastia.

Anatomia

Os pacientes masculinos não diferem dos femininos em relação à anatomia da proeminência, mas a cartilagem do homem adulto frequentemente é espessa e rígida, e essa diferença anatômica afeta o tratamento até certo ponto. A deformidade é analisada, conforme mencionado anteriormente, em termos dos terços. Um paciente pode ter um dos "terços" proeminente (p. ex., apenas o terço médio) ou pode ter proeminência de todos os três "terços".

Seleção de Pacientes

A identificação de pacientes com orelhas proeminentes usualmente não é um desafio. Como mencionado anteriormente, o segredo é determinar qual parte ou partes da orelha é/são proeminente(s). Há pacientes, no entanto, e usualmente são homens na experiência deste autor, que atribuem muito significado a uma proeminência auricular extremamente insignificante, ou que estão convencidos de que precisam de uma otoplastia quando não há anormalidade demonstrável. Estes pacientes não são bons candidatos cirúrgicos, tanto quanto um paciente de rinoplastia que vê uma deformidade que o cirurgião não consegue reconhecer.

Etapas para Otoplastia

Incisão

A incisão padrão é feita na profundidade do sulco retroauricular (**Fig. 19.1**). No aspecto caudal, um triângulo de pele frequentemente é removido da superfície medial do lóbulo, sem comprometer o sulco lobular ou a possibilidade de perfurar a orelha, para facilitar o reposicionamento do lóbulo. No aspecto craniano, a incisão é trazida do sulco ao longo da superfície medial da anti-hélice. A incisão não se estende a menos de 1 cm da borda da hélice, pois se resultar em cicatrização hipertrófica, essa cicatriz pode ser visível pela visão lateral.

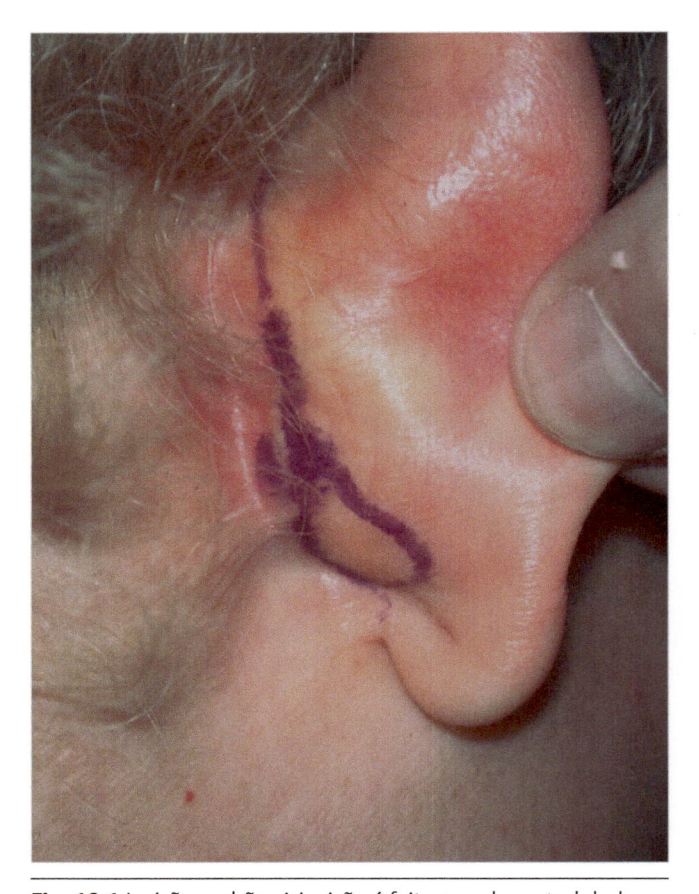

Fig. 19.1 Incisão padrão. A incisão é feita no sulco retrolobular removendo pele somente na superfície medial do lóbulo.

Exposição

A superfície medial da cartilagem auricular é exposta, imediatamente na superfície da cartilagem. Deve-se ter cuidado com a cauda da hélice para preservar a conexão entre esta estrutura e o resto da cartilagem e para preservar a conexão entre esta estrutura e o lóbulo. O tecido mole é removido do fundo da concha. Uma dissecção é feita na profundidade do sulco lobular para expor a concha para posterior reposicionamento do lóbulo.

Ressecção da Concha

Na maioria dos casos, o terço médio da orelha é abordado usando uma combinação de ressecção da concha e recuo da concha. Uma pequena crescente de cartilagem é removida da junção do assoalho e da parede posterior da concha. Geralmente não mais de 3 mm são removidos na porção central da crescente. Ressecções maiores podem causar uma deformidade visível. O defeito crescêntico é aproximado com suturas de náilon incolor que são cortadas imediatamente no nó (**Fig. 19.2**).

Suturas de Mustardé

Será colocada uma série de suturas de colchoeiro entre a escafa e a concha e entre a escafa e a fossa triangular, mas nesta altura do procedimento apenas as suturas de Mustardé mais caudais são colocadas, começando na cauda da hélice e se estendendo até o terço médio da orelha. Estas suturas são colocadas agora, em vez de mais tarde quando o resto das suturas de Mustardé é colocado, pois as próximas poucas manobras tornam a visualização destas áreas mais difícil.

Reposicionamento do Lóbulo

O defeito triangular na superfície medial do lóbulo é fechado com a utilização de três suturas de 5-0 PDS (polidioxanona), que passam através da pele, e também na superfície inferior da concha (**Fig. 19.3**).

Recuo da Concha

A concha é suturada na fáscia mastoide com a utilização de uma única sutura de náilon 3-0 (**Fig. 19.4**).

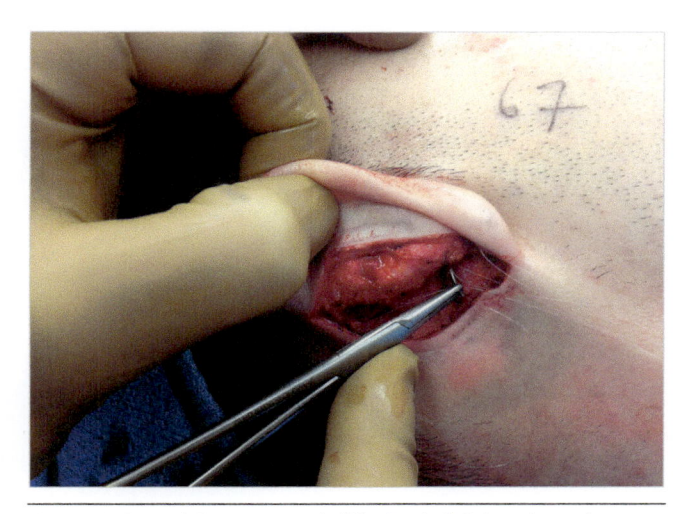

Fig. 19.3 Reposicionamento do lóbulo. O defeito triangular na pele é fechado, passando a sutura pela superfície inferior da concha.

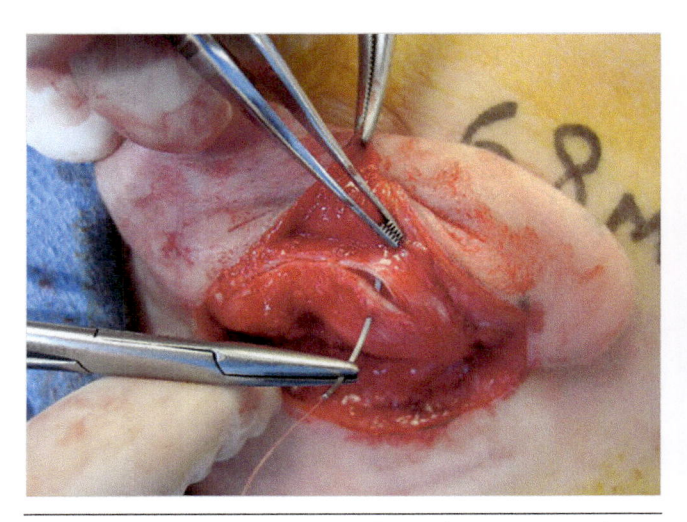

Fig. 19.2 Ressecção e fechamento da concha. A ressecção é em forma crescente e mantida a um mínimo. Em combinação com o recuo da concha, esta pequena ressecção é suficiente para corrigir a proeminência no terço médio.

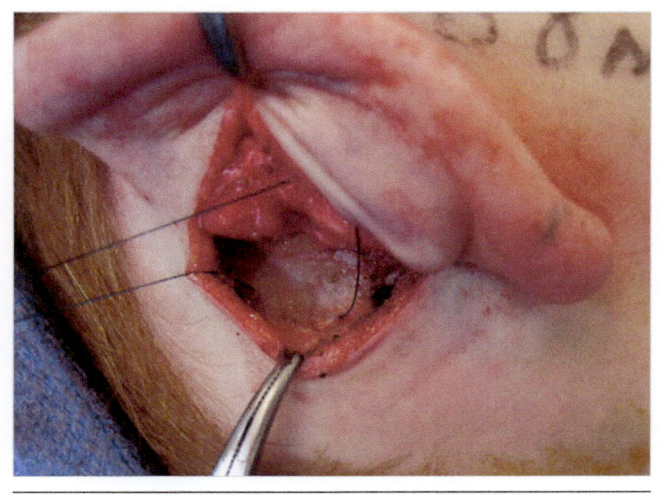

Fig. 19.4 Recuo da concha. Uma única sutura desde a linha do fechamento da concha até a fáscia mastoide é suficiente para o recuo da concha.

Continuação das Suturas de Mustardé

O restante das suturas de colchoeiro de náilon incolor 4-0 é colocado iniciando no terço médio da orelha e ascendendo até o aspecto craniano da orelha. É essencial colocar estas suturas de modo que elas se fiquem como os raios de uma roda, e não paralelas entre si (**Fig. 19.5a,b**).

"Hatch Hitch"

Se depois das manobras anteriores o ângulo entre a região temporal do couro cabeludo e a hélice ascendente for excessivamente grande, é feita outra incisão no sulco retroauricular na extremidade craniana da orelha. A cartilagem da *crus* ascendente da hélice e a fáscia temporal são expostas e uma sutura 4-1 PDS é colocada entre elas (**Fig. 19.6a,b. Fig. 19.7a,b**).

Ponto de Chegada

Na conclusão do procedimento, a orelha é examinada a partir de três diferentes posições estratégicas. A visão anterior deve revelar uma correção harmoniosa com a borda da hélice visível por trás da anti-hélice. Uma hé-

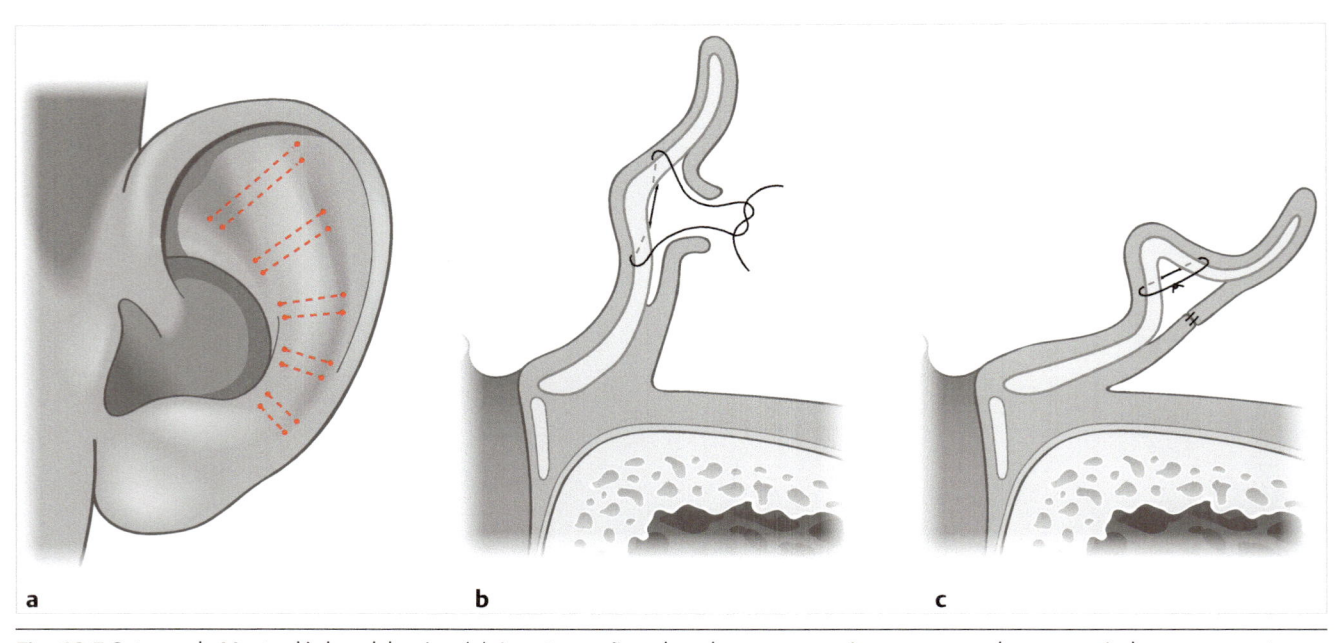

Fig. 19.5 Suturas de Mustardé de colchoeiro. (**a**) As suturas são colocadas como os raios em uma roda, convergindo em um ponto central, não paralelas entre si, para criar o contorno natural desejado da anti-hélice. Há um máximo de oito suturas de colchoeiro. (**b,c**) Representação diagramática das suturas de colchoeiro entre a escafa e a concha e a escafa e a fossa triangular.

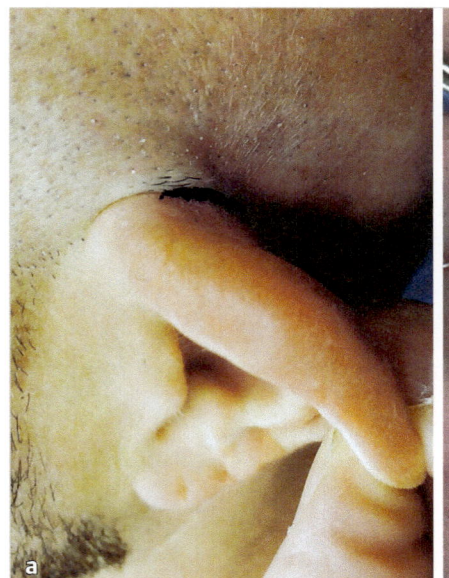

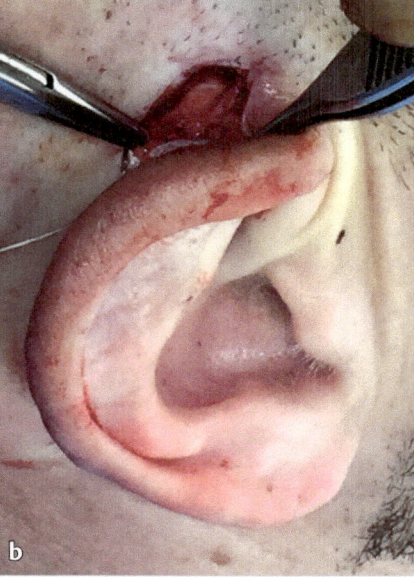

Fig. 19.6 (a,b) *Hatch hitch*. Uma sutura de polidioxanona é colocada entre a cartilagem na hélice ascendente e a fáscia temporal.

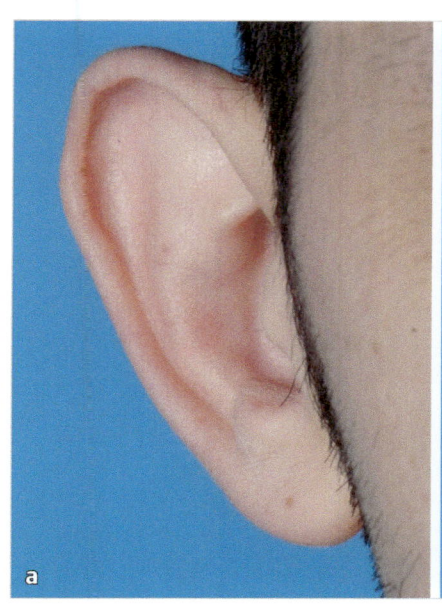

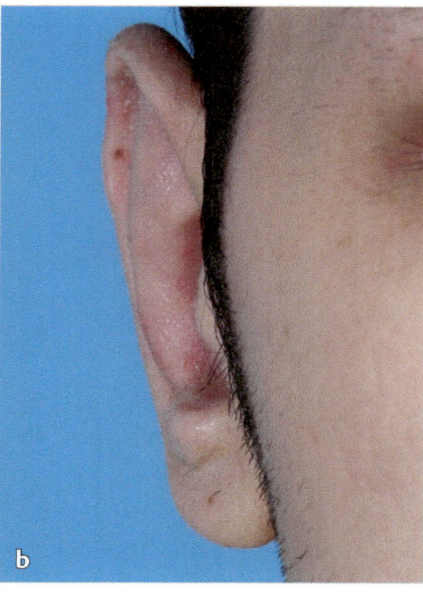

Fig. 19.7 *Hatch hitch* (**a**) Fotografia pré-operatória e (**b**) pós-operatória mostrando a mudança no ângulo ante a hélice ascendente e a região temporal do couro cabeludo com utilização da sutura descrita na **Fig. 19.6**.

lice escondida indica correção excessiva. A visão lateral deve mostrar contorno suave e arredondado sem bordas pontiagudas. Observe que a anti-hélice não é uma linha reta. Ela curva anteriormente para ficar paralela à *crus* inferior da fossa triangular. Finalmente, a visão por trás, e esta pode ser a mais útil, demonstra um contorno de linha reta da borda da hélice – não um "C"" como em uma deformidade do telefone ou um bastão de hóquei ou um "L" etc. (**Fig. 19.8**).

Redução da Escafa

Este passo deve ser realizado depois do passo oito em pacientes com macrotia (**Fig. 19.9a-g**). É feita uma incisão na superfície lateral da orelha, dentro da borda da hélice e estendida até a cartilagem. Uma crescente de pele e cartilagem é removida da escafa, retirando mais cartilagem do que pele (frequentemente não é preciso remover a pele). Uma cunha da borda da hélice é removida para que a circunferência da borda da hélice agora se equipare à da escafa reduzida. Uma "*dog ear*" é removida da superfície medial da orelha (**Fig. 19.9**).

Encurtamento do Lóbulo

Em pacientes que desejam o encurtamento do lóbulo, o contorno desejado do lóbulo é cuidadosamente marcado no lóbulo existente. Estas marcações são essenciais e, definitivamente, merecem a abordagem de "medir duas vezes, cortar uma vez". O excesso do lóbulo é simplesmente amputado sem qualquer tentativa de criar um retalho anterior etc. As duas extremidades da excisão são colocadas suavemente na superfície medial da orelha visando puxar a incisão levemente até a superfície

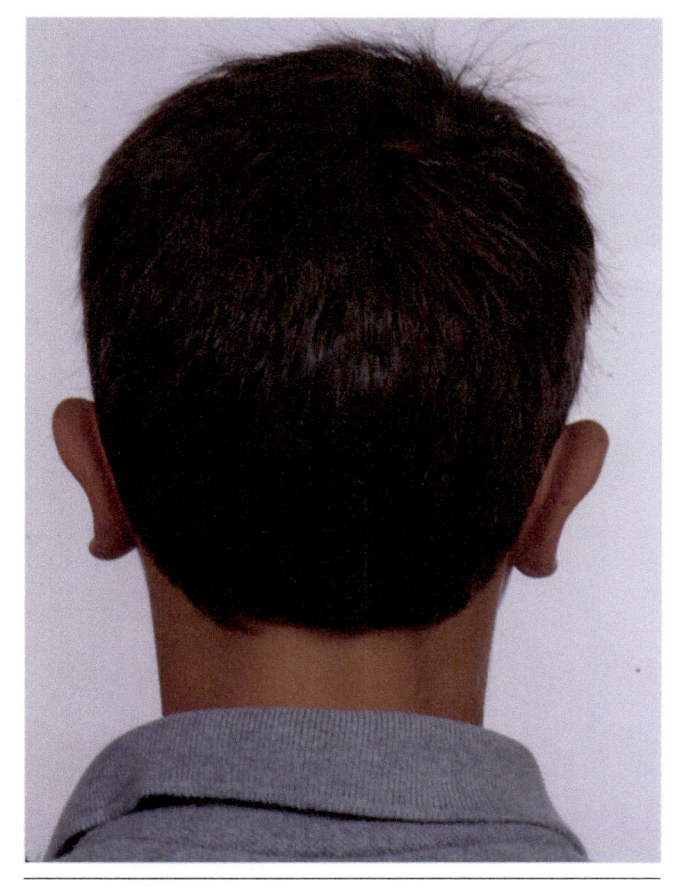

Fig. 19.8 Ponto de chegada. A visão posterior é particularmente útil na determinação da estética do resultado. O contorno da hélice deve ser uma linha reta. A fotografia mostra um paciente com uma desarmonia causada pela correção excessiva relativa do terço médio com relativa subcorreção dos terços superior e inferior. Este é um exemplo da "deformidade do telefone".

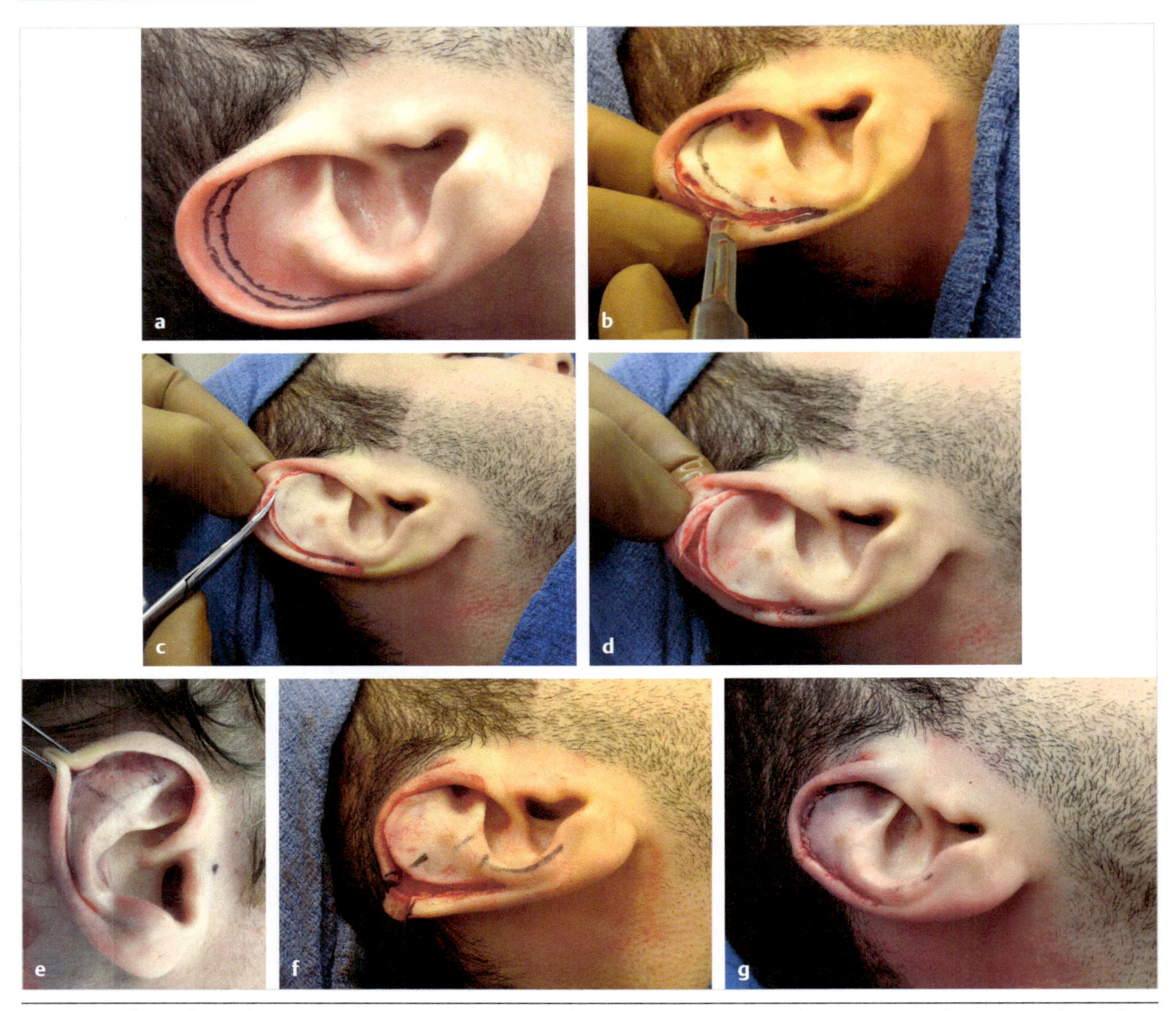

Fig. 19.9 Redução da escafa. (**a**) Marcações. (**b**) Incisão através da pele e cartilagem. (**c**) Redução incremental crescêntica da escafa. (**d**) Quantidade aproximada de cartilagem removida neste paciente. (**e**) Redundância da borda da hélice criada pela redução da escafa. (**f**) Excisão em cunha da hélice. (**g**) Fechamento e resultado final.

medial do lóbulo. O defeito é meticulosamente aproximado com muitas suturas para criar um contorno lobular perfeitamente uniforme sem recortes.

Cuidados Pós-Operatórios

Um curativo volumoso é colocado, tomando cuidado para evitar pressão nas orelhas. O curativo é colocado o mais frouxo possível e serve apenas para amortecer os sítios operatórios e absorver alguma drenagem sanguínea para que a família do paciente não fique preocupada e os lençóis não sejam manchados com sangue. O curativo é removido aproximadamente 3 a 5 dias depois. Nesse momento, não é colocado qualquer curativo e o paciente é instruído a usar uma bandana confortável apenas à noite.

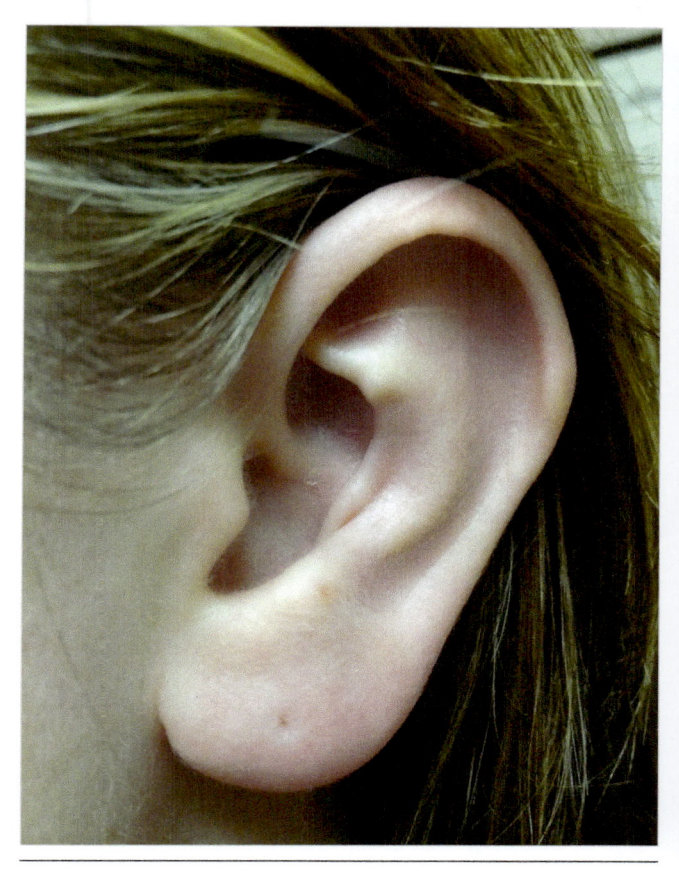

Fig. 19.10 Complicação de excisão da concha mal desenhada.

Manejo das Complicações

Esse autor emprega o procedimento acima porque as complicações são menores e tratáveis, mas elas podem ocorrer. As **Fig. 19.10** e **Fig. 19.11** mostram complicações de outras técnicas. As complicações potenciais da técnica do autor são as seguintes:

- Subcorreção.
- Protrusão das suturas atrás da orelha.

A subcorreção requer um retorno à sala operatória para a colocação de mais suturas. O autor estima ter feito isso aproximadamente 5 vezes em uma carreira de 30 anos. A protrusão das suturas pode ocorrer em qualquer momento no período pós-operatório, frequentemente anos mais tarde. A sutura é removida, usualmente depois da injeção de uma pequena gota de anestesia local. O autor não viu perda da correção pela remoção das suturas; não está claro quanto tempo precisa decorrer depois do procedimento original para que o tecido cicatrizado seja adequado para prevenir recorrência da deformidade.

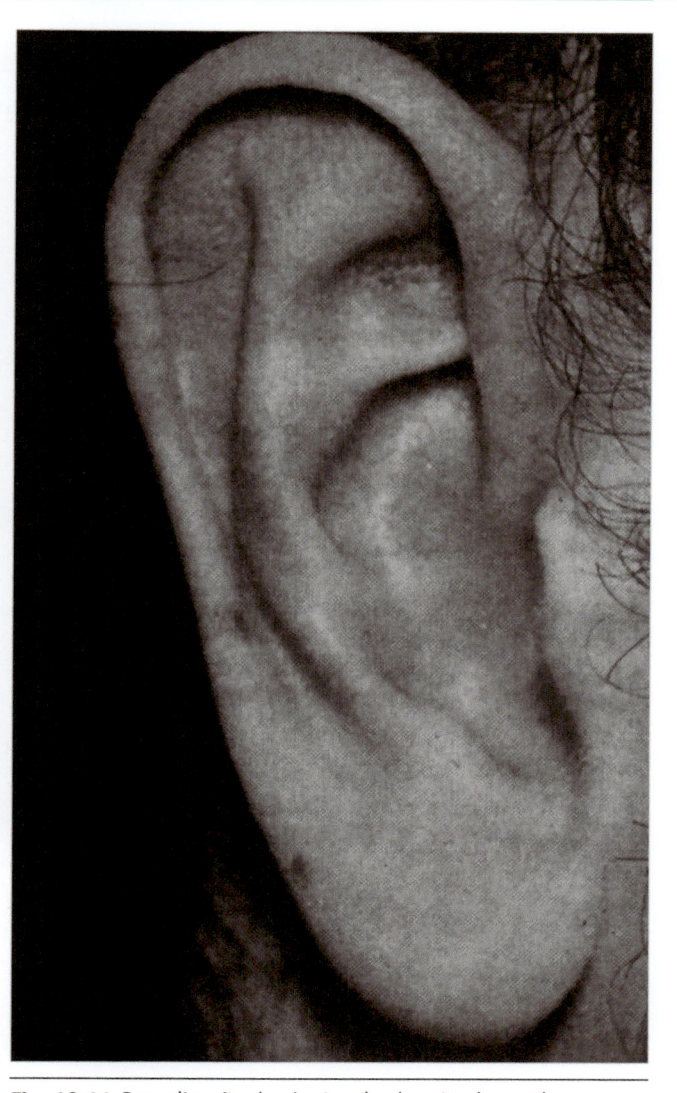

Fig. 19.11 Complicação da técnica de abrasão da cartilagem.

Exemplos de Casos

Caso nº 1: Correção de Orelhas Proeminentes (Fig. 19.12)

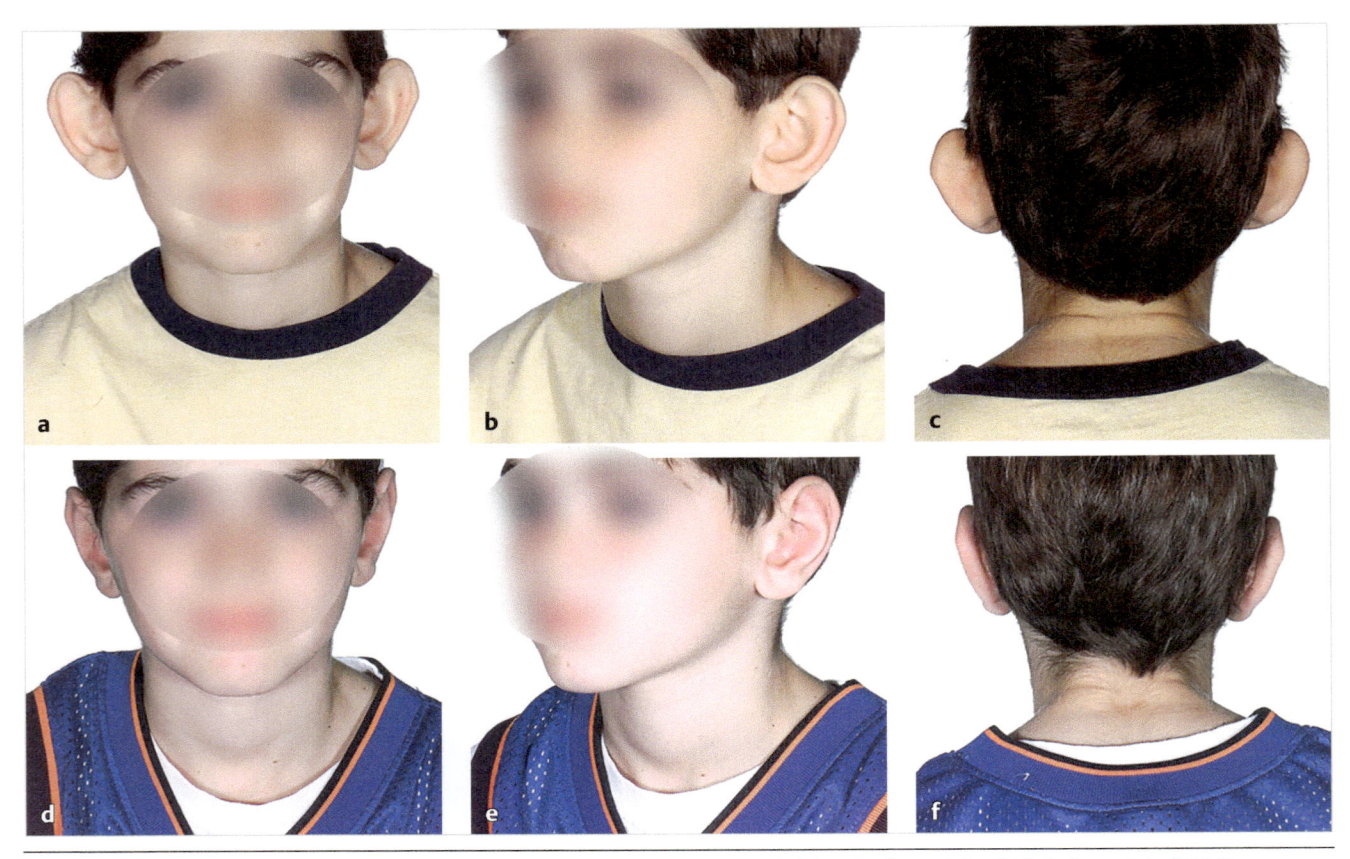

Fig. 19.12 Correção de orelhas proeminentes, visões pré- e pós-operatórias. (**a,b**) Visão frontal. (**c,d**) Visão lateral. (**e,f**) Visão posterior.

Caso nº 2: Redução da Escafa (Fig. 19.13)

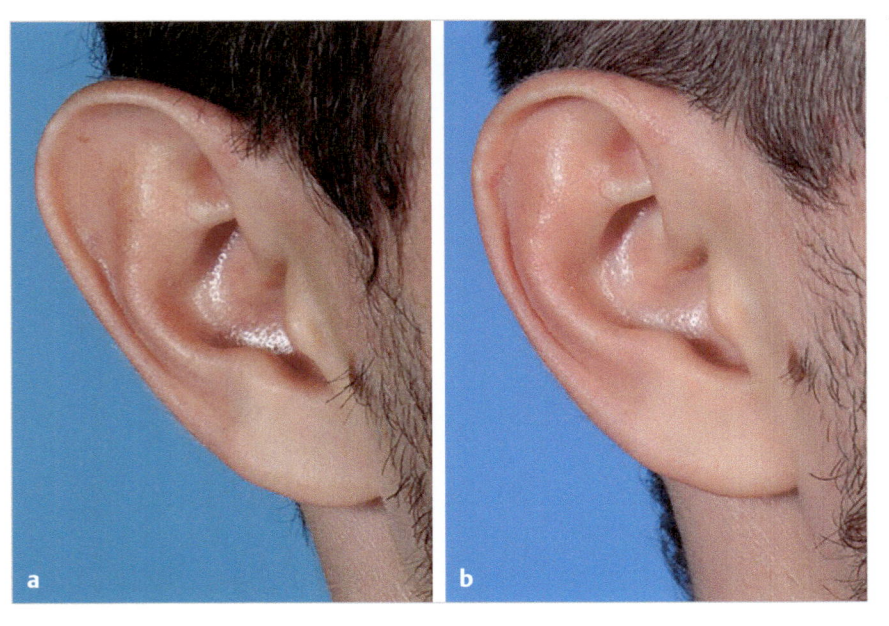

Fig. 19.13 Correção de excesso de escafa por redução da escafa. (**a**) Visões pré-operatória e (**b**) pós-operatória.

Pérolas e Armadilhas

Pérolas	Armadilhas
• Ponto de chegada. A orelha, quando vista por trás deve demonstrar um contorno da borda da hélice que seja reto. Caso contrário, o resultado não parecerá harmonioso. • O reposicionamento do lóbulo é um componente necessário da otoplastia. Algumas das manobras projetam o lóbulo, tornando-o ainda mais proeminente do que pré-operatoriamente se não for feito o reposicionamento. • Não deve ser realizada excisão da pele, exceto atrás do lóbulo e certamente nunca deve ser usada como uma força para reter a orelha. Isto resultará em um sulco obliterado, cicatrização hipertrófica e maus resultados estéticos. • A ressecção da concha não deve ter mais de 3 mm e deve ser realizada precisamente na junção do assoalho e das paredes posteriores da concha para evitar deformidades permanentes. A combinação de uma pequena ressecção e um recuo permite a correção da proeminência no terço médio sem as deformidades que a técnica de *wither* pode criar isoladamente. • A anti-hélice não deve ser uma linha reta. Se as suturas de Mustardé forem colocadas paralelas entre si, a anti-hélice não terá a curvatura normal.	• À medida que cada sutura é colocada, o cirurgião precisa verificar se a pele lateral não foi penetrada. Se as suturas permanentes penetram e não são percebidas, essa sutura acabará inflamando e exigindo sua remoção. • A necessidade de um *hatch hitch* deve ser avaliada. Em orelhas que são muito proeminentes, a sutura entre a cartilagem da hélice ascendente e a fáscia temporal é quase sempre necessária. • Não coloque um curativo apertado ou uma bandana justa, e não permita uma bandana durante o dia. Uma bandana apertada não ajudará a corrigir um procedimento mal executado e pode causar cicatriz permanente pelas abrasões na superfície lateral da aurícula. • Ao realizar a redução da escafa, faça isso gradualmente, como a redução de um dorso nasal, para evitar ressecção excessiva. • Ao realizar a redução do lóbulo, faça no seu tempo. O procedimento é tecnicamente trivial, mas a estética do encurtamento e o fechamento serão perceptíveis e qualquer imperfeição chamará a atenção do paciente.

Passo a Passo

Passos para Otoplastia

1. Incisão: a incisão padrão é feita na profundidade do sulco retroauricular.
2. Exposição: a superfície medial da cartilagem auricular é exposta, imediatamente na superfície da cartilagem.
3. Ressecção da concha: na maioria dos casos, o terço médio da orelha é abordado com a utilização de uma combinação de ressecção da concha e recuo da concha.
4. Suturas de Mustardé: uma série de suturas de colchoeiro entre a escafa e a concha e entre a escafa e a fossa triangular será colocada, mas neste estágio somente as suturas de Mustardé mais caudais são colocadas começando na cauda da hélice e se estendendo cranialmente até o terço médio da orelha.
5. Reposicionamento do lóbulo: o defeito triangular na superfície medial do lóbulo é fechado com a utilização de três suturas de PDS 5-0, fazendo passadas não só na pele, mas também na superfície inferior da concha.
6. Recuo da concha: a concha é suturada na fáscia mastoide com a utilização de uma única sutura de *nylon* 3-0.
7. Continuação das suturas de Mustardé: o restante das suturas de colchoeiro de *nylon* incolor 4-0 é colocado no terço médio da aurícula e ascendendo ao aspecto craniano da orelha.
8. *Hatch hitch*: se depois das manobras acima, o ângulo entre a região temporal do couro cabeludo e a hélice ascendente for excessivamente grande, outra incisão é feita no sulco retroauricular na extremidade craniana da orelha, e uma sutura é colocada conforme descrito.
9. Ponto de chegada: na conclusão do procedimento, a orelha é examinada a partir de três diferentes posições estratégicas.
10. Redução da escafa (a ser realizada depois do passo oito em pacientes com macrotia).
11. Encurtamento do lóbulo: em pacientes que desejam encurtamento do lóbulo, o contorno desejado do lóbulo é cuidadosamente marcado no lóbulo existente.

Leituras Sugeridas

Lentz AK, Plikaitis CM, Bauer BS. Understanding the unfavorable result after otoplasty: An integrated approach to correction. Plast Reconstr Surg. 2011;128(2):536-544

Sinno S, Chang JB, Thorne CH. Precision in otoplasty: Combining reduction otoplasty with traditional otoplasty. Plast Reconstr Surg. 2015;135(5):1342-1348

Thorne CH, Wilkes G. Ear deformities, otoplasty, and ear reconstruction. Plast Reconstr Surg. 2012;1

Parte II: Cirurgia Facial

CAPÍTULO 20

Restauração Capilar em Homens

Jeffrey S. Epstein ■ Gorana Kuka Epstein

Resumo

A restauração capilar em homens é um componente importante da cirurgia estética, e com as técnicas mais recentes de extração da unidade folicular (FUE), ela está mais disponível dentro do escopo da prática dos cirurgiões plásticos. Além do transplante capilar no couro cabeludo para perda de cabelo de padrão masculino, a restauração capilar incorpora as habilidades de diagnóstico e terapias médicas, assim como terapias cirúrgicas. Outros procedimentos incluem a restauração da sobrancelha e barba, e a cirurgia de rebaixamento da linha capilar em um estágio.

Palavras-chave: transplante de barba, restauração da sobrancelha, extração da unidade folicular, enxerto da unidade folicular (FUG), transplantação capilar, cirurgia de rebaixamento da linha capilar.

Introdução

Nos últimos 60 anos, a cirurgia de restauração capilar se tornou um dos procedimentos de cirurgia estética mais populares realizados em homens. O desenvolvimento nas técnicas, a expansão das aplicações e um aumento no conhecimento do público foram as forças propulsoras no crescimento da cirurgia de restauração capilar. Atualmente os resultados são verdadeiramente indetectáveis – mesmo com o cabelo raspado – mais do que nunca levando mais homens a recuperar os folículos e a confiança, não só tendo as cabeças mais cheias de cabelo, como também barbas mais espessas, sobrancelhas mais proeminentes e a correção de aparências "em tufos" menos estéticas e de cicatrizes amplas no sítio doador potencialmente visíveis para resultados com aparência mais natural.

Conforme descrito por Orentreich na década de 1950, que não tinha conhecimento do microtrabalho feito pelos japoneses 20 anos antes para a restauração de sobrancelhas e pelos púbicos, enxertos medindo 4 mm contendo 8 até 20 fios por peça foram os fundamentos para os procedimentos do transplante capilar. Embora possamos ver algum benefício no cabelo "em tufos", quando comparado a nenhum cabelo, a evolução prosseguiu para enxertos em tufos com menos de 2 mm para finalmente, nas décadas de 1980 e 1990, microenxertos (1 e 2 fios) e minienxertos (3 a 6 fios).

Apenas quando o enxerto da unidade folicular (FUG) no final da década de 1990 se tornou o padrão de cuidados é que os resultados do transplante capilar puderam ser consistentemente naturais na aparência quando realizados apropriadamente, já que cada enxerto consiste em uma unidade folicular, que é o agrupamento de ocorrência natural de 1 a 3, algumas vezes 4 fios, enquanto crescem no couro cabeludo. Por meio da dissecção de uma faixa doadora sob o microscópio, cada FUG fica livre de toda a pele não essencial circundante e pode ser transplantado para pequenos sítios receptores, medindo tipicamente 0,5 a 0,8 mm.

A evolução final na restauração capilar foi a FUE. Uma versão nova e melhorada dos antigos enxertos "em tufos" obtida usando punções medindo 3 e 4 mm, os enxertos FUE também são obtidos um de cada vez, mas usando punções muito menores, tipicamente de 0,8 a 1 mm. Como o FUG, cada enxerto da FUE contém uma única unidade folicular de tipicamente 1 a 4 fios e é capaz de criar resultados de aparência verdadeiramente natural quando transplantada apropriadamente para as áreas de perda de cabelo, mas com uma vantagem importante: FUE evita completamente uma cicatriz linear da incisão no sítio doador, em vez disto, estes orifícios da punção podem cicatrizar secundariamente deixando pontos minúsculos minimamente detectáveis, caso sejam detectáveis.

À medida que estas técnicas mais modernas de FUE e FUG são capazes de transplantar pelos da forma que eles crescem naturalmente no couro cabeludo, três desenvolvimentos notáveis ocorreram na especialidade.

Primeiramente, duas outras técnicas para tratar perda de cabelo – cirurgia para reduzir o couro cabeludo e cirurgia com retalho do couro cabeludo – são agora obsoletas, já que não são capazes de atingir o mesmo grau de naturalidade e incorrem em cicatriz potencialmente significativa. A exceção a uma técnica cirúrgica que não tem mais aplicabilidade é a cirurgia de rebaixamento da linha capilar ou para redução da testa, também chamada de avanço cirúrgico da linha do cabelo, que no paciente apropriado é insuperável em sua habilidade de avançar toda a linha do cabelo por meio de uma incisão tricofítica na linha capilar. O segundo desenvolvimento é a extensão da restauração capilar para uma variedade de aplicações fora do couro cabeludo, incluindo a restauração capilar da sobrancelha, barba e tórax. O terceiro desenvolvimento final é a expansão da restauração capilar para o arsenal de muitos cirurgiões plásticos, já que um procedimento de FUE pode ser realizado com apenas um ou dois técnicos treinados assistindo o cirurgião, em vez da equipe maior necessária para realizar a dissecção meticulosa do FUG. No momento em que é escrito este capítulo, os dispositivos robóticos para extração de enxerto para FUE têm uma aplicação inconsistente e sua ferramenta para a criação do sítio receptor é mais um conceito do que uma realidade. No entanto, desenvolvimentos posteriores nas capacidades devem, potencialmente, em algum ponto no futuro, torná-los comparáveis e talvez até mesmo superiores às brocas motorizadas guiadas por humanos para a extração do enxerto e um cirurgião fazendo cada sítio receptor à mão, um de cada vez.

Avaliação Física

- O exame detalhado das áreas de calvície de padrão masculino (MPB) do couro cabeludo inclui o seguinte:
  – Grau de recuo da linha do cabelo.
  – Grau de miniaturização *versus* perda real de cabelo – uma distinção importante porque uma aparência de afinamento causada pela miniaturização difusa é mais desafiadora para tratar com transplantes.
  – Grau de perda de cabelo da coroa próxima à porção frontal é o mais comum para ter perda de cabelo em MPB e pode ser mais desafiador para tratar com transplantes.
  – Grau de perda de cabelo na região média e temporal do couro cabeludo, incluindo as hastes temporais laterais e os pontos temporais que predizem progressão para um grau mais avançado de perda de cabelo.
  – Cor do couro cabeludo, onde um couro cabeludo claro com cabelo escuro mostra mais do afinamento e produz resultados menos expressivos com o transplante capilar.
- Exame detalhado das áreas doadoras potenciais (laterais e região posterior do couro cabeludo) para prever o número total de enxertos disponíveis para eventual transplante. Isto inclui uma avaliação da densidade dos fios, o número de fios por unidade folicular (idealmente, a maioria terá 2 a 3 fios para criar mais densidade), o tamanho total desta área doadora, sempre atentos à previsão do quanto desta área reduzirá de tamanho com a progressão da MPB (discutido mais adiante).
- Exame global do formato e proporções da face e testa para guiar o desenho da linha do cabelo.
- Saúde física geral, incluindo a idade.
- Quando um transplante capilar que não seja do couro cabeludo for o procedimento desejado, o grau do padrão da perda capilar das sobrancelhas, barba e/ou tórax.
- Quando for considerada cirurgia de rebaixamento da linha capilar para reduzir uma testa excessivamente alta, uma avaliação da flacidez do couro cabeludo da qual uma quantidade moderada é necessária para atingir bons resultados.

Anatomia

As **Fig. 20.1, Fig. 20.2, Fig. 20.3, e Fig. 20.4** são relevantes para a arte da restauração capilar.

Seleção de Pacientes

Além da exigência de que o paciente seja medicamente capaz de se submeter a uma cirurgia eletiva que tipicamente envolve fazer milhares de minúsculas incisões no sítio receptor e extrações do sítio doador (FUE) ou uma incisão no sítio doador (FUG), a parte mais importante da seleção do paciente é certificar-se de que ele tem expectativas realistas e entende a progressão da MPB. O transplante capilar não é uma "cura", mas um tratamento para abordar o grau atual de perda de cabelo com a devida consideração da progressão quase certa da perda capilar que continua durante toda a vida de quase todos os pacientes masculinos. O homem de 32 anos com perda de cabelo na coroa, ou o homem de 24 anos com afinamento frontal precoce, por exemplo, deverão se dar conta de que progredirão para um grau mais avançado de perda capilar e, portanto, é provável que a restauração não seja a melhor opção neste momento, mas, em vez disso, recorrer a terapias médicas para a possibilidade de prevenção de futura progressão. Coitado do jovem paciente que é tratado por um cirurgião que não considera (ou ignora) este fato e recebe uma linha do cabelo que logo estará baixa demais para parecer natural ou terá relativamente muitos enxertos extraídos e ficará sem cabelo doador para acompanhar a progressiva perda capilar. Sem exagerar o mantra óbvio dos cirurgiões, saber a quem não operar é mais importante do que saber como operar, o que é especialmente relevante no tratamento de MPB. O que não significa que homens jovens

Capítulo 20
Restauração Capilar em Homens

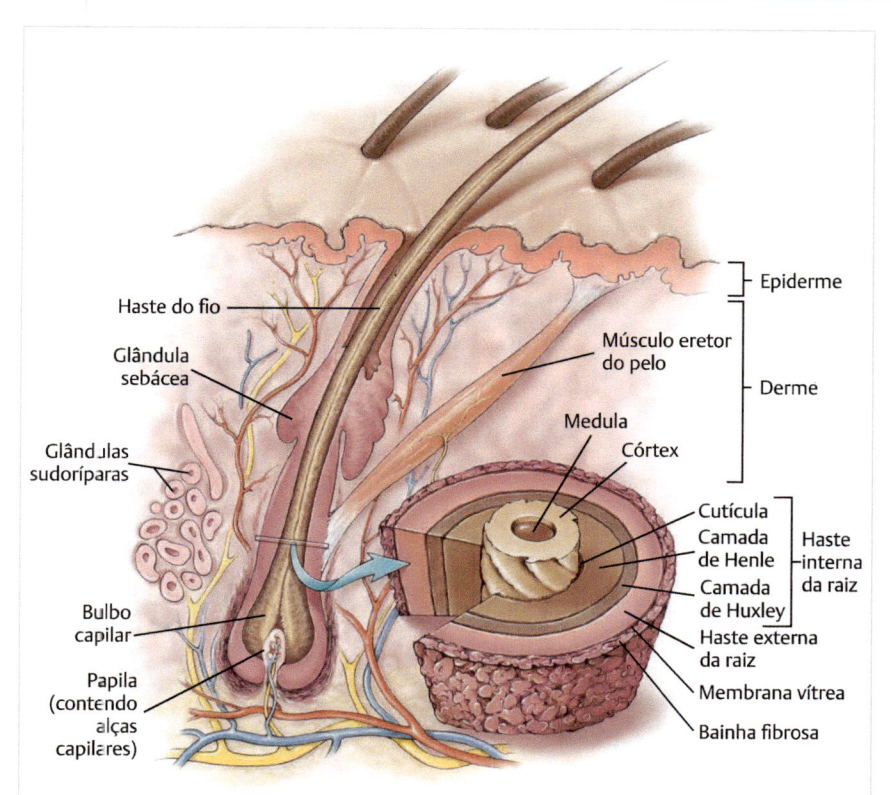

Fig. 20.1. Formação de uma haste capilar tubular de proteína morta denominada queratina. Este tubo oco é então preenchido com grânulos coloridos (melanina) que emprestam ao cabelo a sua cor natural. À medida que envelhecemos, os melanócitos param de funcionar, resultando em cabelo cinza ou branco. (Reproduzida com permissão de A Barrera, CO Uebel. Hair Transplantation: The Art of Follicular Unit Micrografting and Minigrafting. New York, NY: Thieme; 2014.)

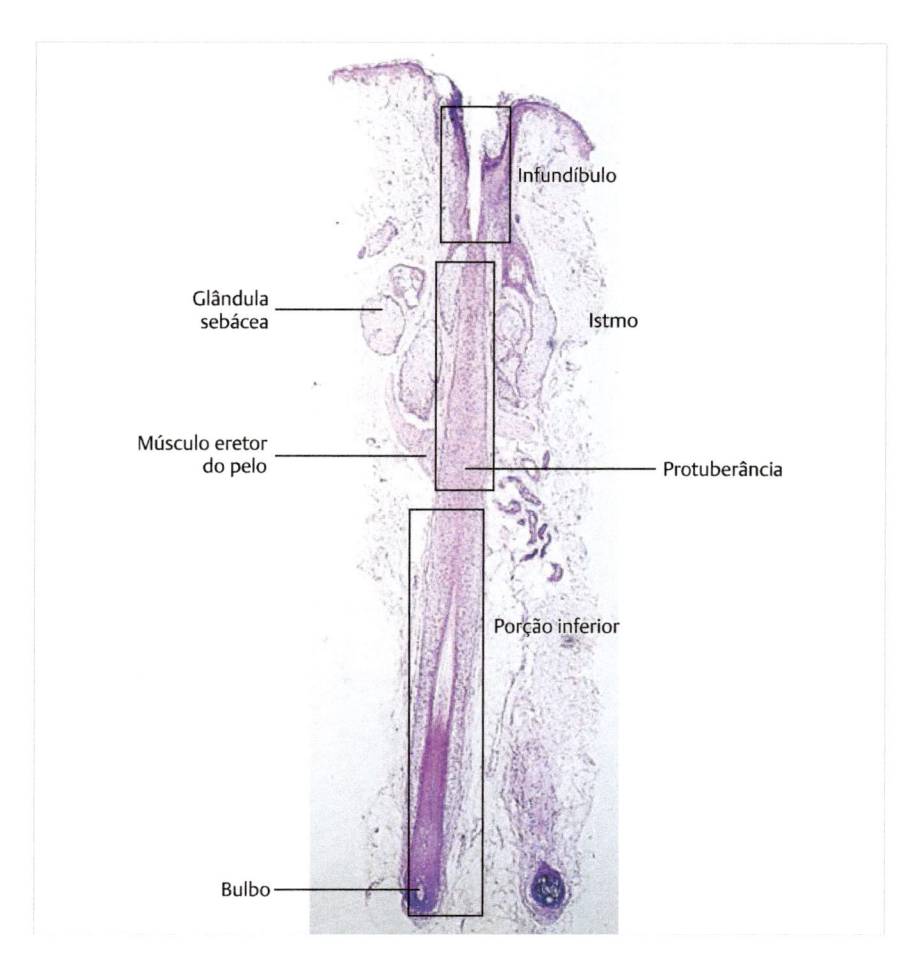

Fig. 20.2. Histologia do folículo piloso. Uma secção longitudinal de um folículo piloso terminal do couro cabeludo pode ser dividida em três secções: (1) o infundíbulo, que é a porção superior que se estende do orifício folicular até a entrada do duto sebáceo; (2) o istmo, que é a secção média do folículo delimitada superiormente pelo duto sebáceo e, inferiormente, pela inserção do músculo eretor do pelo; e (3) o segmento inferior, que é a secção que se estende da inserção do músculo eretor do pelo até a base do folículo ou o bulbo folicular. (Reproduzida com permissão de A Barrera, CO Uebel. Hair Transplantation: The Art of Follicular Unit Micrografting and Minigrafting. New York, NY: Thieme; 2014.)

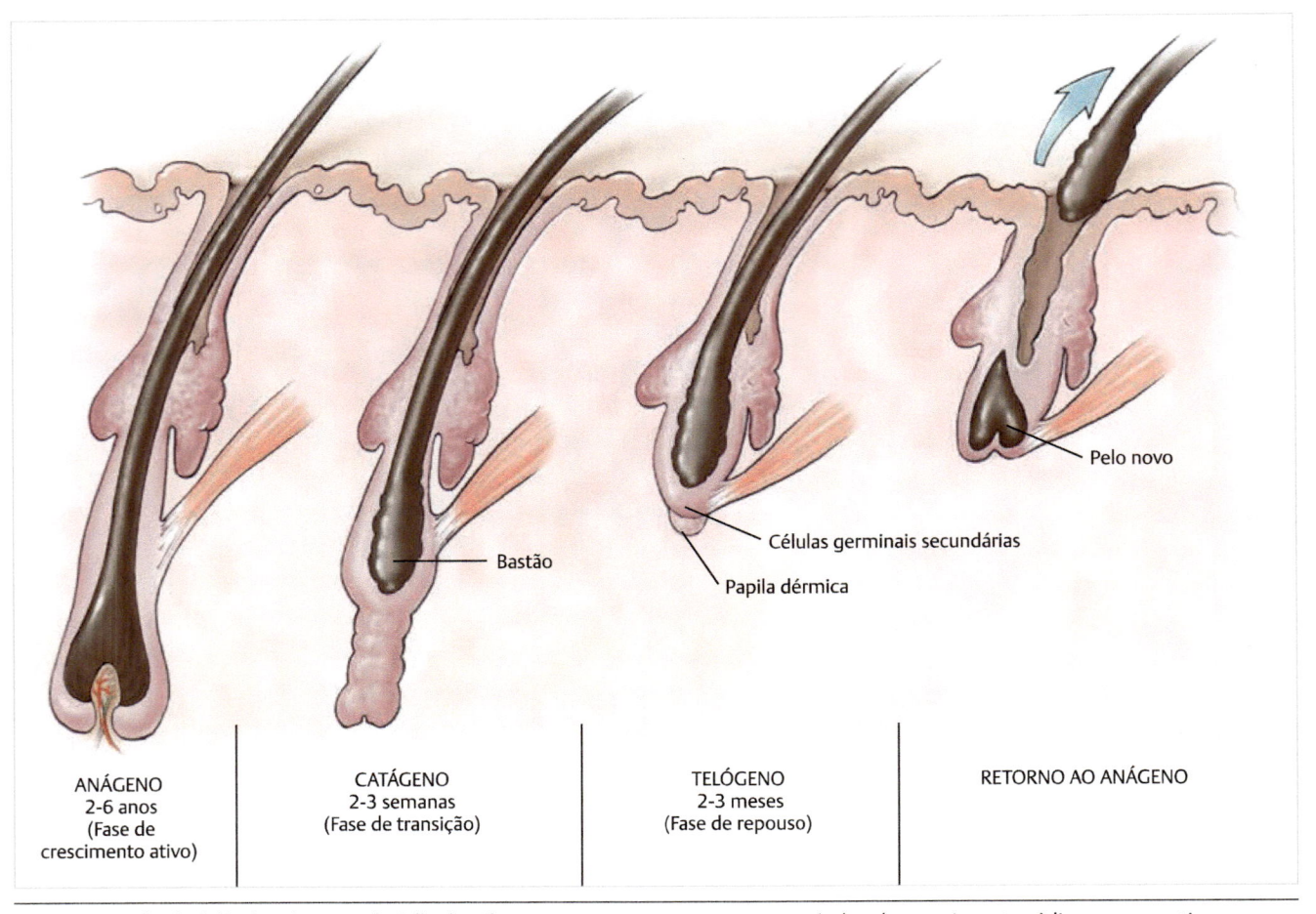

FIG. 20.3. Ciclo do folículo piloso. Cada folículo piloso atravessa perpetuamente períodos de crescimento cíclicos consecutivos (anágeno), involução (catágeno) e repouso (telógeno). Este ciclo é *dissincrônico*, significando que folículos limítrofes podem estar em estágios diferentes do ciclo em determinado momento. (Reproduzida com permissão de A Barrera, CO Uebel. Hair Transplantation: The Art of Follicular Unit Micrografting and Minigrafting. New York, NY: Thieme; 2014.)

nunca devam se submeter a transplante capilar – mas a abordagem cirúrgica realista é criar uma restauração conservadora, incluindo uma linha do cabelo que parecerá natural não só com o avanço da idade, mas também com a perda progressiva de cabelo, e isso justifica o fato de que com a progressão da perda capilar a demanda de pelos aumenta embora o suprimento dos fios doadores decresça (**Fig. 20.5**).

A presença de miniaturização dos fios em uma área a ser potencialmente transplantada pode ser um desafio. Essa miniaturização faz parte da progressão natural da perda capilar, criada por uma proporção mais alta entre velos e pelos terminais, o que é um passo em direção à ausência de cabelo em uma área. Fios miniaturizados são mais suscetíveis à perda por choque ou a cair quando é realizado um transplante capilar. Esta queda pode ser causada por uma variedade de fenômenos – inchaço, reação a anestésicos ou trauma mecânico direto aos seus folículos quando são formados os sítios receptores.

Para minimizar a incidência de queda de cabelo, vários passos podem ser dados:

1. Evitar injetar epinefrina na área receptora.
2. Usar os menores sítios receptores possíveis e fazer os cortes cuidadosamente.
3. Usar um baixo volume de anestésico.
4. Administrar esteroides orais.

Dois outros passos que podem ajudar a minimizar a perda por choque são os seguintes:

1. Administrar minoxidil e/ou finasterida e/ou terapia com luz *laser* por no mínimo 4 semanas antes do procedimento.
2. Simultaneamente injetar plasma rico em plaquetas (PRP) com um transplante capilar.

Se forem cumpridos todos esses passos, a queda de cabelo após um transplante capilar pode ser evitável em quase todos os pacientes.

Capítulo 20
Restauração Capilar em Homens

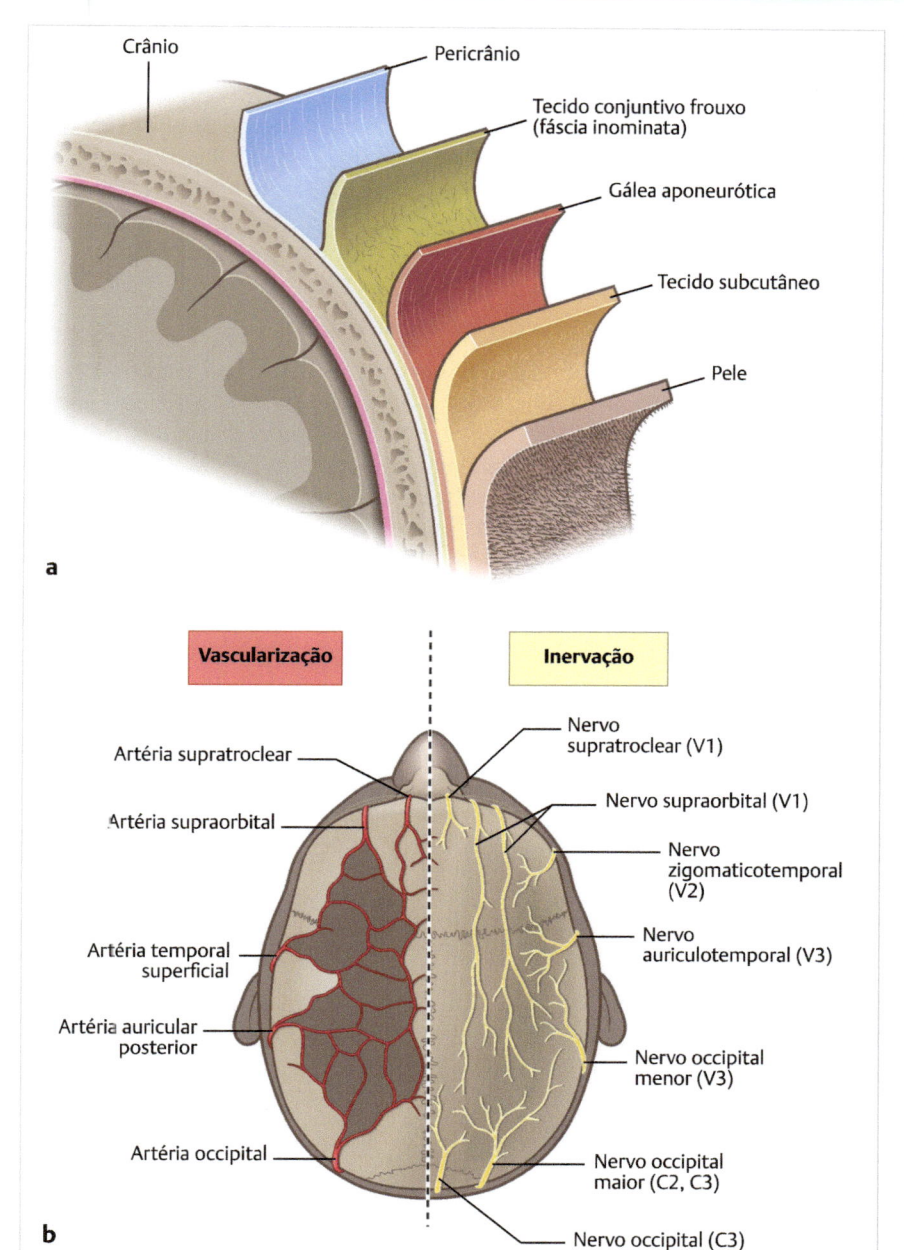

Fig. 20.4. (**a**) Camadas do couro cabeludo. (**b**) Vascularização e inervação do couro cabeludo. (Reproduzida com permissão de M Hanasono, Handbook of Reconstructive Flaps. St. Louis, MO: Thieme; 2018.)

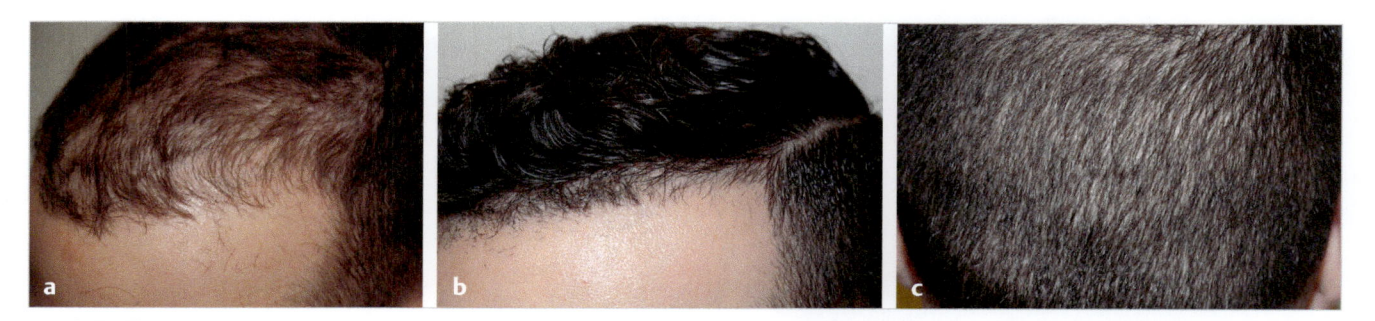

Fig. 20.5. (**a**) Paciente de 26 anos antes e (**b**) 1 ano depois de 1.500 enxertos por FUE para restaurar um topete frontal conservador, com (**c**) cicatriz minimamente detectável da área doadora com o cabelo cortado curto.

Etapas para Transplante Capilar

Preparo Pré-Operatório

As precauções de rotina pré-procedimento são similares às de qualquer outro procedimento de cirurgia plástica eletivo. Como o sangramento intraoperatório pode tornar a extração e implantação do enxerto bastante desafiadoras, devem ser evitados todos os anticoagulantes, incluindo aspirina e vitamina E por 10 dias, bem como anti-inflamatórios e álcool por 3 dias. Além disso, as vitaminas K e C podem ajudar com a hemostasia e controlar o inchaço. A menos que o procedimento seja realizado com sedação crepuscular, o paciente pode tomar o café da manhã normalmente.

Para casos de FUE grande, preponderantemente a parte posterior e geralmente as laterais da cabeça serão raspadas, portanto, o paciente é alertado que nos primeiros 4 dias após o procedimento ele poderá não estar apresentável sem um chapéu (**Fig. 20.6**). Uma técnica mais recente de FUE "sem raspagem" evita que a cabeça seja raspada, permitindo que o paciente esteja apresentável já no dia seguinte (**Fig. 20.7**). Com esta técnica, somente uma de cada três unidades foliculares é raspada para que elas possam ser extraídas deixando os fios no comprimento normal. Casos menores de FUE de tipicamente 700 ou menos enxertos podem obter os enxertos raspando a metade inferior da parte posterior da cabeça, de modo que em 4 dias pareça que foi feito um corte de cabelo "em *dégradé*", ou raspando túneis horizontais de onde os enxertos podem ser colhidos, podendo ser escondidos pelo cabelo mais longo sobreposto.

Desenho da Linha Capilar

Talvez nenhum passo estético seja mais importante na cirurgia de restauração capilar do que o desenho da linha do cabelo. Um grande número de fatores deve ser considerado: a idade do paciente, o formato da face, os objetivos, o suprimento doador, previsão de cabelo futuro e, é claro, o gênero do paciente são os fatores mais importantes. O cirurgião nunca pode ser criticado por colocar a linha do cabelo relativamente alta. Um bom ponto de referência para a linha capilar masculina é fazer com que ela comece centralmente na junção onde a testa vertical encontra o couro cabeludo horizontal – uma zona geralmente localizada 8 a 10 cm acima da raiz do nariz. A partir deste ponto central, a linha do

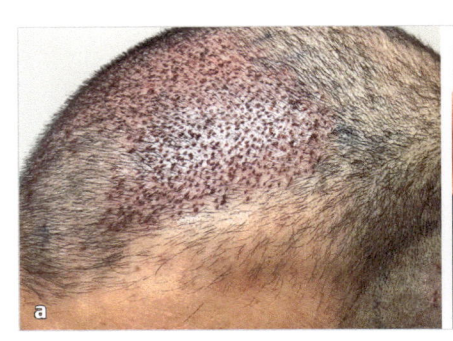

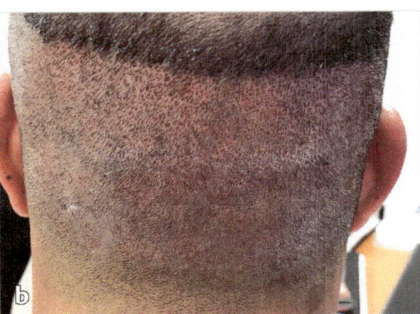

Fig. 20.6. (**a,b**) Um dia depois de 1.800 enxertos por FUE com a parte posterior e os lados da cabeça raspados. É esperado que estes pontos minúsculos na área doadora (**b**) cicatrizem dentro de 3 a 4 dias.

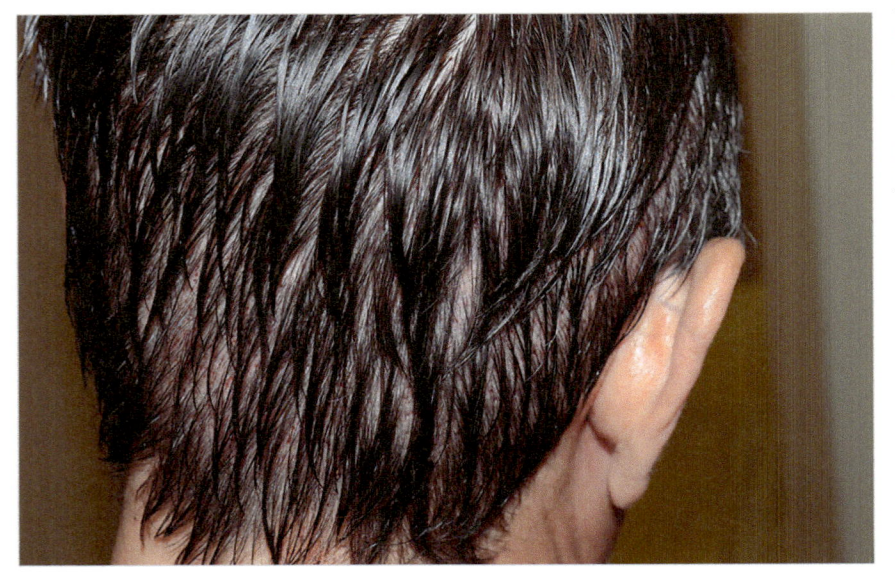

Fig. 20.7. Área doadora 1 dia depois de 1.300 enxertos por FUE obtidos sem raspar a cabeça. Esta técnica de FUE "sem raspagem", embora mais demorada, permite que o paciente esteja apresentável já no dia seguinte.

Capítulo 20
Restauração Capilar em Homens

cabelo continua lateralmente para criar recuos frontotemporais que na visão de perfil parecem ser pelo menos levemente a moderadamente recuados, evitando aparência arredondada ou "símia" não natural (**Fig. 20.8, Fig. 20.9**). Observe que isto é bem diferente das mulheres, em quem as linhas do cabelo arredondadas são geralmente o objetivo estético.

Outros componentes potenciais do couro cabeludo que podem ser restaurados incluem as têmporas ou pontos temporais, a zona média do couro cabeludo e a coroa. Geralmente é melhor evitar restaurar os pontos temporais em pacientes mais jovens, pois com a perda capilar no futuro estas têmporas só irão recuar ainda mais. No paciente acima de 35 anos, o preenchimento temporal conservador pode criar uma aparência mais jovial (**Fig. 20.10**). Assim como as têmporas, e pela mesma razão, a cobertura da coroa é mais reservada a pacientes mais velhos que têm menor probabilidade de experimentar significativa perda capilar futura na coroa, caso contrário, à medida que a coroa continuar a aumentar, mais transplantes serão necessários para perseguir essa área em expansão, potencialmente consumindo um grande número de enxertos. A cobertura da zona média do couro cabeludo é uma extensão da cobertura frontal e, na maioria dos casos, pode ser feita com segurança sem medo de criar aparência não natural no futuro.

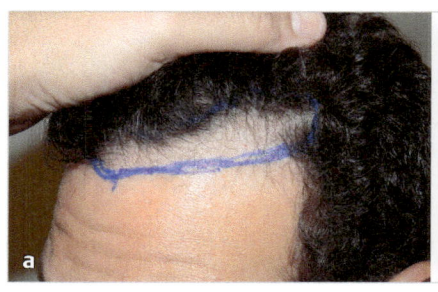

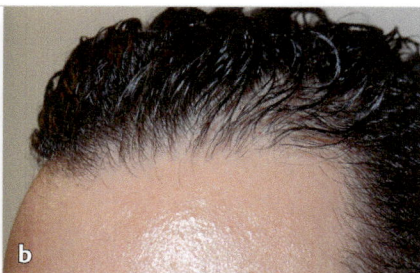

Fig. 20.8 (**a**) Linha do cabelo a ser transplantada marcada. (**b**) Um ano depois de 1.600 enxertos.

Fig. 20.9. Restauração conservadora. (**a,b**) Antes e (**c,d**) 1 ano depois de 2.200 enxertos.

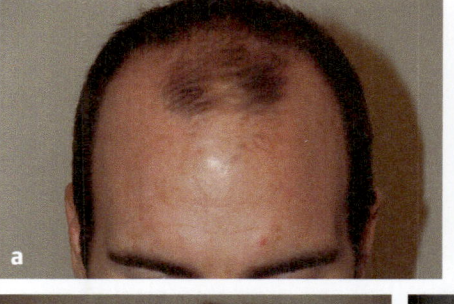

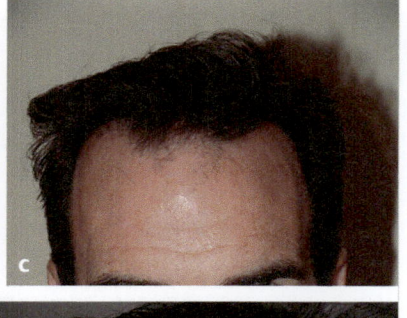

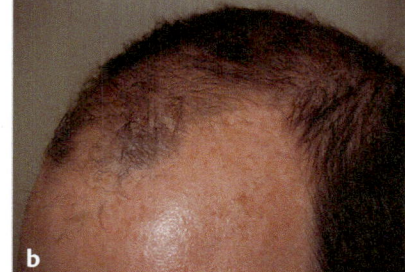

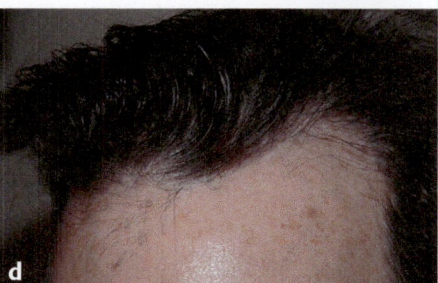

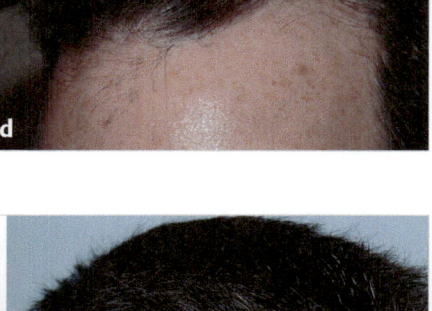

Fig. 20.10. Restauração dos recuos frontais e frontotemporais, bem como das têmporas. (**a**) Antes e (**b**) 10 meses depois de 1.300 enxertos.

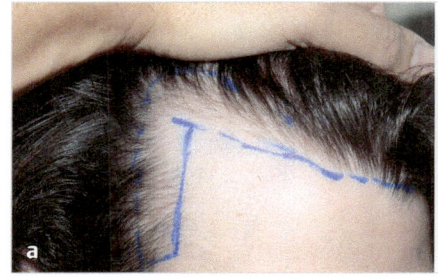

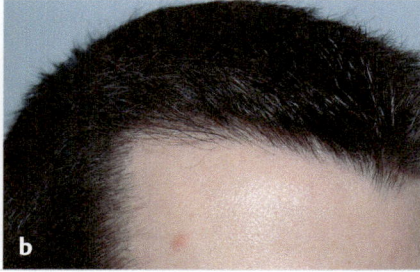

Para a cirurgia de rebaixamento da linha do cabelo ou redução da testa, a linha capilar frontal inteira é trazida para baixo e para frente, mantendo relativamente o mesmo formato. A mobilidade do couro cabeludo determina a quantidade de rebaixamento que pode ser atingida, usualmente alguma coisa entre 15 e 25 mm, mas em casos de excelente mobilidade do couro cabeludo, até 30 mm ou mais (**Fig. 20.11**). O ponto central e frontotemporal previstos são marcados para servir como pontos de referência.

Anestesia

A maioria dos procedimentos é realizada com sedação oral e anestesia local. A sedação pode ser obtida com diazepam 10 a 20 mg mais 10 mg de Ambien (tartrato de zolpidem), quando desejado, produzindo relaxamento e sono na maioria dos casos e, em alguns pacientes, amnésia por no mínimo várias horas. A sedação não só reduz a ansiedade associada a injeções de anestesia, como também facilita permanecer sentado em uma cadeira reclinada confortável por aproximadamente 6 horas ou mais, em casos de FUE, sendo que os primeiros 90 a 120 minutos são passados com o rosto voltado para baixo com a cabeça em um travesseiro em formato de rosquinha.

O conhecimento da anatomia neural do couro cabeludo permite que as injeções de anestesia sejam administradas facilmente e efetivamente (**Fig. 20.4**). Para a área doadora na parte posterior e nas laterais, as primeiras injeções são dadas ao longo da borda caudal do couro cabeludo, anestesiando os ramos cutâneos do nervo occipital, pós-auricular e temporal. Para o couro cabeludo frontal, bloqueios do nervo supraorbital e supratroclear são extremamente efetivos, porém a maioria dos pacientes não tolera facilmente nem precisa disso, portanto será suficiente a injeção superficial de anestesia apenas na frente da linha do cabelo a ser transplantado. Depois que a anestesia foi atingida, a hemostasia da área doadora é facilitada pela injeção tumescente de epinefrina, solução salina e lidocaína em combinação. Ao passo que as áreas receptoras ao longo do couro cabeludo geralmente não requerem injeções tumescentes, em razão do risco de inchaço e perda capilar por choque. Mais adiante, se necessário, bupivacaína é injetada para prolongar a anestesia.

Para as sobrancelhas e a barba, é seguido boa parte do protocolo de anestesia já descrito; no entanto, a boa hemostasia é significativamente obtida com a injeção de epinefrina (1:50.000) nas áreas receptoras.

A cirurgia para rebaixamento da linha capilar ou redução da testa pode ser realizada com sedação oral ou, mais comumente, sedação crepuscular. A anestesia é obtida por um bloqueio em anel ao longo de todo o topo e laterais do couro cabeludo, estendendo-se, posteriormente, até a região média occipital inferior.

Colheita do Enxerto

O foco deste capítulo será na FUE, já que ela é, de longe, a técnica mais comum utilizada para a colheita de enxertos. A área doadora proposta, constituindo a área posterior e, muitas vezes, as laterais da cabeça são marcadas, depois os pelos são raspados, uma unidade folicular por vez (com a técnica "sem raspagem") ou a área inteira com a técnica de raspagem. No paciente mais jovem com menos de 40 anos, deve-se ter cautela ao determinar a área doadora para levar em consideração o que quase seguramente será perda futura de cabelo, caracterizada pela progressão descendente da calvície da área da coroa e progressão ascendente da linha do cabelo no pescoço, reduzindo a altura da zona "permanente" do cabelo que pode ser colhida com segurança. A utilização de fios dessas áreas resultará na sua miniaturização no futuro e, eventualmente, não crescendo mais, e, potencialmente, deixando pequenos pontos de cicatriz visíveis na área doadora. Igualmente com as laterais da cabeça, com MPB avançada, os fios logo acima das orelhas começam a afinar, deste modo a colheita deve ser feita a partir das regiões superiores da cabeça.

Há um papel pequeno para os procedimentos com ressecção de faixa, particularmente em homens que já têm uma cicatriz no sítio doador de uma faixa anterior

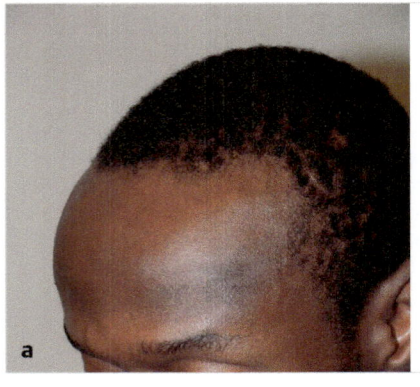

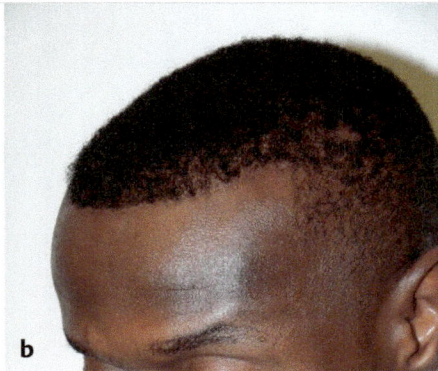

Fig. 20.11. (**a**) Antes e (**b**) 2 meses depois de avanço cirúrgico da linha do cabelo. Com a excelente flacidez do couro cabeludo do paciente, foi obtido 4 cm de rebaixamento neste procedimento em um único estágio.

Capítulo 20
Restauração Capilar em Homens

que se encontra alargada, bem como o paciente ocasional que solicita. No entanto, estes pacientes podem ser tratados com o que é chamado de um procedimento "híbrido", que envolve a combinação de uma faixa da região posterior central da cabeça com enxertos por FUE obtidos usualmente da região posterior inferior da cabeça e também ao longo das laterais da cabeça (**Fig. 20.12**). Uma faixa doadora não sendo mais longa do que 10 cm e localizada na região posterior central da cabeça entre as cristas nucais cicatriza tão bem deixando geralmente uma cicatriz de linha fina, mesmo quando fechada com alguma tensão por causa da remoção de uma faixa larga. Quando existe uma cicatriz anterior de um sítio doador linear, apenas os 10 cm centrais serão incorporados a uma nova faixa, e as extensões mais laterais são deixadas para trás ou algumas vezes recebem enxertos ou micropigmentação do couro cabeludo (SMP), se desejado pelo paciente, para reduzir a visibilidade. Esta faixa mais curta com a abordagem híbrida geralmente resulta em 700 até 1.400 enxertos, dependendo da densidade da unidade folicular e da largura da faixa que pode ser excisada com segurança. Enquanto um adicional de 200 até 500 enxertos por FUE podem ser colhidos da região posterior da cabeça abaixo da incisão, dependendo da densidade da unidade folicular, e outros 100 a 300 enxertos por FUE podem ser obtidos de cada lado da cabeça.

Para a extração de enxertos, o paciente é colocado em uma posição com a face virada para baixo, com sua cabeça em um travesseiro próprio para posição de bruços. Pode ser usada uma variedade de técnicas e aparelhos para a extração dos enxertos. Em nossa prática, achamos que o uso de uma broca portátil com um perfurador canulado serrado para atravessar a pele externa é o ideal. Após a angulação do(s) fio(s), o perfurador corta a pele externa e, então, é avançado pela derme profunda, liberando a unidade folicular para permitir que ela seja delicadamente extraída por uma segunda pessoa trabalhando em conjunto (**Fig. 20.13**). É uma tendência natural procurar as unidades foliculares que são maiores (isto é, que contêm fios em mais quantidade e/ou mais espessos), portanto, com o segundo

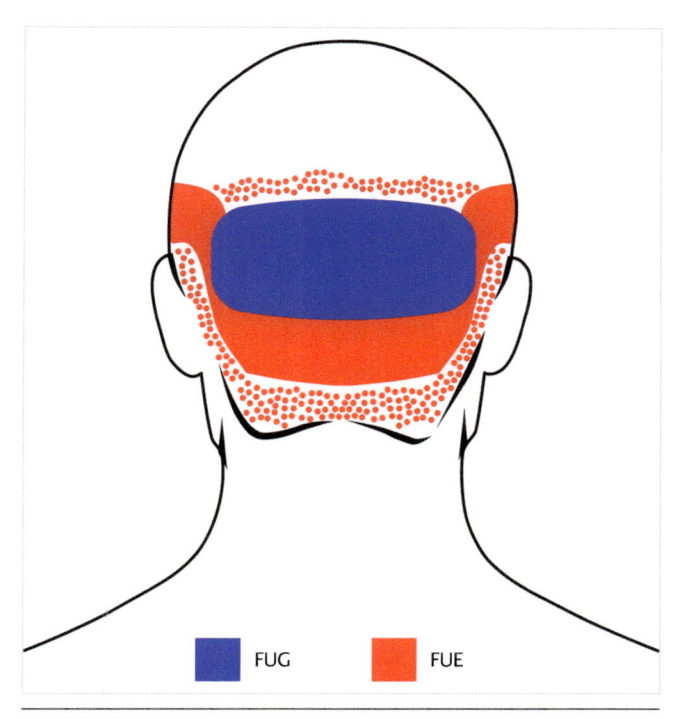

Fig. 20.12. Esta figura demonstra a área doadora com o procedimento "híbrido". A área azul representa aqueles fios que podem ser colhidos como enxerto de unidade folicular (FUG) durante um (ou mais) procedimento com faixa. A área vermelha são aqueles fios que podem ser colhidos como enxertos de extração da unidade folicular (FUE).

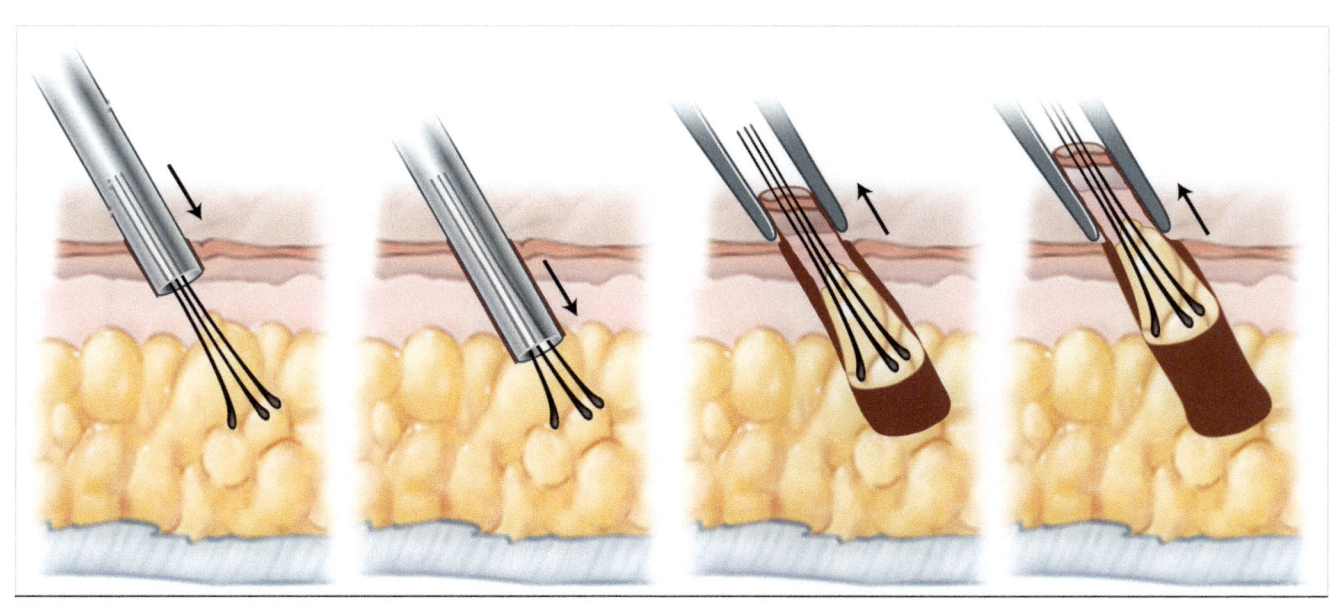

Fig. 20.13. Técnica por FUE. Ver texto para detalhes.

procedimento e os posteriores o número médio de fios por enxerto pode cair.

É extraído aproximadamente um quarto a um terço das unidades foliculares em uma determinada área. Dependendo, é claro, da densidade do fio, isto significa que o cirurgião pode tipicamente ser capaz de extrair com segurança 1.000 a 1.400 unidades foliculares da área posterior da cabeça em um único procedimento. Este processo quando realizado com eficiência tipicamente demanda 90 minutos para ser realizado, depois o paciente é deitado de costas, quando então pode ser realizada a formação dos sítios receptores, a colocação dos enxertos e, se necessário, a colheita de mais enxertos. Outros 500 ou mais enxertos por FUE podem ser extraídos de cada lado da cabeça.

Preparo do Enxerto

Trauma físico e dessecação são dois principais inimigos para a sobrevivência do enxerto, portanto os enxertos sempre devem ser manuseados cuidadosamente e mantidos úmidos. Com frequência, particularmente com enxertos de fios a serem colocados ao longo da linha do cabelo e, assim, bem visíveis, o excesso de bainha de pele em torno do(s) fio(s) do enxerto deve ser cuidadosamente excisado para minimizar a cicatriz. Isto requer dissecção meticulosa com o auxílio de microscópio, ao mesmo tempo mantendo os enxertos úmidos. Outra indicação para dissecção do enxerto é a divisão de unidades foliculares maiores – mais comumente na restauração das sobrancelhas e barba; e com trabalho extenso na linha do cabelo – onde quatro e usualmente três enxertos pilosos são divididos em um e dois enxertos pilosos. É responsabilidade do cirurgião a determinação de quando esta divisão e a poda dos enxertos são indicadas, e supervisionar para que isso seja feito sem comprometimento da viabilidade dos fios a serem transplantados.

Dois outros fatores são importantes para a maximização do crescimento do pelo. O primeiro é a solução em que os enxertos são armazenados, que pode ser solução salina normal, HypoThermosol, ou nossa escolha de PlasmaLyte com aditivo de trifosfato de adenosina (ATP). A falta de consenso sugere que nenhuma solução é significativamente superior. Segundo, alterações frequentes na temperatura da solução de armazenamento devem ser evitadas. Quando um enxerto é extraído e fica à espera para ser implantado, ele é colocado sobre uma placa de Petri em um recipiente de refrigeração que durante as várias horas seguintes pode ir amornando gradualmente.

Formação do Sítio Receptor

O principal passo estético no procedimento de transplante capilar é a formação dos sítios receptores. As quatro "-ções" – angulação, direção, distribuição e (para a linha do cabelo) triangulação – são essenciais para atingir um resultado estético. Na maioria das restaurações com aparência natural, os fios crescem com uma angulação relativamente paralela ao couro cabeludo em uma direção preponderantemente para frente que pode mudar para uma direção mais lateral em certos casos. A distribuição dos fios é tipicamente para criar um aumento gradual na densidade à medida que se avança de anterior para posterior, criando uma aparência "de penugem"" mais suave na frente até uma mais densa e mais espessa em direção ao centro da região frontal. Isto é mais bem obtido com a utilização de todos os enxertos com um único fio ao longo da fronte em duas ou três fileiras, depois enxertos com dois fios para as próximas duas a quatro fileiras, seguidos por enxertos com três e quatro fios (se estiverem disponíveis) mais atrás, arranjados como triângulos irregularmente intercalados. Esta triangulação como a base para o desenho da linha do cabelo é a mais consistentemente confiável para criar uma linha do cabelo com aparência natural que seja mais do que apenas várias fileiras de enxertos com um único fio colocados aleatoriamente seguidos por enxertos com dois fios nas fileiras seguintes. Em vez disso, esses pequenos triângulos são distribuídos irregularmente ao longo da linha do cabelo contendo enxertos com um fio na sua periferia e vários enxertos com dois fios em seu centro, criando um padrão irregular alternando mais e menos densidade, conforme apresentado na **Fig. 20.14**.

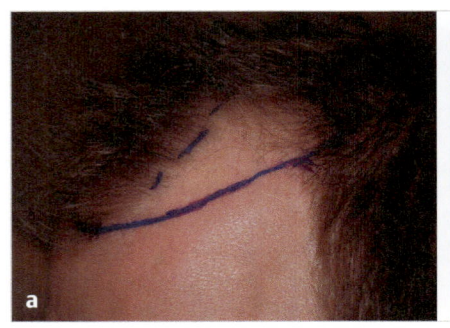

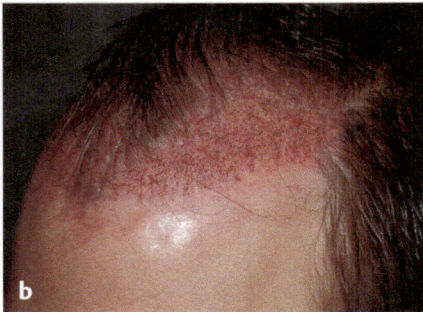

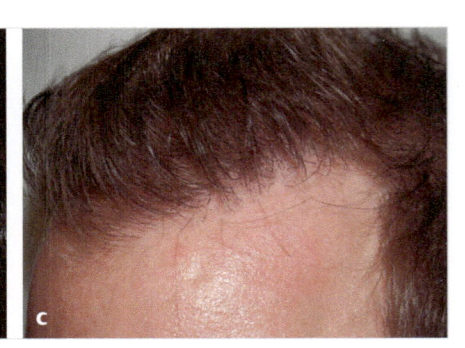

Fig. 20.14. (**a**) Antes e (**b**) 1 dia e (**c**) 1 ano depois de 1.700 enxertos. Observe a criação de triângulos colocados irregularmente consistindo em enxertos de um fio ao longo da sua periferia e enxertos com dois fios centralmente que, eventualmente, progridem para enxertos com três fios para aumentar a densidade de aparência natural. Além disso, os fios foram angulados agudamente para frente.

Pequenas agulhas ou lâminas são usadas para formar os sítios receptores, dimensionados para permitir a colocação atraumática, embora apertada, dos enxertos. Se forem muito grandes, os enxertos podem se deslocar resultando numa alteração indesejável na angulação e na direção do pelo, embora se forem muito pequenos podem danificar os enxertos durante a colocação. A habilidade técnica e a experiência obviamente desempenham um papel importante no tamanho dos sítios receptores necessários. Em nossa prática usamos principalmente sítios receptores de 0,5 ou 0,6 mm para enxertos com um fio, sítios receptores de 0,6 ou 0,7 mm para enxertos com dois fios e sítios receptores de 0,7 ou 0,8 mm para enxertos a partir de três fios. A profundidade dos sítios receptores também é individualizada para o paciente, suficientemente profundos para acomodar a extensão dos enxertos, mas não muito longos, pois pode ocorrer, facilmente, o afundamento dos enxertos que com a cicatrização pode resultar em uma aparência "esburacada". No começo da formação dos sítios receptores, alguns enxertos são implantados como "teste" para assegurar o "encaixe" apertado desejado, mas acomodado.

Na maioria dos casos de 1.000 ou mais enxertos no couro cabeludo, para agilizar o processo e permitir o implante de enxertos assim que possível, um cirurgião que prefere trabalhar a partir do lado esquerdo da cabeça do paciente usualmente formará os primeiros 500 a 600 sítios receptores na metade direita do couro cabeludo e então deixará que o primeiro assistente comece a implantar os enxertos pelo lado direito. À medida que os enxertos vão sendo implantados a partir do lado direito, o cirurgião pode prosseguir na formação dos próximos 400 a 600 sítios receptores ao longo do lado esquerdo do couro cabeludo, após o quê o segundo assistente pode se juntar ao primeiro assistente que já está implantando os enxertos, trabalhando a partir do lado esquerdo do paciente. Mais sítios receptores frequentemente são formados posteriormente no procedimento, à medida que os enxertos já implantados permitem a determinação de onde é indicada maior cobertura.

Colocação do Enxerto

Aderindo aos princípios do manuseio atraumático e da manutenção da sua umidade o tempo todo, os enxertos são colocados um de cada vez nos sítios receptores. É essencial que a implantação siga o padrão estabelecido pelo cirurgião em termos não só de onde pertencem os enxertos com um, dois e três fios, mas também a angulação e direção dos enxertos segundo a visão do cirurgião. Mesmo com assistentes experientes, é indispensável que eles vejam a formação dos sítios receptores e que lhes seja explicado onde os enxertos de diferentes tamanhos serão colocados.

Esse é um processo meticuloso que requer a colocação delicada dos enxertos nos sítios receptores. Se houver muito sangramento ou gotejamento, borrifar a solução de armazenamento (conforme mencionado anteriormente, PlasmaLyte mais ATP) pode melhorar a visualização. À medida que o processo prossegue, quando são necessários mais enxertos eles podem ser colhidos de um lado da cabeça com a utilização de técnicas para FUE, enquanto do outro lado um assistente continua a implantar. Os ajustes na linha do cabelo e outras áreas de formação de sítios receptores adicionais são feitos durante todo o procedimento até que ele seja concluído.

Cuidados Pós-Procedimento

Os pacientes recebem antibióticos e analgésicos e um pequeno frasco com borrifador contendo a solução de armazenamento com ATP para borrifar na área receptora a cada 30 minutos durante os 3 primeiros dias. O antibiótico é primeiro dado pré-operatoriamente (junto com um esteroide oral para prevenir inchaço) e, juntamente com um antibiótico tópico na área doadora, é continuado por 3 dias. Com FUE, tipicamente não há muito desconforto, quando existe. O paciente retorna no primeiro dia para uma lavagem do cabelo no consultório e depois continua a lavagem delicada até o quinto dia, em cujo momento os cuidados normais com o cabelo podem começar. Um chapéu ou bandana folgada é usada fora do consultório após o procedimento e depois até que o paciente se sinta apresentável. As crostas minúsculas que se formam em torno de cada enxerto tipicamente caem até o sétimo dia, e então durante as próximas 2 semanas os fios transplantados caem. Enquanto isso, os minúsculos orifícios do sítio da extração na área doadora essencialmente desaparecem no terceiro dia com cicatrização por segunda intenção.

No paciente ocasional, o inchaço migra da linha do cabelo até os olhos causando inchaço periocular no terceiro dia e que se resolve rapidamente. Um eritema do couro cabeludo com duração maior do que os típicos 10 a 14 dias pode usualmente ser tratado efetivamente com difenidramina oral ou esteroides orais ou tópicos.

Os fios transplantados tipicamente começarão a voltar a crescer aos 4 meses, e depois continuam a crescer por toda a vida. O uso de minoxidil ou terapia com luz *laser* pode ajudar a acelerar seu recrescimento, portanto, os pacientes são aconselhados a começar a usá-los na terceira semana. Com o recrescimento dos fios, não é incomum que se desenvolvam várias espinhas, que se persistirem ou forem extensas podem ser tratadas com um curso de curta duração de antibióticos.

Resultados e Manejo das Complicações

Um dos aspectos mais gratificantes de realizar cirurgia de restauração capilar é a significativa melhora estética que pode ser obtida muito confiavelmente. O recrescimento do cabelo, independentemente de o procedimento ser realizado pela técnica por FUE ou faixa, usualmente se aproxima de 90%, um resultado que pode levar até 14 meses para ser atingido. Assumindo que o procedimento foi realizado apropriada e esteticamente, pode ser obtida uma aparência natural em todos os grupos étnicos (**Fig. 20.15**).

Com a progressão da perda capilar que pode ocorrer, ou quando um paciente deseja cobertura máxima desde a apresentação para tratamento, um segundo procedimento pode ser realizado em 10 meses, mas na maioria dos pacientes, vários a muitos anos mais tarde. Extrações de enxerto adicionais por FUE podem ser realizadas com um segundo, e mesmo um terceiro procedimento, mas, eventualmente, o suprimento total doador disponível pode se esgotar, impedindo mais colheita do couro cabeludo. A utilização de fios do tórax e/ou barba para transplante para o couro cabeludo é um procedimento efetivo denominado transplante de pelo corporal (BHT). Usando técnicas de FUE para colheita dos enxertos, o BHT pode fornecer um suprimento potencialmente enorme (4.000 ou mais) de fios para o couro cabeludo que, depois de transplantados, usualmente crescerão como os fios do couro cabeludo com crescimento contínuo (**Fig. 20.16**).

Os sítios doadores para FUE geralmente cicatrizam e se tornarem indetectáveis, mas em cerca de 30% dos pacientes, com a cabeça raspada, haverá minúsculos pontos visíveis na inspeção mais minuciosa. Esta cicatriz pode ser minimizada pela colheita cuidadosa dos enxertos usando a menor broca possível e evitando extração agressiva, mas é uma consequência conhecida de FUE e é considerada por quase todos os pacientes como preferível à cicatriz linear da incisão no sítio doador do FUG. Esta cicatriz pode ser efetivamente escondida com micropigmentação do couro cabeludo (SMP).

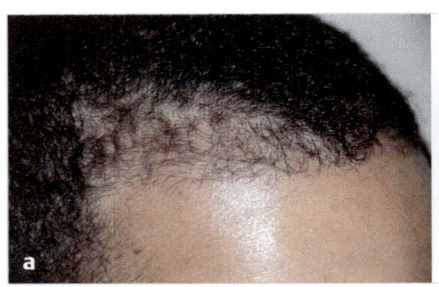

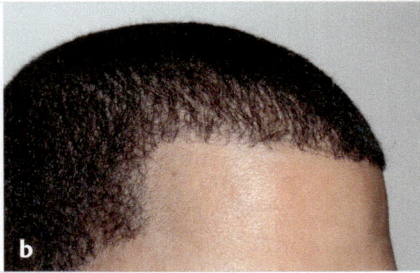

Fig. 20.15 (**a**) Antes e (**b**) 1 ano depois de 900 enxertos por FUE em um paciente de etnia africana.

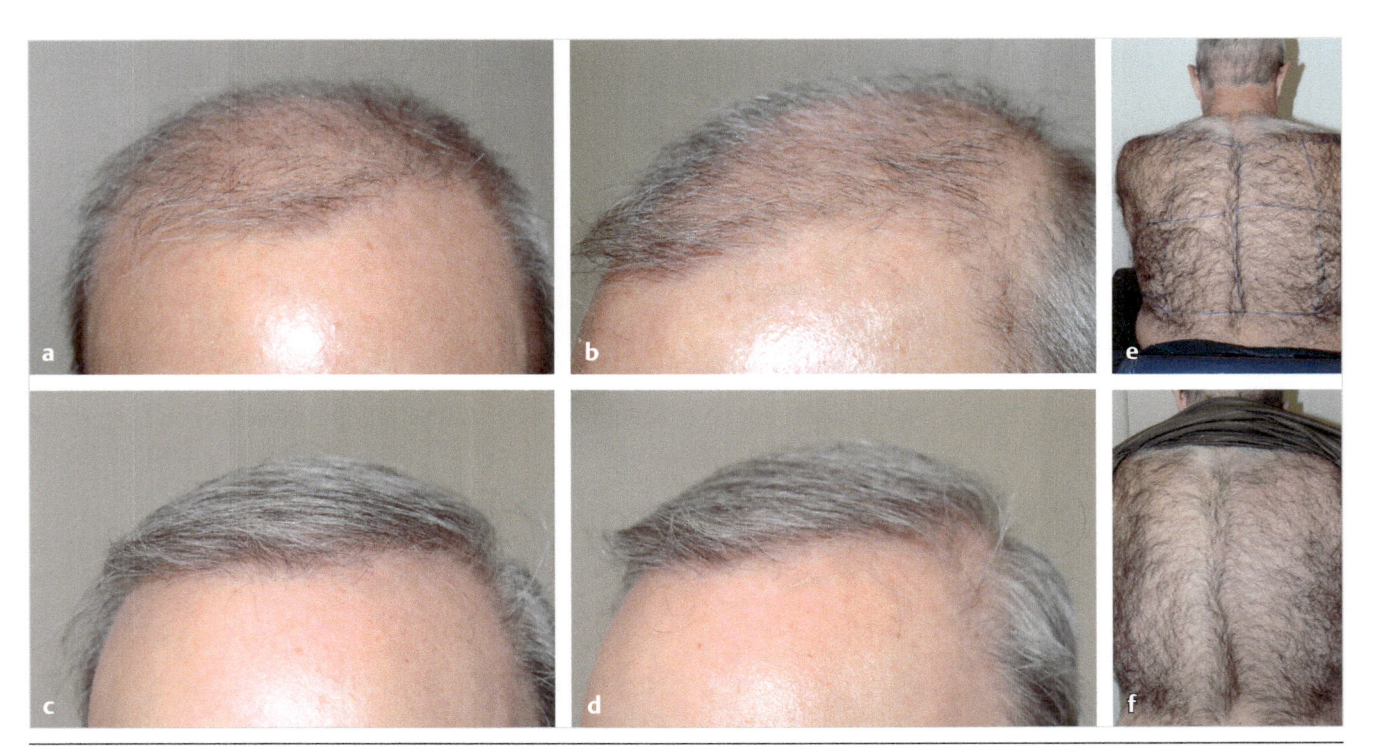

Fig. 20.16. (**a,b**) Antes e (**c,d**) 8 meses depois do procedimento de transplante de pelo corporal (BHT). (**e,f**) Quatro mil enxertos foram colhidos das costas do paciente e transplantados para o couro cabeludo.

Terapia Médica

Todos pacientes com perda de cabelo de padrão masculino devem ser considerados para terapia médica, seja em conjunto com cirurgia ou, em casos apropriados, em vez da cirurgia de restauração capilar. Em particular, pacientes mais jovens podem se beneficiar da terapia médica por pelo menos um período de tempo antes de passar por um procedimento, com o objetivo de não só interromper a progressão da perda de cabelo, mas também de potencialmente espessar os fios existentes e reduzir a incidência de queda de cabelo por choque, que é a queda perceptível dos fios existentes na área do couro cabeludo transplantada. A perda capilar por choque ocorre mais comumente em pacientes com muitos fios miniaturizados, portanto, a maximização da terapia médica antes de um transplante é particularmente importante nestes pacientes.

Há quatro terapias médicas usadas para tratar perda de cabelo de padrão masculino:

1. Minoxidil.
2. Finasterida.
3. Terapia com luz *laser*.
4. Microagulhas com PRP (**Capítulo 21**).

Todas essas terapias funcionam com graus variados em aproximadamente 70% de todos os pacientes, mais comumente para desacelerar ou interromper a progressão da perda de cabelo, mas em 30 a 40% de todos os pacientes podem, na verdade, reverter o processo de perda capilar em graus variados. Se efetivas, tudo o que precisa ser feito é continuar a serem usadas pelo tempo que o paciente desejar manter esses resultados, porém, a maioria dos tratamentos, em algum momento no futuro, geralmente começa a perder sua eficácia já que a genética da MPB é muito influente.

Casos Especiais

Transplantes Capilares além do Couro Cabeludo

Uma parte pequena, mas importante da cirurgia de restauração capilar está focada no transplante capilar de outras áreas além do couro cabeludo. As áreas mais comuns são as sobrancelhas e a barba; entretanto, o tórax, a região pubiana, os cílios e até mesmo o pelo das axilas e braços são requisitados (**Fig. 20.17, Fig. 20.18, Fig. 20.19**). Estes procedimentos tiveram um crescimento

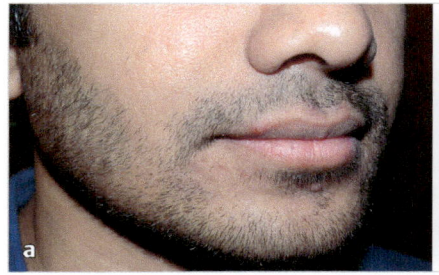

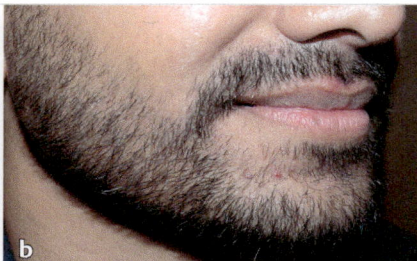

Fig. 20.17. (**a**) Antes e (**b**) 2 anos depois de 1.400 enxertos na barba.

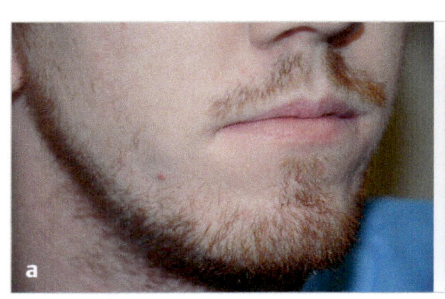

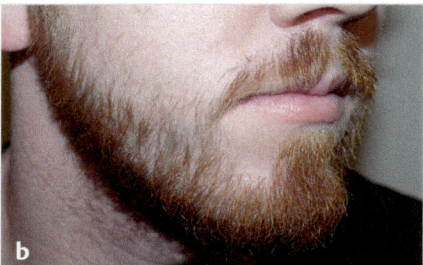

Fig. 20.18. (**a**) Antes e (**b**) 1 ano depois de 2.100 enxertos na barba.

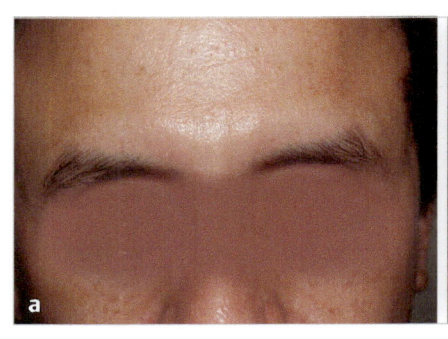

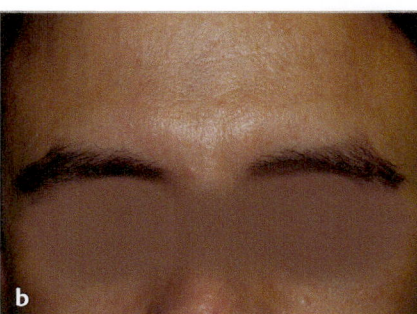

Fig. 20.19. (**a**) Antes e (**b**) 1 ano depois de 650 enxertos nas sobrancelhas.

dramático em popularidade nos últimos 10 anos por conta do maior conhecimento dos pacientes e também do aprimoramento de técnicas capazes de proporcionar resultados expressivos com aparência natural. A indicação mais comum para estes procedimentos é o afinamento genético, mas outras causas incluem perda excessiva, remoção com *laser* e trauma.

Os fios doadores geralmente são provenientes do couro cabeludo, o qual pode ser barbeado como o pelo da barba comum, e para as sobrancelhas requererá aparagem. Esses fios doadores que são implantados nas sobrancelhas e barba não estarão disponíveis no couro cabeludo para transplante em tempos futuros se o paciente desenvolver MPB, um ponto que deve ser explicado ao paciente. Como com qualquer transplante capilar, os resultados de aparência natural dependem da dissecção apropriada do enxerto e da formação estética do sítio receptor. Na maioria dos casos de barba e sobrancelha, serão usados enxertos com 1 e 2 fios, que em combinação maximizam a naturalidade e a densidade. A formação do sítio receptor é particularmente fundamental, pois mesmo alguns poucos fios se sobressaindo em vez de crescerem paralelos à pele, ou crescendo na direção imprópria, criarão uma aparência artificial.

Para o desenho da sobrancelha e barba, é importante estudar modelos de aparências. A sobrancelha masculina ideal é relativamente plana, e pode haver a sugestão de um arco, elevando a borda superior e tornando a sobrancelha mais larga, em um ponto que usualmente se alinha com o canto lateral. Em um procedimento típico nas sobrancelhas, são transplantados 200 até 425 enxertos por sobrancelha, dependendo de quanto cabelo o paciente tem e seu formato desejado. Ao longo do aspecto interno (cabeça) das sobrancelhas, os pelos crescem principalmente verticais, depois mudam rapidamente para um padrão mais horizontal com fios cruzados (com os fios superiores crescendo ligeiramente para baixo e os fios inferiores crescendo ligeiramente para cima) para maximizar a aparência de densidade ao longo da maior parte do aspecto central (corpo) da sobrancelha, depois finalmente em direção à cauda distal crescendo preponderantemente na horizontal.

O desenho da barba deve refletir uma variedade de considerações: os objetivos do paciente, os fios de barba existentes, os fios disponíveis, entre outros. Alguns pacientes desejam um cavanhaque forte, outros querem fortes costeletas e barba na bochecha, outros apenas uma barba de faixa estreita com cobertura do bigode limitada. Em qualquer um dos casos, esses objetivos podem ser considerados, desde que sejam realistas em termos do total de fios doadores disponíveis. Estes procedimentos podem variar grandemente em tamanho, com a diretriz para atingir uma cobertura razoável sendo de 200 a 300 enxertos por costeleta; de 350 a 500 enxertos para o bigode; de 300 a 500 enxertos para o restante do cavanhaque; e de 400 a 800 enxertos por bochecha. Como o número de enxertos tipicamente transplantados na maioria dos procedimentos de pelo na barba é de 1.800 a 2.400, nos casos em que é desejado muito trabalho na barba, o paciente precisa priorizar como os enxertos serão alocados, havendo ali a possibilidade de fazer um segundo procedimento no futuro. Os sítios receptores são formados de modo a assegurar que os pelos cresçam em um ângulo paralelo à face, e a direção típica é descendente com algumas variações de acordo com o paciente específico.

Cirurgia para Rebaixamento da Linha Capilar ou Redução da Testa

A cirurgia para rebaixamento da linha capilar ou redução da testa, também denominada avanço cirúrgico da linha do cabelo, é um procedimento que envolve o avanço em etapa única de toda a linha frontal do cabelo por 2 a 5 cm, resultando em um correspondente encurtamento da testa. É feita uma incisão ao longo de toda a linha frontal do cabelo, o couro cabeludo é descolado além do vértice no plano subgaleal e para maximizar a quantidade do avanço, são realizadas várias galeotomias coronais para permitir que o couro cabeludo se estenda ainda mais. O couro cabeludo frontal avançado é fixado no osso utilizando-se mais comumente parafusos absorvíveis Endotine®, e então o excesso de pele da testa é excisado e a incisão é fechada de uma forma tricofítica usando-se suturas profundas e cutâneas.

Este procedimento é insuperável na produção de resultados instantâneos virtualmente impressionantes, porém não é apropriado para a maioria dos homens em razão da natureza progressiva da MPB. Com a perda capilar futura, a cicatriz da incisão frontal com linha tipicamente fina pode se tornar visível. Outros critérios para ser um candidato apropriado são mobilidade do couro cabeludo boa a muito boa e a ausência de cirurgia anterior no couro cabeludo.

O procedimento é realizado com sedação oral ou crepuscular com anestesia local e tipicamente demanda menos de 2 horas para ser realizado. As suturas são removidas depois de 7 dias e os fios tipicamente começarão a crescer através da cicatriz em 6 semanas. O paciente ocasional em quem a cicatriz da incisão é um pouco visível pode se beneficiar do enxerto de fios na cicatriz e na frente da cicatriz para reduzir a sua visibilidade.

Procedimentos Reparatórios

Uma variedade de técnicas pode ser utilizada para reparar transplantes capilares antiestéticos anteriores. Pacientes que se apresentam para reparo podem ter preocupações diferentes, as mais comuns sendo a baixa densidade causada por alguma combinação de colocação de enxertos insuficientemente densos, recrescimento deficiente e expectativas irrealistas do paciente. Outras queixas bastante comuns incluem posição e/ou angulação deficiente do enxerto, desenho da linha do cabelo pouco atrativa e cicatriz na área doadora.

Pode ser usada uma variedade de abordagens para reparar estes resultados antiestéticos. Enxertos adicionais podem suavizar as linhas do cabelo, aumentar a densidade e/ou esconder as cicatrizes no sítio doador. Outras abordagens incluem a remoção de FUE e usualmente o reimplante de enxertos antiestéticos e reparos de antigas cicatrizes lineares no sítio doador.

Exemplos de Casos

Caso nº 1: Restauração da Barba (Fig. 20.20)

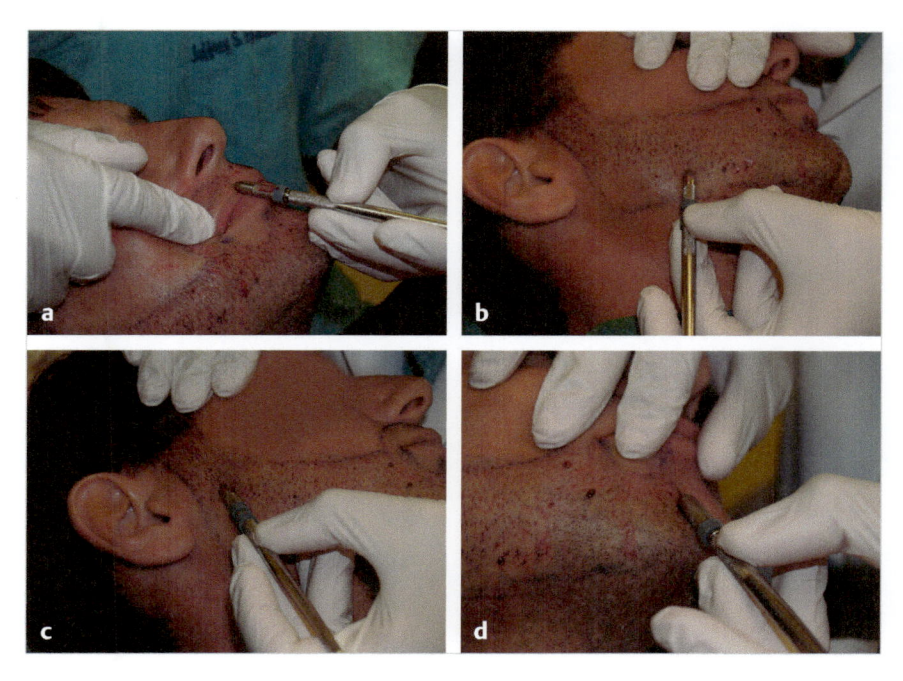

Fig. 20.20. (**a-d**) Sítios receptores para procedimento de transplante de barba com sítios com uma angulação o mais plana possível.

Caso nº 2: Avanço Cirúrgico da Linha do Cabelo (Fig. 20.21)

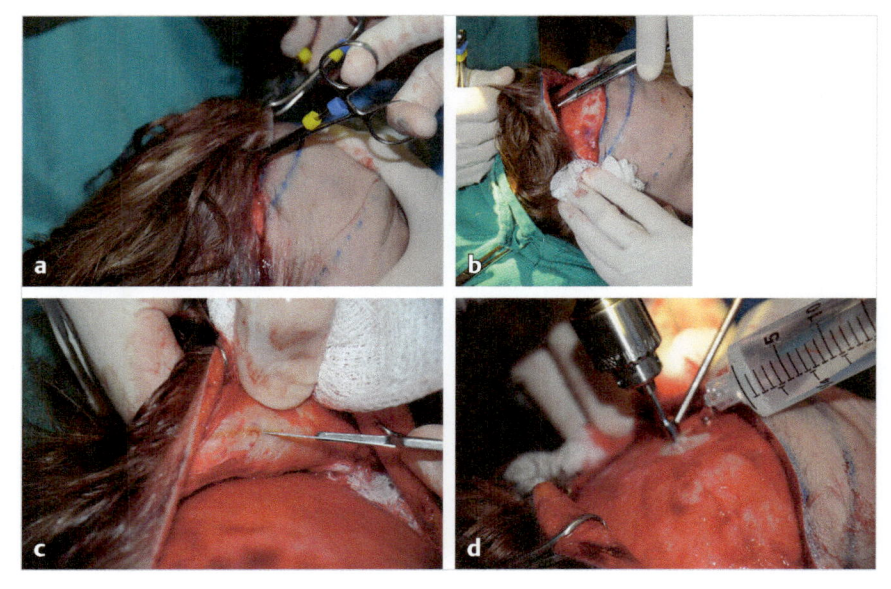

Fig. 20.21. Passos do avanço cirúrgico da linha do cabelo. (**a**) Depois de fazer uma incisão biselada ao longo da linha do cabelo e (**b**) descolamento do plano subgaleal é levada em direção posterior até o vértice. (**c**) Isto é seguido por duas galeotomias coronais que são feitas superficiais de modo a evitar a transecção de um vaso. (**d**) Dois grampos Endotine são colocados nos orifícios feitos no crânio.

(Continua.)

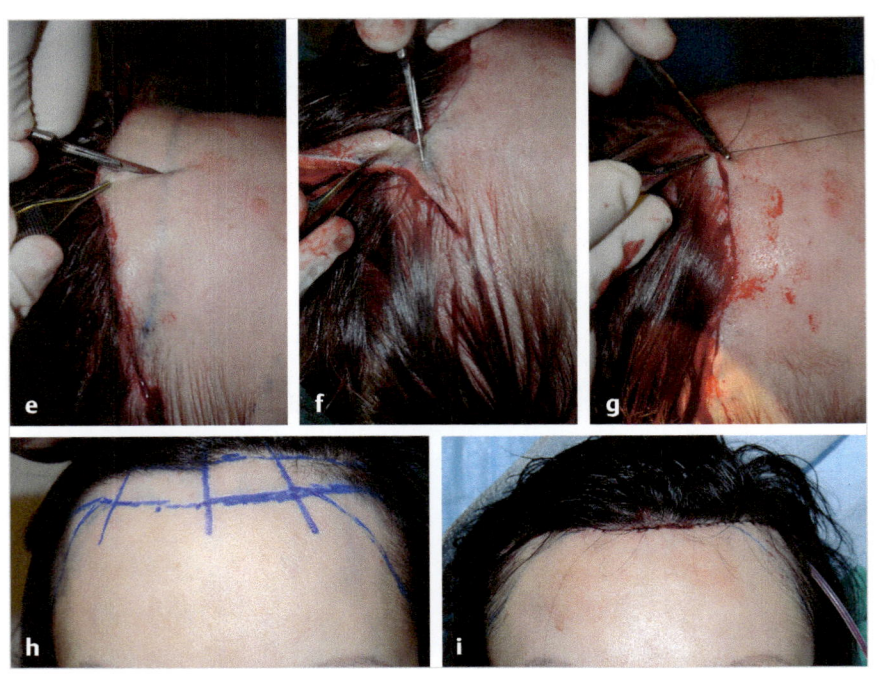

Fig. 20.21. *(Continuação)* (**e,f**) Eles fixam a região frontal do couro cabeludo à posição avançada desejada depois de gerar deslizamento mecânico máximo, permitindo a excisão do excesso de pele na testa. (**g**) A incisão é fechada de uma forma tricofítica. (**h**) Antes e (**i**) 1 dia depois de cirurgia com 3,5 cm de avanço atingido.

Pérolas e Armadilhas

Pérolas	Armadilhas
• Ofereça expectativas realistas ao paciente. • Preveja perda capilar no futuro. • Aplique terapia médica juntamente com os transplantes quando tratar MPB. • Tenha em mente a importância da angulação, direção, distribuição e, no caso da linha do cabelo, triangulação ao formar sítios receptores.	• Desenhar uma linha do cabelo que com a perda capilar no futuro e com o envelhecimento não seja mais apropriada. • Permitir que os enxertos desidratem. • Atribuir aos assistentes a responsabilidade de formar os sítios receptores.

Passo a Passo

Passos para o Transplante Capilar

1. Preparo pré-operatório
   a. Assegurar a descontinuação adequada prévia de anticoagulantes, anti-inflamatórios e álcool.
   b. Vitaminas K e C podem ser administradas com a aprovação do paciente para hemostasia e controle do inchaço.
   c. Considerar cuidadosamente o desenho e a marcação da linha do cabelo (ver texto para detalhes). Observar a mobilidade do couro cabeludo.
   d. Para casos de FUE, raspar a região posterior e as laterais do couro cabeludo. Não é necessário raspar para a FUE "sem raspagem".
   e. Administrar sedação apropriada.
2. Colheita do enxerto.
   a. FUE: Os fios são retirados da área doadora.
      i. Observar pacientes com cicatriz no sítio doador proveniente de um enxerto anterior ou aqueles que precisam de grandes quantidades de enxertos.
      ii. São necessárias duas pessoas para a extração. Uma pessoa para liberar a unidade folicular e outra para coletar a unidade.
3. Preparar os enxertos.
   a. Observar que o excesso de bainha de pele em torno do enxerto capilar deve ser excisado para obter cicatriz mínima.
   b. Dividir os enxertos apropriadamente dependendo da localização da restauração.

c. Armazenar os enxertos em solução salina normal ou outras soluções apropriadas e assegurar que os enxertos sejam armazenados em condições de temperatura constante.
4. Preparar a formação do sítio receptor.
   a. Lembrar das quatro "-ções": angulação, direção, distribuição e triangulação.
   b. Pequenas agulhas ou lâminas são usadas para formar os sítios receptores dimensionados para a colocação de enxerto apertado.
5. Colocar os enxertos.
   a. Os enxertos devem ser manuseados cuidadosamente e permanecer úmidos o tempo todo.
   b. Ter em mente que podem precisar ser feitos ajustes na linha do cabelo e em outras áreas enquanto são colocados os enxertos.
6. Antibióticos e analgésicos e uma solução de ATP para serem aplicados a cada 30 minutos durante 3 dias são dados pós-procedimento.

Leituras Sugeridas

Barrera A, Uebel CO. Hair Transplantation: The Art of Follicular Unit Micrografting and Minigrafting. New York, NY: Thieme; 2014

Hanasono M. Handbook of Reconstructive Flaps. St Louis, MO: Thieme; 2018

Lam S, ed. Hair Transplant 360. New Delhi: Jaypee Brothers; 2014

Rousso DE, Kim SW. A review of medical and surgical treatment options for androgenetic alopecia. JAMA Facial Plast Surg. 2014;16(6):444-450

Sataloff R. Sataloff's Comprehensive Textbook of Otolaryngology Head and Neck Surgery: Facial Plastic and Reconstructive Surgery. New Delhi: Jaypee Brothers; 2016:397-410

Unger W, Unger R, Shapiro R, et al., eds. Hair Transplantation. 5th ed. New York, NY: Thieme; 2011

Plasma Rico em Plaquetas e Microagulhamento na Perda Capilar de Padrão Masculino

Jennifer Walden ▪ Rebeccah Maud

Resumo

O microagulhamento aliado à injeção de plasma rico em plaquetas (PRP) no couro cabeludo é comprovadamente útil para estimular o crescimento capilar em homens e mulheres com alopecia androgênica, *alopecia areata* e lúpus discoide. Foi demonstrado que o microagulhamento do couro cabeludo aumenta a absorção de PRP em até 5 vezes, *versus* a absorção sem microagulhamento, graças aos microcanais criados no estrato córneo. Este capítulo abrange a avaliação, seleção do paciente e as etapas da realização do tratamento com PRP e microagulhamento.

Palavras-chave: alopecia areata, lúpus discoide, perda capilar, microagulhamento, PRP.

Introdução

O PRP é usado na cirurgia cosmética e maxilofacial, desde o início da década de 1990. Os cirurgiões observaram que a cicatrização ocorria em um tempo menor quando o PRP era usado no intraoperatório. Desde então, muitos especialistas, incluindo ortopedistas e cirurgiões de coluna espinal, adicionaram o PRP às suas rotinas para promoção da cicatrização de feridas e lesões.

Quando as plaquetas são separadas do sangue total e, então, concentradas e ativadas, os fatores de crescimento inicialmente promovem homeostasia e podem diminuir a resposta inflamatória. Com o passar do tempo, as plaquetas podem auxiliar na produção de colágeno e intensificar a vascularização. Por isso, o microagulhamento aliado à injeção de PRP no couro cabeludo tem se mostrado útil para estimular o crescimento capilar em homens e mulheres com alopecia androgênica, *alopecia areata* e lúpus discoide. O microagulhamento do couro cabeludo comprovadamente aumenta a absorção de PRP em até 5 vezes, em comparação à aplicação de PRP sem microagulhamento, em decorrência dos microcanais produzidos no estrato córneo.

Avaliação Física e Seleção de Pacientes

Indicações

Pacientes diagnosticados com alopecia androgênica, *alopecia areata* ou lúpus discoide, em que outros tratamentos tenham fracassado.

Contraindicações

- Pacientes com qualquer tipo de disfunção plaquetária.
- Pacientes com algum processo infeccioso ativo no couro cabeludo.
- Pacientes sob terapia anticoagulante.
- Pacientes que relatam alergias a anestésicos locais.
- Pacientes com câncer.

Os pacientes devem, ainda, evitar usar anti-inflamatórios não esteroides por pelo menos 2 dias, antes e após o procedimento. Além disso, o uso de esteroide oral deve ser suspendido com 1 mês de antecedência em relação ao início do procedimento, sendo que o tabagismo ou ter sido acometido por uma doença recente podem comprometer os resultados. Todas as contraindicações devem ser levadas ao conhecimento do paciente.

Anatomia

A calvície de padrão masculino começa com o recuo da linha capilar e o rareamento da coroa. A calvície de padrão feminino geralmente surge na linha média da região central do couro cabeludo e para fora. A linha capilar em gral é retida (**Figs. 21.1 e 21.2**).

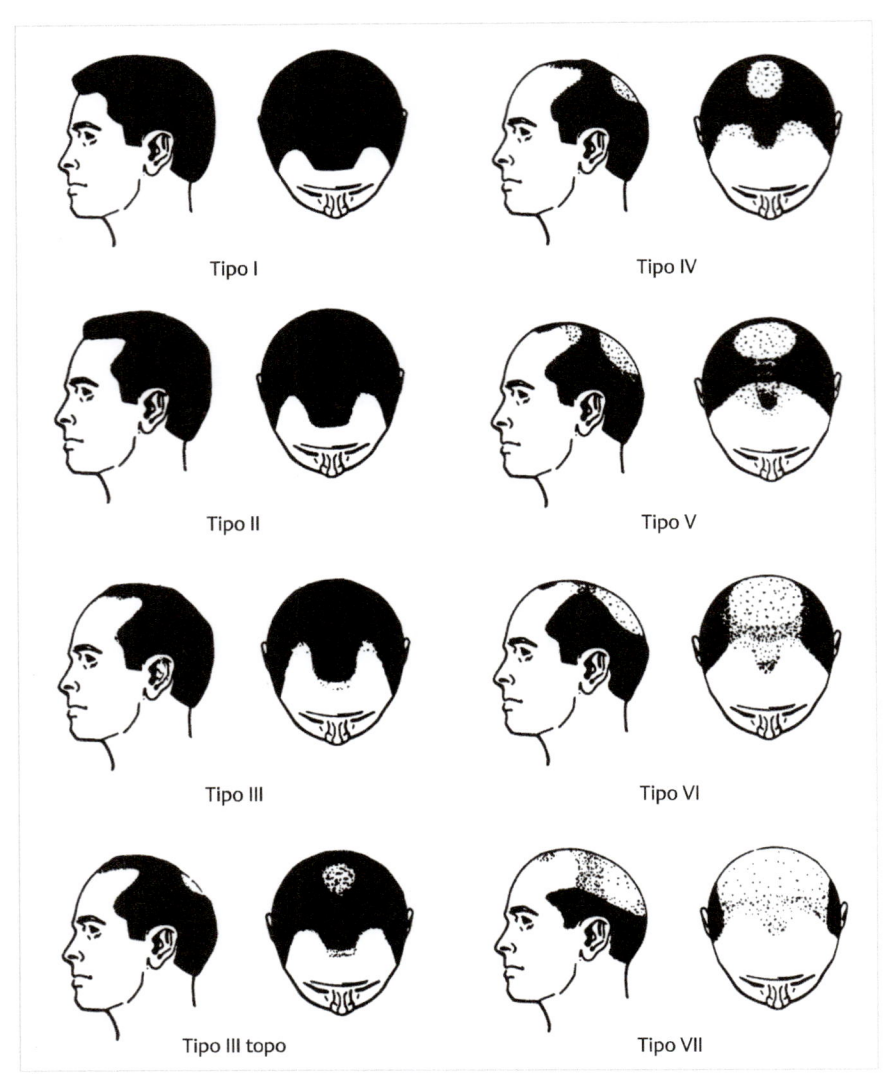

Fig. 21.1 Escala de Norwood. Tipo I: perda capilar mínima. Tipo II: perda capilar insignificante nas têmporas. Tipo III: o primeiro estágio a requerer tratamento. Tipo III – topo: recuo da linha capilar e rareamento dos cabelos no topo. Tipo IV: padrão aumentado no topo e linha capilar. Tipo V: os padrões em ambos os sítios estão aumentados, porém, ainda se observa uma fina linha divisória. Tipo VI: a ponte sumiu, mas várias faixas de cabelos finos e curtos podem permanecer. Tipo VII: forma mais grave de perda capilar. Há pouco cabelo na parte frontal ou no topo da cabeça. (Reproduzida com permissão de OT Norwood, RC Shiell. Hair Transplant Surgery, 2nd ed. Springfield, IL: Charles C Thomas; 1984; and JE Janis. Essentials of Aesthetic Surgery. New York, NY: Thieme; 2018.)

Etapas do Tratamento com Plasma Rico em Plaquetas e Microagulhamento

Esse procedimento deve ser realizado como um procedimento simples e estéril. Primeiro, crie uma grade na área a ser tratada, em blocos de 1 × 1 cm (**Fig. 21.3**). Faça um bloqueio regional da área usando lidocaína a 1% com epinefrina ou algum anestésico tópico. Colete sangue venoso em 6 tubos contendo ácido cítrico-citrato de sódio-dextrose (ACD-A). Centrifugue os tubos por 2 minutos, a 3.400 rpm (**Fig. 21.4**). Usando uma agulha espinal calibre 18 em uma seringa de 20 mL (ambas estéreis), remova o plasma até a camada do creme leucocitário. Distribua uniformemente o plasma coletado na seringa em tubos de tampa vermelha. Centrifugue-os por 2 minutos, a 3.400 rpm. Com cuidado, retire os tubos de tampa vermelha da centrífuga e observe o precipitado de plaquetas depositado no fundo dos tubos. Com auxílio de uma agulha espinal calibre 18 acoplada a uma seringa, ambas estéreis, retire os 75% de plasma pobre em plaquetas que consiste no sobrenadante e descarte. Promova a aeração cuidadosa do plasma restante e do precipitado de plaquetas, usando a agulha espinal acoplada à seringa para suspender e distribuir as plaquetas no plasma remanescente em cada tubo (**Fig. 21.5**). Transfira o PRP de cada tubo para seringas estéreis. O paciente pode ser posicionado em supinação ou pronação, conforme seja confortável para o profissional ou dependendo do tipo de leito (**Fig. 21.6**). Prepare a área de tratamento com solução Hibiclens. Inicie

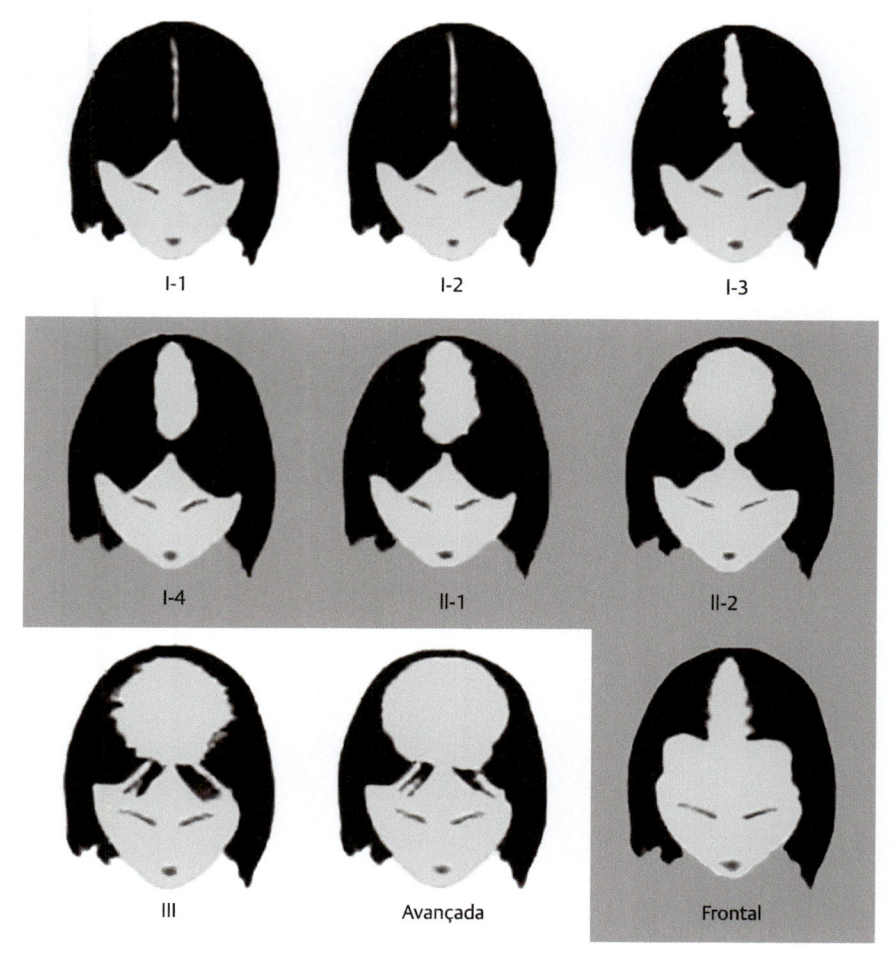

Fig. 21.2 Escala de Savin. I-1 é uma mulher sem perda capilar; I-2, I-3 e I-4 mostram a progressão da perda de cabelos na região central; II-1 e II-2 mostram mais rareamento difuso; III é uma extensa perda capilar; uma perda avançada e frontal é bastante incomum. (Reproduzida com permissão de RC Savin. A method for visually describing and quantitating hair loss in male pattern baldness. J Invest Dermatol. 1992;98(4):604.)

o microagulhamento do local, seguindo a grade. Uma ponta de 0,75 mm é aceitável. Comece aplicando uma pressão leve, em movimento circular. Certifique-se de visualizar sangramento puntiforme na área (**Fig. 21.7**). Coloque 1 unidade de cloreto de cálcio em várias seringas de tuberculina (TB). O cloreto de cálcio é um ativador de plaquetas e somente pode ser misturado ao PRP imediatamente ao uso. Anote a quantidade total de PRP, para que seja distribuída de maneira uniforme. Encha uma seringa com PRP e acople uma agulha calibre 25. Injete 0,1 mL seguindo um padrão linear, a intervalos de aproximadamente 1 cm (**Fig. 21.8**). Massageie suavemente a área tratada, após a conclusão das injeções de PRP (**Fig. 21.9**). Recomende ao paciente que espere até o dia seguinte para lavar os cabelos.

Cuidados Pós-Operatórios

Recomenda-se que a área submetida ao microagulhamento seja protegida da exposição solar, até estar totalmente cicatrizada. A natação não é recomendada em razão do potencial de irritação ou infecção antes da cicatrização.

Manejo das Complicações

A infecção é sempre uma potencial complicação de qualquer procedimento. Embora raramente ocorra, recomenda-se manter as técnicas estéreis e adotar profilaxia antibiótica. O tratamento de uma infecção depende da extensão do processo.

Parte II
Cirurgia Facial

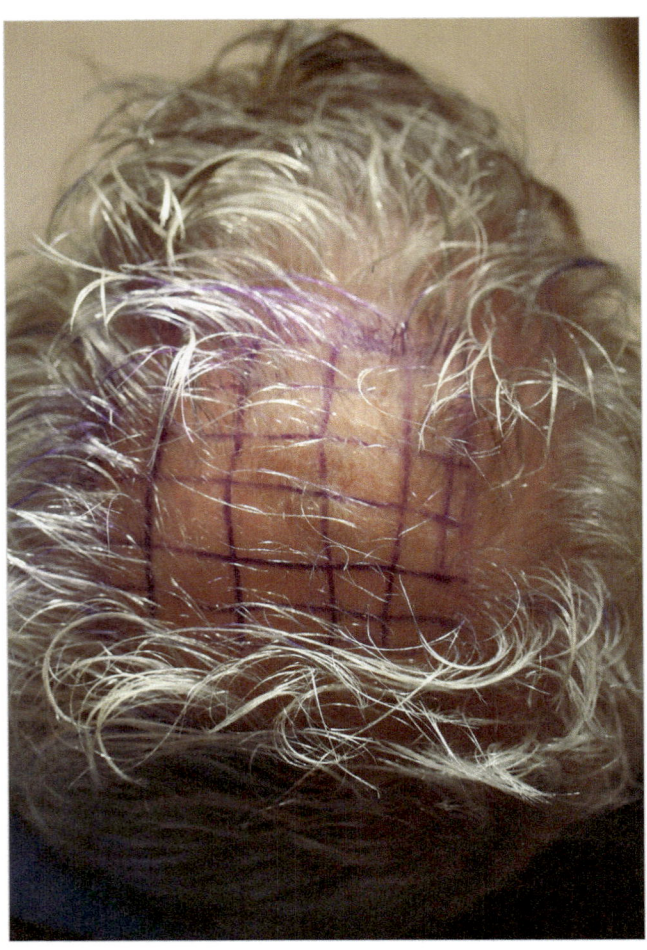

Fig. 21.3 Grade de 1 × 1 cm.

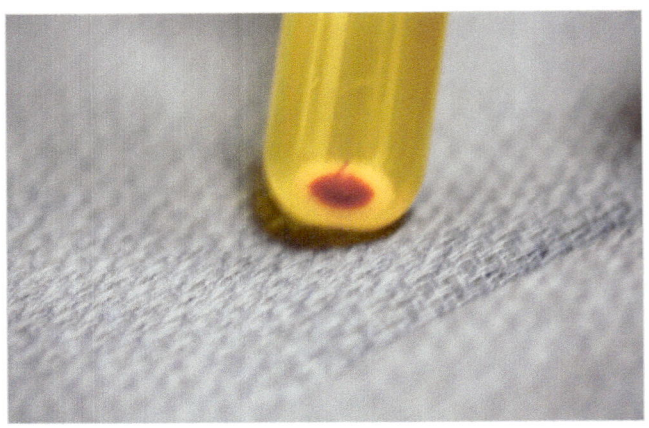

Fig. 21.4 Centrífuga.

Fig. 21.5 Precipitado.

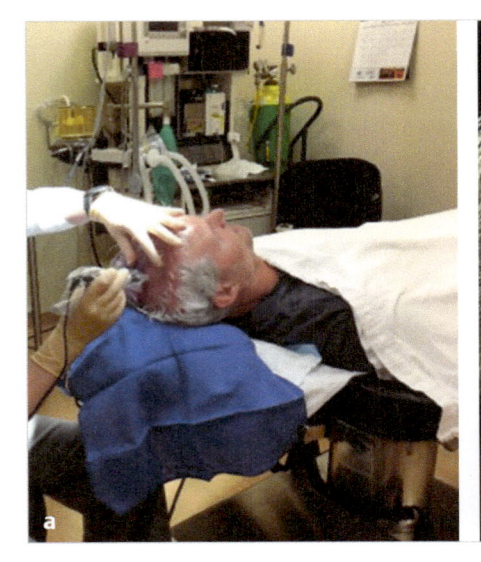

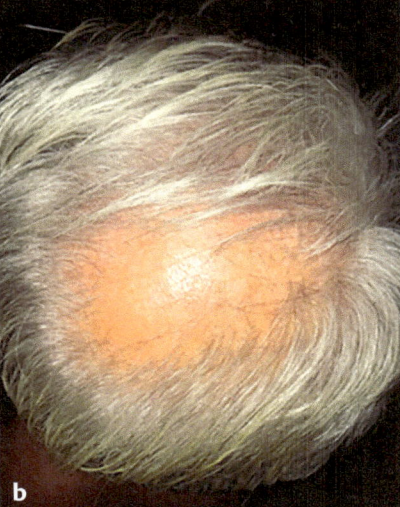

Fig. 21.6 (**a**) Paciente em posição supinada. (**b**) Paciente em posição pronada.

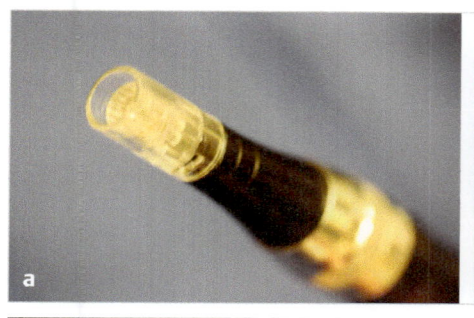

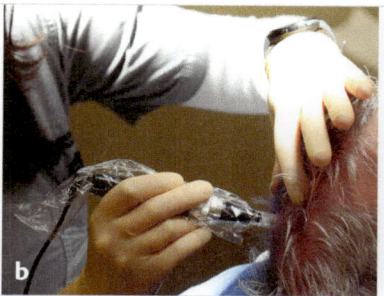

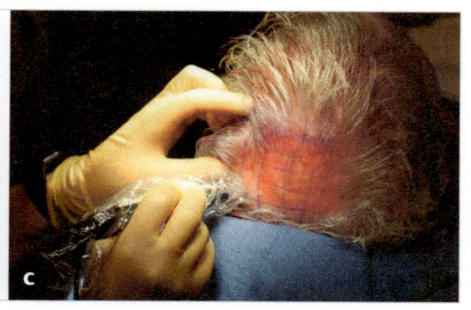

Capítulo 21
Plasma Rico em Plaquetas e Microagulhamento na Perda Capilar de Padrão Masculino

Fig. 21.7 (**a**) Caneta de microagulhamento. (**b,c**) Procedimento de microagulhamento.

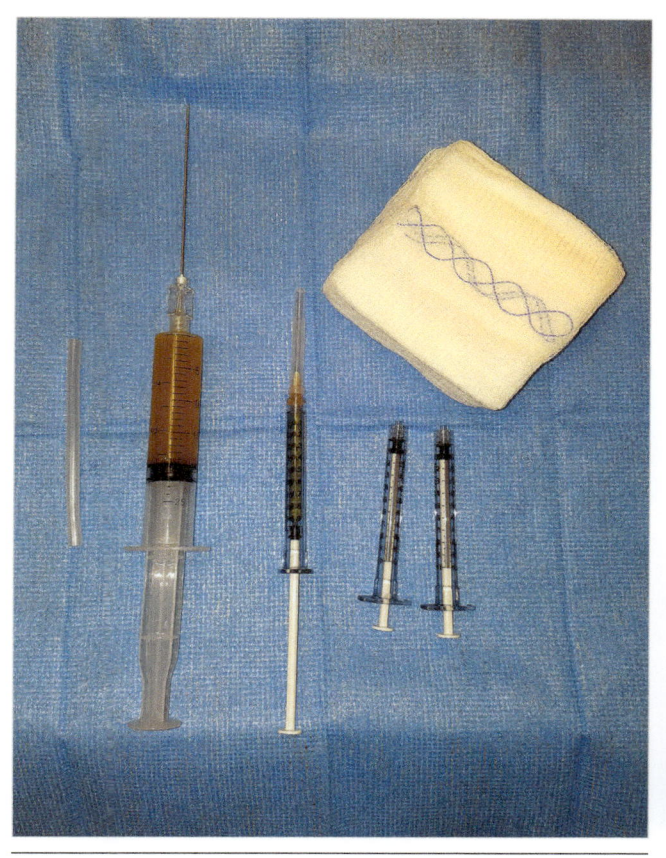

Fig. 21.8 Instrumentos estéreis.

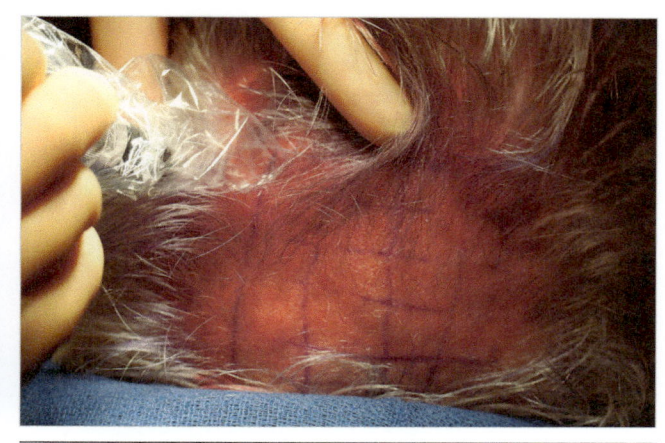

Fig. 21.9 Imediatamente após o procedimento de microagulhamento.

273

Exemplos de Caso

Caso nº 1: Microagulhamento

O paciente é um homem branco, de 48 anos e muito ativo. Ele toma medicação oral para crescimento capilar há 10 anos, e solicitou um tratamento de coroa. A figura o mostra sendo submetido ao procedimento. Em 9 meses, o paciente apresentava preenchimento aumentado, notavelmente na coroa anterior (**Fig. 21.10**).

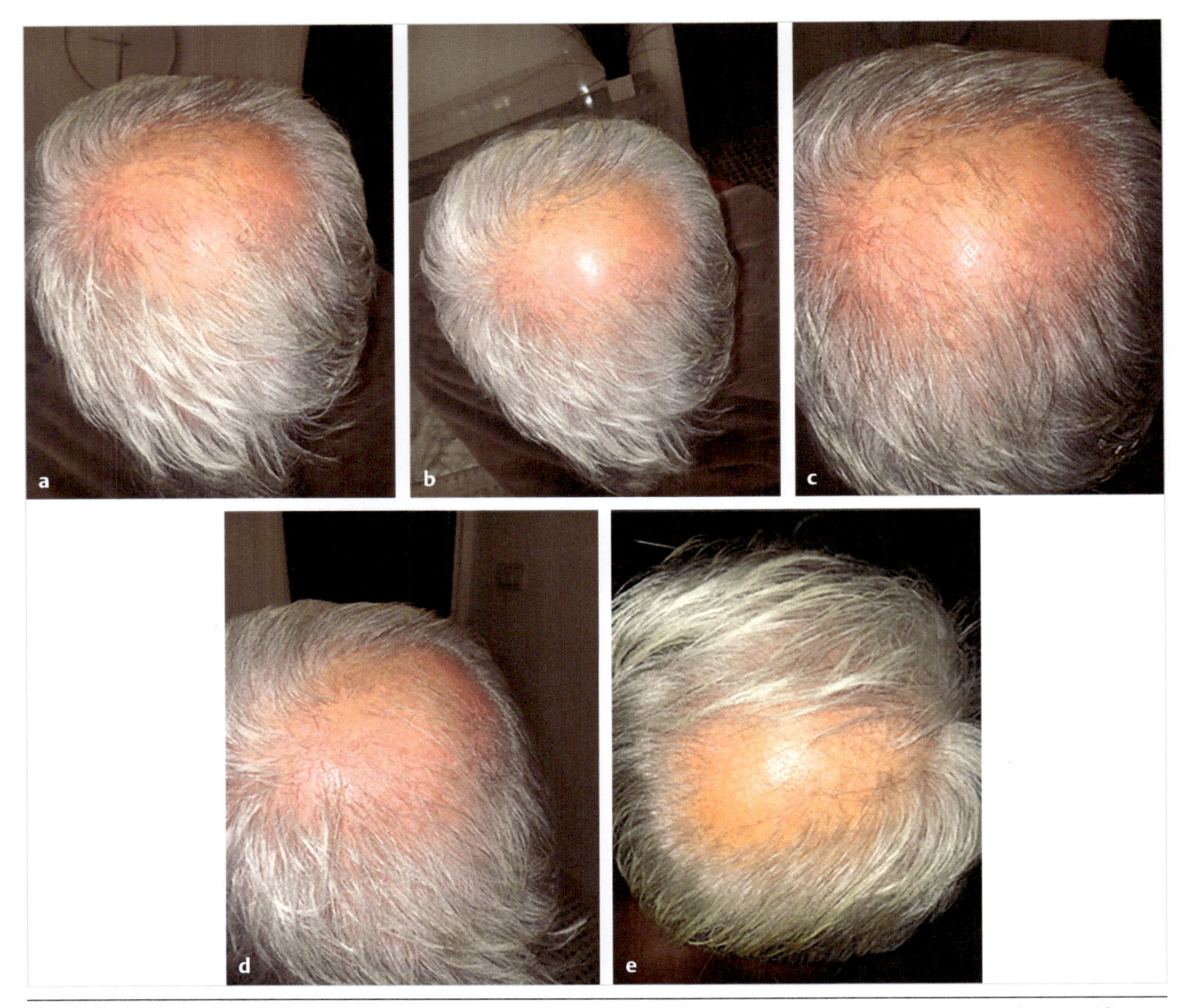

Fig. 21.10 (**a**) O paciente antes do procedimento. (**b**) Três meses após o procedimento. (**c**) Seis meses após o procedimento. (**d**) Nove meses após o procedimento. (**e**) Um ano após o procedimento. O paciente também recebeu 300 unidades foliculares colocadas na região anterior à coroa.

Caso nº 2: Microagulhamento e Plasma Rico em Plaquetas

O paciente é um homem de 26 anos. Sua coroa foi tratada com microagulhamento e PRP (**Fig. 21.11**).

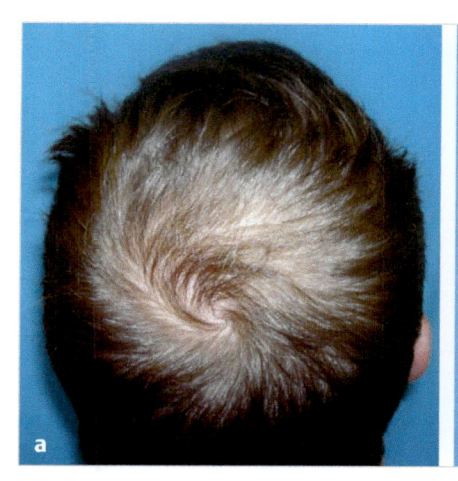

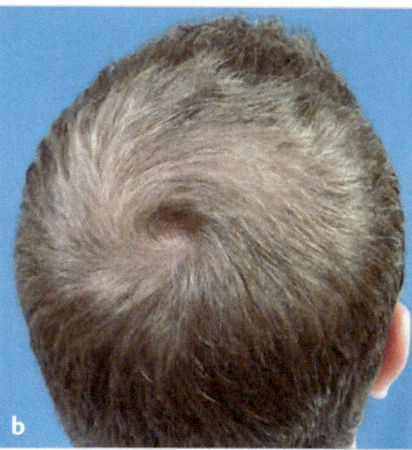

Fig. 21.11 (**a**) Esse paciente, que sofria de alopecia androgênica, foi submetido a um tratamento com estimulação e PRP ou matriz proteica. (**b**) Resultados observados aos 8 meses. (Reproduzida com permissão de A Barrera, J Greco. A Benefits of autologous cellular therapy. In: A Barrera, CO Uebel. Hair Transplantation, an Art of Follicular Unit Micrografting and Minigrafting, 2nd ed. New York, NY: Thieme; 2013:401.)

Pérolas e Armadilhas

Pérolas	Armadilhas
• Mantenha sempre a técnica estéril com PRP ou hemoderivados, para evitar infecção pós-procedimento. • Obedeça às normas regulamentadoras federais e estaduais para manipulação do sangue e hemoderivados. • Recomenda-se usar microagulha de 0,75 mm de comprimento. • O consentimento para a realização do procedimento deve ser obtido. • Tenha o cuidado de tirar fotos pré-procedimento, de modo a possibilitar comparações. • O paciente deve esperar até o dia seguinte para lavar os cabelos. Uma touca de papel cirúrgico pode ser usada para cobrir a cabeça do paciente, após o procedimento. • Permita que o paciente se distraia com iPhone e fones de ouvido.	• Os pacientes geralmente necessitam de tratamentos adicionais decorridos 6-12 meses; portanto, o processo é recorrente e exige manutenção. • Menos efetivo que os métodos de extração de unidade folicular, que restauram definitivamente o cabelo. • Os pacientes devem ter expectativas realistas, caso contrário, ficarão insatisfeitos, uma vez que este não é um procedimento de "resultado imediato".

Passo a Passo

Etapas da Aplicação de PRP e Microagulhamento

1. Crie uma grade na área de tratamento, com blocos de 1 × 1 cm.
2. Faça um bloqueio regional com aplicação de lidocaína a 1% com epinefrina ou anestésico tópico.
3. Colete sangue venoso em 6 tubos ACD-A.
4. Centrifugue por 2 minutos, a 3.400 rpm.
5. Com uma agulha espinal calibre 18 G acoplada a uma seringa de 20 mL, ambas estéreis, retire o plasma até a camada do creme leucocitário.
6. Distribua de maneira uniforme o plasma coletado na seringa, em tubos de tampa vermelha simples.
7. Centrifugue por 2 minutos, a 3.400 rpm.
8. Retire cuidadosamente os tubos de tampa vermelha da centrífuga. Observe o precipitado de plaquetas depositado no fundo de cada tubo.
9. Usando uma agulha espinal de calibre 18 G acoplada a uma seringa, ambas estéreis, retire os 75% do sobrenadante de plasma pobre em plaquetas de cada tubo e descarte.
10. Promova a aeração do plasma remanescente e do precipitado de plaquetas, cuidadosamente, usando a seringa com agulha para suspender e distribuir as plaquetas no plasma remanescente em cada tubo.
11. Colete o PRP de cada tubo, em seringas estéreis. O paciente pode ser posicionado em supinação ou pronação, conforme seja confortável para o profissional ou dependendo do tipo de leito.

12. Preparação da área de tratamento com solução Hibiclens.
13. Iniciar o microagulhamento do sítio, acompanhando a grade. Uma ponta de 0,75 mm é aceitável. Fazer isso aplicando pressão leve, em movimento circular. Certifique-se de ver o sangramento puntiforme.
14. Transfira 1 unidade de cloreto de cálcio para várias seringas de tuberculina. O cloreto de cálcio é ativador de plaqueta e não deve ser misturado com PRP até o momento do uso imediato.
15. Anote a quantidade total de PRP, para que possa ser distribuída de maneira uniforme.
16. Encha uma seringa com PRP e uma agulha calibre 25 G. Injete 0,1 mL em padrão linear, a intervalos aproximados de 1 cm.
17. Massageie suavemente a área tratada, após a conclusão das injeções de PRP.
18. Recomendar ao paciente para não lavar o cabelo até o dia seguinte.

Leituras Sugeridas

Barrera A, Greco J. Benefits of autologous cellular therapy. In: Barrera A, Uebel CO. eds. Hair Transplantation, an Art of Follicular Unit Micrografting and Minigrafting. 2nd ed. New York, NY: Thieme; 2013:401

Cervelli V, Garcovich S, Bielli A, et al. The effect of autologous acti_vated platelet rich plasma (AA-PRP) injection on pattern hair loss: Clinical and histomorphometric evaluation. BioMed Res Int. 2014;2014:760-709

Gupta M, Mysore V. Classifications of patterned hair loss: A review. J Cutan Aesthet Surg. 2016;9(1):3-12

Khatu SS, More YE, Gokhale NR, Chavhan DC, Bendsure N. Platelet_rich plasma in androgenic alopecia: Myth or an effective tool. J Cutan Aesthet Surg. 2014;7(2):107-110

Li ZJ, Choi HI, Choi DK, et al. Autologous platelet-rich plasma: A potential therapeutic tool for promoting hair growth. 2012;38(7 Pt 1):1040-1046

Norwood OT, Shiell RC. Hair Transplant Surgery. 2nd ed. Springfield, IL: Charles C Thomas; 1984

Savin RC. A method for visually describing and quantitating hair loss in male pattern baldness. J Invest Dermatol. 1992;98(4):604

Parte III
Cirurgia Corporal

22	Correção de Ginecomastia com Excisão em Padrão Bumerangue	279
23	Ginecomastia: Técnica do *Expert*	287
24	Remoção de Ginecomastia com a Tecnologia Assistida por Radiofrequência	301
25	SAFELipo para Homens	311
26	Sutura Silhouette InstaLift em Homens	329
27	Lipoescultura Abdominal de Alta Definição	335
28	Lipoescultura de Glúteos para Homens	349
29	Lipoaspiração Assistida a *Laser*	357
30	Procedimento 360° Torso Tuck com Autoaumento de Glúteo com "Retalho em Carteira"	363
31	Aumento do Peitoral com Implante de Silicone	377
32	Aumento do Bíceps com Implante de Silicone	389
33	Aumento do Tríceps com Implante de Silicone	399
34	Implante no Antebraço	409
35	Aumento da Panturrilha	419
36	Tanquinho de Silicone (*Silicone Six-Pack*): Aumento Abdominal com Implantes Anatômicos Subfasciais	435
37	BodyBanking Six-Pack: Aumento Abdominal com Extração, Enxertia e Modelagem de Lipócitos	447
38	Aumento Subfascial da Nádega Masculina	463
39	Aumento Intramuscular de Glúteos com Implante de Siliconeo	473
40	*Lifting* Corporal (Contorno Corporal) após Perda de Peso Massiva em Homens	497

Correção de Ginecomastia com Excisão em Padrão Bumerangue

Dennis J. Hurwitz

Resumo

A correção de ginecomastia com excisão em padrão bumerangue é projetada para corrigir simultaneamente a ginecomastia e a flacidez da pele nas regiões torácica e abdominal superior. Uma torsoplastia em J geralmente é adicionada para completar o *lift* circunferencial da parte superior do corpo. O padrão bumerangue se refere ao ângulo reto das excisões elípticas cutâneas posicionadas sobre cada complexo mamiloareolar (CMA), com a resultante remoção do excesso de pele em ambos os planos, vertical e horizontal, e simultânea elevação dos mamilos ptóticos à posição adequada. Vários relatos de caso demonstram a versatilidade do padrão bumerangue.

Palavras-chave: excisão em padrão bumerangue, excesso de pele no tórax, ginecomastia, lipoaspiração, mamas masculinas, pseudoginecomastia, torsoplastia, *lift* da parte superior do corpo.

Introdução

Após a perda maciça de peso (PMP), os homens procuram a cirurgia de contorno corporal para remover o excesso de pele e gordura, seguida de ajuste e suspensão dos tecidos frouxos residuais, por meio do fechamento tensionado dos sítios de excisão. A maioria dos homens passa, no mínimo, por uma correção de pseudoginecomastia e por abdominoplastia com extensões posteriores.[1] Homens musculosos desejam correção da ginecomastia seguida de exposição muscular e dominância na parte superior do corpo. Este capítulo apresenta as operações originais para ginecomastia moderadamente ptótica e flacidez da pele na região torácica superior subsequente à PMP.[2] O Capítulo 40 aborda o *lift* corporal total masculino, que consiste em um conjunto de operações que incluem a correção com excisão em padrão bumerangue.

Para a correção de ginecomastia e flacidez na região torácica superior, um padrão bumerangue circunda cada mamilo. Esse padrão consiste em duas excisões grandes e obliquamente assimétricas, em uma orientação elíptica, que se penduram superiormente por sobre o CMA, em ângulos retos. O envolvimento ao redor dos mamilos lembra a arma de arremesso dos aborígenes australianos, o que explica a denominação. Aliada às extensões de torsoplastia em J, essas elipses são projetadas de modo a serem amplas o suficiente para corrigir a ginecomastia, a ptose dos mamilos, as aderências do sulco inframamário (SIM) e a flacidez circunferencial da pele na região superior do tronco. O êxito dessa combinação de cirurgias atende ao conceito de que os excessos de pele, tanto na horizontal como na vertical, podem ser removidos por meio de uma série de excisões oblíquas longas angulares complementares (**Fig. 22.1**).[2] As cicatrizes onduladas não cruzam a linha média e aparecem interrompidas, à medida que circundam CMA superior. A continuação ao longo de uma torsoplastia lateral esconde essa parte da cicatriz do *lift* corporal, embaixo do braço em repouso.

As populares excisões transversais mesotorácicas removem, principalmente, o excesso vertical.[3] A longa excisão transversal e cicatriz posicionada ao longo do SIM anterior parece simular um novo SIM feminino. De modo decepcionante, a redundância da pele transversal residual fica pendurada, mediante inclinação. Um retalho de pedículo enterrado inferior, para nutrir o CMA, deixa um preenchimento inferior excessivo.[3] Quando o músculo peitoral é contraído, o polo inferior deve estar vazio, mas isso é impedido quando existe um pedículo enterrado inferior.

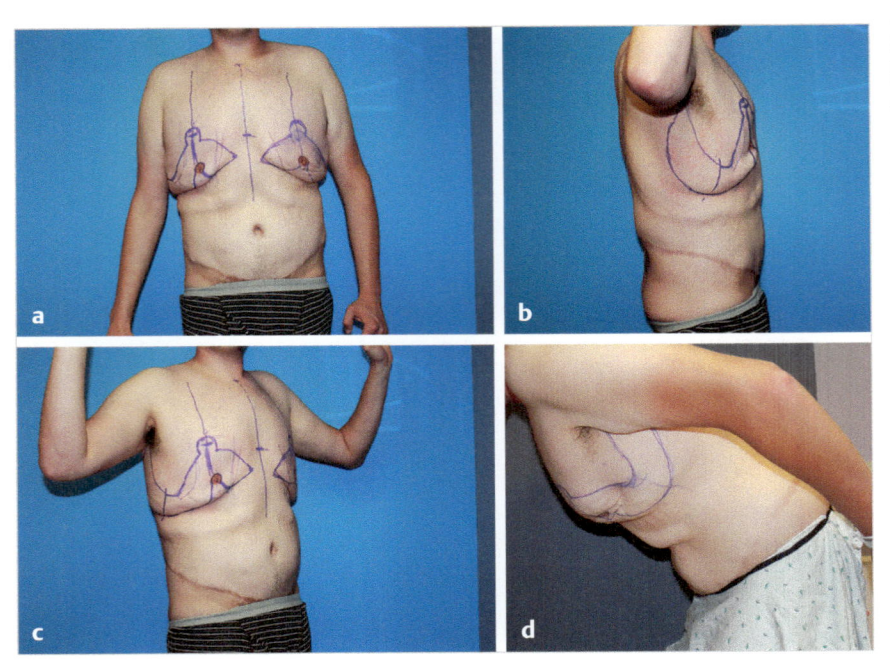

Fig. 22.1 Vistas pré-operatórias frontal (**a**), lateral direita (**b**) e oblíqua direita (**c**), com marcações para excisão em padrão bumerangue e torsoplastia em J. Isso é descrito no texto e no vídeo complementar. O paciente apresenta considerável flacidez da pele torácica e ginecomastia moderadamente ptótica, mais bem demonstrada na vista lateral esquerda em posição inclinada (**d**).

Avaliação Física

- O tamanho e a composição da ginecomastia palpável.
- A extensão da ptose mamilar, em relação à junção lateral inferior do músculo peitoral.
- A magnitude da flacidez da pele torácica e do excesso de adiposidade.
- Delineamento do SIM.

Anatomia

A pseudoginecomastia subsequente à PMP consiste em um par de massas flácidas de tecido mole centralizadas sob mamilos vestigiais situados em uma bainha frouxa de pele torácica, em uma estrutura musculoesquelética ampla. Observam-se massas móveis, em forma de linguiça, seguindo orientação transversal e distintamente palpável, com centros de tecido glandular firme e pálido, e extensões semelhantes a tentáculos ao longo da adiposidade. As posições do CMA estão a certa distância, inferiormente à borda inferior do músculo peitoral maior. Sua descida é restringida pelos SIM formados pela concentração de tecido fibroso, que se estende ao longo da 5ª costela rumo a uma linha transversal, ao longo da derme mamária inferior, por um tecido subcutâneo relativamente fino. As esperadas aderências fibrosas da borda peitoral lateral e inferior são obscurecidas pela adiposidade e/ou flacidez cutânea. A forma da caixa torácica masculina é semelhante a um barril, em vez da forma de cone invertido da caixa torácica feminina. A organomegalia da obesidade prévia acentua a largura da parte superior do corpo. As cabeças umerais encontram-se mais afastadas do que as margens pélvicas.

Um objetivo importante é elevar a borda inferior do novo CMA discretamente lateral à linha média clavicular, de modo que fique alguns centímetros superior à junção do músculo peitoral inferolateral.

Seleção de Pacientes

A indicação para o padrão bumerangue e a torsoplastia em J é a ginecomastia moderada a grave com flacidez cutânea incômoda na região superior do tronco. A deformação leve é tratada com menos cicatrizes, por lipoaspiração laser-assistida da região torácica anterior, com ressecção glandular através de uma incisão periareolar.[4] O excesso de pele grave na região média do torso é tratado de forma mais efetiva com uma excisão transversal e enxerto de pele mamilar.[1,4] Na ptose mamilar extrema, o padrão bumerangue será inútil, porque há pele demais inferiormente ao mamilo, a qual não irá se estirar quando o mamilo for transposto para sua posição superior adequada. Em todos os outros casos, a torsoplastia em J em padrão bumerangue funciona bem, porém o paciente terá que aceitar as longas cicatrizes torácicas onduladas. O paciente ideal são os homens jovens musculosos, apresentando flacidez considerável da pele na região superior do tronco e ginecomastia com flacidez.

Capítulo 22
Correção de Ginecomastia com Excisão em Padrão Bumerangue

Igualmente adequados são os homens menos musculosos que preferem não ter excesso de pele residual, à custa de cicatrizes oblíquas onduladas interrompidas pelo CMA. Se for previsto que a pele residual está associada a uma grande quantidade de adiposidade, então a cirurgia deverá ser adiada para possibilitar uma perda adicional de peso generalizada.

Etapas da Correção de Ginecomastia no Padrão Bumerangue

O padrão de excisão em bumerangue consiste em um par simétrico de duas excisões elípticas assimétricas que se estendem em ângulos retos, superiormente, por cima dos CMA (**Fig. 22.2**). As excisões criadas são suficientemente grandes para corrigir a ginecomastia e tratar a flacidez da pele na região média do tronco. Para aplicar esse padrão complexo, o cirurgião plástico projeta as excisões empurrando e pegando os tecidos (**Vídeo 22.1**). A linha de ancoragem torácica superior é estável. A pele residual deve cobrir firmemente o torso. Tanto a ginecomastia ptótica quanto a pele flácida na região média do torso são corrigidas com a obliteração do SIM. Um CMA de tamanho apropriado é vascularizado por um pedículo de pele de espessura integral, inferiormente apoiado, para translocação superior. O CMA é reposicionado em uma cúpula receptora que repousa cerca de 3 cm superiormente à margem inferior/lateral do músculo peitoral maior. Uma depressão de contorno sutil, correspondente à borda muscular peitoral lateral/inferior, se eleva no sentido medial-lateral. Essa aderência muscular é, gros-

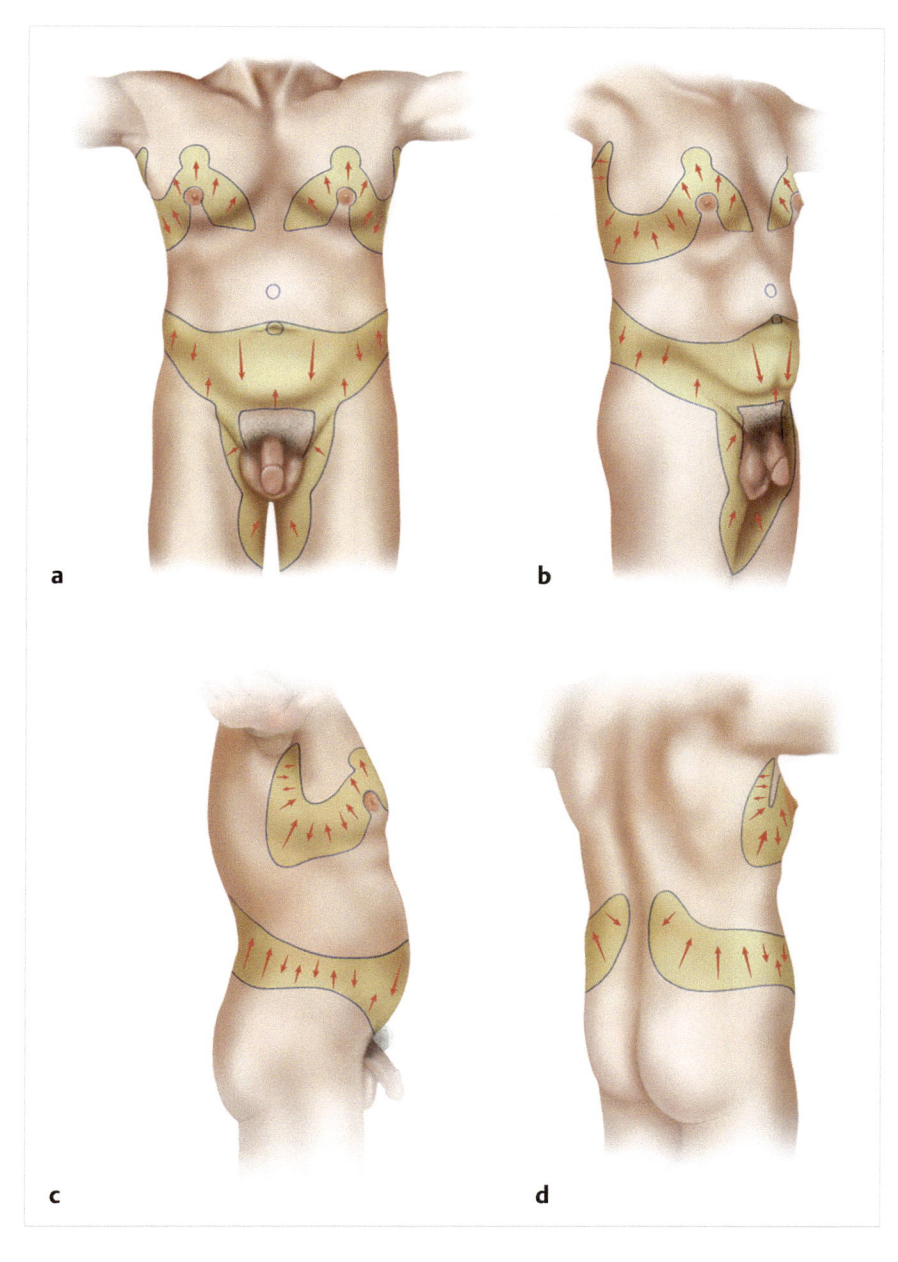

Fig. 22.2 Desenho completo da correção de ginecomastia com excisão em padrão bumerangue bilateral e torsoplastia em J é apresentado. As elipses entrecruzadas removem efetivamente o excesso de pele tanto na horizontal como na vertical. Os CMA de pedículo inferior avançam para a posição torácica adequada, conforme sua relação com o músculo peitoral maior subjacente.

seiramente, um interespaço superior ao SIM relacionado com a ginecomastia.

> **Vídeo 22.1** Correção com excisão em padrão bumerangue para ginecomastia.
>
> https://www.thieme.de/de/q.htm?p=opn/tp/299620101/978-1-62623-880-0_c022_v001&t=video.

A marcação da correção em bumerangue deve considerar a correção da ginecomastia, reposicionamento dos CMA, remoção do excesso de pele da região torácica anterior e obliteração do SIM. A correção em padrão bumerangue de sua ginecomastia envolve os CMA e, então, se estende desenhando um "J" ao longo da lateral do tórax, para terminar em cada axila.

A posição das cúpulas receptoras para os CMA é vários centímetros superiormente às aderências laterais inferiores dos músculos peitorais maiores. Uma abertura em forma de ferradura é desenhada, descendo de cada ponto. A partir das extremidades da ferradura, as incisões superiores são linhas oblíquas que descem para o xifoide e 5ª costela lateral, em ângulos de 90°. A partir das posições às 5 e 7 horas no CMA, são desenhadas linhas côncavas que encontram a terminação das linhas superiores.

A largura dessas elipses é ajustada pinçando a pele, de modo a remover todo excesso de pele da região torácica medial e lateral. A elipse oblíqua lateral é similarmente desenhada, grosso modo, a ângulos retos em direção da elipse medial, com exceção da extremidade lateral inferior, que é deixada aberta para continuidade na torsoplastia em J. Uma vez desenhadas as duas excisões, persiste um retalho não desepitelizado de pedículo inferior, para o CMA. A torsoplastia em J é planejada para firmar a pele torácica flácida anterior e posterior.

Com a pele posterior lateral anteriormente empurrada até que a flacidez desapareça, desenha-se uma linha vertical na região torácica mesolateral. Essa linha vertical é conectada à linha inferior da elipse lateral. Com essa linha empurrada, determina-se a largura da ressecção da porção C da torsoplastia em J. Uma vez que todas as linhas tenham sido desenhadas, todas as três elipses cruzadas são reunidas para testar a viabilidade da ressecção.

A excisão em padrão bumerangue começa com uma incisão inferior que praticamente circunda o CMA. O retalho torácico inferiormente apoiado, incluindo o CMA, é dissecado em vários centímetros. Em seguida, o restante do tórax, incluindo o SIM e além da margem costal, é dissecado usando o método indireto. O autor prefere o dissecador LaRoe (ASSI). A extremidade do retalho é presa com pinças de campo e fortemente avançada na direção das clavículas, para confirmar ou ajustar a linha de incisão superior e a inserção do CMA. A incisão superior é produzida ao longo da pele e, verticalmente, pelo tecido subcutâneo até a fáscia peitoral. Entre essas incisões limítrofes, o excesso de pele torácica e a ginecomastia são excisados da fáscia peitoral (**Fig. 22.3**). Em seguida, vários pontos posicionam o CMA na cúpula receptora.

O padrão bumerangue é fechado com uma sutura subcutânea contínua nº 1 PDO Quill, seguida de uma sutura intradérmica 3-0 Monoderm. A seguir, o cirurgião confirma a largura apropriada da excisão torácica vertical lateral. A torsoplastia em J é concluída e, então, fechada sob tensão moderada, com duas camadas de suturas com fio barbado.

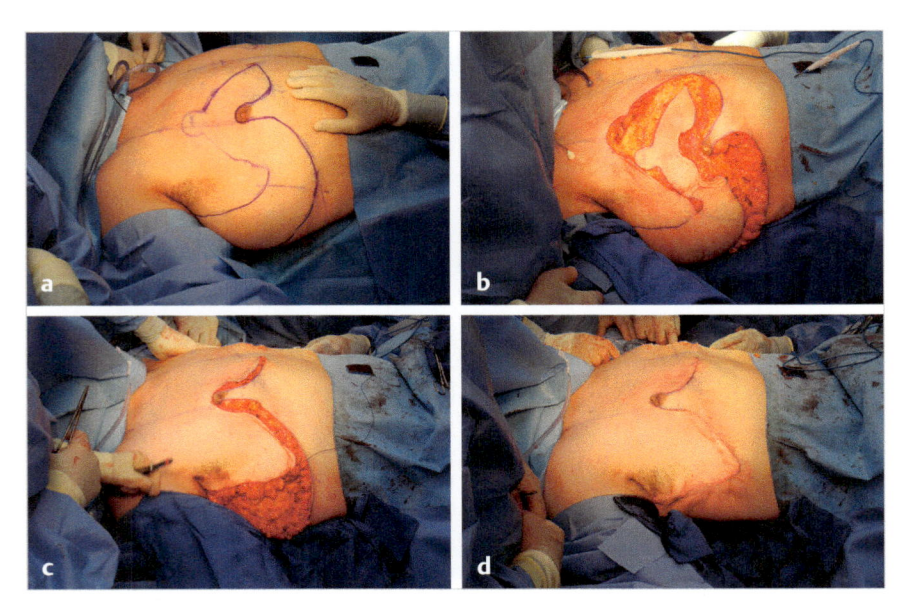

Fig. 22.3 Vistas intraoperatórias de pontos críticos na operação. (**a**) Em seguida à infusão de anestésico local, o padrão de excisão torácica direita a partir do xifoide rumo à axila assume um formato em "S". (**b**) A incisão de perímetro foi feita e a região torácica inferior é dissecada indiretamente, deixando um recorte insular na região torácica anterior. (**c**) O padrão bumerangue foi fechado com suturas Quill, após a excisão do recorte. Em seguida, a torsoplastia em J foi excisada com segurança. (**d**) Fechamento do tórax direito na conclusão da operação.

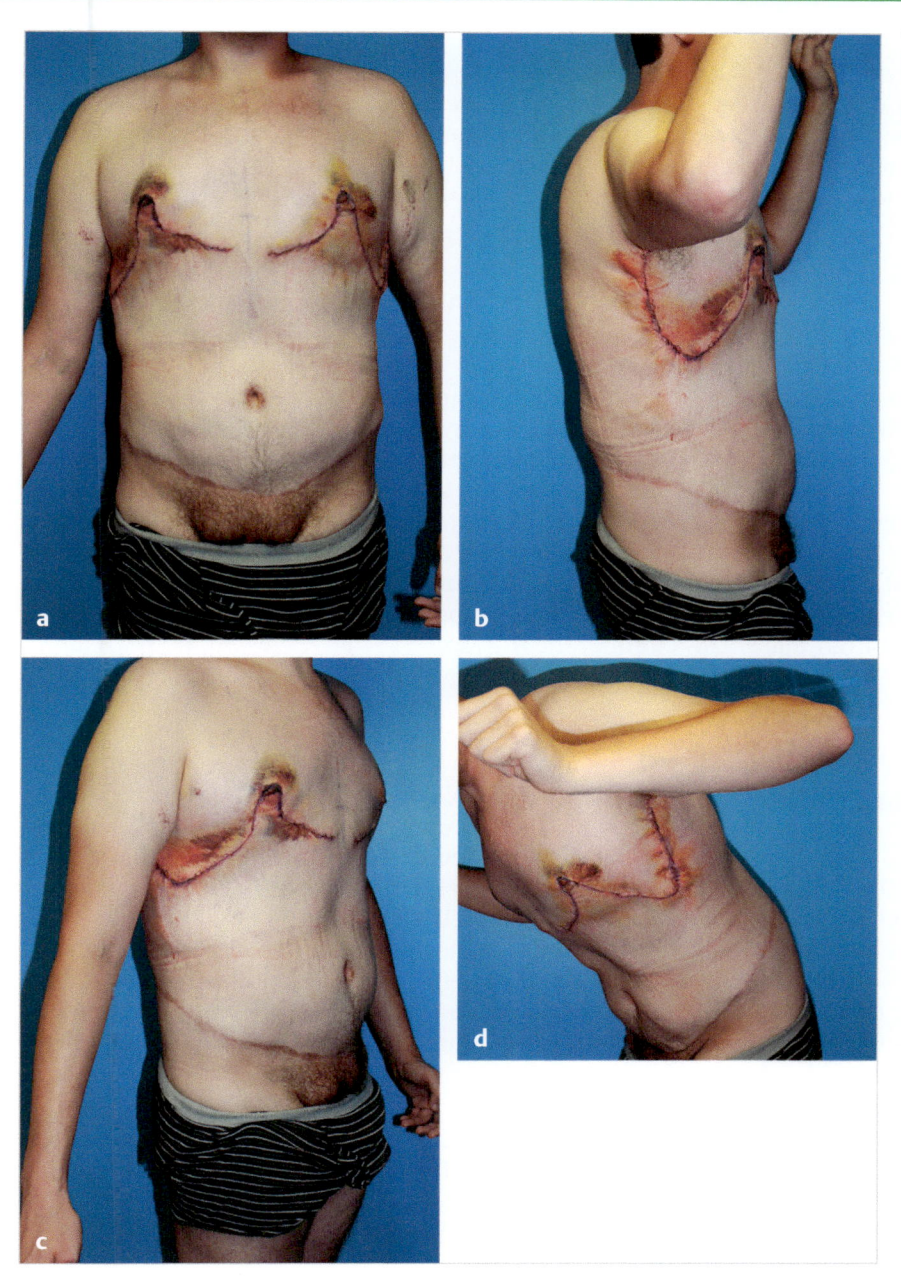

Fig. 22.4 (a-d) Resultado observado após 1 semana mostrando a pele torácica com equimoses, porém, firme. Compare com a Fig. 22.1.

As imperfeições no alinhamento do fechamento da pele são corrigidas com suturas cutâneas finas. Mediante a conclusão do *lift* corporal total, contornos aprimorados são tensionados a partir das clavículas, na direção da região superior das coxas, com obliteração do SIM (**Fig. 22.4**).

Etapas da Correção de Ginecomastia em Padrão Bumerangue

Desenhe o ponto superior do novo CMA proposto. A partir desse ponto, desenhe a abertura em forma de ferradura. A partir da extremidade da abertura em ferradura, desenhe elipses oblíquas a ângulos de 90°. Aplicando o teste do beliscão, ajuste a largura da ressecção para remover toda a pele flácida. Após avançar a pele posterior, desenhe uma linha vertical na região torácica mesolateral. Junte a pele torácica lateral para desenhar uma linha vertical medial para conclusão da torsoplastia em J. Faça uma incisão ao redor do CMA, e incisões inferiores até a fáscia peitoral. Disseque diretamente a região torácica inferior e o CMA. Disseque indiretamente a região torácica inferior restante e a pele abdominal superior. Confirme a largura da ressecção avançando o retalho cutâneo torácico inferior. Em seguida, cria-se uma incisão superior aprofundando até a fáscia peitoral. Faça a excisão no padrão bumerangue. Faça as suturas chave do avanço ao redor do CMA. Feche o tecido subcutâneo com sutura nº 1 PDO Quill. Feche a pele com sutura 3-0 Monoderm. Confirme a largura da ressecção de torsoplastia em J. Faça a excisão em padrão J, então feche a torsoplastia lateral com duas camadas de Quill. Ajuste as imperfeições do fechamento usando sutura 5-0 Prolene e, por fim, passe cola cutânea nas incisões, seguida de tensão e fita adesiva. Coloque a esponja Reston e, em seguida, um prendedor elástico ajustável.

Cuidados Pós-Operatórios

Quando uma lipoaspiração contígua é feita, coloca-se um dreno Jackson-Pratt nº 10 sob o fechamento. Com relação ao cuidado do dreno a vácuo, a instrução é para remoção depois que se atinge um débito diário inferior a 30 mL. A malha de compressão é ajustada para proporcionar conforto, mas deve ser justa. A esponja de espuma compressível é removida em 3-5 dias, com o dreno. A malha elástica permanece por pelo menos mais 2 semanas, conforme o desejado. O paciente deve retornar em algumas semanas, para observar o aparecimento de algum hematoma ou seroma tardio, que então é drenado. As áreas de cicatrização tardia são tratadas com pomada antibiótica e, decorridas 2 semanas, podem necessitar de desbridamento. A atividade vigorosa, incluindo levantamento de peso, pode ser retomada em 4 semanas.

Manejo das Complicações

Os pacientes são alertados e examinados quanto à presença de hematoma e seroma, que podem comprometer a vitalidade da pele e devem ser avaliados o mais rápido possível. O sangue coagulado pode ser aspirado por lipoaspiração suave, sob sedação, no próprio consultório. Um sangramento persistente exigirá anestesia geral para abertura da ferida e contenção da hemorragia. A necrose das bordas da ferida requer desbridamento, contudo, este deve ser adiado até que a extensão da necrose seja definida. A distorção tardia do mamilo ou o excesso de adiposidade no pedículo inferior podem requerer correção.

Exemplos de Caso

Caso nº 1: Pseudoginecomastia Ptótica Moderada

Homem de 27 anos, medindo 192 cm de altura e pesando cerca de 100 kg, solicitou correção de sua ginecomastia decorridos 3 anos de uma abdominoplastia e flancoplastia realizadas pelo autor. Originalmente, o paciente perdeu cerca de 79,5 kg por meio da modificação de seu estilo de vida. Ele apresenta pseudoginecomastia moderadamente ptótica, com flacidez da pele ao longo do tórax e região mesodorsal. Sua marcação pré-operatória, operação e resultado inicial são apresentados no **Vídeo 22.1**. As marcações são observadas com seus braços levantados, na **Fig. 22.1**. Os pontos críticos da cirurgia são vistos na **Fig. 22.3**. Seu resultado promissor alcançado em 1 semana é mostrado na **Fig. 22.4**. O paciente enviou fotos tiradas após 4 anos (**Fig. 22.5a,b**). Sua ginecomastia está corrigida e não há flacidez cutânea no tórax. As cicatrizes são quase imperceptíveis.

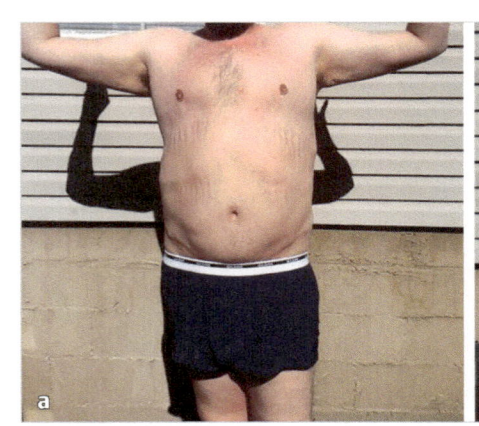

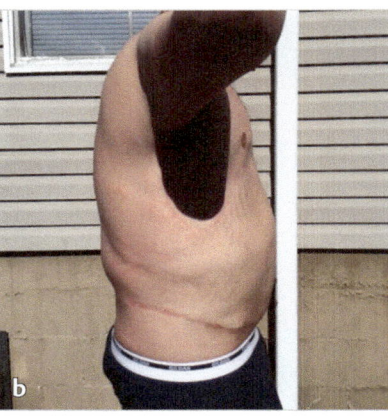

Fig. 22.5 (a,b) Duas imagens enviadas pelo satisfeito paciente de outra cidade, mostrando ausência de ginecomastia, pele firme na parte superior do corpo e cicatrizes quase imperceptíveis.

Correção de Ginecomastia com Excisão em Padrão Bumerangue

Caso nº 2: Ginecomastia Ptótica

Esse homem de 43 anos, com 180 cm de altura e peso aproximado de 75 kg, perdera 68 kg após se submeter a um *bypass* gástrico e desejava corrigir sua ginecomastia ptótica e a flacidez da pele na região torácica. Dez anos antes, o autor havia realizado uma abdominoplastia circunferencial com *lift* da parte inferior do corpo. O paciente passa um tempo considerável praticando musculação e está frustrado com o fato de a pele flácida no tórax obscurecer sua musculatura. Ele está autoconsciente de seus CMA rebaixados. A **Fig. 22.6a,c** mostra o paciente com as marcações para torsoplastia em J e padrão bumerangue. A resultante ausência de ginecomastia ptótica e pele flácida com cicatrizes esmaecidas é observada após 1 ano (**Fig. 22.6b,d**).

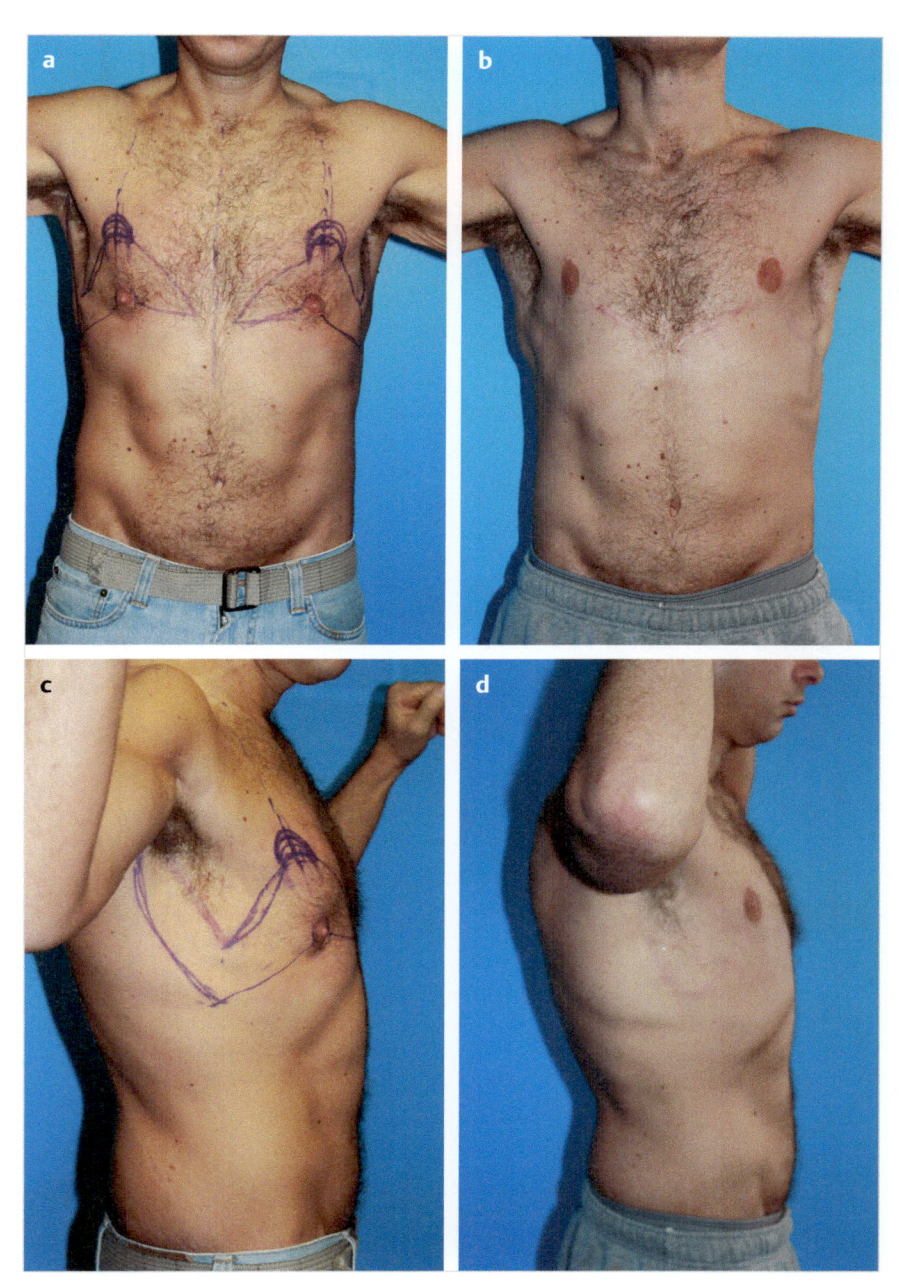

Fig. 22.6 Vistas pré-operatórias frontal (**a**) e lateral (**c**) com as marcações para a excisão em padrão bumerangue e torsoplastia em J. Isso é descrito no texto. Os CMA estão nas margens costais do paciente.
(**b,d**) Fotografias tiradas após 1 ano de pós-operatório, comparáveis com as imagens (**a,c**), revelam a correção da ptose do CMA, da ginecomastia e da flacidez da pele. As cicatrizes desapareceram.

Pérolas e Armadilhas

Pérolas	Armadilhas
• Saiba que o padrão bumerangue com torsoplastia em J remove a ginecomastia, firma a pele torácica e reposiciona o CMA. Quando não for possível alcançar esses três resultados, essa abordagem deve ser abandonada. • A exposição muscular ideal demanda largura apropriada e correta orientação das excisões, bem como tecidos subcutâneos residuais finos para o fechamento. • Seja cauteloso na ressecção direta da ginecomastia e quando dissecando inferiormente ao CMA.	• A remoção secundária de gordura no pedículo inferior ou a redução da aréola inferior podem ser recomendáveis. • A dissecção indireta do SIM usando dissector LaRoe pode ser adequada para minimizar essa demarcação. A abdominoplastia simultânea diminui ainda mais a aderência da pele à fáscia. • Com uma deformação grave, essa operação mesodorsal pode falhar, porque a pele é flácida demais para a remoção completa da ginecomastia e do excesso torácico, enquanto o CMA é transportado a uma distância relativamente curta.

Passo a Passo

Etapas da Correção de Ginecomastia em Padrão Bumerangue

1. Desenhar o ponto superior do novo CMA proposto.
2. A partir desse ponto, desenhar a abertura em forma de ferradura.
3. A partir da extremidade da abertura da ferradura, desenhar elipses oblíquas em ângulos de 90°.
4. O teste do beliscão ajusta a largura da ressecção para a completa remoção da pele flácida.
5. Após avançar a pele posterior, desenhar uma linha vertical na região torácica mesolateral.
6. Juntar a pele torácica lateral para desenhar uma linha vertical medial para conclusão da torsoplastia em J.
7. Criar uma incisão ao redor do CMA e incisões inferiores até a fáscia peitoral.
8. Dissecar diretamente a região torácica inferior e o CMA.
9. Dissecar indiretamente o restante da região torácica inferior e a pele abdominal superior.
10. Confirmar a largura da ressecção avançando o retalho de pele torácica inferior.
11. Cria-se uma incisão superior, até a fáscia peitoral.
12. Excisar no padrão bumerangue.
13. Fazer as suturas chave do avanço ao redor do CMA.
14. Fechar o tecido subcutâneo com sutura n° 1 PDO Quill.
15. Fechar a pele com sutura 3-0 Monoderm.
16. Confirmar a largura da ressecção de torsoplastia em J.
17. Excisar em padrão J.
18. Fechar a torsoplastia lateral com duas camadas de Quill.
19. Ajustar as imperfeições do fechamento com sutura 5-0 Prolene.
20. Passar cola cutânea nas incisões, seguida de tensão e aplicação de fita adesiva, esponja Reston e, por fim, colocar malha compressiva elástica ajustável.

Referências

[1] Chong T, Coon D, Toy J, Purnell C, Michaels J, Rubin JP. Body contouring in the male weight loss population: Assessing gender as a factor in outcomes. Plast Reconstr Surg. 2012;130(2):325e-330e

[2] Hurwitz DJ. Boomerang pattern correction of gynecomastia. Plast Reconstr Surg. 2015;135(2):433-436

[3] Gusenoff JA, Coon D, Rubin JP. Pseudogynecomastia after massive weight loss: Detectability of technique, patient satisfaction, and classification. Plast Reconstr Surg. 2008;122(5):1301-1311

[4] Hammond DC, Arnold JF, Simon AM, Capraro PA. Combined use of ultrasonic liposuction with the pull-through technique for the treatment of gynecomastia. Plast Reconstr Surg. 2003;112(3):891-895, discussion 896-897

Leituras Sugeridas

Hurwitz DJ. Single-staged total body lift after massive weight loss. Ann Plast Surg. 2004;52(5):435-441, discussion 441

Hurwitz DJ. Abstract 8: Body contouring in the muscular male. Plast Reconstr Surg. 2014;133(4S):977

Hurwitz DJ. Aesthetic refinements in body contouring in the massive weight loss patient: Trunk. Plast Reconstr Surg. 2014;134(6):1185-1195

Clavijo-Alvarez JA, Hurwitz DJ. J torsoplasty: A novel approach to avoid circumferential scars of the upper body lift. Plast Reconstr Surg. 2012;130(2):382e-383e

Parte III: Cirurgia Corporal

CAPÍTULO 23

Ginecomastia: Técnica do *Expert*

Mordcai Blau ■ Ron Hazani

Resumo

Após 35 anos de experiência em cirurgia e tendo realizado 8 mil correções de ginecomastia — incluindo mais de 1.000 casos graves de ginecomastia com mamas caídas — desenvolvi uma solução de incisão mínima para esse problema complexo. A tradicional solução da excisão total produz uma extensiva cicatrização mamária pós-cirúrgica e, da perspectiva estética, não atende bem aos pacientes com ginecomastia grave. É especialmente inadequada para homens jovens, no sentido de deixar cicatrizes pós-cirúrgicas extensas em decorrência da probabilidade de que esses pacientes fiquem expostos ao exibirem o tórax na praia, piscina, na prática esportiva ou em diversos eventos sociais. A maioria dos homens é bastante discreta e não irá expor o tórax se a cicatriz pós-cirúrgica for grave. Observando as práticas cirúrgicas vigentes, decidi que uma solução prática e razoável se fazia necessária, demandando uma técnica cirúrgica que não se baseasse na redução da pele, o que quase sempre resulta em cicatrizes desagradáveis. A minha técnica emprega um princípio de cirurgia plástica tradicional: a remoção de gordura e dissecção da pele. Esse método cria amplos retalhos de pele, resultando em contratilidade cutânea. Os espaços mortos são obliterados, de modo a permitir que o excesso de pele se reacomode perfeitamente sobre as resultantes mamas reduzidas pós-cirúrgicas. A técnica cirúrgica da incisão mínima elimina a necessidade de excisões cutâneas extensivas e, assim, reduz a formação de cicatrizes. A técnica requer extensa experiência em cirurgia para determinar a extensão da dissecção e esvaziamento; e quanto mais uso essa técnica inovadora, mais impressionantes têm sido os desfechos cirúrgicos que tenho alcançado. A técnica da incisão mínima é uma abordagem diferenciada que não produz um resultado tão rápido quanto o que se obtém simplesmente extirpando a pele — contudo, os resultados são muito mais naturais. É fundamental conversar com os pacientes, para incentivar a paciência e deixar o julgamento para quando os resultados finais forem alcançados. Apenas um pequeno percentual de pacientes graves irá necessitar de uma cirurgia secundária. A técnica cirúrgica com incisão mínima tem se mostrado extremamente útil, com índices muito altos de satisfação do paciente.

Palavras-chave: lipoaspiração concomitante, deformação em pires, ginecomastia, seroma, incisão subareolar, dissecção.

Introdução

Muitos cirurgiões concluem a residência e os estágios com pouca exposição à cirurgia de ginecomastia, apresentando dúvidas sobre como abordar os pacientes com ginecomastia grave que têm excesso de pele e ptose de mama. Quando se começa a tratar pacientes com ginecomastia, do mesmo modo como ocorre com muitas outras técnicas cirúrgicas, existe uma curva de aprendizado, e os cirurgiões menos experientes talvez considerem começar pelos casos mais simples e avançar gradativamente para os pacientes mais complexos.

A técnica operatória de um cirurgião sênior adere a vários princípios cirúrgicos, incluindo os seguintes:

- Colocação mais lateral de incisões areolares inferiores mínimas.
- Sem incisão na pele.
- Lipoaspiração concomitante.
- Obliteração da prega inframamária com dissecção.
- Excisão quase total do tecido glandular mamário.

Mais de 8 mil casos de ginecomastia foram atendidos ao longo dos últimos 30 anos, com elevado índice de satisfação do paciente em uma área geográfica competitiva.

A nossa técnica contradiz os tratamentos cirúrgicos tradicionais para ginecomastia grave, em que uma quantidade excessiva de pele é extirpada através de uma incisão ampla. Muitos pacientes com ginecomastia que buscam tratamento cirúrgico vêm-se mantendo encobertos há muitos anos e desejam ser livres para ficar sem camisa e vestir tudo que quiserem. Acreditamos que as técnicas cirúrgicas tradicionais, que muitas vezes resultam em uma longa cicatriz, frustram o propósito da cirurgia, no sentido de trocarem o problema de contorno relacionado com a ginecomastia pelo problema de uma cicatriz, que a maioria dos pacientes deseja evitar. A cirurgia de ginecomastia deve evitar os padrões cutâneos comumente adotados, bem como as incisões usadas na cirurgia de mama feminina. Mantendo as incisões pequenas, a satisfação do paciente permanece alta. Favorecemos as incisões subareolares mínimas com ampla dissecção e redistribuição da pele, em vez da excisão exagerada da pele, até mesmo nos casos mais graves de ginecomastia.

Em nossa experiência, os pacientes de ginecomastia desejam um contorno torácico plano, com acentuação do músculo peitoral maior subjacente. Os pacientes com ginecomastia tendem a exibir um formato de mama mais piramidal, mimetizando uma aparência de mama feminina. Do ponto de vista anatômico, as mamas masculinas e femininas exibem algumas similaridades. Em homens e mulheres, as mamas se estendem a partir da segunda até a sexta costela anterior, com o esterno servindo de limite medial e a linha média axilar demarcando a margem lateral (**Fig. 23.1a**). Os homens geralmente apresentam tecido adiposo com menos ductos e estroma, enquanto os ductos, estroma e tecido glandular predominam nas mamas femininas. Diferente da mama feminina, a mama masculina não tem lóbulos e, portanto, não produz secreções mamárias (**Fig. 23.1b**).

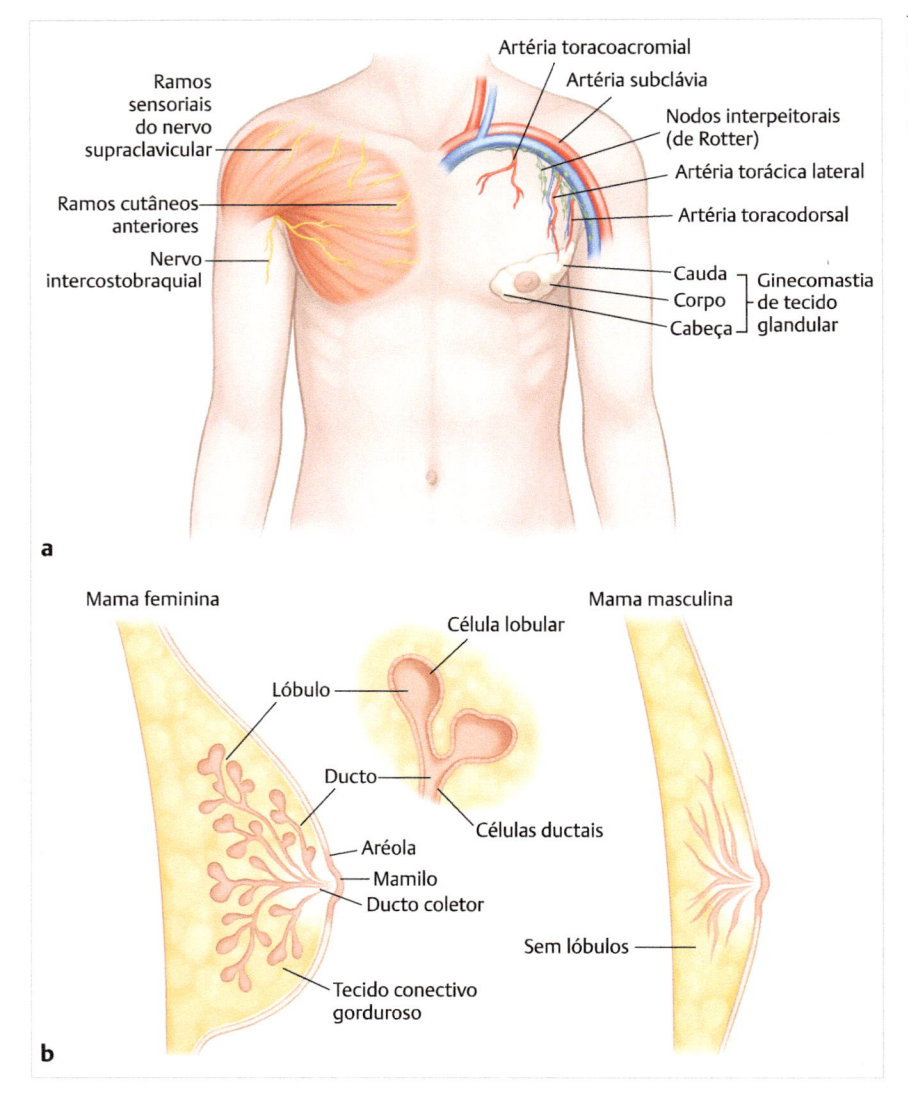

Fig. 23.1 (**a**) Anatomia do tórax masculino. (**b**) Diagrama da anatomia da mama masculina em comparação à estrutura da mama feminina.

Apresentação do Paciente

A ginecomastia é prevalente e, segundo relatado, afeta quase 50-70% da população masculina. Diversos motivos levam os pacientes a se interessarem pela cirurgia de ginecomastia. Os fisiculturistas geralmente se queixam de excesso de tecido mamário interferindo na obtenção do físico desejado e, assim, afetando seu nível profissional nas competições. Muitos outros pacientes, que não são atletas profissionais, queixam-se de terem mamas que mais parecem "seios femininos", tornando-os autoconscientes em situações sociais, com ou sem blusa (i. e., quando vão nadar, praticar esportes aquáticos, ter intimidade com suas parceiras). Com frequência, os pacientes se queixam de evitar tirar a blusa em público e de manter uma postura encurvada para esconder a silhueta das mamas. Muitos adolescentes e crianças que chegam acompanhados dos pais são alvo de *bullying* e gozação na escola. Eles relatam seus sentimentos de vergonha e isolamento. Os pacientes em idade escolar também podem tentar evitar atividades esportivas, o que pode afetar sua autoconfiança e integração social.

Etapas do Procedimento: Ginecomastia

Cuidados Pré-Operatórios

O preparo pré-operatório é fundamental. Conversamos extensivamente com nossos pacientes e fazemos o melhor que podemos para estabelecer expectativas realistas para eles. O desfecho cirúrgico depende de muitos fatores, como a idade do paciente, flutuações do peso, elasticidade da pele e gravidade da ginecomastia, incluindo o excesso de pele e a ptose mamária.

Obtemos o consentimento para a realização da cirurgia de ginecomastia associada aos riscos significativos previamente discutidos, incluindo (sem se restringir a) infecções, hemorragias, formação de cicatriz, assimetria, necessidade de cirurgia adicional, seroma, hematoma, possível excesso de pele persistente, e deformações de contorno. Para os pacientes com ginecomastia grave cuja pele seja inelástica em decorrência do envelhecimento ou da própria qualidade da pele inerente, alertamos que, embora seja raro, poderá haver necessidade de uma nova operação. Com frequência o paciente aceita um pequeno grau de excesso de pele ante o risco de se submeter a uma incisão comprida.

Assim como ocorre com muitos outros procedimentos de cirurgia plástica, nossos pacientes passam por uma avaliação pré-operatória de rotina. Pacientes com problemas médicos requerem um preparo pré-operatório mais extensivo, em especial aqueles com diabetes ou história de cardiopatia. Os pacientes diabéticos demandam um controle rigoroso da glicemia. Dada a possível necessidade de realizar uma dissecção ampla, os pacientes precisam se abster de fumar por pelo menos 6-8 semanas, antes e após a cirurgia. A perda de peso é incentivada no pré-operatório, para minimizar o risco cirúrgico e, possivelmente, melhorar os contornos torácico e abdominal no pós-operatório. Os fisiculturistas podem fazer uso de óleo de peixe e suplementação esteroide, que devem ser suspensos no pré-operatório para diminuir o risco de sangramentos e ajudar a melhorar a cicatrização da ferida.

Marcações no Paciente

Ainda na área pré-operatória, o paciente é posicionado em pé e marcado. As incisões são planejadas ao longo da borda areolar inferior lateral. O cirurgião sênior sente a cicatriz mais escondida quando situada ao longo do aspecto lateral da aréola inferior. Com o passar do tempo, deslocamos a incisão areolar inferior mais lateralmente, o que melhorou a satisfação do paciente. As incisões circum-areolares nunca são realizadas, e as evitamos inclusive nos casos extremos. No lado direito, a incisão é marcada na posição de 5 para 8 horas; e no lado esquerdo, a incisão é marcada na posição 4 para 7 horas. As incisões medem aproximadamente 2-3 cm de comprimento, na maioria dos casos (**Fig. 23.2**).

A área glandular a ser excisada é marcada, incluindo qualquer tecido glandular axilar, resultando em um padrão de marcação circular ou oval. Toma-se o cuidado de destacar toda a área de tecido glandular a ser excisada. De forma nítida, os sulcos inframamários são marcados bilateralmente. As áreas a serem submetidas à lipoaspiração são destacadas, incluindo o tecido periglandular, e podem incluir a área axilar e abdominal superior em pacientes com gordura subcutânea mais espessa nessas regiões. As áreas a serem dissecadas são marcadas em seguida, incluindo a área sobreposta ao esterno ao longo da linha média, inferiormente através dos sulcos inframamários, com uma possível extensão inferiormente, em pacientes com ginecomastia grave.

Procedimento Cirúrgico

A maioria dos nossos procedimentos é realizada sob sedação intravenosa, em posição supinada, em uma sala cirúrgica do nosso ambulatório licenciado. Os braços do paciente são posicionados sobre coxins adequados, de cada lado do paciente. Após a administração dos antibióticos intravenosos, o paciente é preparado a partir da área supraesternal até o umbigo. Uma solução de lidocaína 0,5% com epinefrina 1:200.000 misturada com 500 mL de salina normal é instilada utilizando uma agulha espinal longa (calibre 18, cerca de 9 cm de comprimento) acoplada a uma seringa de 60 mL com bico rosqueado (Luer-Lock), em todos os sítios cirúrgi-

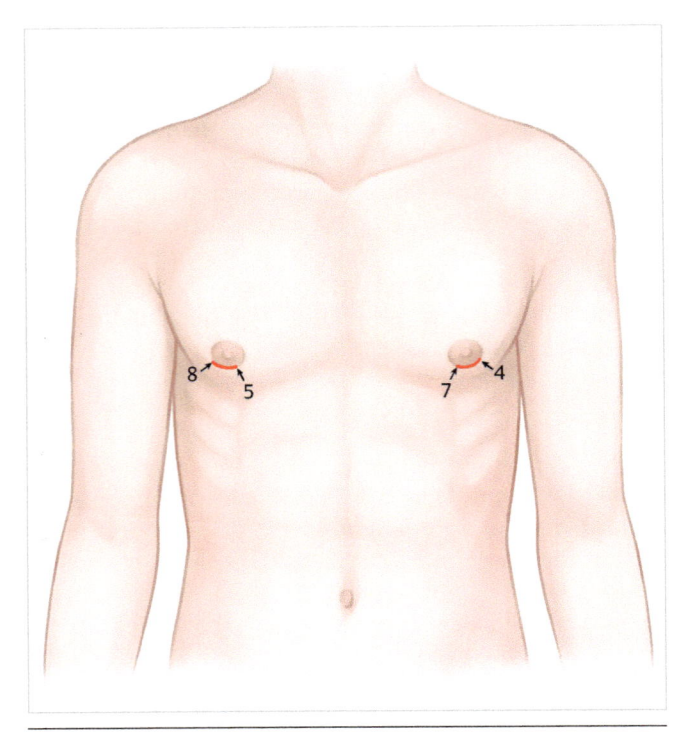

Fig. 23.2 Colocação da incisão subareolar. As incisões subareolares são menos visíveis ao longo da aréola inferolateral. No lado direito, a incisão é marcada no sentido de 5 para 8 horas; no lado esquerdo, a incisão é marcada no sentido de 4 para 7 horas. As incisões medem cerca de 2-3 cm de comprimento, na maioria dos casos.

Excisão glandular

Lipoaspiração

Áreas de dissecção podem ser necessárias para a ginecomastia grave

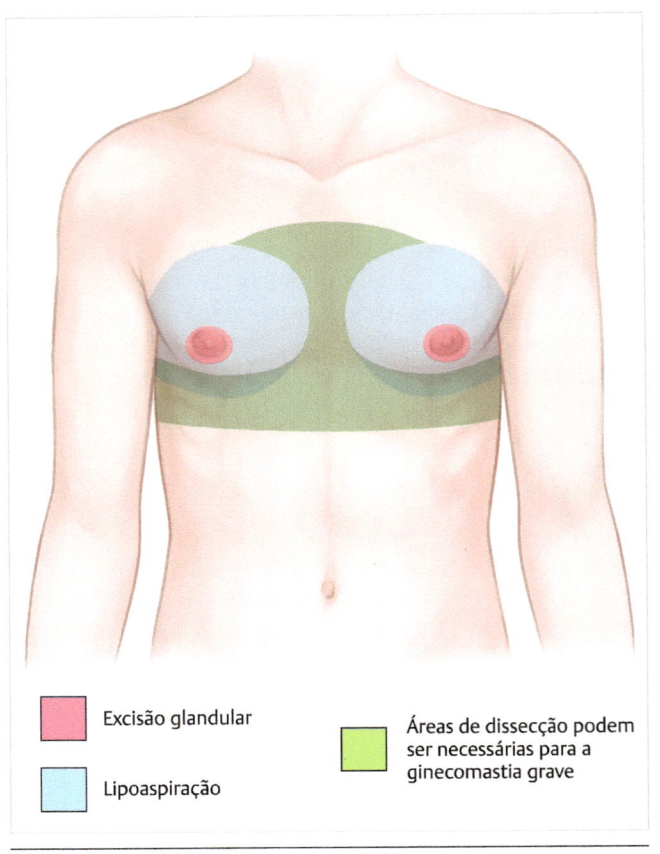

Fig. 23.3 Marcações pré-operatórias: áreas de incisões glandulares e áreas planejadas de lipoaspiração e dissecção.

cos planejados. Estes incluem o tecido glandular a ser excisado, bem como as regiões a serem submetidas à lipoaspiração e à dissecção. Em geral, são usados 200-500 mL de tumescente, com a faixa mais alta reservada aos pacientes com ginecomastia mais grave e àqueles de maior compleição.

A lipoaspiração é então realizada, por meio de incisões de 3 mm, ao longo das aréolas inferiores que serão incorporadas na incisão cutânea definitiva. Usa-se uma cânula de lipoaspiração com ponta tipo Mercedes, de 3, 4 ou 5 mm. Mais frequentemente, a lipoaspiração é realizada com dispositivo elétrico (MicroAire). Quando não há uma máquina de lipoaspiração disponível, a lipoaspiração por aspiração com seringa é realizada de forma bem-sucedida até mesmo em pacientes com ginecomastia grave. A lipoaspiração geralmente é realizada na área periglandular, mas pode se estender para dentro das áreas axilar e abdominal superior, conforme a necessidade (**Fig. 23.3**).

Uma vez realizada a lipoaspiração, incisões são feitas com uma lâmina nº 15 e aprofundadas com eletrocautério. A incisão areolar inferior é estendida mais lateral do que medialmente (**Fig. 23.2**). O tecido glandular, então, é excisado *en bloc*. Em quase todos os pacientes, o tecido glandular é quase totalmente excisado (**Fig. 23.1a,b**). Nos fisiculturistas e pacientes muito atléticos, cerca de 2-3 mm do tecido glandular subareolar é deixado para trás. Nos demais pacientes, incluindo pacientes com leve sobrepeso, cerca de 5 mm de tecido glandular subareolar são mantidos (**Fig. 23.4**). Caso mais tecido seja removido, esses pacientes poderão apresentar depressão do contorno ou "deformação em pires" por terem uma quantidade maior de tecido adiposo circundante. O tecido glandular é excisado usando uma combinação de cautério e excisão direta com tesouras de *lift* facial. É preciso ter cuidado para se manter sempre superficial à fáscia peitoral, porque acreditamos que isso ajuda a minimizar o risco de seroma e hematoma. O tecido glandular excisado sempre é enviado à patologia para ser avaliado, mesmo em casos estéticos. Ainda que raramente, o cirurgião sênior encontrou alteração cancerosa em algumas amostras glandulares.

Os retalhos de pele são então erguidos, e a dissecção é realizada com auxílio de tesouras de *lift* facial. A hemostasia é obtida com o eletrocautério, durante a dissecção. Esta sempre é realizada a partir das incisões areolares inferiores, dirigindo as tesouras inferiormente além dos sulcos inframamários, para dentro da área abdominal superior. A dissecção se estende inferiormente, além do sulco inframamário, para obliterar a prega inframamária feminilizante e permitir que o excesso de

Capítulo 23
Ginecomastia: Técnica do *Expert*

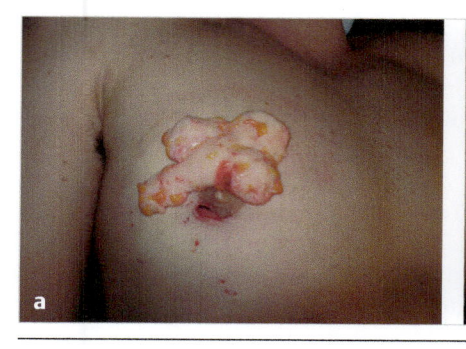

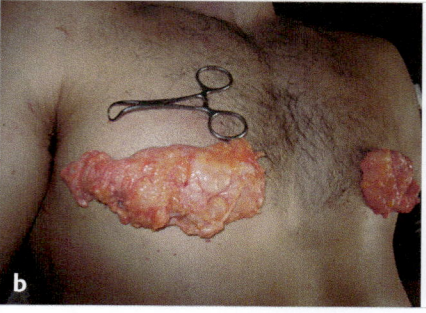

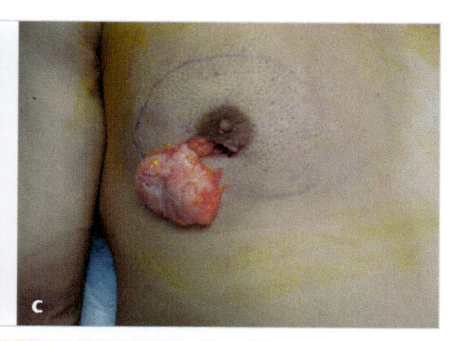

Fig. 23.4 Excisão glandular. (**a**) A incisão é feita quase sempre com 2,5 cm. É possível remover até cerca de 18-20 cm de glândula por meio dessa incisão. A incisão pode ser expandida em até cerca de 3,8 cm, embora isso seja raro. Gosto de descrever a glândula removida como sendo consistente com três unidades: corpo, cauda e cabeça. Busque sempre todos esses três itens: (**a**) ilustra isso muito bem. Embora nem sempre seja evidente, é importante procurar esses itens, para se lembrar sempre de remover totalmente a glându a. (**b,c**) A incisão é sempre embaixo da aréola.

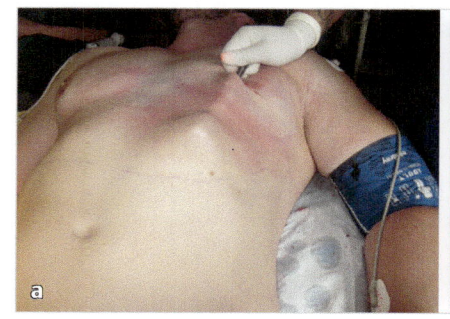

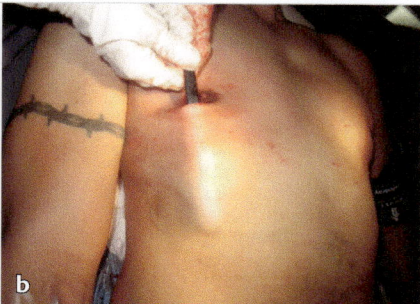

Fig. 23.5 Dissecção inframamária. (**a,b**) A glândula é dissecada. Se houver excesso de pele, disseca-se ~20 cm, principalmente na parte inferior da mama.

pele mamária desça e se contraia (**Fig. 23.5**). Essa manobra quase universalmente resulta em certo grau de achatamento do sulco inframamário, o que é desejado pelos pacientes de ginecomastia. Para intensificar a contratilidade da pele após a cirurgia, o excesso de tecido subcutâneo é excisado, deixando os retalhos de pele com uma espessura uniforme de cerca de 3-5 mm. Os retalhos de pele resultantes criados com nossa técnica são similares àqueles criados por mastectomia poupadora de pele areolar-mamilo. Em pacientes com excesso de pele, a dissecção pode ser estendida ao longo da linha média e inferiormente para o umbigo (**Figs. 23.3 e 23.6**). A dissecção para a área axilar às vezes é realizada em pacientes com excesso de pele nessa região, porém, isso é feito com menos frequência. Sendo assim, uma dissecção extensiva tira proveito das propriedades elástica e contrátil inerentes da pele, para encolher e se redistribuir de maneira uniforme ao longo do tórax e da parte superior do abdome, até mesmo nos casos mais graves de ginecomastia com excesso significativo de pele (**Fig. 23.3**).

De acordo com o cirurgião sênior, vários "tipos de tecido" são encontrados durante esse procedimento. Em pacientes mais jovens e fisiculturistas, o tecido glandular é muito bem circunscrito e a sua retirada pela lipoaspiração é essencialmente impossível. Esses pacientes podem ter um tecido adiposo circundando a glândula e que pode ser submetido à lipoaspiração. Em pacientes

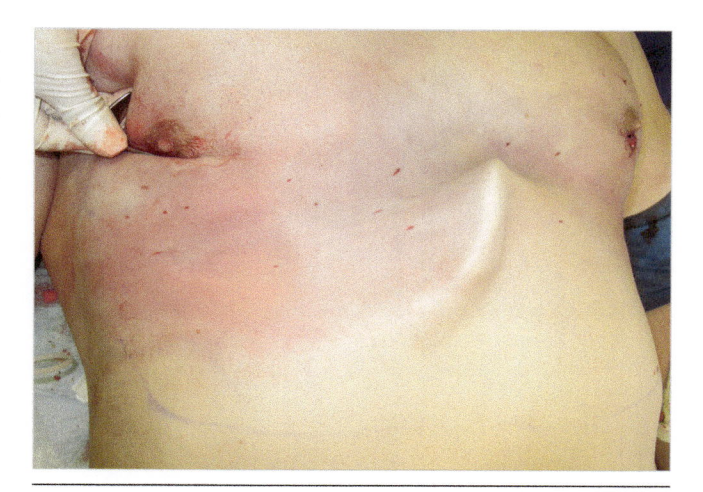

Fig. 23.6 Dissecção na linha média. Havendo excesso grave de pele, é possível dissecar na linha média entre as mamas. Isso só pode ser feito em 3-4% dos casos.

mais maduros, o tecido glandular apresenta uma transição mais gradativa para as áreas circundantes, com uma maior proporção de gordura no tecido glandular, possibilitando certo grau de lipoaspiração na periferia da glândula e áreas circundantes. Assim como em pacientes do sexo feminino, o tecido glandular pode conter uma proporção maior de gordura com o avanço da idade e com o aumento do peso do paciente.

A dissecção medial ao longo da linha média é realizada em pacientes com ginecomastia muito grave. A necessidade disto é avaliada após a conclusão da dissecção inframamária. Em contradição aos princípios tradicionais da cirurgia de mama em mulheres, em que se evita a dissecção medial sobre o esterno para prevenir a sinmastia, na cirurgia de ginecomastia, a dissecção completa ao longo do esterno pode melhorar o contorno mamário medial. A dissecção medial é realizada com eletrocautério e tesouras de *lift* facial, tomando cuidado para evitar as perfurantes mamárias internas, usando assim uma dissecção romba alinhada às perfurantes. É preciso dar atenção particular à cauterização dessa área, a fim de garantir hemostasia adequada. De modo semelhante, a dissecção lateral deve evitar as perfurantes torácicas laterais, lançando mão de uma dissecção alinhada a eles (**Figs. 23.3 e 23.4**).

Seguindo os princípios básicos da cirurgia plástica relacionados com a elasticidade e com a contratilidade da pele, alcançamos um contorno excelente, ao mesmo tempo em que reduzimos ao mínimo as incisões e resultante formação de cicatriz. Nossos pacientes têm relatado que suas cicatrizes são imperceptíveis (**Fig. 23.7**). A pele dissecada e os sulcos inframamários se redistribuem de maneira mais uniforme por sobre a parede torácica e, finalmente, se contraem e se redesenham por cima dos músculos peitorais maiores e da parede abdominal superior, destacando a anatomia almejada pelos pacientes. Temos obtido uma excelente retração da pele, com dissecção ampla e remoção cuidadosa de gordura dos retalhos de pele. A isquemia do retalho de pele é uma ocorrência rara. O cirurgião sênior jamais encontrou necrose areolar. Em alguns casos, observa-se sofrimento epitelial que é tratado de maneira conservadora.

Existe uma curva de aprendizagem para esse procedimento. A quantidade de lipoaspiração e dissecção varia de acordo com a anatomia do paciente e a gravidade da ginecomastia. Exemplificando, uma dissecção adicional pode ser necessária em pacientes com ginecomastia grave. O paciente é colocado na posição sentada durante o intraoperatório, de modo a permitir que a aparência do tórax e da parte superior do abdômen seja avaliada, e uma dissecção adicional e liberação de tecido são realizadas, conforme a necessidade.

Na experiência do cirurgião sênior, a lipoaspiração a laser e a lipoaspiração por ultrassom têm pouco efeito sobre o tecido glandular. Ele também acredita que a lipoaspiração a laser produz um efeito limitado em pacientes com ptose de pele grave, em comparação à dissecção extensiva e a remoção de gordura do retalho.

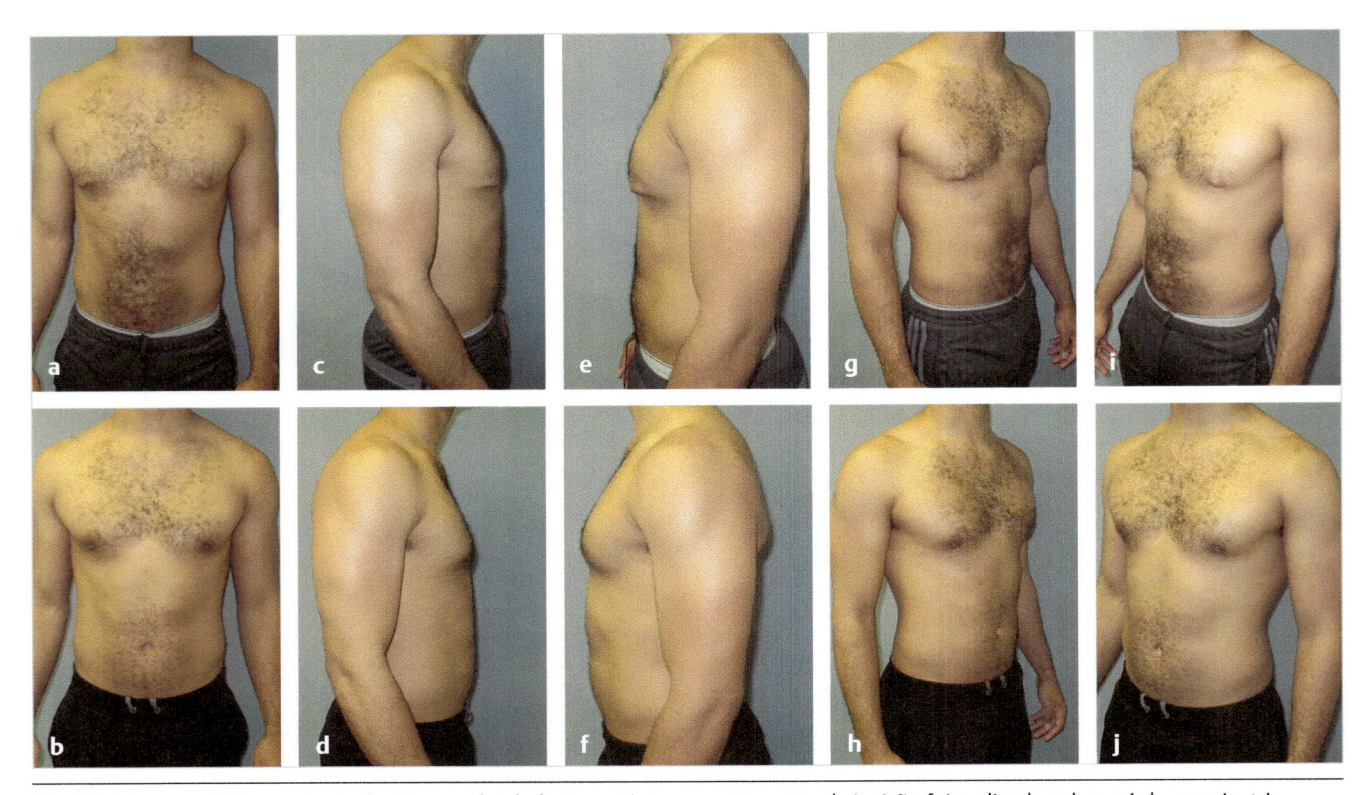

Fig. 23.7 (a,c,e,g,i) Um paciente de 22 anos de idade. Caso típico: a maior parte da incisão foi realizada sob a aréola, e a cicatriz resultante foi mínima, quase inexistente. Somente excisão: sem lipoaspiração. **(b,d,f,h,j)** Resultados de 1 ano de pós-operatório.

Um dreno é colocado em cerca de 2% dos casos e seu uso é reservado para os pacientes com dissecção mais extensiva. Um dreno Penrose (~6,3 cm) ou um dreno Jackson-Pratt pequeno podem ser usados nesses casos. O dreno pode ser colocado na porção lateral da incisão areolar inferior ou através de uma pequena incisão axilar separada. Os drenos geralmente são removidos em aproximadamente 72 horas.

As incisões areolares inferiores são fechadas com suturas absorvíveis. Em pacientes com pele mais grossa, usam-se suturas Monocryl 3-0 ou 4-0 intradérmicas, mais profundas, interrompidas e enterradas. As suturas crômicas 4-0 ou 5-0, superficiais e contínuas, são usadas em todos os pacientes. Pode ser feita aplicação de bacitracina. Malhas compressoras com forros de algodão (4 × 4), coxins de abdominoplastia e Coban são aplicados.

Cuidados Pós-Operatórios

O cuidado pós-operatório é simplificado para o paciente e inclui manter a malha compressora no lugar e seca durante os primeiros 3-5 dias. A primeira consulta de acompanhamento geralmente ocorre em 3-5 dias após a cirurgia, para remoção da malha compressora e do dreno, se houver. Depois disso, o paciente não usa mais nenhum item de vestuário nem malhas compressoras, exceto quando desejável para obter mais conforto. As malhas de compressão torácica são uma fonte significativa de insatisfação do paciente e, na experiência do cirurgião sênior, não minimizam as taxas de incidência de hematoma e seroma.

Após a consulta pós-operatória inicial, solicita-se que o paciente retorne para acompanhamento após 2 semanas e, então, após 6 semanas, 3 meses, 6 meses e 1 ano após a cirurgia. Na realidade, alguns pacientes ficam tão satisfeitos com seus resultados que falham em continuar o acompanhamento após a primeira consulta. Embora os seguimentos sejam prolongados, muitos de nossos pacientes vêm de outros estados ou moram no exterior, e somente fazem o acompanhamento conforme a necessidade ou se desejarem, após o período pós-operatório inicial.

Recomenda-se aos pacientes que limitem a amplitude de movimento dos membros superiores e também a abdução do braço em não mais que 90°, durante a primeira semana subsequente à cirurgia. A movimentação do músculo peitoral maior pode resultar em atraso da cicatrização, porque é necessário esperar tempo o suficiente para que os tecidos cicatrizem por sobre o músculo peitoral subjacente. A atividade leve empregando toda a amplitude de movimento do braço e o exercício sem envolvimento da região torácica relacionada são permitidos entre a primeira e a terceira semanas após a cirurgia. A atividade regular, sem restrição, pode ser retomada em 4-6 semanas após a cirurgia.

Manejo das Complicações

Os cirurgiões que adotam esse procedimento devem ter consciência do risco de depressão ou deformação "em pires", caso a lipoaspiração e/ou excisão de tecido mole seja agressiva demais. É essencial que os cirurgiões parem para avaliar os sítios cirúrgicos com frequência, no decorrer de todo o procedimento, para reanalisar a necessidade de mais lipoaspiração ou dissecção. Nesses casos, a gordura proveniente da aspiração pode ser imediatamente enxertada, ou um retalho subcutâneo pode ser levantado e transposto para preencher o defeito. Pode ser útil colocar o paciente na posição sentada durante a cirurgia.

O seroma (dentre os pacientes do autor sênior, ~5% dos que têm ginecomastia leve e até 12% daqueles com ginecomastia grave, bem como em fisiculturistas) é a complicação mais frequente. Os seromas maiores podem ser aspirados e evacuados ou tratados com colocação de dreno, sob anestesia local, no próprio consultório. Os hematomas são menos frequentes e podem requerer uma nova cirurgia para sua eliminação. Na experiência do cirurgião sênior, os seromas e hematomas não diminuíram com o uso dos drenos nem com o uso prolongado de malhas de compressão.

Desfechos e Satisfação do Paciente

Após esta cirurgia, a maioria dos pacientes fica imediatamente satisfeita. Entretanto, pacientes com pele ptótica significativa são aconselhados e alertados acerca da possibilidade de o desfecho pós-operatório final não ser imediatamente evidente. De modo semelhante às técnicas de mastopexia vertical ou redução de mama, este procedimento é baseado na contratilidade inerente da pele, podendo demorar vários meses ou até um ano para o resultado final ser observado.

A realização de revisões é pouco frequente, sendo mais comum nos casos em que o cirurgião adota essa técnica. Quando há necessidade de cirurgia adicional, a revisão somente ocorre após o primeiro ano, com possível repetição da dissecção e da remoção de gordura do retalho de pele. Esse procedimento é mais comum para pacientes que apresentam flutuações do peso após a cirurgia. É essencial sentar com os pacientes e revisar as fotos do pré-operatório, incluindo todas as cinco vistas-padrão, a fim de estabelecer expectativas realistas e porque apenas uma ou duas vistas podem ser insuficientes.

Exemplos de Caso

Caso nº 1: Aumento e Lipoaspiração (Fig. 23.8)

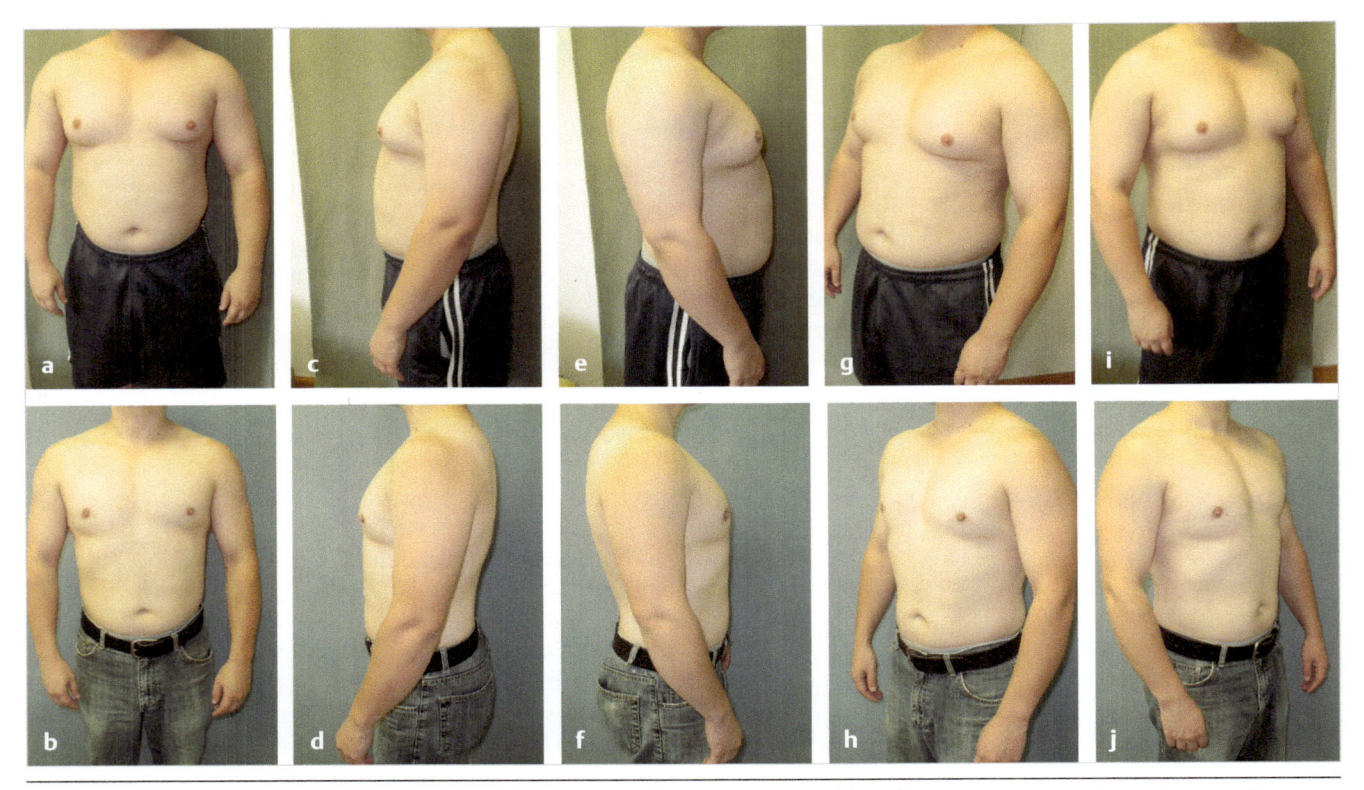

Fig. 23.8 (a,c,e,g,i) Paciente de aproximadamente 34 anos de idade. Excisão glandular e lipoaspiração. Sem dissecção extensiva. **(b,d,f,h,j)** Imagens pós-operatórias tiradas 6 meses após a cirurgia.

Caso nº 2: Aumento para Hipertrofia Muscular (Fig. 23.9)

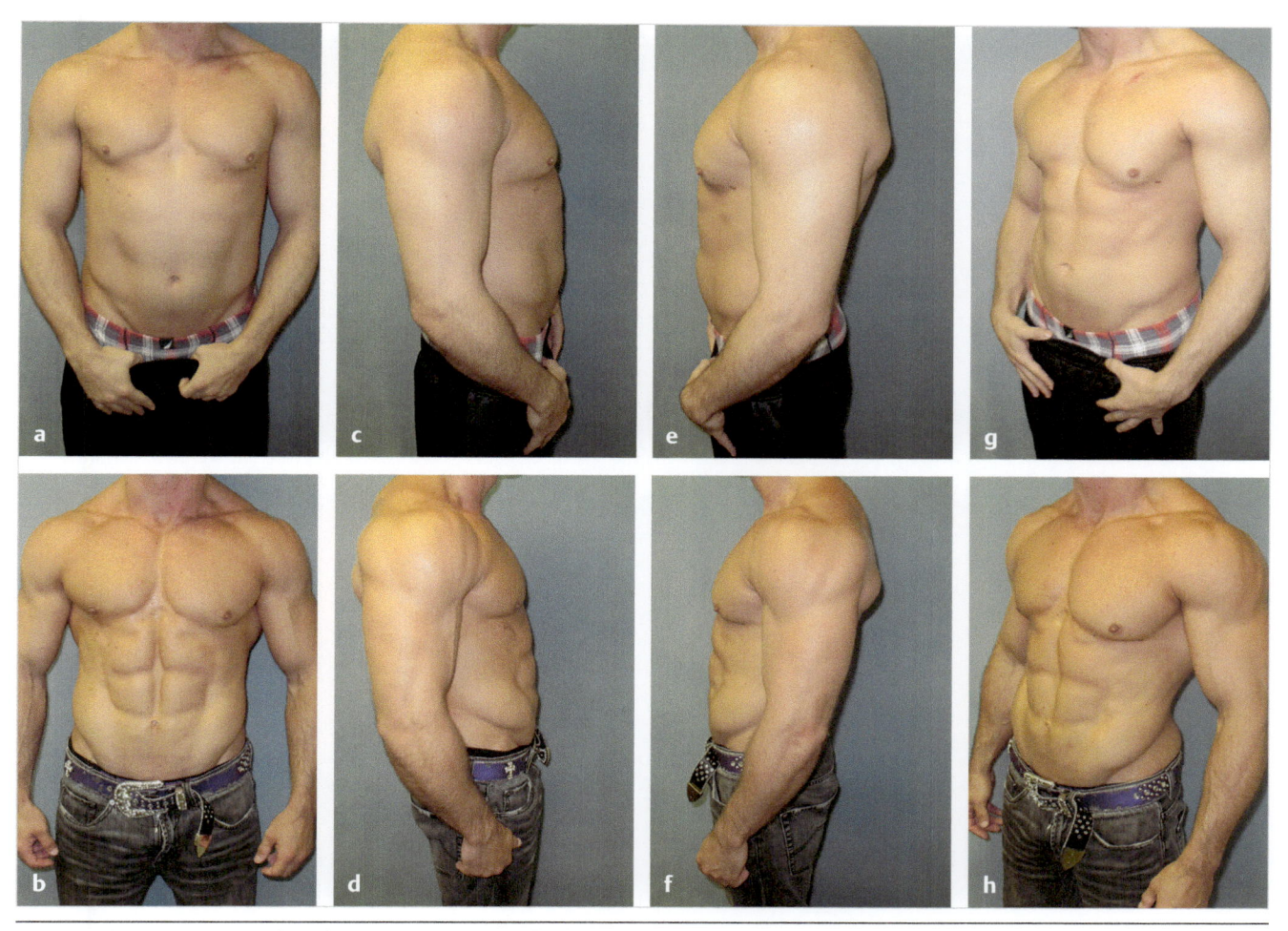

Fig. 23.9 (a,c,e,g) Paciente fisiculturista, com 28 anos de idade. A glândula estava projetada na parte inferior da mama e foi excisada. Sem lipoaspiração. **(b,d,f,h)** Imagens pós-operatórias tiradas após 9 meses da cirurgia.

Caso nº 3: Aumento para Hipertrofia Muscular (Fig. 23.10)

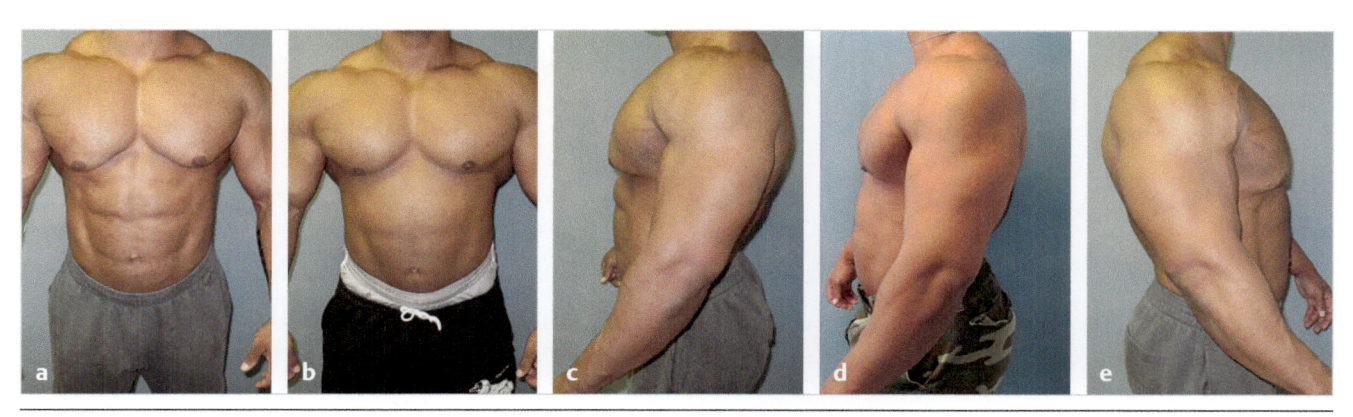

Fig. 23.10 (a,c,e,g) Este fisiculturista tem cerca de 30 anos de idade. Somente excisão glandular. A glândula removida estava um pouco maior do que seria esperado. **(b,d,f,h,i,j)** Imagens pós-operatórias obtidas 1 ano após a cirurgia.

(Continua)

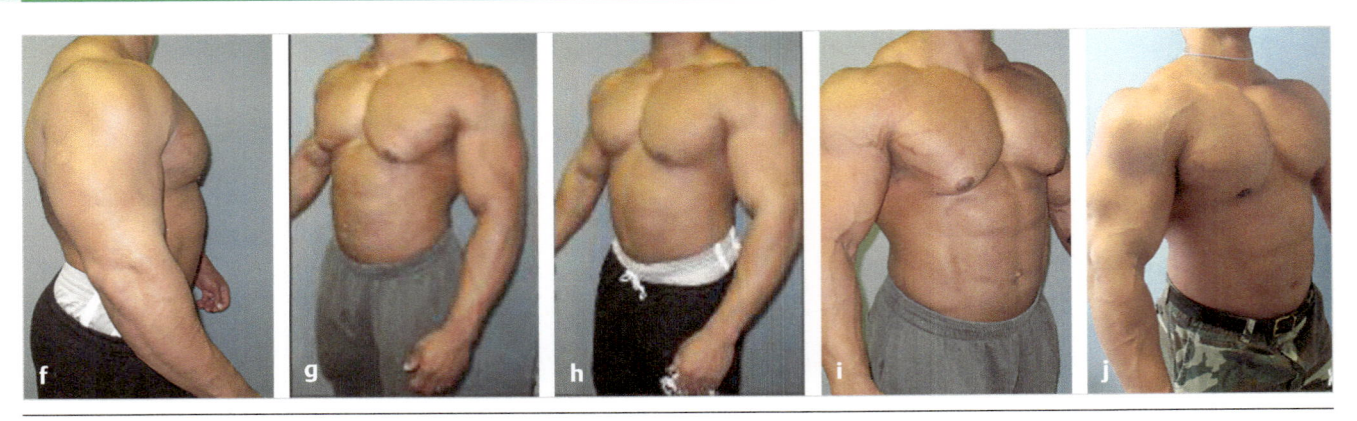

Fig. 23.10 *(Continuação)*

Caso nº 4: Lipoaspiração e Excisão (Fig. 23.11)

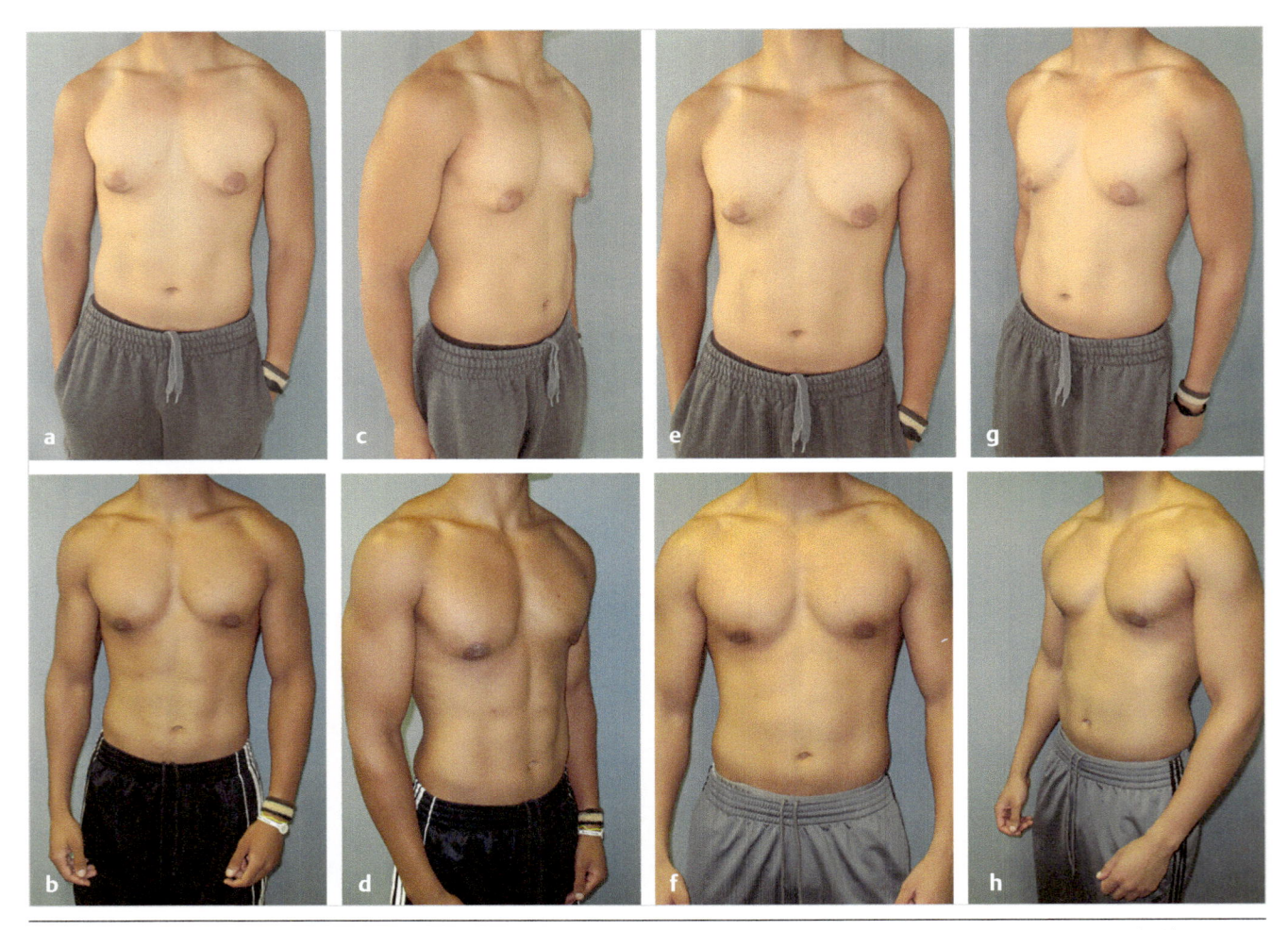

Fig. 23.11 (**a,c,e,g**) Paciente de 20 anos de idade, que perdeu cerca de 22,5 kg e apresentava excesso de gordura e tecido fibroso. Excisei a glândula e removi o excesso de tecido fibroso. (**b,d,f,h**) Imagens pós-operatórias tiradas 1 ano após a cirurgia.

Capítulo 23
Ginecomastia: Técnica do Expert

Caso nº 5: Revisão Secundária (Fig. 23.12)

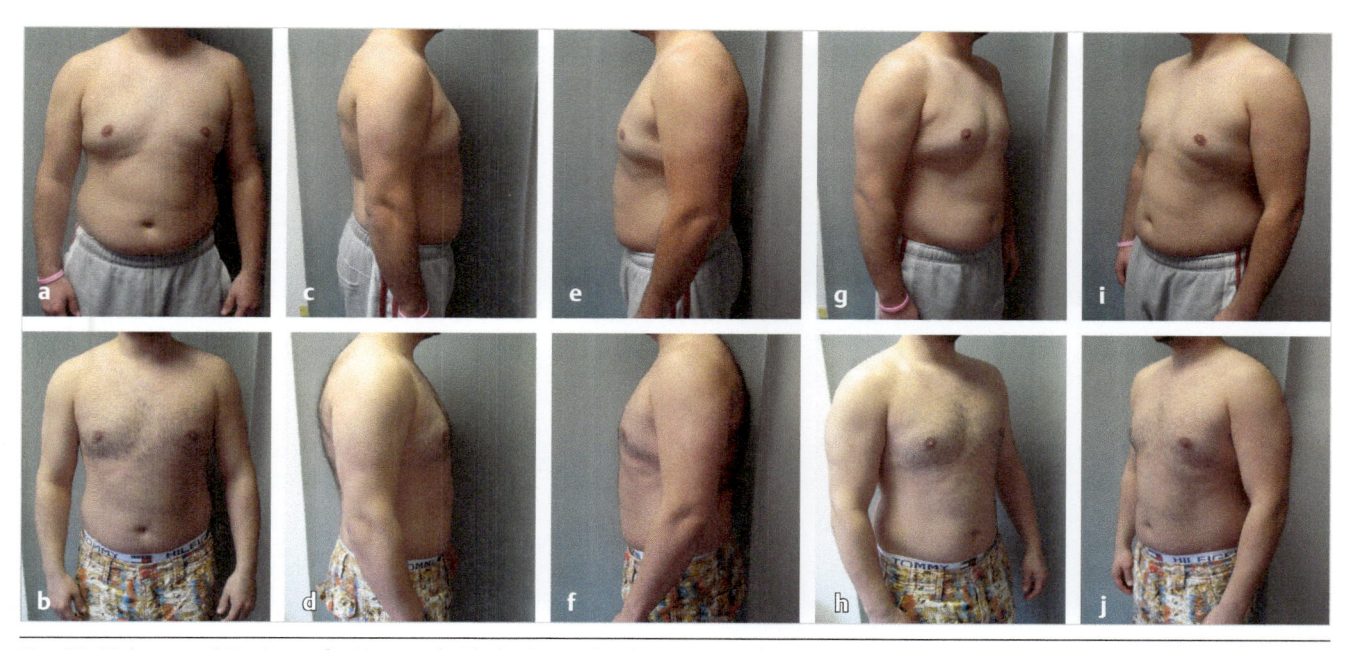

Fig. 23.12 (a,c,e,g,i) Paciente de 40 anos de idade. Segundo ele, um procedimento anterior para ginecomastia foi insatisfatório. Assimetria grave — a direita é maior do que a esquerda. É preciso ser cauteloso com relação à cirurgia secundária, porque o sangramento pode ser mais intenso. A incisão é a mesma. Excisei a glândula sabendo que tinha que remover mais no lado direito. A lipoaspiração também foi realizada. **(b,d,f,h,j)** Imagens pós-operatórias tiradas 1 ano após a cirurgia.

Conclusão

A nossa técnica para tratamento da ginecomastia inclui incisões areolares inferolaterais mínimas, excisão glandular *en bloc* quase total, lipoaspiração do tecido adiposo circundante, com possível dissecção inferiormente, para obliterar o sulco inframamário, e medialmente sobre o esterno, conforme a necessidade, em pacientes com ptose de pele grave. Os cirurgiões que estão começando a usar essa técnica podem considerar sua aplicação, inicialmente, em pacientes com ginecomastia leve, apresentando mínimo excesso de pele, para então expandir seu uso, de maneira gradual, aos pacientes com ginecomastia mais grave, que apresentam pele flácida e ptose da mama.

Os pacientes do cirurgião sênior têm-se mostrado extremamente satisfeitos com o procedimento. Eles ficam especialmente felizes com o tamanho pequeno da cicatriz resultante, mesmo que os resultados possam não ser imediatamente visíveis, nos primeiros meses subsequentes à cirurgia, nos pacientes com excesso significativo de pele no pré-operatório.

Pérolas e Armadilhas

Pérolas

- Cirurgiões menos experientes no tratamento de ginecomastia devem começar pelos casos mais simples e, então, avançar para os mais complexos.
- Manter as incisões subareolares pequenas, com ampla dissecção e redistribuição da pele.
- Os desfechos cirúrgicos dependem da idade, das flutuações de peso, da elasticidade da pele e da gravidade da ginecomastia do paciente.
- É solicitado aos fisiculturistas que parem de tomar suplementos esteroides ou de óleo de peixe, para assim minimizar o sangramento e melhorar a cicatrização.
- As incisões são planejadas ao longo da borda areolar inferolateral, onde uma cicatriz pequena fica menos perceptível.
- As incisões circum-areolares nunca são realizadas.
- As incisões devem medir 2-3 cm de comprimento.

Armadilhas

- A extração quase total do tecido glandular é realizada em todos os pacientes, com exceção dos fisiculturistas, pacientes muito atléticos e pacientes com leve sobrepeso. Um pouco de tecido glandular subareolar é preservado.
- O tecido glandular sempre deve ser enviado à patologia, para avaliação.
- A dissecção extensiva aproveita as propriedades elástica e contrátil inerentes da pele, para encolher e se redistribuir de maneira uniforme ao longo do tórax e da região abdominal superior.
- A dissecção medial é realizada com eletrocautério e tesouras de *lift* facial, tomando cuidado para evitar as perfurantes mamárias internas e, assim, utilizando a dissecação romba alinhada às perfurantes.
- Os cirurgiões devem avaliar os sítios cirúrgicos várias vezes, no decorrer do procedimento, para reanalisar a necessidade de lipoaspiração e dissecção adicional, tendo em vista evitar a deformação "em pires". Sentar o paciente ereto, durante a cirurgia, é útil.

Passo a Passo

Etapas para Ginecomastia

1. Preparação pré-operatória.
    a. Obter o consentimento.
    b. Discutir os riscos principais.
    c. Exames pré-operatórios de rotina.
    d. Suspensão do tabagismo, perda de peso e, quando aplicável, suspensão de certos suplementos.
2. Marcação do paciente.
    a. Pré-operatório.
        i. Com o paciente sentado, marcar a borda areolar inferolateral: 5/8 p.m. à direita; 4/7 p.m. à esquerda; 2-3 cm de comprimento.
        ii. Marcar a área glandular (circular/oval) a ser excisada.
        iii. Marcar bilateralmente os sulcos inframamários.
        iv. Marcar as áreas a serem submetidas à lipoaspiração: axilar, periglandular e abdominal superior.
        v. Marcar as áreas a serem dissecadas: área sobre o esterno, linha média inferior ao longo da extensão do sulco inframamário, inferolateralmente.
        vi. Posicionar o paciente em supinação.
        vii. Preparar desde a área supraesternal até o umbigo.
        viii. Lidocaína 5% com epinefrina 1:200.000 em 500 mL de salina, em todos os sítios cirúrgicos planejados (200-500 mL).
3. Lipoaspiração: criar incisões pequenas de 3 mm ao longo da aréola inferior, usando uma cânula de ponta Mercedes de 3, 4, 5 mm para as áreas periglandulares; pode-se estender para a região axilar e em direção à porção superior do abdome.
4. Excisão da glândula.
    a. Usando uma lâmina nº 15, estender a incisão areolar inferior mais lateral do que medialmente, e aprofundar com eletrocautério.
    b. Excisar o tecido *en bloc*, usando um combo de cauterização e excisão direta.
        i. Atenção em especial com os pacientes fisiculturistas ou atléticos, ou aqueles com sobrepeso.
        ii. Sempre se manter superficialmente à fáscia peitoral.
5. Dissecção.
    a. Levantar os retalhos de pele e, com auxílio de tesouras de *lift* facial, dissecar a partir das incisões areolares inferiores, direcionando a tesoura inferolateralmente, além dos sulcos inframamários e entrando nas áreas abdominais superiores.
    b. A dissecção é estendida inferolateralmente, além do sulco inframamário, para obliterar a prega inframamária feminilizante. Em pacientes com excesso de pele, a dissecção pode ser estendida ao longo da linha média e inferolateralmente, na direção do umbigo.
    c. Para aumentar a contratilidade da pele no pós-cirúrgico, excisar o excesso de tecido subcutâneo.
6. Pós-operatório.
    a. Se necessário, colocar o dreno ao longo da porção lateral da incisão areolar inferior. O dreno geralmente é removido dentro de 72 horas.
    b. A incisão areolar inferior é fechada com suturas absorvíveis e intradérmicas enterradas ou suturas contínuas superficiais.
    c. Aplicação de bacitracina com malhas compressoras. A bandagem costuma ser trocada em 3-5 dias após o procedimento e, então, removida com o dreno.
    d. Acompanhamento em 2 semanas, 3 meses, 6 meses e 1 ano.

Leituras Sugeridas

Agur AMR, Dalley AFI. Grant's Atlas of Anatomy. 12th ed. Baltimore, MD: Lippincott Williams & Wilkins; 2009

Blau M, Hazani R, Hekmat D. Anatomy of the gynecomastia tissue and its clinical significance. Plast Reconstr Surg Glob Open. 2016;4(8):e854

Blau M, Hazani R. Correction of gynecomastia in body builders and patients with good physique. Plast Reconstr Surg. 2015;135(2):425-432

Blau M. Masculinity Defined: Gynecomastia and the Search for the Ferfect Pecs. Fort Lauderdale, FL: Llumina Press; 2015

Iuanow E, Kettler M, Slanetz PJ. Spectrum of disease in the male breast. AJR Am J Roentgenol. 2011;196(3):W247-W259

Johnson RE, Murad MH. Gynecomastia: Pathophysiology, evaluation, and management. Mayo Clin Proc. 2009; 84(11):1010-1015

Netter FH. Atlas of Human Anatomy. 8th ed. Summit, NJ: Ciba-Geigy; 1995 Niewoehner CB, Nuttal FQ. Gynecomastia in a hospitalized male population. Am J Med. 1984;77(4):633-638

Rohen JW, Yokochi C. Color Atlas of Anatomy. 3rd ed. New York, NY: Igaku-Shoin;1993 Rohrich RJ, Ha RY, Kenkel JM, Adams WP Jr. Classification and management of gynecomastia: Defining the role of ultrasound-assisted liposuction. Plast Reconstr Surg. 2003;111(2):909-923, discussion 924-925

Wise GJ, Roorda AK, Kalter R. Male breast disease. J Am Coll Surg. 2005;200(2):255-269

Parte III: Cirurgia Corporal

CAPÍTULO 24

Remoção de Ginecomastia com a Tecnologia Assistida por Radiofrequência

Jacob G. Unger ■ G. Patrick Maxwell

Resumo

A remoção de ginecomastia por meio do emprego de tecnologia assistida por radiofrequência criou novas oportunidades para uma abordagem minimamente invasiva de redução da mama masculina. Este capítulo instruirá o leitor acerca da correta seleção de pacientes, anatomia pertinente e a nova tecnologia da radiofrequência bipolar, bem como seus usos para promoção da firmeza e contração da pele. A lipólise assistida por radiofrequência é descrita neste capítulo como uma ferramenta para auxiliar o aprimoramento do formato da mama masculina, com um protocolo e procedimento claramente delineados. Os riscos, benefícios e alternativas para esse tipo de redução de ginecomastia também são discutidos em profundidade.

Palavras-chave: BodyTite, lipoaspiração da mama, ginecomastia, redução de mama masculina, radiofrequência torácica masculina, lipólise associada à radiofrequência.

Introdução

A ginecomastia é a condição mamária mais comum em homens, sendo definida pela proliferação benigna de tecido glandular na mama masculina, comumente associada a depósitos gordurosos subareolares excessivos. Essa condição é bastante comum, afetando cerca de 1/3 da população masculina e quase 2/3 dos meninos na adolescência. A etiologia da condição é multifatorial e pode ser produzida por diversos medicamentos e drogas, no entanto, é mais frequentemente associada a um excesso absoluto ou relativo de estrógenos circulantes, ou a uma sensibilidade intensificada do tecido mamário ao estrógeno.

Inicialmente, o paciente deve passar por um período de observação, em geral de pelo menos 1 ano a contar do aparecimento da condição; uma história médica detalhada deve ser obtida e um exame é realizado para excluir possíveis causas fisiológicas e patológicas, como indução medicamentosa, tumores produtores de hormônio, hepatopatia, síndrome de Klinefelter, hipogonadismo, câncer de mama masculino, fármacos deflagradores, e fatores ambientais. Uma vez estabelecido que a ginecomastia é idiopática (o que ocorre na maioria dos casos), a base do tratamento, historicamente, consistia no emprego de técnicas de excisão. Essas técnicas, então, foram suplantadas por opções menos invasivas como a lipectomia por sucção, e adicionalmente aprimoradas com o advento da lipoaspiração elétrica (LE) e da lipoaspiração assistida por ultrassom, que aumentavam a contração possível da pele após a remoção minimamente invasiva dos depósitos mamários gordurosos. Recentemente, com o advento dos dispositivos de lipólise assistida por radiofrequência (LAR), a exemplo do BodyTite (Invasix Yokneam, Israel), tem havido um aumento adicional no número e tipo de casos passíveis de tratamento com técnicas minimamente invasivas. Isso se deve à contração aumentada do tecido mole e à melhora da flacidez cutânea que podem ser conseguidos com a radiofrequência bipolar.

Avaliação Física

Uma história completa e o exame físico são mais importantes. É preciso garantir que paciente goze de uma boa condição de saúde geral e esteja adequado para se submeter à cirurgia eletiva. Ademais, os seguintes aspectos devem ser analisados:

- Pergunte sobre uma história familiar de câncer de mama, em especial o câncer de mama masculino.
- Certifique-se de que o paciente não seja fumante ou que se abstenha de fumar por pelo menos 4-6 semanas.
- Garanta que o paciente compreenda corretamente que a redução de ginecomastia é um procedimento de esculpir e não uma cirurgia de redução do peso.

- A obtenção de uma história completa e a documentação de todas as medicações e uso de qualquer tipo de droga ilícita são equivalentes, do mesmo modo como a janela de tempo do aparecimento de uma doença e a duração dessa doença.
- Faça um exame completo de toda a mama. É preciso garantir que não haja qualquer massa firme discreta fora do tecido glandular areolar que possa trazer uma preocupação com câncer de mama masculino e requerer avaliação adicional. Pode haver indicação para mamografia.
- Examine a mama quanto à predominância de gordura *versus* tecido glandular, bem como doença uni *versus* bilateral, grau de ptose e grau de excesso de pele.
- Faça um exame testicular completo para excluir a hipótese de hipogonadismo ou presença de uma massa qualquer.
- Estabelecer o grau de extensão da doença é uma etapa importante na determinação do curso operatório apropriado. Considere usar a classificação de Rohrich *et al.*:[1]

Estadiamento Recomendado para Ginecomastia

Grau I: hipertrofia mínima (< 250 g) sem ptose.
- Primariamente glandular.
- Primariamente fibrosa.

Grau II: hipertrofia moderada (250-500 g) sem ptose.
- Primariamente glandular.
- Primariamente fibrosa.

Grau III: hipertrofia grave (> 500 g) com ptose de grau I.
Grau IV: hipertrofia grave (> 500 g) com ptose de grau II ou III.

- Identifique quaisquer estrias dérmicas e mostre ao paciente que elas não serão resolvidas com o procedimento, além de serem indicadores de pior qualidade dérmica, o que pode ter impacto sobre o grau de firmeza possível da pele.
- Identifique o tamanho do complexo mamiloareolar (CMA) e, se for excessivamente grande, confirme ao paciente que esse procedimento não produzirá uma redução significativa do tamanho.

Anatomia

A anatomia da mama masculina é similar à da mama feminina, em termos de dimensões da base. A mama se estende da segunda à sexta costela, sendo margeada medialmente pelo aspecto lateral do esterno e, lateralmente, pela linha axilar anterior. O tórax masculino sadio geralmente é chato, com um peitoral maior acentuado e mínima quantidade de tecido adiposo ou ductos e estroma (**Cap. 23; Fig. 23.1**).

A posição ideal do mamilo masculino é ao longo ou lateral à linha média clavicular, sendo, em geral, encontrado ao longo da borda lateral do peitoral maior. De modo ideal, o mamilo fica 1-2 cm acima do sulco inframamário (SIM) (ao longo do quarto ou quinto espaço intercostal). O SIM masculino é bem menos distinto do que sua contraparte feminina, e deve ser, principalmente, uma endentação sutil definindo a musculatura peitoral, ascendendo pela lateral rumo à axila, a partir da linha média clavicular. O mamilo masculino, de modo ideal, é discretamente oblongo e mede 20-25 mm de diâmetro.

O exame da mama também deve estabelecer o subtipo de hipertrofia presente, seja de natureza mais estromal e glandular (florido), ou mais fibroso e gorduroso.

Etapas da Lipólise Assistida por Radiofrequência (*BodyTite*) no Tratamento da Ginecomastia

O procedimento pode ser realizado sob anestesia geral, ou anestesia local com sedação oral. Em minha prática, é mais comum realizar esse procedimento sob medicação oral e anestesia local, apenas com solução umidificante.

Os pacientes são marcados na posição em pé, na área de pré-operatório, sendo marcada a linha média esternal, o SIM, a margem lateral do peitoral maior, e a zona de transição entre o tórax, onde a repleção é desejada (região peitoral superior), e a metade inferior do tórax, onde um contorno mais plano é desejado.

O protocolo padrão é 500 mg de cefalexina, 1 comprimido de oxicodona/acetaminofeno 5/325 mg, e 10 mg de Diazepam, 30 minutos antes da cirurgia. O paciente é posicionado em supinação e preparado da maneira padrão.

São utilizados, no mínimo, dois pontos de entrada, com a possível adição de um terceiro, dependendo do grau de excesso de tecido e da localização dos depósitos gordurosos (**Fig. 24.1**). Os dois primeiros pontos são marcados ao longo da borda lateral do SIM, no aspecto inferolateral da inserção do peitoral maior. O segundo é marcado na posição de 6 horas, ao longo da borda inferior da aréola. O terceiro, quando necessário, é escondido na axila, na margem externa superior do tórax, ao longo da linha axilar anterior.

Capítulo 24
Remoção de Ginecomastia com a Tecnologia Assistida por Radiofrequência

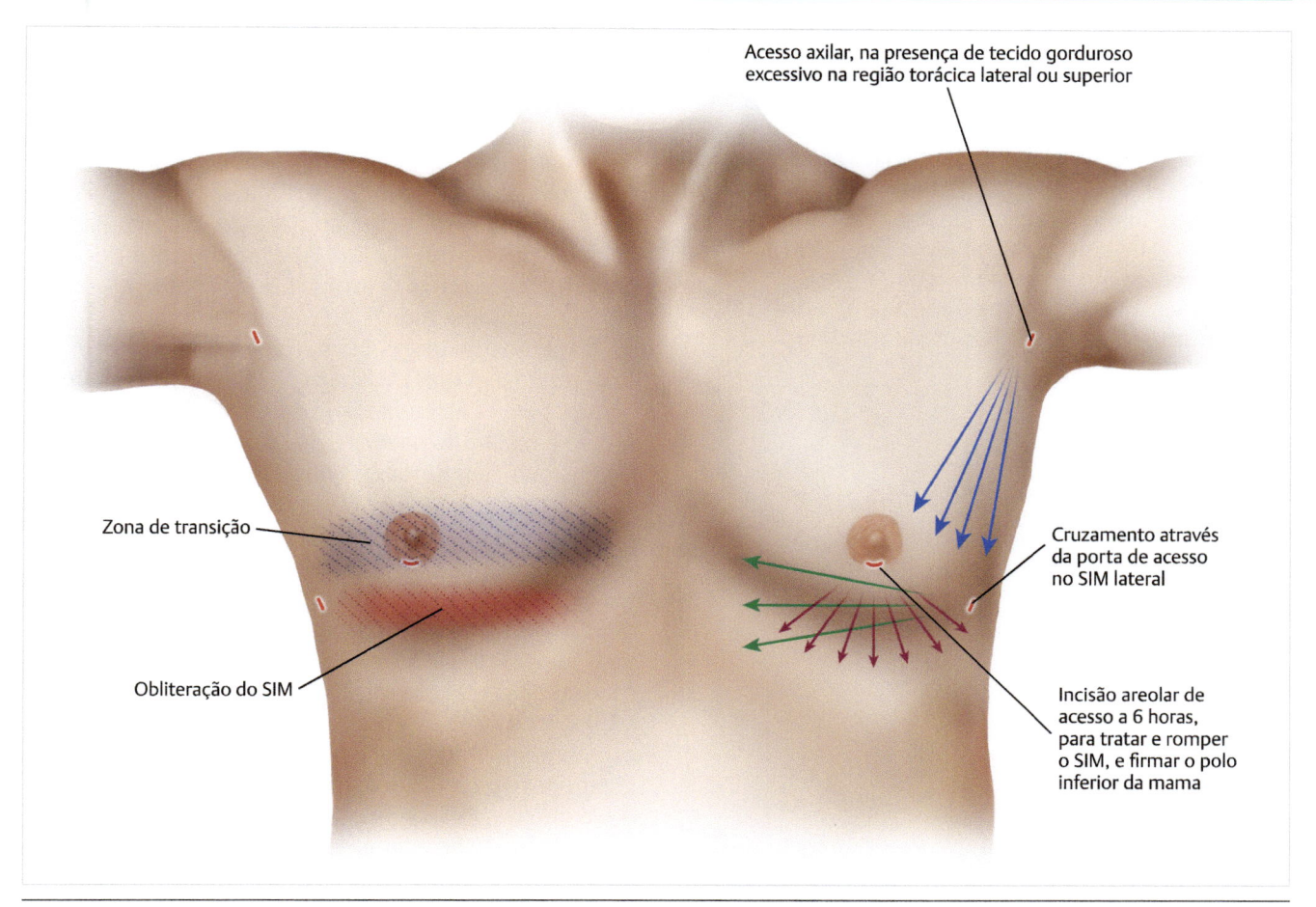

Fig. 24.1 Uma incisão perfurante inicial é produzida a 6 horas no complexo mamiloareolar, que é seguida por uma segunda incisão perfurante no aspecto lateral inferior do sulco inframamário (SIM), junto à linha axilar anterior. Havendo necessidade, uma possível terceira incisão é feita no quadrante superior lateral da mama, ao longo da linha axilar anterior, para acessar e erradicar qualquer tipo de repleção ao longo da margem lateral do peitoral maior. A zona acima do mamilo é a zona de transição (linha ondulada). É graduada entre o local onde a gordura é deixada, na região torácica superior, e as transições para a região afinada. Isso cria um tórax masculino, com repleção superior, de modo a parecer uma musculatura peitoral desenvolvida. As setas mostram a direção do dispositivo BodyTite ao longo do SIM, e cruzando para promover firmeza nos pontos desejados. Observe a obliteração do SIM com o dispositivo BodyTite. Isso ajudará a destruir quaisquer características feminilizantes do tórax.

Utiliza-se uma agulha de 30G com lidocaína 1% e epinefrina 1:100.000, para aplicar uma pequena quantidade de anestesia local nos dois pontos de incisão perfurantes, começando profundamente no espaço subcutâneo, e terminando em uma pápula intradérmica. Em seguida, usa-se uma lâmina nº 11 para criar as incisões de 4 mm necessárias para introduzir as cânulas de LAR e lipoaspiração.

No paciente acordado, usa-se uma solução umidificante especializada, conforme descrito por Theodorou e Chia,³ contendo 1.000 mg de lidocaína com 1,5 mL de epinefrina e 10 mL de bicarbonato de sódio em 1L de solução de Ringer lactato. A velocidade da infusão deve ser lenta e estável, de modo a minimizar ao máximo a dor do paciente. Em geral, 300-500 mL de líquido são usados em cada lado.

Em nossa prática, é mais comum usarmos a peça-de-mão FaceTite para ginecomastia, por ser menor e mais fácil de manipular do que a peça-de-mão maior (**Fig. 24.2**). Os parâmetros geralmente são estabelecidos em 38°C para a pele, e 65-70°C interno. Começamos na incisão areolar e tratamos ao longo do SIM, para garantir a máxima ruptura do sulco, bem como um tratamento e firmeza máximos do polo inferior da mama. Uma vez que o polo inferior esteja tratado a partir de uma abordagem radial do mamilo, a peça-de-mão é transferida para a porta lateral, e uma abordagem entrecruzada é iniciada. Isso permite que mais calor seja distribuído, bem como a entrada de calor ao longo da região torácica central e CMA (**Fig. 24.3**). O objetivo é tratar toda a área-alvo, na temperatura-alvo, por 30 segundos a 1 minuto, a fim de garantir a máxima contração da pele e da rede fibrosseptal subjacente.

Se houver excesso de tecido gorduroso na lateral ou na região superior do tórax, o sítio da terceira porta pode ser usado para criar a LAR para a região torácica externa lateral. Recomenda-se ter cautela para não exagerar no tratamento do polo superior da mama na linha clavicular média, sob pena de causar elevação do CMA, o que é indesejável em uma mama masculina.

Uma vez que toda a região esteja na temperatura-alvo, usam-se cânulas de 4 mm para a remoção da gordura residual, com foco no polo inferior e continuando a romper o SIM, tanto quanto possível.

Havendo alguma preocupação com a possibilidade de um degrau entre o tecido gorduroso da parte superior à parte inferior do tórax, ou se houver preocupação relacionada com a firmeza residual do SIM, é possível utilizar cânulas de 4 mm com ponta dilatada para LE (MicroAire, Charlottesville, VA) para romper ainda mais o sulco e suavizar as deformações de contorno ou desvios, com alguma redistribuição da gordura.

Essa técnica, que permite a retração da pele em até 33%, tende a evitar as técnicas de excisão de qualquer tipo de pele.[2] Entretanto, é importante analisar criticamente o resultado na mesa, de modo específico quanto a quaisquer elementos estromais residuais presentes na região subareolar. Embora a LAR continue firmando a pele e o tecido subjacente durante meses, se houver parênquima de mama residual embaixo do CMA, este não se resolverá sozinho.

Para os elementos glandulares residuais, é feita uma incisão periareolar inferior, incorporando a incisão perfurante original para a introdução da peça-de-mão da LAR. A incisão se estende na posição de 3 para 9 horas e, com auxílio de ganchos duplos, todos os elementos glandulares podem ser extirpados a partir desse acesso. A tesoura de lift facial é usada na ressecção do tecido a partir da superfície subjacente do CMA, tomando-se o cuidado de deixar 1 cm de tecido de profundidade ao CMA, garantindo assim que a aparência de mamilo "grudado" seja evitada. Segurando a glândula com uma pinça Allis, a combinação de eletrocauterização e dissecação com tesoura permitirá uma remoção rápida e completa dos elementos estromais remanescentes.

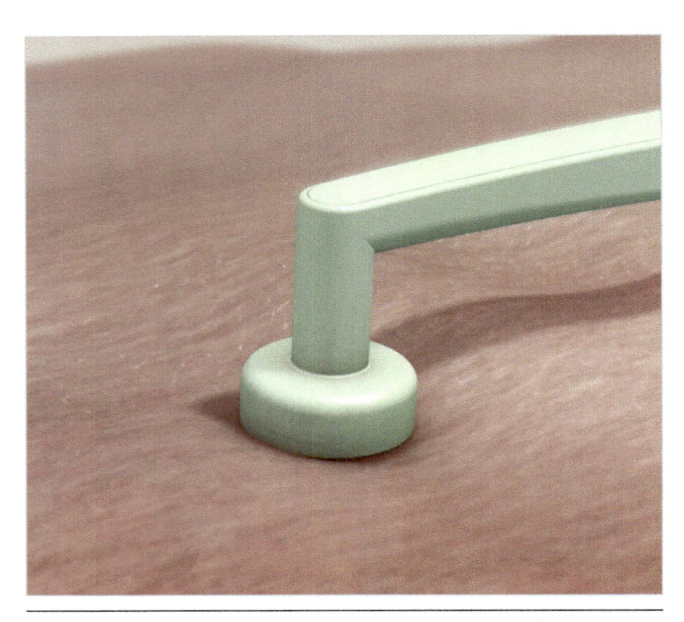

Fig. 24.2 Essa imagem mostra a porção externa do dispositivo de radiofrequência bipolar ao longo da pele, indicando a área onde a energia concentrada deve ser distribuída.

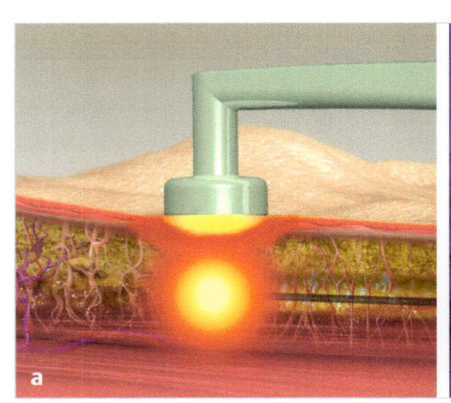

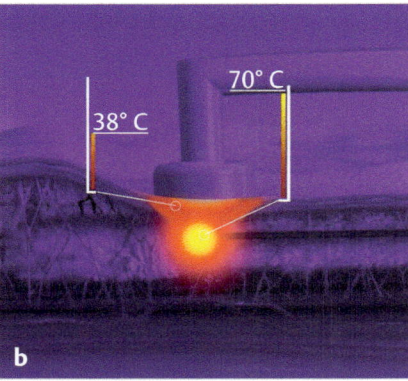

Fig. 24.3 (a) Mostra as sondas interna e externa do dispositivo de radiofrequência bipolar gerando energia e, assim, calor ao longo da pele e da rede fibrosseptal interna. **(b)** Mostra as temperaturas diferenciais geradas entre as sondas interna e externa do dispositivo. É isso que permite promover agressivamente a firmeza interna e, ao mesmo tempo, evitar o dano por calor externo à pele.

Uma vez assegurada uma meticulosa hemostasia, é possível instalar um dreno Penrose e trazê-lo para fora através da porta axilar usada para a LAR.

A incisão periareolar é fechada na camada profunda do sistema facial superficial, utilizando sutura com Vicryl 3-0. O fechamento dérmico profundo e subcuticular é realizado com suturas Monocryl 3-0 e 4-0, respectivamente. Steri-Strips são aplicados ao longo da incisão. Em seguida, aplicam-se TopiFoam e uma malha torácica.

Cuidados Pós-Operatórios

O BodyTite proporciona uma redução acentuada do tempo de recuperação, graças à coagulação de vasos sanguíneos por ação da energia transmitida ao campo durante o tratamento. Isso resulta em menos equimoses do que seria comumente observado em casos de lipoaspiração padrão.

Os drenos, se utilizados, são mantidos até que a drenagem se mantenha em menos de 25 mL/24 horas por 2 dias, o que geralmente ocorre na primeira semana. A compressão torácica com o TopiFoam e a malha torácica é mantida de forma contínua, por 2 semanas; subsequentemente, a compressão é usada à noite, por mais 2 semanas.

Além da caminhada, nenhum outro exercício é permitido durante as primeiras 2 semanas. Após esse período, os pacientes podem retomar os exercícios cardiovasculares, como bicicleta ergométrica ou elíptico (sem os movimentos vigorosos com os braços). Em 4 semanas de pós-operatório, os pacientes podem retomar as atividades mais agressivas, como corrida e levantamento de carga com a parte inferior do corpo. Em 6 semanas, todas as restrições acabam.

Manejo das Complicações

Entre as potenciais complicações desse procedimento, inclui-se o hematoma, caso também sejam usadas técnicas de excisão glandular. Isso deve ser abordado da maneira padrão.

Uma potencial complicação relacionada com o uso do BodyTite é a pele irregular em decorrência da remoção inadequada ou irregular de gordura. Essa complicação tende a melhorar com o passar do tempo, em decorrência da contínua contração da derme e rede fibrosseptal, mas pode necessitar de uma lipoaspiração reparadora adicional, como qualquer outro tipo de lipoaspiração poderia implicar.

As equimoses e o inchaço tendem a ser menores do que se observa com a lipossucção padrão, em razão da energia transmitida pelo dispositivo e ao grau de coagulação da pequena vasculatura alcançado. Pode haver sensação de anestesia das áreas tratadas e também disestesias, que se resolvem no decorrer das primeiras semanas, conforme a neuropraxia sensorial leve vai sendo resolvida.

Lesões mais graves, como as queimaduras térmicas de espessura total pelo trauma com a ponta do aplicador, são improváveis graças à existência de mecanismos de segurança integrados ao dispositivo BodyTite que monitoram as temperaturas internas e externas excessivamente altas por meio de um parâmetro de ajuste de desligamento automático. Ademais, o tratamento com energia deve ser sempre interrompido a 1-2 cm do ponto de entrada da sonda, para garantir que não haja tratamento excessivo dessa pele na porta de entrada. Mesmo assim, os profissionais devem ser cuidadosos e garantir que a sonda interna esteja sempre colinear com a pele, evitando assim traumas desnecessários com a ponta do aplicador e um possível dano térmico.

Exemplos de caso

Caso nº 1: BodyTite para Ginecomastia (Fig. 24.4)

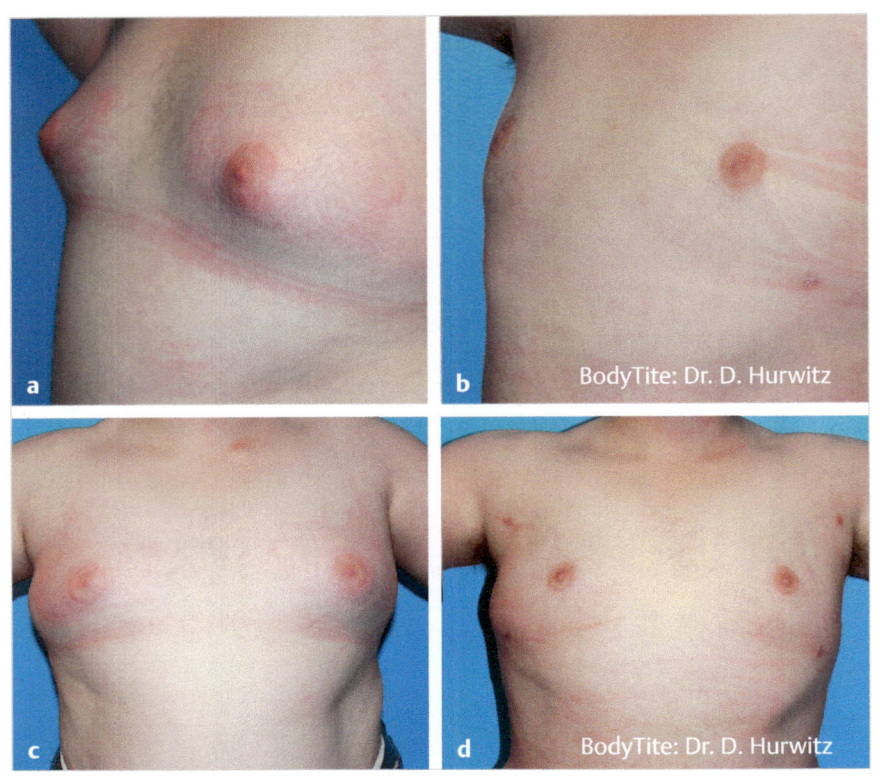

Fig. 24.4 Homem de 27 anos apresentando ginecomastia flácida e excesso de adiposidade na região torácica anterolateral. São mostradas as vistas oblíqua anterior esquerda superior e frontal inferior antes (**a,c**) e após 6 meses (**b,d**) da lipoaspiração, seguida de BodyTite. Foram retirados 1,2 L de emulsão gordurosa e, em seguida, foi feita a aplicação de 14 kJ de energia de radiofrequência sobre os quatro quadrantes, em cada região torácica. Apesar da pequena glândula central palpável no pré-operatório, não houve necessidade de intervir. O paciente ficou satisfeito com o resultado e não houve necessidade de tratamento adicional. (Imagens cedidas por cortesia de InMode, Inmodemd.com, e Dr. Dennis Hurwtiz, MD, FACS.)

Caso nº 2: Abdominoplastia/Flancoplastia Oblíqua, VASERlipo/LAR de Ginecomastia/Tórax (Fig. 24.5)

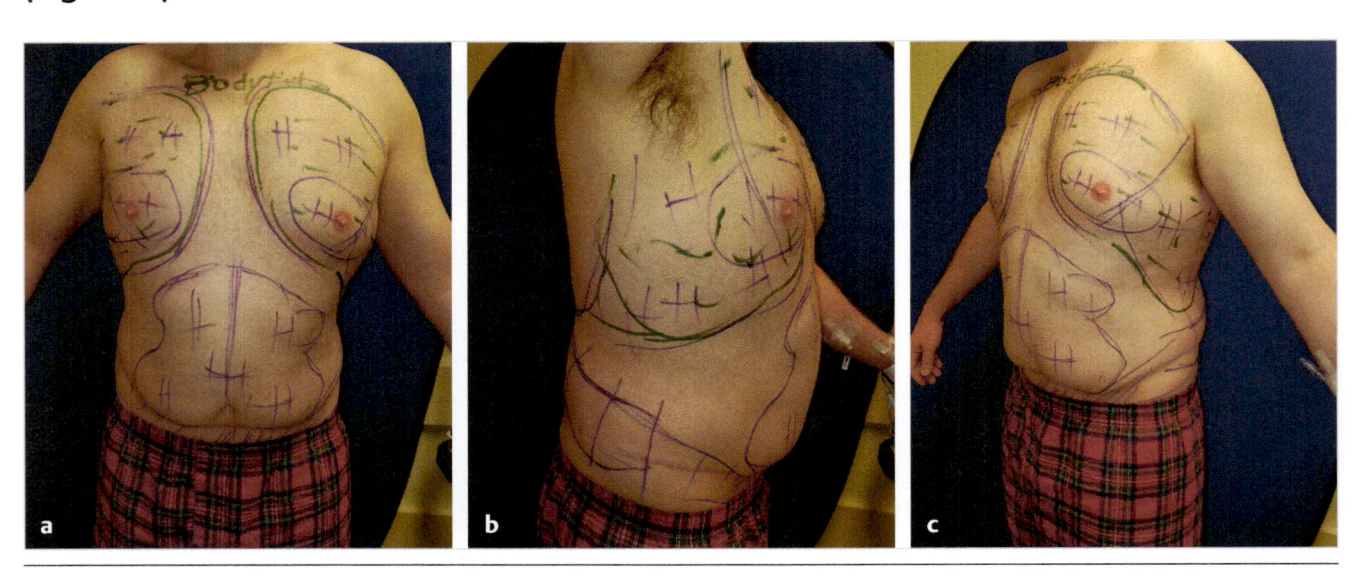

Fig. 24.5 Um paciente de 36 anos apresentando IMC igual a 30 solicitou correção da ginecomastia e revisão de sua limitada abdominoplastia, bem como das múltiplas lipoaspirações de flanco fracassadas realizadas 8 anos antes, após uma perda de cerca de 22,5 kg. (**a-e**) Marcações pré-cirúrgicas. (**f,h,j,l**) imagens pré-operatórias e (**g,i,k,m,n**) resultado em 10 meses de pós-operatório. O paciente foi submetido à flancoplastia oblíqua bilateral, em posição pronada. Enquanto a revisão da abdominoplastia era concluída na posição supinada, uma segunda equipe fazia a lipoaspiração da ginecomastia e da repleção torácica lateral. Imediatamente em seguida, foi feita a aplicação de 11 kJ de BodyTite em cada hemitórax. (Imagens cedidas por cortesia de Dr. Dennis Hurwtiz, MD, FACS.)

Caso nº 3: BodyTite para Ginecomastia (Fig. 24.6)

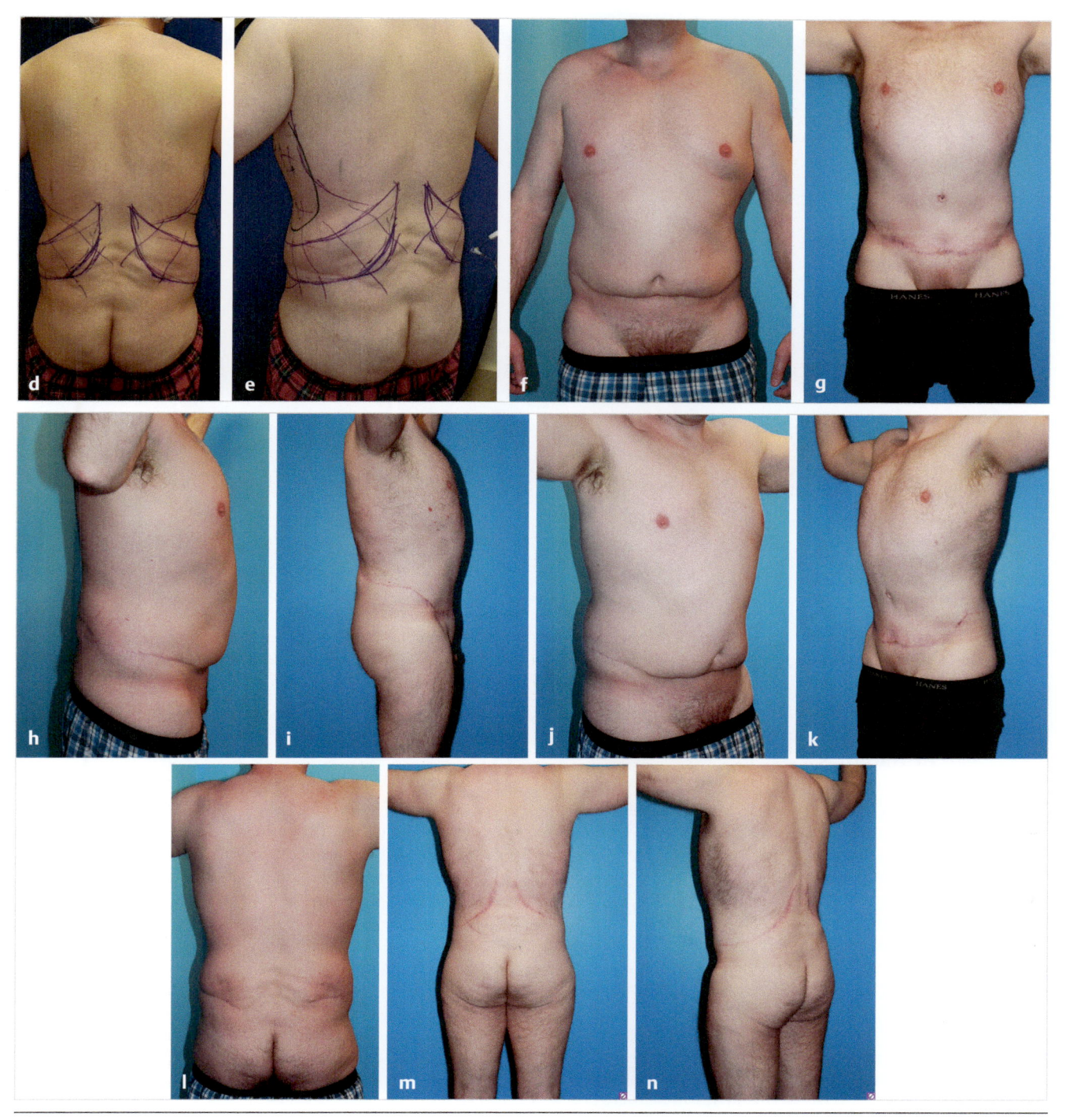

Fig. 24.5 (*Continuação*)

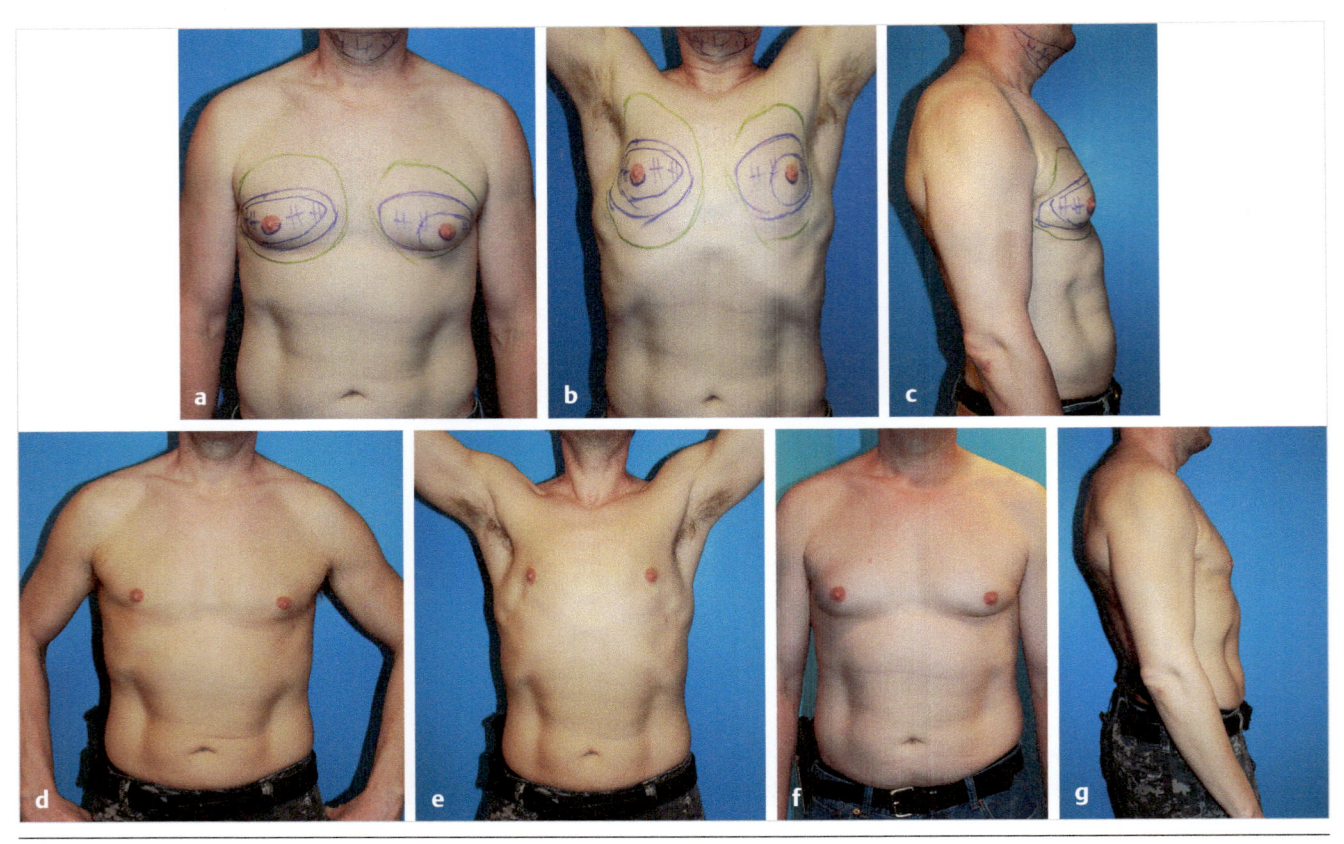

Fig. 24.6 Homem atlético de 54 anos de idade, com IMC de 27, apresentava ginecomastia com flacidez, incluindo um *core* central firme semelhante a um charuto. **(a,b)** Marcações pré-operatórias em múltiplas vistas. **(c-g)** Resultados pós-operatórios. A combinação de lipoplastia assistida por ultrassom com LAR resultou em ablação total da ginecomastia e da pele torácica, revelando os contornos musculares desenvolvidos do paciente. (Imagens cedidas por cortesia de Dr. Dennis Hurwtiz, MD, FACS.)

Pérolas e Armadilhas

Pérolas

- Transmita a maior parte da energia embaixo do CMA para firmar maximamente essa região da pele e criar o formato de mama masculina ideal.
- Garanta o tratamento máximo ao longo do SIM, para eliminar uma aparência feminizada da mama.
- Deixe um pouco de gordura na região torácica superior, para criar a aparência de uma região peitoral mais preenchida e, assim, um contorno torácico mais masculino e poderoso.
- Identificar a qualidade precária da pele ou mamilos grandes nos pacientes, ainda no pré-operatório; assim eles saberão quais são as limitações de uma abordagem minimamente invasiva para redução da ginecomastia.
- Garanta um contorno suave do tórax e das transições da região torácica superior para a inferior e do tórax inferior para abdome, antes de se retirar da mesa cirúrgica. Se notar irregularidades de contorno, utilize a LE ou alguma cânula sem sucção para igualar e suavizar essas regiões, antes de deixar a mesa cirúrgica.
- Preserve 1 cm de tecido glandular em posição retroareolar, caso esteja fazendo uma ressecção glandular aberta, a fim de evitar a aparência de mamilos "grudados".

Armadilhas

- Tratamento exagerado do tórax, na região acima do CMA, utilizando LAR, que causa elevação do mamilo.
- Deixar elementos estromais (p. ex., botão mamário) sem tratamento com excisão, em caso de necessidade.
- Causar traumas com a ponta do aplicador por desatenção à localização da sonda interna, em todas as ocasiões.
- Exagerar o tratamento da pele no ponto de entrada, mantendo a energia ligada enquanto sai da pele.
- Não tratar ao longo do SIM e para baixo da mama, para criar uma transição esteticamente agradável para o abdome.

Passo a Passo

Etapas da Lipólise Assistida por Radiofrequência (BodyTite) para o Tratamento da Ginecomastia

Equipamento
- Plataforma InMode BodyTite.
- Lubrificante estéril.
- Peça-de-mão FaceTite.
- Campo cirúrgico antimicrobiano Ioban.

Suturas
- Vicryl 3-0
- Monocryl 3-0
- Monocryl 4-0
- Sutura de *nylon* Black 5-0

Marcações pré-operatórias
- Paciente em pé.
- Marcação do SIM.
- Marcação da margem lateral do peitoral maior.
- Marcação da linha média.
- Marcação das portas de entrada na posição de 6 horas do CMA, sulco inframamário lateral, região mamária externa superior junto à linha axilar anterior (opcional).
- Avaliação cuidadosa de qualquer assimetria, discrepâncias de CMA, estrias/qualidade ruim da pele; e informar o paciente sobre os itens do termo de consentimento escrito para documentos e fotografias.

Anestesia
- Geral ou local, com/sem sedação, é aceitável.

Preparativos da sala cirúrgica e posicionamento do paciente
- Posicionamento em supinação, com preparação estéril padrão das mamas.
- Garantir que o aparelho de BodyTite com os tubos de sucção estejam, todos, ao pé do leito, de modo a facilitar o acesso a ambas as mamas.

Técnica
1. Injetar a área com lidocaína a 1% com epinefrina, nos pontos de incisão perfurante pré-marcados.
2. Criar as incisões perfurantes.
3. Infiltrar a solução umidificante em cada tórax, cerca de 300-500 mL; esperar 10 minutos, para que a solução produza efeito total.
4. Utilizar lubrificante estéril para cobrir a área da pele a ser tratada.
5. Realizar a LAR via incisão no CMA, ao longo do SIM e por toda a extensão do polo inferior da mama.
6. Aquecer o tecido até a temperatura-alvo (38-40°/65-70°C) e estabelecer a temperatura-alvo por 30 segundos a 1 minuto, em cada zona.
7. Realizar a LAR secundariamente, a partir da porta mamária lateral e ao longo do CMA, entrecruzando para o polo inferior.
8. Realizar a LAR a partir da porta mamária superior terciária, caso seja necessário em decorrência de gordura excessiva ou repleção na região torácica lateral.
9. Lipectomia assistida por sucção, conforme seja necessário para abaixar a mama, e através do SIM, para romper ainda mais o sulco.
10. Avaliar e realizar uma abordagem infra-areolar para ressecção glandular, se houver indicação.
    a. Utilizar uma lâmina nº 15 e fazer a incisão na borda inferior da aréola, abrangendo a incisão perfurante original.
    b. Combinar tesoura de *lift* facial e cautério de Bovie para fazer a ressecção dos elementos glandulares "emborrachados" remanescentes.
        i. Garantir a preservação de 1 cm de tecido na posição retroareolar, para evitar a aparência de mamilo "grudado".
11. Lipectomia elétrica sem sucção, conforme seja necessário para garantir contornos torácicos suaves.
12. Drenos Penrose, presos na axila, a serem utilizados quando da realização de ressecção aberta.
13. Fechar a incisão periareolar:
    a. Reaproximar a camada do sistema fascial subcutâneo profundo, com uma sutura Vicryl 3-0.
    b. Reaproximar a pele com suturas dérmicas profundas Monocryl 3-0.
    c. Por fim, utilizar sutura subcuticular Monocryl 4-0 contínua.
14. Fechamento da incisão perfurante, com sutura de *nylon* 5-0.

Curativos pós-operatórios
a. Aplicar xeroforme nas incisões.
b. Aplicar TopiFoam no tórax.
c. Posicionar a faixa de bandagem ACE ou a malha torácica.

Cuidados pós-operatórios
- Permissão para tomar banho após 24 horas de pós-operatório.
- Usar TopiFoam e compressão o tempo todo, durante 2 semanas.
- Usar TopiFoam e compressão toda noite, por mais 2 semanas.
- Consulta da primeira semana de pós-operatório.
- Proibido realizar exercícios intensos por 2 semanas.
- Permissão para exercícios cardiovasculares, após 2 semanas (bicicleta ergométrica).
- Permissão para exercícios vigorosos, após 4 semanas (corrida).
- Permissão para levantar carga, após 6 semanas.

Referências

[1] Rohrich RJ, Ha RY, Kenkel JM, Adams WP. Classification and management of gynecomastia: Defining the role of ultrasound-assisted liposuction. Plast Reconstr Surg. 2003; 111(2):909-923, discussion 924-925

[2] Duncan DI. Improving outcomes in upper arm liposuction: Adding radiofrequency-assisted liposuction to induce skin contraction. Aesthet Surg J. 2012;32(1):84-95

[3] Theodorou S, Chia C. Radiofrequency-assisted liposuction for arm contouring: Technique under local anesthesia. Plast Reconstr Surg Glob Open. 2013;1(5):e37

Leituras Sugeridas

Blugerman G, Schalvezon D, Mulholland RS, et al. Gynecomastia treatment using radiofrequency-assisted liposuction (RFAL). Eur J Plast Surg. 2013;36(4):231-236

Duncan DI. Improving outcomes in upper arm liposuction: Adding radiofrequency-assisted liposuction to induce skin contraction. Aesthet Surg J. 2012;32(1):84-95

Lista F, Ahmad J. Power-assisted liposuction and the pull-through technique for the treatment of gynecomastia. Plast Reconstr Surg. 2008;121(3):740-747

Theodorou SJ, Paresi RJ, Chia CT. Radiofrequency-assisted liposuction device for body contouring: 97 patients under local anesthesia. Aesthetic Plast Surg. 2012;36(4):767-779

Parte III: Cirurgia Corporal

CAPÍTULO 25

SAFELipo para Homens

Simeon Wall Jr. ▪ Jeffery R. Claiborne

Resumo

A SAFELipo foi introduzida pelo autor sênior, em 2002, com a finalidade de tratar as limitações da lipoaspiração tradicional. SAFELipo é um acrônimo que descreve essa abordagem de um processo abrangente de controle da gordura (do inglês: ***S**eparation* [separação], ***A**spiration* [aspiração] *and **F**at **E**qualization* [equalização da gordura]). A fase de separação promove a emulsificação e liquefação mecânica do tecido adiposo-alvo, antes de qualquer sucção. Graças à liquefação do tecido adiposo-alvo, essa gordura é diferenciada da gordura "sólida" circundante, bem como dos vasos e da rede estromal de suporte. A gordura-alvo é aspirada de maneira preferencial, deixando a gordura superficial e as estruturas de suporte intactas, diferentemente da lipoaspiração típica, que provoca avulsão de vasos sanguíneos e estruturas de sustentação com a gordura relativamente sólida. A abordagem do processo de separação de gordura, seguida da aspiração preferencial, proporciona melhor controle, precisão e segurança. Reconhecendo que uma remoção perfeitamente uniforme do tecido adiposo jamais poderá ser conseguida, a equalização da gordura, que é a etapa final da SAFELipo, emulsifica uma parte da gordura remanescente que servirá de enxerto de gordura local para preencher quaisquer imperfeições. Por comparação, a lipoaspiração tradicional atua furando orifícios ao longo da treliça adiposa, para enfraquecer e colapsar a gordura, esperando que a pele colapse uniformemente. Com a SAFELipo, mesmo que haja alguma irregularidade após a aspiração, a fase de equalização irá corrigir e prevenir deformações. Quando devidamente conhecida e utilizada, a SAFELipo pode ir além da lipectomia por aspiração. O lipopreenchimento por vibração e expansão (EVL, do inglês *expansion vibration lipofilling*) foi desenvolvido em conjunto e como complemento da SAFELipo, para proporcionar uma forma mais efetiva e potencialmente segura de transferência de gordura autóloga. A SAFELipo e o EVL podem corrigir as deformidades de contorno iatrogênicas e modificar drasticamente as silhuetas por meio da adição, subtração e redistribuição, ao mesmo tempo em que se controla o caimento da pele. Este capítulo abrange ambas as técnicas, da SAFELipo e do EVL.

Palavras-chave: gravação da parede abdominal, celulite, *expansion vibration lipofilling* (EVL), lipoaspiração a *laser*, lipoaspiração, lipoaspiração elétrica (LE), lipoaspiração por radiofrequência, SAFELipo, "mordida de tubarão", separação e tumescência simultânea (STS), lipoaspiração ultrassônica, zonas de aderência.

Introdução

A meta da lipoaspiração é extrair, de forma precisa e uniforme, a matéria gordurosa sólida "desejável" que está contida em um sanduíche de estruturas "indesejáveis", explorando a resistência diferencial desses tecidos. Esse conceito é a base de uma lipoaspiração bem-sucedida desde a sua introdução original, por Illouz, em 1977.[1] O tecido adiposo de baixa resistência é mais facilmente rompido e aspirado, em relação aos vasos de maior resistência, à rede de sustentação estromal, a pele sobrejacente e as estruturas musculocutâneas subjacentes. O *feedback* tátil permite ao cirurgião detectar a má orientação da cânula e mantê-la no tecido adiposo de baixa resistência seguro. Embora essa explicação simplificada sobre porque a lipoaspiração funciona permita a evitação de estruturas vitais e a aspiração de gordura, não aborda a remoção irregular e não uniforme de gordura que conhecemos há décadas. Apesar dos muitos avanços no campo da extração de gordura por cânula romba (lipoaspiração), em especial na área de segurança do paciente, o problema básico com a lipoaspiração não foi superado — a curva de dose-resposta de lipoaspiração. Quanto mais gordura é removida de uma área (a dose), maior é a tendência a criar uma deformidade de contorno (resposta). Subsequentemente, os cirurgiões se especializaram na remoção incompleta de gordura para evitar deformações de contorno ou, em outras palavras, aprender a pegar somente a quantidade de gordura suficiente para fazer os pacientes ficarem contentes, sem criar deformidades de contorno evidentes. Ao longo dos anos foram propostos muitos dispositivos e tecnologias que supostamente permitiriam amenizar ou até eliminar essa curva de dose-resposta, no entanto, nenhum deles parece ser efetivo. De fato, a verdade é o oposto, uma vez que o desenvolvimento dos meios térmicos de lipoaspiração contribuiu com novas formas de criar tecido cicatricial e as resultantes deformidades de contorno, em razão da carga térmica transmitida aos delicados tecidos estromais de sustentação. A penetração ou rompimento dessas estruturas de sustentação tem sido fonte de muitas complicações ao longo das décadas, dentre as quais a mais frequente é o desenvolvimento de deformidades de contorno após a lipoaspiração. Para melhorar a segurança e a eficácia da lipoaspiração, o diferencial de resistência precisa ser ampliado e maximamente explorado, para permitir maior precisão da aspiração. Quando o diferencial é estreito, vasos e gordura superficial indesejada são arrancados. O objetivo é uma remoção laminar suave e controlada de uma bainha de gordura subcutânea, de modo que a gordura superficial sobrejacente e a derme recaiam naturalmente sobre as estruturas musculoesqueléticas mais profundas, sem aderência dérmica aos tecidos subjacentes. Entretanto, como o procedimento é feito às cegas, podemos fazer a abordagem sem, contudo, jamais conseguir uma remoção perfeitamente uniforme do tecido adiposo. A aceitação da remoção imperfeita é decisiva para a prevenção das deformidades de contorno iatrogênicas.

A SAFELipo foi introduzida pelo autor sênior, em 2002, para abordar as limitações da lipoaspiração tradicional.[2,3] O nome SAFELipo é um acrônimo que descreve essa abordagem de um processo abrangente de controle da gordura: separação (*Separation*), aspiração (*Aspiration*), e equalização da gordura (*Fat Equalization*).[2] A base da SAFELipo é a ampliação do diferencial de resistência, o que proporciona ao cirurgião maior controle e precisão na manipulação de tecido adiposo. A fase de separação promove a emulsificação e liquefação mecânica do tecido adiposo-alvo, antes de qualquer sucção (**Fig. 25.1**). Graças à liquefação do tecido adiposo-alvo, essa gordura é diferenciada da gordura "sólida" circundante, bem como dos vasos e da rede estromal de suporte. A gordura-alvo é aspirada de maneira preferencial, deixando a gordura superficial e as estruturas de suporte intactas, diferentemente da lipoaspiração típica, que provoca avulsão de vasos sanguíneos e estruturas de sustentação com a gordura relativamente sólida. A abordagem do processo de separação de gordura, seguida da aspiração preferencial, proporciona melhor controle, precisão e segurança. Reconhecendo que uma remoção perfeitamente uniforme do tecido adiposo jamais poderá ser conseguida, a equalização da gordura, que é a etapa final da SAFELipo, emulsifica uma parte da gordura remanescente que servirá de enxerto de gordura local para preencher quaisquer imperfeições. A fase de equalização se torna mais crítica em pacientes mais magros, quando pequenas discrepâncias na espessura tecidual se tornam mais prontamente visíveis no exterior. Por comparação, a lipoaspiração tradicional atua furando orifícios ao longo da treliça adiposa, para assim enfraquecer e colapsar a gordura, esperando que a pele colapse uniformemente. Com a SAFELipo, mesmo que haja alguma irregularidade após a aspiração, a fase de equalização irá corrigir e prevenir deformidades. A separação e a equalização também amolecem e relaxam a rede estromal septal profunda que segue ao longo da camada subcutânea, e permitem o recrutamento ou não recrutamento da pele sobrejacente, vista externamente como uma pele lisa sem aderências dérmicas ou fasciais. Essas aderências subcutâneas rígidas prendem a pele e constituem outra etiologia de irregularidades de contorno. Com o relaxamento dos pontos de fixação da pele às estruturas subjacentes, a pele pode ser manipulada de maneira previsível e redistribuída conforme a necessidade, a partir das áreas de excesso para dentro das áreas de deficiência e vice-versa. Quando devidamente conhecida e utilizada, a SAFELipo pode ir além da lipectomia por aspiração. Os princípios da SAFELipo foram estendidos para gerenciar de maneira abrangente o volume e controlar o caimento da pele. O EVL foi desenvolvido em conjunto e como complemento da SAFELipo, para proporcionar uma forma mais efetiva e potencialmente segura de transferência de gordura autóloga.[4] A SAFELipo e o EVL podem corrigir as deformidades de contorno iatrogênicas e modificar drasticamente as silhuetas por meio da adição, subtração e redistribuição, ao mesmo tempo em que se controla o caimento da pele.[4]

Vale a pena discutir o fato de os métodos térmicos de lipoaspiração (a *laser*, ultrassônica, por radiofrequência e outros) reduzirem drasticamente a resistência à cânula junto aos tecidos, de forma indiscriminada, estreitando o diferencial de resistência entre os tecidos-alvo e os tecidos indesejados. Dessa forma, a precisão do cirurgião é comprometida, assim como o *feedback* tátil é minimizado. Além disso, esses dispositivos criam uma carga cicatricial significativa e, conforme a pele se reposiciona no pós-operatório, a fibrose gerada predispõe o paciente a desenvolver contornos não naturais e aderências dérmicas que resultam em deformidades de contorno visíveis.

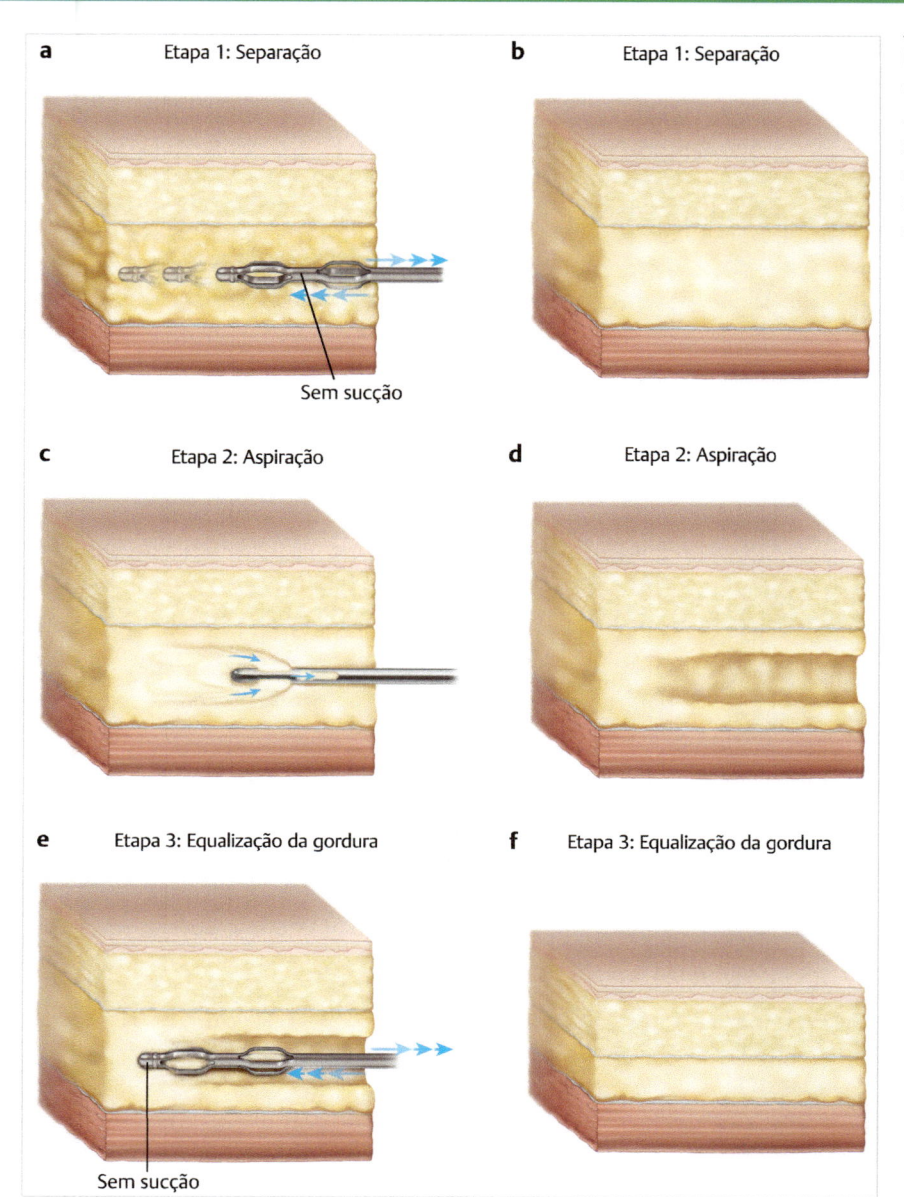

Fig. 25.1 Processo de SAFELipo em 3 etapas: separação, aspiração e equalização. Antes e após SAFELipo: (**a**) Antes da separação. (**b**) Após a separação. (**c**) Antes da aspiração. (**d**) Após a aspiração. (**e**) Antes da equalização da gordura. (**f**) Após a equalização da gordura.

Avaliação Física

1. *Hérnias:* a falha em identificar defeitos faciais pode levar à passagem acidental da cânula intra-abdominal e consequente lesão intestinal.
2. Qualidade da *pele*: uma lipoaspiração bem-sucedida depende da retração da pele ao arcabouço diminuído. Avalie a elasticidade da pele e as estrias. Pacientes não caucasianos tendem a apresentar uma contração de pele melhor, no pós-operatório.
3. *Padrão de distribuição de gordura:* diferenciar e apontar entre gordura intra-abdominal e gordura extra-abdominal. Ainda, notar o padrão de distribuição adiposa (maçã *vs.* pera etc.) e as assimetrias de distribuição do paciente.
4. *Arcabouço muscular:* avaliar o volume e a definição muscular, bem como as metas do paciente, em termos de definição muscular (magro/esguio *vs.* grande/amplo).
5. *Assimetrias esqueléticas:* escoliose, discrepâncias de comprimento das pernas, inclinação pélvica e deformações na parede torácica devem ser registrados e discutidos com o paciente.
6. *Índice de massa corporal (IMC):* pacientes com IMC maior que 30 geralmente têm grande quantidade de gordura intra-abdominal e é mais difícil criar um resultado agradável e satisfazer o paciente. Incentivamos os pacientes a se tornarem mais saudáveis e tentarem adiar a cirurgia para quando seu IMC estiver abaixo de 30.
7. *Gordura suprapubiana:* para criar um torso anterior harmonioso, a lipodistrofia da área do monte pubiano não pode ser ignorada. Em homens, a redução da adiposidade do monte pubiano aumentará

a exposição da diáfise peniana, o que pode ser um benefício extra para muitos pacientes.
8. *Celulite:* a celulite representa um desequilíbrio mecânico do volume de gordura superficial em relação à complacência e à elasticidade das câmaras septais fibrosas penetrantes.
9. *Zonas de adesão:* ao tratar o tecido adiposo adjacente a essas zonas, é necessário amolecer e romper essas aderências, para criar um contorno suave.

Anatomia

A anatomia da gordura subcutânea é tradicionalmente dividida nos compartimentos superficial e profundo, separados pela fáscia de Scarpa ou pelo equivalente fascial superficial. A camada adiposa superficial exibe uma gordura compacta e densa junto a septos fibrosos firmemente organizados; por outro lado, a camada gordurosa mais profunda apresenta um arranjo mais frouxo e mais areolar.[5] Do ponto de vista clínico, como a lipoaspiração é feita às cegas, é mais útil controlar a gordura da perspectiva da profundidade em relação à pele, do que em relação à fáscia de Scarpa. Ainda que de uma forma arbitrária e simplificada, dividimos a gordura subcutânea em três camadas: superficial, intermediaria e profunda (**Fig. 25.2**).[6]

As camadas profunda e intermediária são mais seguras e fáceis de tratar, enquanto a camada adiposa superficial exige mais precisão. As irregularidades presentes na camada profunda por vezes podem ser disfarçadas pela gordura superficial, no entanto as inconsistências na camada superficial de gordura provavelmente criarão deformidades. Como a camada gordurosa superficial é mais fibrosa e está mais perto da superfície da pele, a extração laminar é mais difícil e as irregularidades são menos indulgentes. Isso não significa que o compartimento superficial deve ser evitado e não pode ser manipulado com segurança. Tratamos esse compartimento de forma rotineira, para criar maior definição anatômica (linha semilunar, esculpir a parede torácica masculina etc.). Com a SAFELipo, um número maior de áreas fibrosas pode ser acessado de forma segura, desde que o cirurgião aumente a separação e as fases de equalização.

As zonas de aderência representam áreas com conexões fibrosas mais espessas e fortes, entre a pele e a fáscia profunda subjacente. Alguns autores recomendam evitar a lipoaspiração dessas áreas, as quais são predispostas a apresentar irregularidades pós-operatórias.[7] Entretanto, se forem identificadas no pré-operatório, as conexões fibrosas rígidas podem ser relaxadas por meio de separação e equalização. O tecido tornar-se-á mais flexível, permitindo que a pele se reposicione naturalmente e toda a área possa ser tratada com segurança e de forma bem-sucedida.

A celulite tem duas etiologias—ambas resultantes de uma desarmonia mecânica. No compartimento de gordura superficial, a gordura está firmemente empacotada em compartimentos fibrosos. Os septos estendem-se da pele à fáscia superficial, com capacidade limitada de expansão e contração. O tipo primário de celulite, conforme descrito por Illouz,[8] é causado pela hipertrofia gordurosa compartimental com os septos prendendo a pele à fáscia e, assim, criando abaulamentos de compartimento. O tratamento desse tipo de celulite se destina a reduzir a gordura junto ao compartimento ou obliteração dos pontos de ancoragem septais. Lockwood descreve o segundo tipo de celulite como sendo resultante da flacidez cutânea e fascial: "com o envelhecimento e os danos causados pela radiação solar, todo o sistema pele-fáscia superficial/gordura-fáscia superficial relaxa e se alonga, resultando em tecidos moles ptóticos, deformação por pseudodepósito de gordura e celulite".[9] Esse segundo tipo de celulite é mais comum em pacientes que sofrem perda maciça de peso e com a idade avançada, e é corrigido cirurgicamente pelo tensionamento da pele e do sistema fascial.

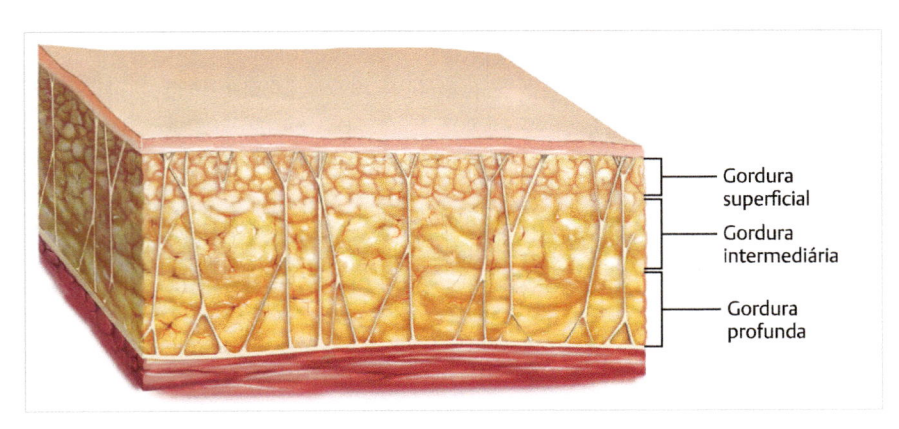

Fig. 25.2 Para a cirurgia de lipoaspiração, a gordura subcutânea deve ser considerada como tendo três camadas: profunda, intermediária e superficial. (Reproduzida com permissão de F Nahai. The Art of Aesthetic Surgery. 2nd ed. New York, NY: Thieme; 2010.)

Etapas da SAFELipo em Homens

A lipoaspiração do tronco pelo processo da SAFELipo é tipicamente realizada em três posições: supinação e em ambas as posições de decúbito lateral, esquerda e direita. Apesar da atual falta de evidências, a ação de virar o paciente múltiplas vezes, inclusive na posição de decúbito lateral, pode minimizar o risco de trombose venosa profunda e embolia pulmonar, uma vez que a pressão venosa cai no lado que é elevado, diminuindo o acúmulo e melhorando a drenagem venosa pélvica. O amortecimento adequado de todos os pontos de compressão é importante, aliado a uma cuidadosa preparação estéril e colocação do campo cirúrgico. Uma única preparação de corpo inteiro é preferível, com o campo estéril se estendendo do pescoço até o final do leito, de modo a poder movimentar o paciente em diferentes posições durante o procedimento, sem necessidade de preparação adicional.

Realizar a lipoaspiração a partir dessas três posições — supinada, decúbito lateral direito e decúbito lateral esquerdo — pode ajudar a prevenir as deformidades de contorno, incluindo as "mordidas de tubarão" na região mediana das nádegas e outros estigmas da lipoaspiração observados com frequência. Alguns cirurgiões realizam o procedimento com o paciente em posição algo supinada, mas com as pernas para cima e cruzando o corpo, o que criará uma aparência não natural do tronco, quadril, nádegas e região lateral das coxas, em decorrência de torção da coluna espinal e projeção da proeminência da área trocantérica femoral. Realizar o contorno nessa posição não anatômica das nádegas e membros inferiores pode levar ao exagero ou à deficiência de correção, o que frequentemente é visto como deformidades de contorno da região mediana das nádegas, prega glútea e áreas laterais das coxas. Na posição de decúbito lateral, a semelhança com a posição normal vertical é maior, permitindo que o contorno corresponda à mesma posição em que o paciente se autoavalia defronte de um espelho, em casa. Ademais, a posição em decúbito lateral possibilita o tratamento completo da área abdominal superior, ao contrário da posição supinada, como resultado da hiperextensão do abdômen no paciente em supinação, criando interferência da caixa torácica subjacente e aderência da pele abdominal tensionada ao arcabouço subjacente. Na posição lateral, a pele na região abdominal superior do paciente pode ser livremente afastada das costelas subjacentes, que agora estão bem menos protuberantes em decorrência da posição abdominal flexionada. Há também um elemento de segurança adicional na execução do trabalho na região abdominal superior com o paciente posicionado em decúbito lateral, uma vez que as costelas não surgem constantemente com o potencial de perfuração por baixo delas. Tratar as áreas-alvo a partir de múltiplas posições e sítios de acesso aumenta o entrecruzamento e diminui as irregularidades (**Fig. 25.3**).

Em qualquer procedimento de lipoaspiração, a infusão adequada da solução umidificante é decisiva para minimizar a perda de sangue, fornecer anestesia adicional e ampliar o espaço de trabalho por meio da expansão do volume. Em casos primários, usa-se uma infusão

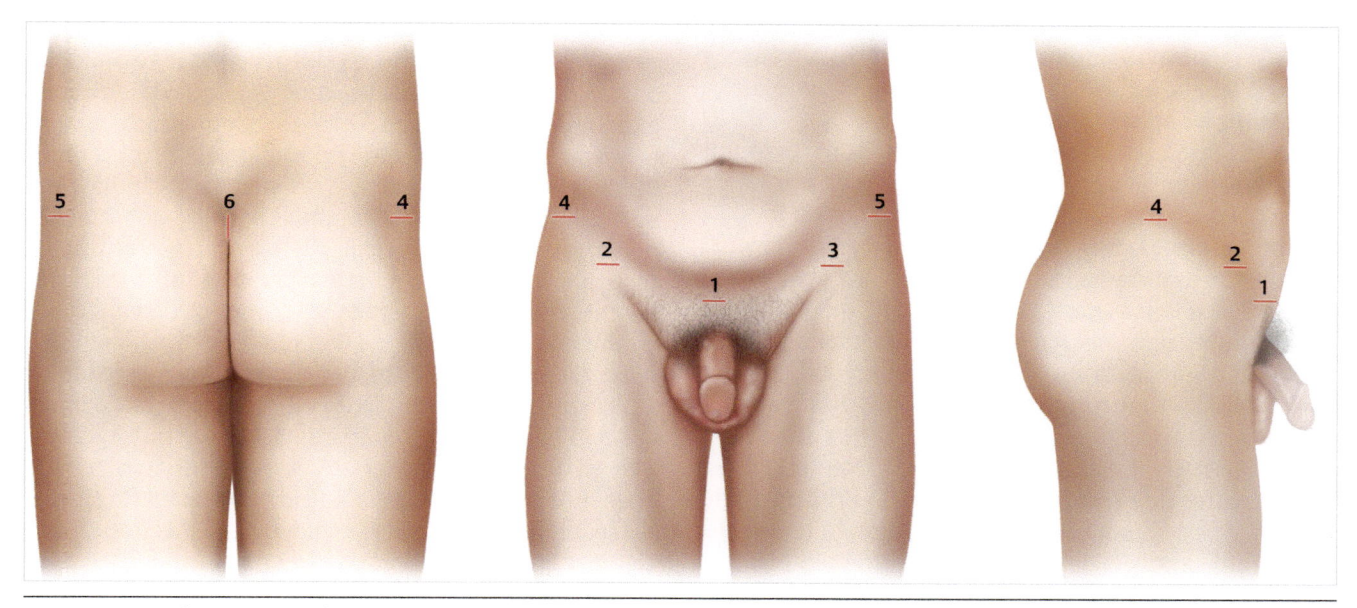

Fig. 25.3 Para a lipoaspiração do tronco, estes são nossos acessos-padrão para lipoaspiração. O acesso na região abdominal inferior central somente é necessário quando a acentuação da linha alba se faz necessária em homens mais atléticos.

superúmida típica, com uma razão de infusão:aspiração de 1:1 ou 1,5:1. Em um procedimento de lipoaspiração repetida, em que a expansão do volume da zona-alvo é ainda mais essencial para conseguir atravessar adequadamente os planos teciduais, uma abordagem tumescente a uma razão 2:1 ou mesmo 3:1 frequentemente é necessária. Antigamente usava-se uma agulha Klein para realizar esse importante aspecto do procedimento, abrangendo uma fase de infusão e, então, cerca de 20 minutos de espera para permitir a máxima vasoconstrição dos tecidos, antes de realizar a etapa 1 do processo de SAFELipo — a separação.

Em cooperação com o autor sênior (S.W.) e no curso da aplicação dos conceitos de SAFELipo aos procedimentos de lipoaspiração e enxerto de gordura, o dr. Daniel Del Vecchio foi o primeiro a propor a utilidade da realização de STS.[4] O tempo necessário para que a vasoconstrição máxima tenha efeito é drasticamente reduzido pela infiltração simultânea da solução umidificante durante a execução da etapa 1, a separação. Com uma clássica agulha Klein e movimentos manuais lentos da agulha, a solução umidificante irá se dispersar para dentro das áreas de menor resistência, de modo que amplos depósitos de solução umidificante geralmente se formam na interface gordura-fáscia, em profundidade aos tecidos subcutâneos-alvo e suas redes capilares associadas. Entretanto, para a máxima eficácia da epinefrina, a solução deve ser dispersa de maneira uniforme ao longo de todo o espaço subcutâneo, para assim maximizar a área de superfície e contato entre a solução e os pequenos vasos sanguíneos-alvo. A STS separa os tecidos e cria uma treliça de planos teciduais de baixa resistência para a dispersão da solução umidificante e vasoconstrição. Para a STS, usamos uma cânula angulada de 3 mm com grade e ponta dilatada, a qual é conectada ao dispositivo elétrico e à bomba de solução tumescente.

Após a STS, uma separação adicional da gordura-alvo geralmente é desejável. A etapa 1 (separação, incluindo a STS) consome cerca de 40% do tempo total do procedimento. De forma típica, a separação de gordura é realizada usando-se LE para maximizar as oscilações e a eficácia das asas nas cânulas de ponta dilatada, bem como minimizar o esforço durante a lipoaspiração (**Fig. 25.4**). Embora a LE torne a SAFELipo menos extenuante, mais precisa e muito mais eficiente, é possível realizar a SAFELipo manualmente, sem eletricidade. Os dissecadores ou cânulas anguladas têm uma ponta romba e "asas" ou defletores que criam zonas de pressão relativamente altas e baixas quando passados ao longo do tecido. Essas zonas móveis de gradientes de pressão tecidual adjacentes às asas da cânula permitem que glóbulos de gordura fixos se desloquem e se soltem de seus pontos de fixação circundantes, essencialmente separando essas gotículas de gordura umas das outras e de suas re-

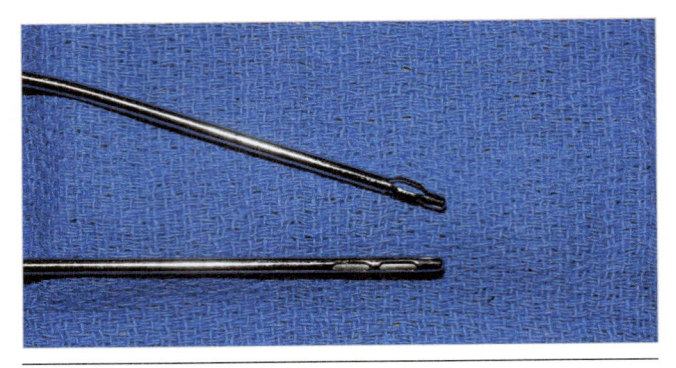

Fig. 25.4 *Em cima*: cânula com grade e ponta dilatada. *Embaixo:* cânula de ponta Mercedes e porta dupla.

des de suporte de vasos sanguíneos e tecidos estromais. Esse processo de emulsificação mecânica, ou separação, transforma a arquitetura de gordura normalmente sólida em um ambiente mais líquido nas áreas-alvo, de modo a efetivamente criar uma zona de tratamento de gordura emulsificada de baixa resistência, deixando áreas não tratadas de maior resistência acima (pele) e abaixo (estruturas musculoesqueléticas). A criação desse diferencial nesses planos de tratamento é decisiva para conseguir navegar de forma segura e fácil ao longo da área, na etapa 2 (aspiração).

Em um caso de lipoaspiração repetida, a ampliação da resistência tecidual diferencial é ainda mais importante, uma vez que o diferencial natural na resistência entre a camada de gordura e sua pele sobrejacente ou as estruturas musculoesqueléticas subjacentes desapareceu como resultado do tecido cicatricial oriundo da lipoaspiração anterior. Os defensores da lipoaspiração térmica (a *laser*, ultrassom, radiofrequência) argumentam que esses casos de repetição são ideais para as tecnologias de lipoaspiração baseadas em energia. Todavia, em nossa experiência, esses são os piores casos para lipoaspiração térmica. Os dispositivos de lipoaspiração térmica diminuem indiscriminadamente a resistência da cânula, além de anularem o *feedback* tátil que permite ao cirurgião permanecer no plano cirúrgico correto. Em um típico caso de lipoaspiração repetida, já existe um leito fibrótico e uma arquitetura mais sólida de tecido cicatricial, gordura e estruturas de sustentação; isso tipicamente se manifesta para o cirurgião como uma incapacidade de passar a cânula de infiltração ou lipoaspiração ao longo dos tecidos. O tempo mais prolongado de tratamento e a carga térmica mais alta são transmitidos ao leito tecidual, intensificando a inflamação e subsequente cicatrização, bem como acarretando queimaduras francas em alguns casos. Mesmo com o uso da lipoaspiração tradicional nos casos de repetição, os traumas com a ponta da cânula na pele ou dano a estruturas mais profundas são bem mais comuns e podem produzir resultados desfavoráveis.

Usando a SAFELipo, a etapa de separação permite que o cirurgião recupere o diferencial perdido na resistência entre esses planos, o que possibilita uma navegabilidade facilitada ao longo das zonas-alvo, seja a meta remover gordura adicional, redistribuir o que resta ou adicionar mais gordura à área por meio do EVL. Exemplificando, se for para remover gordura extra, é fácil permanecer junto à zona-alvo de excesso de gordura separada, uma vez que sua resistência foi tornada perceptivelmente menor do que a pele sobrejacente e o leito subjacente, de modo similar à sensação de um procedimento típico de lipoaspiração primária. As estruturas de sustentação e vasos sanguíneos são poupados, porque permanecem sólidos e distintos da gordura-alvo emulsificada que é aspirada de maneira preferencial.

Não há necessidade de nenhuma energia térmica nem sucção durante a etapa 1 (separação), de modo que os tecidos e vasos sanguíneos que circundam a gordura são deixados intactos. A separação da gordura foi comparada ao ato de derrubar uma maçã de uma macieira chacoalhando-se a árvore, ou seja, um processo relativamente brando. É importante definir o plano adequado para prevenir desventuras e lesão por avulsão vascular ou destruição da rede estromal. Como já mencionado, a LE favorece um procedimento mais rápido, maximizando a quantidade de separação de gordura que pode ser conseguida em cada passo. Nessa etapa, o ponto final desejado é a perda de resistência de toda a gordura-alvo, mostrando ao operador que a zona-alvo está (mecânica e) adequadamente emulsificada.

Somente depois que a separação da gordura-alvo de seus pontos de fixação é conseguida, usa-se uma cânula mais convencional (p. ex., cânula angulada de parede Mercedes dupla, com porta longa, de 2,7, 3 ou 4 mm) contendo um número maior de portas menores e menos agressivas para aspirar a gordura de baixa resistência então "emulsificada". Como a gordura já foi separada, esse processo de aspiração é rápido e quase totalmente sem sangue, podendo ser realizado com cânulas menores e menos agressivas que causam traumatismo mínimo à gordura circundante, à vasculatura e à rede estromal deixada para trás, o que é necessário para proporcionar um contorno natural e suave que cicatrize sem complicações. A etapa 2, aspiração, em geral toma cerca de 40% do tempo total do tratamento.

Similarmente ao modo como a água é sugada por um canudo de um copo de vidro contendo cubos de gelo, essa gordura mecanicamente emulsificada ou liquefeita é sugada de maneira preferencial para fora da camada subcutânea, deixando uma rede de suporte intacta. Em contraste, a lipoaspiração padrão emprega uma tremenda pressão negativa para forçar a avulsão da gordura e das estruturas de suporte em seu estado sólido de alta resistência natural. Como a gordura-alvo sólida e os vasos sanguíneos de suporte apresentam resistência tecidual similar, ambos são aspirados a taxas quase equivalentes.

A terceira etapa da SAFELipo é a equalização da gordura. De modo similar à etapa 1, a equalização da gordura é realizada sem nenhuma sucção e com o mesmo dissector ou cânula de ponta dilatada. A etapa 3 tipicamente ocupa cerca de 20% do tempo total do procedimento. Ao usar o processo de SAFELipo pela primeira vez, muitos profissionais notam que gastam menos tempo na etapa 1, mas passam muito mais tempo na etapa 3, tentando igualar o leito remanescente. Conforme se adquire experiência e a importância da etapa 1 é totalmente percebida, a partição do tempo em 40/40/20 se torna mais comum. Nos procedimentos de lipoaspiração repetida, é típico gastar mais tempo tentando igualar as projeções e depressões remanescentes, por meio de uma agressiva modelagem e equalização de contorno do leito gorduroso remanescente, usando a mão oposta aliada à movimentação de vai-e-vem da ponta dilatada do instrumento ao longo do leito tecidual irregular. Ademais, o EVL é quase universalmente utilizado para igualar os volumes, nesses casos desafiadores.

A etapa de equalização da gordura separa efetivamente uma parte da gordura remanescente, elimina as áreas mais espessas e as mais delgadas de gordura, e preserva essa gordura recém-separada como uma camada lisa de enxertos de gordura "locais" que previne a aderência da derme à fáscia mais profunda ou a outras estruturas musculoesqueléticas. Esse cobertor de enxertos de gordura "locais" é mantido no lugar para proteger contra formação de cicatriz, aderência de pele e deformidades de contorno resultantes. Essa camada lisa e uniforme de enxertos de gordura locais confere a suavidade e o aspecto natural tipicamente observados nos procedimentos de SAFELipo, mesmo quando a camada remanescente de gordura fica muito delgada, o que contrasta de modo acentuado com outras formas de lipoaspiração que tipicamente criam deformidades desagradáveis de contorno à medida que a camada de gordura é afinada de forma progressiva.

A equalização da gordura combina aspectos da separação de gordura com deslocamento de gordura e enxerto de gordura "local" para produção de uma camada gordurosa remanescente lisa, uniforme e complacente, que proporcione um resultado estético agradável. No passado, um dos maiores desafios da lipoaspiração era como remover toda a gordura indesejada em uma área sem criar uma superfície dentada, nodular ou ondulada na área tratada. O processo abrangente envolvido na SAFELipo respondeu a esse desafio e busca gerar resultados drásticos, porém suaves e naturais.

Para os casos primários e repetidos, o ponto final da etapa de equalização da gordura é um teste de pinçamento com rolagem suave. Usando as duas mãos, mas sem auxílio de qualquer instrumento, a pele é delicadamente pinçada e movida entre os dedos indicador e polegar, com rolagem ao longo de toda a área, em múltiplas direções diferentes, para avaliar a suavidade da pele e da camada de gordura subjacente. Em áreas de irregularidade persistente, o dissector de ponta dilatada pode ser inserido e empurrado para frente e para trás, ao longo da área irregular, ao mesmo tempo em que essa área é pinçada com a mão oposta, aplicando-se uma leve pressão no local. Em casos de repetição em que a área continua irregular, usa-se deslocamento de gordura e modelagem manual agressiva, se necessário, aliados ao enxerto de gordura formal (EVL), caso a área ainda apresente deficiência de volume. Por fim, a liberação de quaisquer aderências cutâneas remanescentes é realizada de uma forma conservadora e precisa.

A maioria dos cirurgiões plásticos está bastante familiarizada com as abordagens pontuais tradicionais amplamente ensinadas e adotadas para tratar as deformidades de contorno. A técnica propõe tratar as saliências com lipoaspiração, e as depressões com enxerto de gordura, bem como a abandonar as áreas que não são saliências nem depressões. Essas abordagens pontuais tipicamente requerem extensivas marcações pré-operatórias e tempos de procedimento longos, envolvendo múltiplas incisões de acesso. Em agudo contraste, a equalização de uma área inteira com o processo de SAFELipo é de execução tecnicamente muito mais simples, com o benefício adicional de tornar desnecessário o enxerto formal de gordura em muitos casos. Em vez de aspirar as saliências e preencher as depressões, a SAFELipo varre toda a área, de modo a permitir que os excessos salientes sejam deslocados e caiam nas depressões, preenchendo-as. Se ainda houver necessidade de enxerto formal de gordura, o processo de SAFELipo proporciona um ambiente receptivo para os enxertos de gordura, diferentemente do leito receptor inóspito e frequentemente hostil observado após a aplicação dos métodos térmicos de lipoaspiração.

Várias técnicas adicionais são úteis no sentido de ajudar a prevenir as deformidades de contorno durante a lipoaspiração. Primeiro, a sucção deve ser suspendida antes da inserção e remoção das cânulas, para assim prevenir a criação de uma depressão no sítio de entrada da cânula. Ademais, usam-se exclusivamente cânulas anguladas, que podem ser giradas e redirecionadas sem necessidade de retrair a cânula de volta para perto do ponto de entrada (**Fig. 25.5**). Isso evita criar depressões e também proporciona uma cobertura mais completa de uma área, com a rotação constante da cânula gerando um efeito "limpador de para-brisa" e cobertura máxima. As áreas mais próximas à incisão devem ser tratadas sempre por último, e a gordura deve ser cuidadosamente equalizada nos sítios de acesso, quando da conclusão do caso. Todos os sítios de acesso, com exceção daqueles usados para enxerto de gordura formal,

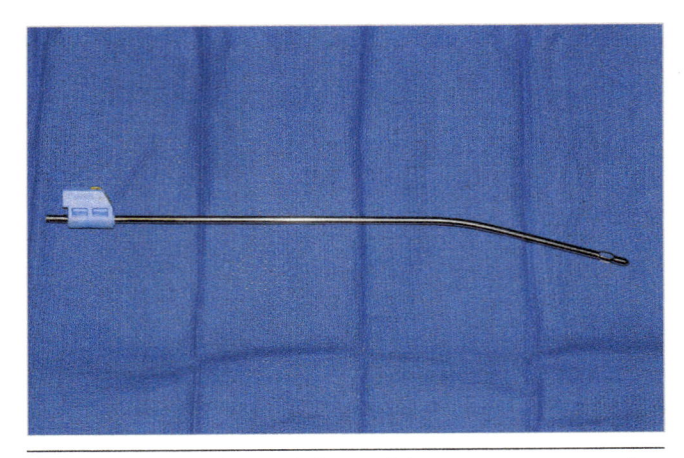

Fig. 25.5 Uma cânula angulada possibilita um tratamento mais completo de uma área distal com a simples rotação da cânula. O ângulo também diminui as taxas de depressões lineares, porque a rotação da cânula naturalmente cria um hachurado (entrecruzamento).

permanecem abertos para drenagem, minimizando o acúmulo de líquido, equimoses e inchaço persistente. Por fim, de modo geral, é prudente não realizar sucção na região mediana das nádegas nem na área da prega glútea, e realizar enxertos de gordura frequentes em ambas, a fim de prevenir depressão ou colapso adicional. O uso de EVL proporciona uma expansão e suporte muito maior dessas áreas, em comparação a outras técnicas de enxerto de gordura.

A gravação da parede abdominal, descrita pela primeira vez por Mentz,[10] é uma técnica de contorno auxiliar que vem sendo alvo de interesse crescente entre cirurgiões plásticos e pacientes. A gravação abdominal consiste na criação intencional de espessuras diferenciais de gordura em zonas adjacentes, por meio do uso da lipoaspiração. Essas áreas também podem ser consideradas deformidades de contorno iatrogênicas intencionais, destinadas a conferir dimensionalidade e maior definição muscular. Em pacientes musculosos ou atléticos apresentando pouca gordura subcutânea e uma musculatura de parede abdominal visível, a técnica pode acentuar a desejada aparência de inscrições na parede abdominal, a linha semilunar, e a linha alba (**Fig. 25.6**). Os problemas surgem quando os cirurgiões aplicam técnicas de gravação em pacientes que não exibem uma musculatura abdominal visível em repouso ou em flexão, ou em pacientes com excesso de pele. É nesses pacientes, ou naqueles que apresentaram ganho significativo de peso após a cirurgia de gravação, que encontramos a maioria dos problemas. Embora os resultados da gravação abdominal possam parecer agradáveis em um paciente condicionado estático, podem surgir problemas estéticos significativos quando o hábito corporal do paciente não se alinha com a musculatura abdominal gravada, ou em pacientes que ganham peso, ou ainda quando alguns pacientes são dinamicamente observados. Em alguns casos, as gravações

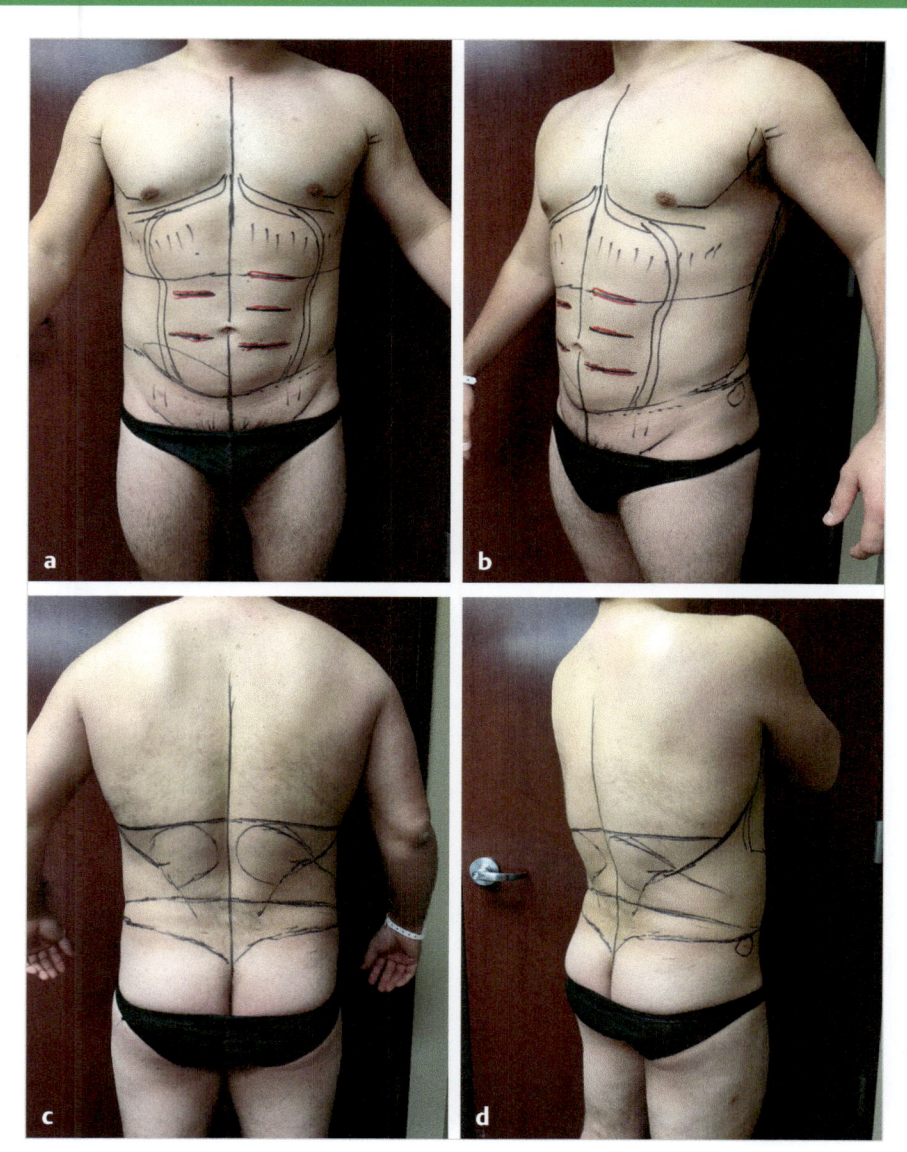

Fig. 25.6 (a-d) Paciente de 33 anos previamente submetido à SAFELipo do tronco e tórax. Após 1 ano ele retornou para repetir a SAFELipo com o objetivo de tratar uma lipodistrofia de tronco residual e aumentar a definição muscular. A imagem mostra nossas marcações-padrão para tronco masculino.

iatrogênicas não se contraem nem se movem como a anatomia que mimetizam, e essa discordância é maior tanto quanto mais pesado for o paciente. Em pacientes com menos gordura subcutânea e uma musculatura abdominal subjacente claramente visível, realizamos uma equalização extra na linha semilunar e na linha alba, com o intuito de conferir ao abdômen um formato tridimensional melhorado; contudo, executamos essa técnica com cautela e somente nessa subpopulação de pacientes. Desaconselhamos a aplicação dessa técnica em pacientes obesos, que apresentam um compartimento de gordura subcutânea mais espesso e uma anatomia muscular abdominal não visível. De modo geral, o compartimento superficial não deve ser tratado com gravação, se os compartimentos mais profundos apresentarem uma lipodistrofia residual significativa. A gravação abdominal é particularmente difícil de controlar no pós-operatório, dado que o abdômen é uma enorme área de dobra de uma flexão. O controle do contorno no pós-operatório com espuma, compressão adequada,

evitação de flexão e evitação da compressão desfavorável decorrente de vestimentas apertadas são, todos, decisivos para a obtenção de resultados favoráveis na gravação abdominal.

Em contraste com o limitado número de pacientes que são candidatos á gravação abdominal, praticamente todo tórax masculino requer SAFELipo diferencial com ou sem intensificação peitoral por EVL, objetivando um formato natural e masculino. Se a área torácica for apenas submetida a uma lipoaspiração uniformemente delgada em todas as áreas, o resultado será uma aparência artificial e indesejável, com o tórax parecendo achatado e amorfo, sem nenhum contorno. Assim como a forma estética feminina requer o formato das mamas, a forma estética masculina requer um formato de tórax musculoso. Similarmente à preferência de tamanho da mama nas mulheres, há homens que desejam um volume de peitoral maior. Para conferir forma e definição de músculo peitoral anteriormente, bem como tônus do músculo latíssimo do dorso nas axilas, usa-se a SAFELipo diferencial para deixar algumas áreas mais espessas do que outras (**Fig. 25.7**). Um formato em "L" é projetado no aspecto lateral inferior do tórax, e esse "L" será bastante afinado. O aspecto medial superior do tórax ficará mais espesso, para conferir o formato do peitoral, conforme a necessidade. Utilizamos o EVL com frequência na área do peitoral maior para pacientes que necessitam de volume e forma adicional. Na axila, escavamos agressivamente e afinamos até encontrar a borda anterior do latíssimo; deixar uma espessura extra sobre o latíssimo pode conferir aos homens um formato em "V" mais desejável. Após a finalização da SAFELipo de todo o tórax e axilas, muitos pacientes continuam tendo elementos glandulares residuais por trás da aréola, os quais precisam ser retirados através da pequena incisão de acesso na aréola. Quando a SAFELipo é feita corretamente, esse tecido glandular fibroso deixa de aderir aos tecidos circundantes e pode ser puxado para fora muito facilmente, com auxílio de um hemostato, seja *en bloc* ou em pedaços (**Fig. 25.8**).

Cuidados Pós-Operatórios

Todas as incisões são deixadas abertas para drenagem do excesso de líquido, e somente o abdômen requer um único dreno de sucção fechado. Para os casos de tórax, os protocolos de recuperação rápida consistindo em alongadores de braço são instituídos imediatamente após a cirurgia e mantidos por várias semanas, no pós-operatório. A massagem é iniciada em 2 semanas, após a cirurgia, em todas as áreas operadas. Os pacientes são esclarecidos quanto ao fato de o inchaço demorar cerca de 4 meses para desaparecer por completo, enquanto a pele levar até 1 ano para suavizar, firmar e recuperar a flexibilidade e elasticidade normais (em pacientes secundários, isso pode demorar 1-2 anos). Os pacientes são beneficiados pela colocação de espumas Reston de 1,2-2,5 cm (3M Corporation) aliadas a malhas de compressão para auxiliar na resolução do inchaço e prevenção de deformidades de contorno. A espuma Reston de 2,5 cm é usada na região da circunferência de tronco, enquanto a espuma mais fina é usada em todas as outras áreas. Espumas recortadas também são usadas para compressão diferencial em depressões amplas, nas quais o enxerto de gordura formal foi realizado. A face aderente da espuma é revestida com gaze, para prevenir bolhas. A espuma deve ser desprendida pela manhã, após a cirurgia, e então todo dia no pós-operatório. O simples ato de desprender a espuma e reaplica-la imediatamente previne a formação de bolhas por tração, além de manter os pacientes mais confortáveis A mesma espuma pode ser usada por 2 semanas, ininterruptamente, e então por mais 2 semanas apenas durante o dia (sem usar a espuma à noite). O talco de bebê deve ser usado sob a espuma, para proporcionar mais conforto; caso desenvolva sensibilidade, o paciente pode usar uma camiseta de compressão Under Armour por baixo da espuma. A espuma pode ser lavada e seca, e usada por várias semanas, tornando-se cada vez mais macia e confortável com o passar do tempo. As malhas de compressão são usadas sobre a espuma e

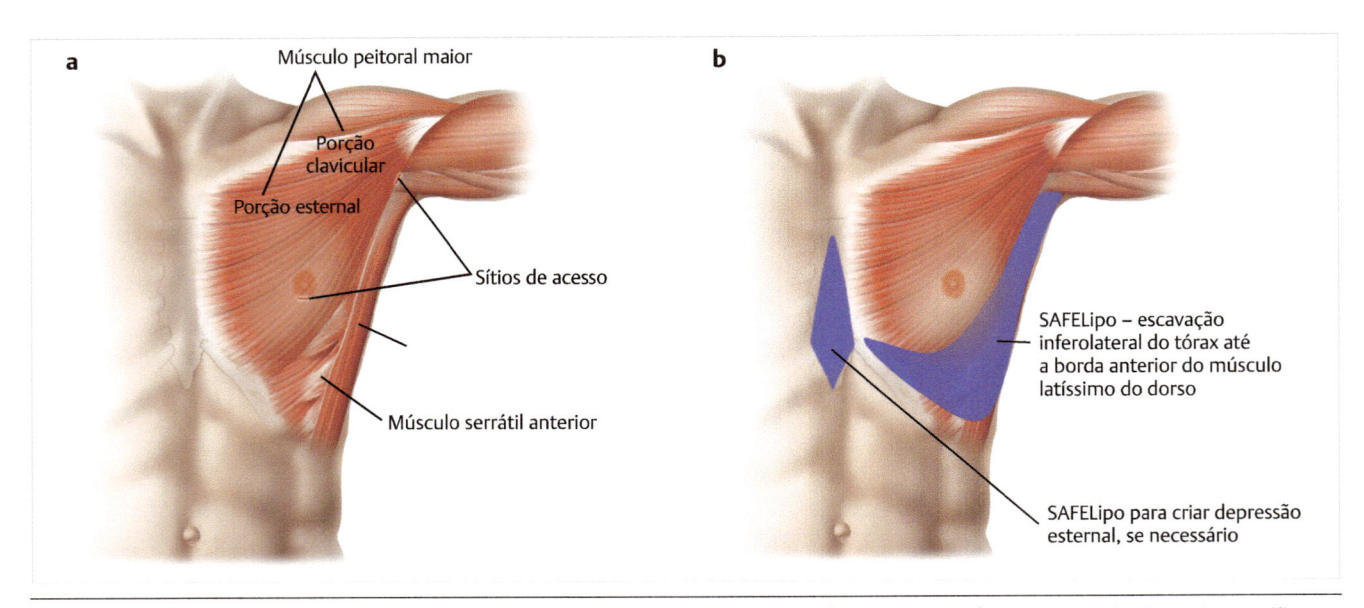

Fig. 25.7 (a-e) Anatomia do tórax masculino. Base anatômica para a abordagem do tratamento da ginecomastia. Zona 1: a região torácica inferior lateral é desprovida dos músculos peitoral e latíssimo; portanto, o tórax masculino deve ser esvaziado nessa zona. Qualquer volume tecidual nessa área não é esteticamente agradável. Zona 2: com a sobreposição do músculo peitoral superomedialmente, e a sobreposição do latíssimo na axila posterior, algum volume é desejável para dar contorno muscular. Essa área não deve ser submetida à lipoaspiração e, às vezes, nem mesmo à implantação de enxertos de gordura. Zona 3: na região torácica central, essa área apresenta espessura variável com base na quantidade de hipertrofia glandular. Essa área deve ser submetida a uma lipoaspiração branda a moderada, para criar uma transição suave da parte superior do tórax para a região lateral inferior escavada da Zona 1. Dois sítios de acesso geralmente são necessários: um sítio na base da aréola e outro sítio na prega axilar.

c

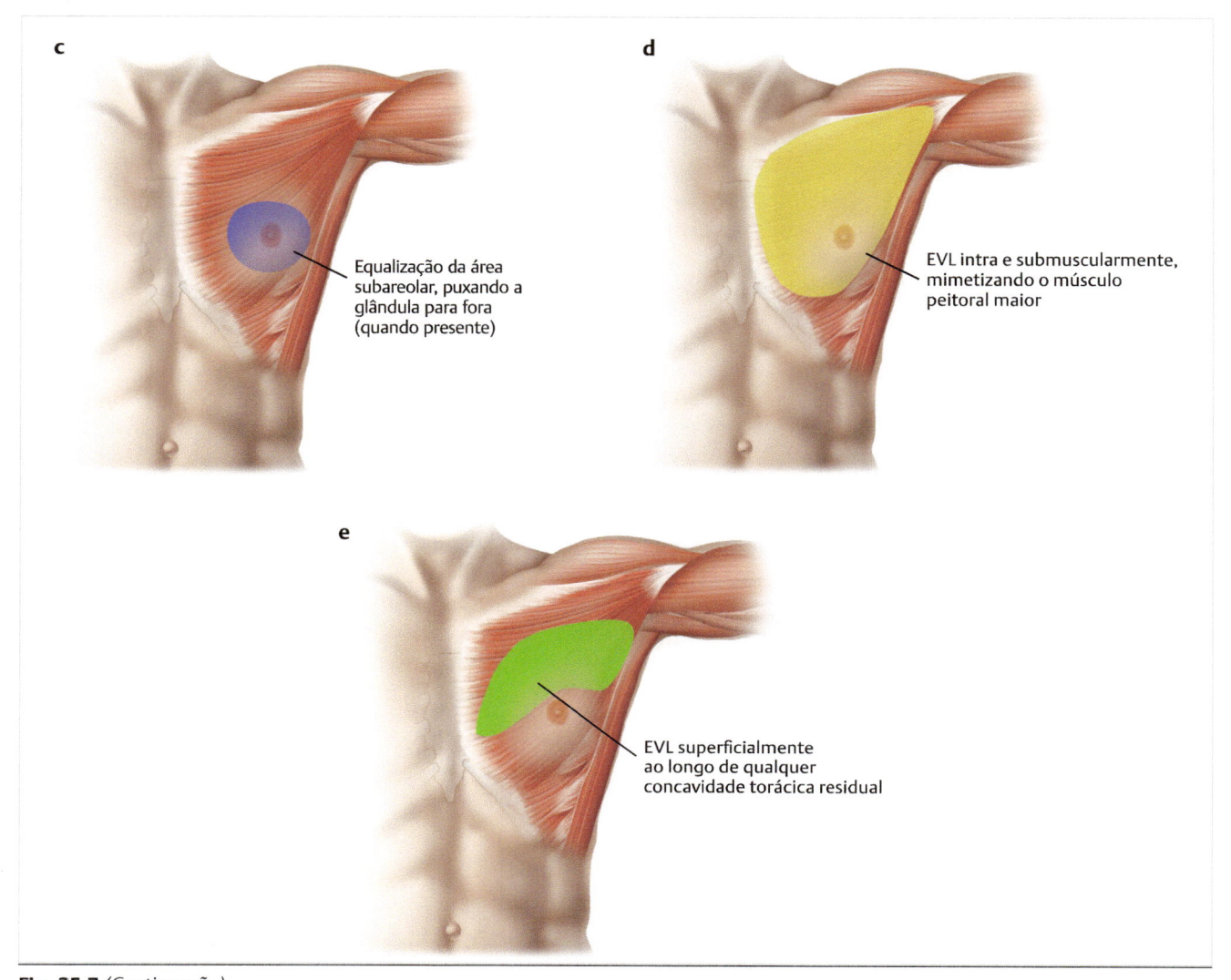

Equalização da área subareolar, puxando a glândula para fora (quando presente)

d

EVL intra e submuscularmente, mimetizando o músculo peitoral maior

e

EVL superficialmente ao longo de qualquer concavidade torácica residual

Fig. 25.7 *(Continuação).*

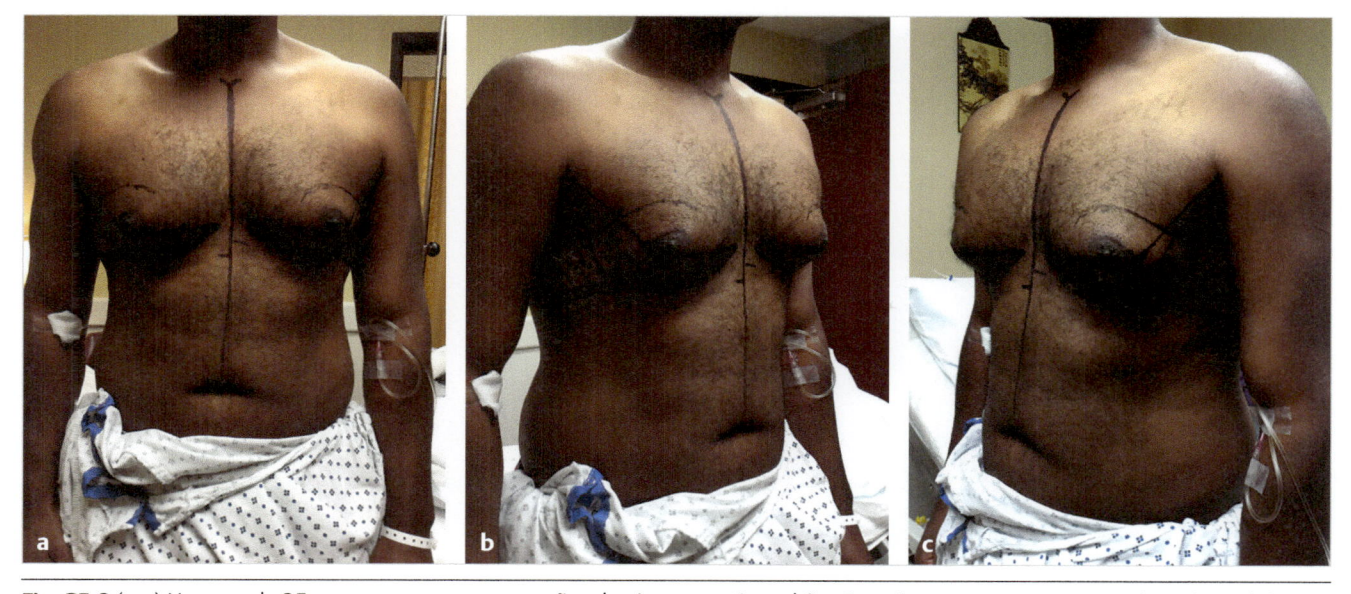

Fig. 25.8 (a-c) Homem de 35 anos com nossas marcações de ginecomastia padrão. O paciente apresenta certa assimetria torácica, com o lado esquerdo maior e mais largo que o direito.

não devem ser excessivamente apertados nem atados, o que pode acarretar em bandas de constrição no traje, as quais podem ser transmitidas à pele e causar deformidades de contorno. Se os pacientes observarem uma dobra na pele ou o desenvolvimento de alguma irregularidade de contorno, a posição da espuma pode ser ajustada de modo a suavizar essas áreas. Após usarem a espuma e a malha de compressão de fase 1 por 1 mês, os pacientes deverão usar uma malha de compressão de fase 2 pelos próximos 1-3 meses, no período da manhã (uma malha de fase 2 é um tipo de *collant* elástico e sem costura; p. ex., Spanx ou Under Armour). Os pacientes devem ser instruídos a monitorar e evitar o aparecimento de dobras na pele (sobretudo no abdômen), bem como a evitarem o uso de roupas apertas e constritivas, por pelo menos 4 meses.

Manejo das Complicações

Atualmente, a lipoaspiração é ofertada no modo "totalmente desperto" e por cirurgiões não plásticos, contudo, os potenciais riscos e complicações não devem ser minimizados. As complicações podem variar de seromas e deformidades de contorno iatrogênicas à lesão intrabdominal e morte.

A tendência a tratar a lipoaspiração como uma mercadoria e não como uma cirurgia gera complacência, riscos desnecessários e desfechos precários. A criação de deformações iatrogênicas a partir da lipoaspiração deu origem aos conceitos da SAFELipo. A consciência e a consistência dos ângulos de arremesso da cânula prevenirão a remoção assimétrica da gordura. Usar múltiplas posições do paciente durante a lipoaspiração ajuda a garantir um tratamento abrangente, enquanto a extração com entrecruzamento e a equalização da gordura irão evitar as depressões iatrogênicas. Uma equalização completa irá corrigir as disparidades de espessura tecidual e deixar enxertos de gordura locais para criar um formato natural e suave. Ocasionalmente, haverá seromas que, mediante a pronta aspiração e compressão, jamais se tornam um problema sério. A lesão vascular e equimoses podem ser problemáticas com as técnicas de lipoaspiração avulsivas tradicionais; entretanto, com a STS e a SAFELipo, esse risco é minimizado. Examinar os pacientes no pré-operatório quanto à presença de hérnias, usando cânulas rígidas de maior calibre e sucção da região abdominal superior na posição lateral, ajuda a minimizar o risco de perfuração da parede abdominal. Para diminuir a incidência de trombose venosa profunda, os pacientes deambulam no pós-operatório, ainda no mesmo dia da cirurgia; no caso de cirurgias com duração superior a 4 horas, os pacientes são liberados com aparelho de compressão sequencial, que deve ser usado de forma contínua por mais uma semana. Embora não haja comprovação, postulamos que o reposicionamento do paciente, múltiplas vezes durante o intraoperatório, melhora o fluxo venoso e diminui o risco de trombose venosa profunda.

Exemplos de Caso

Caso nº 1: SAFELipo da Circunferência do Tronco e Tórax (Fig. 25.9)

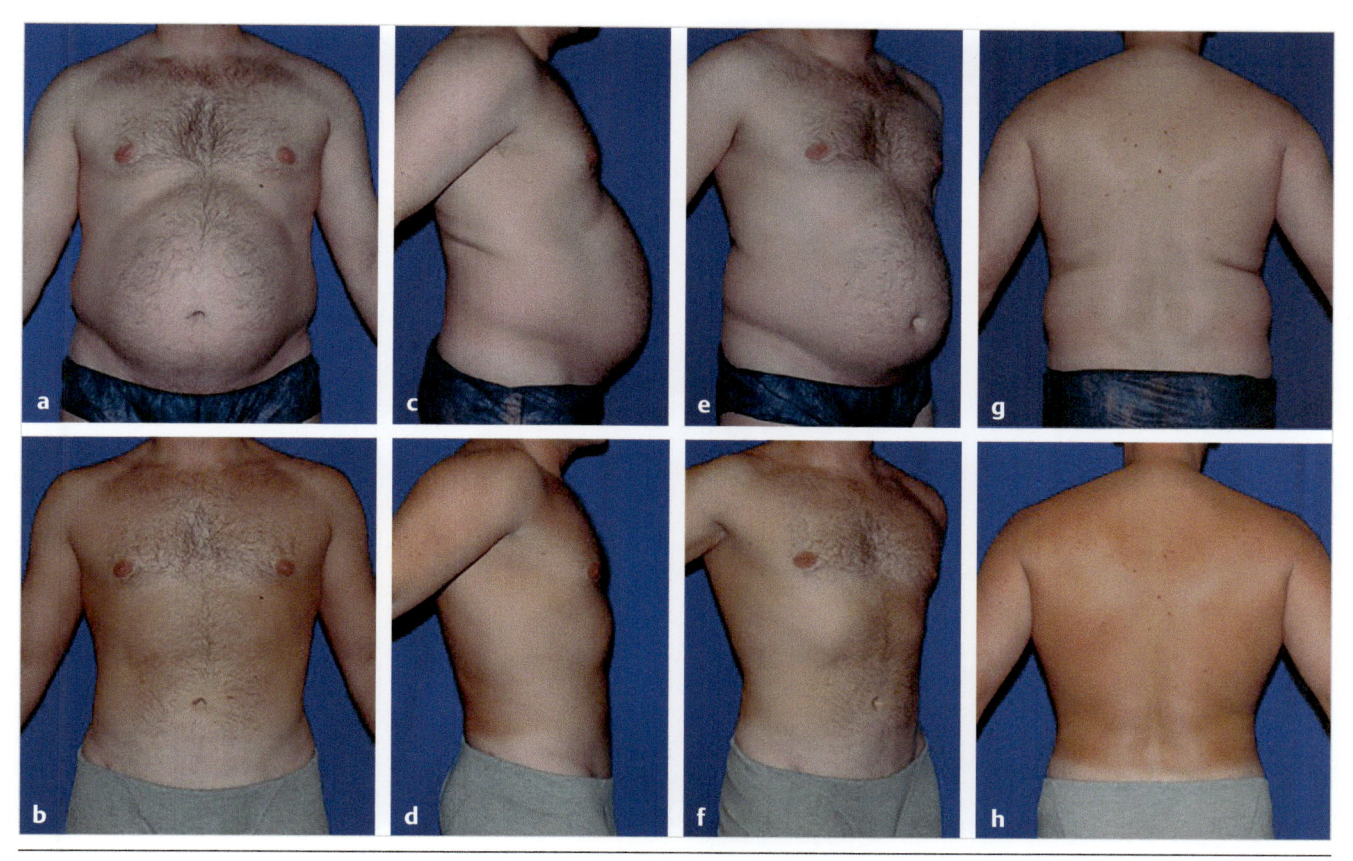

Fig. 25.9 Homem de meia-idade submetido à SAFELipo de circunferência do tronco e tórax. Cerca de 4,7 L de aspirado foram removidos. Foi dada atenção específica no sentido de ajudar a acentuar o músculo latíssimo do dorso e abaixar os flancos, de modo a conferir um formato em "V" masculino. (**a,c,e,g**) Antes. (**b,d,f,h**) Após.

Caso nº 2: SAFELipo de Tronco e Tórax com SAFELipo Adicional para Contorno Muscular (Fig. 25.10)

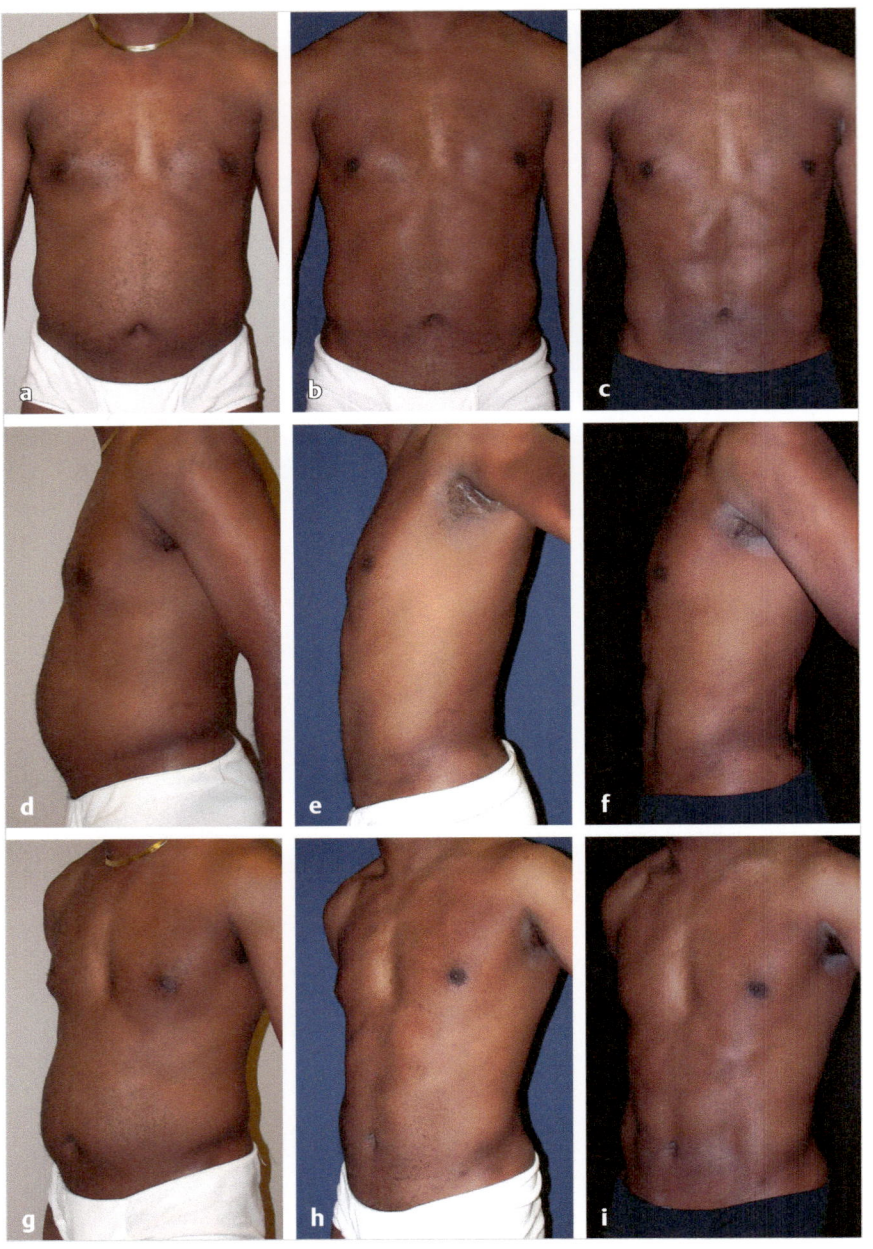

Fig. 25.10 Homem de meia-idade que desejava uma aparência mais esbelta e atlética. O paciente foi submetido a uma rodada de SAFELipo de tronco e tórax (4,5 L) para abordagem das camadas subcutâneas intermediária e profunda. O paciente retornou satisfeito, mas ainda desejava uma maior definição. Então, foi submetido a uma segunda rodada de SAFELipo do compartimento superficial do abdômen e flancos (1,3 L), para incrementar o contorno muscular. (**a,d,g**) Antes. (**b,e,h**) Após o primeiro procedimento de SAFELipo. (**c,f,i**) Após o segundo procedimento de SAFELipo.

Caso nº 3: Ginecomastia (Fig. 25.11)

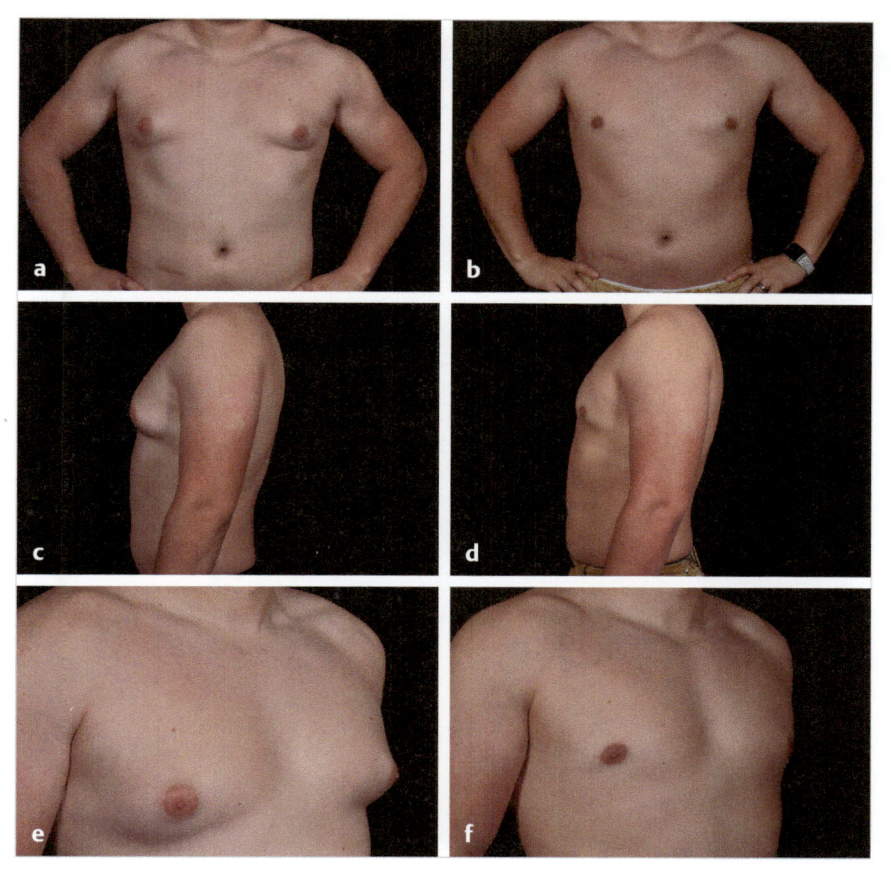

Fig. 25.11 Homem de 27 anos apresentando ginecomastia, com o lado esquerdo maior do que o direito, estava descontente com a aparência de seu tórax. O paciente foi submetido à SAFELipo do tórax (725 mL do lado esquerdo, e 825 mL do lado direito) para conseguir um contorno melhor. (**a,c,e**) Antes. (**b,d,f**) Depois.

Pérolas e Armadilhas

Pérolas	Armadilhas
• Fotos pré-operatórias de boa qualidade, para documentar e discutir assimetrias anatômicas com o paciente. • A STS aumenta a segurança e a eficiência. • Separar completamente a gordura, para ampliar o diferencial de resistência e, assim, conseguir uma aspiração mais segura e eficiente. • A equalização e um teste de pinça com rolagem corrigirão as inevitáveis irregularidades iatrogênicas criadas a partir do procedimento às cegas. • A espuma e a malha de compressão pós-operatória podem ajudar a definir a forma definitiva e a controlar a contratura da pele	• *Má seleção do paciente:* pele redundante e de qualidade precária, sobrepeso com excesso de gordura intra-abdominal, e expectativas não razoáveis. • A gravação agressiva da parede abdominal ou a gravação em pacientes com sobrepeso resultará em um paciente com aparência não natural e insatisfeito. • Lipoaspiração sem mudança da posição do paciente, sem mudança da posição do cirurgião, ou a partir de um único sítio de acesso. • As tecnologias de lipoaspiração por energia térmica geram cicatriz e fibrose, além de aumentarem o risco de deformação de contorno. • Falha em deixar autoenxertos de gordura a partir da equalização, para prevenir aderências — especialmente crítico em pacientes mais magros.

Passo a Passo

Etapas da SAFELipo para Homens

Equipamentos
1. Cânulas anguladas de 4 e 5 mm, com grade e ponta dilatada (separação e equalização).
2. Cânula angulada de 3 mm, com grade tumescente e ponta dilatada (STS).
3. Cânula angulada de 3 ou 4 mm, com ponta Mercedes de porta dupla longa (aspiração).
4. Dispositivo de LE (o instrumento elétrico é opcional, porém recomendado).
5. Sistema de enxerto automatizado de gordura autóloga EVL.
6. Dreno Penrose de 6,3 mm.
7. Dreno Jackson-Pratt 15 Fr

Suturas
1. Sutura de *nylon* 5-0.

Marcações pré-operatórias
1. Obter fotos pré-operatórias de boa qualidade para revisão antes do dia da cirurgia.
2. Para marcação, o paciente fica em pé e o médico, sentado.
3. Avaliar, documentar e indicar cuidadosamente qualquer assimetria.
4. Marcar linhas de referência: sulco inframamário (SIM), linha média das coxas, linha média do abdome e do dorso, linha semilunar.
5. Marcar cuidadosamente a topografia: círculos pretos nas áreas de redução, e marcas de hachurado vermelhas nas áreas de redistribuição ou aumento.
6. Marcar sítios de acesso: dois na região inferior anterior do abdome, um na região inferior lateral de cada quadril, um único no triângulo sacral, linha lateral do tórax (opcional).
7. Tirar fotos das marcações concluídas, a partir de múltiplos ângulos, para usar na sala cirúrgica (SC).

Anestesia
1. Geral.
2. Tumescente superúmida (1:1 a 1,5:1): 1 L de lactato de Ringer; 1 mL de epinefrina 1:1.000; 10 mL de lidocaína 1%.

Posicionamento do paciente
1. Posicionar o paciente em supinação e decúbito lateral, sobre um colchão de água quente.
2. Aplicar uma preparação única 360° desde o pescoço até o meio do braço e até os joelhos, após a indução de anestesia.
3. Aplicar betadina aquecida.
4. Aplicar tecido de malha duplo sobre as pernas, por cima do aparelho de compressão sequencial e tubos.
5. Observe que o campo estéril se estende do pescoço, clavícula e parte superior dos braços, superiormente, até o pé do leito.

Técnica
1. *Supinação:* STS do abdome, flancos e parte acessível da região posterior do tronco.
2. *Supinação:* separação do abdome, flancos e parte acessível da região posterior do tronco.
3. *Supinação:* aspiração do abdome, flancos e parte acessível da região posterior do tronco.
4. *Decúbito lateral direito:* STS do lado esquerdo do tronco e dorso.
5. *Decúbito lateral direito:* separação do lado esquerdo do tronco e dorso, flanco e abdome, conforme a necessidade.
6. *Decúbito lateral direito:* aspiração do lado esquerdo do tronco e dorso, flanco e abdome, conforme a necessidade.
7. *Decúbito lateral direito:* equalização do lado esquerdo do dorso, flanco e abdome.
8. *Decúbito lateral esquerdo:* repetir todos os passos da SAFELipo no lado direito do tronco e dorso.
9. Prender o dreno Penrose no triângulo sacral.
10. *Supinação:* equalizar o abdome.
11. Instalar o dreno Jackson-Pratt 15 Fr ao longo da região abdominal anterior.

Curativo pós-operatório
1. Aplicar espuma Reston de 2,5 cm revestida com gaze.
2. Aplicar malha de compressão de fase 1 a partir do SIM/região superior do dorso até as coxas.

Cuidados pós-operatórios
1. Monitoramento *overnight*.
2. *Dia 1 de pós-operatório:* checar o posicionamento da espuma, para garantir que não haja dobras na pele nem sulcos.
3. Checar em 1 semana, para garantir que a espuma esteja sendo usada adequadamente e não haja seromas.
4. Manter a espuma e a malha de compressão de fase 1 por 2-4 semanas.
5. Em 2-4 semanas, remover a espuma, trocar por uma malha de compressão de fase 2 e continuar usando por mais 1-3 meses, durante o dia.

Referências

[1] Illouz YG. Body contouring by lipolysis: A 5-year experience with over 3000 cases. Plast Reconstr Surg. 1983;72(5):591-597

[2] Wall S Jr. SAFE circumferential liposuction with abdominoplasty. Clin Plast Surg. 2010;37(3):485-501

[3] Wall SH Jr. Alternative Approach to Repeat Liposuction. The Art of Body Contouring. New York, NY: Thieme; 2017

[4] Del Vecchio D, Wall S Jr. Expansion vibration lipofilling— EVL: A new technique in large volume fat transplantation. Plast Reconstr Surg. 2018;141:639e-649e

[5] Markman B, Barton FE Jr. Anatomy of the subcutaneous tissue of the trunk and lower extremity. Plast Reconstr Surg. 1987;80(2):248-254

[6] Farkas JP, Stephan PJ, Kenkel JM. Liposuction: Basic technique and safety considerations. In: The Art of Aesthetic Surgery. 2nd ed. St. Louis, MO: Quality; 2011

[7] Rohrich RJ, Smith PD, Marcantonio DR, Kenkel JM. The zones of adherence: Role in minimizing and preventing contour deformities in liposuction. Plast Reconstr Surg. 2001;107(6):1562-1569

[8] Illouz YG. Study of subcutaneous fat. Aesthetic Plast Surg. 1990;14(3):165-177

[9] Lockwood TE. Superficial fascial system (SFS) of the trunk and extremities: A new concept. Plast Reconstr Surg. 1991;87(6):1009-1018

[10] Mentz HA III, Gilliland MD, Patronella CK. Abdominal etching: Differential liposuction to detail abdominal musculature. Aesthetic Plast Surg. 1993;17(4):287-29

CAPÍTULO 26

Sutura Silhouette InstaLift em Homens

Julius W. Few, Jr. ■ Chad M. Teven

Resumo

O uso da sutura Silhouette InstaLift tornou-se uma ferramenta importante para os cirurgiões plásticos no arsenal do rejuvenescimento facial. É uma técnica minimamente invasiva que pode resultar em melhora da aparência em pacientes selecionados adequadamente. As suturas Silhouette usam cones para ancorar, remodelar e reposicionar os tecidos moles. A indicação de bula da Silhouette InstaLift é para uso em cirurgia de suspensão (*lifting*) da porção média da face (i. e., fixar a subderme da bochecha em uma posição elevada). Porém, os autores têm usado Silhouette InstaLift também de outras maneiras. Os procedimentos de *lifting* com sutura Silhouette são ideais para os pacientes com flacidez da pele de leve a moderada no pescoço e porção medial da face, ptose da gordura malar, linha mandibular irregular e sulcos nasolabiais profundos. Este capítulo apresentará em detalhes as indicações e a técnica para o uso das suturas Silhouette em pacientes do sexo masculino.

Palavras-chave: sutura farpada, cone, *lifting* facial, envelhecimento facial, suspensão da porção facial média, Silhouette, Silhouette InstaLift.

Introdução

Os três principais componentes do envelhecimento facial incluem alteração atrófica da pele, perda de volume e ptose do tecido mole. Para o paciente masculino, o tratamento da ptose pode ser um desafio. Isto se deve à relutância na aceitação do risco de formação de cicatriz pré-auricular pela impossibilidade de usar o cabelo que as mulheres usam para esconder as cicatrizes em potencial. Consequentemente, o apelo potencial do reposicionamento não cirúrgico do tecido é muito forte.

Comparadas aos procedimentos cirúrgicos cosméticos tradicionais, as técnicas minimamente invasivas são rápidas, relativamente baratas e associadas a um tempo de recuperação mais curto. Os resultados podem ser menos dramáticos; mas podem resultar em uma aparência mais natural, comparados às técnicas abertas mais extremas. Um conceito relativamente novo no rejuvenescimento facial minimamente invasivo é o uso de suturas farpadas para elevar os tecidos moles da face e pescoço. Vários cirurgiões ao redor do mundo têm usado uma variedade de suturas que diferem em *design*, morfologia e material para essa finalidade. Inicialmente, os relatos eram variados, e não havia um consenso sobre a escolha de uma sutura ou técnica ótimas. Em 2003, o cirurgião plástico residente na Califórnia, Nicanor Isse, inicialmente usou suturas farpadas de polipropileno para remodelagem e reposicionamento de tecido mole facial. Os resultados iniciais foram favoráveis; porém, estudos mais prolongados revelaram que os efeitos físicos das próprias farpas podem ter sido responsáveis por várias complicações, incluindo a ruptura da sutura, palpabilidade, irregularidade e visibilidade. Para evitar isto, Isse desenhou uma sutura similar na qual os cones substituíam as farpas.

O desenvolvimento dessa nova sutura – denominadas suturas Silhouette – melhorou os resultados e a versatilidade em relação ao rejuvenescimento facial minimamente invasivo. As suturas Silhouette, que receberam a aprovação da Food and Drug Administration (FDA) em 2006, são compostas por uma sutura de polipropileno não absorvível 3-0, 25 cm, e cones absorvíveis feitos de ácido poli-L-láctico que são mantidos em posição por seis nós a espaços uniformes. Desde então, variações desse produto têm sido desenvolvidas. A mais recente, que recebeu a aprovação da FDA em 2014, é a sutura Silhouette InstaLift, que consiste em sutura de PLGA (poliglactina 910) reabsorvível com cones bidirecionais. Os cones são desenhados para levantar e manter (i. e., suspender) os tecidos moles através dos quais eles passaram. Além disso, ocorre uma reação fibrosa ao redor dos cones em extensão até maior do que com as suturas farpadas, favorecendo um resultado mais acentuado. A indicação de bula do Silhouette InstaLift é para uso na cirurgia de suspensão da porção medial da face (i. e., para fixar a subderme da bochecha em uma posição elevada). No entanto, os autores têm usado a sutura Silhouette InstaLift também de outras maneiras. Detalhes específicos e os passos do procedimento praticamente aplicados de acordo com a bula e fora dela (sem o uso de suturas de ancoragem), além de exemplos de caso, são apresentados neste capítulo.

Anatomia

Os objetivos dos procedimentos do *lifting* facial em grande parte são os mesmos para homens e mulheres. No entanto, os cirurgiões plásticos que realizam esses procedimentos devem estar cientes das várias características únicas de um paciente. Os exemplos incluem diferença de idade, anatomia e fatores psicossociais. Várias descrições completas da anatomia de face e pescoço foram feitas anteriormente (veja Leituras Suggeridas, Prendergast.). Aqui resumimos a anatomia facial focalizando ao mesmo tempo as principais diferenças em pacientes masculinos.

O objetivo estético primário, ao realizar qualquer procedimento facial na população masculina heterossexual, geralmente, é evitar a feminização da face. Modificações específicas da técnica nas populações transgêneres estão atualmente em estudo, mas ainda não serão abordadas especificamente aqui. Considerações adicionais no rejuvenescimento facial masculino incluem o tratamento adequado da banda platismal, restauração de volume, eliminação dos *jowls* (i. e., criar uma linha mandibular aperfeiçoada), e a criação de um ângulo cervicomental agudo. Durante o processo de envelhecimento, há uma queda maior da dobra melolabial, maior grau de esvaziamento da porção facial média e sulcos nasolabiais significativamente mais pronunciadas em homens, comparados às mulheres. Além disso, os homens geralmente têm aparência mais pesada na região do pescoço em razão da musculatura platismal deiscente, excessiva gordura submentual e pele redundante. Os homens geralmente referem maior grau de preocupação com o pescoço e porção medial da face, enquanto as mulheres estão mais preocupadas com a aparência da porção superior do rosto. As principais diferenças a serem consideradas inicialmente na avaliação de pacientes do sexo masculino são a linha do cabelo e os padrões de barba.

Os homens podem apresentar-se de várias maneiras no que se refere à linha do cabelo, incluindo o crescimento normal do cabelo na linha do cabelo temporal, afinamento do cabelo e retração da área capilar temporal, ou calvície significativa em padrão masculino. No *lifting* facial aberto, em geral a execução da incisão difere dependendo desse padrão de crescimento capilar temporal. Entretanto, isto é menos importante quando a sutura Silhouette ou outras técnicas minimamente invasivas são usadas, uma vez que a execução da incisão é mínima e consistente. A presença, padrão e cor do cabelo facial também devem ser analisados e uma discussão deve ocorrer em relação a como isso poderia afetar o procedimento pretendido. Similar à linha do cabelo, as características dos pelos faciais têm importantes implicações durante realização das técnicas invasivas de *lifting* facial, porém, bem menos nos procedimentos menos invasivos. Em ambos os casos, a lesão dérmica, muitas vezes resultante de dano térmico, tem potencial para causar alopecia e deve ser discutida no pré-operatório.

Em grande medida, a aparência é, principalmente, o resultado de ossos faciais subjacentes e suas convexidades e concavidades associadas (**Fig. 26.1**). Em relação ao sexo feminino, os homens geralmente demonstram menos projeção dos ossos zigomáticos, maior projeção da protuberância mental da mandíbula e uma mandíbula maior e mais larga. O esqueleto facial proporciona áreas de inserção dos músculos da mastigação e de expressão facial, além de fornecer suporte estrutural e proteção aos órgãos sensoriais (p. ex., olhos). O rosto também consiste em vários compartimentos diferentes de gordura superficial, incluindo os coxins adiposos orbitais

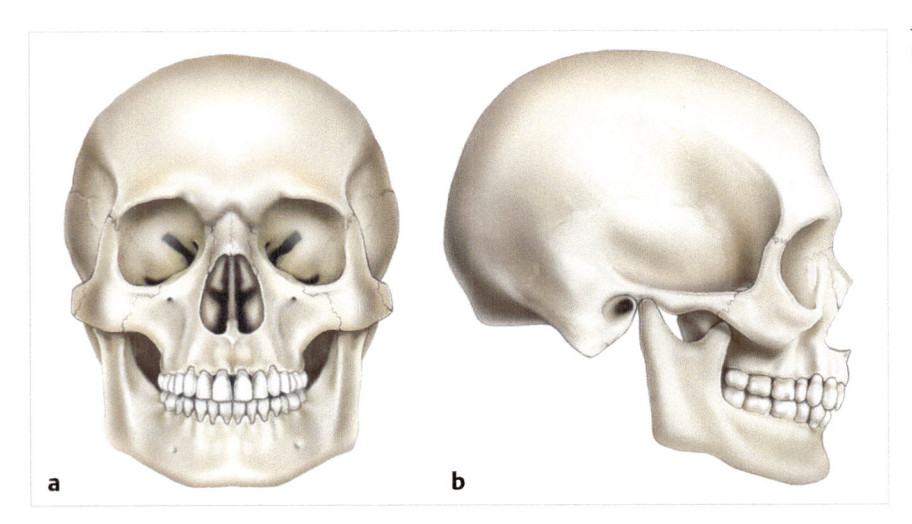

Fig. 26.1 Anatomia esquelética da face.

superior, inferior e lateral; os coxins adiposos "malares" temporais-bochechas mediais, médios e laterais; e os coxins adiposos temporais-bochechas centrais, médios e laterais na testa (**Fig. 26.2**). Esses compartimentos são separados pela convergência de tecido facial e septos para formar os ligamentos de retenção. Os ligamentos de retenção são classificados como verdadeiros ou falsos. Os ligamentos de retenção verdadeiros conectam a derme ao periósteo subjacente e são facilmente identificáveis. Por outro lado, os ligamentos de retenção falsos, que conectam as fáscias superficial e profunda, são condensações relativamente difusas de tecido fibroso. Ao realizar o *lifting* com a sutura Silhouette, é crucial que o cirurgião conheça a anatomia e as relações dos ligamentos de retenção, uma vez que a aplicação subcutânea tem implicações teciduais mais profundas.

Abaixo dos compartimentos de gordura superficial encontram-se os músculos de expressão facial, que podem agir como constritores/dilatadores de orifícios faciais ou como elevadores/depressores das áreas perioral e periorbital (**Fig. 26.3**). Os músculos periorais incluem o levantador, orbicular da boca, depressor do ângulo da boca, depressor dos lábios, mentual, risório e zigomáticos maior e menor. O grupo de músculos nasais consiste em depressor do septo, compressor das narinas e dilatador das narinas. Finalmente, os músculos periorbitais englobam o orbicular do olho, prócero, corrugador do supercílio, depressor do supercílio e frontal. Profundo aos músculos da expressão facial há um plano profundo que consiste em compartimentos de gordura profunda. Esses compartimentos facilitam o deslizamento e o movimento dos músculos da expressão facial assim como fornecem volume e forma à face.

Descrito em 1976 por Mitz e Peyronie,[1] o sistema musculoaponeurótico superficial (SMAS) consiste em uma fáscia superficial fibroadiposa situada entre os músculos da expressão facial e a derme. Muitas técnicas invasivas de *lifting* facial envolverão dissecção, mobilização e reposicionamento do SMAS. O SMAS é contínuo

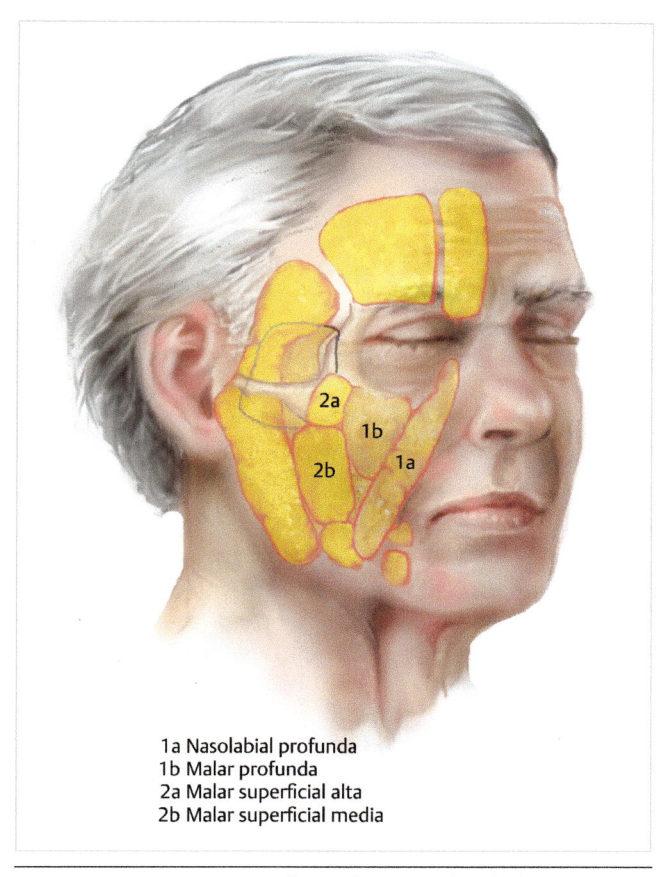

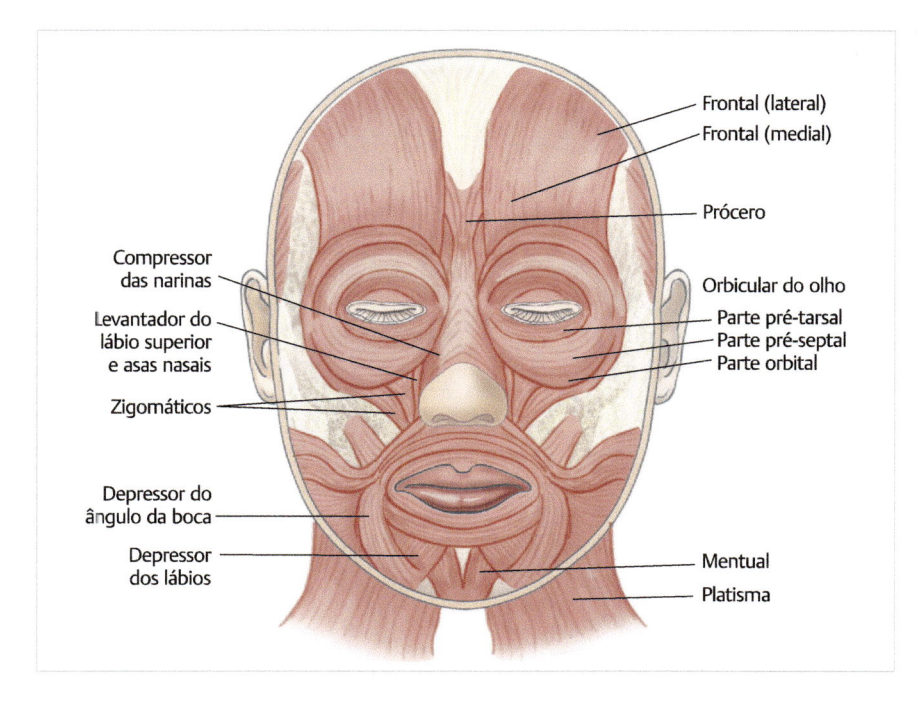

1a Nasolabial profunda
1b Malar profunda
2a Malar superficial alta
2b Malar superficial media

Fig. 26.2 Compartimentos de gordura superficial e ligamentos de retenção da face.

Fig. 26.3 Músculos da expressão facial.

com o platisma inferiormente, com a fáscia temporal superficial na área temporal e com a gálea aponeurótica superiormente. O nervo facial e seus ramos estão localizados profundamente ao SMAS na maior parte de seu curso (**Fig. 26.4**).

Seleção de Pacientes

Os pacientes ideais para os quais os procedimentos de *lifting* com sutura Silhouette são: indivíduos com flacidez de leve a moderada na pele do pescoço e porção medial da face, ptose da gordura malar, linha mandibular irregular e sulcos nasolabiais profundos. Os pacientes que preenchem esses critérios geralmente estão na faixa dos 30 aos 60 anos (com mais frequência dos 35 aos 45 anos de idade). O *lifting* com Silhouette é particularmente útil para homens nos quais as cicatrizes associadas a *liftings* abertos da face podem ser difíceis de ocultar em decorrência de calvície, assim como outros pacientes que desejam evitar as cicatrizes do *lifting* facial tradicional. Esse procedimento também pode ser usado em pacientes submetidos anteriormente a *liftings* faciais os quais serão beneficiados por uma correção relativamente menor.

É importante aconselhar os pacientes de que as técnicas de suspensão com sutura não proporcionam o mesmo grau de correção das técnicas abertas. Antes de se submeter a esse procedimento, os pacientes devem aceitar um *lifting* mais modesto, um período menor de melhora e potencial para procedimentos de reaplicação/reapertamento da sutura, ou um rejuvenescimento adjuvante adicional. Acredita-se que a duração dos resultados seja de aproximadamente 2 a 3 anos na maioria dos bons candidatos. Portanto, os pacientes devem ter expectativas realistas sobre o resultado previsto. Em geral, os pacientes têm relatado altos níveis de satisfação com o *lifting* com Silhouette.

O *lifting* com Silhouette não é o procedimento de escolha para alguns pacientes. Notavelmente, o *lifting* com Silhouette é útil no reposicionamento do tecido mole, mas não é uma técnica excisional. Portanto, para os pacientes com flacidez excessiva da pele o melhor procedimento seria aquele que envolve a excisão de tecido redundante. Além disso, nos pacientes com grave ptose da porção medial da face e pescoço, banda platismal pesada e/ou gordura submentual excessiva podem ser necessárias técnicas mais invasivas como o *lifting* facial aberto, *lifting* do pescoço, platismaplastia e lipoaspiração. Além disso, os pacientes com um fino envoltório de tecido mole (i. e., pele fina e/ou gordura subcutânea) não são candidatos apropriados para uso de Silhouette porque a pele sobrejacente tende a se agregar e a tornar-se irregular. Além disso, os cones podem-se tornar palpáveis e causar desconforto.

Etapas para o Silhouette InstaLift

O procedimento começa com o isolamento do vetor de movimento desejado. Após a identificação do movimento desejado, são aplicadas 2 a 4 suturas com cones. Geralmente são usados 8 cones. As suturas são introduzidas usando uma agulha piloto calibre 18 para o acesso inicial à porção medial da bochecha. O sistema de sutura armado com braço duplo é então aplicado em direções opostas. Em geral é necessário usar anestesia local nos pontos de entrada e saída da pele. Com isto, assume-se que as suturas estão subdérmicas e em um plano relativamente avascular e não inervadas. O tecido é então delicadamente massageado e avançado sobre os cones das suturas. Depois que os dois lados estão posicionados, as porções do fio que se projetam para fora são cortados para permitir a retração sob a pele.

Cuidados Pós-Operatórios

No pós-operatório, podem ser aplicadas suturas adesivas Steri-Strips no local cirúrgico (p. ex., malar-submalar) por 3 a 5 dias para dar suporte à área. Os pacientes são aconselhados a participar de atividade leve (p. ex., andar) por 2 a 3 dias. A elevação da cabeça ajudará a diminuir o edema. Os pacientes devem evitar massagear e friccionar o local cirúrgico por pelo menos 4 a 6 semanas. O período de recuperação após o *lifting* com Silhouette geralmente é de 1 a 2 dias, assim os pacientes devem esperar um período de tempo ocioso inferior a 1 semana após o procedimento. Equimose é o problema mais comum que afeta a recuperação pós-tratamento, mas tende a ser mínima.

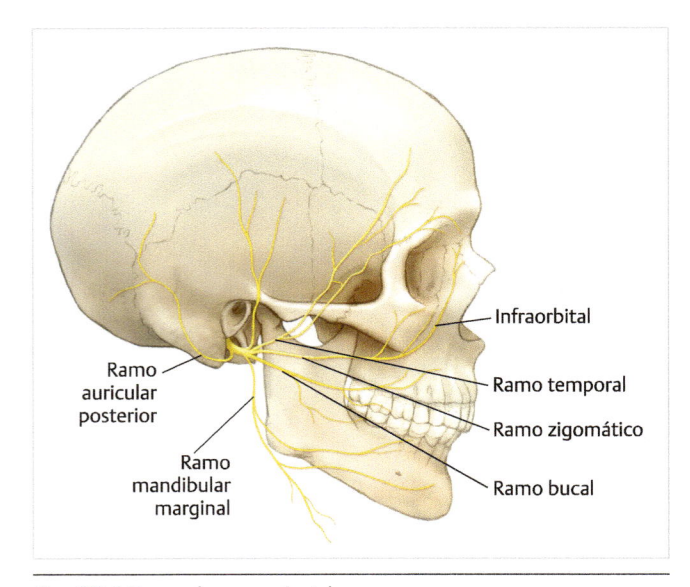

Fig. 26.4 Curso do nervo facial.

Manejo das Complicações

As complicações associadas a esse procedimento são relativamente raras. Os efeitos colaterais normais incluem edema, equimose leve e desconforto. As complicações que podem ocorrer incluem infecção, sangramento, hematoma, extrusão da sutura e irregularidades do tecido mole e palpabilidade da sutura. Efeitos adversos menos comuns incluem lesão ao nervo facial, anormalidades sensoriais, dor crônica e irregularidade permanente. Embora incomuns, os pacientes devem ser bem informados sobre o potencial para complicações antes de serem submetidos à instrumentação.

Exemplos de Caso

Caso nº 1: Silhouette InstaLift (Fig. 26.5)

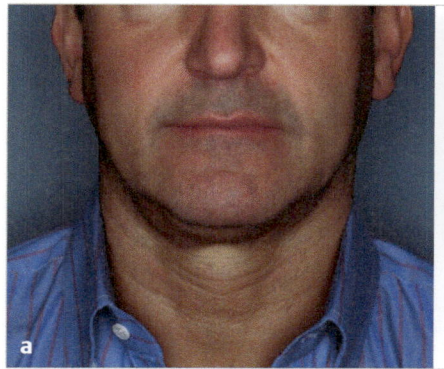

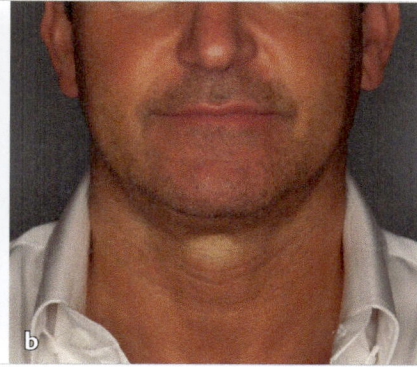

Fig. 26.5 Homem de 55 anos com alterações faciais inferiores. O procedimento foi realizado com o uso de uma abordagem padrão com tratamento da linha mandibular, empregando a sutura nº 12-cone bilateralmente na porção medial da face e sutura nº 8-cone bilateralmente. O procedimento foi combinado com ultrassom microfocado na porção facial inferior. (**a**) Antes. (**b**) Depois.

Caso nº 2: Silhouette InstaLift (Fig. 26.6)

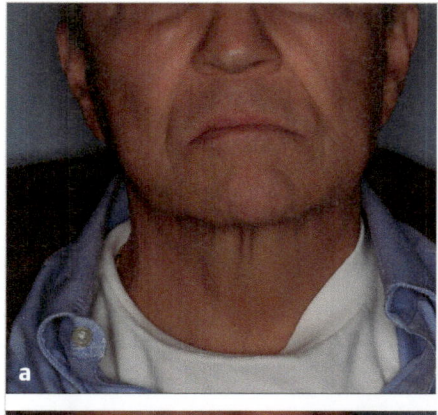

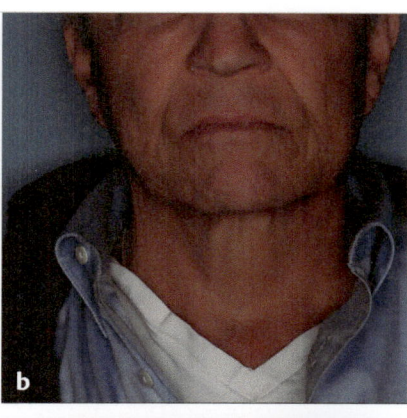

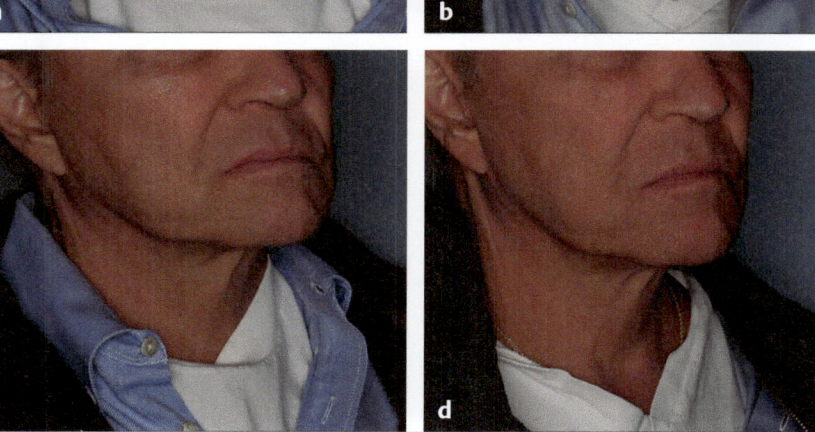

Fig. 26.6 Homem de 64 anos com preocupações com a face inferior. Inicialmente procedeu-se à colocação de sutura nº 8-cone ao longo da linha mandibular bilateralmente e uma sutura nº 12-cone ao longo da linha do pescoço bilateralmente. O paciente retornou 5 meses depois para aplicação adicional de uma sutura nº 8-cone ao longo da linha mandibular bilateralmente e de uma sutura nº 12-cone ao longo da linha do pescoço bilateralmente. (**a,c**) Antes. (**b,d**) Depois.

Pérolas e Armadilhas

Pérolas	Armadilhas
• Assegure a esterilidade. • Dilate a abertura de acesso com uma agulha calibre 18 G. • Use preenchedor, se necessário, após o procedimento. • Tratamentos com ultrassom microfocado podem ser incluídos antes da aplicação da sutura (geralmente em pacientes idosos).	• Evite covinhas usando locais de entrada exatos, idênticos. • A supercorreção raramente é necessária. • Evite o ultrassom microfocado imediatamente após o procedimento de *lifting*. • Evite a atividade extenuante imediatamente após o procedimento de *lifting*.

Passo a Passo

Etapas do Procedimento de Silhouette Lift

1. Marque a linha do vetor com a régua Silhouette (inclusa).
2. Prepare a pele com a solução antisséptica disponível.
3. Injete 0,5 a 1 mL de lidocaína a 1% com epinefrina (1:100.000) somente nos locais de entrada e saída.
4. Use uma agulha calibre 18 G para fazer as aberturas de acesso na pele na marca "0" da régua.
5. Coloque a sutura desejada via abertura única.
6. Repita, se necessários, para dar suporte ao *lifting* facial desejado.
7. "Rebarbas" expostas da sutura são cortadas para permitir a retração sob a pele.
8. Os pacientes devem receber instruções pós-procedimento.

Agradecimentos

Os autores agradecem a Carly Regan Bruno, MSN, NP-C, por sua valiosa assistência na preparação deste capítulo.

Referência

[1] Mitz V, Peyronie M. The superficial musculo-aponeurotic system (SMAS) in the parotid and cheek area. Plast Reconstr Surg. 1976;58(1):80-88

Leituras Sugeridas

Botta SA. Face lifts in male patients. Facial Plast Surg. 1992;8(1):72-78

Brissett AE, Hilger PA. Male face-lift. Facial Plast Surg Clin North Am. 2005;13(3):451-458

de Benito J, Pizzamiglio R, Theodorou D, Arvas L. Facial rejuvenation and improvement of malar projection using sutures with absorbable cones: Surgical technique and case series. Aesthetic Plast Surg. 2011;35(2):248-253

Isse N. Silhouette sutures for treatment of facial aging: Facial rejuvenation, remodeling, and facial tissue support. Clin Plast Surg. 2008;35(4):481-486, v

Isse NG, Fodor PB. Elevating the midface with barbed polypropylene sutures. Aesthet Surg J. 2005;25(3):301-303

Lee S, Isse N. Barbed polypropylene sutures for midface elevation: Early results. Arch Facial Plast Surg. 2005;7(1):55-61

Moscoe ND, Isse N. The suture of the future? Plastic Surgery Products Online 2007;44-46

Papel ID, Lee E. The male facelift: Considerations and techniques. Facial Plast Surg. 1996;12(3):257-263

Prendergast PM. Anatomy of the face and neck. In: Shiffman MA, Di Giuseppe, eds. Cosmetic Surgery. Berlin: Springer-Verlag; 2012:29-45

Prendergast P. Minimally invasive face and neck lift using silhouette coned sutures. In: Serdev N, ed. Miniinvasive Face and Body Lifts—Closed Suture Lifts or Barbed Thread Lifts. London, UK: InTech; 2013:298-306

Rohrich RJ, Pessa JE. The fat compartments of the face: Anatomy and clinical implications for cosmetic surgery. Plast Reconstr Surg. 2007;119(7):2219-2227, discussion 2228-2231

Seitz IA, Llorente O, Few JW. The transconjunctival deep-plane midface lift: A 9-year experience working under the muscle. Aesthet Surg J. 2012;32(6):692-699

Steinbrech DS. The male facelift. In: Aston SJ, Steinbrech DS, Walden JL, eds. Aesthetic Plastic Surgery. Amsterdam, Netherlands: Saunders-Elsevier; 2009:155-167

Parte III: Cirurgia Corporal

CAPÍTULO 27

Lipoescultura Abdominal de Alta Definição

Alfredo Hoyos ▪ Mauricio E. Perez

Resumo

O novo conceito de lipoescultura de alta definição é o resultado do desejo de definir a musculatura abdominal. Novos dispositivos médicos permitiram que os cirurgiões realizem a lipoaspiração com mais facilidade e mais segurança, produzindo resultados melhores e mais desejáveis. A definição muscular deve estar em harmonia com o movimento natural dos músculos subjacentes para proporcionar uma aparência muscular, atlética e natural. Várias técnicas para um resultado de sucesso são ressaltadas neste capítulo, assim como uma extensa discussão sobre a marcação pré-operatória que inclui tanto dicas para "incisões disfarçadas" como para lidar com o paciente obeso.

Palavras-chave: emulsificação, extração, ressecção de gordura, *framing*, infiltração, camada intermediária, lipoplastia, lipoescultura, lipoaspiração, linha média, espaços negativos, triângulo peitoral-grande dorsal, triângulo peitoral-reto, reto do abdome, incisões "disfarçadas", triângulo subcostal e semilunar, triângulo suboblíquo.

Introdução

Desde o advento da lipoaspiração têm sido descritas na literatura médica muitas melhoras da técnica original. De fato, o procedimento original focalizava-se apenas na remoção do tecido adiposo das zonas indesejáveis e e em evitar as muitas complicações diferentes relacionadas com o uso de instrumentos possivelmente danosos no abdome. No entanto, desde o advento da lipoescultura de alta definição (descrita pelo autor deste capítulo), um novo conceito foi introduzido para se compreender a diferença entre aparência natural, magra e atlética em vez da aparência plástica e inesperada.

Embora os ginásios, clubes de *fitness* (condicionamento) e outros centros de esportes tenham se saído melhor economicamente nos últimos cinco anos, em razão de visitas mais frequentes das pessoas, são poucas as pessoas que têm hábitos, dieta e estilo de vida para conseguir os desejados abdomes "tanquinho". Novos padrões de beleza surgiram nos últimos anos, a influência da comunicação global e do meio social também atua na maneira de vermos um corpo em forma. É por essa a razão que muitas pessoas nos visitam em nosso consultório em busca de uma definição muscular do abdome.

O uso de novos dispositivos médicos e tecnologias permitiu aos cirurgiões estéticos ampliar os resultados e tornar o procedimento de lipoaspiração mais fácil e seguro, produzindo melhores resultados. No entanto, como cada cirurgião tem suas próprias técnicas e dispositivos preferidos, pode haver algumas premissas e características que precisam ser seguidas para se obter ótimos efeitos pós-operatórios. A percepção de definição muscular tem que ser adaptada, não apenas em relação a como deve ser o resto da aparência, mas também em harmonia com o movimento natural dos músculos subjacentes. Em nossa experiência extraímos benefícios das vantagens oferecidas pela tecnologia ultrassonográfica de terceira geração para melhorar a lipoescultura técnica nas abordagens superficial e profunda, facilitando a extração do tecido adiposo, diminuindo ao mesmo tempo a perda sanguínea. O uso de instrumentos específicos e de uma técnica correta moldará nosso corpo da maneira que desejamos: uma aparência muscular, atlética e natural, como fazem os artistas com as esculturas. Tentaremos expor na próxima seção como esse conceito tem sido aplicado e as diferentes dicas que o cirurgião precisa entender para realizar uma ótima cirurgia de contorno abdominal no paciente do sexo masculino.

Lipoplastia "Tudo ou Nada"

Um importante objetivo para obter os melhores resultados é o número de grupos musculares a serem contornados. Quanto mais grupos musculares, mais natural será a aparência do paciente. Se fizermos somente o contorno do abdome anterior, por exemplo, deixando intocados a área peitoral, os músculos oblíquos e os flancos, a aparência do paciente será muito estranha. O ideal é realizar a área peitoral, os braços e o torso a 360° incluindo os flancos e costas para obter os melhores resultados.

Avaliação Física

É importante fazer uma seleção adequada do paciente ao realizar esses procedimentos específicos.

- Índice de massa corporal (IMC) dentro da variação normal é o ideal.
- Normalmente pacientes abaixo do peso podem se beneficiar com esse procedimento em casos selecionados.
- O paciente obeso pode ser um bom candidato à lipoaspiração de alta definição. Porém, é importante abordar que quantidade dessa gordura, especificamente no abdome anterior, pertence à área intra-abdominal (**Fig. 27.1**). Esses pacientes necessitarão, além da cirurgia, de adequado aconselhamento dietético para reduzir a gordura intra-abdominal.
- Pacientes com lipoaspiração prévia geralmente são maus candidatos para definição.

Seleção de Pacientes

- Pacientes cujo IMC seja maior que 34.
- Perda de peso maciça dos pacientes.
- Pacientes submetidos à cirurgia bariátrica anterior.

Também é importante abordar a presença e fazer o exame físico do seguinte:

- Hérnias.
- Irregularidades resultantes de trauma.
- Assimetrias resultantes da estrutura óssea (escoliose, assimetrias do gradil costal).
- Deformidades ou assimetrias musculares resultantes de treinamento, compleição ou supertreinamento (p. ex., tenista).

Estapas para Lipoescultura de Alta Definição

Incisões Disfarçadas

Numerosas incisões são necessárias para realizar a lipoplastia de alta definição. A localização dessas incisões

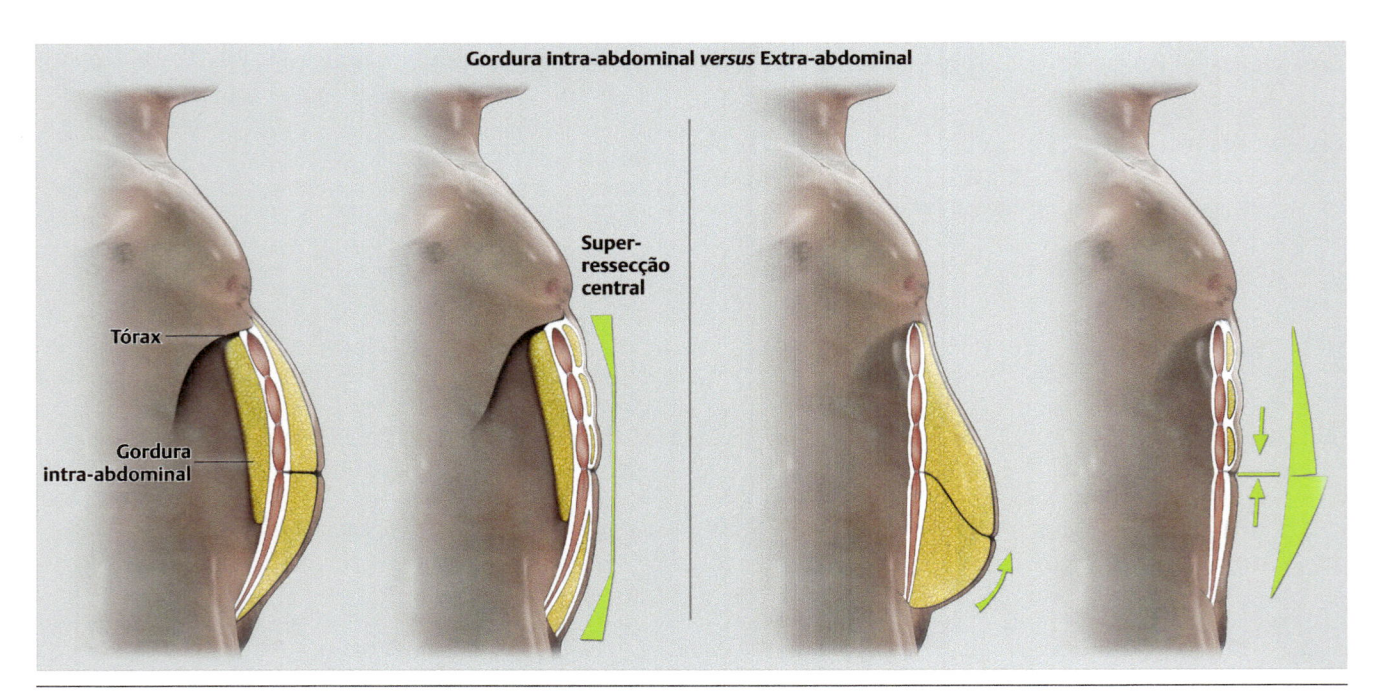

Fig. 27.1 Gordura intra *versus* extra-abdominal. A determinação da presença de gordura intra-abdominal define os objetivos da lipoaspiração. A ressecção central deve ser feita para se obter um resultado natural. A gordura extra-abdominal pode ser removida facilmente, embora seja difícil marcar os limites do músculo reto do abdome, por causa de um retalho adiposo abundante. No entanto, devem ser realizadas manobras para se conseguir fazer uma marcação correta.

deve ser considerada. Para nós cirurgiões, o equilíbrio está entre realizar uma operação confortável, a partir de locais de fácil acesso que deixam cicatrizes visíveis e ocultar as incisões em dobras ou sulcos à custa de trabalhar em posições difíceis que podem necessitar instrumentos com modelo especial para alcançar todas as áreas a serem contornadas.

Até as pequenas incisões podem deixar cicatrizes evidentes, particularmente se forem hiperpigmentadas ou hipertróficas. Vários fatores influenciam o processo de cicatrização, incluindo idade, etnia, presença de pelos corporais em homens e o método de sutura. Quando o fechamento é indicado, o autor recomenda suturas contínuas subdérmicas. Os pontos de acesso ideais não devem deixar cicatrizes visíveis sobre o abdome ou costas e estas devem ser escondidas na roupa de baixo ou nas dobras naturais da pele. Isso evita os estigmas da cirurgia de lipoplastia, como cicatrizes visíveis ou lineares simétricas. Mesmo com bons resultados de contorno, alguns pacientes são relutantes em usar um biquíni ou roupa de banho se cicatrizes notáveis estiverem presentes. É preciso lembrar que a assinatura do cirurgião é a invisibilidade das cicatrizes; quanto melhores cirurgiões nos tornarmos, mais invisíveis serão as cicatrizes.

O autor aperfeiçoou o uso de incisões ocultas ou "disfarçadas". Com esse objetivo, desenvolvemos vários modelos de cânula para um fácil acesso a toda a anatomia.

Em homens, os pontos ideais de incisão devem ser os seguintes (**Fig. 27.2**):

- Púbis: abaixo da linha do cabelo, duas incisões alinhadas com as linhas semilunares (reto do abdome lateral). Isto dá acesso à maior parte da área abdominal, incluindo os flancos e linha da cintura e ventres do reto do abdome.
- Umbilical: dá acesso a área abdominal inferior, linha média vertical acima do umbigo e abdome supraumbilical central.

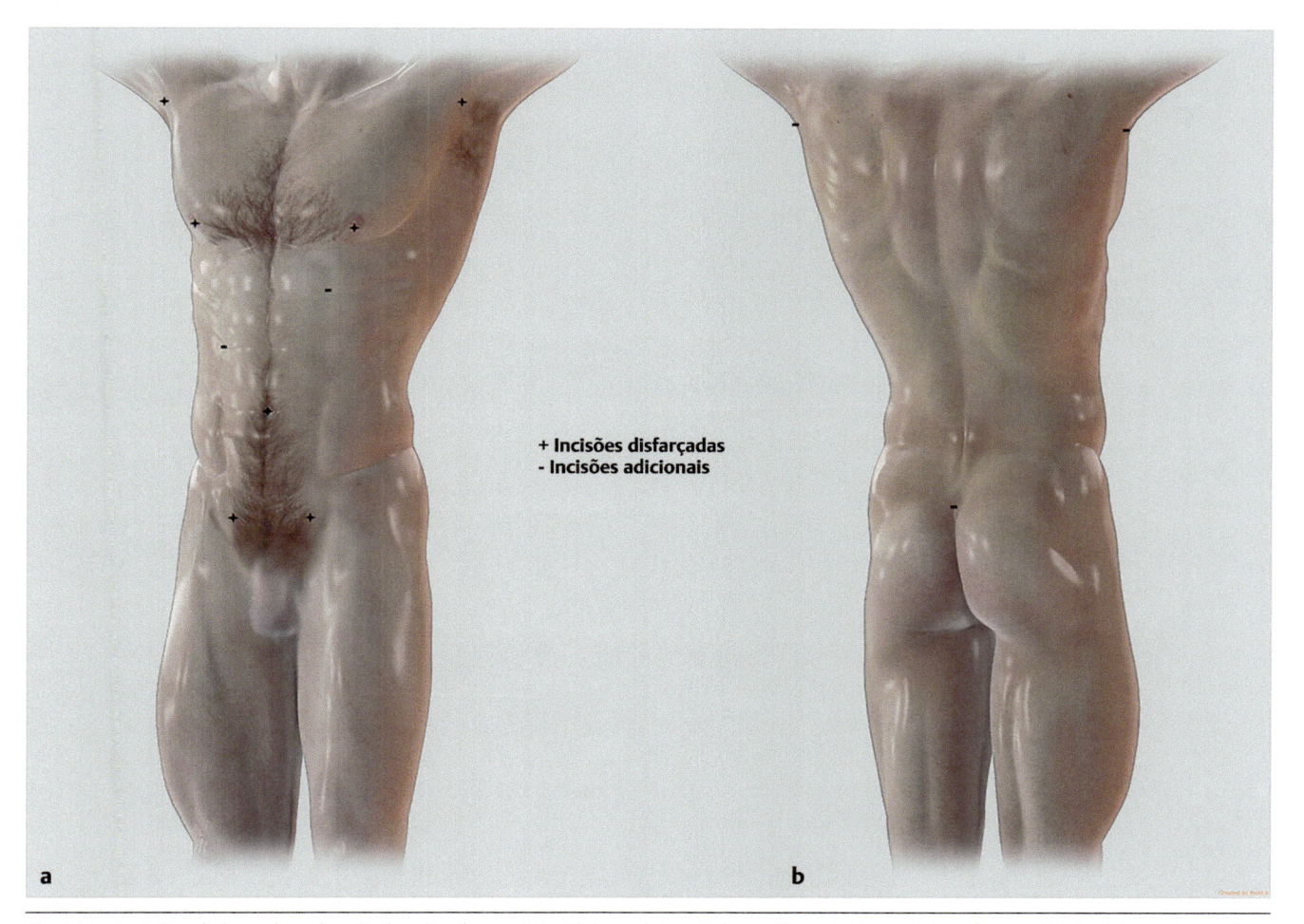

Fig. 27.2 Incisões disfarçadas. Elas são localizadas no (**a**) púbis, umbigo, dobra axilar anterior e dobra do mamilo. Incisões adicionais podem ser executadas para o *framing* horizontal dos ventres do músculo reto. Note a maneira assimétrica para evitar o estigma cicatricial. Outras incisões adicionais podem ser feitas (**b**) na dobra axilar posterior e dobra interglútea para alcançar abdome e torso posterior.

- Dobras do mamilo: em homens, essa incisão é a mais oculta, dando acesso à área peitoral, ao abdome superior e ao flanco superior e às áreas axilares.
- Prega axilar anterior: dá acesso ao braço, área peitoral e tórax lateral. Esse local é essencial para enxerto de gordura nos músculos peitorais maior e menor e para remoção da ginecomastia.

Marcação Cirúrgica

Na área abdominal, incisões disfarçadas são sempre preferíveis. Em homens, geralmente é difícil evitar as incisões abdominais, o que seria preferível por serem estas muito visíveis. No entanto, se forem necessários locais de acesso adicionais para definir as interseções tendíneas horizontais do reto do abdome, incisões assimétricas podem ser executadas ao longo do abdome, idealmente mimetizando incisões de colecistectomia.

As marcações pré-operatórias são feitas em três passos com o paciente na posição em pé. É recomendado o uso de diferentes marcadores coloridos para os diferentes estágios.

Marcações Profundas

Primeiramente, as marcações típicas da lipoaspiração são feitas nas áreas onde a gordura extra é localizada: geralmente na área abdominal, principalmente infraumbilical, nos "pneuzinhos de gordura", nos flancos, na área peitoral e lateral a ela na direção da axila (**Fig. 27.3**).

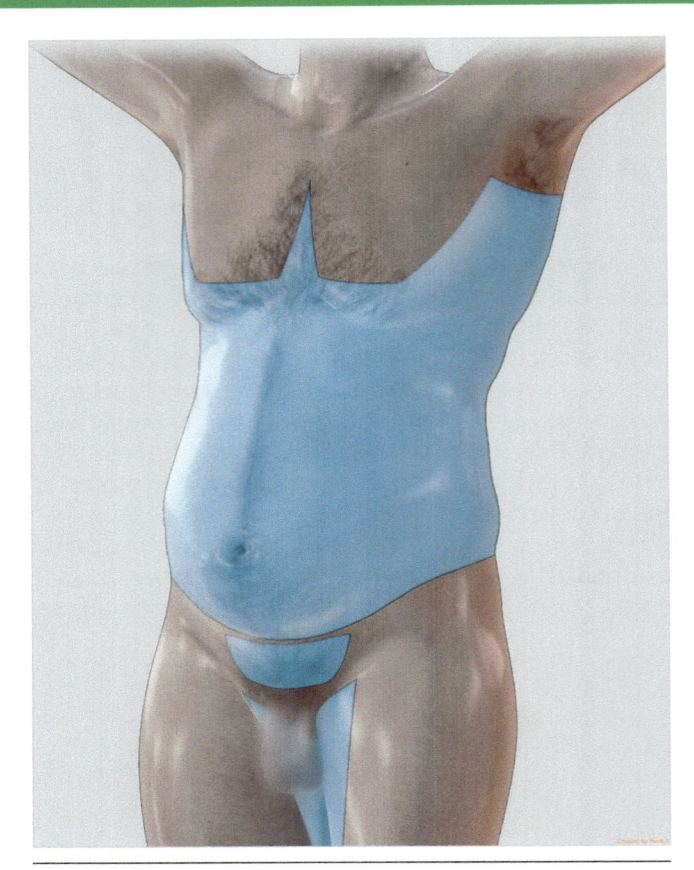

Fig. 27.3 Marcações pré-operatórias: as zonas azuis são marcadas onde estão presentes depósitos de gordura extra. Note que o contorno de todo o corpo deve ser marcado.

Enquadramento (Framing)

O *framing* é a marcação que representa a real posição dos músculos e outros pontos de referência anatômicos superficiais. A localização desses pontos de referência pode ser definida por palpação com o paciente em repouso, podendo ser necessário que ele contraia os músculos em áreas e posições específicas. O guia ultrassonográfico é particularmente útil em pacientes obesos, não apenas para encontrar os músculos, mas também para avaliar a quantidade de gordura intra-abdominal (que não é tratável por lipoaspiração), assim é melhor ter à mão um aparelho de ultrassom nesses casos.

A avaliação inicial da posição e tônus dos músculos deve ser feita com o paciente na posição ereta.

- Peça ao paciente para inalar profundamente até a margem costal ser visível. Marque a margem costal bilateralmente para definir o arco torácico.
- Palpe e marque a linha alba na linha média a partir da área supraumbilical até logo abaixo do processo xifoide. Lembre-se que nenhuma linha média deverá ser marcada abaixo do umbigo (**Fig. 27.4**).
- Sinta as margens laterais do músculo reto do abdome. Se possível, tente também localizar as interseções tendíneas transversas por meio de cuidadosa palpação com as pontas dos dedos. Peça ao paciente na posição em pé para contrair os músculos abdominais para encontrar os sulcos entre os ventres musculares. Normalmente, isto é possível em pacientes magros e atléticos, mas pode ser mais desafiador em pacientes com sobrepeso ou obesos. Posteriormente, discutiremos como encontrar esses sulcos em pacientes obesos.
- Localize e marque as margens dos músculos transversos e oblíquos bilateralmente. Peça ao paciente para empurrar o abdome para fora o máximo possível. Essa manobra revela o formato dos músculos, particularmente em pacientes com mais gordura intra-abdominal.
- Sente-se na frente do paciente a um ângulo de 45°, peça-lhe para colocar a mão em seu ombro e então

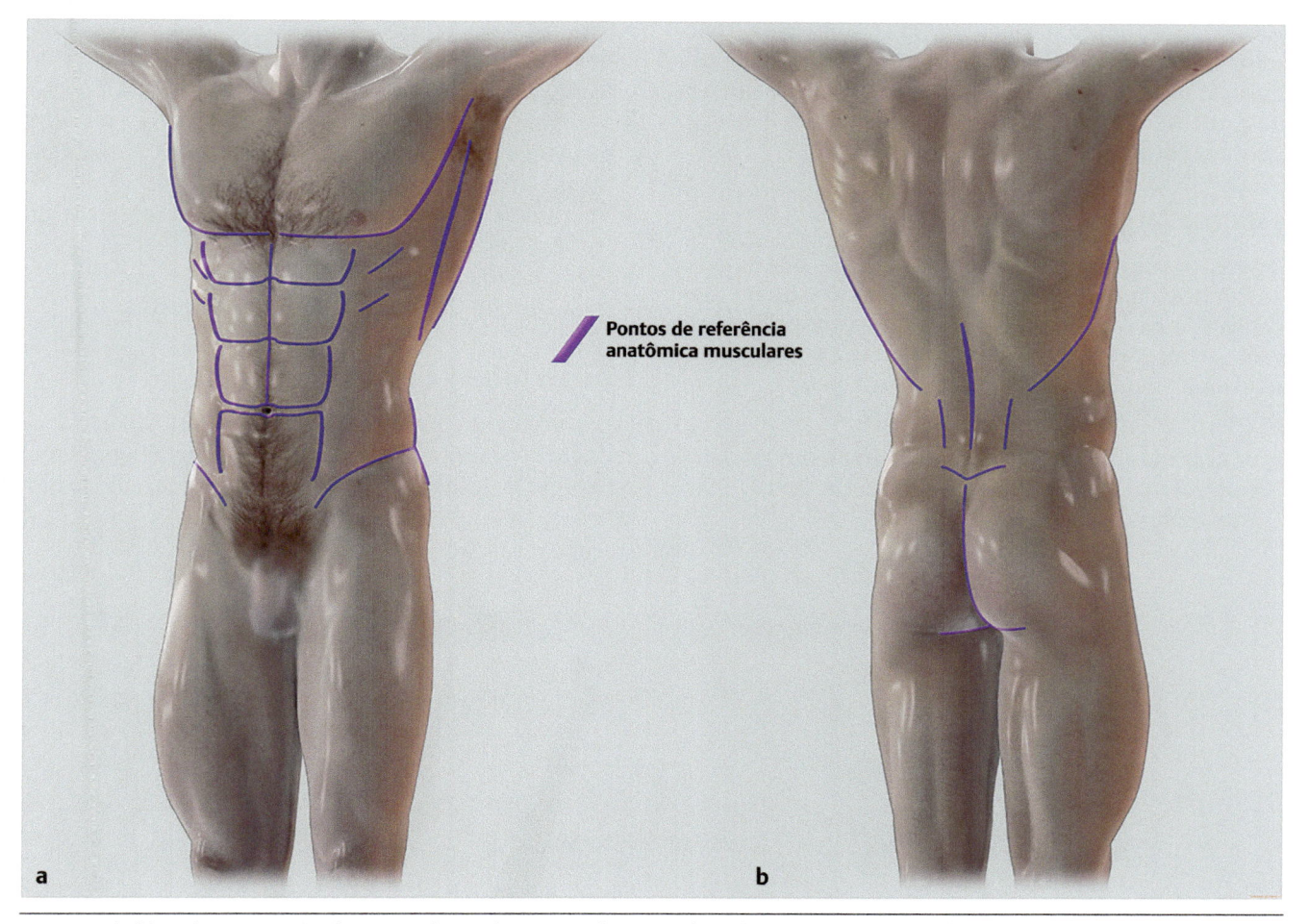

Fig. 27.4 (a,b) Após a marcação das zonas de gordura extra, devemos desenhar a anatomia muscular subjacente para checar os limites para definição.

empurre o ombro para baixo. O músculo grande dorsal, os feixes anteriores do músculo serrátil e a porção superior dos músculos oblíquos são facilmente visíveis e marcados à medida que se contraem (**Fig. 27.4**).

Marcações no Paciente Obeso

No paciente obeso, a marcação do abdome anterior para uma alta definição pode ser um desafio. Existem dois principais cenários em pacientes obesos:

1. *Predominantemente conteúdo de gordura intra-abdominal:* embora esse tipo de paciente seja mais desafiador em termos de resultados, as marcações são simples. A posição anatômica do reto do abdome pode ser distorcida pelos conteúdos intra-abdominais (diástase do músculo reto do abdome), mas a posição dos ventres abdominais ("gominhos") é fácil de identificar.
2. Predominantemente conteúdo de gordura extra-abdominal: a marcação desse paciente assim como a obtenção de bons resultados, são mais desafiadoras. Embora as marcações no músculo peitoral nunca sejam um problema, a gordura excessiva obscurece os pontos de referência do reto do abdome. Existem posições adicionais para marcar o músculo reto:
   a. Na posição supina, peça ao paciente para realizar um exercício de *crunch* abdominal superior e marque as margens laterais do músculo reto do abdome durante a contração. As interseções tendíneas superior geralmente também são palpáveis nessa posição.
   b. Em seguida, na posição sentada, peça ao paciente para fazer um *crunch* abdominal inferior enquanto levanta as pernas. Durante essa manobra, as inserções inferiores dos retos do abdome devem ser palpáveis ou mesmo visíveis.

A principal extração de gordura em pacientes obesos do sexo masculino varia de acordo com a presença de gordura intra-abdominal *versus* extra-abdominal. Em pacientes com gordura extra-abdominal, a ressecção é focalizada no abdome inferior, e a retração é altamente encorajada realizando-se a ressecção completa da gordura superficial (**Fig. 27.1**).

Em pacientes com gordura principalmente intra-abdominal, a ressecção da gordura focaliza-se de forma mais completa no abdome central para diminuir a curvatura do abdome anterior. Como a gordura intra-abdominal não pode ser alcançada por lipoaspiração, após a cirurgia deve ser seguida uma dieta estrita com alto teor de proteína e baixo teor de carboidrato para reduzir a gordura corporal.

Espaços Negativos

Os espaços negativos representam as áreas que formam as sombras da anatomia superficial; como já foram marcadas as áreas de lipoplastia superficial (*framing*) e profunda, conectar essas duas camadas faria desta uma camada intermediária de marcações. Os espaços negativos são áreas específicas, como segue (**Fig. 27.5**):

- Uma grande área triangular entre a margem lateral do peitoral maior e a face lateral do grande dorsal (triângulo peitoral-grande dorsal).
- Uma área de formato triangular entre a margem superolateral do reto do abdome e a margem inferior do peitoral maior (triângulo peitoral-reto).
- Áreas entre as inscrições transversas do músculo reto, pequenos triângulos após a margem lateral das endentações (triângulo subcostal e semilunar).
- Área abaixo dos músculos oblíquo externo e transverso (triângulo suboblíquo).
- Área abaixo do gradil costal.
- Área supraumbilical seguindo a linha média.

Lipoescultura de Alta Definição

O procedimento inicia-se com a infiltração. Quando usamos anestesia geral, a solução consiste em 1.000 cc (mL) de Ringer lactato e 1:100.000 de epinefrina, e lidocaína 20 cc de solução a 1%.

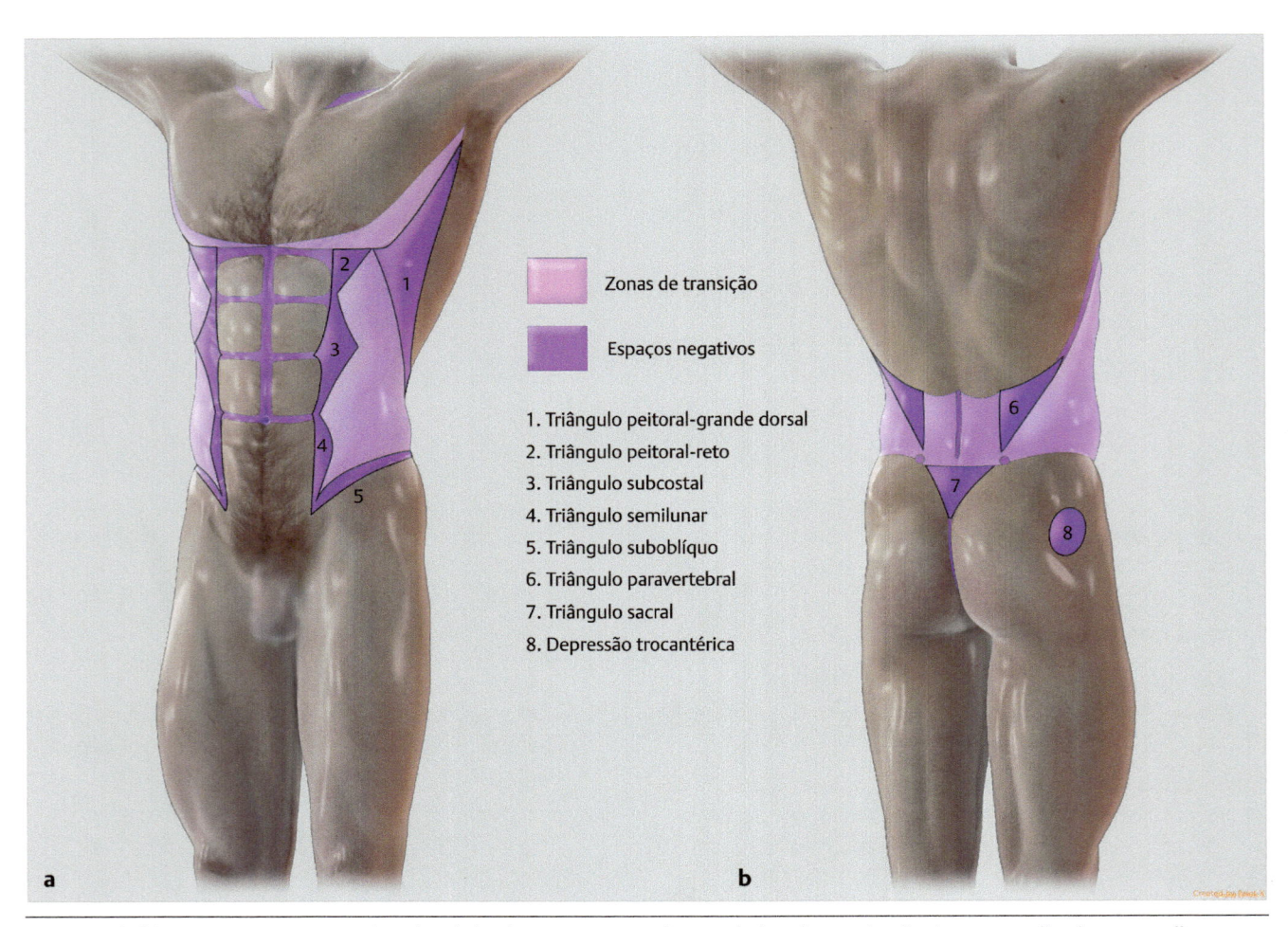

Fig. 27.5 (a,b) Espaços negativos. Triângulos definidos por zonas onde a cuidadosa lipoaspiração deve ser realizada para melhorar as sombras (roxo). Os triângulos 1 a 5 são descritos no texto. Entretanto, espaços negativos adicionais podem ser definidos para posterior definição (depressão trocantérica, paravertebral e triângulos sacrais). Além disso, zonas de lipoaspiração suave são definidas como zonas de transição a (lilás), onde se deve realizar lipoaspiração suave.

Infiltração

Seguindo uma relação 2:1, a ideia é infiltrar metade do volume na camada superficial e metade na camada profunda. A infiltração deve começar na camada profunda e então prosseguir para a camada superficial. O fundamento lógico para se infiltrar por último a camada superficial é assegurar que haverá uma solução de umedecimento nessa camada durante a aplicação do ultrassom. Se a camada superficial for a primeira a ser infiltrada, a migração para as camadas profundas poderá deixar a pele desprotegida contra a energia da sonda VASER no decorrer do tempo.

Emulsificação

A emulsificação inicia-se na camada superficial e, posteriormente, move-se para a camada profunda. Embora seja importante esperar pelo menos de 5 a 10 minutos para a epinefrina causar uma vasoconstrição adequada, deve-se evitar um retardo prolongado para prevenir a migração do fluido para as camadas inferiores. O movimento da sonda é suave, e o sistema VASER é sintonizado no modo pulsado para prevenir uma excessiva geração de calor. Pode-se aplicar um tempo adicional da sonda VASER nas áreas enquadradas e nas áreas marcadas de espaços negativos.

Depois de totalmente tratada a camada superficial, prossegue-se para a camada profunda. Comece nas áreas mais profundas para assegurar a completa emulsificação, friccionando a sonda contra a camada muscular. Isto irá assegurar a emulsificação de quase toda a gordura nessa camada. Uma vez que há perda de resistência nas camadas mais profundas, a sonda é movida novamente na direção da camada superficial até que todas as camadas sejam tratadas adequadamente.

Extração

Extração Profunda

Comece com a camada profunda concentrando-se na área infraumbilical e nos flancos. Depois de completar essa área, comece com a camada profunda no abdome anterior supraumbilical. Determine primeiro a real quantidade de gordura extra-abdominal *versus* intra-abdominal. É importante lembrar que a maior parte da espessura do abdome superior é de gordura superficial, assim a extração deve ser realizada usando uma cânula pequena. Comece usando uma cânula de 3,7 ou 4 mm na camada profunda e não extraia excessivamente a gordura nessa área. Ao succionar o abdome central use movimentos suaves, sem forçar linhas cruzadas, e tente não usar uma manobra de pinçamento. Um retalho de 1 cm deve permanecer.

Prossiga em seguida para a área peitoral. Remova a gordura profunda sobre os músculos peitorais, incluindo o tecido glandular, se o paciente tiver ginecomastia. No entanto, os polos superiores não devem receber ressecção excessiva. Em seguida, esvazie a camada profunda de gordura do triângulo peitoral-grande dorsal a partir das incisões do mamilo e dobras axilares. Por razões de segurança, tente evitar a ressecção da gordura abdominal superior através das incisões inferiores. Ao trabalhar no abdome superior, nos flancos superiores e no gradil costal, use as incisões realizadas na dobra do mamilo.

Framing *Superficial*

Tente esvaziar todo o abdome anterior até permanecer um retalho de apenas 1 cm de espessura. Prossiga para a área profunda dos flancos, deixando desta vez um retalho de apenas 0,5 cm. Posteriormente inicia-se o processo de *framing* superficial definindo o músculo reto do abdome na porção inferior do abdome. Aqui você pode pinçar a pele e usar a cânula entre os dedos para afinar o retalho e obter uma crista ou endentação. Use uma cânula de 3 mm para essa manobra.

Use a cânula de 3 mm e trabalhe sobre a linha do músculo transverso-oblíquo. Você também pode tentar uma manobra de pinçamento e trabalhar muito superficialmente aqui para criar um retalho o mais fino possível.

O *framing* superficial continua a partir das incisões nas dobras do mamilo. Usando uma cânula de 3,7 mm, a margem lateral do reto do abdome é definida por meio de sucção superficial exatamente abaixo das marcações pré-operatórias. Como essa área é muito sensível à lipoaspiração, é importante parar e verificar com frequência a aparência dos tecidos para evitar ressecção excessiva. Lembre-se que as linhas laterais do músculo reto, especialmente no abdome superior, seguem a curvatura de cada endentação do músculo, por essa razão a linha do músculo semilunar não é uma linha reta. Siga a curvatura real do reto para assegurar um resultado realista e natural.

Consegue-se a definição dos músculos peitoral maior e grande dorsal esvaziando-se o espaço triangular entre os dois músculos. As margens inferior e lateral do peitoral maior são definidas primeiro por sucção superficial, usando uma cânula de 3 mm a partir da incisão axilar anterior, seguida por uma cânula de 3,7 mm. Use a mesma incisão para marcar a linha do grande dorsal. Esvazie o triângulo novamente de maneira superficial. O local de acesso submamilar é usado para maior definição da linha do músculo peitoral entre a margem inferior do peitoral maior e reto do abdome.

Definindo o Músculo Reto do Abdome

Esta é a área mais gratificante e também a mais desafiadora para se trabalhar. As inscrições horizontais são criadas para definir as interseções tendíneas horizontais do músculo reto do abdome.

Há três maneiras principais de criar as inscrições horizontais:

1. Diretamente, paralelas ao ponto de incisão. Isso requer uma incisão no mesmo nível alinhada com a inscrição horizontal. Para a maioria dos pacientes, isso requer pelo menos três incisões.
2. Diretamente, usando cânula curva. Isto evita a necessidade de incisões no mesmo nível da inscrição (**Fig. 27.2**).
3. Indiretamente, criando a inscrição perpendicular ao ponto da incisão. Usando compressão sobre as interseções tendíneas marcadas, as depressões lineares são formadas gradualmente por passagens repetidas da cânula de 3 mm abaixo do tecido que está sob compressão focal. Isto é mais difícil que as outras técnicas e pode ser usado isoladamente ou como um adjuvante de outros métodos.

Inicie sempre com uma cânula pequena (3 mm), reta ou curva. Comece a partir da incisão umbilical. Inicie na camada muito superficial e posteriormente prossiga mais profundamente até o sulco ser formado. Depois de criada a inscrição inferior, prossiga para as superiores. Em geral podem ser completadas através as incisões no mamilo. Caso contrário, pode ser feita incisão extra sobre a linha da segunda inscrição horizontal inferior.

Se for necessária mais uma incisão para o acesso sobre a terceira inscrição horizontal, é melhor executar essa incisão em um ponto lateral em vez da linha média. Incisões visíveis devem sempre ser executadas assimetricamente para evitar que o paciente fique com sinais evidentes de ter se submetido a uma cirurgia estética. Para produzir uma depressão natural, arredondada, as inscrições devem ser esculpidas a partir de vários pontos de acesso. O entrecruzamento de três locais de acesso produz uma progressão tonal natural dos sulcos para as superfícies convexas dos ventres do reto do abdome.

Linha Média

Deixe sempre a linha média por último. As inscrições horizontais devem ser completadas primeiro, antes de definir a linha alba. A partir da incisão umbilical inicialmente é usada uma cânula 3 mm para definir a linha média. O sulco é então aprofundado, usando uma cânula de 3,7 mm, e arredondado por mais sucção e entrecruzamento das incisões do acesso superior.

Camada Intermediária

O segredo de um resultado excepcional na lipoplastia de alta definição pertence a esse passo da cirurgia. A arte de transformar gordura esculpida em formatos que pareçam, e sejam sentidos, como naturais origina-se da interação entre luz e forma (veja Exemplos de Caso).

Comece pelo espaço negativo inferior, logo abaixo da linha do músculo oblíquo-transverso. Comece cada espaço negativo com a extração completa logo ao lado da linha, e torne-se mais suave à medida que avançar distalmente a partir da linha.

Prossiga com as linhas do semilunar, e passe pelas incisões superiores para encontrar as linhas do semilunar inferior. Lembre-se que as margens laterais do músculo reto do abdome formam linhas curvas, e não retas, ao longo do trajeto.

O espaço negativo na região subcostal é criado por sucção inferior na margem costal a partir das incisões sob o mamilo. Essa área sempre muda de posição da posição ereta para a posição supina, portanto, guie-se pelas marcações anteriores feitas com o paciente em pé.

A partir das incisões do mamilo e axilares anteriores, prossiga para o espaço abaixo do peitoral maior. Dependendo da anatomia, esse espaço poderá parecer um sulco linear ou um grande triângulo entre os ventres superiores do reto do abdome e peitoral maior.

Finalmente, o espaço negativo triangular entre o peitoral maior e a margem anterior do grande dorsal é aprofundado (veja Exemplos de Caso).

Antes da conclusão, a definição é avaliada por meio de cuidadosa inspeção. O espaço negativo e as irregularidades controladas podem ser aprofundados nesse estágio, usando uma cânula 3 mm, se for necessária mais definição. Entretanto, é importante não ser excessivamente agressivo na camada subdérmica para prevenir seromas, irregularidades indesejáveis e danos ao plexo vascular subdérmico.

As incisões superiores podem ser fechadas com suturas subdérmicas. Devem ser colocados drenos nas incisões dependentes inferiores. Os drenos podem ser deixados abertos ou fechados. Uma túnica de espuma e uma malha de compressão são aplicadas imediatamente.

Cuidados Pós-operatórios

As sequelas adversas mais comuns dos procedimentos de lipoplastia no período pós-operatório incluem edema, equimose e dor. Estes surgem após o acúmulo de fluido excessivo e sangue no espaço extracelular. Ocorrem edema e equimose da lipoaspiração quando há uma ruptura mecânica de capilares e vasos linfáticos, aumento da pressão hidrostática capilar e extravasamento de sangue, água e substâncias de alto peso molecular no interstício, resultando em aumento da pressão osmótica extravascular. Esses processos fisiopatológicos são exacerbados pelo fechamento das incisões e captura de fluido intersticial acumulado, administração intravenosa de fluido imprudente e compressão pós-operatória excessiva prolongada.

Os três pilares dos cuidados pós-operatórios são os seguintes:

1. Uso de drenos.
2. Uso de malha de compressão.
3. Massagem para drenagem linfática.

Uso de Drenos

Drenos abertos ou fechados são encorajados para reduzir o edema e a dor pós-operatórios assim como a absorção sistêmica de lidocaína onde a concentração de fluido tumescente é alta. Drenos de silicone são colocados em locais dependentes como nas incisões pubianas e sacrais para mantê-las patentes enquanto durar a drenagem no pós-operatório. No abdome anterior, a tubulação do dreno é colocada convenientemente ao longo da depressão que define a linha do músculo semilunar. Alternativamente, podem ser executadas pequenas incisões em áreas dependentes usando um *punch* de biopsia de 1,5 ou 2 mm. Estas permanecem abertas por mais tempo que as incisões em fenda que tendem a cicatrizar rapidamente e impedir a drenagem. Drenos fechados (p. ex., Jackson-Pratt) produzem grandes volumes de drenagem que requerem o esvaziamento frequente. Na drenagem aberta, compressas superabsorventes são colocadas sobre o dreno para melhorar o conforto do paciente e proteger contra extravasamento constante de fluido tumescente sanguinolento. Compressas absorventes ou esponjas também se destinam a distribuir uniformemente a força compressiva da malha sobrejacente. Em geral, os drenos após escultura corporal de alta definição podem ser removidos após 3 a 5 dia período em que o dreno aberto pode ser removido.

Compressão

No final do procedimento de lipoplastia, um traje de compressão é aplicado para reduzir o edema da lipoaspiração, produzir hemostasia, fechar os espaços em potencial, proporcionar conforto do paciente, e facilitar o suave e uniforme reposicionamento (*redraping*) e retração da pele. Curativos de espuma aderentes são usados extensamente sob o traje de compressão para distribuir a força compressiva da malha, superar a pressão capilar, e estabilizar a pele. No passado, a almofada de espuma Reston era recomendada para reduzir significativamente a equimose e o edema pós-operatório. Essas lâminas aderentes de espuma são cortadas em formatos para se adaptar aos contornos do corpo e aplicadas diretamente à pele. Surgiram problemas significativos resultantes do pregueamento da pele da derme, incluindo bolhas avasculares e hiperpigmentação pós-inflamatória. Espumas de silicone, como Epifoam (Biodermis, Henderson, NV) e TopiFoam (Byron Medial, Tucson, AZ) foram projetadas especificamente para pacientes de lipoplastia para melhorar a pressão excessiva sobre os capilares dérmicos. Os problemas resultantes da espuma que se adere diretamente à pele foram superados pela incorporação de espuma nos materiais das malhas e trajes.

O traje e a malha de compressão são removidos após 24 horas na troca dos curativos, verifique a condição da pele e massageie delicadamente o fluido subcutâneo capturado na direção dos drenos ou incisões abertas. Permite ao paciente o banho com esponja, e os trajes de compressão são reaplicados. É efetuada a revisão diária do paciente até que os drenos, se presentes, sejam removidos.

Massagem de Drenagem Linfática

O CARE *system* (recuperação cosmética ativa) é projetado para acelerar a recuperação do tecido para reduzir o tempo de recuperação. Existem muitos tratamentos, mas a combinação destes em uma sequência específica é o que nos concede os resultados desejados.

É um método terapêutico usado após a cirurgia para reduzir o edema, equimose, dor e reduzir o tempo de recuperação. Algumas vezes é usado antes da cirurgia para preparar o tecido para intervenção.

Alguns efeitos gerais são como segue:

- Ativa a circulação linfática e a linfa.
- Melhora a circulação sanguínea.
- Melhora a função do sistema imune.
- Estimula o sistema nervoso parassimpático (efeito de relaxamento).
- Ajuda no processo de cicatrização (efeitos contra cicatrizes hipertróficas ou queloides).
- Reduz a fibrose após a lipoaspiração.

Protocolo Pós-Tratamento

- Drenagem linfática.
- Ultrassom externo.
- Pressoterapia.
- Diatermia.
- Radiofrequência.
- Calor úmido.

O objetivo de um regime completo de cuidados pós-operatórios em pacientes submetidos à escultura corporal de alta definição é evitar complicações e otimizar o resultado estético. Na fase pós-operatória imediata, o fluido tumescente sanguinolento é evacuado por compressão e drenagem aberta. A compressão bimodal, usando espuma e trajes especializados, reduz o edema, as equimoses e o edema da lipoaspiração. Após 2 a 3 dias, a drenagem linfática manual começa para acelerar a cicatrização. O ultrassom externo é acrescentado após 1 semana para amolecer os tecidos e reduzir mais o edema. Várias outras modalidades à base de energia, incluindo radiofrequência e terapia por ondas de choque radial extracorpórea, são úteis adjuvantes após 4 a 6 semanas, particularmente se houver qualquer fibrose, redução do tônus da pele ou celulite.

Prevenção e Manejo das Complicações

Uma eficaz escultura corporal de alta definição emprega técnicas avançadas e lipoplastia superficial extensa e não deve ser tentada por iniciantes. Se o procedimento não for planejado e realizado com grande atenção aos detalhes e com cuidados pós-operatórios adequados, a taxa de complicação será maior. O paciente deve ser conscientizado durante o consentimento informado de que a lipoplastia de alta definição é diferente da lipoplastia convencional. Durante o procedimento, irregularidades controladas são deliberadamente criadas para aumentar a definição. Os pacientes que possam não estar motivados a fazer visitas pós-operatórias frequentes devem ser excluídos, visto que as terapias pós-operatórias têm um importante papel para aperfeiçoar os resultados e minimizar as complicações. O paciente também deve compreender a importância da constante compressão com túnicas de espuma e malhas de compressão no período pós-operatório. A maioria das complicações associadas à escultura corporal de alta definição também pode surgir após as técnicas convencionais de lipoplastia. O uso de tecnologia de lipoplastia assistida por ultrassom de terceira geração (VASER™) é importante para o sucesso da lipoplastia de alta definição e também pode reduzir a perda sanguínea excessiva, o edema prolongado, assim como estimular a retração da pele.

Capítulo 27
Lipoescultura Abdominal de Alta Definição

Exemplos de Caso

Caso nº 1: Lipoescultura de Alta Definição (Fig. 27.6)

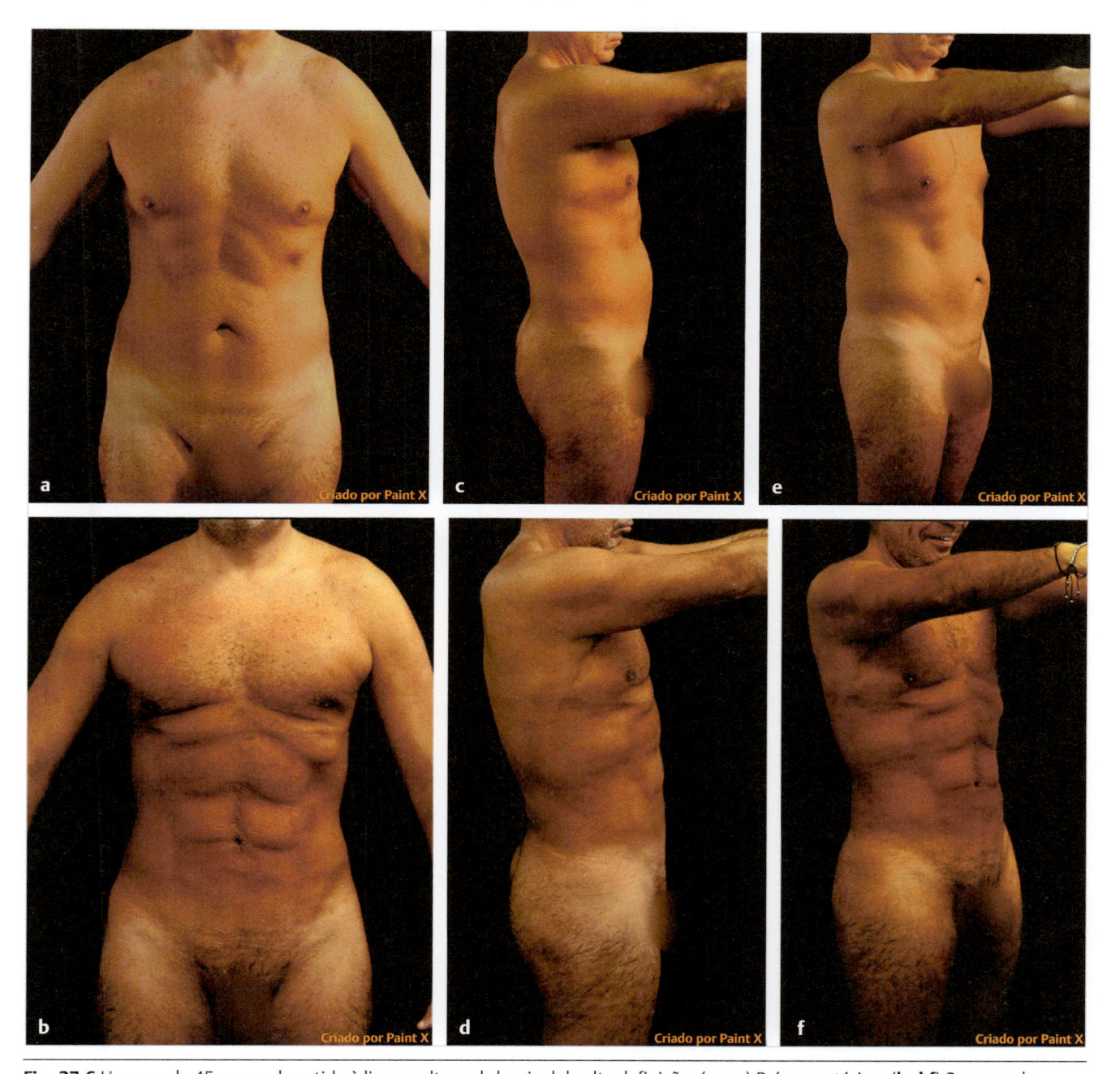

Fig. 27.6 Homem de 45 anos submetido à lipoescultura abdominal de alta definição. (**a,c,e**) Pré-operatório e (**b,d,f**) 2 meses de pós-operatório. Note a definição natural, mas ótima dos ventres do reto do abdome. A definição do peitoral e glúteo também foi realizada. É obtida nova aparência atlética e muscular.

Parte III
Cirurgia Corporal

Caso nº 2: Lipoescultura Dinâmica de Alta Definição (Fig. 27.7)

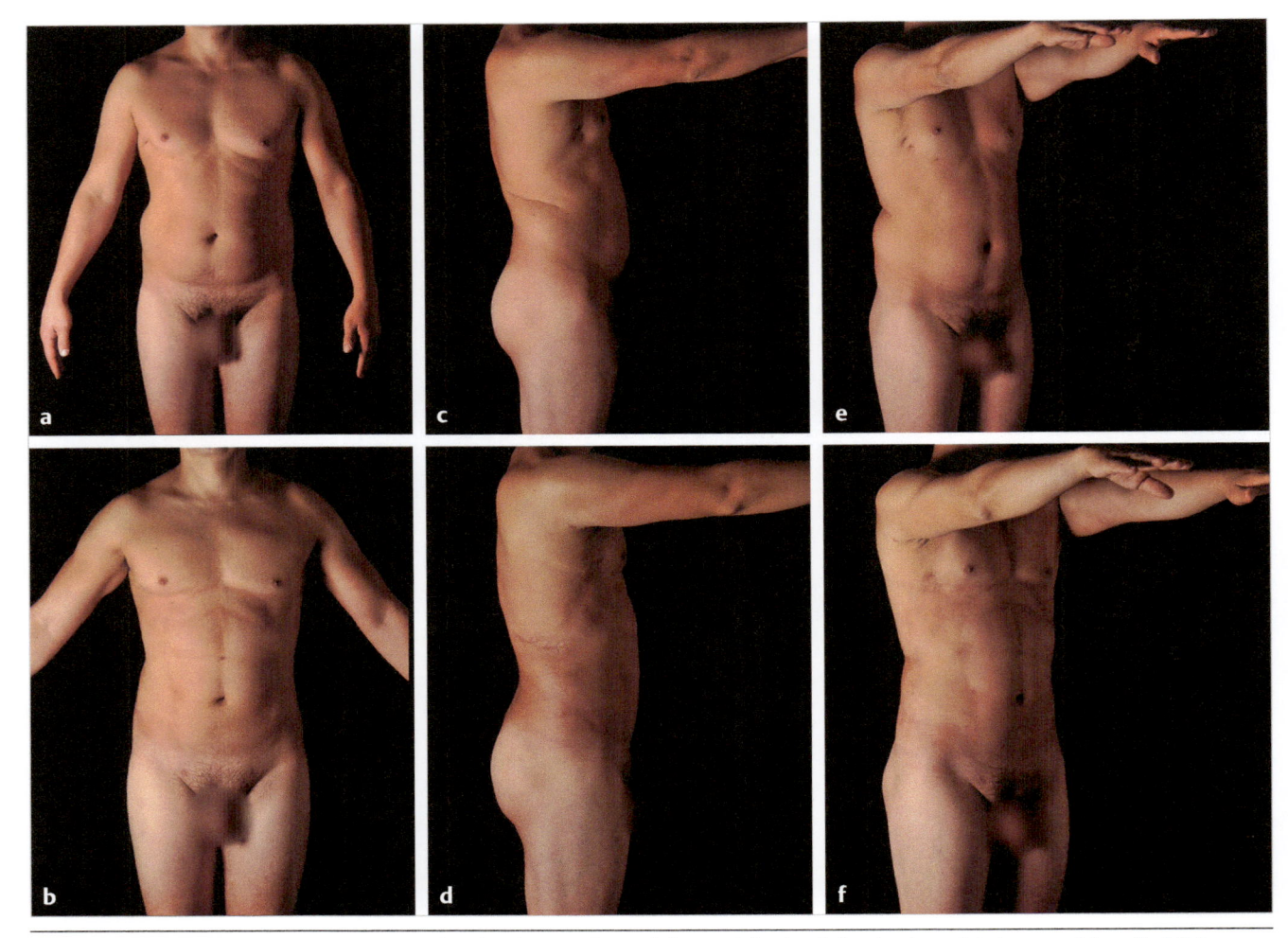

Fig. 27.7 Homem de 38 anos em que foi realizada a lipoescultura abdominal de alta definição. (**a,c,e**) Pré-operatório e (**b,d,f**) 2 meses de pós-operatório. Pode-se notar a abundante gordura extra-abdominal que foi totalmente removida com uma nova aparência. Uma lipoescultura dinâmica completa também foi realizada nesse paciente; note a definição do braço, torso, músculos peitoral e glúteo nas imagens pós-operatórias.

Capítulo 27
Lipoescultura Abdominal de Alta Definição

Caso nº 3: Lipoescultura de Alta Definição com Enxerto de Gordura Peitoral (Fig. 27.8)

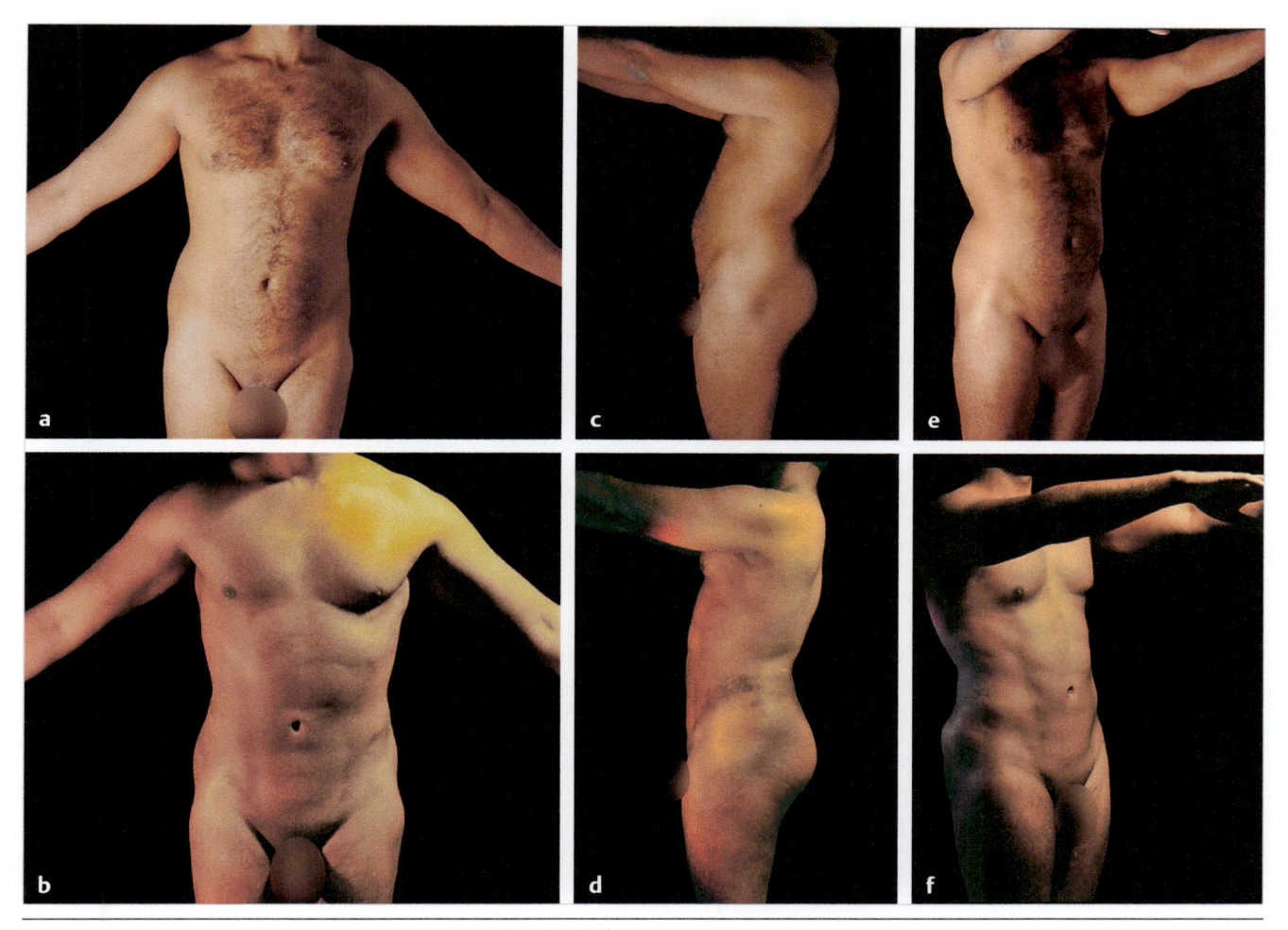

Fig. 27.8 Homem de 36 anos submetido à cirurgia abdominal de alta definição. As imagens pré-operatórias (**a,c,e**) mostram esses depósitos de gordura intra e extra-abdominal. Note as imagens em 1 mês de pós-operatório (**b,d,f**) com um contorno abdominal natural e definido. O enxerto de gordura peitoral foi realizado para melhorar a projeção peitoral.

Pérolas e Armadilhas

Pérolas

- É importante entender a diferença entre aparência natural, magra e atlética.
- A percepção da definição muscular terá de ser adaptada, não apenas em como deve ser a aparência em repouso, mas também em harmonia com o movimento natural dos músculos subjacentes.
- Para obter o melhor resultado, contorne a área peitoral, os braços e o torso a 360° incluindo os flancos e as costas.
- Os pacientes obesos necessitam de uma atenção extra. Avalie a quantidade de gordura do abdome anterior que pertence à área intra-abdominal.
- Os pacientes com lipoaspiração prévia geralmente são maus candidatos para a definição.
- Os pacientes ideais são aqueles com IMC de 35 ou acima, aqueles com perda de peso maciça e aqueles submetidos, anteriormente, à cirurgia bariátrica.
- Embora possa ser difícil marcar os limites do músculo recto do abdome em decorrência do retalho adiposo abundante, devem ser feitas manobras para conseguir uma correta marcação.
- Podem ser necessários instrumentos de modelo especial para alcançar todas as áreas a serem contornadas.
- Mesmo as pequenas incisões podem deixar cicatrizes evidentes, particularmente em pacientes que fazem hiperpigmentação ou cicatriz hipertrófica. Incisões disfarçadas podem atenuar a formação cicatricial notável.
- Idade, etnia, presença de pelos corporais e o método de sutura, todos estes influenciam a cicatrização.
- A orientação ultrassonográfica pode ser útil para se notar os pontos de referência anatômicos superficiais em pacientes obesos.
- Avaliação do paciente para posição dos músculos e tônus deve ser feita com o paciente em posição ortostática.

Armadilhas

- A extração essencial de gordura em pacientes obesos do sexo masculino varia de acordo com a presença de gordura intra-abdominal *versus* extra-abdominal.
- Definir o músculo reto do abdome pode ser um desafio. Incisões visíveis devem sempre ser executadas assimetricamente para evitar que o paciente fique com sinais evidentes de ter se submetido a uma cirurgia estética.
- Deixe sempre a linha média por último.
- A arte de transformar a gordura esculpida em formatos que pareçam e sejam sentidos como naturais é o segredo do sucesso da lipoplastia de alta definição.
- As queixas pós-operatórias mais comuns incluem edema, equimose e dor e são exacerbadas pelo fechamento das incisões e captura de fluido intersticial acumulado, administração imprudente de fluido intravenoso e a compressão excessiva, prolongada no pós-operatório.
- Combata o edema, a equimose e a dor no pós-operatório com o uso de drenos, trajes de compressão e com massagem de drenagem linfática.

Passo a Passo

Passos para a Lipoescultura de Alta Definição

1. Marcação pré-operatória para disfarçar as incisões.
   a. Profunda.
   b. *Framing*.
   c. Espaços negativos.
2. Infiltração.
3. Emulsificação.
4. Extração.
   a. Profunda.
   b. *Framing* superficial.
   c. Definição do reto do abdome.
   d. A linha média.
   e. A camada intermediária.

Leituras Sugeridas

Avelar J. Regional distribution and behavior of the subcutaneous tissue concerning selection and indication for liposuction. Aesthetic Plast Surg. 1989;13(3):155-165

Hoyos AE, Millard JA. VASER-assisted high-definition liposculpture. Aesthet Surg J. 2007;27(6):594-604

Pinto EB, Indaburo PE, Muniz Ada C, et al. Superficial liposuction. Body contouring. Clin Plast Surg. 1996;23(4):529-548, discussion 549

Rohrich RJ, Beran SJ, Kenkel JM. Ultrasound-Assisted Liposuction. St. Louis, MO: Quality;1998

Rohrich RJ, Beran SJ, Kenkel JM, Adams WP Jr, DiSpaltro F. Extending the role of liposuction in body contouring with ultrasound-assisted liposuction. Plast Reconstr Surg. 1998;101(4):1090-1102, discussion 1117-1119

Toledo LS, Mauad R. Fat injection: A 20-year revision. Clin Plast Surg. 2006;33(1):47-53, vi

Zocchi ML. Ultrasonic assisted lipoplasty. Technical refinements and clinical evaluations. Clin Plast Surg. 1996;23(4):575-598

Parte III: Cirurgia Corporal

CAPÍTULO 28

Lipoescultura de Glúteos para Homens

Constantino Mendieta ■ David A. Daar

Resumo

O capítulo permitirá ao leitor compreender a anatomia e as técnicas fundamentais para a escultura de glúteos em homens. Da seleção do paciente ao exame físico e até os passos concisos descrevendo a técnica, o leitor terá disponíveis as ferramentas básicas necessárias para a criação de resultados substancialmente melhores para os pacientes masculinos em sua prática clínica.

Palavras-chave: contorno corporal, *Brazilian butt lift* (lipoescultura), escultura de nádegas, enxerto de gordura, aumento de glúteos.

Introdução

Embora existam várias técnicas para o contorno e o aumento das nádegas, o enxerto de gordura se tornou o procedimento preferido dos cirurgiões plásticos. Com o uso de gordura para proceder a uma grande expansão de volume, para melhoras pequenas no contorno e para a medicina restaurativa demonstrou-se o aumento do valor atribuído a esse componente corporal. Ao oferecer uma abordagem tridimensional para remodelagem, redistribuição e aumento de volume, o enxerto de gordura proporciona um método preciso, versátil para o contorno de nádega, com uma recuperação mais rápida e um menor perfil de complicações. Os proponentes dos implantes de glúteo reconhecem que o melhor paciente e a seleção da técnica reduziram os riscos imediatos (p. ex., deiscência de ferida e exposição da prótese, seroma e infecção) de 30 a 40% para 5% mais aceitáveis. No entanto, o enxerto de gordura nos glúteos evita completamente os riscos específicos dos implantes, que incluem contratura capsular, extrusão e rotação.

Embora a lipoescultura de glúteos tenha sido inicialmente popularizada no começo dos anos 2000, as técnicas gerais de enxerto de gordura evoluíram significativamente no século passado. O enxerto de gordura foi relatado pela primeira vez por Neuber em 1893. Mas foi somente em 1980 que a técnica se tornou realmente pioneira através de Illouz no Brasil, e com as técnicas precursoras de Coleman na preservação de gordura em longo prazo *in vitro*. Recentemente, as técnicas de enxerto continuaram a evoluir tanto em procedimentos estéticos quanto em reconstrutivos, com pesquisas realizadas por instituições acadêmicas e empresas de biotecnologia em busca de novas aplicações assim como aperfeiçoando métodos para coletar gordura, coleção, a preparação e a administração. As áreas-chave de concentração incluem a viabilidade dos enxertos em longo prazo, assim como o desenvolvimento de um meio para potencializar os enxertos de gordura com a adição de células-tronco adiposas. O principal desafio técnico envolve o reconhecimento de haver ou não gordura disponível para coleta.

Fatos sobre a Gordura

O número de células adiposas é influenciado pela genética, períodos de desenvolvimento e hábitos alimentares. Os bebês nascem com aproximadamente 10 bilhões de células adiposas; à medida que ocorre o envelhecimento, os indivíduos saudáveis podem ter cerca de 10 a 20 bilhões de células adiposas, comparados aos 100 bilhões de células adiposas em indivíduos obesos.

Produção de Gordura

Embora aparentemente a produção de gordura seja geneticamente determinada, os humanos podem produzir células adiposas durante o terceiro trimestre da gravidez, na puberdade e no quadro de obesidade mórbida – e tudo se deve à produção de hormônio sexual. Além dessas condições, as células adiposas irão aumentar ou diminuir de tamanho com base no ganho ou perda de peso, e sua densidade e número permanecem os mesmos. Portanto, a forma estrutural de um indivíduo é geneticamente determinada, podendo ser alterada apenas pela remoção ou redirecionamento da localização das células adiposas por meio de lipoaspiração e/ou enxerto de gordura. Esse conceito permite aos pacientes com nádegas grandes beneficiar-se da lipoescultura de glúteos, para torná-las menores e mais bonitas apesar do volume adicionado.

Disponibilidade versus Capacidade de Sobrevivência da Gordura

Existem ainda muitas incógnitas na busca do conhecimento da capacidade de sobrevivência das células adiposas. Os problemas a serem abordados incluem viabilidade das células no lipoaspirado, otimização da área doadora e locais receptores, bem como o impacto dos fatores endógenos e exógenos que podem afetar a transferência.

Uma importante distinção deve ser feita entre a quantidade de células adiposas disponíveis para transferência *versus* a quantidade de células adiposas que sobrevivem à transferência, com o objetivo final de assegurar a maior taxa de sobrevivência da gordura após a transferência. Embora não existam métodos *in vivo* para mensurar a viabilidade celular ou o conteúdo de células-tronco derivadas de tecido adiposo, existem várias mensurações *in vitro*, para as quais atualmente falta aplicação clínica. No entanto, parece haver três tipos de morte celular causada por mecanismos particulares de lesão:

1. Lesão mecânica (p. ex., sucção).
2. Lesão traumática (p. ex., força romba).
3. Lesão química (p. ex., toxicidade por lidocaína).

Anatomia

As diferenças anatômicas no paciente do sexo masculino são discutidas no Capítulo 30.

Considerações Anatômicas: Camadas Profunda e Superficial de Gordura

A camada superficial de gordura varia em espessura, podendo ser maior ou igual à da camada profunda, chegando a ser tão fina quanto 6,35 mm (1/4 de polegada). Nos casos em que a camada superficial é espessa com relativa facilidade na extração de gordura e nenhuma dermolipografia, utiliza-se a vibrolipoaspiração (PAL), algumas vezes em conjunto com Body-Jet (lipoaspiração assistida por água). Quando diferenciar as camadas superficial e profunda é difícil, o uso do VASER (lipoaspiração assistida por ultrassom [UAL]) ou de pré-tunelização com pós-tunelização é útil.

Seleção de Pacientes

O candidato ideal para lipoescultura de glúteos apresenta ligeiro sobrepeso, mas é saudável e apto a fornecer tecido doador suficiente para transferência. Quanto mais gordura doadora disponível, mais impressionante será o contorno; portanto, pacientes de maior porte ainda podem ser considerados bons candidatos para o procedimento. Para determinar no pré-operatório se o paciente possui gordura doadora suficiente, um teste de pinçamento pode estimar a quantidade disponível. A faixa de gordura necessária está entre 450 e 1.100 cc (mL) em cada lado, aproximadamente. Os pacientes devem ser somente de classe I ou II da American Society of Anesthesiologists.

Etapas para Escultura de Glúteos

Planejamento

Instrumentos e Equipamento

Geralmente emprega-se uma combinação de tecnologias de lipoaspiração no processo:

- PAL (quase todos os casos).
- UAL (60-70%).
- Body-Jet lipoaspiração assistida por água (30%).

A PAL é o carro-chefe dentre as tecnologias. Fornece uma cânula recíproca ajustável, controlável (4.000-6.000 ciclos por minuto), aumentando a velocidade do procedimento e ao mesmo tempo reduzindo a fadiga do operador. O sistema PAL conta com múltiplas pontas de cânula e é mais adequado para casos de tecido adiposo fibroso, revisão de lipoaspiração e de grande volume.

A tecnologia UAL atua mediante a criação de microbolhas que separam apenas o tecido adiposo enquanto poupa todos os outros tipos de tecido, e assim afrouxa o tecido adiposo a ser aspirado com fluido tumescente em um processo denominado *transmissão acústica*. A UAL é útil para as áreas de gordura densa, fibrosa, assim como em pacientes em que ocorreu perda de peso maciça com gordura "fofa", cuja aspiração pode ser particularmente desafiadora.

A sonda VASER é o instrumento preferido para UAL, com sondas de diferentes tamanhos criando ondas de diferentes amplitudes. Quanto maior a área transversal da sonda, maior a amplitude e, consequentemente, maior a energia liberada. A sonda de 3,7 mm é adequada para a maioria dos casos. Embora existam dois modos de sonda, o modo VASER (pulso) é preferível para as áreas delicadas, por criar praticamente o mesmo efeito com menos liberação de energia. O modo contínuo é para um uso típico.

O sistema Body-Jet separa as células adiposas por meio da pressão de água, usando a desintegração edematosa, conferindo às células adiposas uma qualidade mais fina, mais líquida, com a remoção. Causa menos trauma tecidual e, consequentemente, menos equimose.

Técnica e Influência das Características da Gordura

Relação Pele-Gordura

Ao introduzir a cânula, a criação de marcas de passagem na superfície cutânea indica que no paciente há uma associação forte e direta entre gordura e superfície cutânea. Isso é denominado *dermolipografia*. Os pacientes com forte associação têm camadas mais compactas de tecido adiposo e requerem a ruptura mecânica por meio de ultrassom VASER de energia pulsada ou tunelização sem sucção, já os pacientes sem marcas podem se submeter a uma sucção extremamente superficial.

Propriedades da Extração

Nos casos com gordura leve ou fofa, o tecido adiposo pode ser coletado de maneira rápida e fácil. Em pacientes com gordura mais fibrosa ou resistente, o VASER em ajuste pulsado de 80%, junto com uma cânula mais afiada, pode aumentar a velocidade e eficiência de extração.

Fragilidade da Célula Adiposa

Caso se note excesso de óleo no aspirado, o sistema Body-Jet proporcionará uma técnica de extração mais delicada para prevenir o dano às células adiposas mais frágeis.

Preparação Pré-Operatória

Marcações

Os pacientes são fotografados na manhã da cirurgia com uma visão total de 360° em vários ângulos, com e sem marcações – as fotografias são cruciais para o uso no intraoperatório. As marcações são feitas com o paciente em pé, identificando-se as áreas para a lipoaspiração. As zonas 1 a 4 são sempre incluídas, enquanto as zonas 5 e 8 geralmente são consideradas. Além disso, marca-se a espinha ilíaca posterior superior como a altura do músculo glúteo, tornando a zona V (zona 1) mais fácil de identificar e marcar.

Medicamentos

O paciente recebe 1 L de fluido intravenoso (IV) no pré-operatório, junto com metilprednisolona, 125 mg IV, e clindamicina, 600 mg IV. Os pacientes de alto risco para náusea ou vômito no pós-operatório recebem ondansetrona por via sublingual. Próximo à conclusão da cirurgia, é administrada dexametasona, 10 mg IV, para reduzir o edema e a náusea no período pós-operatório.

Preparação e Posicionamento do Paciente

A temperatura da sala cirúrgica é estabelecida em 22,22°C (72°F) colocando-se também almofada térmica sobre a mesa cirúrgica. Dispositivos de compressão sequencial são colocados e o paciente é preparado com solução Hibiclens ou Betadine.

O paciente é posicionado supino na mesa cirúrgica, tendo-se o cuidado de acolchoar todos os locais de pressão potencial, e ambos os braços e pernas são cobertos com meias estéreis. A anestesia é induzida, e um cateter de Foley é colocado.

Abordagem de Lipoaspiração
Infiltração

A maioria dos pacientes requer uma mistura de 4 a 5 L de fluido tumescente, cuja composição dependerá do método de anestesia. A cada litro de solução pré-aquecida de Ringer lactato mistura-se uma ampola com concentração 1:1.000 de epinefrina. Nos casos com sedação IV, são usados 50 mL de lidocaína a 1% com epinefrina e bupivacaína a 0,25% 10 mL. Pacientes submetidos à anestesia geral requer a adição de 20 mL de lidocaína a 1% com epinefrina. O paciente receberá de 4 a 5 L de fluidos IV no intraoperatório como reposição, uma vez que 5 a 6 L de aspirado produzirão aproximadamente 2 L de gordura sobrenadante. Note-se que o sistema Body-Jet não requer infiltração tumescente.

A técnica de infiltração ocorre em estágios: primeiro, infiltre o abdome, flancos e pernas em posição supina. Na transição para a posição de decúbito lateral, infiltre nádega, costas e sacro. Uma adequada infiltração é realizada permitindo primeiramente que o jato de *spray* (intensidade de 2-3) penetre nos tecidos antes de empurrar a cânula para a frente, em vez de vice-versa, para reduzir a dor e o trauma tecidual. Infiltre em movimentos lentos e constantes.

Abordagem de Coleta e Técnica

A lipocoleta segura, adequada, requer o conhecimento e a atenção às camadas superficial e profunda do tecido adiposo. A remoção de volume (*debulking*) é realizada primeiro e ocorre na camada profunda, e a escultura é realizada em segundo lugar por meio de sucção da camada superficial. A lipoescultura deve ser efetuada com o paciente em posições supina, decúbito lateral e prona para alcançar resultados estéticos ótimos. Isto permite ao cirurgião visualizar e ter acesso a todas as principais unidades estéticas.

Ao esculpir em mulheres o foco é posto em alcançar um formato mais arredondado, tipo "Apple Bottom" (formato de maçã) com projeção lateral e distância vertical menor, já a lipoescultura masculina deve produzir uma silhueta glútea mais atlética com uma distância vertical alongada e concavidade glútea mediolateral, como seria visto, por exemplo, em um campo de futebol da National Football League (NFL). Isso envolve coleta menor nas zonas superiores (2, 3 e ponto A) e zonas inferiores (5 e ponto B), com maior modelagem na região glútea mediolateral (zona 8).

A posição supina é realizada primeiro para realizar o contorno do abdome, músculos oblíquos e parte do triângulo posterior. Evite a sucção abaixo da crista ilíaca na zona 3, uma vez que isso pode causar deformidade ou desnível no contorno; ao contrário, essa área deverá ser abordada na posição de decúbito lateral sob visualização direta.

Depois que o paciente estiver em posição de decúbito lateral, as unidades estéticas 2 e 3, assim como os pontos de enquadramento (*frame ou moldura*) A e B, são esculpidos. A zona 2 é contornada para afinar a cintura e estabelecer o enquadramento (*frame*) da região glútea. Novamente, em homens, as regiões superior e inferior devem ser tratadas com sucção menos agressiva para manter uma projeção de cranial a caudal mais longa e mais atlética. Embora o acesso ao triângulo posterior seja mais seguro nessa posição por meio de abordagens posterior e anterior, o tratamento adequado deverá incluir esculpir em posição prona, uma vez que o coxim adiposo nessa área geralmente se altera com o posicionamento do paciente.

Finalmente, o paciente é posicionado prono para permitir o contorno da zona 1 (zona V) e zona 4, e são feitos os ajustes adicionais nas zonas 2, 3 e ponto de enquadramento (*frame*) A. A escultura da zona 1 requer duas incisões de acesso, sendo uma delas na dobra interglútea superior e outra na crista ilíaca superior posterior para entrecruzamento.

Preparação da Gordura

Após a coleta da gordura, o aspecto-chave da preparação é a adequada separação de seus componentes para obter células adiposas puras, intactas ou gordura sobrenadante. Os cirurgiões devem evitar a injeção de gordura rota, oleosa, assim como de excesso de sangue ou fluido tumescente. Embora existam vários sistemas, incluindo a centrifugação ou a decantação, os sistemas de coleta específicos do dispositivo etc., o método mais eficiente na prática do autor sênior é um sistema de filtro simples. Além disso, pode ser empregada uma configuração de linha de montagem, em que o cirurgião faz a coleta da gordura, enquanto um assistente simultaneamente prepara a gordura para injeção.

Primeiramente, a gordura é colocada em um grande filtro de metal. Em seguida, um abaixador de língua é usado para mexer delicadamente o aspirado sem danificar as células adiposas, permitindo que a gordura sobrenadante se separe do fluido restante. Não raspe o abaixador de língua ao longo da peneira do filtro, pois isto poderá danificar facilmente a gordura sobrenadante saudável. Depois de separada, a gordura sobrenadante é colocada em um recipiente estéril, e uma pequena quantidade de solução de antibiótico é adicionada.

Note-se que o sistema Body-Jet possui seu próprio recipiente com um coletor embutido e filtro.

Carregando a Seringa

Três tipos de seringas e cânulas de pontas rombas são utilizados, com base na localização da injeção e tipo da gordura:

1. Uma seringa com Luer Lock de 10 cc (mL) e cânula de 3 mm × 20 cm e ponta Tulip para injeção subcutânea.
2. Uma seringa de 60 mL com Luer Lock e cânula de 3 mm × 15 cm para injeção intramuscular.
3. Uma seringa de 60 mL Toomey (de grande calibre) para lipoenxerto fibroso.

Carregue as seringas de 60 mL removendo o êmbolo e introduzindo a gordura. Um instrumento de transferência passa o lipoenxerto da seringa de 60 mL para seringas de 10 mL.

Técnicas de Enxerto de Gordura
Objetivos

A silhueta glútea ideal em homens é baseada na acentuação da anatomia de um homem atlético. Em comparação com a musculatura glútea feminina, a musculatura masculina estende-se superiormente para dentro da região lombar inferior e, inferiormente, para dentro do músculo bíceps femoral, por essa razão um homem atlético tem um formato mais alongado do ponto de enquadramento (*frame*) A para o ponto de enquadramento (*frame*) B, não diferindo muito do formato de uma abóbora. Além disso, em contraste com as mulheres cujo formato preferido envolve uma projeção mais lateral e um contorno arredondado ("em formato de maçã"), uma nádega atlética masculina consiste em maior projeção medial com concavidades mediolaterais na zona 8. Com isso em mente, achamos que serão obtidos resultados melhores, mais atléticos, caso seja enxertada mais gordura nos polos superior e inferior, administrando-se menos mediolateralmente, em comparação com o que geralmente é realizado em mulheres.

Incisões de Acesso para Enxerto de Gordura

Três incisões padrão para o enxerto de gordura incluem na dobra interglútea e nas dobras infraglúteas bilaterais, realizadas na margem lateral da junção dos músculos bíceps femoral e glúteo máximo.

Precisão na Colocação da Gordura

O enxerto de gordura é realizado primariamente por meio de injeção dentro do músculo. A técnica envolve um movimento lento, constante e repetitivo, com injeção de gordura em camadas. A maneira linear da injeção auxilia na criação de múltiplos níveis com múltiplas passagens. Para o enxerto de gordura em tecido subcutâneo, uma seringa de 10 mL com ponta Luer-Lock é preferida para produzir camadas mais consistentes. Os pacientes com uma superfície glútea plana, podem necessitar de uma aplicação maior de gordura superficial para tratar essa deficiência, enquanto aqueles com irregularidades no contorno de superfície requerem injeção diretamente dentro das áreas de preocupação.

Sequência do Enxerto de Gordura

O primeiro passo na sequência do lipoenxerto é remodelar o enquadramento glúteo. Em mulheres isso envolve a adição de gordura na nádega mediolateral. Porém, em homens, isso é contraindicado, pois o objetivo é criar uma concavidade lateral para ressaltar a projeção medial. Assim, os ajustes feitos na estrutura masculina incluem injeção de gordura superior e inferiormente nas zonas 2 e 3 para alargar e aumentar os contornos dos polos superior e inferior. Uma quantidade mínima de gordura é injetada na área glútea mediolateral (zona 8). Esta é uma tarefa tridimensional que requer a realização do contorno nas posições supina, prona, decúbito lateral e oblíqua.

Em seguida, as zonas de transição glútea são abordadas, corrigindo-se o contorno e não se acrescentando volume. Com o paciente na posição de decúbito lateral, a gordura é adicionada à junção entre o músculo glúteo lateral inferior e a perna através de incisão na dobra glútea inferior. Usando o enxerto cruzado com padrões de injeção superior e inferior, o cirurgião poderá alargar a base do músculo glúteo para criar um contorno mais atlético. O ponto B não está incluído aqui, pois este criaria deformidades em formato de alforje. Passagens suaves em leque podem ajudar a abrandar a transição da perna para o músculo glúteo. As zonas de transição na junção entre os músculos glúteo máximo e médio, assim como as zonas de transição glútea internas são abordadas de maneira similar.

Para criar um contorno mais atlético, a projeção medial é alcançada aumentando-se a altura do músculo. Enxertos cruzados e passagens em leque a partir das incisões inferiores permitem a adequada colocação da gordura nos quadrantes glúteos mediais, com grande atenção para se poupar os quadrantes laterais. Finalmente, depois de alcançada a altura medial desejada, é adicionado volume glúteo. Contudo, essa quantidade geralmente é mínima, uma vez que a aparência atlética e alongada de uma nádega masculina muscular é produzida remodelando e recontornando o enquadramento (moldura).

Drenos

Um total de quatro drenos Jackson-Pratt de 12 mm são colocados em áreas-chave de potencial acúmulo de fluido:

1. Dreno sacral aberto através da incisão da dobra interglútea superior.
2. Dreno aberto na incisão de acesso umbilical superior.
3-4. Bilateralmente na parede abdominal inferior, na face superior do púbis, usando um porta-agulha endoscópico longo.

Cuidados Pós-Operatórios

Um traje de compressão é essencial para diminuir a exsudação pós-operatória e a perda sanguínea assim como para reduzir o edema pós-operatório. O traje Mendieta Wraparound Soft-Forming Garment (ContourMD, Lenexa, KS) produz uma compressão diferencial das áreas sensíveis abdominal/flanco e glúteo/coxa. Uma combinação de cinta elástica abdominal e roupa de baixo compressiva também é uma alternativa adequada. Os trajes de compressão devem ser usados por 4 a 6 semanas no pós-operatório.

Na sala de recuperação, o paciente é mantido em posição supina até despertar para respirar espontaneamente sem problemas e, então, é feita a transição para a posição prona. Os deslocamentos de fluido são inevitáveis durante esse período e devem ser cuidadosamente monitorados com a administração de uma adequada reanimação com fluidos e monitoramento estrito dos níveis de hemoglobina. A compressão adicional pode ser necessária, se houver exsudação excessiva. O cateter de Foley é mantido em posição e removido na consulta de acompanhamento no dia seguinte, evitando assim que o paciente tenha que se levantar com frequência para eliminação de urina.

A instrução mais importante ao paciente para o período pós-operatório envolve evitar a pressão na nádega por pelo menos 8 semanas. Nos primeiros 3 dias, os pacientes devem ser transportados na posição prona ou decúbito lateral, não sendo permitido sentar-se de qualquer forma durante 10 dias de pós-operatório, exceto para o uso do toalete. Após esse período, os pacientes poderão sentar-se usando um travesseiro colocado sob a coxa posterior para manter a nádega elevada sem pressão. Uma cadeira de vime é uma opção alternativa, permitindo que a nádega permaneça livre de pressão.

Cada dreno é mantido em posição até drenagem de saída inferior a 30 mL durante 24 horas.

Manejo das Complicações

As taxas de complicação são similares às da lipoaspiração e incluem irregularidades de superfície, alterações de pigmentação e cicatrização hipertrófica. Os pacientes devem ser conscientizados de que a assimetria glútea é inevitável e deverá ser documentada no pré- e no pós-operatório. A neuropatia do nervo ulnar é um efeito adverso potencial em virtude do posicionamento prono durante a cirurgia. Para prevenção, deve-se colocar um travesseiro sob os cotovelos, ou manter os braços nos lados do paciente para obter um alívio adicional. A maioria dos casos de neuropatia se resolve com o tempo, mas no raro caso persistente, são administradas gabapentina e vitaminas B6 e B12. O nervo ciático está em risco de lesão, embora isso possa ser evitado usando-se a técnica adequada e com atenção à anatomia.

Se ocorrer hematomas ou cistos oleosos, eles são aspirados com agulha calibre 18 e seringa. Da mesma forma, no caso de necrose da gordura, os pacientes podem ser tratados com aspirações em série, se necessário, ou se estiver encapsulada poderá necessitar excisão. A necrose tecidual é tratada, inicialmente, com injeção de triancinolona 10 mg. Se a necrose não se resolver com o tempo e injeções adicionais, a excisão pode ser necessária; alternativamente, a lipoaspiração pode ajudar a romper o tecido necrótico, para uma potencial aspiração.

Transfusões de sangue são necessárias em 3 a 4% dos pacientes, com base em um nível de hemoglobina abaixo de 7 g/dL ou limiar mais alto em casos individuais.

Ocorre infecção em 4 a 6% dos pacientes, podendo esta ser notada com base na intensificação da dor na nádega unilateral em 8 a 10 dias de pós-operatório, ou no surgimento de eritema em 3 a 4 semanas após o procedimento. Se houver outras suspeitas de infecção, o ultrassom poderá ajudar a identificar formação de acúmulos. A celulite leve é tratada com um curso de antibióticos orais, enquanto os acúmulos são tratados inicialmente com aspiração da área de maior desconforto, seguida por incisão e drenagem com lâmina Nº 11, se identificados. São aplicadas compressas cirúrgicas nas incisões, que são deixadas abertas, sendo prescritos antibióticos de amplo espectro (p. ex., clindamicina e ciprofloxacino) e realizadas culturas para elaborar o regime de antibióticos. Em casos mais graves ou persistentes, os pacientes poderão necessitar incisão operatória e drenagem com a colocação de dreno. A apresentação tardia de sintomas infecciosos levanta a preocupação em relação a infecções micobacterianas ou fúngicas, sendo então obtidas as culturas apropriadas.

Seromas são mais comuns no sacro e abdome anterior, e ocorrem geralmente em 2 a 3 dias após a remoção do dreno (i. e., dias 8-10 de pós-operatório). A prevenção inclui drenos e trajes de compressão. O tratamento inclui o reposicionamento do dreno aberto.

Uma rara complicação é a embolia gordurosa, que é um diagnóstico de exclusão. As técnicas para sua prevenção incluem realizar as injeções de forma paralela à mesa de operação, e dentro e acima da porção muscular média e não em ângulos.

Exemplos de Caso

Caso nº 1: Lipectomia dos Flancos com Enxerto de Gordura nos Glúteos (Fig. 28.1)

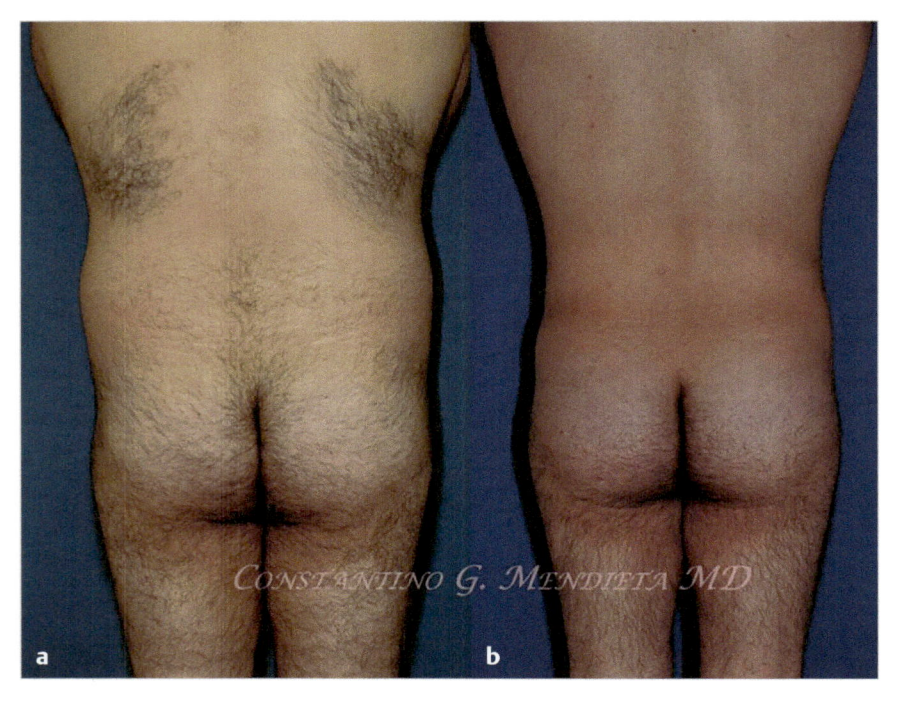

Fig. 28.1 Homem de 44 anos que se sentia infeliz com sua região lombar inferior e flancos. (**a**) No pré-operatório, especificamente, ele não gostava dos "pneuzinhos" e achava que suas nádegas pareciam "velhas e flácidas." (**b**) Fotografia pós-operatória 2 anos após a lipectomia dos flancos com enxerto de gordura nas nádegas demonstrou melhora no contorno e proporção com uma aparência mais juvenil e masculina.

Caso nº 2: Lipectomia dos Flancos com Enxerto de Gordura nos Glúteos (Fig. 28.2)

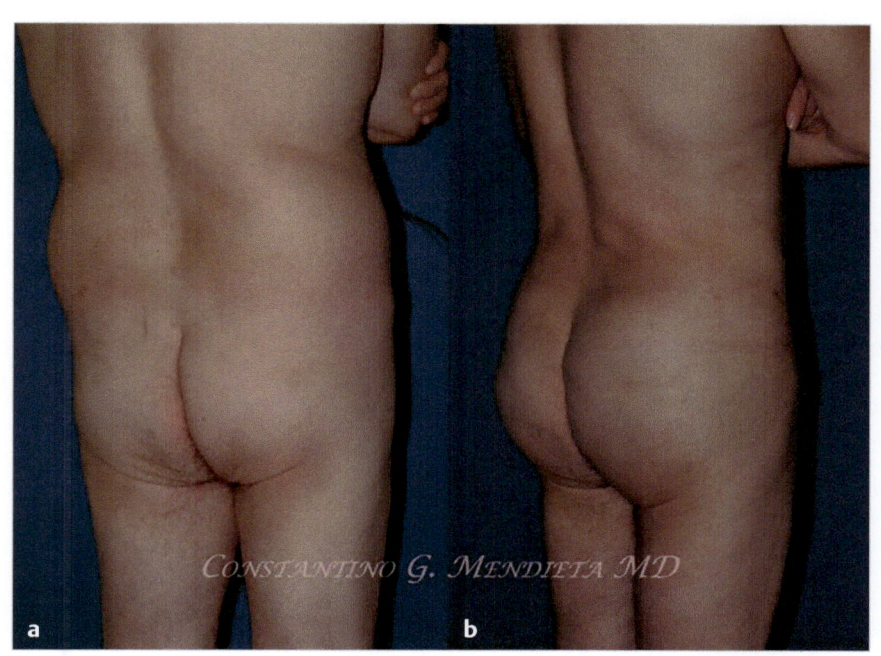

Fig. 28.2 Homem de 38 anos descontente com sua região lombar inferior e flancos. (**a**) No pré-operatório, especificamente, ele não gostava do excesso de gordura em seus "pneuzinhos" e achava que suas nádegas pareciam "achatadas." (**b**) Fotografia pós-operatória 2,5 anos após a lipectomia dos flancos com enxerto de gordura nas nádegas demonstrou melhora da projeção destas, com menor cintura, produzindo um resultado mais juvenil e atlético.

Pérolas e Armadilhas

Pérolas

- Mais enxerto de gordura nas regiões superior e inferior para alongar a região glútea.
- Criar maior projeção medial da nádega para conceder uma aparência muscular mais pronunciada.
- Contorno da região glútea mediolateral (zona 8) para desenvolver uma concavidade lateral, que seja considerada esteticamente mais agradável em homens, por criar uma silhueta glútea mais magra e atlética.
- Considere o procedimento de BodyBanking, que envolve iniciar com uma aparência mais arredondada e, subsequentemente, com a remoção da área lateral, criando uma aparência alongada mais muscular medial, superior e inferiormente com enxerto de gordura semelhante aos glúteos dos *quarterbacks* (posição de jogadores no futebol americano).
- Considere o uso de um traje de resfriamento. O traje conecta-se a gelo e água, permitindo ao cirurgião operar em uma sala mais aquecida, reduzindo, ao mesmo tempo, a quantidade de perspiração durante um caso, contribuindo por fim para melhorar o conforto do cirurgião e obter melhores resultados para o paciente.

Armadilhas

- Lesão ao nervo ciático. Para prevenção da lesão, realize a lipoenxertia paralelamente à mesa cirúrgica, colocando a gordura mediomuscular superficial ao nervo. Afaste-se do sulco lateral da tuberosidade isquiática.
- Realizar a sucção abaixo da crista ilíaca (zona 3) com o paciente em posição supina acarreta riscos de sucção excessiva da porção superior da nádega, podendo ocasionar um desnível. Faça a sucção da zona 3 sob visão direta na posição de decúbito lateral.
- Aumentar agressivamente a região glútea mediolateral (zona 8) criará uma estética mais feminina.

Passo a Passo

Passos para a Escultura de Glúteos

1. Marcações – Paciente marcado em posição ereta, identificando-se as zonas de lipoaspiração (1-4, ± 5, 8).
2. Medicamentos – Fluidos IV, esteroides e antibióticos profiláticos.
3. Preparação e posicionamento – Comece em posição supina, em seguida em decúbito lateral e pronação.
4. Infiltração – Solução tumescente.
5. Coleta de gordura – Lipoaspiração para remover volume (*debulking*) de gordura profunda e esculpir a gordura superficial.
6. Processe a gordura – Sistema de filtro para obter gordura sobrenadante e carregar as seringas.
7. Lipoenxertia – Remodele o enquadramento (moldura)
8. Lipoenxertia – Melhore as zonas de transição glúteas.
9. Lipoenxertia – Ajuste o volume de distribuição, remodele o músculo e modifique a altura do glúteo.
10. Lipoenxertia – Aumento da nádega.

Leituras Sugeridas

Abboud MH, Dibo SA, Abboud NM. Power-assisted gluteal augmentation: A new technique for sculpting, harvesting, and transferring fat. Aesthet Surg J. 2015;35(8):987-994

Cardenas Restrepo JC, Muñoz Ahmed JA. Large-volume lipoinjection for gluteal augmentation. Aesthet Surg J. 2002;22(1):33-38

de la Peña JA. Subfascial technique for gluteal augmentation. Aesthet Surg J. 2004;24(3):265-273

Hwang K, Nam YS, Han SH, Hwang SW. The intramuscular course of the inferior gluteal nerve in the gluteus maximus muscle and augmentation gluteoplasty. Ann Plast Surg. 2009;63(4):361-365

Mendieta CG. Gluteal reshaping. Aesthet Surg J. 2007;27(6):641-655

Mendieta C. The Art of Gluteal Sculpting. 1st ed. New York, NY: Thieme; 2011 Roberts TL III, Toledo LS, Badin AZ. Augmentation of the buttocks by micro fat grafting. Aesthet Surg J. 2001;21(4):311-319

Roberts TL III, Toledo LS, Badin AZ. Augmentation of the buttocks by micro fat grafting. Aesthet Surg J. 2001;21(4):311-319

Rosique RG, Rosique MJF, De Moraes CG. Gluteoplasty with autologous fat tissue: Experience with 106 consecutive cases. Plast Reconstr Surg. 2015;135(5):1381-1389

Sinno S, Wilson S, Brownstone N, Levine SM. Current thoughts on fat grafting: Using the evidence to determine fact or fiction. Plast Reconstr Surg. 2016; 137(3):818-824

Streit L, Jaros J, Sedlakova V, et al. A comprehensive in vitro comparison of preparation techniques for fat grafting. Plast Reconstr Surg. 2017;139(3):670e-682e

Toledo LS. Gluteal augmentation with fat grafting: The Brazilian buttock technique: 30 years' experience. Clin Plast Surg. 2015;42(2):253-261

Lipoaspiração Assistida a *Laser*

Spero J. V. Theodorou ■ Chistopher T. Chia ■ Erez Dayan

Resumo

Nas últimas quatro décadas, avanços na lipoaspiração levaram a resultados melhores, seguros, eficazes e estéticos. A lipoaspiração assistida a *laser* marca um dos últimos avanços no procedimento de contorno corporal. A adição de energia para fototermolisar seletivamente o tecido adiposo e, subsequentemente, remover a gordura demonstrou ser segura e eficaz tanto sob anestesia local quanto sob anestesia geral. Neste capítulo os autores descreveram sua técnica preferida, usando Nd:YAG no comprimento de onda de 1.440 nm em razão de sua alta afinidade por gordura como um cromóforo sem excessiva produção de calor. Os autores experimentaram baixas taxas de complicação (0,001%) em mais de 1.000 pacientes consecutivos com altas taxas de satisfação.

Palavras-chave: contorno corporal, lipoaspiração assistida a *laser*, lipoaspiração.

Introdução

Lipoaspiração, introduzida primeiramente por Illouz[1] em 1982,[2] tornou-se o mais comum dos procedimentos cosméticos realizados nos Estados Unidos. A técnica de lipoaspiração e a tecnologia usada para sua realização evoluíram significativamente nos últimos 40 anos. Embora a lipoaspiração assistida por sucção (SAL) continue a ser hoje a técnica mais comum entre os cirurgiões plásticos, a popularidade de novas tecnologias aumentou, incluindo-se a lipoaspiração assistida por ultrassom,[3-5] radiofrequência,[6-8] vibrolipoaspiração (PAL)[9-11] e lipoaspiração assistida a *laser* (LAL).[12-14] O uso dessas tecnologias em conjunto com a lipoaspiração levou aos benefícios da emulsificação da gordura, contração da pele, diminuição da perda sanguínea e da dor pós-operatória, assim como redução da fadiga do cirurgião.[15-18]

O primeiro dispositivo de lipectomia assistida *laser* foi aprovado pela Food e Drug Administration dos Estados Unidos em 2006.[19] O uso de energia em vários comprimentos de onda para emulsificar e remover gordura demonstrou que ela melhora a eficácia e a segurança, quando realizada sob anestesia geral ou local.[12,14,20] O objetivo da LAL é utilizar um comprimento de onda de energia que forneça fototermólise seletiva e morte do adipócito, minimizando ao mesmo tempo a lesão térmica aos tecidos circundantes. Atualmente, os *lasers* de uso mais comum na LAL são os Nd:YAG de 2.010, 1.440, 1.320, 1.064, 980, 975 e 924 nm.[19,21,22] Muitos dos dispositivos utilizam mais de um comprimento de onda durante o tratamento. O procedimento envolve a inserção de uma fibra de *laser* através de uma pequena incisão na pele. A fibra pode ser alojada em uma cânula ou ser uma fibra separada. A segurança da LAL melhorou com a adição de sondas de temperatura interna e acelerômetros que desligam o *laser* se as temperaturas ultrapassarem um limiar de segurança ou se a cânula interromper seu movimento. O dispositivo de Nd:YAG de 1.440 nm é o preferido dos autores pois direciona-se mais à gordura do que à água, melhorando a segurança e a previsibilidade do procedimento.

Avaliação Física

- Um histórico médico completo deve ser criado, incluindo a revisão dos medicamentos, suplementos, condições atuais que possam aumentar o risco de sangramento ou trombose venosa profunda (i. e., insuficiência venosa crônica, obesidade, trauma, uso de contraceptivo, terapia de reposição hormonal etc.).

- Documente a altura, peso e circunferências das áreas corporais relevantes. Na prática clínica dos autores, os pacientes com índice de massa corporal excedendo 30 kg/m² são encaminhados para perda de peso antes da cirurgia.
- Avalie a distribuição da gordura e utilize teste de pinçamento para determinar a espessura relativa e a composição da gordura subcutânea.
- Note as áreas de aderência fascial.
- A avaliação específica de um local é importante. Examine cuidadosamente quanto a cicatrizes traumáticas ou cirúrgicas, hérnias, insuficiência venosa etc. Se houver preocupação em relação à hérnia ou diástase abdominal, um ultrassom ou tomografia computadorizada pode esclarecer melhor a anatomia.
- Avalie cuidadosamente a pele, com atenção à sua elasticidade para assegurar a adequada retração pós-procedimento. Avalie rugas, flacidez associadas, irregularidades de superfície e presença de celulite.
- Marque o paciente na frente de um espelho, tanto para a cirurgia como para obter a concordância dele em relação às áreas de tratamento, assim como para ressaltar as áreas de irregularidades de contorno.

Anatomia

Para fins de lipoaspiração, o tecido subcutâneo em todo o corpo pode ser dividido em três camadas: superficial, intermediária e profunda. Isso contrasta com os textos de anatomia, que dividem o tecido subcutâneo em camadas superficial e profunda, divididas por um plano fascial superficial. Diferentes áreas corporais têm espessura e consistência características específicas de cada camada. Por exemplo, os flancos geralmente têm tecido mais fibroso que o abdome central, e as costas tendem a ter camadas superficial e média mais fibrosas e compactas, sendo as camadas profundas menos compactas. Essas áreas específicas são importantes para que o cirurgião avalie as irregularidades de contorno.

É útil classificar os pacientes com base no grau de seu hábito corporal assim como no excesso de pele. Por exemplo, pacientes mais jovens tendem a apresentar áreas localizadas de lipodistrofia com bom tônus cutâneo e mínimas irregularidades da pele, outros pacientes podem ter lipodistrofia generalizada com ligeira diminuição do tônus da pele e leves irregularidades cutâneas e, finalmente, certos pacientes podem apresentar significativa redundância da pele e lipodistrofia, que podem ser mais bem tratadas por procedimentos operatórios excisionais para melhorar a forma e o contorno com ou sem lipoaspiração adjuvante.

É importante identificar as "zonas de aderência" anatômica ou inserções fibrosas na fáscia profunda. Dependendo dos objetivos estéticos dos pacientes, essas inserções fibrosas podem ser rompidas para permitir a redistribuição de tecido mole ou serem evitadas, dependendo das circunstâncias clínicas.

A celulite consiste em ondulação e depressões da pele (geralmente na área da coxa ou nádegas) que se acredita estarem relacionadas com inserções dérmicas fibrosas na fáscia subjacente e gordura hipertrofiada. A lipoaspiração nessas áreas pode suavizar ou mesmo acentuar o aparecimento da celulite.

Etapas para a Lipoaspiração Assistida a *Laser*

A LAL inclui vários dispositivos com vários comprimentos de onda direcionados a fototermolisar seletivamente gordura e/ou água. Os autores empregam uma técnica em quatro estágios, como segue:

1. Infiltração de fluido tumescente.
2. Aplicação de energia aos tecidos subcutâneos.
3. Evacuação via dispositivo de sucção.
4. Estimulação subcutânea da pele.

Uma das principais medidas de eficácia e segurança na LAL é a seleção de um comprimento de onda adequado para direcionar os cromóforos apropriados. O comprimento de onda preferido e usado pelos autores excede 1.100 nm, pois apresenta coeficiente de absorção muito maior de lipídios e água do que a faixa de 900 nm. Isto permite uma transferência mais eficiente de energia.[20]

No dia da cirurgia, as áreas a serem tratadas são marcadas com o paciente em pé e na posição ereta. Tipicamente, são usados círculos para marcar as áreas-alvo de tratamento, enquanto são utilizadas marcas hachuradas nas áreas de aderência fascial ou em áreas que o cirurgião deseja evitar. Aos pacientes submetidos à LAL sob anestesia local, são administrados 10 mg de diazepam oral e um comprimido de hidrocodona com acetaminofeno. Uma dose de antibiótico oral também é administrada no pré-operatório (cefalexina ou ciprofloxacino). Após a preparação estéril padrão e a colocação de campos cirúrgicos, é injetada lidocaína a 1% com epinefrina nos locais de incisão. Utiliza-se uma agulha calibre 14G para o acesso ao local de punção, a fim de permitir a introdução de uma cânula de infiltração ou uma agulha espinal calibre 20G. Utiliza-se a técnica de infiltração tumescente com a injeção nos tecidos subcutâneos profundos e intermediários. A composição do tumescente inclui solução de Ringer-lactato contendo lidocaína de 0,1% a 0,15%, 12 mL de bicarbonato de sódio, e 1,5 mL de uma concentração de 1:1.000 de epinefrina.

Após uma infiltração satisfatória do tumescente, o *laser* Nd:YAG de 1.440 nm a uma frequência de 40 Hz é usado por meio de cabos de fibra óptica com diâmetros de 300, 600 e 1.000 μm. Os ajustes de energia aplicados variam de 7 a 30 W, com uma aplicação total de energia variando de 2.000 a 64.000 J por local.[20,23]

A cânula de fibra óptica é inserida nas camadas subcutâneas profunda e intermediária, movendo-se a uma taxa de pelo menos 1 cm/s para evitar lesão térmica. Deve-se dar cuidadosa atenção às proeminências ósseas, curvaturas, e para evitar queimaduras térmicas por trauma com a ponta da cânula. Nessas áreas, o *laser* é desligado para minimizar qualquer complicação.

A SAL é então realizada usando-se cânulas manuais ponta estilo Mercedes, de 2 a 3 mm ou cânula ponta estilo Mercedes de PAL, de 3 a 5 mm, nos mesmos planos subcutâneos. Em áreas onde é retirado mais de 1 L de aspirado total, os autores preferem deixar um dreno fechado de sucção. Todas as incisões de acesso são então fechadas com sutura de náilon 5-0, e os pacientes são postos em trajes de compressão.

Cuidados Pós-Operatórios

O benefício da LAL sob anestesia local é que os pacientes mantêm-se conversando durante a cirurgia e têm pouca dor pós-procedimento. Além disso, os autores acreditam que a anestesia local melhore a segurança da lipoaspiração, uma vez que os pacientes podem alertar o cirurgião sobre qualquer improvável violação fascial. À conclusão da cirurgia, os pacientes são postos em trajes de compressão personalizados conforme a preferência do cirurgião e o procedimento realizado. Espuma de compressão também pode ser usada sob o traje para auxiliar no contorno e melhorar o edema. Após a cirurgia, os pacientes são hidratados com pelo menos 500 cc (mL) de fluido antes da alta, que ocorre no mesmo dia com um acompanhante. Os pacientes são incentivados a deambular no dia da cirurgia e a tomar banho de chuveiro no dia 1 de pós-operatório. Visitas de acompanhamento rotineiras ocorrem no dia 7 de pós-operatório e em 60 dias. A maioria dos pacientes relata o retorno à atividade diária normal dentro de 36 horas do procedimento. Eles são alertados de que o edema tende a atingir um pico em 3 a 5 dias após a cirurgia e que qualquer equimose deverá ser mínima, esperando-se que se dissipe em 1 semana após a cirurgia.

Manejo das Complicações

As complicações potenciais incluem lesão térmica, celulite, irregularidades de contorno, alterações na pigmentação, hematoma e seroma. Em sua maioria, essas complicações são raras e não exclusivas da LAL, uma vez que têm sido associadas a outras técnicas de contorno corporal com e sem aplicação de energia.

Em mãos experientes, a LAL é segura e apresenta mínimas complicações. Quando os cirurgiões começam a utilizar a LAL em sua prática clínica, é importante familiarizar-se com os ajustes do dispositivo e conhecer os ajustes de energia usados nas diferentes áreas corporais. Por exemplo, a derme do pescoço é bem mais fina do que a das costas e os ajustes de energia devem ser feitos em conformidade para prevenir lesão térmica.

Há importantes considerações técnicas a fazer quando da realização de uma LAL. O fluido tumescente serve como um "dissipador de calor" que ajuda a proteger contra lesão térmica. A topografia da pele também é menos consistente, uma vez que o fluido tumescente foi aspirado. Os autores advertem contra a reintrodução da fibra óptica após o tratamento inicial e a aspiração, pois haverá menos fluido tumescente presente para proteger contra a lesão térmica, e a topografia da pele é menos uniforme, com maior potencial para ocorrência de trauma com a extremidade da cânula.

Na experiência dos autores, com 1.000 LAL consecutivas realizadas com dispositivo de comprimento de onda de 1.440 nm sob anestesia local, houve uma complicação (0,001%) relatada de hematoma após um paciente masculino ter autoaspirado a área tratada em 5 dias de pós-operatório usando uma agulha calibre 18 e seringa.[20] Isso é compatível com relato anterior dos autores seniores demonstrando 1.000 casos consecutivos realizados com o uso de Nd:YAG de 1.064 nm e/ou de 1.320 nm com uma taxa de complicação de 0,007%.[20,23]

Exemplos de Caso

Caso nº 1: Lipoaspiração Assistida a *Laser* em Homem de 38 Anos (Fig. 29.1)

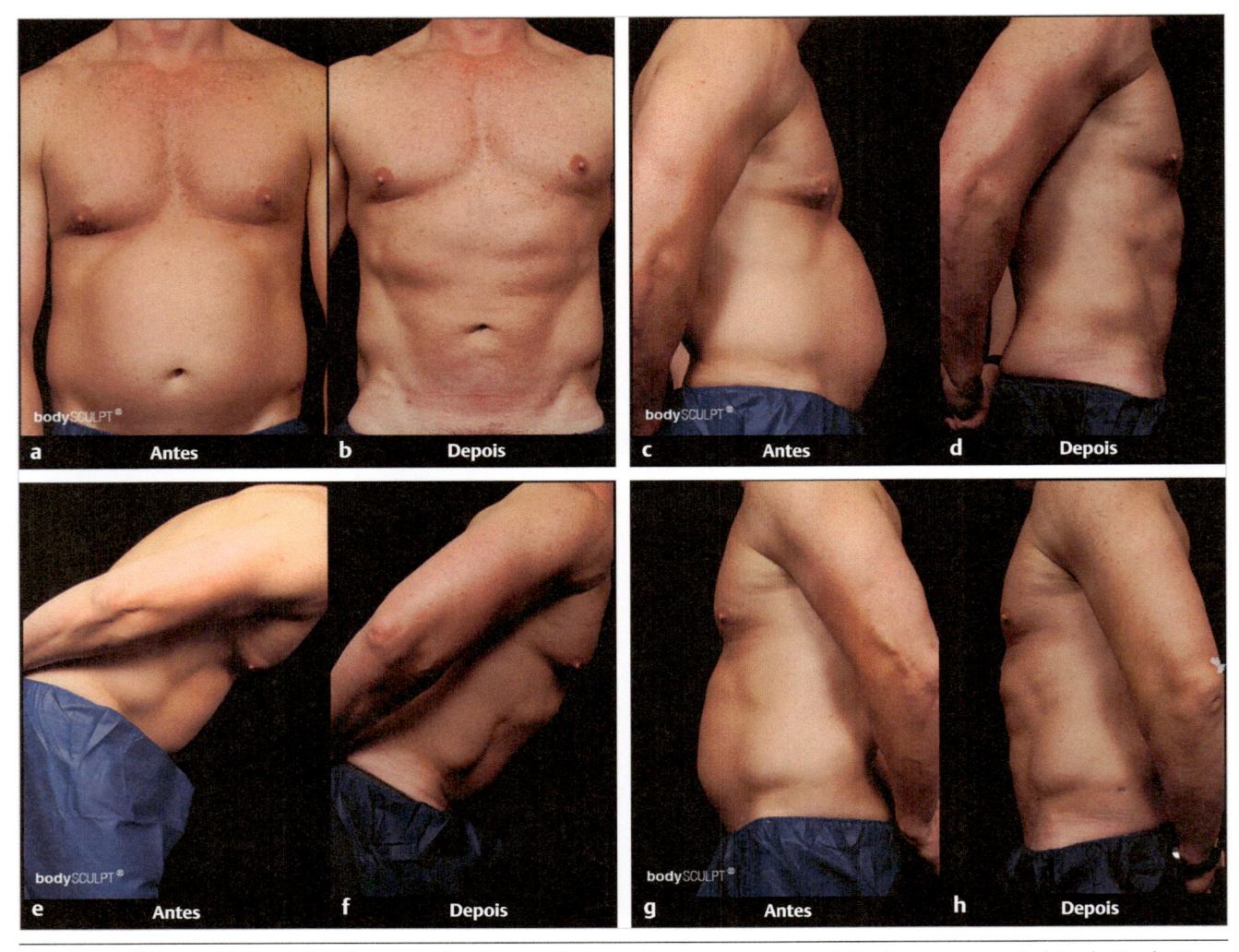

Fig. 29.1 A lipoaspiração assistida a *laser* foi realizada nesse homem de 38 anos. A composição do tumescente inclui solução de Ringer lactato contendo lidocaína de 0,1 a 0,15%, 12 mL de bicarbonato de sódio e 1,5 mL de epinefrina na concentração 1:1.000. O *laser* Nd:YAG 1.440 nm na frequência de 40 Hz foi usado por meio de cabos de fibra óptica com diâmetros de 300, 600 e 1.000 μm. As faixas de ajuste aplicadas variaram de 7 a 30 W, com uma aplicação total de energia na faixa de 2.000 a 64.000 J por local. A lipoaspiração assistida por sucção foi então realizada usando-se cânulas manuais com ponta estilo Mercedes, de 2 a 3 mm, ou cânula Mercedes de vibrolipoaspiração de 3 a 5 mm nos mesmos planos subcutâneos. Todas as incisões de acesso foram então fechadas com sutura de *nylon* 5-0 e o paciente posto em traje de compressão. No pós-operatório podem ser vistos contorno e definição melhores em 14 meses.

(Continua.)

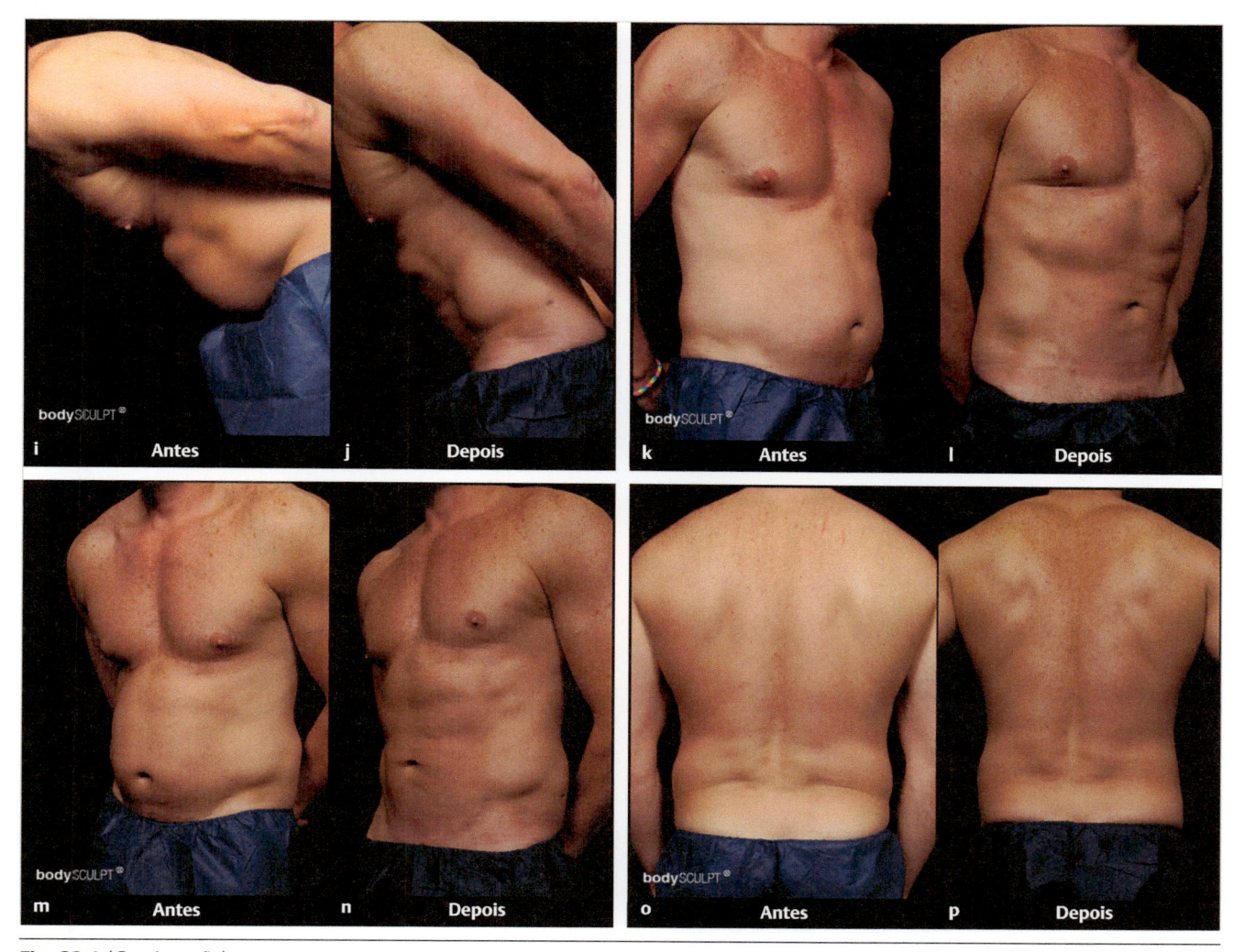

| i Antes | j Depois | k Antes | l Depois |
| m Antes | n Depois | o Antes | p Depois |

Fig. 29.1 (*Continuação*)

Pérolas e Armadilhas

Pérolas	Armadilhas
• *Laser* Nd:YAG de 1.440 nm pode ser usado com segurança para obter resultados satisfatórios no contorno corporal com mínimas complicações. • A lipoaspiração a *laser* pode ser realizada com sucesso sob anestesia local e sedação.	1. Evite o uso de fibra *laser* diretamente sob a derme, onde se situa o plexo subdérmico. Isto pode levar a uma "tatuagem" decorrente do extravasamento de pigmento de hemossiderina do lisado de hemácias, parestesias e queimaduras. 2. Evite trauma com a ponta da cânula. 3. Tenha cuidado ao tratar novamente as áreas após a lipoaspiração do tumescente, pois o calor não será dissipado como quando o tumescente estava na área.

Passo a Passo

Passos para a Lipoaspiração Assistida a *Laser*

1. A maioria dos pacientes são submetidos à LAL realizada sob anestesia local tumescente com sedação oral (10 mg de diazepam, 5 mg de hidrocodona ou 325 mg de acetaminofeno, 500 mg de cefalexina ou 500 mg de ciprofloxacino).
2. A solução tumescente para anestesia local inclui lidocaína a 0,10% e epinefrina na concentração de 1:750.000 com 10 mEq de bicarbonato de sódio.
3. Anestesia geral foi usada primariamente com base na preferência do paciente ou caso os pacientes fossem submetidos a procedimentos secundários. A solução tumescente para anestesia geral inclui lidocaína a 0,04% com epinefrina 1:1.000.000.
4. O *laser* Nd:YAG de comprimento de onda de 1.440 nm (Cynosure, Westford, MA) é usado para fototermolisar seletivamente as camadas profundas e intermediárias de gordura subcutânea.
5. Após a adequada emulsificação da gordura, a PAL é usada para remoção de gordura usando cânulas de ponta romba e abertura estilo Mercedes dupla de 3 e 4 mm de diâmetro. Para pequenas regiões, cânulas manuais estilo tri-Mercedes, de 2 a 3 mm de diâmetro, ponta romba, são usadas.
6. Depois de alcançado um contorno satisfatório, o paciente é posto em traje compressivo e tem alta no mesmo dia.

Referências

[1] Illouz YG. Body contouring by lipolysis: A 5-year experience with over 3000 cases. Plast Reconstr Surg. 1982;72:591-597

[2] Ahmad J, Eaves FF III, Rohrich RJ, Kenkel JM. The American Society for Aesthetic Plastic Surgery (ASAPS) survey: Current trends in liposuction. Aesthet Surg J. 2011;31(2):214-224

[3] Lawrence N, Cox SE. The efficacy of external ultrasound-assisted liposuction: A randomized controlled trial. Dermatol Surg. 2000;26(4):329-332

[4] Rohrich RJ, Beran SJ, Kenkel JM, Adams WP Jr, DiSpaltro F. Extending the role of liposuction in body contouring with ultrasound-assisted liposuction. Plast Reconstr Surg. 1998;101(4):1090-1102, discussion 1117-1119

[5] Silberg BN. The use of external ultrasound assist with liposuction. Aesthet Surg J. 1998;18(4):284-285

[6] Chia CT, Theodorou SJ, Hoyos AE, Pitman GH. Radiofrequency-assisted liposuction compared with aggressive superficial, subdermal liposuction of the arms: A bilateral quantitative comparison. Plast Reconstr Surg Glob Open. 2015;3(7):e459

[7] Ion L, Raveendran SS, Fu B. Body-contouring with radiofrequency-assisted liposuction. J Plast Surg Hand Surg. 2011;45(6):286-293

[8] Theodorou S, Chia C. Radiofrequency-assisted liposuction for arm contouring: Technique under local anesthesia. Plast Reconstr Surg Glob Open. 2013;1(5):e37

[9] Katz BE, Bruck MC, Felsenfeld L, Frew KE. Power liposuction: A report on complications. Dermatol Surg. 2003;29(9):925-927, discussion 927

[10] Katz BE, Maiwald DC. Power liposuction. Dermatol Clin. 2005;23(3):383-391, v

[11] Rebelo A. Power-assisted liposuction. Clin Plast Surg. 2006;33(1):91-105, vii

[12] Apfelberg D. Laser-assisted liposuction may benefit surgeons, patients. Clin Laser Mon. 1992;10(12):193-194

[13] Apfelberg DB. Results of multicenter study of laser-assisted liposuction. Clin Plast Surg. 1996;23(4):713-719

[14] Apfelberg DB, Rosenthal S, Hunstad JP, Achauer B, Fodor PB. Progress report on multicenter study of laser-assisted liposuction. Aesthetic Plast Surg. 1994;18(3):259-264

[15] Joob B, Wiwanitkit V. Nd:YAG laser-assisted liposuction ver_sus liposuction alone. J Cutan Aesthet Surg. 2012;5(1):50, author reply 50-51

[16] Mordon S, Plot E. Laser lipolysis versus traditional liposuction for fat removal. Expert Rev Med Devices. 2009;6(6):677-688

[17] Swanson E. Does laser assistance reduce blood loss after liposuction? Aesthet Surg J. 2015;35(2):NP38-NP39

[18] Tierney EP, Kouba DJ, Hanke CW. Safety of tumescent and laser-assisted liposuction: Review of the literature. J Drugs Dermatol. 2011;10(12):1363-1369

[19] Goldman A, Gotkin RH. Laser-assisted liposuction. Clin Plast Surg. 2009;36(2):241-253, vii, discussion 255-260

[20] Chia CT, Albert MG, Del Vecchio S, Theodorou SJ. 1000 consecutive cases of laser-Assisted liposuction utilizing the 1440 nm wavelength Nd:YAG laser: assessing the safety and efficacia. Aesthetic Plast Surg. 2018;42(1):9-12

[21] Sarnoff DS. Evaluation of the safety and efficacy of a novel 1440 nm Nd:YAG laser for neck contouring and skin tightening without liposuction. J Drugs Dermatol. 2013;12(12):1382-1388

[22] Zelickson BD, Dressel TD. Discussion of laser-assisted liposuction. Lasers Surg Med. 2009;41(10):709-713

[23] Chia CT, Theodorou SJ. 1,000 consecutive cases of laser-assisted liposuction and suction-assisted lipectomy managed with local anesthesia. Aesthetic Plast Surg. 2012;36(4):795-802

CAPÍTULO 30

Procedimento 360° *Torso Tuck* com Autoaumento de Glúteo com "Retalho em Carteira"

Douglas S. Steinbrech ■ Rocco C. Piazza

Resumo

O procedimento de 360° Torso Tuck (Torsoplastia de 360°) com autoaumento de glúteo é uma abordagem moderna que visa a uma população específica de pacientes para que estes possam ter um resultado incrível cosmético e, quando bem realizada, deixa pouco ou nenhum sinal da forma corporal anterior. O objetivo deste capítulo é ser útil para os cirurgiões guiando-os pelos passos técnicos e ressaltando a importância da atenção ao detalhe quando se tratar de paciente masculino que tenha perdido de 22,5 a 54,5 kg para se obter uma definição mais esculpida e ocultar as incisões a fim de alcançar uma cosmética melhor. Existem amplas informações na literatura referentes ao contorno corporal feminino na presença de diástase do músculo reto do abdome. O capítulo, porém, produz ampla visão no âmbito da criação de uma aparência mais definida de tronco e abdome inferior no paciente masculino sem diástase.

Palavras-chave: abdominoplastia, contorno corporal, *lifting* corporal, autoaumento de glúteo com abordagem BodyBanking (transferência de gordura de uma parte corporal a outra), perda de peso maciça, contorno corporal, Torso Tuck, retalho fasciocutâneo "carteira no bolso".

Introdução

Embora o tratamento do paciente masculino com perda de peso maciça tenha sido extensamente descrito, há um crescente segmento de população que perdeu menos de 45 kg. Com muita frequência, em nossas práticas clínicas, ouvimos a mesma história do homem jovem: "Venho de uma 'grande' família e minha mãe demonstrava o seu amor com comida e sempre nos fazia 'limpar o prato'. Então, quando fui para a faculdade, perdi 30 kg". Esta tende a ser uma população de pacientes que tem a oportunidade de obter um resultado cosmético incrível em um procedimento que, se bem realizado, deixará pouco ou nenhum sinal da forma corporal anterior. Nosso objetivo é oferecer a esse tipo de paciente um procedimento que permite que sua musculatura esculpida seja revelada, o contorno de sua linha da cintura seja transformado e a incisão permaneça o mais baixa possível. O objetivo é manter a incisão baixa, pois assim ficará oculta em bermudas ou uma sunga de cintura baixa.

Essa mudança para a moderna abdominoplastia teve início nos anos 1960, e as diferenças anatômicas entre as formas corporais masculina e feminina são descritas no Capítulo 38. Ainda assim, a abordagem de *lifting* corporal masculino é limitada.

Existem amplas informações sobre abdominoplastia e procedimentos de contorno corporal para mulheres, especialmente para correção de alterações físicas desenvolvidas em consequência de gravidez, diástase do reto do abdome, atrofia da pele abdominal inferior e central, extensas estrias cutâneas e formato umbilical distorcido. No entanto, os homens, porém, tendem a ter mínima diástase, mas muitas vezes lhes falta a definição do abdome inferior e da linha da cintura. O objetivo deste capítulo é ser útil para os cirurgiões guiando-os através dos passos técnicos e ressaltando a importância da atenção ao detalhe quando se tratar de paciente masculino que perdeu de 22,5 a 54,5 kg para se obter uma definição mais esculpida e ocultar as incisões, a fim de alcançar a melhor cosmética. Para os pacientes com perda de peso maior, o Dr. Hurwitz delineou, no Capítulo 39, suas excelentes técnicas que podem ser mais adequadas para um resultado excepcional nessa população padrão em particular.

Avaliação Física

- Avalie o somatotipo corporal geral do paciente (**Fig. 30.1**):
    - Ectomorfo – Alto, esbelto, massa muscular magra.
    - Mesomorfo – Altura média, grande massa muscular.
    - Endomorfo – Altura média, massudo, corpulento, pouca massa muscular.
- Avalie a quantidade de excesso de pele – Quais são as áreas de preocupação?
    - A localização é anterior somente?
    - O excesso transverso requer uma incisão vertical (flor-de-lis)?
    - A transposição umbilical precisa ser realizada?
    - Há flacidez na região púbica?
    - Há excesso de pele no flanco?
    - Há flacidez na área da nádega com significativa dobra infraglútea?
- Avalie a qualidade da pele do paciente:
    - Há estrias extensas?
    - A derme é espessa ou atrófica?
- Avalie para excesso de adiposidade:
    - Área do flanco?
    - Área púbica?
    - Abdome central?
    - Abdome lateral?
- Avalie a projeção da área glútea:
    - Há uma boa forma, projeção?
    - Autoaumento com retalho tecidual ou enxerto de gordura livre?
        - Há suficiente adiposidade na região lombar inferior e área do flanco?
    - Se faltar adiposidade, o uso de implantes de glúteo oferece uma solução para a falta de projeção?
- Avalie as incisões de procedimentos cirúrgicos anteriores:
    - Colecistectomia aberta (quadrante superior direito) ou cicatrizes de incisão total (Chevron).
        - Sim? Isso limitaria a dissecção anterior.
    - Cicatriz na linha média.
        - Pode ser usada para remover pele do paciente com excesso de pele na dimensão transversa?
    - Cicatrizes infraumbilicais.
        - Estas podem ser inteiramente removidas.
- Avalie a parede abdominal para massas ou hérnias.
- Avalie os músculos retos abdominais para diástase.

Anatomia

A musculatura abdominal masculina tem papel vital no planejamento e transformação da linha da cintura na abordagem Torso Tuck. É imperativo ter um conhecimento

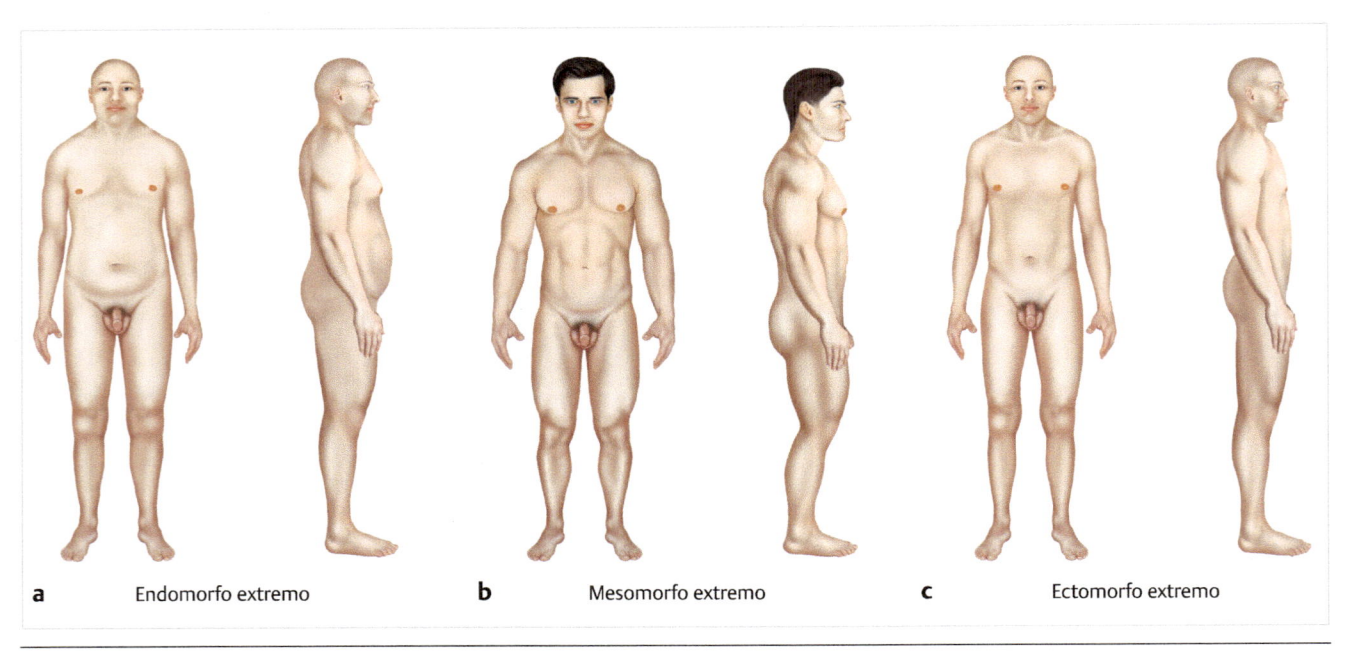

Fig. 30.1 Somatotipos corporais. (**a**) Endomorfo. (**b**) Mesomorfo. (**c**) Ectomorfo.

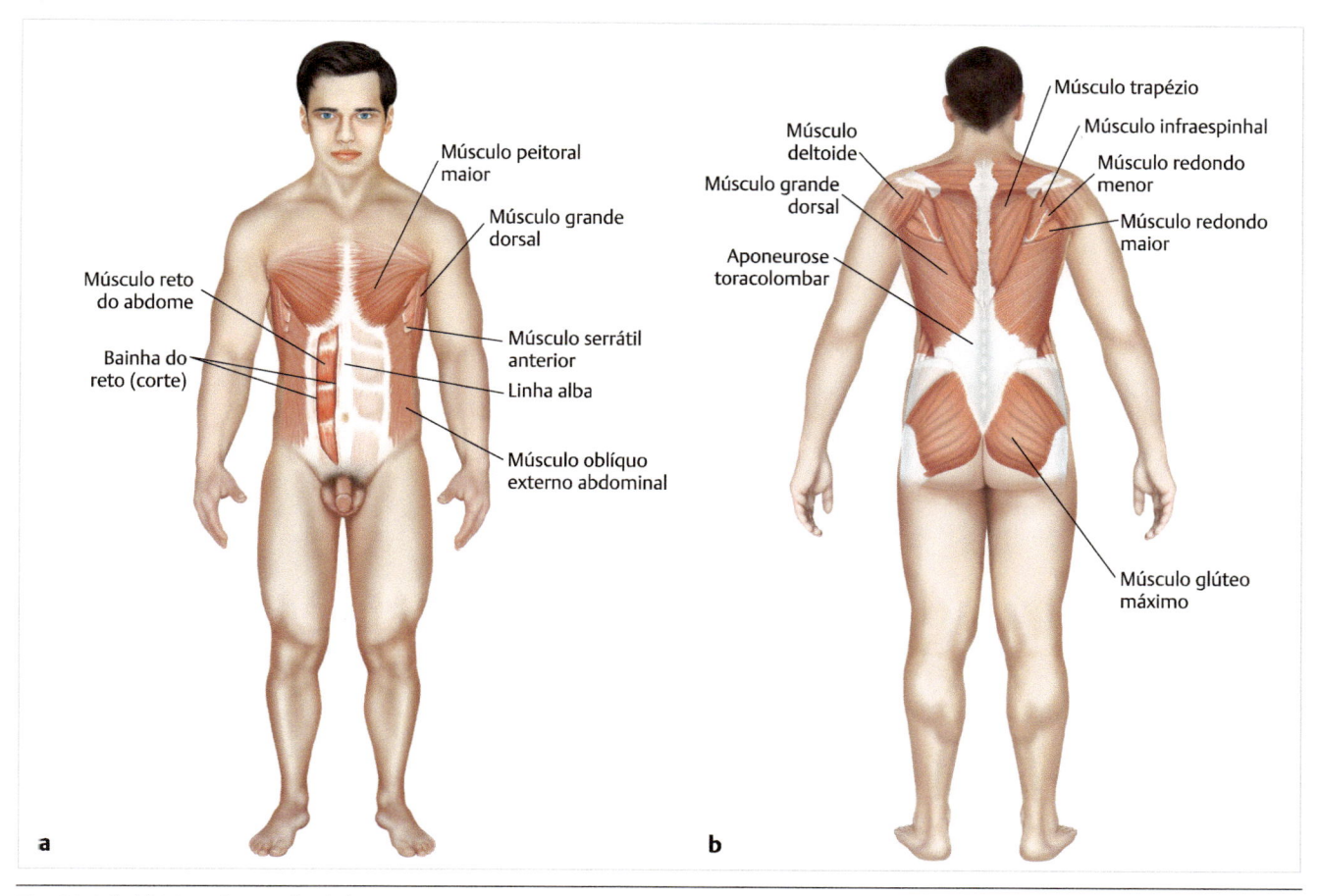

Capítulo 30
Procedimento 360° *Torso Tuck* com Autoaumento de Glúteo com "Retalho em Carteira"

Fig. 30.2 (a,b) Musculatura do abdome e costas.

fundamental sobre a forma corporal geral que está sendo criada e sobre a musculatura subjacente associada (**Fig. 30.2**). O objetivo é aumentar e revelar a anatomia muscular subjacente masculina com esse procedimento. Esse paciente com mais frequência é um indivíduo em forma e com bom tônus e massa musculares, mas isso é camuflado pelo excesso de pele no abdome central e inferior, coxas laterais, região lombar inferior e região das nádegas (**Fig. 30.3**). Esse paciente possui uma longa dobra infraglútea, podendo haver nessa área várias dobras de pele que concedem uma aparência envelhecida à região das nádegas.

Geralmente esse paciente não tem diástase do reto e seus músculos retos do abdome são bem desenvolvidos. A plicatura nem sempre é necessária, e esta removerá o sulco central que é considerado atraente em homens. É importante identificar as inscrições musculares. Cada porção segmentar do músculo reto pode ser aumentada, se necessário, para melhorar a visibilidade com o uso de BodyBanking ou de um implante subfascial, se necessário.

Embora o músculo reto seja importante, a junção do grupo dos músculos oblíquo e reto lateral se torna uma área-chave para definir e esculpir, quando se emprega lipoaspiração como modalidade adjuvante. A lipoescultura do retalho de pele abdominal pode ser realizada criteriosamente no momento do procedimento de Boardshort Lift, assim o conhecimento dessa anatomia permitirá que se alcance um grande sucesso na criação de um abdome masculino atraente.

Os grupos dos músculos serrátil anterior e oblíquo geralmente são negligenciados no paciente masculino e estes podem criar uma aparência mais natural, se for melhorada com a transferência de gordura nos procedimentos de BodyBanking. Esse músculo tem sua origem na superfície anterior das costelas 8 e 9. Aumentar a origem das costelas 7 e 8 criará um resultado mais equilibrado e natural.

O grande dorsal é um músculo grande e largo que cobre metade do dorso e o lado do gradil costal. Ele se afunila, à medida que segue sob a escápula para se conectar e inserir-se no úmero. Ao examinar o dorso com esse músculo flexionado, o dorso tem uma aparência em "formato de V" e esta é considerada uma distinta característica masculina. Isso pode ser visto facilmente no tipo corporal do "nadador", que é o de um homem musculoso magro. Nosso objetivo é revelar esse tipo corporal e a anatomia subjacente com esse procedimento.

O grupo de músculos glúteos não pode ser esquecido. O excesso de pele e a longa dobra glútea podem ser significativamente melhorados com a remoção de pele ao longo da porção superior dos músculos glúteos. No entanto, a combinação de implantes de glúteos ou mesmo de autoaumento de glúteo com transferência de

Etapas para o Procedimento de 360° *Torso Tuck* com Autoaumento de Glúteos

Marcações Pré-Operatórias

Iniciamos com o paciente supino, intubado; a preparação preliminar inclui o uso de Betadine e limitados campos cirúrgicos estéreis para realização da lipoaspiração anterior (**Fig. 30.4**). Planeje suas incisões de lipoaspiração para que estas sejam removidas do tecido abdominal inferior. Injete na área lidocaína a 2% com epinefrina para as incisões de lipoaspiração. Em seguida, com uma lâmina nº 15, faça pequenas incisões para a aplicação da solução tumescente. Faça aplicação da solução tumescente nos tecidos moles, deixando-a permanecer por 10 minutos para alcançar uma ótima hemostasia. Durante esse período de 10 minutos, volte sua atenção para as incisões planejadas na pele abdominal. Injete nessas áreas lidocaína a 2% com epinefrina para obter a vasoconstrição quando da incisão da pele.

Depois de decorrido o tempo adequado, realize vibrolipoaspiração com cânula curva nas áreas anteriores, esculpindo-as cuidadosamente para melhorar a visibilidade do músculo, especialmente na área abdominal lateral. Cânulas especialmente projetadas, curvas e em pescoço de ganso, são preferidas para evitar as desnecessárias e reveladoras cicatrizes da incisão do portal de acesso lateral. Enquanto realiza a sucção, lembre-se de capturar toda a gordura dentro de um sistema fechado estéril no campo para BodyBanking, que lhe permitirá criar a definição do músculo da parede anterior abdominal.

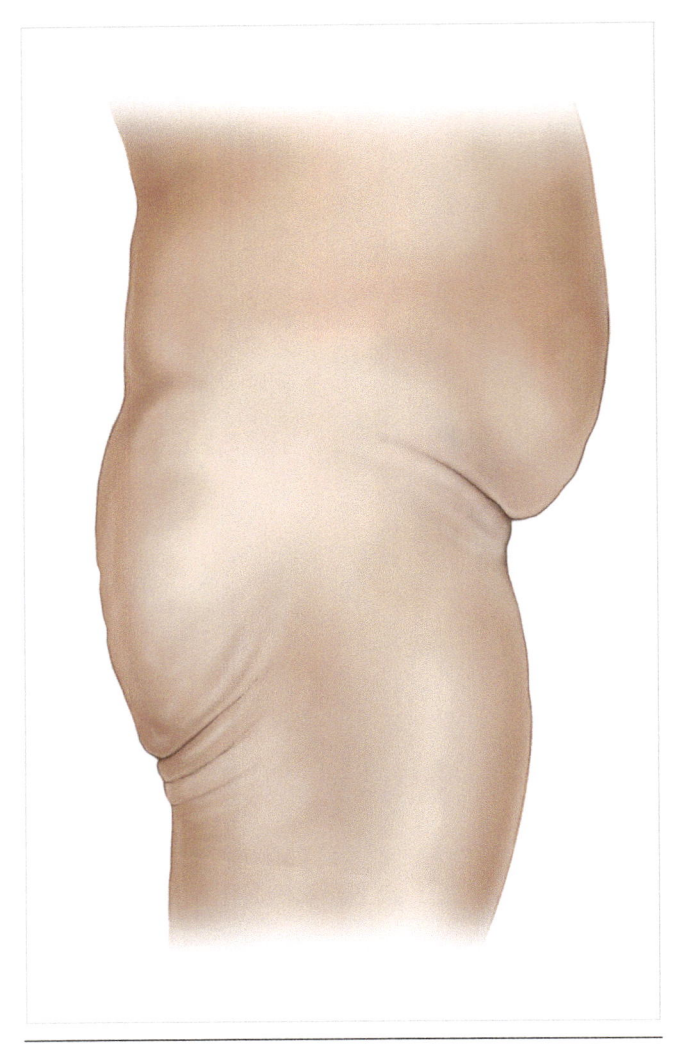

Fig. 30.3 Falta de contorno na região abdominal inferior. Note o excesso de pele logo acima do umbigo, a dobra infraglútea redundante e a falta de projeção das nádegas.

tecido adjacente poderá conceder um grande equilíbrio à região rejuvenescendo as nádegas. O desafio em pacientes que perderam massa magra muscular ao perder peso é a falta significativa de tecido mole e gordura para realizar um aumento adequado do grupo de músculos glúteos, assim os implantes (Alpha Male Aesthetics, Carson City, NV) tendem a ser a melhor opção.

Os músculos paraespinhais não podem ser esquecidos no torso inferior. A escultura corporal nessa região revelará esses músculos e criará um equilíbrio anatômico na região lombar inferior. A redução seletiva de gordura, central e lateralmente, para delinear e definir o músculo eretor da espinha poderá aumentá-lo.

Deve-se dar atenção ao detalhe associado à anatomia muscular subjacente, aumentando-a, quando necessários; a lipoescultura das junções e bordas dos grupos musculares adjacentes criará um resultado masculino natural e mais equilibrado.

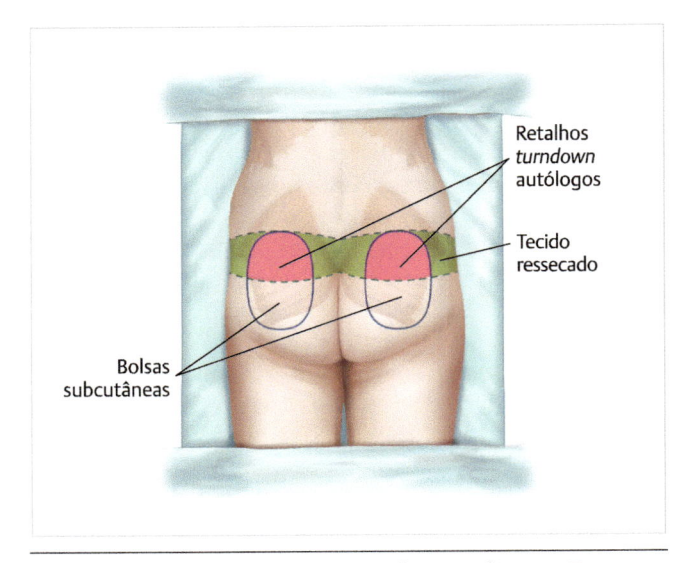

Fig. 30.4 Marcações pré-operatórias do procedimento *Torso Tuck*. O cirurgião desenha as incisões superior e inferior com base no "teste de pinçamento". Retalhos *turndown* autólogos e bolsas receptoras subcutâneas pré-planejados são marcados.

Capítulo 30
Procedimento 360° Torso Tuck com Autoaumento de Glúteo com "Retalho em Carteira"

Ao completar o lipocontorno anterior, reposicione o paciente para a posição prona, prepare e coloque os campos cirúrgicos padrão de maneira estéril.

Faça a tumescência dos tecidos e realize a lipoaspiração por meio de abordagem posterior para chegar aos flancos lateralmente e revelar os músculos paraespinhais na região lombar inferior central (**Fig. 30.5**). Esse tecido adiposo também será usado para o BodyBanking. Depois de alcançar o adequado lipocontorno para criar uma forma corporal masculina estética, focalize a atenção na remoção de pele posterior e lateral.

Excise os elementos posteriores marcados com uma lâmina N° 10, incise a pele e, em seguida, use eletrocautério para esculpir, excise o tecido mole subjacente, mantendo ao mesmo tempo uma excelente hemostasia. Nesse processo, é importante elevar o retalho das costas para poder incisar o sistema fascial superficial (SFS) a fim de liberar e desdobrar as áreas do flanco (**Fig. 30.6**). Isto lhe permitirá cobrir os tecidos da região lombar inferior e flanco, alcançando um ótimo resultado e uma forma corporal masculina.

O autoaumento de glúteos tem papel-chave na melhora da forma corporal masculina com o procedimento Boardshort Lift. Coloque sua atenção no desenvolvimento de um coxim glúteo em bolsa antes de excisar completamente o tecido mole. Será necessária a desepitelização da pele sobre os coxins glúteos em bolsa, para lhe permitir criar dois retalhos dérmicos miocutâneos divididos. Eleve os compartimentos (bolsas) do tecido receptor do retalho "em carteira" (*wallet flap*) em um nível acima da fáscia glútea. A dissecção inferior deverá se estender até quase a dobra glútea inferior (**Fig. 30.7**).

Após dissecar as bolsas, mobilize e rebata inferiormente os "retalhos em carteira" para dentro da bolsa do compartimento tecidual. Fixe-os em posição com suturas interrompidas de Vicryl 2-0.

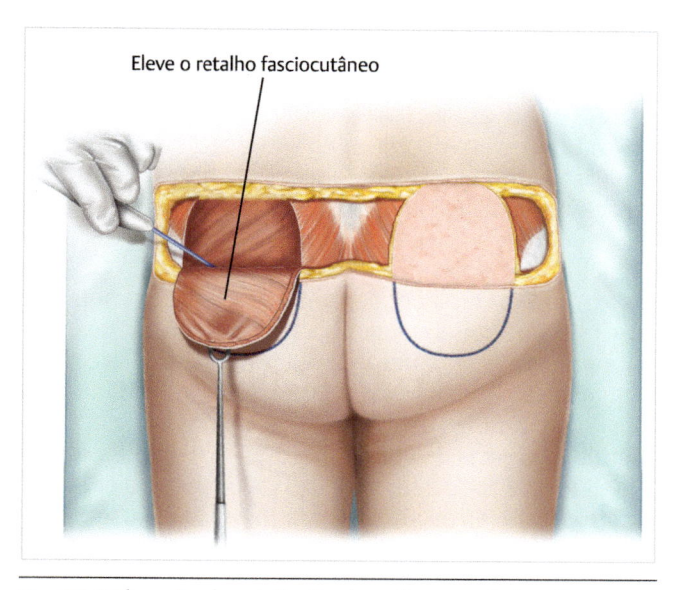

Fig. 30.6 Elevação do retalho fasciocutâneo posterior. O cirurgião eleva o retalho fasciocutâneo de maneira biselada para manter um excelente suprimento sanguíneo na base para obter uma circulação robusta para o retalho rotacionado.

Fig. 30.5 Ressecção de tecido mole posterior. Após incisão inicial e desepitelização dos retalhos *turndown* em bolsa, o excesso de tecido redundante é ressecado.

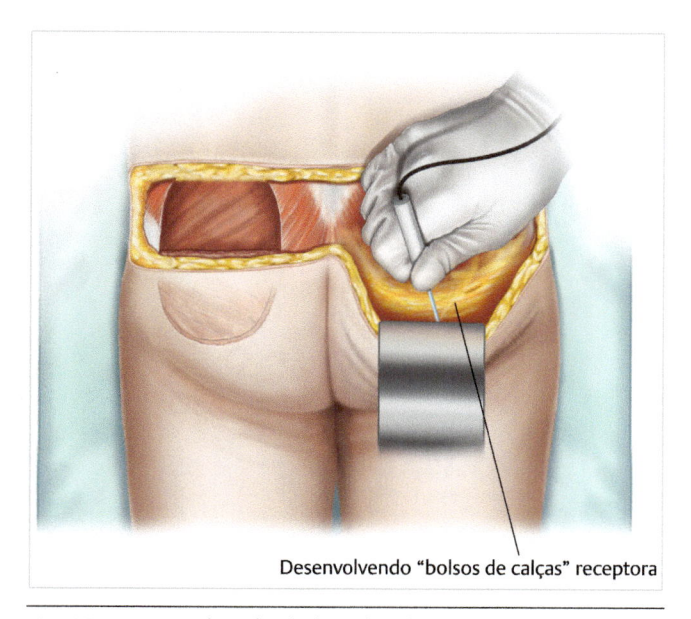

Fig. 30.7 Desenvolvendo "bolsos de calças" receptores e rebatendo o "retalho em carteira". Os "bolsos de calças" subcutâneos são biselados mais profundamente em uma área de 3 cm para proteger a base do retalho fasciocutâneo rebatido dentro da bolsa receptora.

Nesse momento, confirme que a hemostasia foi alcançada, e então avance os tecidos moles para criar um fechamento em camadas sem tensão. Primeiramente, reaproxime os tecidos corporais inferiores e fixe o SFS dos retalhos superior e inferior na fáscia muscular (**Fig. 30.8**). Isso diminuirá grande parte da tensão ao fechamento da pele. Feche em camadas com suturas farpadas N° 2, 0 e 2-0.

Use um grampeador de pele para aproximar o excesso de tecido lateral criando "*dog ears*" temporárias que serão excisadas completamente por meio de excisão anterior da pele. Aplique agora o adesivo líquido Mastisol e suturas adesivas Steri-Strips cruzadas, 2,5 cm, lineares, em toda a incisão posterior antes de virar o paciente.

Para completar a excisão da pele anterior, retorne o paciente à posição supina. Prepare um tempo final e então coloque o campo cirúrgico de maneira estéril padrão. Incise e libere o umbigo tomando muito cuidado para preservar uma pequena bainha de tecido mole e os vasos perfurantes associados assim aos canais linfáticos para assegurar a viabilidade do umbigo, na base e pedúnculo, sem deixar excesso de pele na superfície para não dar ao umbigo a desagradável aparência de um "remendo em forma de vitória-régia". Em seguida, execute a incisão inferior conforme a marcação feita no pré-operatório. Use eletrocautério para dissecar o tecido subcutâneo identificando e marcando a fáscia de Scarpa, para facilitar o fechamento do tecido mole no final do procedimento. Eleve o retalho abdominal até o processo xifoide e as margens costais bilaterais, tomando muito cuidado para não romper os vasos perfurantes na margem costal. Identifique e marque a flacidez central e/ou diástase na fáscia abdominal. Realize uma imbricação central com sutura farpada N° 2 de polidioxanona – PDO (ou uma sutura PDO N° 0 no caso de um paciente mais leve), se necessário.

Após conclusão, coloque o paciente em posição flexionada, semi-Fowler, de cadeira de praia, e excise o excesso de pele central e lateralmente. Nesse momento, aplique suturas de tensão progressiva ou coloque dois drenos Jackson-Pratt N° 10 French ao longo da fáscia. Posicione o dreno direito ao longo da porção superior do abdomen, saindo ao longo do lado direito da incisão abdominal anterior. Coloque o dreno esquerdo ao longo do abdome inferior, saindo ao longo da incisão abdominal anterior lateral esquerda. Em pacientes de menor porte, pode-se substituir por drenos Penrose abertos. Diminua progressivamente a tensão do fechamento do tecido abdominal inferior anterior usando sutura de Vicryl 2-0 na linha média, fixando a fáscia de Scarpa à fáscia abdominal na linha média. Comece próximo ao processo xifoide aplicando suturas interrompidas a uma distância de aproximadamente 3 cm. Avance progressivamente de superior para inferior na linha média. Isto diminuirá a tensão no fechamento da pele na linha média. Dessa vez, marque a janela neoumbilical com Chevron invertida e dê pontos de alinhavo na margem da pele para assegurar a simetria do fechamento do tecido mole e a posição umbilical no retalho de pele. Em seguida, feche o tecido em camadas com suturas farpadas PDO Stratafix 0; suturas dérmicas profundas interrompidas de Monocryl 3-0 e suturas subcuticulares contínuas (corridas) de Monocryl Stratafix 2-0 para fechamento. Finalmente, insira o umbigo com suturas de Monocryl 3-0 e use tanto suturas dérmicas interrompidas como suturas subcuticulares contínuas.

O BodyBanking terá agora um papel integrador na escultura do abdome para aumentar e revelar a musculatura abdominal masculina existente. Consulte no Capítulo 36 mais detalhes sobre o BodyBanking.

Cuidados Pós-Operatórios

- O paciente deve evitar sentar-se ereto.
- Os painéis de espuma são removidos nos dias 3 a 5 de pós-operatório.
- Os drenos são removidos em 2 semanas.
- Não realizar exercícios que envolvam o tronco ou aeróbicos por 3 semanas.
- Fotografias pós-operatórias em 1 ano.

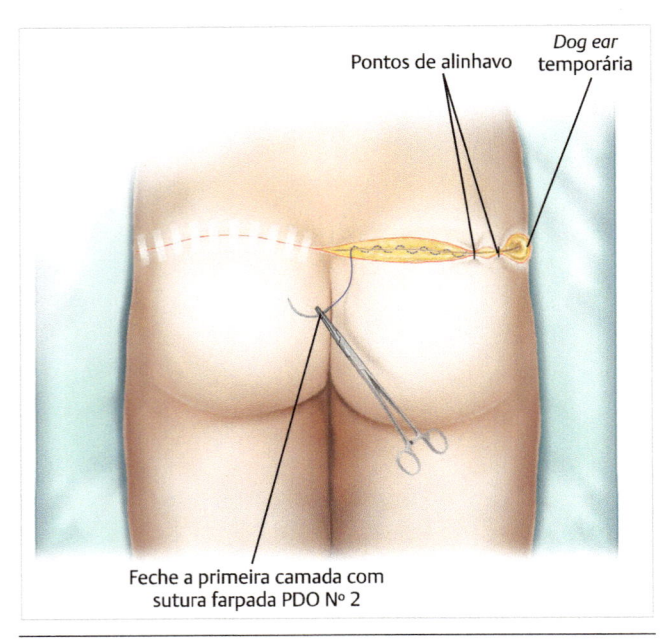

Fig. 30.8 A melhora da projeção pode ser vista imediatamente, quando o cirurgião reaproxima os tecidos "alinhavados" com suturas farpadas PDO n° 2, 0 e 2-0.

Como diretriz geral, não queremos que o paciente sente-se ou levante-se ereto, pois isso impõe demasiada tensão sobre a ressecção da pele posterior e anteriormente. O paciente deverá ser ligeiramente flexionado para a frente em cerca de 30°, e isto deverá ser mantido tanto ao sentar-se como ao levantar-se. À medida que o inchaço nos locais cirúrgicos diminuir nos 7 a 10 dias subsequentes, o paciente poderá gradualmente sentar-se mais ereto.

Em 10 a 14 dias de pós-operatório, o paciente poderá sentar-se ereto sem restrições. Almofadas de espuma de 2,5 cm são recortadas no formato dos locais cirúrgicos 360°. Esses painéis serão removidos entre os dias 3 e 5 de pós-operatório. A secreção do dreno será medida e registrada pelos pacientes duas vezes ao dia. Quando o fluxo de saída for consistentemente inferior a 20 a 30 cc (mL) por dia, os drenos serão removidos. Acreditamos que isso ocorra com mais frequência em cerca de 10 a 14 dias.

Descobrimos que muitos dos pacientes que se submetem a esse procedimento ficam ansiosos para voltarem às academias e aos exercícios. Concordamos que os bons resultados estão correlacionados com pacientes ativos; incentivamos os nossos pacientes a andar em esteira levemente inclinados, a usar a bicicleta ergométrica para permanecerem ativos, mas devem evitar exercícios mais intensos e aeróbicos que estão associados a exercícios de alto impacto (corrida, pular corda, CrossFit) por 6 semanas. Movimentos musculares isolados são aceitáveis, concentrando-se no engajamento muscular com pesos leves e altas repetições. Esse resultado continuará a se transformar ao longo de 6 meses a 1 ano, e serão obtidas fotografias pós-operatórias na visita pós-operatória em 1 ano.

Manejo das Complicações

Geralmente dizemos aos nossos pacientes que é esperada uma chance superior a 50% de ocorrer deiscência, infecção, hematoma, seroma ou assimetrias. Felizmente, a grande maioria das complicações com os tecidos moles é autolimitada e raramente causam morbidade significativa.

Deiscência

A deiscência pode ser causada por excessiva tensão, precário suprimento sanguíneo, saúde e tecidos do paciente e aproximação inadequada dos tecidos. A deiscência pode ser minimizada sendo prudente em relação à tensão ao fechamento e conseguindo bons "bocados" da fáscia em vez de tecidos que não suportam carga, além de uma boa nutrição pós-operatória do paciente. A deiscência pode ser tratada com trocas em série dos curativos e tranquilizando o paciente.

Infecção

Todos os pacientes recebem antibióticos intravenosos (IV) para cobertura de gram-positivos no intraoperatório. As infecções podem ser limitadas por meio de uma técnica intraoperatória estéril meticulosa (especialmente quando o enxerto de gordura é combinado), drenagem apropriada e boa higiene pós-operatória do paciente. As infecções são incomuns nas áreas ressecadas e extremamente raras em áreas de BodyBanking.

Hematoma

A obtenção de hemostasia intraoperatória é crítica e, mais importante, deve-se fazer a clara distinção entre fluido tumescente sanguinolento residual e sangramento ativo. O hematoma inicial requer exploração intraoperatória. Hematomas menores, estáveis, identificados posteriormente podem necessitar de drenagem seletiva ou observação.

Seroma

Esta é a complicação que ocorre com mais frequência. A formação de seroma pode ser reduzida com pontos de adesão estratégicos, colocação correta de dreno e compressão com espuma no pós-operatório. Os seromas são tratados com drenagem estéril com cateter Angiocath calibre 14 com um reforço adjacente por 5 a 7 dias, ou ocasionalmente com a colocação de dreno de Penrose focal nos casos persistentes.

Assimetrias Teciduais

Normalmente, as assimetrias teciduais decorrem de problemas nas marcações pré-operatórias e dissecção ou lipoaspiração inconsistentes de um lado a outro. As assimetrias teciduais podem ser evitadas com cuidadosas marcações pré-operatórias, incluindo "hachurados" (hash marks) verticais que permitem precisa reaproximação dos tecidos apesar das forças de deformação teciduais com a dissecção e o posicionamento intraoperatório.

Exemplos de Caso

Caso nº 1: BodyBanking e Procedimento 360° Torso Tuck com Autoaumento de Glúteo em Homem Ectomórfico com Maciça Perda de Peso (Fig. 30.9)

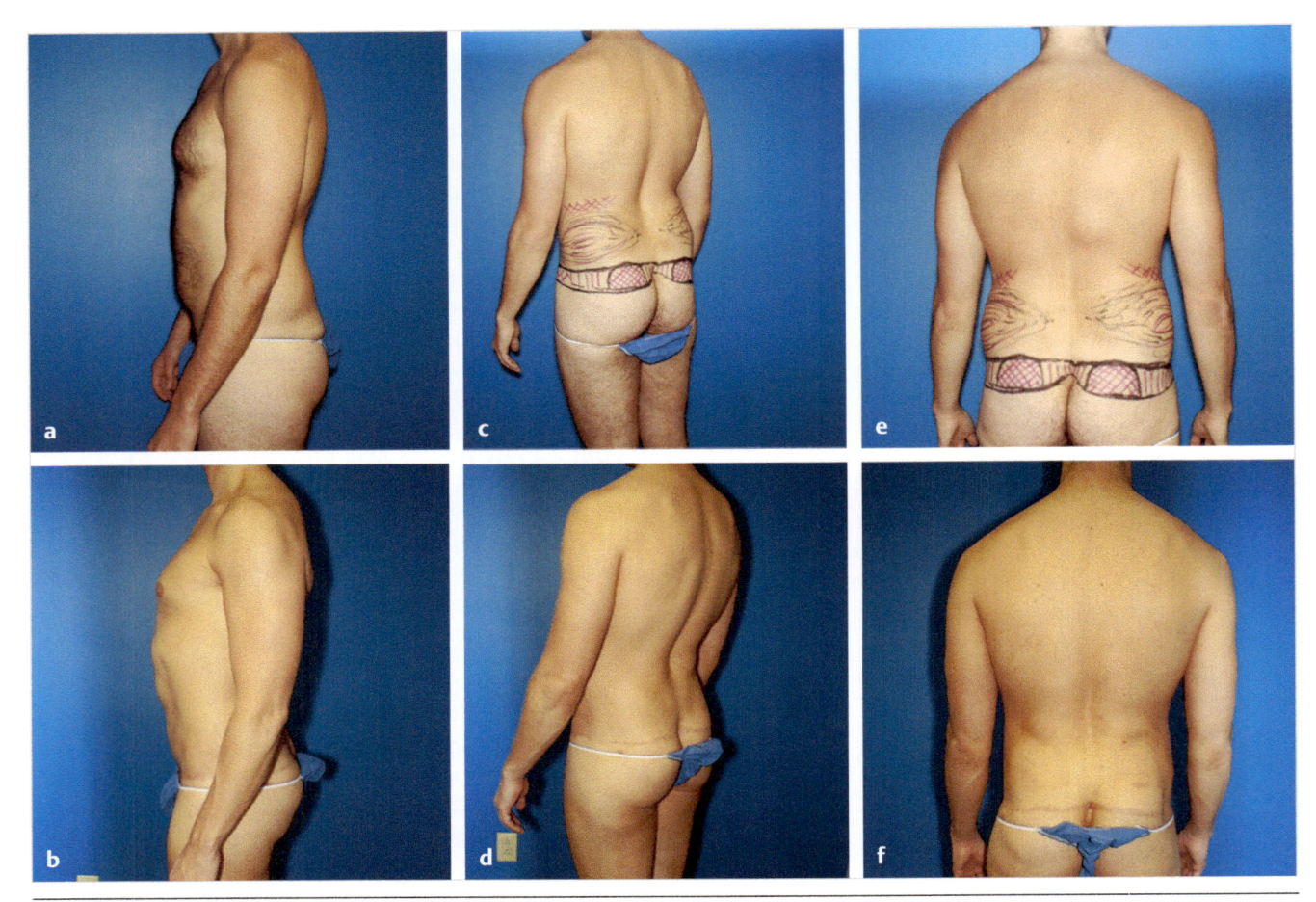

Fig. 30.9 (**a,c,e**) Este homem ectomórfico de 29 anos, 1,80 m de altura, 80 kg, perdeu 40 kg com dieta e exercício. Com a significativa perda de peso, ele se queixava de excesso de tecido mole abdominal e glúteo ptótico com falta de projeção das nádegas. Ele era um excelente candidato a autoaumento de glúteos. Foi submetido ao procedimento 360° Torso Tuck com autoaumento de glúteos utilizando retalhos fasciocutâneos "carteira no bolso" (*wallet-in-pocket*) virados para baixo. Também foi submetido à extração BodyBanking de gordura dos flancos, da área abdominal geral e das regiões mediais e laterais das coxas com transferência de lipócitos, além de moldagem na área do músculo reto e porção superior do tórax. (**b,d,f**) Resultados pós-operatórios em 18 meses com mais projeção abdominal e definição assim como maior projeção dos glúteos com menos ptose.

Caso nº 2: BodyBanking e Procedimento 360° Torso Tuck com Autoaumento de Glúteo em Homem Meso-Ectomórfico com Maciça Perda de Peso (Fig. 30.10)

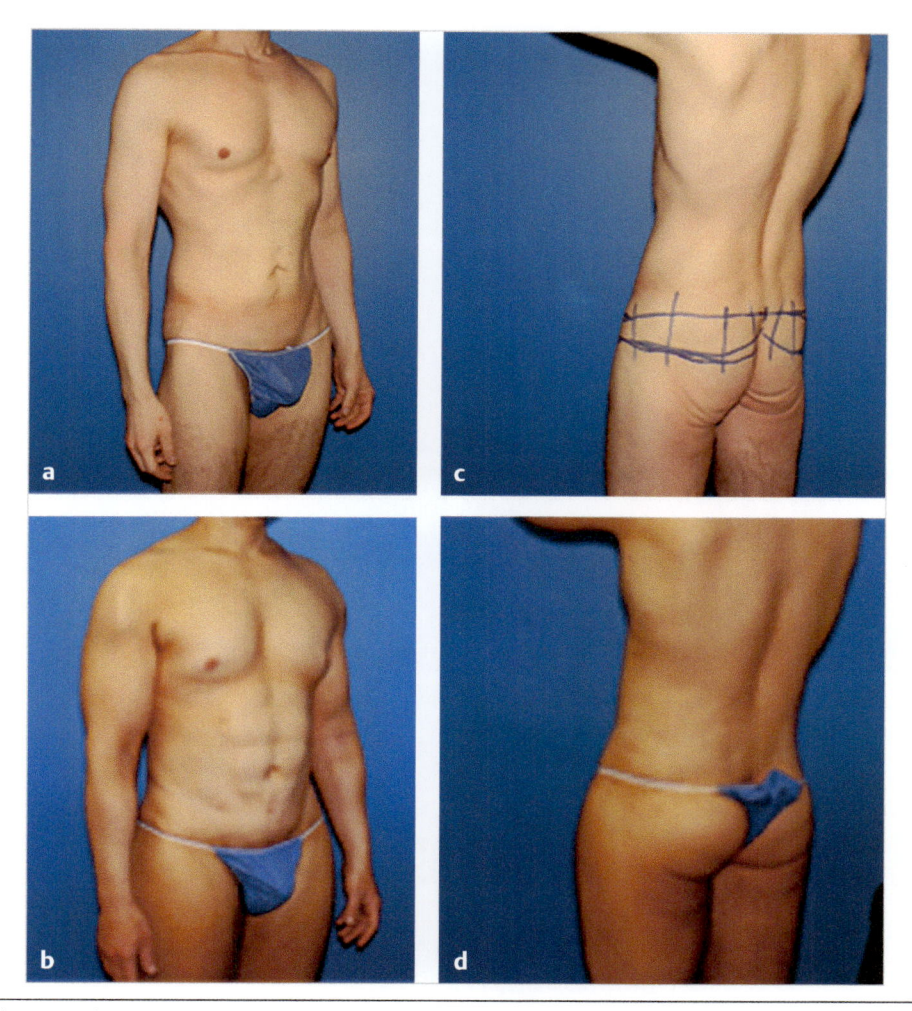

Fig. 30.10 (a,c) Este homem de 44 anos, 1,80 m de altura, 70 kg, mesoectomórfico, profissional tipo A, era um fisiculturista amador e sofreu uma fratura radial distal simples que o impedia de fazer musculação tão intensamente quanto no passado. Engordou e, em seguida, perdeu 40 kg de gordura e músculo. Com a significativa perda de peso, ele se queixava de excesso de tecido mole abdominal e glúteo ptótico com falta de projeção das nádegas. Era excelente candidato a autoaumento de glúteos. Também foi submetido a aumento de bíceps, peitoral, deltoide, antebraço dorsal e panturrilha medial com realização secundária de aumento de tríceps e panturrilha lateral e antebraço ventral 6 meses depois. Ele solicitou um aumento mais extremo, mas natural, de sua musculatura abdominal. Foi submetido ao procedimento 360° Torso Tuck com autoaumento de glúteos com retalhos fasciocutêneos "carteira no bolso" (*wallet-in-pocket*) virados para baixo. Ele também foi submetido à extração de gordura BodyBanking de seus flancos, área abdominal geral, coxas medial e lateral com transferência de lipócitos, e moldagem da área do músculo reto, porção superior do tórax e ombro. **(b,d)** Resultados pós-operatórios em 25 meses com mais projeção abdominal e definição, assim como maior projeção glútea com menos ptose.

Caso nº 3: Procedimento 360° Torso Tuck com Autoaumento de Glúteo em Homem Ectomórfico com Maciça Perda de Peso (Fig. 30.11)

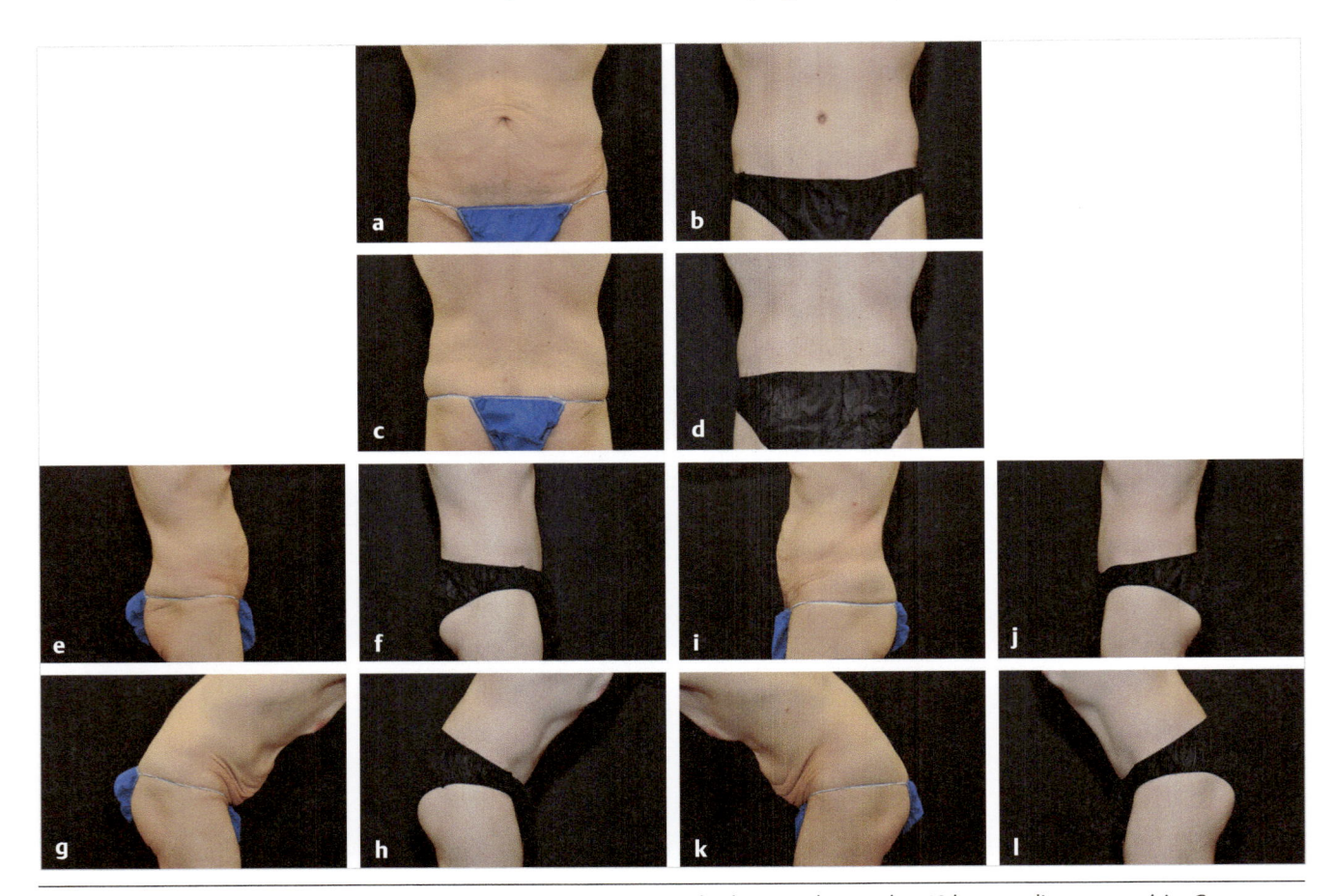

Fig. 30.11 (a,c,e,g,i,k) Este homem ectomórfico de 34 anos, 1,80 m de altura, 70 kg, perdeu 40 kg com dieta e exercício. Com a significativa perda de peso, ele se queixava de excesso de tecido mole abdominal e glúteo ptótico com falta de projeção das nádegas. Ele se submeteu ao procedimento 360° Torso Tuck. Também foi submetido à lipectomia de flancos, área abdominal geral e coxas medial e lateral. Não foi realizado nenhum autoaumento de glúteos ou BodyBanking de acordo com o desejo do paciente. **(b,d,f,h,j,l)** Resultados pós-operatórios em 22 meses demonstram menos tecido ptótico abdominal e glúteo.

Capítulo 30
Procedimento 360° *Torso Tuck* com Autoaumento de Glúteo com "Retalho em Carteira"

Caso nº 4: Remoção de Curativo no Dia de Revelação – Dia 5 de Pós-Operatório (Fig. 30.12)

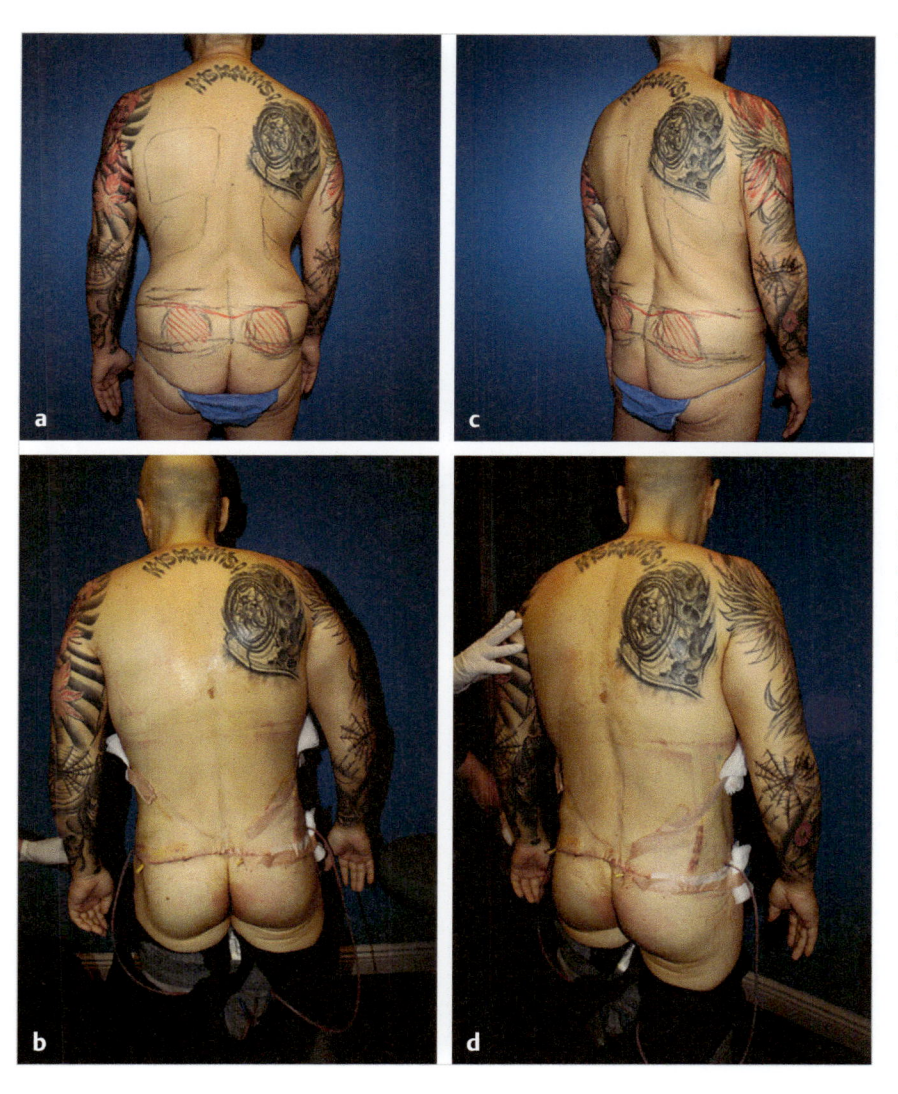

Fig. 30.12 (a,c) Este homem de 49 anos, 1,80 m de altura, 78 kg, ectomesomórfico com maciça perda de peso, estava interessado em uma forma corporal mais masculina e atlética de seu tronco e glúteos. Ele não desejava incisões que chegassem muito acima da linha da cintura como é visto em pacientes femininas. Não queria aumento de nádegas com silicone. Foi submetido ao procedimento 360° Torso Tuck com autoaumento de glúteos. Além disso, foi submetido ao procedimento BodyBanking para extração de gordura dos flancos, área abdominal geral, porção inferior do tórax com transferência de lipócitos, e moldagem de seu tríceps e porção superior do tórax. Realizou-se por último a lipoaspiração da área torácica inferior e o material coletado foi descartado. **(b,d)** No dia 5 de pós-operatório, demonstrou melhora na silhueta e forma mais atlética e masculina.

Pérolas e Armadilhas

Nossa experiência nesse procedimento permitiu-nos refinar nossas técnicas para obter ótimos resultados. Com o tempo, o umbigo pode se tornar um sinal revelador de um procedimento de abdominoplastia. Para oferecer ao nosso paciente o melhor resultado, erre no sentido de fazer um neoumbigo menor e, portanto, com uma aparência menos cirúrgica. Tendo em mente o umbigo, a posição na linha média também é muito importante. Recomendamos o uso de "hachurado" (*hash marks*) claras e verticais ao longo da margem incisional para assegurar a simetria do fechamento dos tecidos. Como já foi discutido, o lipocontorno será importante para refinar a linha da cintura na maioria dos pacientes que são candidatos a esse procedimento. Utilize o poder do enxerto de gordura do BodyBanking para melhorar seus resultados e satisfação do paciente. A saída do dreno também é importante para aperfeiçoar seus resultados cirúrgicos. Percebemos que levar os drenos através das incisões para evitar cicatrizes extras por dreno minimiza o número total de cicatrizes nesse procedimento. Surpreendentemente, apesar de uma incisão circunferencial, homens (e mulheres) frequentemente focalizam-se nas desnecessárias "cicatrizes de vampiro" em locais de dreno. A maioria dos homens, em geral, aceita mais a tatuagem, que pode ser uma grande ferramenta para camuflar uma incisão circunferencial em alguns pacientes. E, finalmente, prender com pontos o retalho anterior na fáscia abdominal anterior e não no SFS púbico evita a deformação da área púbica.

Como em qualquer procedimento cirúrgico, é sempre importante lembrar-se de controlar todo e qualquer sangramento e concentrar-se na manutenção de uma excelente hemostasia. A dissecção deve ser meticulosamente seca assim como o fechamento do tecido. Em homens, é muito importante lembrar-se da forma que você está tentando alcançar.

Desejamos revelar a forma corporal masculina e evitar feminizar o corpo. É imperativo que você não realize imbricação "em ampulheta" do abdome. Quando a plicatura é necessária, uma imbricação elíptica central lhe permitirá obter um abdome masculino mais firme e plano sem criar uma linha ginecoide de cintura. Em relação à linha da cintura posterior, recomendamos a realização de uma ressecção mínima na área posterior central. A ressecção excessiva é fácil de fazer e é desnecessária. Esse movimento colocará o paciente em maior risco de deiscência nesse local cirúrgico. Além disso, provavelmente será necessária uma lipectomia direta na região do flanco. Isto lhe permitirá desdobrar os flancos e remodelar a pele e os tecidos moles. Sem excisão em cunha direta do flanco, e deixando uma incisão maior e visível, a vantagem desse procedimento é a incisão oculta do flanco abaixo das bermudas. Por essa razão, o tecido deve ser desdobrado e abaixado como um flanco e uma dobra da curvatura das costas para reduzir o excesso de pele. Finalmente, a viabilidade do retalho de pele abdominal anterior poderá ser assegurada protegendo-se os vasos perfurantes laterais na margem costal. Não disseque excessivamente nessa área. Se optar por fazer isso, o uso de dissecção romba com um elevador Lockwood poderá ajudar a liberar o tecido mole, minimizando ao mesmo tempo o dano aos vasos perfurantes.

Pérolas	Armadilhas
• Erre no sentido de fazer um neoumbigo menor e, portanto, com uma aparência menos cirúrgica. • Utilize o poder do enxerto de gordura BodyBanking para melhorar os resultados para que seus pacientes fiquem mais felizes. • A saída do dreno através das incisões evita cicatrizes extras por dreno, que são desnecessárias e desagradam os pacientes. • Utilize distintas "marcas hachuradas" (*hash marks*) verticais para assegurar a simetria do fechamento do tecido. • Homens aceitam melhor as tatuagens como uma excelente maneira de camuflar a incisão circunferencial. • Prenda com pontos o retalho de SFS na fáscia abdominal anterior e não no SFS púbico para evitar a deformação "flutuante" da área púbica. • Nutrição pós-operatória. Diga aos pacientes que "Proteína e calorias suficientes são tão importantes quanto os antibióticos".	• Seque "na entrada" e "na saída". A boa hemostasia evita hematomas. • Não resseque excessivamente a área posterior central. É desnecessário e aumenta o risco de deiscência. • Desdobre os flancos e realize lipectomia direta. • Não faça imbricação da parede abdominal "em ampulheta", em vez disso faça imbricação elíptica central. • Proteja os vasos perfurantes laterais na margem costal para ajudar a assegurar a viabilidade do retalho de pele abdominal anterior. • Se usar aumento de glúteos com silicone concomitante, considere a incisão subtotal para manter a anatomia da fenda glútea central original.

Passo a Passo

Passos para o Procedimento 360° *Torso Tuck* com Autoaumento de Glúteos

Equipamento
- Fotóforo de cabeça.

Suturas
- Sutura farpada nº 2 PDO.
- Sutura farpada nº 0 PDO.
- Sutura de Vicryl 2-0.
- Sutura de Vicryl 3-0.
- Sutura de Monocryl 3-0.
- Sutura simples de categute 5-0.

Injetáveis pré-operatórios
- Nas incisões, lidocaína a 2% com epinefrina.
- Duas a quatro bolsas de 1 L de solução tumescente.

Marcações pré-operatórias
1. Fotografias 360° com os braços para cima e para baixo e vídeo antes da marcação.
2. Paciente em pé, médico sentado.
3. Marque o paciente em cuecas descartáveis cirúrgicas para colocação precisa das incisões abaixo da linha de um traje de banho.

4. Alternativamente, o paciente poderá trazer seu traje de banho favorito no dia da cirurgia para usar durante a marcação.
5. Avalie cuidadosamente qualquer assimetria. Informe o paciente, documente por escrito e com fotografias.
6. Marque o centro do tórax e abdome.
7. Marque o centro das costas.
8. Marque a incisão inferior abaixo da cueca descartável. Use a cueca descartável para fins de orientação de simetria. Use o "teste de pinçamento" para levantar e planejar de maneira conservadora a incisão final de modo que fique logo abaixo do limite de um traje de banho baixo.
9. Marque de maneira conservadora a área sacral para evitar deiscência por ressecção excessiva.
10. Marque a incisão superior usando o teste de pinçamento.
11. Marque os "hachurados (*hash marks*) verticais".
12. Marque o abdome através da pele enquanto o paciente está flexionado (isto pode ser feito com levantamentos da perna, se necessário).
13. Deve-se estimar e marcar o sombreamento do músculo abdominal considerando a remodelagem com o procedimento.
14. Deve-se considerar a elevação do tecido para uma acurada estimativa da cicatriz final.
15. Marque os músculos oblíquos superiores para o sombreamento e BodyBanking dessa área.
16. Continue do lado posterior (pode ser circunferencial subtotal para perda de peso < 30 kg).
17. Marque as áreas da pele e a ressecção de tecido subcutâneo.
18. Se optar pelo aloamento com implantes glúteos de silicone, marque as incisões da dobra glútea.
19. Se optar pelo autoaumento com coxins em bolsa, marque os coxins em bolsa dos glúteos.
20. Marque as "bolsas" receptoras de tecidos subcutâneos.
21. Marque quaisquer áreas de aumento concomitantes de enxerto de gordura BodyBanking.
22. Marque qualquer sombreamento muscular concomitante na área.
23. Obtenha uma série final de fotografias e vídeos com o grupo muscular flexionado e em repouso.

Anestesia
- Anestesia geral endotraqueal.

Posicionamento do paciente
1. Em pé, com preparação circunferencial com Betadine, tórax superior até os joelhos e quaisquer áreas adicionais de BodyBanking.
2. Use botas e paramentação estéril nas pernas.
3. Use Cobertura de Mesa Mayo colocada em sentido transversal sob a pelve para usar como alça estéril de rolagem do paciente na mesa cirúrgica.
4. Deite o paciente com as marcações no campo estéril da mesa cirúrgica e coloque os campos cirúrgicos em posição supina.
5. Prenda os braços a 90° para o acesso de anestesia.

Técnica
1. Intube o paciente e cubra-o levemente para a lipoaspiração.
2. Injete na área lidocaína a 2% com epinefrina para as incisões de lipoaspiração.
3. Use lâmina nº 15 para fazer pequenas incisões para aplicação do fluido tumescente.
4. Deixe o fluido tumescente permanecer por 10 minutos.
5. Injete na área lidocaína a 2% com epinefrina para a incisão da ressecção tecidual.
6. Realize a lipoaspiração das áreas anteriores com cânulas curvas.
7. Comece a processar a gordura para fins de BodyBanking.
8. Rotacione o paciente para a posição prona.
9. Faça a aplicação de fluido tumescente nos tecidos e realize a lipoaspiração.
10. Excise os elementos posteriores com lâmina nº 10 para excisão da pele e cautério de Bovey.
11. Eleve o retalho das costas no espaço profundo em "favo de mel" para, seletivamente, incisar o SFS a fim de liberar e desdobrar os tecidos de cobertura da região lombar inferior e flanco.
12. Desenvolva retalhos glúteos miocutâneos dérmicos divididos "em carteira".
13. Eleve os compartimentos (bolsas) do tecido receptor do retalho "em carteira" (*wallet flap*)
14. A bolsa é dissecada no nível acima da fáscia glútea e continua-se até quase a dobra glútea inferior.
15. Rotacione o coxim da bolsa para dentro da bolsa do compartimento tecidual e fixe-o em posição com suturas interrompidas de Vicryl 2-0.
16. Reaproxime os tecidos corporais inferiores e fixe o SFS dos retalhos superior e inferior na fáscia muscular.
17. Feche em camadas com suturas farpadas nº 2, 0 e 2-0.
18. Retorne o paciente para a posição supina.
19. Reprepare e coloque campos cirúrgicos.
20. Incise e libere a pele umbilical.
21. Faça a incisão inferior.
22. Eleve o retalho abdominal até o processo xifoide e margens costais bilaterais.
23. Realize a imbricação central (se necessário) com sutura farpada nºs 2 PDO.
24. Marque a janela neoumbilical com Chevron invertida para uma aparência natural "encapuzada".
25. Insira o umbigo com quatro suturas de Vicryl 3-0.
26. Feche em camadas com suturas farpadas nº 2, 0, e 2-0.
27. Enxerte nas áreas abdominais e dos oblíquos segundo os protocolos de enxerto de gordura do Capítulo 37.

Curativos pós-operatórios
- Aplique adesivo líquido Mastisol e suturas adesivas Steri-Strips cuzadas, 2,5 cm lineares.
- Aplique um mínimo de xerofórmio ao umbigo.
- Aplique 2,5 cm de fita de espuma, 5 cm de painéis de espuma e cinta elástica abdominal.

Cuidados pós-operatórios
- Consulte, no Capítulo 39, informações sobre os cuidados pós-operatórios.
- O paciente deve evitar sentar-se ereto.
- Painéis de espuma são removidos no dia 4 de pós-operatório.
- Os drenos são removidos em 2 semanas.
- Nenhum exercício intenso ou aeróbico durante 6 semanas.
- Fotografias pós-operatórias em 1 ano.

Leituras Sugeridas

ASAPS Press Center. New Statistics Reflect the Changing Face of Plastic Surgery American Society of Plastic Surgeons Releases Report Showing Shift in Procedures. Retrieved from https://www.plasticsurgery.org/news/press-releases/new-statistics-reflect-the-changing-face-of-plastic-surgery. Accessed April 28, 2017

ASAPS Press Center. New Plastic Surgery Statistics Reveal Focus on Face and Fat American Society of Plastic Surgeons Releases Report Showing More Patients Using Their Own Fat to Sculpt. Retrieved from https://www.plasticsurgery.org/news/press-releases/new-plastic-surgery-statistics-revealfocus-on-face-and-fat. Accessed April 28, 2017

Cosmetic Surgery National Data Bank Statistics. Aesthet Surg J. 2015;35(Suppl 2):1-24

Hurwitz DJ. Abstract 8: Body contouring in the muscular male. Plast Reconstr Surg. 2014;133(4 Suppl):977

Hurwitz DJ. Aesthetic refinements in body contouring in the massive weight loss patient: Trunk. Plast Reconstr Surg. 2014;134(6):1185-1195

Lockwood T. High-lateral-tension abdominoplasty with super_ficial fascial system suspension. Plast Reconstr Surg. 1995;96(3):603-615

Matarasso A, Wallach SG. Abdominal contour surgery: Treating all aesthetic units, including the mons pubis. Aesthet Surg J. 2001;21(2):111–119

Pitanguy I. Abdominal lipectomy: An approach to it through analysis of 300 consecutive cases. Plast Reconstr Surg. 1967;40(4):384-391

Sinno S, Lam G, Brownstone ND, Steinbrech DS. An assessment of gender differences in plastic surgery patient education and information in the United States: Are we neglecting our male patients? Aesthet Surg J. 2016;36(1):107-110

Parte III: Cirurgia Corporal

CAPÍTULO 31

Aumento do Peitoral com Implante de Silicone

Douglas S. Steinbrech • John T. Stranix

Resumo

O objetivo principal deste capítulo é tornar os cirurgiões tão animados com o aumento do peitoral masculino quanto são a respeito do aumento das mamas em mulheres. Centenas e milhares de mulheres submetem-se a aumento das mamas a cada ano, embora pouquíssimos homens passem pelo procedimento porque não sabem que o procedimento existe, não são instruídos pelos serviços de cirurgia plástica locais sobre o procedimento, e a maioria dos cirurgiões plásticos não é treinada sobre como fazer corretamente o procedimento durante a residência ou até nos primeiros anos de exercício da especialidade.

Os objetivos do capítulo são apresentar a anatomia, guiar o cirurgião principiante através dos passos e dar algumas dicas e armadilhas para permitir ao cirurgião se tornar suficientemente instruído para considerar acrescentar o procedimento ao seu arsenal.

Palavras-chave: BodyBanking, aumento do tórax, ginecomastia, sulco infrapeitoral (SIP), aumento do peitoral, implante no peitoral, peitorais, *pectus carinatum* (peito de pombo), *pectus excavatum* (peito escavado), síndrome de Poland.

Introdução

O contorno do tórax masculino com implantes de silicone foi descrito pela primeira vez em 1965, para reconstrução de deformidades da parede torácica, como o peito escavado.[1] O uso de implantes peitorais em deformidades da parede torácica, como o peito escavado,[2-4] a síndrome de Poland[5] e a ruptura do peitoral maior compreende a maior parte da literatura até aqui.[6] Os primeiros procedimentos envolviam a colocação de implantes subcutâneos por meio de uma incisão pré-esternal e foram afligidos por complicações relacionadas com a exposição do implante e formação de seroma. O uso recente de dissecção de bolsa subpeitoral por meio de uma incisão axilar tem melhorado significativamente os desfechos.[7,8]

Os primeiros implantes foram produzidos usando-se uma *moulage* (modelagem tridimensional) como modelo para criar um implante de silicone customizado.[2,3] No início da década de 1990, tornaram-se disponíveis os implantes peitorais pré-fabricados para homens.[7,8] Esses implantes continham um gel de silicone coeso em uma cápsula texturizada com sete camadas. O desenho tinha a forma retangular com bordas ovais e uma extensão axilar lateral. Atualmente estão disponibilizados para uso vários tamanhos, forma e projeções.

O conhecimento mais minucioso da anatomia estética do tórax masculino, o avanço do desenho dos implantes e refinamentos da técnica cirúrgica possibilitaram aos implantes peitorais evoluírem de um procedimento primariamente reconstrutivo a um instrumento poderoso para valorização cosmética do tórax masculino.[9-12]

Avaliação Física

Candidato Ideal

- Paciente jovem.
- Expectativas e objetivos realistas.
- Cumpridor das instruções.
- Magro, gordura corporal em quantidade muito pequena.
- Anatomia simétrica do tórax.
- Boa qualidade da pele.
- Bonito por dentro e por fora.

Objetivos do Implante

- Resultado natural.
- Clivagem central.
- Bordas do implante indetectáveis.

- Combina com os outros grupos musculares.
- Harmonia da parede torácica.

Exame Físico

- A qualidade da pele e do tecido subcutâneo é examinada para pesquisa de flacidez e depósitos de gordura.
- O músculo peitoral é avaliado em repouso e na posição flexionada enquanto paciente está em pé; definem-se as fixações clavicular, esternal e costal.
- Mede-se a largura do esterno à linha axilar anterior ao longo do polo inferior. A altura é medida da clavícula à borda inferior na linha clavicular média.
- Os ombros, o gradeado costal, o esterno, a escápula, a coluna são avaliados na pesquisa de anormalidades esqueléticas, como escoliose, peito escavado ou de pombo ou ainda a síndrome de Poland.
- Observa-se a presença de assimetria, que é apontada para o paciente no momento do exame.

Anatomia

A estética do tórax masculino é definida, predominantemente, pela forma e desenvolvimento dos músculos peitorais maiores. Um tórax masculino musculoso exibe uma plenitude superior com uma transição para um tórax inferior plano no nível da prega inframamária e medialmente sobre a parte central do esterno. A borda lateral do músculo peitoral se estende cranialmente da linha semilunar à linha axilar anterior.

O peitoral maior se divide em cabeças clavicular e esternocostal. A cabeça clavicular se origina da borda anterior da metade medial da clavícula, enquanto a cabeça esternocostal se origina da superfície anterior do esterno, das seis cartilagens costais superiores e da aponeurose da bainha do reto anterior e do músculo oblíquo externo. As fibras convergem para inserção na parte proximal anteromedial do úmero ao longo do lábio lateral do sulco bicipital. O ramo peitoral da artéria toracoacromial e os vasos perfurantes da artéria torácica interna fornecem a irrigação do peitoral maior.

Os dois terços inferiores do músculo peitoral maior são inervados pelo nervo peitoral medial, estreitamente associado aos vasos torácicos laterais. O nervo peitoral medial está em risco de lesão durante a dissecção subpeitoral lateral, pois atravessa o músculo peitoral menor ou se coloca em torno dele para entrar no peitoral maior ao longo da borda inferolateral. O nervo peitoral lateral tem um trajeto mais superior com os vasos toracoacromiais e inerva o terço superior do músculo peitoral maior.

Esse nervo também pode ser lesado durante dissecção subpeitoral mais superior.

O peitoral menor é um músculo triangular fino abaixo do peitoral maior. Origina-se das superfícies superolaterais das costelas 3 a 5 e se insere na borda medial do processo coracoide da escápula. A irrigação arterial é derivada do ramo peitoral da artéria toracoacromial, e o nervo peitoral medial oferece a inervação. O músculo é coberto anteriormente pela fáscia clavipeitoral e divide os linfonodos axilares de acordo com sua posição relativamente ao músculo: nível 1, laterais; nível 2, profundos e nível 3, mediais.

A axila é a região diretamente abaixo do ombro e contém a artéria e a veia axilares, o plexo braquial e os linfonodos. O limite anterior consiste na borda inferior do peitoral maior lateral, que forma a prega axilar anterior e é separada do tecido subcutâneo sobrejacente pela fáscia clavipeitoral. O limite posterior é formado pelos músculos grande dorsal e redondo maior, que compreendem a prega axilar posterior.

Implante Sólido de Silicone

Os implantes de silicone no peitoral são feitos por várias empresas em vários tamanhos e formas (**Fig. 31.1a-d**). Os implantes americanos tendem a ser implantes sólidos macios com graus variáveis de firmeza. Tenho usado todos os produtos que estão no mercado e, em geral, encontro pacientes que tendem a preferir a firmeza de um implante que simule o músculo peitoral no estado em repouso (não flexionado), pois isso está de acordo com o outro tecido e, desse modo, não é detectável. Quando o paciente flexiona o músculo sobrejacente, seu próprio músculo é firme o suficiente para mascarar a sensação do implante e novamente o implante permanece relativamente indetectável. O uso de um implante firme demais o tornará palpável pelo paciente ou outros quando o tórax estiver em repouso e, desse modo, pode ser detectável. Implantes macios demais têm maior possibilidade de fratura com a inserção ou de dobra e, possivelmente de inverterem com o passar do tempo.

Etapas para o Aumento Peitoral com Silicone

Marcações Pré-Operatórias

As marcações são realizadas com o paciente em pé inteiramente ereto e com o cirurgião sentado. A anatomia do tórax é delineada precisamente e com particular atenção a qualquer assimetria presente. Abduzir o braço do

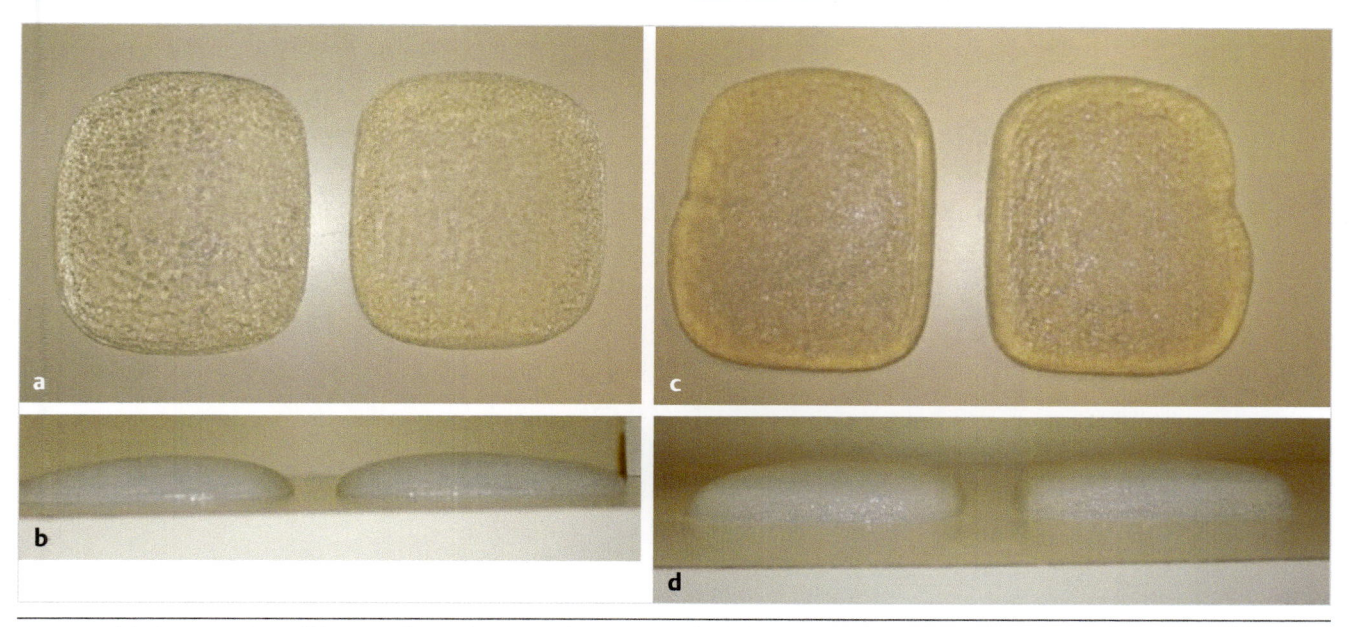

Capítulo 31
Aumento do Peitoral com Implante de Silicone

Fig. 31.1 (a) Vista anterior e **(b)** vista inferior de um implante peitoral sólido macio. A forma quadrada permite um encaixe apropriado para a bolsa intermuscular entre os músculos peitorais maior e menor. O implante pode ser aparado para customização com base na anatomia particular do paciente. Pacientes baixos, mais "mesomórficos", podem ter a margem superior aparada de modo personalizado no momento da cirurgia. Pacientes mais altos, mais magros e mais "ectomórficos" podem precisar que sejam aparadas as margens medial e lateral. De igual modo, a projeção pode ser aparada a partir do lado inferior do paciente para pacientes mais "ectomórficos" que não tenham massa muscular endógena significativa ou gordura subcutânea para cobertura. O implante da foto é um Style "2" tamanho "0" da AART. **(c)** Vista anterior e **(d)** vista inferior de um implante peitoral sólido macio. A forma em "pão de forma" permite uma adaptação apropriada na bolsa intermuscular entre os peitorais maior e menor para um halterofilista "mesomórfico" maior. O implante pode ser aparado de modo customizado com base na anatomia peculiar do paciente. Novamente, para pacientes mais baixos, o cirurgião pode aparar a margem superior de modo personalizado na ocasião da cirurgia. O implante da foto é Style "4" tamanho "3" da AART.

paciente e depois elevá-lo acima da cabeça ajuda a definir claramente a borda muscular lateral. Flexão repetida do músculo peitoral com o braço abaixado também auxiliar em delinear as bordas para marcações precisas. Além de notar as diferenças entre os lados e de incorporar isso ao plano cirúrgico, qualquer assimetria deve ser destacada para o paciente e claramente documentada. As fotografias pré-operatórias são especialmente úteis para ilustrar a assimetria para o paciente. Conquanto o tamanho e/ou a forma do implante e a posição da bolsa devam ser ajustados para corrigir a assimetria o melhor possível, é fundamental a identificação pré-operatória para alcançar sucesso estético e para manejar as expectativas do paciente.

Com o braço abduzido 90°, a incisão de acesso é marcada ao longo de uma prega natural na área pilosa da axila. Tipicamente, essa incisão tem 3 a 4 cm de comprimento para permitir a inserção de um implante dobrado. Retornando os braços aos lados do paciente, o sulco infrapeitoral (SIP) é marcado. Eles são então orientados a flexionar os músculos peitorais para delinear a inserção medial do peitoral maior no esterno para determinar até onde ir medialmente para fazer a bolsa do implante. Nesse ponto, também são delineadas as áreas para aumento de *BodyBanking* (**Fig. 31.2**).

A borda inferior do implante é marcada de modo a se situar sob a face inferior da aréola. Consequentemente, são marcadas as áreas de liberação para criar a bolsa do implante. É importante garantir que o implante não seja grande demais lateralmente, pois pode fazer fricção contra o braço e causar desconforto. Também é preferível posicionar o implante mais alto em vez de mais baixo, e a bolsa deve ser desenhada com isso em mente. Finalmente, a linha média do tórax é marcada por uma linha que sai da incisura esternal e se estende pelo processo xifoide em direção à cicatriz umbilical.

Uma vez que todas as áreas de interesse tenham sido marcadas e destacadas, o cirurgião deve ficar em pé e dar alguns passos atrás para avaliar a simetria global. Ainda que seja seja importante ser exato ao delinear as fronteiras anatômicas, pequena variação unilateral está geralmente presente e é fundamental que cada lado do

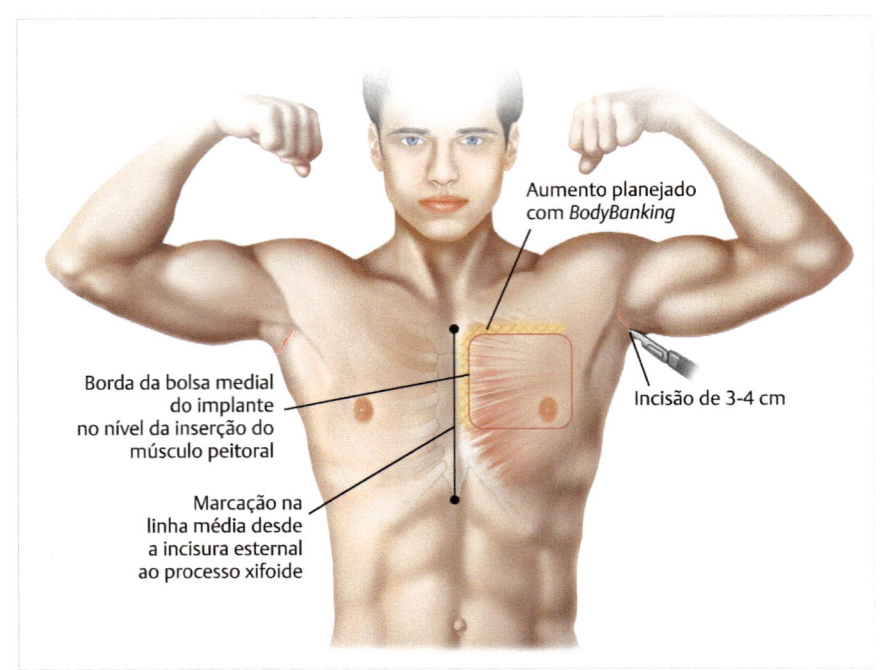

Fig. 31.2 Medidas pré-operatórias padrão. O diagrama mostra uma incisão de 4 a 6 cm feita na prega axilar natural. As medidas vertical e horizontal estão documentadas. A zona da bolsa está marcada para "dissecção precisa da bolsa". A zona de BodyBanking está marcada, o que permite mais plenitude superomedial, com *feathering (dégradé)* além da bolsa do implante.

tórax seja correspondente ao outro. Marcações precisas se traduzem em sucesso operatório e têm o potencial para prevenir falta de satisfação do paciente no pós-operatório.

Posicionamento

O paciente é colocado supino na mesa de cirurgia. Aplicam-se botas de compressão sequenciais às pernas, dá-se antibioticoterapia profilática e se administra a anestesia geral. Os braços são abduzidos 90° e presos aos descansos. Realiza-se preparação cirúrgica ampla com antisséptico do pescoço à cicatriz umbilical, descendo até a mesa bilateralmente; a axila é preparada por último. O campo operatório é então coberto de maneira estéril, expondo-se o tórax inteiro, a axila bilateralmente e a área epigástrica. Campo antimicrobiano Ioban é colocado no campo cirúrgico para manter os campos no lugar e minimizar o risco de contaminação.

Técnica Cirúrgica

Para minimizar as exigências da anestesia intravenosa e inalatória e melhorar a hemostasia, a incisão axilar, o tecido subcutâneo torácico lateral e o músculo peitoral são injetados com lidocaína a 2% com epinefrina a 1:100.000. Depois de aguardar 5 a 7 minutos para o efeito vasoconstritor, realiza-se a incisão axilar (**Fig. 31.3**). Usando uma combinação de tesoura dissecante e cautério, desenvolve-se um túnel subcutâneo em direção à borda lateral do músculo peitoral maior. A hemostasia meticulosa é mantida e se tem cuidado em evitar o conteúdo axilar mais profundo.

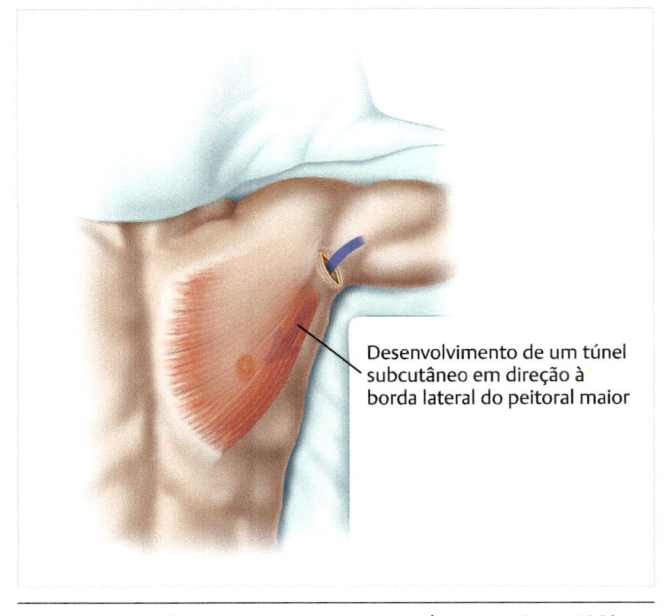

Fig. 31.3 O paciente na mesa com o membro superior a 120° para melhor acesso à bolsa torácica lateral. O membro superior pode ficar preso sob campos estéreis com uma faixa para braço. A incisão fica oculta na prega natural da pele da axila.

Uma vez definida a boda lateral do peitoral maior, realiza-se divulsão com o dedo sob a borda do músculo para desenvolver um plano submuscular (**Fig. 31.4**). Um afastador iluminado é inserido e se verifica a hemostasia novamente. Usando um dissector Agris-Dingman, realiza-se dissecção submuscular romba para abrir o espaço em potencial sob o peitoral maior.

Capítulo 31
Aumento do Peitoral com Implante de Silicone

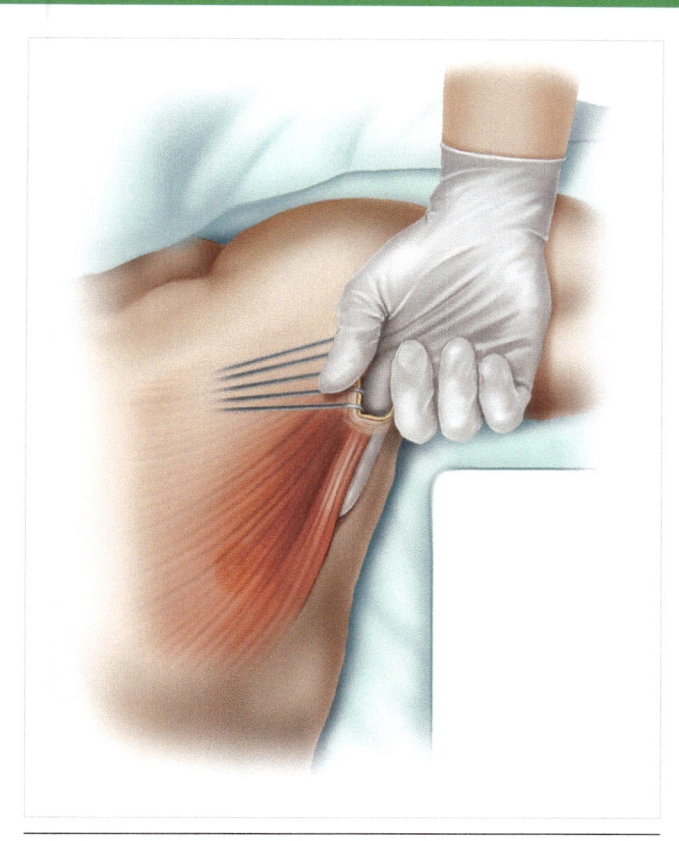

Fig. 31.4 Dissecção romba. Com o assistente fazendo o afastamento, a dissecção romba delicada com o dedo permite ao cirurgião adquirir acesso ao plano intermuscular entre o peitoral maior e o menor. Essa será a bolsa para a dissecção assistida pelo endoscópio.

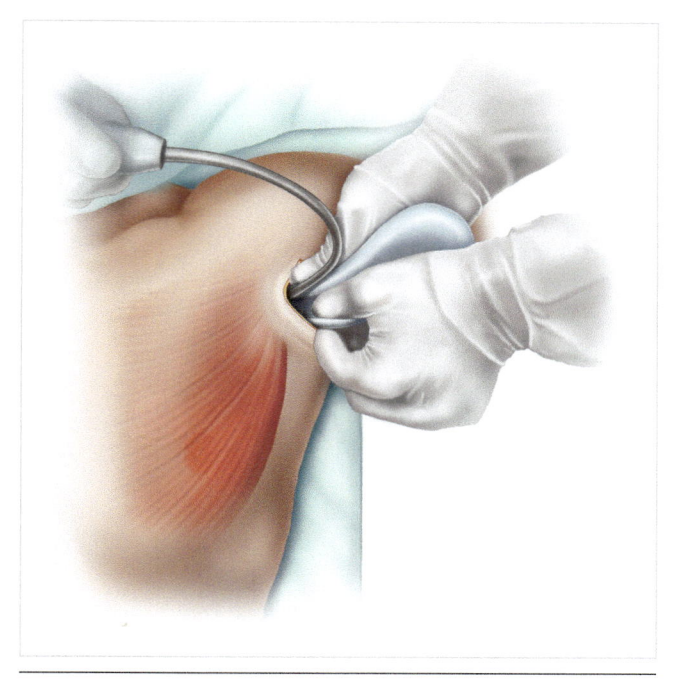

Fig. 31.5 Inserção de implante de silicone do peitoral delicadamente dobrado. Uma vez que o endoscópio tenha confirmado uma "dissecção precisa da bolsa", o cirurgião usa uma técnica de "toque restrito" com troca da luva para manobrar o implante até sua posição.

Usa-se então um endoscópio para visualizar as inserções medial e inferior do músculo peitoral. Essas inserções são liberadas com o cautério sob visualização direta para se obter o tamanho apropriado da bolsa necessário para o implante. Quando a liberação endoscópica estiver satisfatória, reintroduz-se um Agris-Dingman para confirmar se a dissecção da bolsa corresponde à área marcada no pré-operatório para colocação. O afastador iluminado e o endoscópio são então usados novamente para confirmar a hemostasia, e a bolsa é irrigada com solução tripla de antibióticos.

Nesse ponto, as luvas cirúrgicas são trocadas para uma técnica *no touch*. O implante MuscleGel é aberto e banhado em solução tripla de antibióticos. Uma "incisura" com fenda de 8 mm é cortada no canto superolateral do implante para orientação. Afastadores de implantes limpos e sem uso são inseridos na incisão axilar sob o músculo peitoral, e o implante é cuidadosamente inserido na orientação adequada, tendo-se o cuidado de evitar fraturá-lo. Após a inserção, o Agris-Dingman é inserido para verificação de possíveis dobras do implante e para corrigi-las, caso necessário (**Fig. 31.5**).

Uma vez completado o procedimento no lado contralateral, o paciente é sentado na mesa de cirurgia para se confirmar a orientação simétrica e apropriada do implante. Havendo satisfação com a aparência da parede torácica, colocam-se drenos bilaterais de 10 mm diretamente superficiais ao implante. É importante evitar qualquer contato do dreno com a parede torácica durante a colocação para minimizar o risco de contaminação (**Fig. 31.6**).

O afastador iluminado é novamente usado para se verificar a hemostasia no túnel axilar. A borda lateral do peitoral é reaproximada com a parede torácica usando-se fios Vicryl 2-0 em pontos interrompidos para prevenir o deslocamento lateral do implante. A camada subcutânea profunda é fechada com Vicryl 3-0 e se usa um fechamento contínuo subcutâneo com Monocryl 3-0 para a pele. O dreno é preso com náilon 3-0 e conectado a um bulbo de aspiração fechado.

Curativo Pós-Operatório

As incisões recebem curativo com Mastisol e duas camadas de Steri-Strips de 1 polegada (2,5 cm) primeiramente ao longo do comprimento das incisões e depois cruzando tiras perpendiculares em cima. Prende-se gaze seca sobre as incisões com micropore. O tórax é então envolvido com bandagem Ace de 15 cm e se prende o colete de compressão.

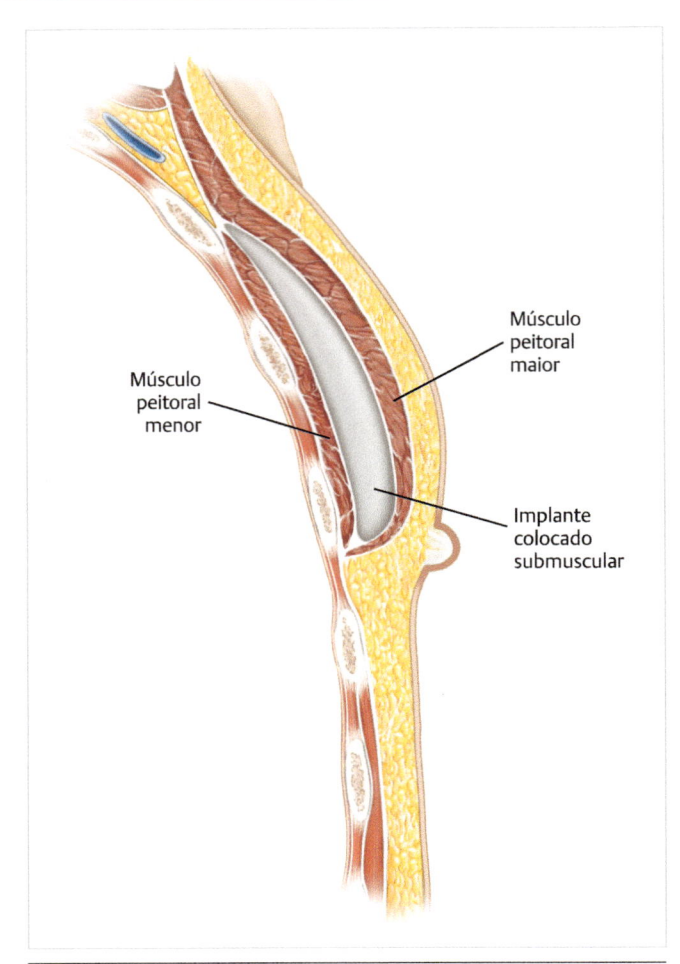

Fig. 31.6 Parede torácica lateral e tecido axilar são reaproximados em camadas, etapa seguida por Mastisol e Steri-Strips.

Cuidados Pós-Operatórios

O paciente é visto no consultório no dia seguinte para avaliação do posicionamento do implante. Novamente se fornece orientação, com ênfase particular na importância de cumprir o uso do colete de compressão e as limitações de atividades. Limitações específicas a abordar são de não fazer movimentos de empurrar ou puxar e não levantar nada mais pesado do que 2,5 a 5 kg na primeira semana, não fazer trabalho acima da cabeça e não fazer exercícios físicos por 1 mês. Na consulta pós-operatória de 1 semana, removem-se as bandagens Ace e se iniciam lentos exercícios de amplitude de movimento. Os drenos são deixados no local até que a drenagem fique abaixo de 25 mL/dia (tipicamente 2-3 semanas). O colete de compressão precisa ser usado o tempo todo por 6 semanas. São feitas fotografias pós-operatórias 3 meses depois da colocação do implante.

Manejo das Complicações

Coleções de líquido são as complicações mais comuns e geralmente se apresentam como dor ou edema de início recente, e o tratamento de escolha é a aspiração percutânea. O melhor modo de prevenir essa complicação é pela adesão do paciente ao uso dos coletes de compressão e por minimização do espaço morto na colocação do implante. Infecções superficiais muitas vezes respondem à antibioticoterapia oral cobrindo a flora da pele; entretanto, infecções no espaço profundo costumam exigir remoção do implante. Assimetria pós-operatória pode ocorrer por causa de mau posicionamento do implante ou sua rotação. Isso pode ser evitado pela identificação minuciosa de assimetria preexistente na parede torácica e evitando-se a dissecção excessiva da bolsa do implante. Deiscência da ferida ou exposição do implante são complicações em potencial frequentemente relacionadas com tensão excessiva na pele por causa de técnica insatisfatória de fechamento ou tamanho do implante excessivamente grande. Lesão nervosa e contratura capsular são outras complicações em potencial após a colocação de implante peitoral; entretanto, são raras em nossa experiência e não têm resultado em incapacidade em longo prazo.

Capítulo 31
Aumento do Peitoral com Implante de Silicone

Exemplos de Casos

Caso nº 1: O Homem Ectomórfico (Fig. 31.7)

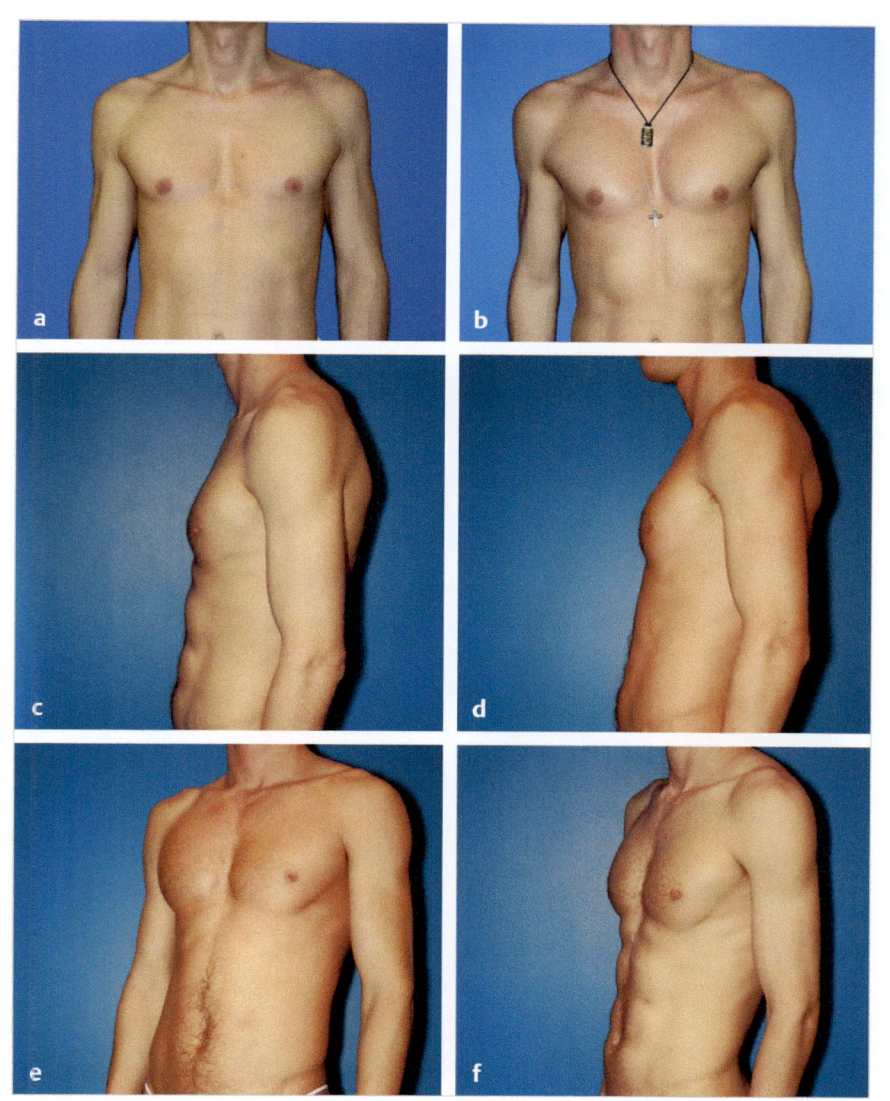

Fig. 31.7 Este é um homem ectomórfico de 27 anos, 1,80 m e 74 kg submetido à implantação intermuscular endoscópica no peitoral com um implante de silicone de 185 mL. Neste caso é preciso muito cuidado para aparar o implante superiormente para um contorno natural. Os resultados pós-operatórios após 13 meses demonstram aumento sutil apropriado do volume, que tem aparência natural, tem grande definição e complementa sem superar o equilíbrio dos outros grupos musculares da parte superior do corpo.

Caso nº 2: O Homem Mesoectomórfico (Fig. 31.8)

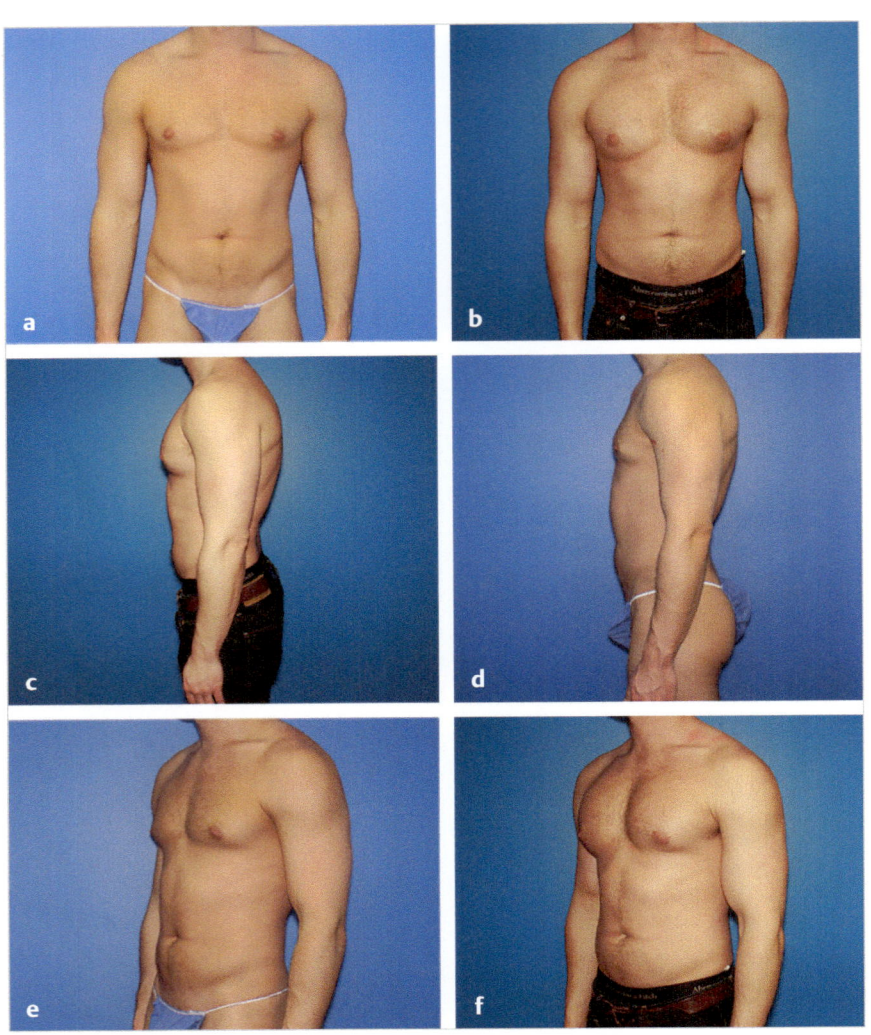

Fig. 31.8 Este é um homem mesoectomórfico de 29 anos, 1,78 m, 75 kg, submetido à implantação intermuscular endoscópica no peitoral com um implante de silicone de 285 mL. BodyBanking de gordura superiormente para dar um contorno superior mais suave até a clavícula, impedindo um degrau artificial, com aparência visível do implante. Também se utilizou BodyBanking medialmente para dar maior definição da clivagem central, o que o implante não pode dar por causa das limitações das inserções mediais do peitoral no esterno. Resultados pós-operatórios depois de 23 meses demonstram aumento do volume com um contorno natural e sem incisão visível.

Caso nº 3: Tipo de Corpo Ectomesomórfico (Fig. 31.9)

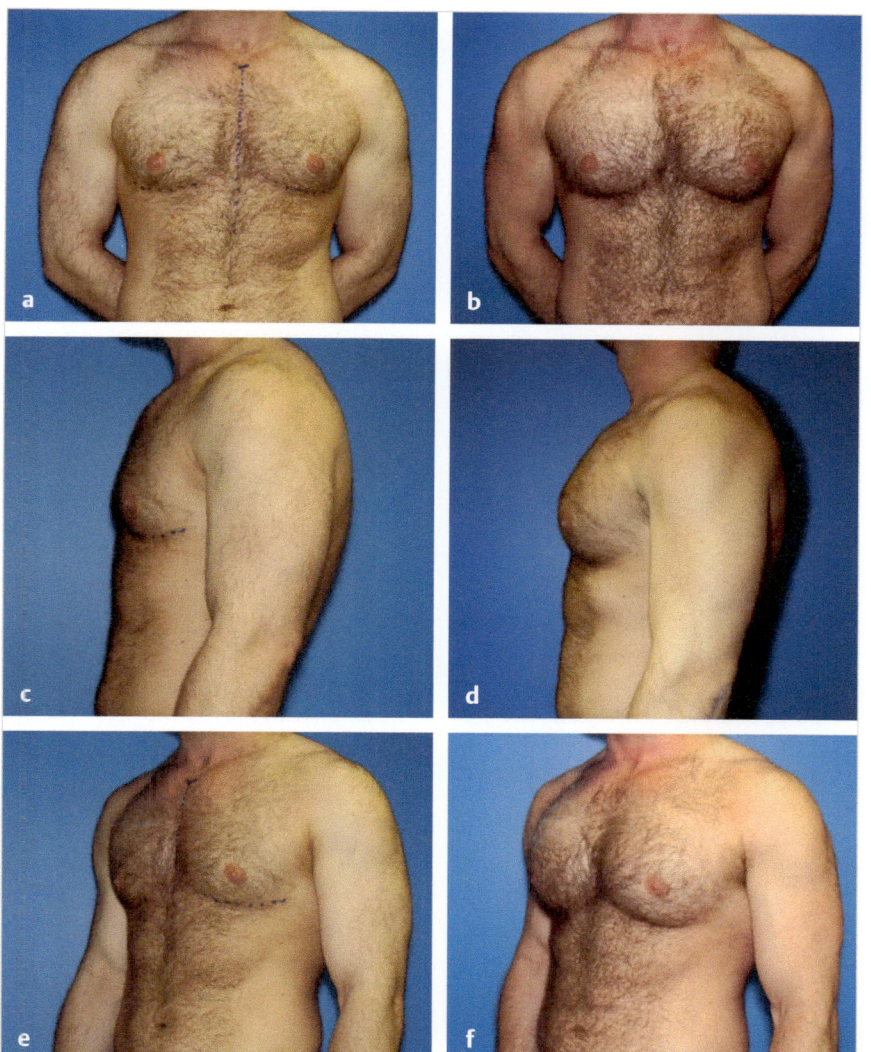

Fig. 31.9 Este é um homem ectomesomórfico de 36 anos, 1,75 m e 97,5 kg, submetido à implantação intermuscular endoscópica no peitoral com implante de silicone de 385 mL. Os resultados pós-operatórios depois de 16 meses demonstram aumento do volume com um contorno natural e sem incisão visível.

Caso nº 4: O Halterofilista Mesomórfico Peso-Pesado (Fig. 31.10)

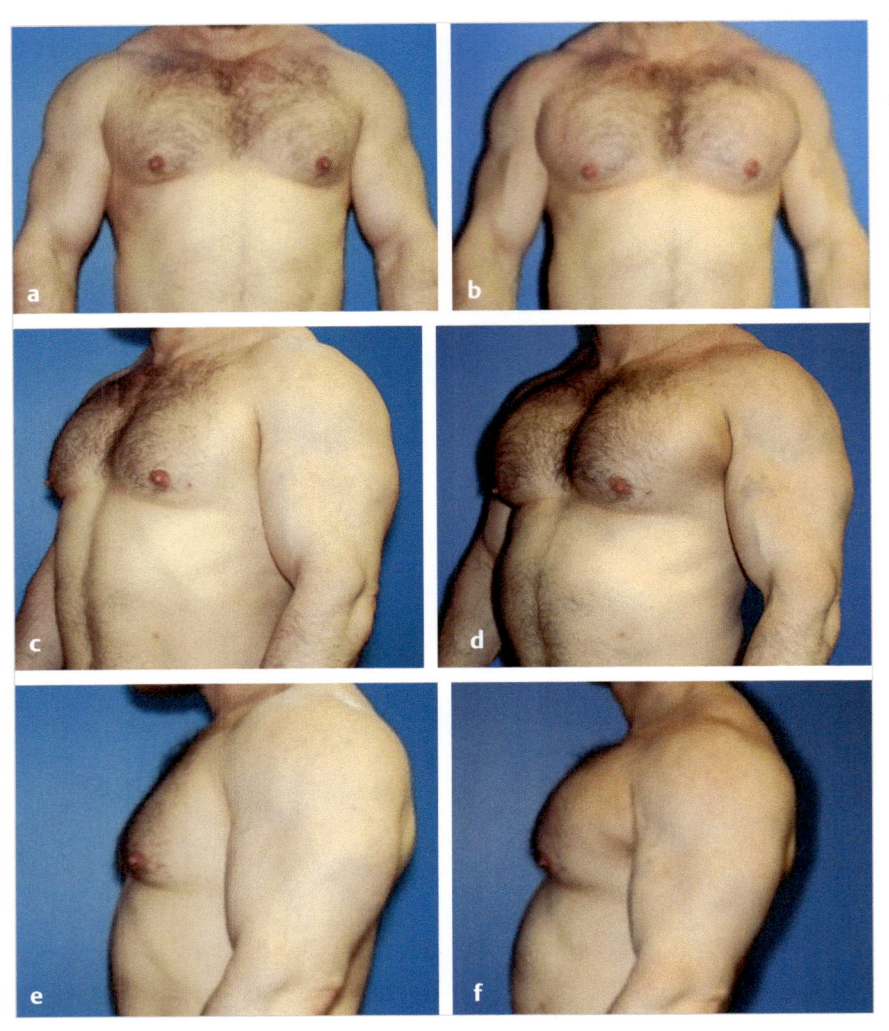

Fig. 31.10 (a,c,e) Este é um halterofilista mesomórfico categoria peso-pesado de 46 anos, 1,75 m e 93 kg, submetido à implantação intermuscular endoscópica no peitoral de implante de silicone de 385 mL. Vale observar que halterofilistas mesomórficos acham difícil desenvolver o tórax, em comparação com outros grupos musculares. Neste caso não houve necessidade de raspar o implante, pois o paciente já tinha quantidade significativa de cobertura muscular e desejava projeção mais agressiva. **(b,d,f)** Resultados pós-operatórios em 7 meses demonstram excelente aumento de volume com plenitude superior mais pronunciada.

Pérolas e Armadilhas

Pérolas	Armadilhas
• Tenha como alvo um implante de forma quadrada. • Pode ser necessário raspar o implante lateralmente ou torná-lo mais fino superiormente. • Seleção cuidadosa do paciente. • Pode-se combinar bíceps e ombro com a mesma incisão. • Utilize o poder do enxerto de gordura BodyBanking para melhorar o resultado de tamanho, forma e simetria.	• Não comece com implantes ou razões entre tecidos grandes se não estiver bem iniciado na implantação. • É preciso cooperação por parte do paciente. • É obrigatório usar compressão. • É obrigatório evitar exercícios físicos. • Incentive os pacientes que têm animais de estimação a ficarem com amigos no início da recuperação. • No caso de lipoenxertia, não coloque a gordura contígua ao implante.

Passo a Passo

Etapas para Aumento Peitoral

Equipamento
- Afastador iluminado.
- Endoscópio; afastador do implante (**Vídeo 31.1**).
- Implante MuscleGel.
- Campo antimicrobiano Ioban.

Material de sutura
- Fio Vicryl 2-0.
- Fio Vicryl 3-0.
- Fio Monocryl 3-0.
- Sutura de dreno com fio *nylon* 4-0.

Marcações pré-operatórias
1. Paciente em pé, médico sentado.
2. Avalie cuidadosamente qualquer assimetria, avise o paciente e documente os achados com fotografias.
3. Corrija a assimetria pela posição da bolsa ou o tamanho e forma do implante.
4. Marque a incisão na prega axilar natural; 3 a 4 cm para um implante dobrado a ser inserido.
5. Marque o SIP.
6. Flexione para marcar a inserção do peitoral no esterno para determinar até onde fazer a bolsa medialmente.
7. Marque a área de aumento com BodyBanking.
8. Marque a borda inferior do implante na área inferior da aréola.
9. Marque as áreas medial e inferior a ser liberadas.
10. Certifique-se de que o implante não esteja grande demais lateralmente porque pode causar atrito contra o braço.
11. Marque a linha média.
12. É melhor colocar o implante peitoral mais alto do que mais baixo.

Posicionamento
1. Braços presos a 90°.
2. Botas e campos estéreis sobre os membros inferiores.
3. Preparação do pescoço à cicatriz umbilical e até o dorso, incluindo a excisão axilar primeiro.

Passos para o aumento do peitoral
1. Infiltre a área com lidocaína a 2% com epinefrina para a incisão, a parte lateral do tórax e o tecido subcutâneo e o músculo peitoral.
2. Faça incisão axilar com hemostasia.
3. Faça um túnel subcutâneo, avançando com tesoura e cautério de Bovey, evitando o conteúdo axilar.
4. Dissecção com o dedo para chegar sob o músculo peitoral maior.
5. Afastador iluminado para verificar a hemostasia.
6. Dissecção romba delicada com Agris-Dingman para abrir o espaço intermuscular em potencial.
7. Use câmera para uma visualização endoscópica para liberação seletiva da "origem" paraesternal medial e inferior.
8. Irrigue com solução tripla de antibiótico.
9. Corte um "canto" de 8 mm no canto superolateral do implante MuscleGel para orientação.
10. Troque de luvas para a técnica *no touch*.
11. Insira o implante cuidadosamente para evitar sua fratura.
12. Verifique se há dobras do implante usando o Agris-Dingman.
13. Sente o paciente depois de ambos estarem colocados para confirmar a orientação.
14. Se colocar um dreno de 10 mm, faça-o superficialmente ao implante, evitando tocar a parede torácica externa.
15. Use afastador iluminado para pesquisa de sangramento no túnel axilar.
16. Reaproxime a borda lateral do peitoral, fazendo um "sanduíche" do implante com a parede torácica, usando Vicryl 2-0.
17. Reaproxime a camada subcutânea profunda com Vicryl 3-0.
18. Pontos contínuos em Monocryl 3-0.
19. Sutura no dreno com *nylon* 3-0.

Curativo pós-operatório
1. Mastisol e Steri-Strips de 2,5 cm lineares e cruzados.
2. Gaze e micropore.
3. Bandagem Ace e colete de compressão.

Cuidados pós-operatórios
1. Verificação no dia 1 para avaliar e orientar o paciente sobre o posicionamento do implante.
2. Consulta pós-operatória na semana 1.
3. Remoção do dreno em 2 a 3 semanas, dependendo se a drenagem for menor do que 25 mL/dia.
4. Colete de compressão por 4 semanas.
5. Depois de uma semana, exercícios de amplitude de movimento lentos.
6. Não fazer exercícios físicos por 1 mês.
7. Fotografias pós-operatórias em 3 meses.

Referências

[1] Murray JF. Correction of Pectus Excavatum by Synthetic Subcutaneous Implant. Presented at the American Society of Plastic and Reconstructive Surgery. Philadelphia, PA; 1965

[2] Marks MW, Argenta LC, Lee DC. Silicone implant correction of pectus excavatum indications and refinement in technique. Plast Reconstr Surg. 1984;74(1):52-58

[3] Sørensen JL. Subcutaneous silicone implants in pectus excavatum. Scand J Plast Reconstr Surg Hand Surg. 1988;22(2):173-176

[4] Snel BJ, Spronk CA, Werker PM, van der Lei B. Pectus excavatum reconstruction with silicone implants: Long-term results and a review of the english-language literature. Ann Plast Surg. 2009;62(2):205-209

[5] Marks MW, Argenta LC, Izenberg PH, Mes LG. Management of the chest-wall deformity in male patients with Poland's syn_drome. Plast Reconstr Surg. 1991;87(4):674-678, discussion 679-681

[6] Hodgkinson DJ. Chest wall implants: Their use for pectus excavatum, pectoralis muscle tears, Poland's syndrome, and muscular insufficiency. Aesthetic Plast Surg 1997;21(1):7-15

[7] Aiache AE. Male chest correction. Pectoral implants and gynecomastia. Clin Plast Surg. 1991;18(4):823-828

[8] Novack BH. Alloplastic implants for men. Clin Plast Surg. 1991;18(4):829-855

[9] Horn G. A new concept in male chest reshaping: Anatomical pectoral implants and liposculpture. Aesthetic Plast Surg. 2002;26(1):23-25

[10] Pereira LH, Sabatovich O, Santana KP, Picanço R. Pectoral muscle implant: Approach and procedure. Aesthetic Plast Surg. 2006;30(4):412-416

[11] Benito-Ruiz J, Raigosa JM, Manzano-Surroca M, Salvador L. Male chest enhancement: Pectoral implants. Aesthetic Plast Surg. 2008;32(1):101-104

[12] Flores-Lima G, Eppley BL. Body contouring with solid silicone implants. Aesthetic Plast Surg. 2009;33(2):140-146

Parte III: Cirurgia Corporal

CAPÍTULO 32

Aumento do Bíceps com Implante de Silicone

Ira L. Savetsky ■ Douglas S. Steinbrech

Resumo

O aumento do bíceps com implante de silicone é uma opção para homens que buscam ter um físico mais musculoso. Conquanto a cirurgia não seja isenta de complicações, os que buscam um físico mais musculoso podem procurar métodos prejudiciais, como dietas perigosas e esteroides anabolizantes. Embora o aumento do bíceps fosse inicialmente desenvolvido para reconstrução da extremidade superior em defeitos de tecidos moles secundários a trauma ou a uma cirurgia oncológica, refinamentos na técnica cirúrgica facilitaram o avanço do aumento do bíceps de um procedimento primariamente reconstrutivo para uma ferramenta poderosa para o aumento cosmético do bíceps masculino. Dada a elevação do número de homens que buscam cirurgia estética (a American Society of Plastic Surgeons mostra aumento de 3% ao comparar 2016 com 2015, e aumento de 28% ao comparar 2016 com 2000), provavelmente haverá um aumento concomitante de homens que buscam aumento do bíceps. Neste capítulo, fazemos a revisão da anatomia pertinente, da avaliação pré-operatória, da técnica operatória e da conduta pós-operatório para aumento do bíceps com implante de silicone.

Palavras-chave: aumento do bíceps, BodyBanking, cirurgia estética masculina, cirurgia cosmética masculina, MuscleShadowing*, implante de silicone.

Introdução

O aumento do bíceps foi inicialmente desenvolvido para reconstrução de defeitos de partes moles da extremidade superior secundários à trama ou a cirurgias oncológicas. Em 2006 publicou-se o uso de implantes de silicone sólidos para reconstrução de extremidades traumatizadas.[1] Logo depois, Chugay et al.[2] relataram o uso de implantes no bíceps com finalidades estéticas. Ele havia realizado 12 aumentos do bíceps, colocando o implante no plano submuscular. Em 2009, Chugay e Chugay[3] publicaram uma retrospectiva de 94 casos, descrevendo mais a fundo o procedimento, bem como os riscos de complicações em potencial. Todos os procedimentos foram realizados via incisão na axila. Eles relataram aumento do risco de complicações com a colocação submuscular do implante, em comparação com a colocação subfascial. Além disso, notaram melhora do contorno com a colocação subfascial. Em 2010, Dini e Ferreria[4] desenvolveram um implante de silicone baseado nas dimensões da cabeça curta do músculo bíceps. Os implantes foram colocados através da axila e no plano subfascial. Depois, em 2012, Abadesso e Serra[5] fizeram o relato de 32 casos de aumento do bíceps usando uma incisão com a forma de S na parte média do braço e colocando implantes de panturrilha no plano submuscular.

O aumento dos conhecimentos sobre a anatomia estética masculina, a melhora do desenho dos implantes e os refinamentos da técnica cirúrgica têm facilitado o avanço do aumento do bíceps de um procedimento primariamente reconstrutivo para um instrumento poderoso para aumento cosmético do bíceps masculino.

Avaliação Física

O Candidato Ideal

- Paciente jovem.
- Expectativas e metas realistas.
- Adesão às instruções.
- Magro, pouquíssima gordura corporal.
- Anatomia simétrica nas extremidades superiores.
- Boa qualidade de pele.
- Ausência de insuficiência venosa.

---

* MuscleShadowing é a lipoaspiração seletiva para trabalhar os seguintes grupos de músculos: bíceps, tríceps, deltoides, peitorais, quadríceps e panturrilhas.

Objetivos dos Implantes

- Resultado natural.
- Bordas do implante indetectáveis.
- Combina-se aos outros grupos musculares.
- Harmonia da extremidade superior.
- Melhora da simetria.
- Preenchimento do envoltório de pele flácida.

Exame Físico

- Examine a qualidade da pele e do tecido subcutâneo para pesquisa de flacidez e depósitos de gordura.
- Avalie o músculo bíceps em repouso e na posição flexionada enquanto o paciente está em pé; as porções proximal e distal do ventre do músculo bíceps são palpadas, marcadas e medidas. Essas marcações determinam o comprimento máximo da bolsa do implante.
- Meça o perímetro bilateral dos braços na parte média do braço em flexão, posição neutra para determinar o grau de hipoplasia do bíceps.
- Observe qualquer assimetria e destaque isso para o paciente no momento do exame.

Anatomia

A estética da extremidade superior masculina é definida, predominantemente, pela forma e desenvolvimento dos músculos bíceps e tríceps braquiais. Existe um compartimento muscular anterior e um posterior no braço, sendo separados pelos septos intermusculares medial e lateral e pelo úmero.[6] O compartimento anterior contém o bíceps braquial, o músculo braquial e o coracobraquial. O compartimento posterior contém o músculo tríceps braquial. A fáscia profunda do braço fica sobre o bíceps e é uma continuação da fáscia que fica sobre o deltoide e o peitoral maior. Distalmente, a fáscia então se torna septos intermusculares fortes para os aspectos medial e lateral, separando os compartimentos anterior e posterior do braço.

O bíceps tem duas cabeças: a curta e a longa, convergindo a uma única unidade. A cabeça curta do bíceps se origina no processo coracoide na face superior da escápula. A cabeça longa se origina no tubérculo supraglenóideo imediatamente acima da articulação do ombro. A cabeça longa tem um tendão que passa ao longo do sulco intertubercular do úmero e entra na cápsula articular do ombro. O tendão da cabeça curta corre adjacente ao tendão do coracobraquial e se fixa ao processo coracoide. Ambas as cabeças se unem no meio do úmero, formando massa muscular única perto da inserção do deltoide, tendo-se então um ventre muscular comum. Distalmente, o bíceps termina em dois tendões: a tuberosidade radial no rádio e aponeurose bicipital, que se irradia à parte ulnar da fáscia antebraquial.

Conquanto o bíceps seja tipicamente descrito como um músculo com duas cabeças, ele tem uma terceira cabeça que se origina no úmero em aproximadamente 10% dos indivíduos, originando-se mais comumente perto da inserção do coracobraquial e unindo-se à cabeça curta. Além disso, os tendões distais do bíceps são completamente separados em 40% e bifurcados em 25% dos casos.[6]

A artéria braquial é a continuação da artéria axilar além da margem inferior do músculo redondo maior e fornece a irrigação principal para o bíceps. A drenagem venosa da extremidade superior é fornecida pela veia cefálica, juntamente com a veia basílica. As fibras do quinto e sexto nervos cervicais formam os componentes do nervo musculocutâneo, que fornece a inervação motora para o bíceps. O nervo cutâneo antebraquial lateral é uma continuação do nervo musculocutâneo e corre na região submuscular e oferece a inervação sensitiva à pele da parte lateral do braço. O bíceps trabalha atravessando três articulações: radioulnar proximal, umeroulnar e glenoumeral. A mais importante dessas funções é supinar o antebraço e flexionar o cotovelo.

Etapas para o Aumento do Bíceps

Em pacientes mais jovens ou mais musculosos com tecidos mais firmes, em geral, recomenda-se realizar implantação no bíceps e tríceps em estágios. Isso permite que o implante maior seja colocado enquanto ao mesmo tempo em que se evitam as complicações circulatórias no pós-operatório, particularmente o risco de síndrome de compartimento.

Uma estratégia útil é orientar o paciente sobre o valor de colocar múltiplos implantes, que não "competem por espaço nos tecidos moles". Um cenário típico que discuto com meus pacientes seria o seguinte:

- Estágio 1: Bíceps, peitoral, antebraço medial, panturrilha medial.
- Estágio 2: Tríceps, deltoides, antebraço lateral, panturrilha lateral.

Capítulo 32
Aumento do Bíceps com Implante de Silicone

Os pacientes tendem a apreciar o planejamento cuidadoso do cirurgião enquanto ficam satisfeitos com o maior aumento que podem receber, que seja apropriado para seu envoltório de tecidos moles.

Implantes

Implantes especialmente desenhados compostos por silicone sólido, um material biologicamente inerte, são usados para o aumento do bíceps (Alpha Male Aesthetics, Carson City, NV). Dada a consistência sólida, não há risco de vazamento e disseminação sistêmica. Esses implantes mantêm a sensação de musculatura natural.

Marcações Pré-Operatórias

As fotografias e vídeos no período pós-operatório com o paciente flexionado e em repouso antes da marcação são especialmente úteis para ilustrar a assimetria ao paciente. As marcações são realizadas com o paciente em pé inteiramente ereto e o cirurgião, sentado. Além de notar as diferenças entre os lados e incorporar isso ao plano operatório, qualquer assimetria deve ser destacada para o paciente e claramente documentada, pois muitos pacientes não estão cientes delas. Ainda que o tamanho e/ou forma do implante e a posição da bolsa devam ser ajustados para corrigir assimetrias da melhor maneira possível, a identificação pré-operatória é fundamental para se obter sucesso estético e para lidar com as expectativas do paciente.

Com o braço abduzido 90°, a incisão de acesso é marcada ao longo de uma prega natural na axila (**Fig. 32.1**). Tipicamente, essa incisão tem 3 a 4 cm de comprimento, permitindo a inserção de um implante dobrado. O contorno do bíceps é então marcado anterior e posteriormente com o paciente flexionado e em repouso; adicionalmente, com o braço em extensão. As partes proximal e distal do ventre muscular do bíceps são palpadas e marcadas. Essas marcações determinam o comprimento máximo da bolsa do implante. Nesse ponto, são delineadas as áreas para aumento com BodyBanking e MuscleShadowing concomitantes.

Uma vez que todas as áreas de interesse tenham sido marcadas e destacadas, o cirurgião deve ficar em pé e dar alguns passos atrás para avaliar a simetria global. Marcações precisas se traduzem em sucesso operatório e têm o potencial de prevenir a insatisfação do paciente no pós-operatório. Faz-se um conjunto final de fotografias e vídeos com o paciente flexionado e em repouso com as marcações (**Vídeo 32.1**).

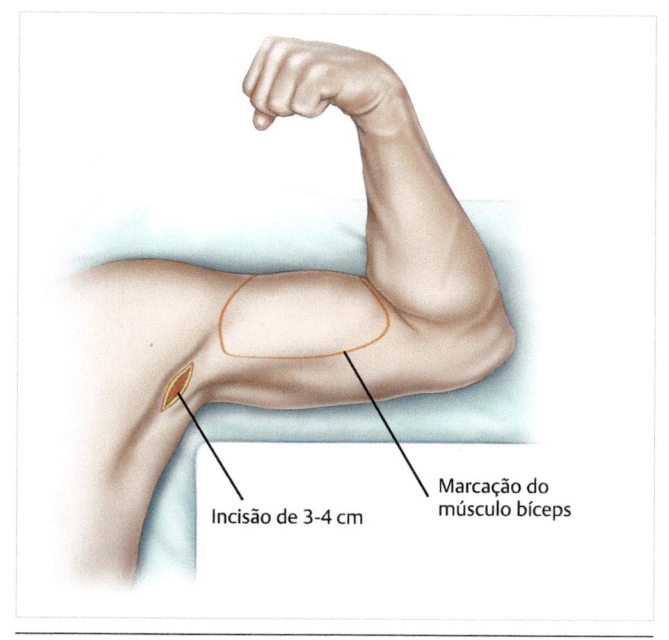

Fig. 32.1 Incisão axilar. Também conhecida como "incisão em zíper" para ser usada para acesso ao bíceps, tríceps e peitoral. A incisão axilar é marcada na prega axilar e tem 3 a 4 cm de comprimento. A bolsa submuscular predita para o bíceps é marcada no pré-operatório. Isso deve ser confirmado com a flexão e repouso do paciente em frente a um espelho para confirmar que fique oculta.

Vídeo 32.1 Passo a passo. Realização do aumento do bíceps usando implantes de silicone.

https://www.thieme.de/de/q.htm?p=opn/tp/299620101/978-1-62623-880-0_c032_v_001&t=video

Posicionamento

Com o paciente em pé e os braços em extensão, aplica-se ampla preparação cirúrgica antisséptica ao pescoço, ombros, tórax e da axila à parte distal do antebraço. Malhas tubulares estéreis são então colocadas até a parte média do antebraço. O paciente preparado é então colocado em supino na mesa de cirurgia com campos estéreis para permitir o movimento dos braços no intraoperatório. Aplicam-se botas de compressão sequenciais às pernas, dá-se antibioticoterapia profilática e se administra a anestesia. Anestesia geral ou local com ou sem sedação é modo aceitável de anestesiar.

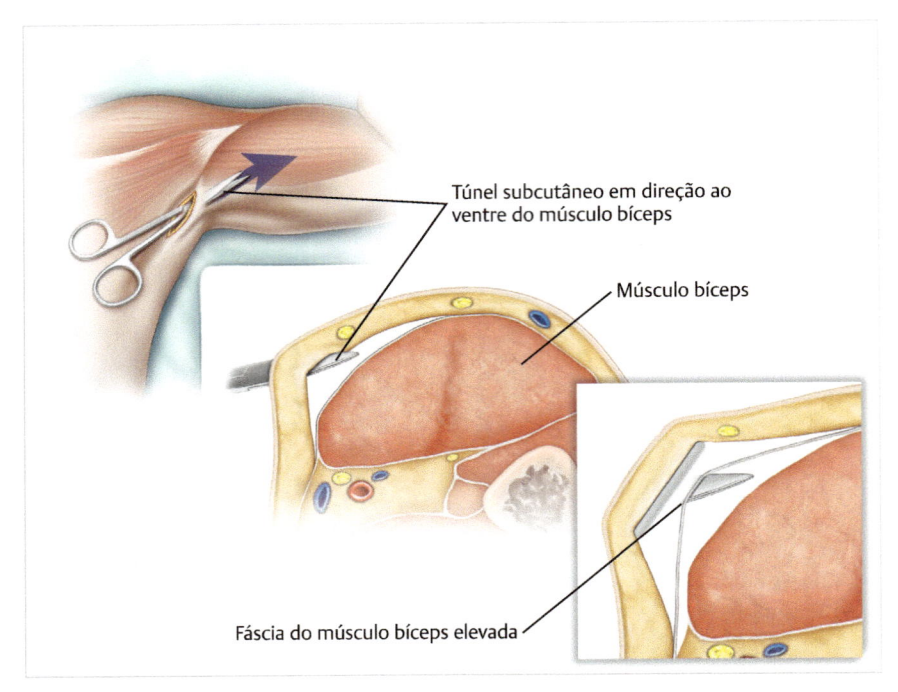

Fig. 32.2 Incisão na fáscia do bíceps. Enquanto o assistente afasta com um Army-Navy, o cirurgião faz o túnel no subcutâneo via planos areolares até a fáscia do bíceps. Faz-se uma incisão longitudinal de 2,5 cm na fáscia, e esta é delicadamente afastada local e minimamente do músculo com um fórceps de tonsilas.

Etapas Técnicas

Para minimizar as exigências de anestesia intravenosa e inalatória e melhorar a hemostasia, a incisão axilar (**Fig. 32.1**), os tecidos subcutâneos e o espaço em potencial da bolsa são infiltrados com lidocaína a 2% com epinefrina a 1:100.000. Depois de aguardar 5 a 7 minutos para o efeito vasoconstritor, realiza-se a incisão axilar com uma lâmina Nº 15. Usando uma combinação de tesoura para dissecção e cautério, desenvolve-se um túnel subcutâneo em direção ao ventre do músculo bíceps. Mantém-se a hemostasia meticulosa e se toma cuidado para evitar o conteúdo axilar mais profundo.

A identificação da fáscia bicipital é obtida usando-se uma gaze montada e delicadamente deslocando o tecido interfascial areolar. Uma vez identificada a fáscia bicipital, marca-se uma incisão fascial de 3 cm, subsequentemente realizada com uma lâmina Nº 15 (**Fig. 32.2**). A fáscia é elevada e se fazem suturas de fixação com Vicryl 3-0 para o afastamento e possível fechamento. Desenvolve-se uma bolsa submuscular usando-se um fórceps de tonsila (**Fig. 32.3**). Insere-se um afastador curvo de 2 cm de largura e se continua o desenvolvimento da bolsa distalmente ao septo intermuscular medial. É importante não dissecar demais a bolsa (**Fig. 32.4**). Confirma-se a hemostasia adequada, e a bolsa é irrigada com solução contendo triplo antibiótico e bupivacaína para a analgesia pós-operatória.

Nesse ponto, as luvas cirúrgicas são trocadas para uma técnica *no-touch*. O implante MuscleGel é aberto e banhado em solução com triplo antibiótico. Afastadores

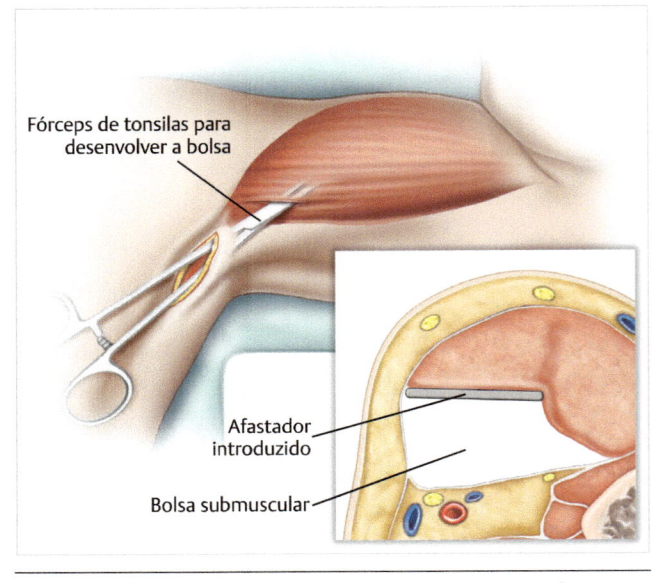

Fig. 32.3 Desenvolvimento da bolsa submuscular com dissecção precisa. As fibras musculares do bíceps são delicadamente afastadas para desenvolver um acesso à bolsa submuscular. Esta ainda é expandida por introdução romba de sondas uretrais de forma sequencial para dilatação. Por fim, pode-se introduzir um afastador Deaver estreito ou maleável para completar a parte distal da bolsa.

limpos e sem uso são inseridos na incisão axilar sob o músculo bíceps, e o implante é cuidadosamente inserido na orientação apropriada, tomando-se cuidado em evitar fraturar o implante (**Fig. 32.5**). Após a inserção,

Capítulo 32
Aumento do Bíceps com Implante de Silicone

flexione manualmente o braço para flexão do músculo bíceps e para assegurar a posição do implante. Não são necessários drenos.

O bíceps é reaproximado com suturas de envolvimento muscular em Vicryl 3-0. A camada subcutânea profunda é fechada com Vicryl 3-0 e em pontos contínuos subcuticulares de Monocryl 3-0.

Curativo Pós-Operatório

As incisões recebem curativo com Mastisol e duas camadas de Steri-Strips de 2,5 cm primeiramente ao longo do comprimento das incisões e então cruzando tiras perpendiculares sobre as primeiras. Gaze seca é presa às incisões com micropore. O braço é então envolto em bandagem Ace de 10 cm, favorecendo o posicionamento anterior.

Cuidados Pós-Operatórios

O paciente é visto no consultório no dia seguinte para confirmar o curativo correto. Oriente o paciente sobre o posicionamento do implante. Limitações específicas que devem ser abordadas são: não fazer movimentos de empurrar ou puxar, não levantar coisa alguma mais pesada do 3 a 5 kg na primeira semana, não fazer trabalho acima da cabeça e não fazer exercícios por 3 semanas. Na consulta pós-operatória de 1 semana, removem-se as bandagens Ace e são iniciados exercícios lentos de amplitude de movimento do ombro. São feitas fotografias pós-operatórias 1 ano depois da colocação do implante.

Manejo das Complicações

Coleções de líquido são, tipicamente, a complicação mais comum, apresentando-se com dor de início recente, edema ou assimetria. A aspiração percutânea geralmente é suficiente. Consegue-se prevenir melhor o surgimento de complicações pela adesão do paciente à compressão e minimizando o espaço morto na colocação do implante.

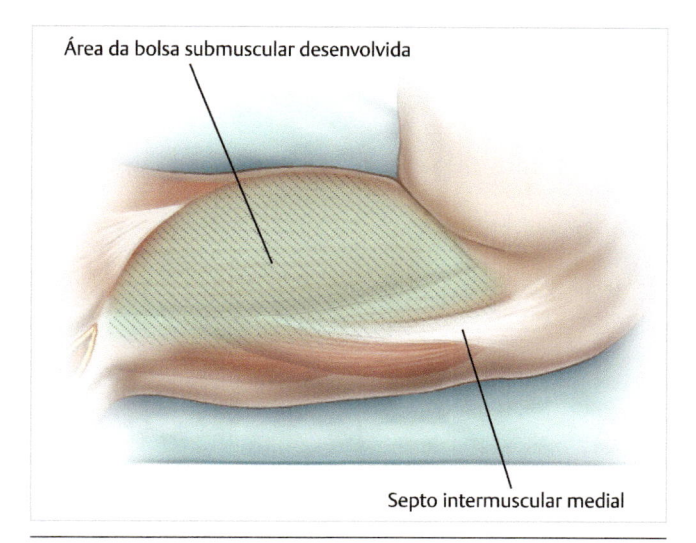

Fig. 32.4 Completada a dissecção da bolsa. A figura mostra os limites de dissecção da bolsa submuscular. É preciso cuidado para não dissecar demais anterior ou distalmente. Empregam-se os princípios fundamentais de "dissecção precisa da bolsa". Cirurgiões-júnior com pouca experiência nessa técnica devem usar implantes menores e até podem escolher colocá-los de maneira subfascial até que fiquem mais à vontade com sua técnica e resultados sem complicações.

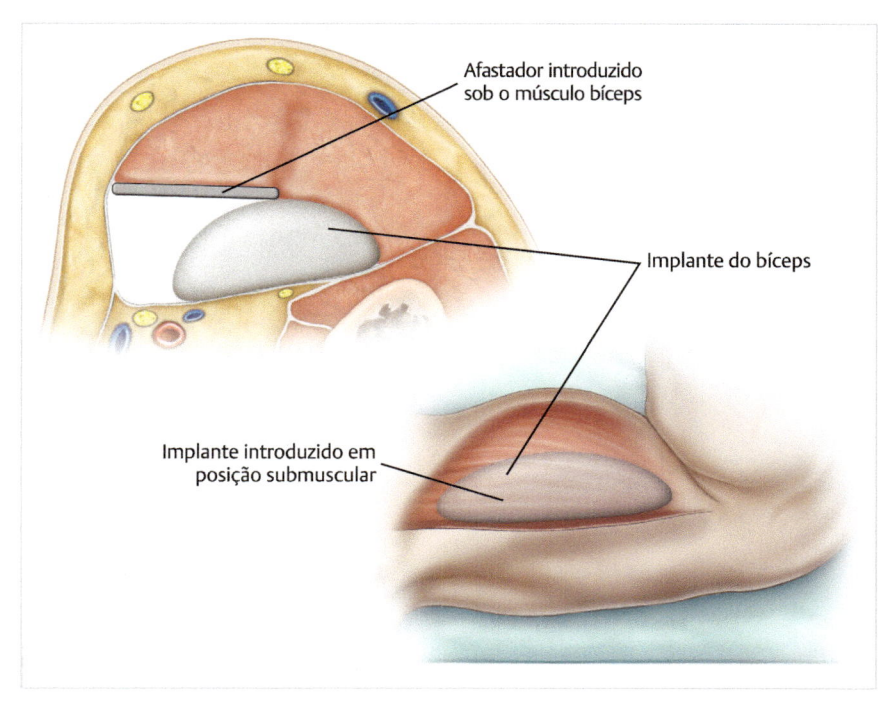

Fig. 32.5 Colocação do implante. Este é um corte transversal mostrando a colocação do implante. À medida que o assistente afasta usando um afastador Deaver estreito, o cirurgião dobra o implante delicadamente e manobra o "fundo redondo" (extremidade distal) do implante de bíceps em forma de lágrima primeiramente para inseri-lo na parte distal da bolsa.

Não é incomum a neuropraxia como complicação imediata e tem havido relatos de remoção da prótese por causa de compressão de nervo. Infecções superficiais raramente acontecem e costumam responder a antibioticoterapia oral cobrindo a flora da pele; entretanto, infecções do espaço profundo costumam levar à remoção do implante. Pode ocorrer assimetria pós-operatória por causa de mau posicionamento ou rotação do implante. Isso pode ser evitado pela identificação minuciosa de assimetria preexistente na extremidade superior e evitando dissecção excessiva da bolsa do implante. Deiscência da ferida e exposição do implante são complicações em potencial frequentemente relacionadas com a tensão excessiva sobre a pele em razão de técnica de fechamento insatisfatória ou tamanho excessivamente grande do implante. Complicações adicionais em potencial incluem visibilidade do implante, contratura capsular e síndrome de compartimento.

Exemplos de Casos

Caso nº 1: Aumento do Bíceps em Homem Mesoectomórfico (Fig. 32.6)

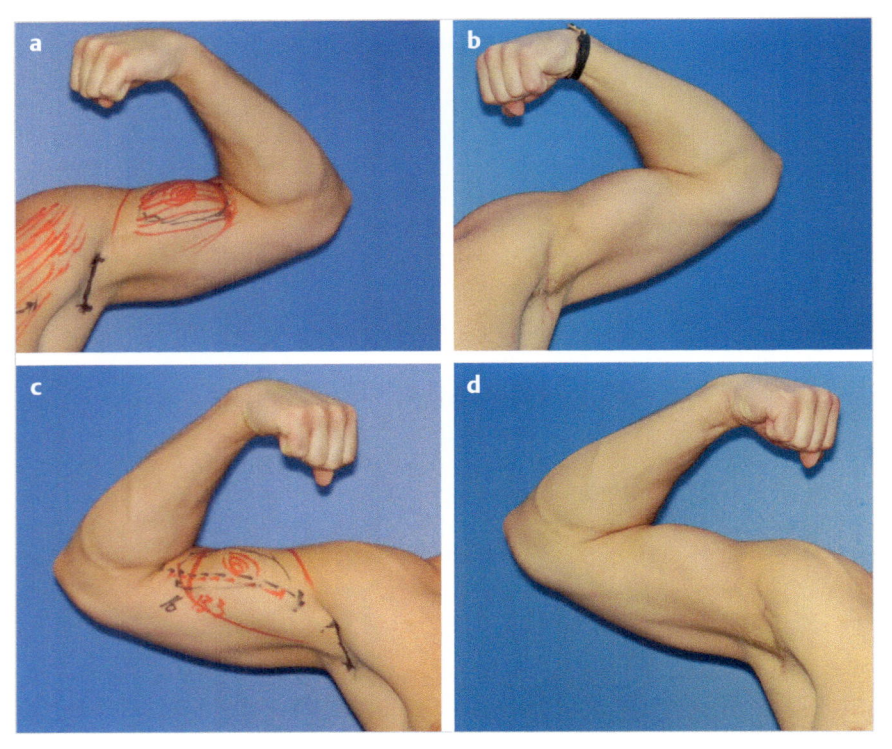

Fig. 32.6 (a,c) Este homem de 26 anos, 1,73 m, 75 kg mesoectomórfico solicitou desenvolvimento moderado e natural do bíceps e tórax. Foi submetido à implantação submuscular no bíceps com um implante de silicone MuscleGel em forma de lágrima e com um contorno customizado e volume de 128 mL. **(b,d)** Resultados pós-operatórios em 21 meses demonstram volume com aumento moderado com um contorno natural sem incisão visível e sem degrau artificial ou aparência visível do implante.

Capítulo 32
Aumento do Bíceps com Implante de Silicone

Caso nº 2: Aumento Reconstrutivo do Bíceps no Homem Mesoendomórfico (Fig. 32.7)

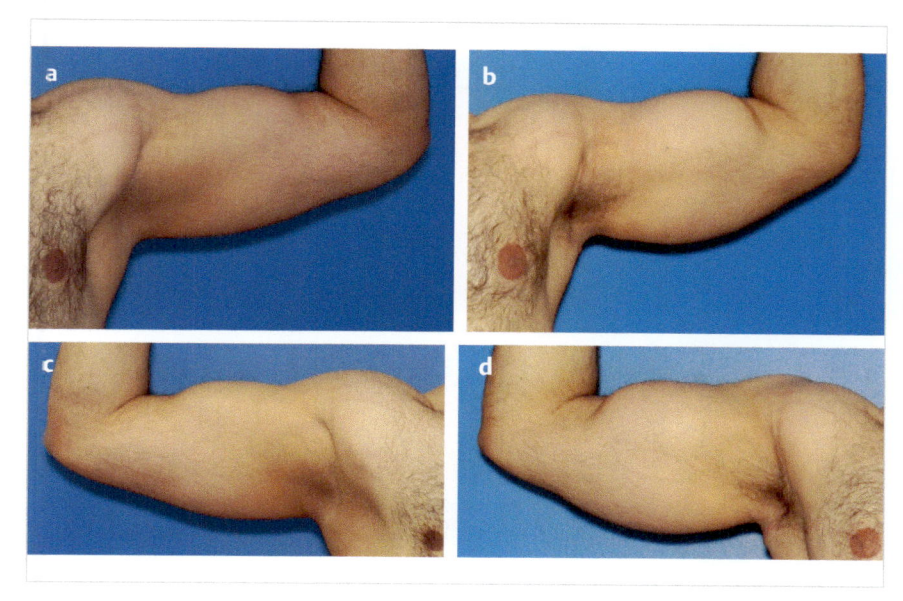

Fig. 32.7 (a,c) Este homem mesoendomórfico de 1,75 m e 93 kg era um halterofilista que sofrera traumatismo raquimedular que o impedia de se exercitar tão intensamente quanto no passado. Ele foi submetido a aumento do bíceps, peitoral, deltoide, antebraço e medial na panturrilha com colocação secundária de aumento do tríceps e lateral na panturrilha 6 meses mais tarde. Ele pediu um desenvolvimento mais extremo, porém natural do bíceps. Foi submetido à implantação submuscular no bíceps com um implante de silicone MuscleGel em forma de lágrima com o contorno customizado e volume de 146 mL. **(b,d)** Os resultados pós-operatórios aos 17 meses demonstram aumento do volume do bíceps (e tríceps) com um contorno natural e sem incisão visível, sem degrau artificial nem implante visível.

Caso nº 3: Aumento do Bíceps no Homem Mesoectomórfico com Perda de Peso Intensa (Fig. 32.8)

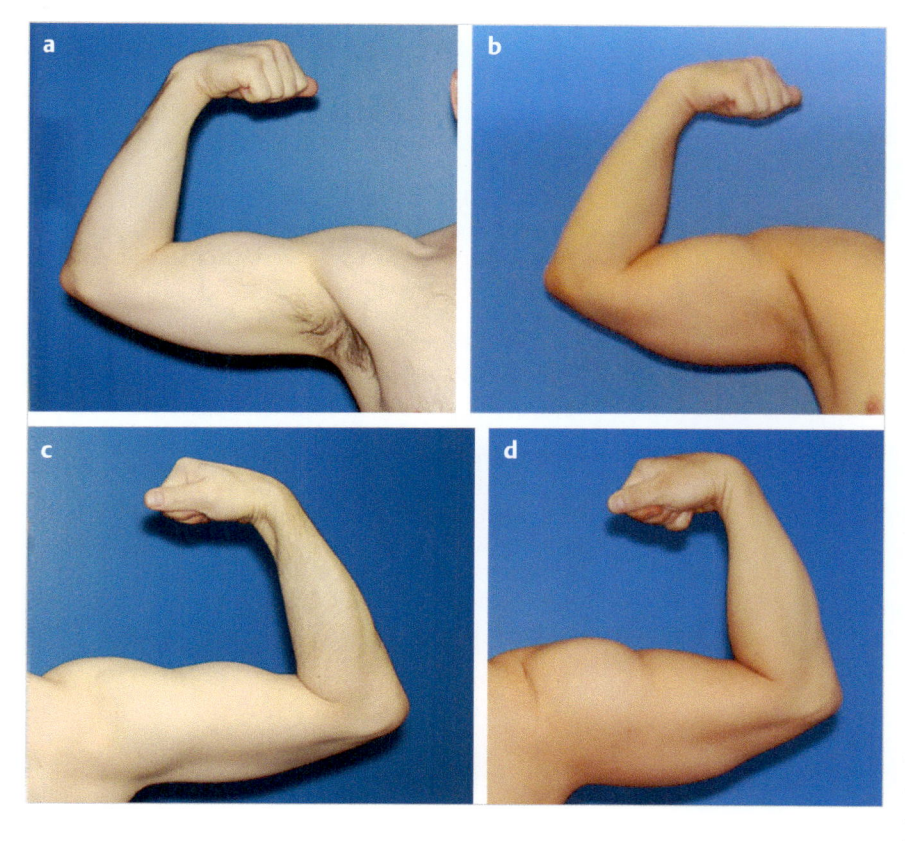

Fig. 32.8 (a,c) Este homem mesoectomórfico de 44 anos, 1,70 m e 70 kg, profissional do tipo A, foi halterofilista amador e sofreu uma fratura radial distal simples que o impediu de se exercitar tão intensamente como o fizera no passado. Ele ganhou e depois perdeu 40 kg de gordura e músculo. Agora, ocupado com sua carreira e família, não tendo tempo para ir à academia, estava interessando em retornar à forma dos dias de fisiocultura. Também se submeteu a aumento do bíceps, peitoral, deltoide, antebraço posterior e medial da panturrilha, com uma colocação secundária de aumento do tríceps e na lateral da panturrilha e parte anterior do antebraço 6 meses mais tarde. Pediu um desenvolvimento mais extremo, embora ainda natural, do bíceps. Foi submetido a uma implantação submuscular no bíceps com um implante de silicone MuscleGel em forma de lágrima e com um contorno customizado e volume de 146 mL. **(b,d)** Os resultados pós-operatórios, depois de 24 meses, demonstram aumento do volume do bíceps (e do tríceps), com um contorno natural e sem incisão visível, ausência de degrau artificial ou implante visível.

Pérolas e Armadilhas

Pérolas	Armadilhas
• Seleção cuidadosa dos pacientes. • Hemostasia meticulosa. • O implante deve estar no mesmo nível. • O objetivo para a bolsa do implante do bíceps é que seja mais posterior do que anterior. • Pode-se combinar aumento do tríceps por meio da mesma incisão. • Use ACE para "segurar" o implante nos lados proximal e distal.	• Evite a dissecção excessiva da bolsa distal e anteriormente. • Evite colocação agressiva da compressão com Ace, o que pode empurrar o implante distal ou anteriormente. • Evite o afastamento (retração dos tecidos durante a cirurgia) excessivo da bolsa submuscular para evitar neuropraxia. • É obrigatório evitar a academia de ginástica por 3 semanas.

Passo a Passo

Etapas para Aumento do Bíceps

Equipamento
- Fotóforo de cabeça.
- Implante da cabeça longa MuscleGle.
- Campo antimicrobiano Ioban.

Suturas
- Fio Vicryl 3-0.
- Fio Monocryl 3-0.

Marcações pré-operatórias
1. Fotografe e faça vídeo do paciente flexionado e em repouso antes da marcação.
2. Paciente em pé, médico sentado.
3. Avalie cuidadosamente qualquer assimetria, avise o paciente, documente os achados com fotografias.
4. Atente para a correção da assimetria por posicionamento da bolsa ou tamanho e forma do implante.
5. Marque a incisão em prega natural da axila, 3 a 4 cm para um implante dobrado ser introduzido.
6. Marque enquanto os bíceps estão flexionados e em repouso.
7. Marque a bolsa para o grupo do bíceps com dimensões documentadas.
8. Marque quaisquer áreas para aumento usando BodyBanking.
9. Marque qualquer MuscleShadowing concomitante na área.
10. Conjunto final de fotografias e vídeos com grupo muscular flexionado e em repouso.

Anestesia
- É aceitável a anestesia geral ou local com/sem sedação.

Preparação e posicionamento
- Preparação em pé com braços em extensão, fazendo a preparação do pescoço, ombros, tórax e da axila aos punhos.
- Colocação de malhas tubulares estéreis até a parte média do antebraço.
- Deite o paciente preparado em campos estéreis para permitir o movimento do braço no intraoperatório.

Etapas técnicas
1. Infiltre a área com lidocaína a 2% com epinefrina na incisão axilar e direcione até o espaço em potencial da bolsa.
2. Crie a incisão axilar e estabeleça a hemostasia.
3. Disseque, fazendo um túnel no subcutâneo em direção ao bíceps.
4. Disseque, fazendo a progressão com tesoura e eletrocautério, evitando o conteúdo axilar.
5. Identifique a fáscia brilhante do bíceps limpando o tecido interfascial areolar com uma gaze montada.
6. Marque uma incisão fascial de 3 cm.
7. Faça a incisão na fáscia do bíceps.
8. Fáscia elevada e suturas de fixação com Vicryl 3-0 feitas para fechamento final.
9. Use fórceps de tonsilas para afastar as fibras e desenvolver uma bolsa submuscular.
10. Use sondas uretrais para expansão progressiva.
11. Introduza afastador curvo com 2 cm de largura.
12. Continue distalmente até o septo intermuscular medial; não disseque excessivamente a bolsa.
13. Coloque solução de antibiótico triplo e de bupivacaína para analgesia pós-operatória.

14. Troque as luvas para técnica *no touch*.
15. O implante é inserido dobrado como um taco mexicano (a ponta da lágrima é proximal; o ventre abaulado é distal).
16. Introduza o implante cuidadosamente para evitar fratura do implante.
17. Flexione manualmente o bíceps para assegurar a boa posição do implante.
18. Reaproxime o músculo com "suturas de envolvimento muscular" com Vicryl 3-0.
19. Não são necessários drenos.
20. Reaproxime a camada subcutânea profunda com uma sutura em Vicryl 3-0.
21. Reaproxime a pele com sutura subcuticular em ponto contínuo com Monocryl 3-0.

Curativo pós-operatório
- Aplique Mastisol e Steri-Strips de 2,5 cm lineares e cruzadas.
- Aplique gaze e micropore.
- Posicione a bandagem Ace favorecendo o posicionamento posterior.

Cuidados pós-operatórios
- Verifique no dia 1 pós-operatório para confirmar se o curativo está correto e oriente o paciente sobre o posicionamento do implante.
- Comece exercício lento de amplitude de movimento para o ombro na visita pós-operatória de 1 semana.
- Não faça trabalho muscular para esse grupo muscular por 3 semanas.
- Fotografias pós-operatórias após 1 ano.

Referências

[1] Hodgkinson DJ. Contour restoration of the upper limb using solid silicone implants. Aesthetic Plast Surg. 2006;30(1):53-58
[2] Chugay N, Racanelli J, Hsu J, Chugay P. Bicipital augmentation. Am J Cosmet Surg. 2006;23(1):33-36
[3] Chugay N, Chugay P. Bicipital augmentation: A retrospective review of 94 patient cases. Am J Cosmet Surg. 2009;26(4):241-245
[4] Dini GM, Ferreria LM. Augmentation brachioplasty with cohesive silicone gel implants. In: Shiffman MA, Di Giuseppe A, eds. Body Contouring: Art, Science, and Clinical Practice. Berlin, Germany: Springer; 2010:327-330
[5] Abadesso I, Serra F. Augmentation brachioplasty: Surgery for improving the appearance of the arms. Rev Bras Cir Plást. 2012;27(1):97-101
[6] Toomayan GA, Robertson F, Major NM, Brigman BE. Upper extremity compartmental anatomy: Clinical relevance to radiologists. Skeletal Radiol. 2006;35(4):195-201

Leituras Sugeridas

Appelt EA, Janis JE, Rohrich RJ. An algorithmic approach to upper arm contouring. Plast Reconstr Surg. 2006;118(1):237-246
Bonnecarrere ER, Butler B. Case report: Upper extremity softtissue reconstruction by alloplastic implant: Long-term result and follow-up. Ann Plast Surg. 1997;38(1):74-76
Flores-Lima G, Eppley BL. Body contouring with solid silicone implants. Aesthetic Plast Surg. 2009;33(2):140-146
Mazurek MT, Shin AY. Upper extremity peripheral nerve anatomy: Current concepts and applications. Clin Orthop Relat Res. 2001; 383:7-20
Plastic Surgery Statistics Reports. 2016. Retrieved from https://d2wirczt3b6wjm.cloudfront.net/News/Statistics/2016/cosmetic-procedures-men-2016.pdf. Accessed February 11, 2019

CAPÍTULO 33

Aumento do Tríceps com Implante de Silicone

Ira L. Savetsky ▪ Douglas S. Steinbrech

Resumo

O aumento do tríceps com implante de silicone é uma opção para os homens que buscam ter um físico mais musculoso. Mesmo que a cirurgia não seja sem complicações, aqueles que buscam o físico mais musculoso podem procurar métodos prejudiciais, como dietas perigosas e esteroides anabolizantes. A evolução do aumento dos tríceps derivou dos trabalhos de aumento do bíceps. O aumento do bíceps foi inicialmente desenvolvido para reconstrução da extremidade superior em defeitos das partes moles secundários a trauma ou cirurgia oncológica. No entanto, os refinamentos na técnica cirúrgica têm facilitado o avanço do aumento do bíceps e do tríceps de um procedimento primariamente reconstrutivo a um instrumento poderoso para aumento cosmético do bíceps e tríceps masculinos. Dada a elevação da procura de cirurgia estética por homens, a American Society of Plastic Surgeons mostrou aumento de 3%, na comparação de 2016 com 2015, e aumento de 28% na comparação de 2016 com 2000. Provavelmente haverá aumento concomitante dos homens que buscam aumento do tríceps. Neste capítulo, fazemos a revisão da anatomia pertinente, da avaliação pré-operatória, da técnica cirúrgica e do manejo pós-operatório para aumento do tríceps com implantação de silicone.

Palavras-chave: BodyBanking, cirurgia estética masculina, cirurgia cosmética masculina, MuscleShadowing, implante de silicone, aumento do tríceps.

Introdução

A evolução do aumento do tríceps derivou dos trabalhos de aumento do bíceps. O aumento do bíceps foi incialmente desenvolvido para reconstrução da extremidade superior em defeitos de tecidos moles secundários a trauma ou cirurgia oncológica. Em 2006, publicou-se o uso de implantes de silicone sólidos para reconstrução de extremidades traumatizadas.[1] Em 2010, Chugay e Chugay[2] publicaram seus resultados de aumento do tríceps em 14 pacientes entre 2009 e 2010. Inicialmente a colocação do implante foi realizada no plano submuscular, porém, mais tarde, fez-se a transição para colocação subfascial, dada a melhora do contorno e diminuição do total de complicações. Depois, em 2012, Abadesso e Serra[5] fizeram o relato de 32 casos de aumento do bíceps usando uma incisão com a forma de S na parte média do braço e colocando implantes de panturrilha no plano submuscular. Além disso, tiveram sucesso em realizar um aumento do tríceps em um paciente que tinha ficado satisfeito com o aumento do bíceps. Eles colocaram dois implantes de panturrilha empilhados abaixo do músculo tríceps para obter um tríceps aumentado.

O aumento dos conhecimentos sobre a anatomia estética masculina, a melhora do desenho dos implantes e os refinamentos da técnica cirúrgica do aumento do bíceps têm facilitado o aumento do tríceps.

Avaliação Física

- A qualidade da pele e do tecido subcutâneo é examinada para pesquisar a flacidez e depósitos de gordura.
- O músculo tríceps é avaliado em repouso e na posição flexionada enquanto o paciente está em pé; as partes proximal e distal da cabeça longa do ventre muscular do tríceps são palpadas e marcadas. Essas marcações determinam o comprimento máximo da bolsa do implante.
- Mede-se o perímetro bilateral do braço na parte média em posição flexionada e neutra para determinar o grau de hipoplasia do tríceps.
- Observa-se a presença de assimetria, o que é apontado para o paciente na ocasião do exame.

Anatomia

A estética da extremidade superior masculina é definida predominantemente pela forma e desenvolvimento dos músculos tríceps e bíceps braquiais. Existe um compartimento muscular anterior e um posterior no braço superior, separados pelos septos intermusculares medial e lateral e o úmero.[4] O compartimento anterior contém o bíceps braquial, o braquial e o coracobraquial. O compartimento posterior contém o músculo tríceps braquial. Este tem três cabeças: longa, lateral e medial. A cabeça longa, a mais superficial das três, origina-se do tubérculo infraglenoide da escápula. Estende-se distal e anteriormente ao redondo menor e posteriormente ao redondo maior. A cabeça medial se origina distalmente a partir do sulco do nervo radial, da superfície posterior do úmero, do septo intermuscular medial; e sua parte distal também se origina do septo intermuscular lateral. A cabeça medial é coberta, em sua maior parte, pelas cabeças lateral e longa, sendo visível apenas distalmente no úmero. A cabeça lateral se origina da superfície posterior do úmero, lateral e proximalmente ao sulco do nervo radial, a partir do tubérculo maior e descendo à região do septo intermuscular lateral. As três cabeças do tríceps, então, convergem em um tendão, que começa e se insere na parte posterior do olécrano da ulna.

A artéria braquial profunda é um vaso grande que se origina na parte lateral e posterior da artéria braquial, imediatamente abaixo da borda inferior do redondo maior, e fornece a maior parte da irrigação para o tríceps. É relativamente superficial em todo o percurso, sendo preciso cuidado em preservá-la. A drenagem venosa da extremidade superior é fornecida pela veia cefálica, juntamente com a veia basílica. O nervo ulnar se localiza extracompartimental medialmente e corre ao longo da face posteromedial do úmero. É preciso muito cuidado em preservar o nervo ulnar ao realizar uma dissecção submuscular.

Todas as três cabeças do tríceps braquial são inervadas pelo nervo radial, que se origina do sétimo e oitavo nervos cranianos. Em alguns casos, a cabeça longa do tríceps braquial é inervada por um ramo do nervo axilar. O nervo radial se localiza profundamente no compartimento posterior, adjacente à face posterior do úmero e medialmente à cabeça do tríceps. O nervo radial e dois de seus ramos cutâneos menores, o nervo cutâneo posterior do braço e o nervo cutâneo antebraquial posterior, correm o risco de lesão.[5] Deve-se ter muito cuidado em preservar o nervo radial e seus ramos ao realizar uma dissecção submuscular.

O tríceps é um músculo extensor do cotovelo e antagonista dos músculos bíceps e braquial. A cabeça lateral é usada para movimentos que exijam força de alta intensidade ocasional, enquanto o fascículo medial possibilita movimentos com baixa força e mais precisos. A cabeça longa também atua na articulação do ombro e também está envolvida em retroversão e adução do braço.

Seleção de Pacientes

Candidato Ideal

- Paciente jovem.
- Expectativas e metas realistas.
- Adesão às instruções.
- Magro, pouquíssima gordura corporal.
- Anatomia simétrica na extremidade superior;
- Boa qualidade da pele.
- Ausência de insuficiência venosa.

Objetivos para o Implante

- Resultado natural.
- Bordas do implante indetectáveis.
- Combina com os outros grupos musculares.
- Harmonia da extremidade superior.

Etapas para Aumento do Tríceps

Em pacientes mais jovens ou mais musculosos com tecidos mais firmes, em geral, recomenda-se realizar implantação no bíceps e tríceps em estágios. Isso permite que o maior implante seja colocado enquanto se evitam complicações circulatórias no pós-operatório, particularmente o risco da síndrome do compartimento.

Uma estratégia útil é orientar o paciente sobre o valor de colocar múltiplos implantes, que não estejam "competindo por espaço nos tecidos moles". Um cenário típico que discuto com meus pacientes é o seguinte:

Estágio 1: Bíceps, peitoral, antebraço medial, panturrilha medial.
Estágio 2: Tríceps, deltoides, antebraço lateral, panturrilha lateral.

Os pacientes tendem a apreciar o planejamento cuidadoso do cirurgião, ficando satisfeitos com o maior aumento que podem receber, que seja apropriado para seu envoltório de tecidos moles.

Implantes

Usam-se implantes especialmente desenhados compostos por silicone sólido, um material biologicamente inerte, para aumento do tríceps. Dada a consistência sólida, não há risco de vazamento e disseminação sistêmica. Esses implantes retêm a sensação de musculatura natural.

Marcações Pré-Operatórias

Fotografias e vídeos pré-operatórios com o paciente flexionado e em repouso antes da marcação são especialmente úteis para ilustrar a assimetria para o paciente. As marcações são realizadas com o paciente em pé inteiramente ereto, e o cirurgião, sentado. Além de notar as diferenças entre lados e incorporar isso ao plano operatório, qualquer assimetria deve ser apontada ao paciente e claramente documentada, já que muitos pacientes não estão cientes dessas assimetrias. Mesmo que o tamanho e/ou a forma do implante e a posição da bolsa devam ser ajustados para corrigir a assimetria do melhor modo possível, a identificação pré-operatória é fundamental para chegar ao sucesso estético e para manejar as expectativas dos pacientes.

Com o braço abduzido 90°, a incisão de acesso é marcada ao longo de uma prega natural na axila. Tipicamente, essa incisão tem 3 a 4 cm de comprimento para permitir a inserção de um implante dobrado (**Fig. 33.1**). O contorno do tríceps é então marcado anteriormente e posteriormente com o paciente flexionado e em repouso; adicionalmente, com o braço em extensão. As partes proximal e distal da cabeça longa do ventre muscular do tríceps são palpadas e marcadas. Essas marcações determinam o comprimento máximo da bolsa do implante. Além disso, a cabeça medial do tríceps é marcada para aumento com BodyBanking. Isso dará ao paciente o aspecto "em ferradura" que os homens desejam. Por fim, são delineadas áreas para MuscleShadowing concomitantes.

Uma vez que todas as áreas de interesse tenham sido marcadas e destacadas, o cirurgião deve ficar em pé e dar alguns passos atrás para avaliar a simetria global. Marcações precisas se traduzem em sucesso operatório e têm o potencial para prevenir insatisfação pós-operatória do paciente. Faz-se um conjunto final de fotografias e vídeos com o paciente flexionado e em repouso com as marcações.

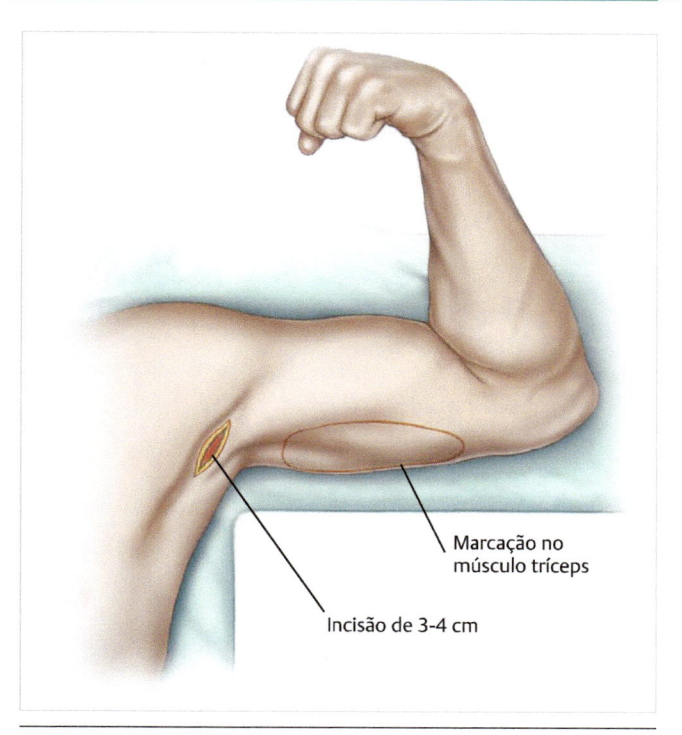

Fig. 33.1 Incisão axilar para aumento do tríceps, também conhecida como "incisão em zíper", porque pode ser usada repetidamente para acesso ao bíceps, tríceps e peitoral. A incisão axilar é marcada na prega axilar natural e tem 3 a 4 cm de comprimento. A bolsa subfascial prevista para a cabeça longa do tríceps é marcada no pré-operatório. Isso deve ser confirmado com a flexão e o repouso do paciente em frente a um espelho para confirmar se a incisão ficará oculta.

Posicionamento do Paciente

Com o paciente em pé e os braços em extensão, aplica-se uma preparação cirúrgica ampla com antisséptico ao pescoço, ombros, tórax e da axila à parte distal do antebraço. Malhas tubulares estéreis são então colocadas até a parte média do antebraço. O paciente preparado é então posicionado supino na mesa de cirurgia com campos estéreis para permitir o movimento dos braços no intraoperatório. Botas de compressão sequenciais são aplicadas às pernas, dá-se antibioticoterapia profilática e se administra anestesia. Anestesia geral ou local com ou sem sedação é aceitável (**Vídeo 33.1**).

Vídeo 33.1. Passo a passo. Realização do aumento do tríceps usando implantes de silicone.

https://www.thieme.de/de/q.htm?p=opn/tp/299620101/978-1-62623-880-0_c032_v001&t=video

Parte III
Cirurgia Corporal

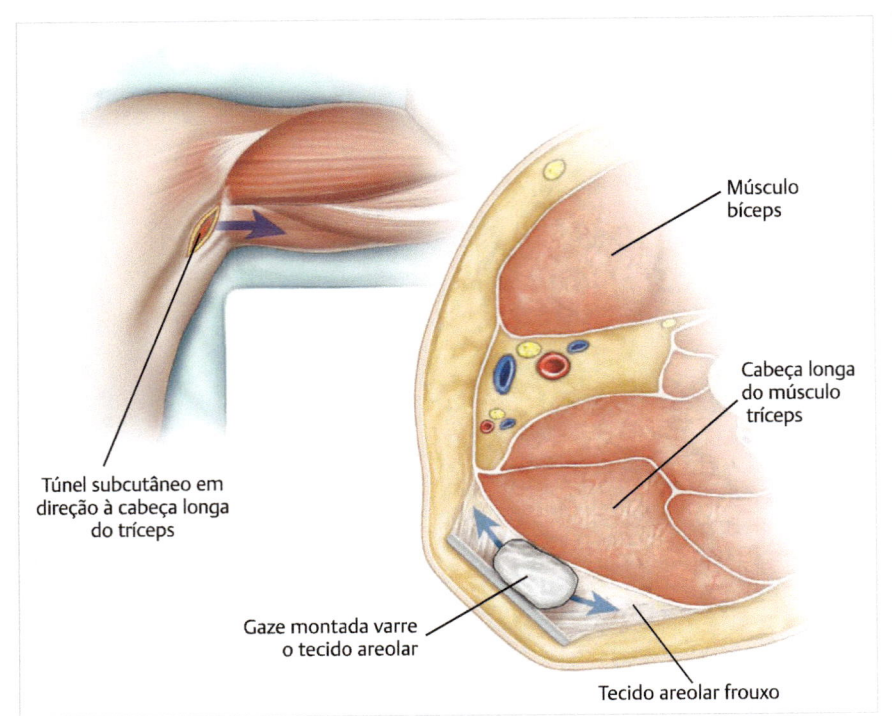

Fig. 33.2 Acesso axilar subcutâneo. Depois de feita a incisão axilar padrão, efetua-se a dissecção subcutânea, varrendo-se o tecido areolar e depois varrendo com uma gaze montada para limpar a fáscia brilhante da cabeça longa do tríceps. Faz-se uma incisão axial subsequente com 3,5 cm na fáscia da cabeça longa do tríceps, e a fáscia é delicadamente afastada localmente do músculo subjacente.

Procedimento

Para minimizar as demandas de anestesia intravenosa e inalatória e melhorar a hemostasia, a incisão axilar, os tecidos subcutâneos e o espaço da bolsa em potencial são infiltrados com lidocaína a 2% com epinefrina 1:100.000. Depois de aguardar 5 a 7 minutos para o efeito vasoconstritor, a incisão axilar é realizada com uma lâmina nº 15. Usando uma combinação de tesoura e cautério para dissecção, desenvolve-se um túnel subcutâneo em direção à cabeça longa do tríceps. A hemostasia meticulosa é mantida e é obrigatório muito cuidado para evitar o conteúdo axilar mais profundo (**Fig. 33.2**).

A identificação da fáscia do tríceps é obtida usando uma gaze montada deslocando delicadamente o tecido interfascial areolar. Uma vez que se identifique a fáscia do tríceps, marca-se uma incisão fascial de 3 cm e, subsequentemente, faz-se a incisão com uma lâmina nº 15. A fáscia é elevada e suturas de fixação em Vicryl 3-0 são feitas para afastamento e fechamento final. Uma bolsa subfascial é desenvolvida usando-se tesoura Metzenbaum (**Fig. 33.3**).

Insere-se um afastador curvo com 2 cm de largura, e prossegue-se com o desenvolvimento mais distal da bolsa. É crítico não dissecar excessivamente a bolsa (**Fig. 33.3**). A hemostasia adequada é confirmada, e a bolsa é irrigada com solução tripla de antibiótico e bupivacaína para analgesia pós-operatória.

Nesse ponto, as luvas cirúrgicas são trocadas para uma técnica *no-touch*. O implante MuscleGel é aberto e banhado em solução tripla de antibióticos. Afastadores limpos sem uso são inseridos na incisão axilar sob a fáscia do tríceps, e o implante é cuidadosamente inseri-

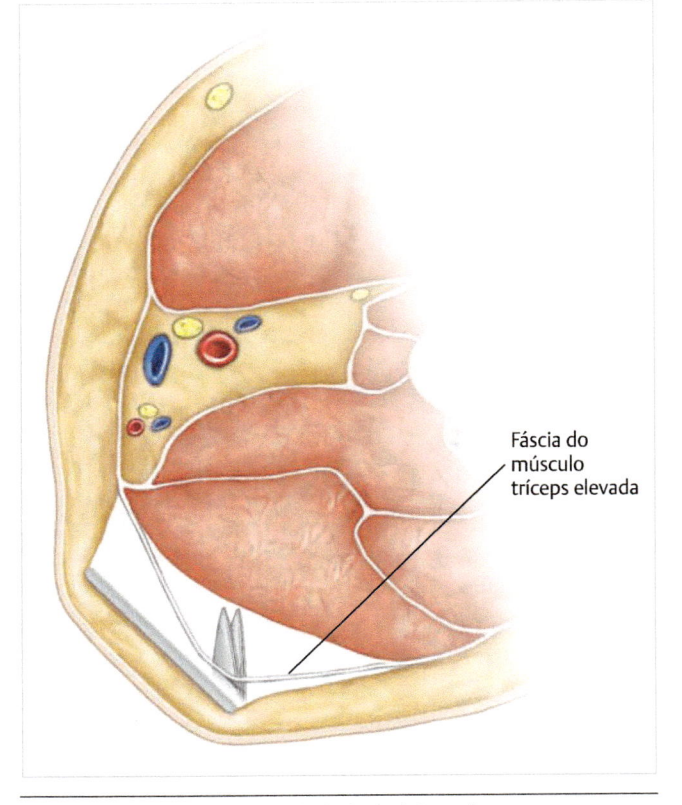

Fig. 33.3 Desenvolvimento da bolsa subfascial. Enquanto o assistente afasta com um afastador submentoniano iluminado e um afastador em S ou um Army-Navy, o cirurgião, progressivamente, abre a bolsa subfascial usando dissecção romba da bolsa implementando sondas uretrais em sequência. Um afastador Deaver curvo ou um afastador em lâmina maleável pode ser útil para extensão da dissecção da bolsa subfascial. Empregam-se princípios de "dissecção precisa da bolsa".

do na orientação adequada, tendo-se cuidado em evitar fraturar o implante (**Fig. 33.4**). Após a inserção, faz-se a extensão manual do braço para flexionar o grupo muscular do tríceps para assegurar a posição do implante. Não são necessários drenos (**Fig. 33.5**).

A fáscia é reaproximada com as suturas de fixação previamente feitas com Vicryl 3-0. A camada subcutânea profunda é fechada com Vicryl 3-0 e se usa Monocryl 3-0 subcuticular em ponto contínuo para o fechamento da pele.

Curativo Pós-Operatório

As incisões recebem curativo com Mastisol e duas camadas de Steri-Strips de 2,5 cm primeiramente no sentido do comprimento das incisões depois em cruzamentos perpendiculares acima da primeira camada. Gaze seca é presa sobre as incisões com micropore. O membro superior é então envolvido com uma bandagem Ace de 10 cm, favorecendo um posicionamento posterior.

Cuidados Pós-Operatórios

O paciente é atendido no consultório no dia seguinte para confirmar se o curativo está correto. Oriente o paciente sobre o posicionamento do implante. Limitações específicas a abordar são para não fazer movimentos de empurrar ou puxar, tampouco de levantar qualquer coisa que pese mais de 2,5 a 5 kg na primeira semana; não deve ser feito trabalho acima do nível da cabeça nem exercícios de academia por 3 semanas. Na consulta de primeira semana pós-operatória, as bandagens Ace são removidas e se iniciam os exercícios lentos de amplitude de movimento no ombro. Fazem-se fotografias pós-operatórias 1 ano depois da colocação do implante.

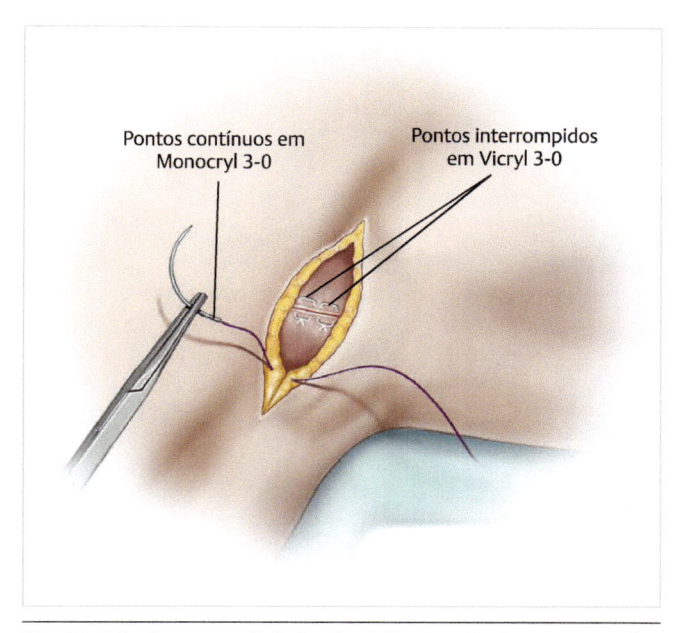

Fig. 33.4 Fechamento da bolsa fascial. A incisão é reaproximada com pontos interrompidos de Vicryl 3-0. A incisão axilar é fechada com pontos interrompidos em Vicryl 3-0, seguidos por pontos contínuos de Monocryl 3-0.

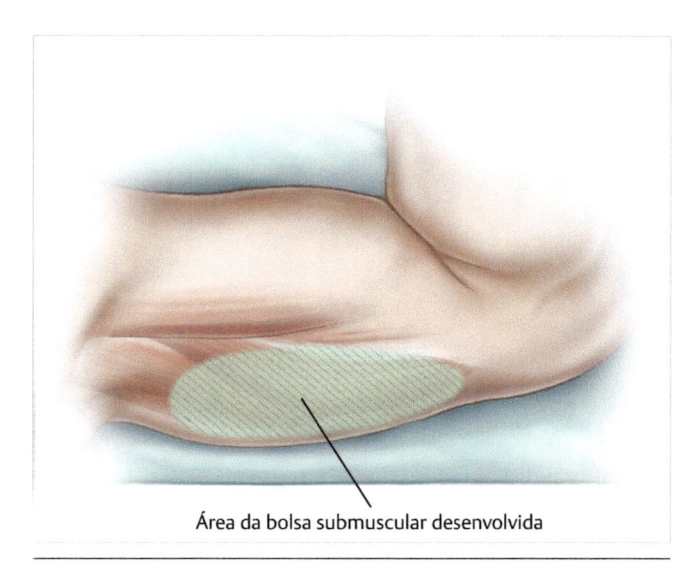

Fig. 33.5 Implante subfascial do tríceps em bolsa. O produto final mostra bom volume até a cabeça longa do tríceps. Pode-se obter maior desenvolvimento por lipoenxertia com *BodyBanking* na cabeça lateral do tríceps e/ou utilizando-se *MuscleShadowing* dos grupos musculares para uma aparência mais cinzelada em "ferradura" vista com profissionais fisiculturistas.

Manejo das Complicações

Coleções de líquido geralmente são a complicação mais comum e se apresentam com dor de início recente, edema ou assimetria. A aspiração percutânea é, em geral, suficiente. A melhor forma de prevenir é pela aderência do paciente às instruções de manter a compressão e pela minimização do espaço morto na colocação do implante. Neuropraxia não é complicação imediata incomum e tem havido relatos de remoção da prótese por causa de compressão de nervo.[1] Infecções superficiais costumam responder a antibioticoterapia oral cobrindo a flora da pele; entretanto, infecções do espaço profundo extremamente raras costumam levar à remoção do implante. Pode ocorrer assimetria pós-operatória por causa de mau posicionamento ou rotação do implante. Isso pode ser evitado por minuciosa identificação de assimetria preexistente das extremidades superiores e evitando dissecção excessiva da bolsa do implante. Deiscência da ferida ou exposição do implante são complicações em potencial muitas vezes relacionadas com tensão excessiva sobre a pele por causa de técnica insatisfatória de fechamento ou tamanho do implante excessivamente grande. Complicações adicionais em potencial incluem visibilidade do implante, contratura capsular e síndrome de compartimento.

Exemplos de Casos

Caso nº 1: Aumento do Tríceps no Homem Mesoectomórfico com Perda Maciça de Peso (Fig. 33.6)

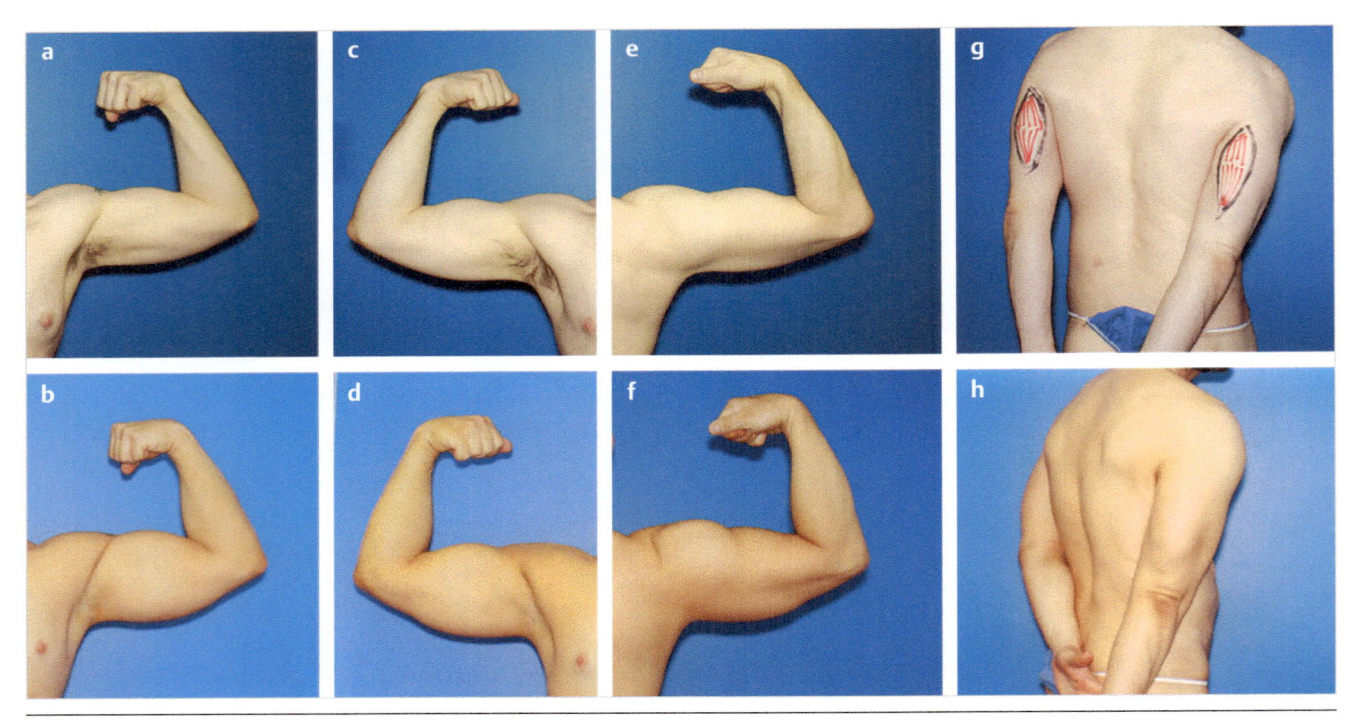

Fig. 33.6 (a,c,e,g) Este homem mesoectomórfico profissional do tipo A de 44 anos com 1,70 m, 70 kg, foi halterofilista amador e sofreu uma fratura radial distal simples que o impediu de se exercitar tão intensamente como o fizera no passado. Ele ganhou e depois perdeu 40 kg de gordura e músculo. Agora, ocupado com sua carreira e família, não tendo tempo para ir à academia, estava interessando em retornar à forma dos dias de fisiocultura. Também se submeteu a aumento do bíceps, peitoral, deltoide, antebraço posterior e medial da panturrilha, com uma colocação secundária de aumento do tríceps e na lateral da panturrilha e parte anterior do antebraço 6 meses mais tarde. Pediu um desenvolvimento mais extremo, embora ainda natural, do tríceps. Foi submetido à implantação subfascial no tríceps com um implante de silicone MuscleGel em forma de lágrima com um contorno customizado em volume de 125 mL. (**b,d,f,h**) Os resultados pós-operatórios em 18 meses demonstram aumento de volume do tríceps (e do bíceps) com um contorno natural e sem incisão visível, não se visualizando degrau artificial nem implante perceptível.

Capítulo 33
Aumento do Tríceps com Implante de Silicone

Caso nº 2: Aumento Reconstrutivo do Tríceps no Homem Mesoendomórfico (Fig. 33.7)

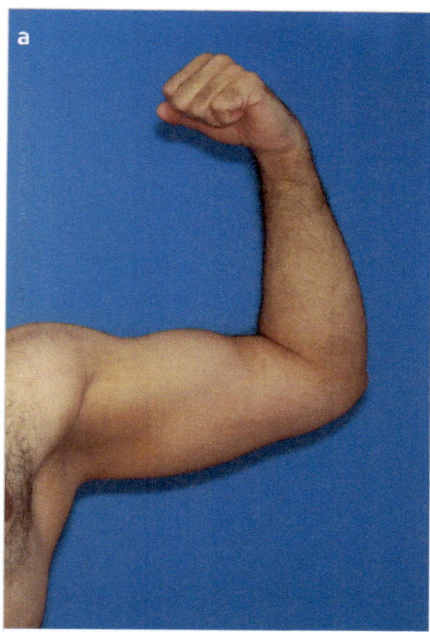

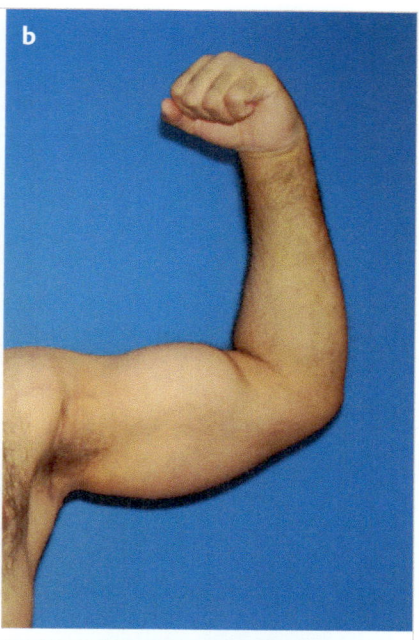

Fig. 33.7 (a,c) Este homem mesoendomórfico de 42 anos, 1,75 m e 93 kg era um halterofilista que sofrera traumatismo raquimedular que o impedia de se exercitar tão intensamente quanto no passado. Ele foi submetido a aumento do bíceps, peitoral, deltoide, antebraço e medial na panturrilha com colocação secundária de aumento do tríceps e lateral na panturrilha 6 meses mais tarde. Ele pediu um realce mais extremo, porém natural do bíceps. Foi submetido à implantação submuscular no bíceps com um implante de silicone MuscleGel em forma de lágrima com o contorno customizado e volume de 146 mL. (**b,d**) Os resultados pós-operatórios aos 11 meses demonstram aumento do volume do tríceps (e bíceps) com um contorno natural e sem incisão visível, sem degrau artificial nem implante visível.

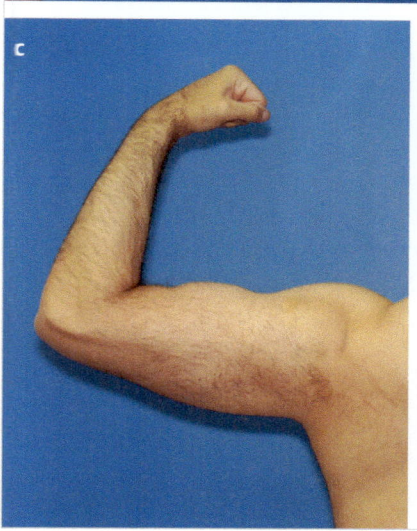

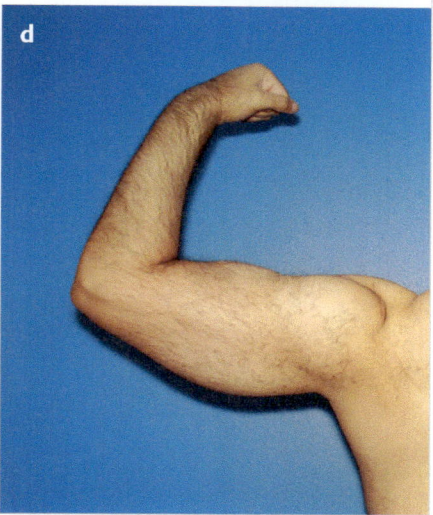

Pérolas e Armadilhas

Pérolas	Armadilhas
• Seleção cuidadosa dos pacientes. • Hemostasia meticulosa. • O implante precisa estar no mesmo nível. • Pode-se usar a mesma incisão axilar previamente utilizada para aumento do peitoral e do bíceps. • Considere BodyBanking simultâneo do tríceps lateral para a aparência desejada de tríceps em ferradura.	• Evite uma dissecção excessiva da bolsa distal e anteriormente. • Evite colocação agressiva da compressão Ace, o que pode empurrar o implante distal ou anteriormente. • Evite realizar grande aumento do bíceps e do tríceps ao mesmo tempo em tecidos tensos. • Evite retração excessiva da bolsa subfascial para evitar neuropraxia. • É preciso ficar longe da academia de ginástica por aproximadamente 3 semanas ou até que o médico que faz o tratamento autorize.

Passo a Passo

Etapas para Aumento do Tríceps

Equipamento
- Fotóforo de cabeça.
- Implante MuscleGel para a cabeça longa.
- Campo antimicrobiano Ioban.

Suturas
- Vicryl 3-0.
- Monocryl 3-0.

Marcações pré-operatórias
1. Fotografia e vídeo do paciente flexionado e em repouso antes da marcação.
2. Paciente em pé, médico sentado.
3. Avalie cuidadosamente qualquer assimetria e informe o paciente, documentando os achados com fotografia.
4. Tente correção da assimetria pela posição da bolsa ou pelo tamanho e forma do implante.
5. Marque a incisão em prega natural da axila, 3 a 4 cm, para ser introduzido um implante dobrado.
6. Marque enquanto o tríceps esteja flexionado e em repouso.
7. Marque a bolsa para a cabeça longa do tríceps com dimensões documentadas.
8. Marque a cabeça medial concomitante do tríceps para aumento usando BodyBanking.
9. Marque qualquer MuscleShadowing concomitante na área.
10. Conjunto final de fotografias e vídeos com grupo muscular flexionado e em repouso.

Anestesia
- Geral ou local com/sem sedação é aceitável.
- Planejamento operatório
- Preparação em pé com os braços em extensão, preparando o pescoço, os ombros, o tórax e a axila até os punhos.
- Colocação de malhas tubulares estéreis até a parte média do antebraço.
- Deite o paciente já preparado sobre campos estéreis para permitir o movimento do braço no intraoperatório.

Etapas técnicas
1. Infiltre a área com lidocaína a 2% com epinefrina até a incisão axilar e direcione para o espaço em potencial da bolsa.
2. Crie a incisão axilar e estabeleça a hemostasia.
3. Disseque, fazendo o túnel de modo subcutâneo em direção à cabeça longa do tríceps.
4. Disseque divulsionando com tesoura e eletrocautério, evitando o conteúdo axilar.
5. Identifique a fáscia brilhante do tríceps limpando o tecido interfascial areolar com uma gaze montada.
6. Marque uma incisão fascial de 3 cm.
7. Incisão na fáscia do tríceps.
8. Eleve a fáscia e faça suturas de fixação com Vicryl 3-0 para fechamento mais tarde.
9. Divulsione com a tesoura para iniciar a bolsa subfascial.
10. Use expansão progressiva e criteriosa da bolsa com sondas uretrais.
11. Continue distalmente, com cuidado para não exagerar na dissecção.
12. Introduza afastador curvo com 2 cm de largura.
13. Coloque solução com triplo antibiótico e bupivacaína para analgesia pós-operatória.
14. Troque de luvas para uma técnica *no-touch*.
15. Implante colocado dobrado como um taco mexicano para evitar sua fratura ("ponta da lágrima" é proximal; "ventre abaulado" é distal).
16. Faça a extensão manual do braço para flexionar o grupo do tríceps e assegurar boa posição do implante.
17. Reaproxime a fáscia com suturas de fixação pré-aplicadas com Vicryl 3-0.
18. Não são necessários drenos.
19. Reaproxime a camada subcutânea profunda com sutura e Vicryl 3-0.
20. Reaproxime a pele com ponto subcuticular contínuo usando Monocryl 3-0.

Curativo pós-operatório
1. Aplique Mastisol e Steri-Strips de 2,5 cm linearmente e de modo cruzado.
2. Aplique gaze e micropore.
3. Posicione a bandagem Ace posteriormente.

Cuidados pós-operatórios
1. Faça verificação no dia 1 pós-operatório para confirmar a posição correta do curativo e para orientar o paciente sobre o posicionamento do implante.
2. Comece exercício lento de amplitude de movimento para o ombro na consulta da primeira semana de pós-operatório.
3. Não fazer exercícios em academia com esse grupo muscular por 3 semanas.
4. Fotografias pós-operatórias depois de 1 ano.

Referências

[1] Hodgkinson DJ. Contour restoration of the upper limb using solid silicone implants. Aesthetic Plast Surg. 2006;30(1):53-58

[2] Chugay NV, Chugay PN. Triceps augmentation: Early experience with the procedure. Am J Cosmet Surg. 2010;27(4):200-203

[3] Abadesso I, Serra F. Augmentation brachioplasty: Surgery for improving the appearance of the arms. Rev Bras Cir Plást. 2012;27(1):97-101

[4] Toomayan GA, Robertson F, Major NM, Brigman BE. Upper extremity compartmental anatomy: Clinical relevance to radiologists. Skeletal Radiol. 2006;35(4):195-201

[5] Mazurek MT, Shin AY. Upper extremity peripheral nerve anatomy: Current concepts and applications. Clin Orthop Relat Res. 2001;(383):7-20

Leituras Sugeridas

Appelt EA, Janis JE, Rohrich RJ. An algorithmic approach to upper arm contouring. Plast Reconstr Surg. 2006;118(1):237-246

Bonnecarrere ER, Butler B. Case report: Upper extremity soft-tis_sue reconstruction by alloplastic implant: Long-term result and follow-up. Ann Plast Surg. 1997;38(1):74-76

Chugay N, Chugay P. Bicipital augmentation: A retrospective review of 94 patient cases. Am J Cosmet Surg. 2009;26(4):241-245

Chugay N, Racanelli J, Hsu J, Chugay P. Bicipital augmentation. Am J Cosmet Surg. 2006;23(1):33-36

Flores-Lima G, Eppley BL. Body contouring with solid silicone implants. Aesthetic Plast Surg. 2009;33(2):140-146

Plastic Surgery Statistics Reports. 2016. Retrieved from https://d2wirczt3b6wjm.cloudfront.net/News/Statistics/2016/cos_metic-procedures-men-2016.pdf. Accessed February 13, 201

Parte III: Cirurgia Corporal

CAPÍTULO 34

Implante no Antebraço

Stelios C. Wilson ■ Douglas S. Steinbrech

Resumo

Com mais homens agora buscando cirurgia estética, o realce muscular se torna uma solicitação cada vez mais popular. Existe pouca literatura sobre o assunto, especialmente com referência a aumento na extremidade superior. Até o presente, a maior parte dos conhecimentos cirúrgicos vem de pequenos relatos de casos de atrofia muscular congênita ou adquirida. O objetivo deste capítulo é descrever o processo de aumento do antebraço no paciente masculino de estética.

Palavras-chave: aumento do antebraço, implante no antebraço, aumento da extremidade superior para realce muscular masculino, implante na extremidade superior.

Introdução

O realce muscular em homens é uma solicitação cada vez mais popular. Tem havido séries de casos e relatos de casos descrevendo aumentos no corpo masculino com implantes de silicone para realçar o tórax, a região glútea e as panturrilhas, com exceção dos implantes no peitoral, o aumento na extremidade superior não é comumente realizado. Além disso, há pouca literatura descrevendo técnicas e desfechos.

A maior parte dos conhecimentos cirúrgicos que temos sobre restauração de contorno da extremidade superior se baseia na reconstrução de deformidade congênita ou de atrofia muscular adquirida neuropática ou traumática. Além disso, a maioria dos relatos descreve grupos musculares maiores proximais ao cotovelo, incluindo o deltoide, o bíceps e o tríceps; existe muito menos sobre aumento do antebraço. Desse modo, é difícil de obter *expertise* cirúrgica nesse campo.

O objetivo deste capítulo é descrever o processo de aumento do antebraço, incluindo a avaliação pré-operatória, anatomia relativa, técnica cirúrgica, cuidados pós-operatórios e possíveis complicações.

Avaliação Física

É importante considerar o seguinte ao avaliar um paciente para implantes no antebraço:

História
- Idade.
- Gênero.
- Dominância manual.
- Profissão.
- Outros problemas médicos, inclusive coagulopatias ou transtornos do tecido conjuntivo.

Exame Completo da Mão/Antebraço
- Qualquer deformidade óbvia ou lesões da mão.
- Exame neurovascular completo da extremidade, incluindo o teste de Allen.
- Cicatrizes prévias.

Anatomia

A anatomia do antebraço anterior consiste em músculos separados entre três níveis: (1) superficial, (2) intermediário e (3) profundo (**Fig. 34.1**). Em geral, esses músculos são responsáveis pela flexão da mão e dos dedos e pronação. A maior parte da topografia do antebraço anterior se baseia nos músculos superficiais. Especificamente, esses músculos incluem o pronador redondo, o flexor radial do carpo, o palmar longo e o flexor ulnar do carpo. Para aumento do antebraço medial, esse é o grupo muscular em geral dissecado. Além disso, o braquiorradial é um músculo superficial no lado radial do antebraço que atua como flexor do cotovelo. O braquiorradial dá definição à face radial do antebraço anterior.

Analogamente ao antebraço anterior, a anatomia do antebraço posterior consiste em músculos separados entre camadas superficial, média e profunda. Novamente, a topografia se baseia nos músculos da camada superficial, incluindo o comum dos dedos, o extensor ulnar do carpo e o extensor do dedo mínimo. Para aumento do antebraço lateral, esse é o grupo muscular em geral dissecado.

Dependendo da quantidade de tecido subcutâneo, pode-se apreciar a veia cefálica, a veia basílica, as veias ulnares mediais e outras. Com exceção das veias e ner-

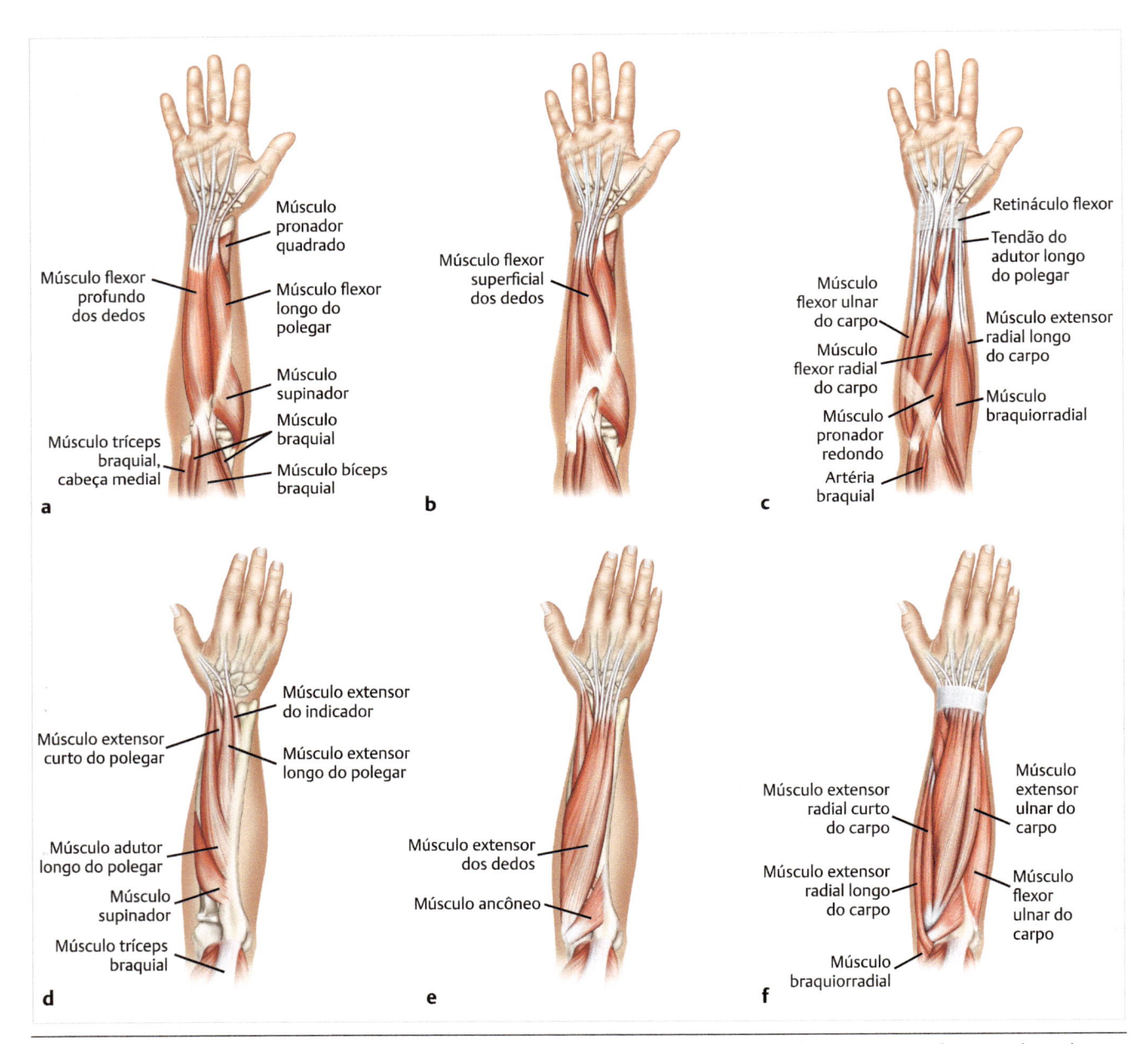

Fig. 34.1 (**a-c**) As camadas musculares da parte anterior do braço indo de superficial a profundo. (**d-f**) As camadas musculares da parte posterior do braço indo de superficial a profundo.

vos sensoriais superficiais, as principais estruturas neurovasculares são encontradas profundamente à camada superficial mencionada dos grupos musculares anterior e posterior.

Etapas para Aumento do Antebraço

O paciente é levado à sala de cirurgia e se realiza uma preparação com ele em pé e com os braços estendidos. Malhas tubulares estéreis são colocadas até os punhos. O paciente, então, se deita sobre campos estéreis. Com base na preferência do cirurgião por anestesia, administra-se anestesia geral ou local com ou sem sedação.

Uma vez preparado e coberto da maneira estéril habitual, usa-se lidocaína a 2% com epinefrina 1:100.000 como bloqueio de campo para a incisão antebraquial e para a área de espaço da bolsa planejada. A seguir, faz-se uma incisão antebraquial através da pele, chegando ao tecido subcutâneo. É preciso cuidado para manter a hemostasia (**Fig. 34.2**).

Usa-se divulsão delicada com tesoura e hemostasia com o cautério de Bovey para avançar medialmente em direção ao grupo muscular flexor ou lateralmente para o grupo muscular extensor. Para aumento medial (anterior), identifique a fáscia brilhante do grupo flexor superficial (pronador redondo, flexor radial do carpo, palmar longo e flexor ulnar do carpo) abrindo caminho pelo tecido interfascial areolar com uma gaze montada. Para aumento lateral (posterior), a fáscia brilhante do grupo extensor superficial (comum dos dedos, extensor ulnar do carpo e extensor do dedo mínimo) é identificada, e o tecido interfascial é afastado com uma gaze montada.

A seguir, planeja-se uma incisão interfascial de 3 cm (**Fig. 34.2**).

A fáscia é então elevada e se faz uma sutura de fixação com Vicryl 3-0 para fechamento mais tarde. Um fórceps de tonsila é então usado para desenvolver uma bolsa submuscular profundamente aos grupos musculares já mencionados. Realiza-se a expansão progressiva submuscular usando sondas uretrais (**Fig. 34.3**).

Usa-se um afastador curvo de 1 cm para continuar a dissecção distalmente, com cuidado para não exagerar na dissecção da bolsa.

A seguir, usa-se solução tripla de antibióticos e Marcaína para irrigar a bolsa. As luvas são trocadas na técnica *no-touch* padrão. O implante MuscleGel esculpido de modo customizado (Alpha Aesthetics, AART, Carson City, NV) é dobrado como um taco mexicano (com a ponta da lágrima afilada distalmente e a parte com o ventre abaulado proximalmente), sendo inserido cuidadosamente para evitar a fratura do implante (**Fig. 34.4**).

Uma vez que o implante esteja em sua bolsa, flexiona manualmente o braço naquele punho para assegurar boa posição do implante. Uma vez que esteja contente com a colocação, reaproxime a bolsa intermuscular com "suturas marionete" com Vicryl 3-0 para permitir que os músculos deslizem lado a lado (**Fig. 34.5**).

Finalmente, a camada subcutânea profunda é fechada com uma sutura em Vicryl 3-0, e a pele é reaproximada com uma sutura subcuticular em Monocryl 3-0.

Cuidados Pós-Operatórios

No pós-operatório, o antebraço do paciente é envolvido com uma bandagem Ace favorecendo um posicionamen-

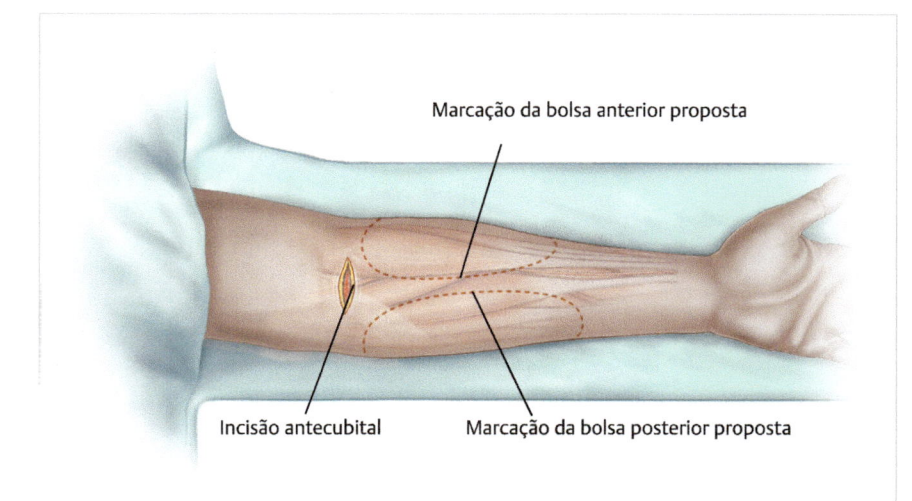

Fig. 34.2 Incisão antecubital para aumento posterior e marcação do acesso fascial à bolsa do implante. Uma incisão de 4 cm é marcada na prega da fossa antecubital. A bolsa proposta é determinada no pré-operatório por contração dos grupos musculares extensores posteriores. Depois da incisão da fáscia, emprega-se um fórceps de tonsila para afastar delicadamente a fáscia local e conservadoramente para desenvolver uma bolsa.

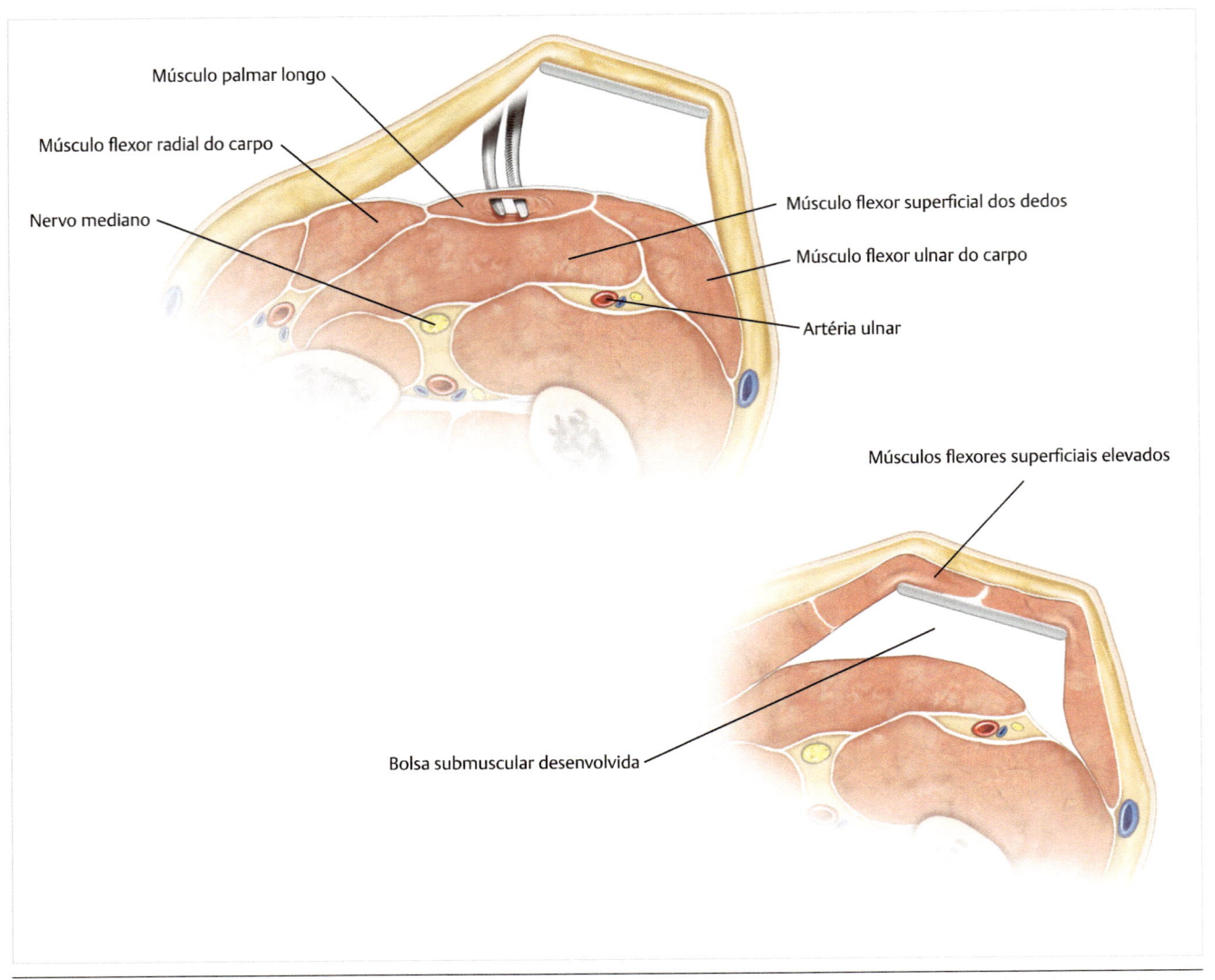

Fig. 34.3 Desenvolvimento de bolsa intermuscular para o implante no antebraço. Enquanto o assistente usa o afastador Army-Navy, o cirurgião delicadamente progride usando sondas uretrais para expandir a bolsa receptora imediatamente abaixo do grupo extensor superficial.

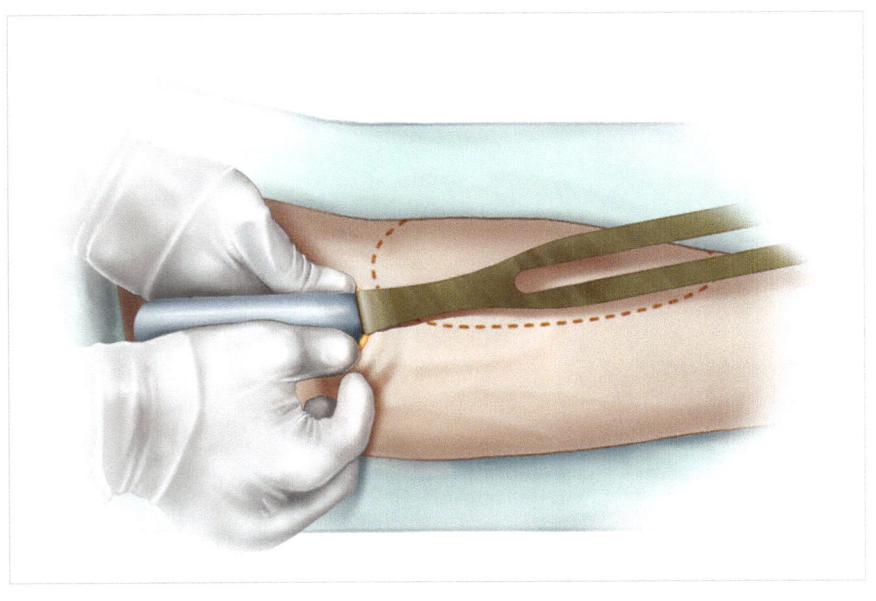

Fig. 34.4 Introdução do implante de antebraço na bolsa. Enquanto o assistente afasta com um Army-Navy, o cirurgião delicadamente manobra o implante em "forma de taco" dobrado para o interior da bolsa.

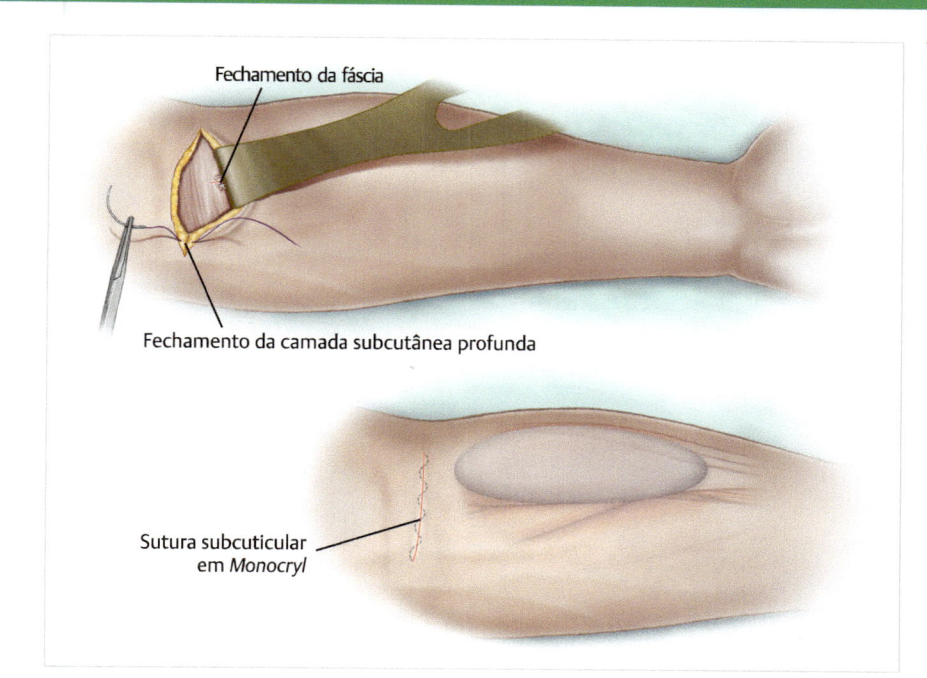

Fig. 34.5 Fechamento da bolsa no antebraço. A bolsa fascial do grupo extensor superficial é reaproximada frouxamente com sutura em Vicryl 4-0.

to posterior. No dia 1 do pós-operatório, o paciente vai ao consultório para confirmar se o curativo está correto e para ser orientado sobre o posicionamento do implante. O paciente precisa enrolar e desenrolar o braço 3 vezes ao dia para avaliar a posição do implante. Ele deve se abster de manipulação desnecessária ou de massagem para prevenir dissecção da bolsa e migração do implante. O paciente deve começar lenta amplitude de movimento do cotovelo e do punho, iniciando no dia 1 do pós-operatório. O paciente deve ser atendido no consultório na primeira semana. Se não houver problemas de cicatrização da ferida, ele pode começar a exercitar esses grupos musculares após 3 semanas.

Manejo das Complicações

Como com qualquer procedimento, sempre há o risco de sangramento, infecção ou dano a tecidos locais. Além disso, o aumento da extremidade superior com implante de silicone sólido também pode ser afetado por formação de seroma, extrusão do implante ou desconforto geral. Esses pacientes também devem ser monitorados clinicamente para alteração neurovascular, inclusive fraqueza transitória de nervos motores, parestesias e síndrome do compartimento. Se o problema for de alteração neurovascular, o implante deverá ser explantado de maneira oportuna.

Parte III
Cirurgia Corporal

Exemplos de Casos

Caso nº 1: Aumento do Antebraço Lateral (Posterior) em Homem Mesoectomórfico com Imensa Perda de Peso (Fig. 34.6)

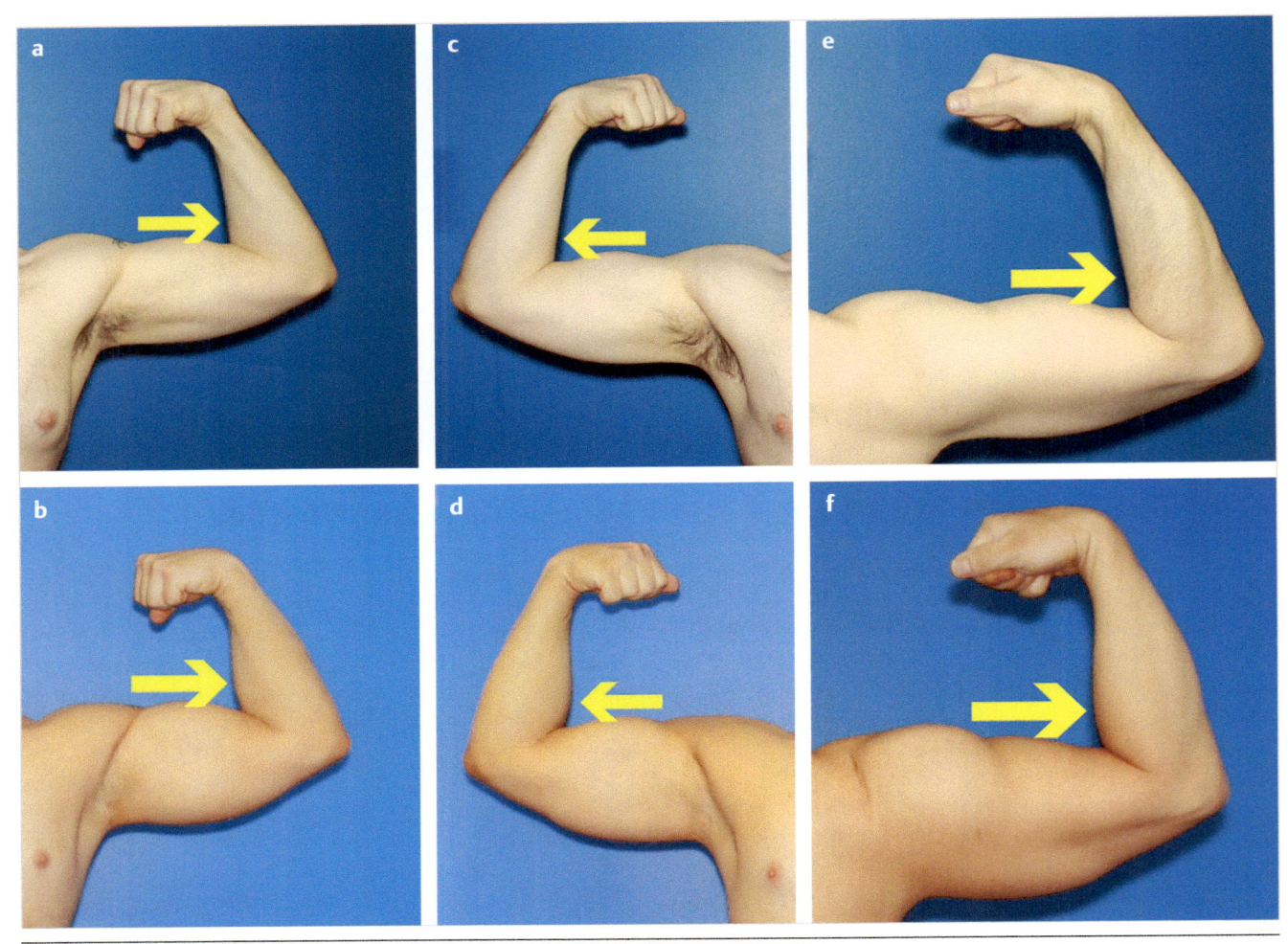

Fig. 34.6 (a,c,e) Este homem mesoectomórfico de 44 anos, com 1,70 m e 70 kg profissional do tipo A era um halterofilista amador que sofreu fratura radial distal simples que o impedia de treinar tão intensamente como o fazia no passado. Ele ganhou e depois perdeu 40 kg de gordura e músculo. Agora, ocupado com sua carreira e família, não tendo tempo para ir à academia, estava interessando em retornar à forma dos dias de fisiocultura. Também se submeteu a aumento do bíceps, peitoral, deltoide, antebraço posterior e medial da panturrilha, com uma cirurgia secundária de aumento do tríceps e na lateral da panturrilha e parte anterior do antebraço 6 meses mais tarde. Pediu um realce mais extremo, embora ainda natural, do antebraço. Foi submetido à implantação lateral intermuscular (posterior) com um implante de silicone MuscleGel em forma de lágrima com um contorno customizado em volume de 65 mL. **(b,d,f)** Os resultados pós-operatórios em 18 meses demonstram aumento de volume do antebraço lateral (posterior) com contorno natural e incisão aceitável, não se percebendo degrau artificial nem implante visível.

Caso nº 2: Aumento do Antebraço Lateral (Posterior) em Homem Mesoendomórfico (Fig. 34.7)

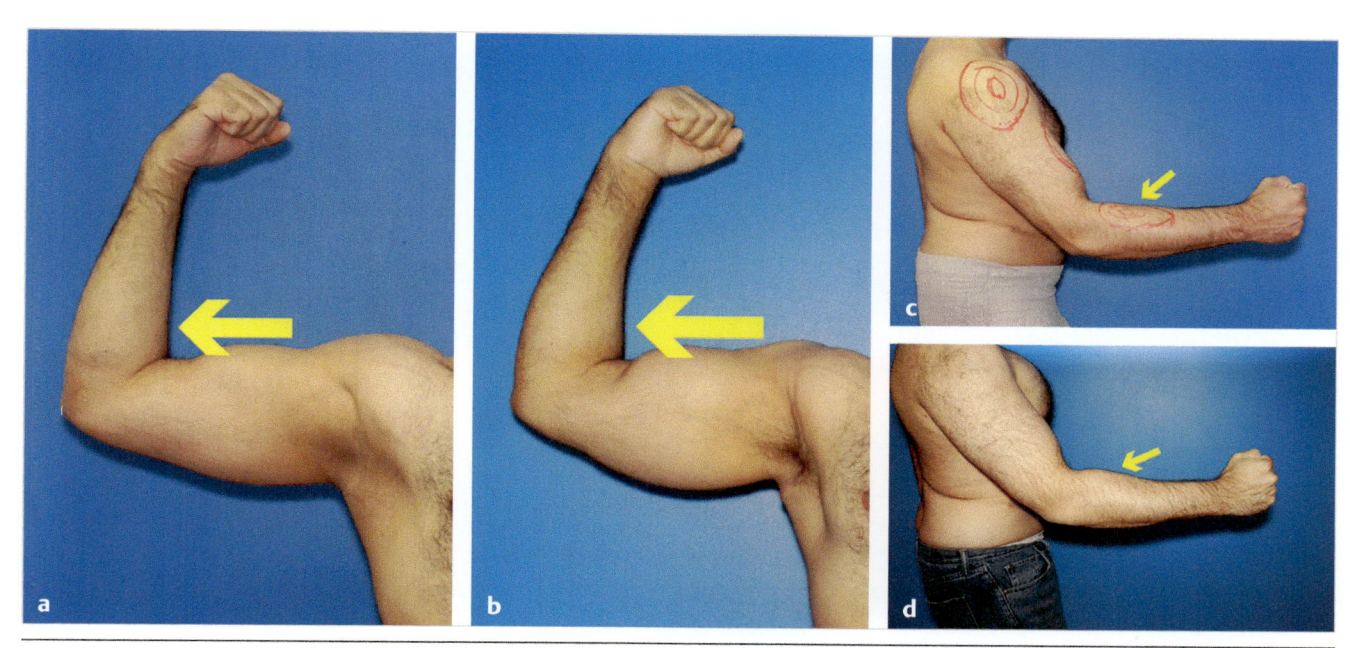

Fig. 34.7 (a,c) Homem mesoendomórfico de 42 anos com 1,75 m e 93 kg era um halterofilista que sofrera traumatismo raquimedular que o impedia de se exercitar tão intensamente quando no passado. Ele foi submetido a aumento do bíceps, peitoral, deltoide, antebraço e medial na panturrilha com colocação secundária de aumento do tríceps e lateral na panturrilha 6 meses mais tarde. Ele pediu um realce mais extremo, porém natural, do antebraço lateral (posterior). Foi submetido à implantação intermuscular no antebraço com um implante de silicone MuscleGel em forma de lágrima com o contorno customizado e volume de 85 mL. **(b,d)** Os resultados pós-operatórios aos 11 meses demonstram aumento do volume do antebraço lateral (posterior) com um contorno natural e uma incisão aceitável, sem degrau artificial nem implante visível.

Caso nº 3: Implante Intermuscular no Antebraço em Homem Endomórfico (Fig. 34.8)

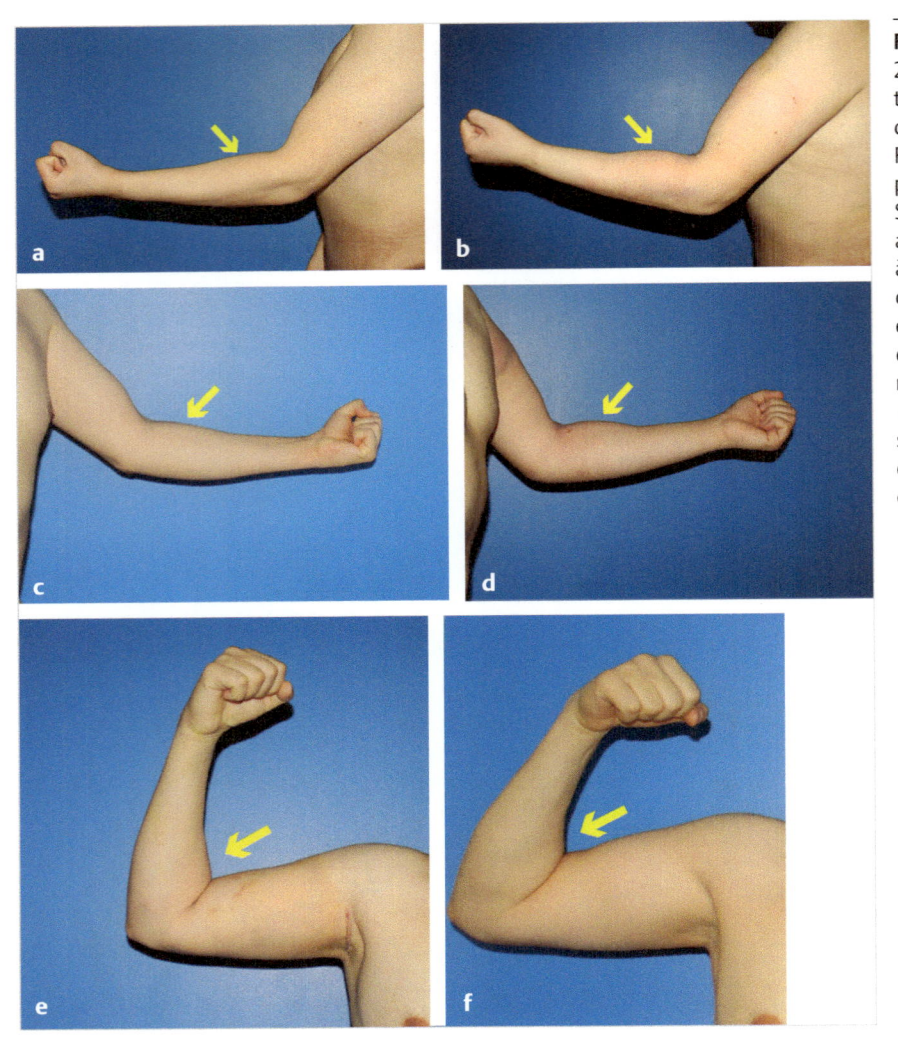

Fig. 34.8 (a,c,d) Homem endomórfico de 26 anos com 1,78 m e 84 kg desejava maior tamanho muscular do que aquilo que havia conseguido com dieta e exercício agressivo. Foi submetido a aumento do bíceps, peitoral, antebraço e panturrilha medial. Solicitou realce sutil e natural para seu antebraço lateral (posterior). Foi submetido à implantação intermuscular no antebraço com um implante de silicone MuscleGel em forma de lágrima com um contorno customizado e volume de 75 mL. **(b,d,f)** Os resultados pós-operatórios em 8 meses demonstram aumento do volume de seu antebraço lateral (posterior) com um contorno natural e incisão aceitável, sem degrau artificial nem implante visível.

Pérolas e Armadilhas

Pérolas

- Para permitir a inserção do maior implante, enquanto é minimizado o risco de síndrome do compartimento, faça um plano escolhendo aumento medial ou lateral em tempo único.
- Os pacientes tendem a preferir aumento do antebraço medial primeiro.
- Evite dissecção excessiva da bolsa distal e anteriormente.
- Evite colocação de compressão ACE, de forma que possa empurrar o implante distal ou anteriormente.

Armadilhas

- Seco na entrada, seco na saída, boa hemostasia.
- Evite qualquer deformidade em degrau, particularmente com implante lateral; erro em bordas afiladas.
- Evite dissecção excessiva da bolsa distal e anteriormente.
- Evite fechamento interfascial apertado da bolsa para permitir deslizamento apropriado dos músculos adjacentes separadamente.
- Evite colocação da compressão Ace de forma que empurre o implante distal ou anteriormente.
- Evite retração excessiva da bolsa submuscular para evitar neuropraxia.

Capítulo 34
Implante no Antebraço

Passo a Passo

Etapas para o Aumento do Antebraço

Equipamento
- Fotóforo de cabeça.
- Implantes de MuscleGel medial e lateral para antebraço.
- Conjunto de sondas uretrais graduadas.
- Campo antimicrobiano Ioban.

Suturas
- Vicryl 3-0.
- Monocryl 3-0.

Marcações pré-operatórias
1. Fotografia e vídeo com o paciente flexionado e em repouso antes da marcação.
2. Com o paciente em pé e o médico sentado, avalie cuidadosamente qualquer assimetria. Discuta com o paciente e documente a discussão; forneça foto.
3. Tente correção da assimetria por posição da bolsa ou tamanho e forma do implante.
4. Marque a incisão de 3 cm em prega natural da fossa antebraquial para inserção de um implante dobrado. A mesma incisão é usada para aumento medial ou lateral.
5. Marque os grupos para implante muscular enquanto os antebraços estiverem flexionados, em extensão e em repouso.
6. Marque a bolsa proposta para o grupo muscular medial ou lateral com dimensões documentadas.
7. Marque áreas para aumento usando BodyBanking (Cap. 36).
8. Marque qualquer MuscleShadowing concomitante na área (Cap. 36).
9. Fotografias e vídeos das marcações finais com os grupos musculares flexionados e em repouso.

Anestesia
10. Geral ou local com/sem sedação é aceitável.

Preparação cirúrgica e posicionamento do paciente
11. Preparação com o paciente em pé e braços estendidos, preparando-se o pescoço, ombros, tórax, axila e punhos.
12. Colocação de malhas tubulares estéreis até os punhos.
13. Deite o paciente preparado em campos estéreis para permitir o movimento dos braços no intraoperatório.

Técnica
14. Infiltre a área com lidocaína a 2% com epinefrina na incisão antebraquial e diretamente ao espaço em potencial da bolsa.
15. Crie a incisão antebraquial e estabeleça a hemostasia.
16. Disseque, fazendo o túnel no subcutâneo em direção aos grupos musculares medial (flexores) ou lateral (extensores).
17. Disseque divulsionando com tesoura e Bovey.
18. Para aumento lateral, identifique a fáscia brilhante do grupo flexor superficial (pronador redondo, flexor radial do carpo, palmar longo e flexor ulnar do carpo) limpando o tecido interfascial areolar com uma gaze montada.
19. Para aumento medial, identifique a fáscia brilhante do grupo extensor superficial (comum dos dedos, extensor ulnar do carpo e extensor do dedo mínimo), limpando o tecido interfascial areolar com uma gaze montada.
20. Marque uma incisão de 3 cm interfascial.
21. A fáscia é elevada e são feitas suturas de fixação com Vicryl 3-0 para fechamento mais tarde.
22. Use um fórceps de tonsila para afastar as fibras e desenvolver uma bolsa submuscular profunda ao grupo flexor superficial.
23. Use expansão progressiva com sondas uretrais.
24. Introduza um afastador curvo com 1 cm de largura.
25. Continue distalmente; não disseque excessivamente a bolsa.
26. Coloque uma solução com triplo antibiótico e Marcaína para alívio da dor no pós-operatório.
27. Troque de luvas para técnica *no-touch*.
28. Coloque o implante dobrado como um taco mexicano ("ponta da lágrima" afilada é distal; "ventre abaulado" é proximal).
29. Introduza o implante cuidadosamente para evitar sua fratura.
30. Flexione manualmente o punho para assegurar boa posição do implante.
31. Reaproxime a bolsa intermuscular com "suturas marionete" em Vicryl 3-0 para permitir que os músculos deslizem lado a lado.
32. Não são necessários drenos.
33. Reaproxime a camada subcutânea profunda com uma sutura em Vicryl 3-0.
34. Reaproxime a pele com uma sutura subcuticular em pontos contínuos com Monocryl 3-0.

Curativo pós-operatório
35. Aplique Mastisol e Steri-Strip linear de 2,5 cm.
36. Aplique gaze e micropore.
37. Posicione a bandagem Ace enrolada posteriormente.

Cuidados pós-operatórios
38. Retorno no dia 1 para confirmar a posição correta do curativo e para orientação do paciente sobre o posicionamento do implante.
39. Instrua o paciente a desenrolar a bandagem 3 vezes ao dia para confirmar a posição correta do implante.
40. Evite massagem desnecessária que poderia inibir a cicatrização correta da bolsa e deslocar o implante.
41. Comece amplitude de movimento lenta do cotovelo e do punho no dia 3 do pós-operatório.
42. Agende uma consulta com 1 semana de pós-operatório.
43. Não é possível treinar esse grupo muscular por 3 semanas.
44. Tire fotografias de pós-operatório após 1 ano.

Leituras Sugeridas

Benito-Ruiz J, Raigosa JM, Manzano-Surroca M, Salvador L. Male chest enhancement: Pectoral implants. Aesthetic Plast Surg. 2008;32(1):101-104

Cavalcanti TOL, Pitanguy I, Ribeiro LMB, Oliveira FFGd. Inclusion of calf implants for the correction of lower limb amyotrophy. Rev Bras Cir Plást. 2011;26(3):518-524

Hodgkinson DJ. Contour restoration of the upper limb using solid silicone implants. Aesthetic Plast Surg. 2006;30(1):53-58

Netter FH. Atlas of Human Anatomy. Amsterdam, Netherlands: Elsevier; 2010

Pereira LH, Nicaretta B, Sterodimas A. Bilateral calf augmentation for aesthetic purposes. Aesthetic Plast Surg. 2012;36(2):295-302

Saray A, Eskandari M, Oztuna V. Augmentation of shoulder contour using a calf implant. Aesthetic Plast Surg. 2000;24(5):386-388

Serra F, Aboudib JH, Marques RG. Intramuscular technique for gluteal augmentation: Determination and quantification of muscle atrophy and implant position by computed tomographic scan. Plast Reconstr Surg. 2013;131(2):253e-259e

Parte III: Cirurgia Corporal

CAPÍTULO 35

Aumento da Panturrilha

Paul N. Chugay ■ Nikolas V. Chugay

Resumo

Apesar de vigorosos esquemas de trabalho muscular, alguns homens não conseguem obter uma aparência musculosa, particularmente na região da panturrilha. Este capítulo aborda a anatomia da panturrilha e a razão de ouro da estética da panturrilha. Em seguida discute tipos de implante e os dois tipos de abordagem nas inseguranças sobre a panturrilha: aumento medial da panturrilha e aumento lateral da panturrilha.

Palavras-chave: aumento, deformidades bilaterais da panturrilha, panturrilha, nervos cutâneos, implante no gastrocnêmio, lateral, medial, silicone, próteses, sóleo, deformidades unilaterais da panturrilha.

Introdução

Durante o transcorrer do tempo, um físico musculoso tem sido sinal de virilidade e de força. Das estátuas idealizadas da Antiguidade clássica às figuras de ação dos dias modernos, a forma muscular masculina tem sido central à imagem de homem "másculo". Apesar de esquemas vigorosos de trabalho muscular, alguns homens não conseguem obter uma aparência mais musculosa, particularmente na região da panturrilha; estes homens, então, procuram os cirurgiões para aumento estético da panturrilha. Nos últimos 50 anos, vários cirurgiões abordaram o procedimento e descreveram novos locais de incisão e formas e tamanhos variáveis dos implantes; entretanto, apesar de todas as publicações, o procedimento global mudou muito pouco. Conquanto também haja interesse em usar gordura para produzir melhora das panturrilhas, a colocação de próteses de silicone é o padrão-ouro para o aumento da panturrilha e oferece excelentes resultados cosméticos quando realizada no paciente apropriado de maneira gradual e metódica.

Breve Histórico

Inicialmente introduzido por Carlsen em 1972,[1,2] o aumento da panturrilha foi descrito usando-se um implante esculpido da espuma de Silastic para ajudar um equitador que desejava uma panturrilha maior para preencher a bota de montaria. Em 1979, Glitzenstein[3] usou implantes de gel de silicone na panturrilha para pacientes com atrofia da perna e aplasia muscular. E 1984, Szalay[4] introduziu os implantes em forma de torpedo, colocados abaixo da fáscia. Em sua técnica, entretanto, ele não recomendou o uso de incisões relaxantes na fáscia. Em 1991, Aiache[5] introduziu implantes em forma de lente. Em 2006, Gutstein[6] descreveu uma nova prótese de silicone que realça a parte medial curva da perna, o que é denominado "implante combinado panturrilha-tibial".

Com o passar do tempo, vários autores têm discutido opções para o posicionamento do implante. Os pioneiros do procedimento, Carlsen e Glitzenstein, introduziam o implante em um plano subfascial. No entanto, em 2003, Kalixto e Vergara[7] descreveram aumento da panturrilha com colocação do implante em uma bolsa submuscular entre os músculos gastrocnêmio e sóleo. A dissecção que propuseram foi feita muito além da união dos músculos gastrocnêmios, onde não havia vasos ou nervos que pudessem ser lesados. Notou-se, contudo, que esses pacientes tinham uma dissecção mais enfadonha e uma recuperação mais prolongada do que os pacientes submetidos à colocação subfascial do implante, como descrito em publicações prévias. O uso de relaxantes musculares foi fundamental nesses pacientes. A fundamentação para a colocação submuscular, de acordo com os autores, foi que eles conseguiam obter melhor camuflagem do implante.

Em 2004, Nunes e Garcia[8] descreveram um método para aumento da panturrilha que colocava o implante em um plano supraperiosteal associado a fasciotomias.

Por fim, fica a critério do cirurgião onde colocar o implante; entretanto, com base em estudos de anatomia e incontáveis estudos clínicos por vários autores, parece que o aumento da panturrilha via plano subfascial é um procedimento seguro que permite resultados reprodutíveis com mínimo risco de complicações pós-operatórias e significativamente menos dor do ponto de vista do paciente, dispensando a necessidade de técnicas mais invasivas.

Anatomia

A forma da panturrilha é definida, primariamente, pelo volume dos músculos gastrocnêmio e sóleo. Além disso, os ossos crurais e a gordura subcutânea funcionam em série com os músculos para definir ainda mais a panturrilha.

A panturrilha é composta por dois grupos de músculos: o gastrocnêmio e o sóleo (**Fig. 35.1**). O gastrocnêmio tem duas cabeças e se situa superficialmente ao músculo sóleo, que é mais profundo. As duas cabeças do gastrocnêmio se conectam aos côndilos do fêmur por tendões fortes. A cabeça medial e maior se origina em uma depressão na parte superior e posterior do côndilo medial e da parte adjacente do fêmur. A cabeça lateral se origina em uma impressão no lado do côndilo lateral e na superfície posterior do fêmur imediatamente acima da parte lateral do côndilo. As fibras das duas cabeças se unem em um ângulo na linha média do músculo em uma rafe tendínea, que se expande a uma aponeurose larga. A aponeurose, contraindo-se gradualmente, une-se com o tendão do sóleo e forma o tendão do calcâneo (antes chamado tendão de Aquiles).

Ao realizar a dissecção para alcançar um plano subfascial, os nervos cutâneos lateral e medial, ramos do nervo fibular e do nervo tibial, respectivamente, são potencialmente encontrados. Esses nervos fornecem inervação sensitiva à pele (**Fig. 35.2**). O nervo cutâneo sural medial se origina no nervo tibial do nervo isquiático e desce entre as duas cabeças do gastrocnêmio. Pode ser identificado antes de se dividir entre as cabeças do gastrocnêmio na região da linha média alta da panturrilha. O nervo cutâneo sural lateral inerva a pele das superfícies posterior e lateral da perna e tem um trajeto no plano subcutâneo ao longo da pequena veia safena (curta), unindo-se com o nervo cutâneo sural medial para formar o nervo sural. As principais estruturas arteriais, venosas e nervosas são profundas na panturrilha e permanecem intocáveis durante um procedimento de rotina de aumento da panturrilha (**Fig. 35.3**).

O plano subfascial na região medial da panturrilha é relativamente avascular, permitindo a criação de um plano relativamente sem sangue. Dito isso, é preciso cuidado em evitar lesão da veia safena curta que se situa profundamente à fáscia interposta da perna e superficialmente ao gastrocnêmio na linha média posteriormente. Essa veia drena para a veia poplítea na fossa poplítea.

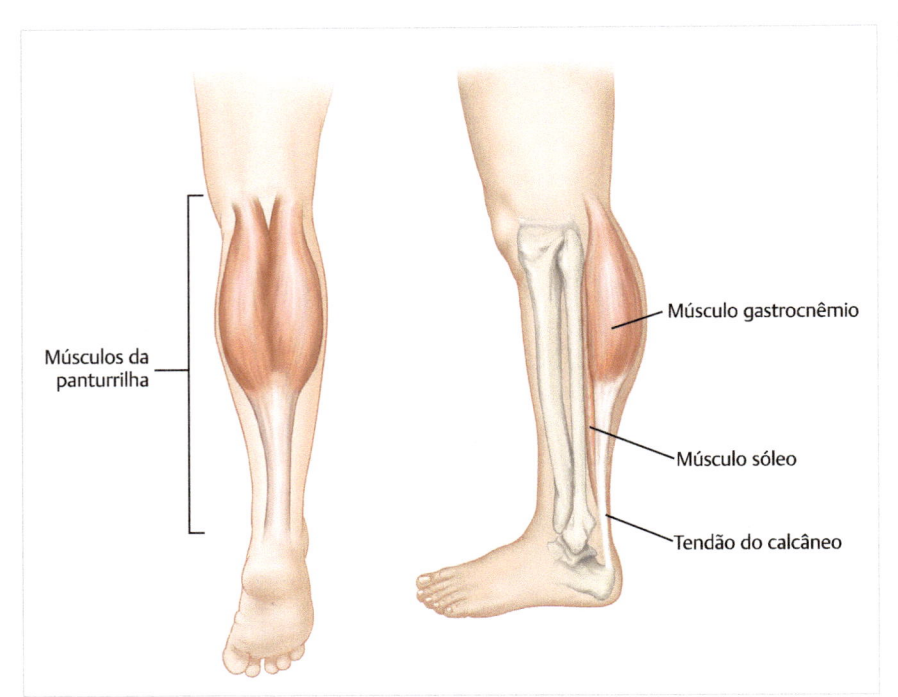

Fig. 35.1 Principais músculos da região da panturrilha: gastrocnêmio e sóleo.

Capítulo 35
Aumento da Panturrilha

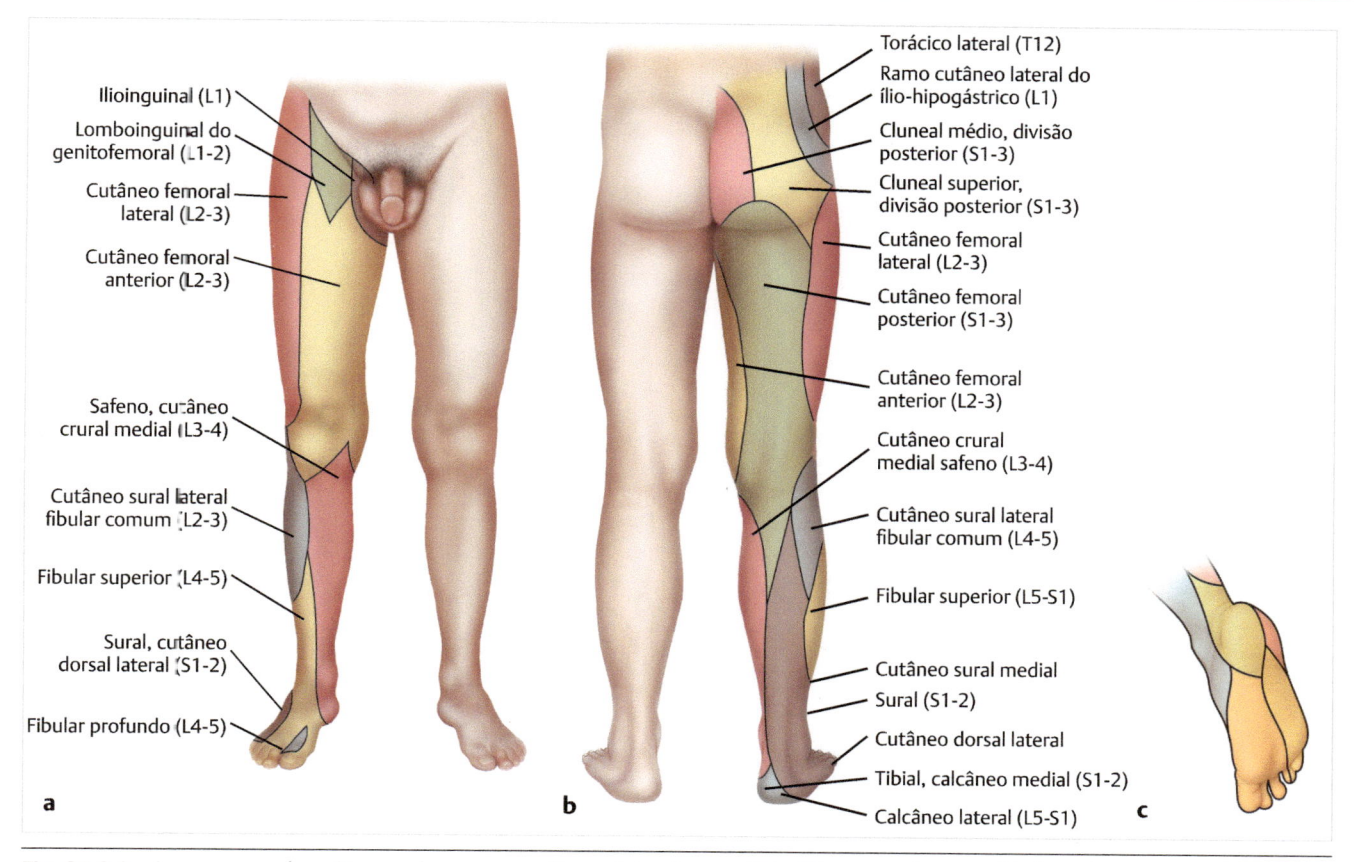

Fig. 35.2 Aqui se veem os dermátomos dos nervos cutâneos laterais e mediais. São ramos do nervo fibular e do nervo tibial, respectivamente, são potencialmente encontrados na dissecção para aumento da panturrilha. Esses nervos fornecem inervação sensorial para a pele na área.

Ao considerar a anatomia da panturrilha, também é preciso considerar as proporções do corpo e a estética da região da panturrilha. Ao longo dos anos, médicos e matemáticos têm tentado definir beleza e o que constitui uma forma masculina bela. Em 1991, Howard[9] descreveu pela primeira vez as proporções ideais de comprimento das panturrilhas, baseando as conclusões do seu trabalho em desenhos feitos por Leonardo da Vinci. Howard definiu que existe a razão de ouro da estética da panturrilha quando a distância entre o tornozelo e a borda inferior do músculo gastrocnêmio for igual à distância entre o joelho e o ponto mais proeminente na curvatura medial do músculo gastrocnêmio; o comprimento inteiro do gastrocnêmio deve ser 10,6 vezes o valor da primeira.[9] Essa razão de ouro se correlacionou com a razão de ouro de 1:1,618, o que foi definido pelo matemático italiano Bonacci, ou o que o astrônomo alemão e físico Johannes Kepler chamou a "proporção divina" (**Fig. 35.4**). Usando esses "padrões" de estética da panturrilha, pode-se compreender melhor o defeito que precisa ser corrigido e melhorado com um implante escolhido apropriadamente.

Seleção de Pacientes

O aumento da panturrilha foi originalmente elaborado para preencher falhas deixadas após cirurgia oncológica, depois de trauma ou infecção ou por causa de anormalidades genéticas. Há muitas causas para deformidades unilaterais ou bilaterais da panturrilha e incluem, entre outras, as seguintes:

- Hipoplasia congênita por causa de agenesia de um músculo da panturrilha ou redução do tecido adiposo.
- Sequela de pé torto (talipe equinovaro), paralisia cerebral, pólio e espinha bífida.
- Por causa de poliomielite ou osteomielite.
- Após fraturas do fêmur e como consequência de contraturas de queimaduras.

Conquanto os implantes de panturrilha não melhorem a função da extremidade afetada, os pacientes são capazes de obter maior simetria entre um membro não afetado e um afetado e são capazes de obter acréscimo de volume através do uso de próteses de silicone.

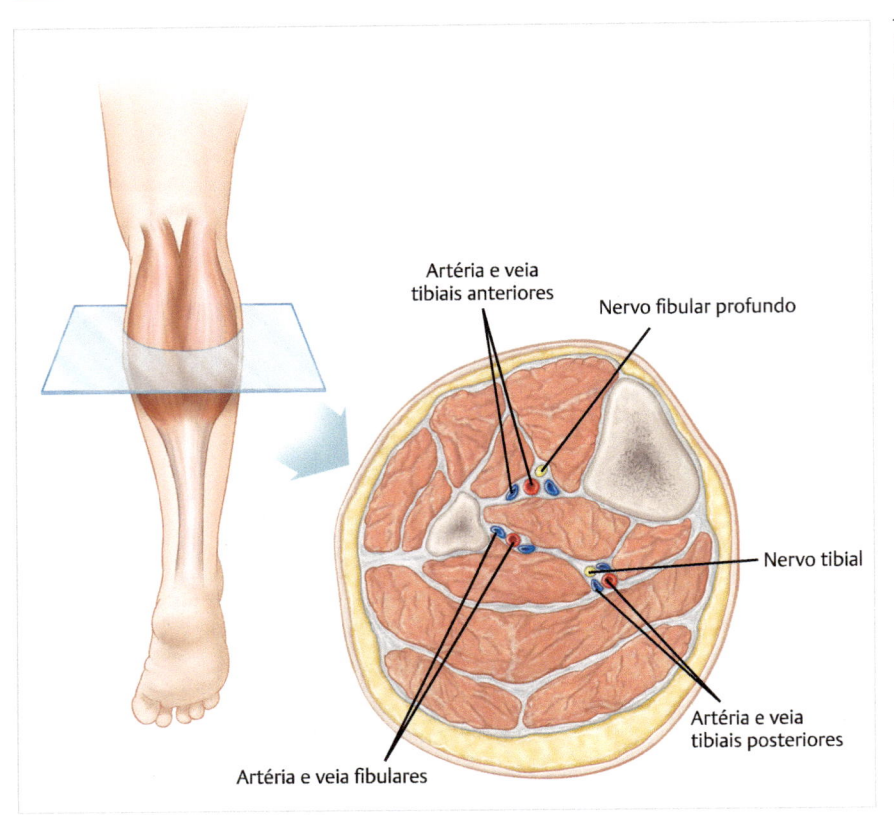

Fig. 35.3 Principais estruturas neurovasculares vistas em corte transversal da parte média da panturrilha. Ao realizar um aumento subfascial (como é nosso padrão), essas estruturas ficam relativamente salvas de lesão.

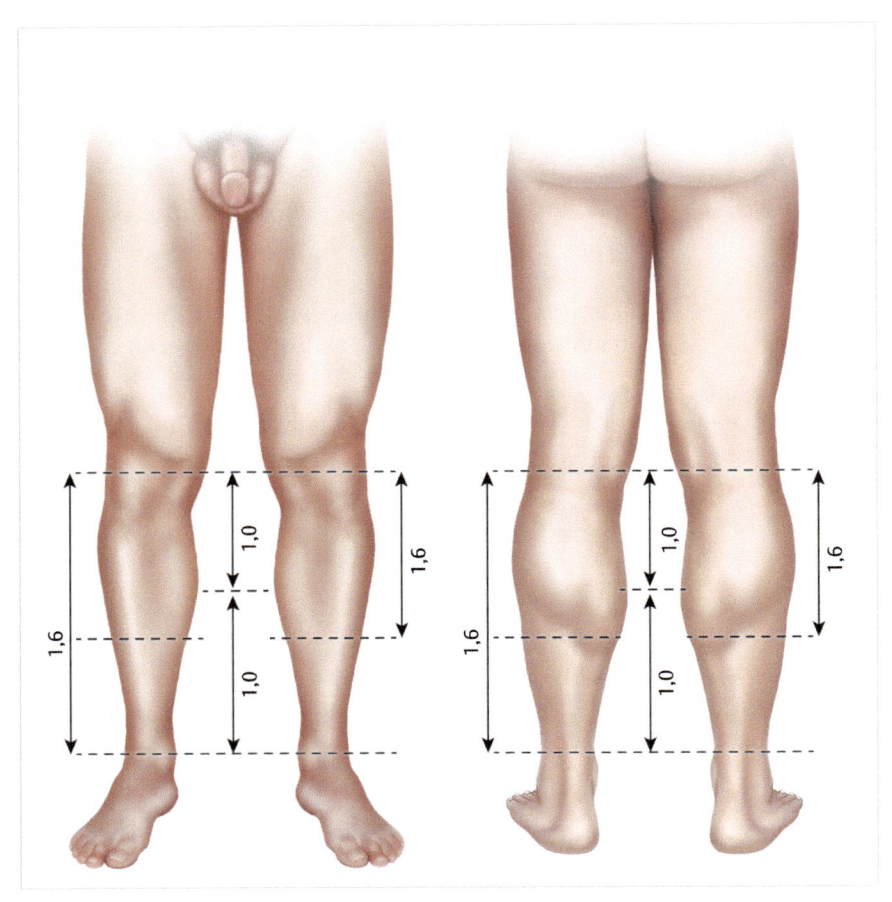

Fig. 35.4 Relação de ouro da estética da panturrilha – baseada em Howard.[9]

Desde sua introdução inicial, a cirurgia de aumento da panturrilha vem se tornando procedimento estético amplamente popular para ajudar os pacientes a adquirirem pernas bem torneadas. Quer seja um fisioculturista procurando "aumentar o volume" da perna apesar de um esquema de exercícios vigoroso ou um paciente comum que queira uma região da panturrilha mais bem torneada, há implantes de várias formas e tamanhos para ajudar a acrescentar volume a uma panturrilha hipoplásica.

Consulta do Paciente

A consulta começa com um histórico médico minucioso do paciente. Atenção especial é dada a perguntas específicas sobre trauma da extremidade, história de cirurgia do pé ou tornozelo, história de insuficiência vascular que possa colocar o fluxo sanguíneo em risco, história de insuficiência venosa ou de edema da perna que possa prolongar o edema pós-operatório na extremidade inferior e qualquer história de lesão nervosa ou déficits sensoriais, como se vê em pacientes com diabetes melito.

Na ocasião da consulta, pergunta-se ao paciente o que o incomoda especificamente com relação à sua panturrilha. Avaliam-se os objetivos pré-operatórios nesse ponto. Um paciente que tenha expectativas fora da realidade e não seja capaz de cumprir instruções pós-operatórias estritas é julgado um mau candidato para o aumento. Os pacientes que tenham anomalias congênitas, disparidade significativa de tamanho entre as duas panturrilhas ou hipoplasia bilateral são informados de que podem ser necessárias várias cirurgias para chegar à simetria e obter o aumento que desejam. Na consulta típica, pergunta-se aos pacientes se sua deficiência se situa primariamente na face medial da panturrilha, na lateral ou se gostariam de um tamanho maior global da panturrilha. A razão para essa distinção é ajudar o cirurgião a planejar o estilo correto de implante para a cirurgia.

Depois de completada a anamnese, avaliam-se as panturrilhas do paciente. Em primeiro lugar, avalia-se a simetria dos dois lados, e qualquer disparidade é levada à atenção do paciente. Embora a maioria dos pacientes apresente uma assimetria preexistente das panturrilhas, não muitos pacientes notam a diferença, e isso pode ser fonte de problema médico-legal no futuro.

Se o paciente apresentar uma deformidade do tipo pé torto ou tiver antecedente de pólio, observa-se a assimetria. O médico então avalia a qualidade da pele, do tecido subcutâneo e do músculo. Uma pessoa que tenha tecidos muito finos ou hipoplasia significativa da panturrilha pode não conseguir acomodar adequadamente um implante grande.

Avaliação do Paciente

A seguir, as panturrilhas do paciente são medidas em diâmetro na porção média. Também se faz uma segunda medida da fossa poplítea (linha de incisão proposta) à inserção do tendão do calcâneo. Ter a segunda medida permite que se avalie o comprimento máximo do implante que possa ser acomodado na panturrilha.

Ao determinar o tipo de implante a usar, nos baseamos amplamente na determinação dos desejos do paciente. No entanto, como foi mencionado anteriormente, também levamos em conta o comprimento da fossa poplítea à inserção do tendão do calcâneo para definir melhor o comprimento que será acomodado. Se o paciente simplesmente desejar ter mais definição na panturrilha, usaremos então o estilo 2 dos implantes Aesthetic and Reconstrutive Technologies na maioria dos casos. Com o implante estilo 2 para a panturrilha, há maior realce do músculo medial da panturrilha (**Fig. 35.5**).

Se, contudo, o paciente desejar ter mais volume total da região da panturrilha e estiver procurando uma aparência mais em bloco da panturrilha, ou o que denominamos "panturrilha do jogador de futebol americano", então somos favoráveis aos implantes estilo 1 (**Fig. 35.5**). Com o implante estilo 1, há maior realce da panturrilha como um todo, o que, em nossa prática, adapta-se melhor a pacientes que já tenham muito volume muscular (fisioculturistas) e apenas queiram aumento global do volume.

Os implantes estilo 3 são usados para aumento da cabeça lateral e raramente são usados. Cada um dos diferentes estilos de implantes tem uma variedade de tamanhos para atender à necessidade de cada paciente (**Tabela 35.1**). Independentemente do implante escolhido, a posição do implante ainda se faz no plano subfascial, que minimiza a dissecção em torno de estruturas neurovasculares fundamentais. Com a aquisição de experiência, o cirurgião ficará melhor em determinar o melhor implante para cada paciente.

Contraindicações

As contraindicações do procedimento de aumento da panturrilha são poucas. A primeira são as expectativas fora da realidade por parte do paciente. Este precisa estar inteiramente ciente da quantidade de aumento que pode ser seguramente alcançada. Os pacientes que desejam um aumento mais substancial podem ser candidatos a cirurgias sequenciais, mas precisam estar preparados para esse fato à frente.

Pacientes que apresentam hipoplasia unilateral precisam estar cientes dos riscos significativos de colocar

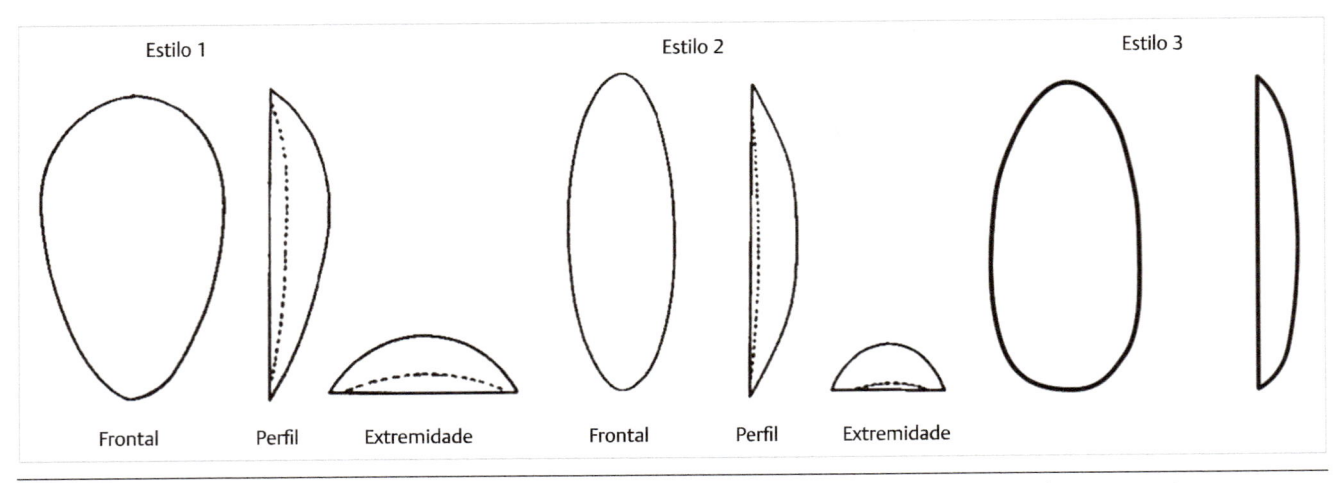

Fig. 35.5 Implantes de panturrilha estilos 1, 2 e 3. (Esta imagem é fornecida por cortesia de Aesthetic and Reconstructive Technologies, Reno, NV.)

implantes que sejam grandes demais para a perna, assim arriscando aumento excessivo da pressão do compartimento, com subsequente desenvolvimento da síndrome do compartimento. Os pacientes que não estejam dispostos a prosseguir com cautela e empregar um procedimento em etapas para aumento da extremidade hipoplásica são julgados maus candidatos à cirurgia.

Pacientes com condições médicas graves que os coloquem em uma classificação alta da American Society of Anesthesiologists e em risco cirúrgico significativo não são bons candidatos à cirurgia eletiva de aumento da panturrilha.

Por fim, o cirurgião precisa sempre ter conhecimento sobre a circulação do paciente para a extremidade inferior. Circulação comprometida no período pós-operatório pode ser um desastre e causar perda da extremidade quando agregada a edema significativo da extremidade. Um paciente que já tem insuficiência arterial ou venosa preexistente pode ter aumento do risco de perda da extremidade e ser mau candidato à cirurgia.

Alguns autores têm observado que as próteses de panturrilha têm as desvantagens de ser incapazes de corrigir adequadamente deformidades do tornozelo e sentem que uma falta de habilidade em abordar o tornozelo pode contraindicar o uso de implante sólido de silicone para aumento. Mesmo que de fato concordemos que o aumento da panturrilha com implantes de silicone não corrija deformidades do tornozelo, sentimos que isso pode ser abordado com lipoenxertia criteriosa na região do tornozelo por meio de pequenas incisões nos maléolos medial e lateral e pode ser realizado ao mesmo tempo em que o aumento da panturrilha, mas, em nossa opinião, é melhor que seja deixado para um procedimento secundário sob anestesia local para que o resultado do aumento da panturrilha seja inteiramente apreciado (**Vídeo 35.1**).

Vídeo 35.1 Aumento da panturrilha.
https://www.thieme.de/de/q.htm?p=opn/tp/299620101/978-1-62623-880-0_c035_v001&t=vídeo

Etapas para o Aumento Medial da Panturrilha

Os seguintes passos descreverão a abordagem gradual e ordenada do aumento da panturrilha.

As marcações são completadas na área de espera pré-operatória, tendo-se o cuidado de marcar a fossa poplítea e o local de incisão proposto. A incisão é marcada por um comprimento de 5 cm. A posição proposta do implante é confirmada com o paciente e delineada na pele para ajudar no posicionamento do implante, desse modo minimizando a dissecção intraoperatória (**Fig. 35.6**).

O paciente é levado à sala de cirurgia e colocado na posição supina. Administra-se a anestesia. A cirurgia pode ser realizada sob anestesia geral ou sob anestesia local simples; entretanto, nossa preferência é usar anestesia monitorada com propofol e cetamina.

Administram-se 2 gramas de Ancef (cefazolina) antes da incisão para profilaxia (se alérgico à penicilina ou à cefalosporina, então se administram 300 mg IV de clindamicina). O paciente é então reposicionado em decúbito ventral. As panturrilhas são preparadas com clorexidina. Injetam-se aproximadamente 25 mL de lidocaína a 1% com epinefrina 1:100.000 na área da incisão proposta, bem como no trajeto do aumento de panturrilha proposto, usando-se uma agulha de calibre 27. O paciente é novamente preparado e se colocam campos de maneira estéril.

Capítulo 35
Aumento da Panturrilha

Tabela 35.1 Preferências para implantes disponíveis

Estilo 1 — Nossa preferência para aumento volumoso da panturrilha (**Fig. 35.5**)

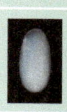

Tamanho	Largura	Comprimento	Projeção	Volume (mL)
1	6,2	12,7	1,6	53
2	6,9	13,9	1,7	68
3	7,8	14,2	1,9	91
4	9,5	16,3	2,0	131
5	11,3	17,3	2,7	275
6	9,5	16,3	2,5	147
7	9,7	17,2	2,3	192

Estilo 2 — Nossa preferência para aumento medial da panturrilha (**Fig. 35.5**)

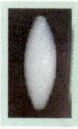

Tamanho	Largura	Comprimento	Projeção	Volume (mL)
1	6,1	17,4	2,1	94
2	6,5	20,7	2,3	126

Estilo 3 — Nossa preferência para aumento lateral da panturrilha (**Fig. 35.5**)

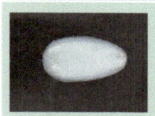

Tamanho	Largura	Comprimento	Projeção	Volume (mL)
0	5,2	12,5	1,5	49
1	6,5	14,0	1,7	72
2	6,7	14,3	1,8	80
3	8,0	14,6	2,0	133
4	9,5	16,5	2,2	163
5	6,2	13,5	1,6	68
6	6,5	14,5	1,8	81
7	7,9	14,7	2,0	110
8	9,1	17,1	2,0	144
9	5,7	12,4	1,5	47

Fonte: Adaptada de Aesthetic and Reconstructive Technologies. http://aartinc.net/calf-implants/. Acesso em janeiro de 2017.

Faz-se uma incisão de 5 cm na fossa poplítea com um bisturi com lâmina Nº 15 (**Fig. 35.7**). Usa-se dissecção romba com um hemostato e gaze para dissecar pelos tecidos subcutâneos até a fáscia superficial (fáscia poplítea), empregando-se o cautério conforme a necessidade para a hemostasia (**Fig. 35.8**).

Chegando-se à fáscia, usa-se um bisturi com lâmina Nº 15 para fazer uma incisão transversal. Isso é prolongado com uma tesoura Metzenbaum medial e lateralmente.

Nesse ponto, são feitas suturas de fixação em Vicryl 2-0 em cada seção da fáscia (**Fig. 35.9**). Disseca-se um plano subfascial, começando abaixo da fáscia poplítea e estendendo-se abaixo da fáscia profunda da perna, usando dissecção romba com os dedos e um dissector em espátula. A dissecção é confinada ao local propos-

Parte III
Cirurgia Corporal

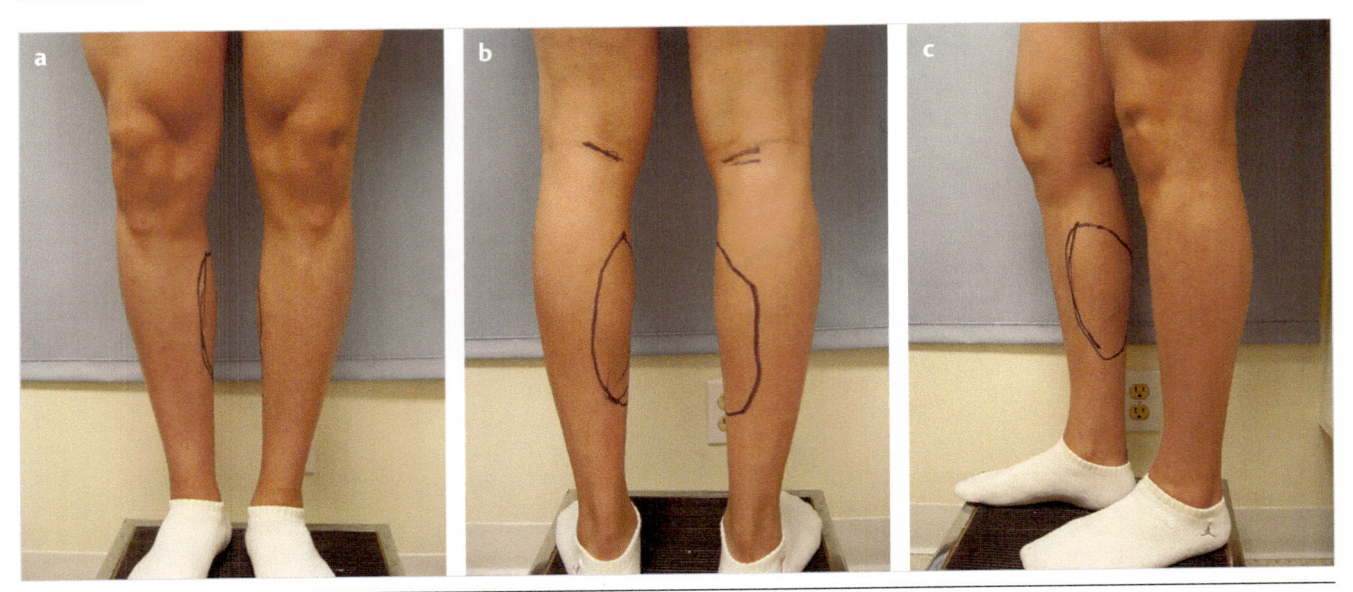

Fig. 35.6 (a-c) Marcações pré-operatórias para cirurgia de aumento da panturrilha. Observe o local da incisão na fossa poplítea e o contorno do local para aumento da panturrilha. As marcações para a posição do implante são feitas em conjunto com o paciente para maximizar sua satisfação no pós-operatório.

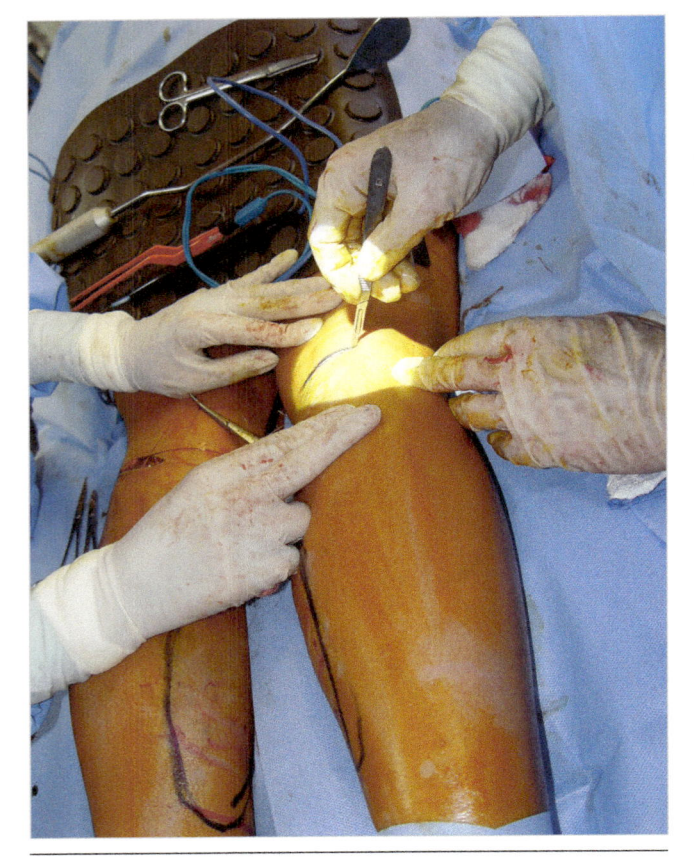

Fig. 35.7 Incisão na fossa poplítea.

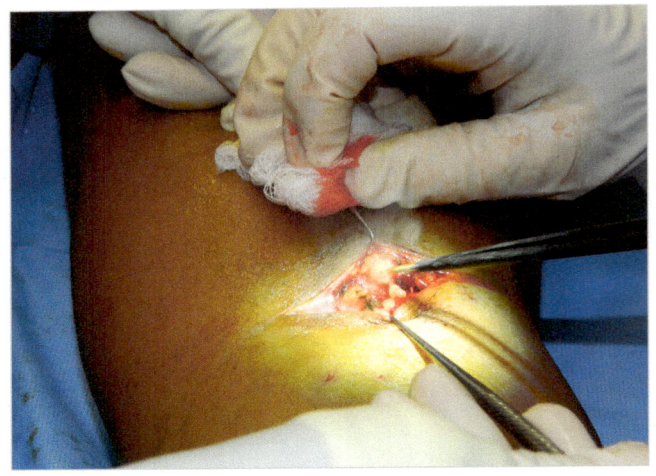

Fig. 35.8 Dissecção através dos tecidos subcutâneos usando eletrocautério. Ganchos com dente único são usados para afastamento da pele.

to do implante da panturrilha (conforme marcado com verificação do paciente no pré-operatório). A dissecção é realizada caudalmente até que se encontre resistência nas inserções da fáscia profunda perto do nível do tornozelo (**Fig. 35.10**). Colocam-se compressas de gaze na bolsa, que são removidas uma a cada vez à medida que a hemostasia esteja assegurada com cautério bipolar e um afastador iluminado. Uma vez que suficiente bolsa tenha sido dissecada e que se garanta a hemostasia, a bolsa é irrigada com uma solução contendo soro fisiológico normal, betadine, cefazolina e gentamicina. O irrigante é aspirado completamente. Cerca de 15 mL de Marcaína a 0,5% são injetados na bolsa para analgesia pós-operatória. Um implante em forma de losango é então colocado na bolsa (**Fig. 35.11**).

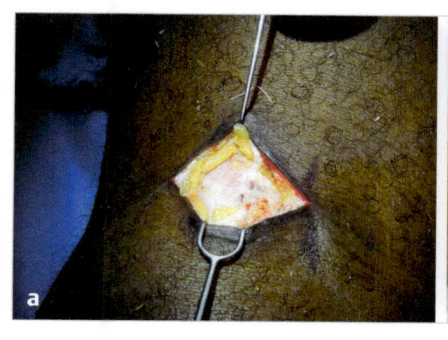

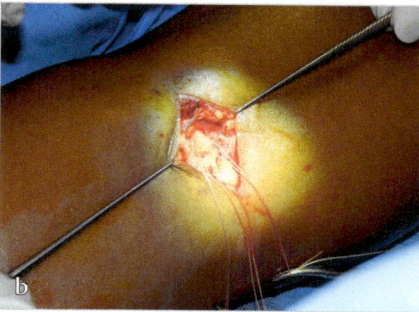

Fig. 35.9 (a) Fáscia profunda da perna (brilhando). **(b)** A incisão foi feita através da fáscia, sendo feitas suturas de fixação nas faces superior e inferior da fáscia cortada. Nosso padrão é fazer uma na parte superior e duas na parte inferior, já que a parte inferior da fáscia tende a retrair, e prender as suturas fasciais é essencial para ajudar na reaproximação no final do caso.

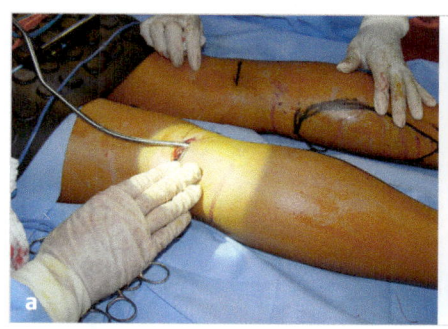

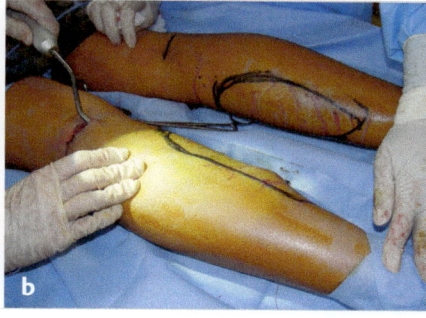

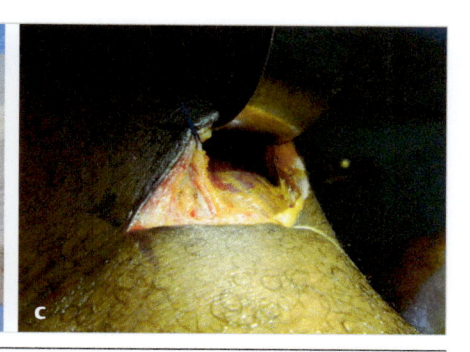

Fig. 35.10 Dissecção da bolsa subfascial. **(a)** Depois da dissecção inicial da bolsa usando divulsão romba com os dedos, usa-se um dissector em espátula para dissecar melhora a bolsa. **(b)** A ponta do dissector é observada na parte média da panturrilha, levantando a pele sobre a bolsa subfascial. **(c)** Na finalização da dissecção, há ampla bolsa criada, sendo o músculo gastrocnêmio visto abaixo.

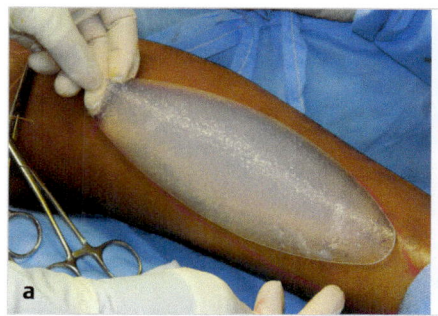

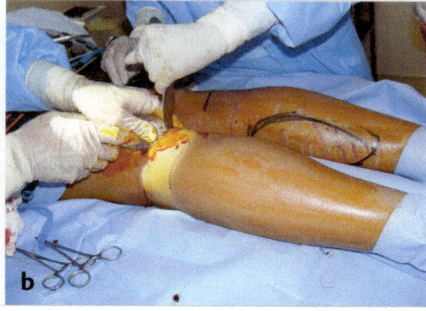

Fig. 35.11 (a) O implante (estilo 2, tamanho 2) está sendo demonstrado em sua posição na panturrilha medial direita. **(b)** Inserção da prótese na bolsa subfascial, tendo-se cuidado para dobrar o implante ao longo de seu maior eixo para facilitar o posicionamento.

O mesmo procedimento é realizado na parte contralateral (**Vídeo 35.2**).

Vídeo 35.2 Colocação de implante na parte contralateral.

https://www.thieme.de/de/q.htm?p=opn/tp/299620101/978-1-62623-880-0_c035_v002&t=vídeo

Uma vez colocado o implante, avalia-se a simetria. Nesse ponto, começa o fechamento. A fáscia é reaproximada com fio Vicryl 2-0 em pontos interrompidos (**Fig. 35.12**). A derme profunda é reaproximada com fio Monocryl 3-0 em pontos subcutâneos. A pele é fechada de maneira subcuticular usando fio Monoderm Quill 3-0. As pernas são enfaixadas com Coban, e o paciente é levado para a sala de recuperação pós-anestésica (PACU).

Etapas para Aumento Lateral da Panturrilha

Mesma preparação, posicionamento e infiltração local são usados como no aumento medial da panturrilha. A mesma incisão na fossa poplítea pode ser usada para aumentar a panturrilha lateral (**Fig. 35.13**).

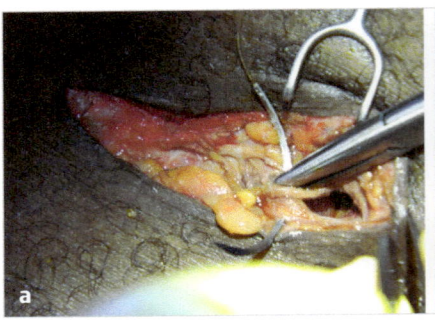

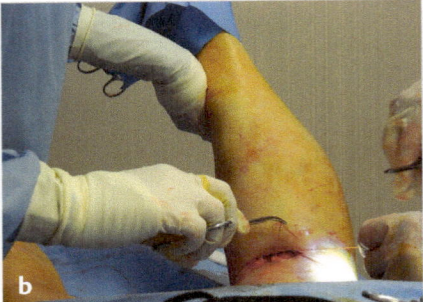

Fig. 35.12 (a) Fechamento da fáscia da perna usando fio Vicryl 2-0. **(b)** Para facilitar o fechamento e retirar a tensão das extremidades da fáscia, o joelho é flexionado pelo assistente.

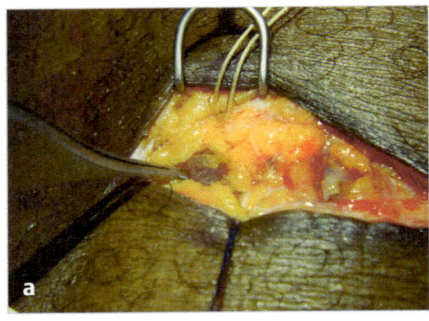

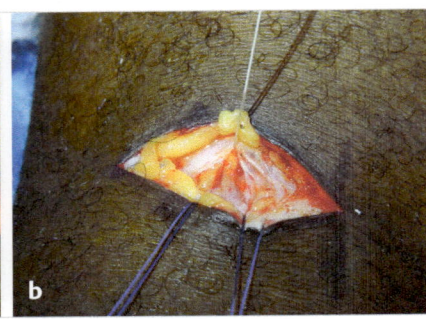

Fig. 35.13 (a) Feita a incisão na fáscia profunda, mostrando a cabeça lateral do músculo gastrocnêmio (posição 9 horas). **(b)** Sutura de fixação sendo feita na fáscia.

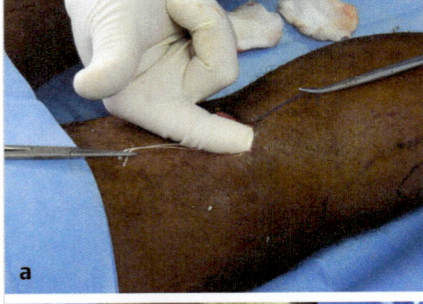

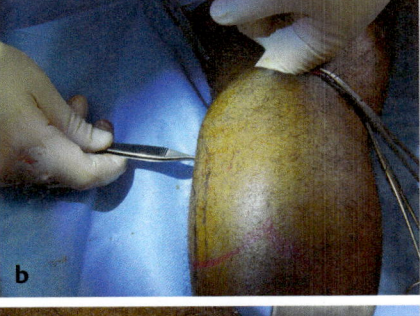

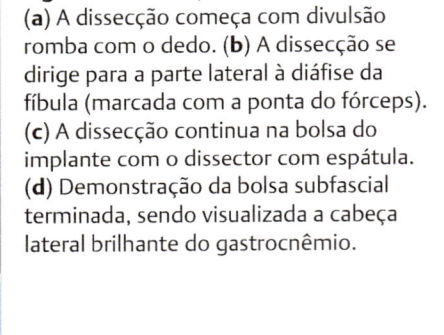

Fig. 35.14 Dissecção da bolsa subfascial. **(a)** A dissecção começa com divulsão romba com o dedo. **(b)** A dissecção se dirige para a parte lateral à diáfise da fíbula (marcada com a ponta do fórceps). **(c)** A dissecção continua na bolsa do implante com o dissector com espátula. **(d)** Demonstração da bolsa subfascial terminada, sendo visualizada a cabeça lateral brilhante do gastrocnêmio.

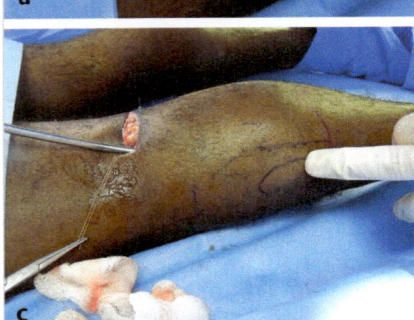

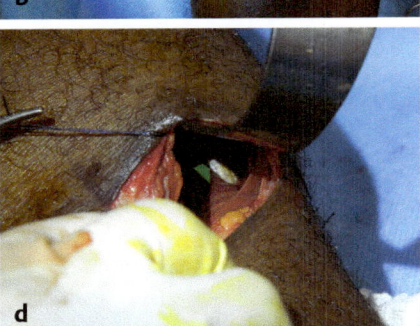

Neste caso, a dissecção é efetuada abaixo da fáscia poplítea ou profunda da perna acima da cabeça lateral do músculo gastrocnêmio (**Fig. 35.14**).

Assim como com o aumento medial, o implante é posicionado, sendo o fechamento realizado em camadas.

Cuidados Pós-Operatórios

Os cuidados pós-operatórios imediatos são relacionados a seguir. É importante o enfaixamento para compressão nas primeiras 24 horas para minimizar a mobilidade do implante e manter o edema compartimentalizado. O uso pós-operatório de meias de compressão com uma graduação de 20 a 30 mmHg ajuda a minimizar o espaço morto e o risco de movimento do implante até que se desenvolva tecido cicatricial.

Em geral, permite-se que os pacientes comecem atividade leve na semana 2 e atividade irrestrita nas semanas 4 a 6. Um retorno excessivamente agressivo à atividade mostra, em nossa população de pacientes e outros, que aumenta o risco de hematoma, seroma e mau posicionamento do implante. Silicone, juntamente com o uso de filtro solar na cicatriz operatória, melhorará a estética da cicatriz.

Manejo das Complicações

Hematoma, seroma e mau posicionamento do implante são todas complicações em potencial. A dissecção cuidadosa e criteriosa é a chave para esse procedimento. A dissecção excessiva deve ser evitada, pois cria excesso de espaço trazendo o risco de seroma, hematoma e possível mau posicionamento do implante.

Enfatize para o paciente a necessidade de atividade limitada no pós-operatório. Como afirmado anteriormente, um retorno abertamente agressivo à atividade se mostra causa do aumento da incidência de complicações.

Em casos de reconstrução ou manejo de perna hipoplásica, lembre-se de que é melhor um implante conservador, e o uso de implante muito grande em estágio único pode levar à síndrome do compartimento.

Exemplos de Casos

Caso nº 1: Aumento da Panturrilha com Implantes Estilo 2 (Fig. 35.15)

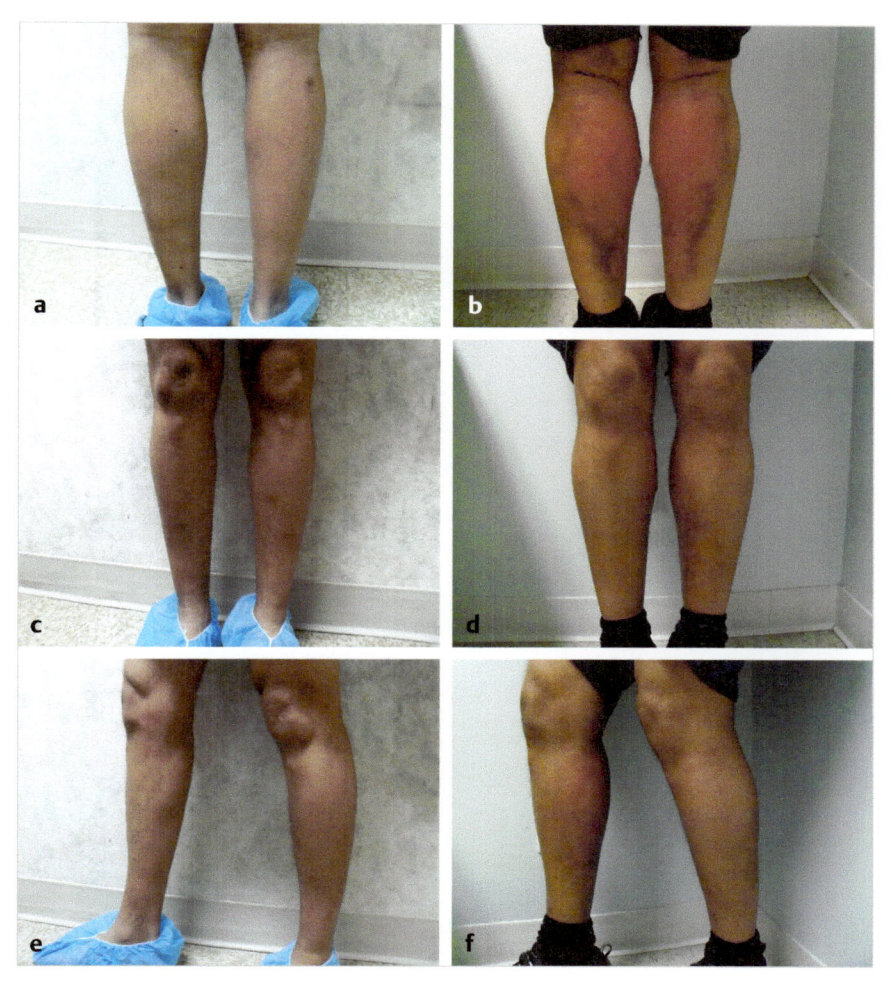

Fig. 35.15 Homem de 34 anos (MC) submetido a aumento com implantes estilo 2, tamanho 2. Ele é mostrado no pré-operatório (**a,c,e**) e com 4 dias de pós-operatório (**b,d,f**) com excelente resultado cosmético. As equimoses vistas na região medial da panturrilha são típicas nessa fase inicial da recuperação, e este caso é usado para ilustrar as equimoses significativas, não consideradas fora da norma.

Caso nº 2: Aumento Medial da Panturrilha com Implantes Estilo 2 (Fig. 35.16)

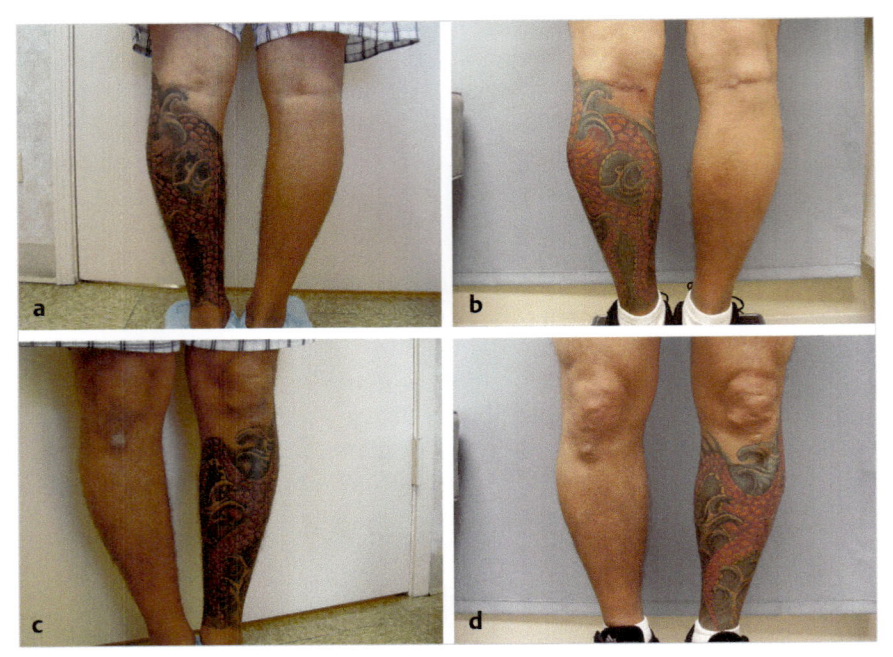

Fig. 35.16 Homem de 46 anos (RN) apresentava pernas arqueadas e se sentia constrangido. Foi submetido a aumento medial da panturrilha com implantes estilo 2, tamanho 2. É mostrado no pré-operatório (**a,c**) e em 3 meses de pós-operatório (**b,d**).

Caso nº 3: Aumento da Panturrilha com Aumento dos Glúteos (Fig. 35.17)

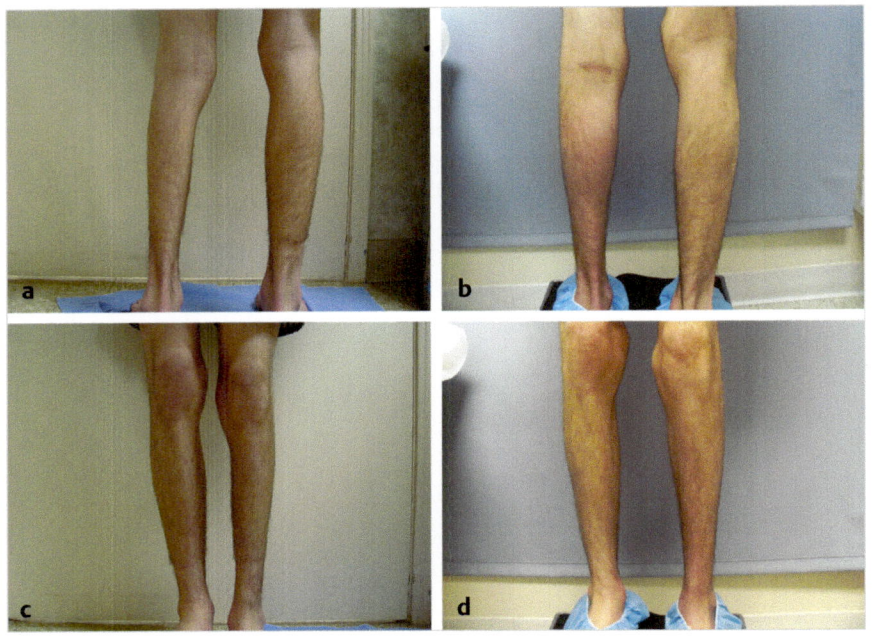

Fig. 35.17 Adolescente de 17 anos (BC) foi diagnosticado com espinha bífida ao nascimento. Houve significativo dano ao nervo por causa de lipomielomeningocele, removida aos 2 meses de idade. O paciente e sua mãe desejavam obter maior simetria entre o lado esquerdo (hipoplásico) (**a,c**) e o direito. (**b,d**) Ele foi submetido a aumento da região glútea à esquerda (estilo 3, tamanho 7) e da panturrilha esquerda (estilo 2, tamanho 1).

Caso nº 4: Aumento da Panturrilha, Procedimento em Estágios (Fig. 35.18)

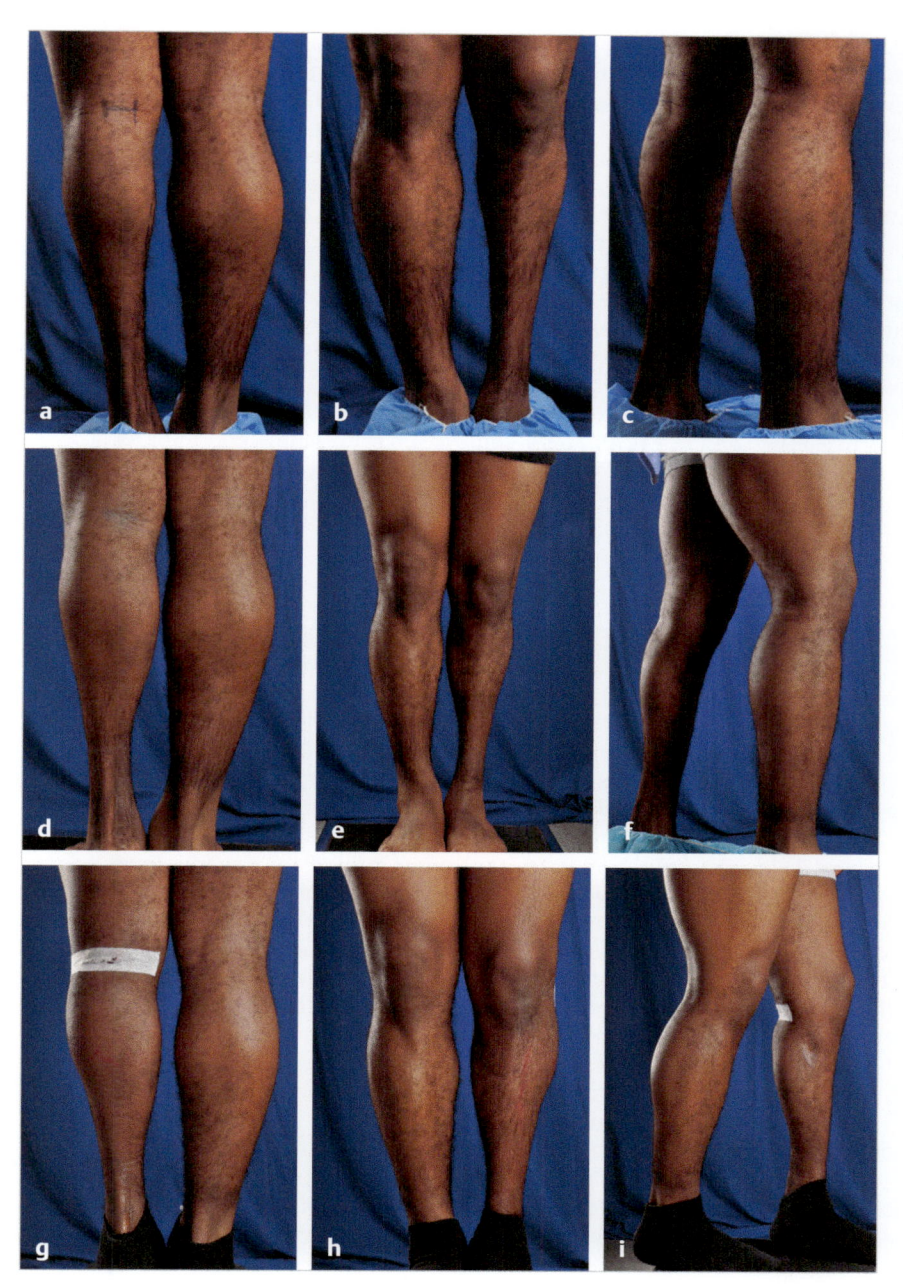

Fig. 35.18 (a,d,g) Homem de 30 anos (AM) nasceu com pé torto à esquerda. Procurou melhora da simetria. Concordou com um procedimento em estágios para ocasionar maior simetria. **(b,e,h)** Em primeiro lugar, foi submetido a aumento medial da panturrilha com um implante estilo 2, tamanho 2. **(c,f,i)** Subsequentemente, 8 meses mais tarde, foi submetido a aumento lateral da panturrilha com um implante estilo 3, tamanho 1. A etapa seguinte será aumentar o tamanho de um dos implantes ou lipoenxertia na parte inferior da perna acima do tornozelo.

Pérolas e Armadilhas

Pérolas

- A dissecção cuidadosa e criteriosa é a chave para este procedimento. A dissecção excessiva deve ser evitada, pois cria excesso de espaço que traz riscos de seroma, hematoma e possível mau posicionamento do implante.
- Evitar lesão da veia safena curta, que corre na linha média posteriormente e se situa profundamente à fáscia da perna ao longo da superfície do gastrocnêmio.
- Fechamento em camadas com fio absorvível assegura uma cicatriz pós-operatória esteticamente mais agradável.
- Enfaixamento para compressão nas primeiras 24 horas para minimizar a mobilidade do implante e manter o edema compartimentalizado. O uso pós-operatório de meias de compressão com uma graduação de 20 a 30 mmHg ajuda a minimizar o espaço morto e o risco de movimento do implante até que se desenvolva o tecido cicatricial.

Armadilhas

- Permite-se que os pacientes comecem atividade leve na semana 2 e atividade irrestrita nas semanas 4 a 6. O retorno agressivo à atividade, em nossa população de pacientes e em outras, mostra ser causa de aumento do risco de hematoma, seroma e mau posicionamento do implante.
- Silicone, juntamente com o uso de filtro solar no tecido cicatricial, melhorará a estética da cicatriz.
- Em casos de reconstrução ou manejo da perna hipoplásica, o cirurgião deve errar para o lado do implante conservador. Sempre há possibilidade de retornar em estágios para maior realce da perna. Contudo, o uso exagerado de um grande implante em estágio único pode resultar em síndrome do compartimento.

Passo a Passo

Passos para Aumento Medial da Panturrilha

1. As marcações se completam na área de espera no pré-operatório, tendo o cuidado de marcar a fossa poplítea e o local proposto da incisão. A incisão é marcada para um comprimento de 5 cm.
2. O paciente é levado à sala de cirurgia e colocado na posição supina. Administra-se a anestesia.
3. Administram-se 2 gramas de cefazolina antes da incisão para profilaxia.
4. O paciente é então reposicionado em decúbito ventral.
5. As panturrilhas são preparadas com clorexidina.
6. Cerca de 25 mL de lidocaína a 1% com epinefrina 1:100.000 são injetados na área da incisão proposta, bem como no trajeto do aumento proposto para a panturrilha, usando-se uma agulha calibre 27 G.
7. O paciente é novamente preparado e fica sob os campos estéreis.
8. Faz-se uma incisão de 5 cm na fossa poplítea com um bisturi com lâmina nº 15.
9. Usa-se dissecção romba com um hemostato e gaze para dissecar através dos tecidos subcutâneos até a fáscia superficial (fáscia poplítea)
10. Chegando-se à fáscia, usa-se um bisturi com lâmina nº 15 para fazer uma incisão transversal. Esta é prolongada com tesoura Metzenbaum medial e lateralmente.
11. São feitas suturas de fixação com Vicryl 2-0 em cada seção da fáscia.
12. Disseca-se um plano subfascial, começando abaixo da fáscia poplítea e prolongando-se abaixo da fáscia profunda da perna, usando-se dissecção romba com os dedos e um dissector em espátula.
13. Colocam-se compressas de gaze na bolsa, e estas são removidas uma de cada vez assim que se tiver certeza da hemostasia com cautério bipolar e afastador iluminado.
14. A bolsa é irrigada com uma solução contendo soro fisiológico normal, betadine, cefazolina e gentamicina. O irrigante é aspirado completamente.
15. Aproximadamente 15 mL de Marcaína a 0,5% são injetados na bolsa para analgesia pós-operatória.
16. Coloca-se, então, um implante em forma de losango na bolsa.
17. O mesmo procedimento é realizado na parte contralateral.
18. Uma vez colocado o implante, avalia-se a simetria.
19. A fáscia é reaproximada com fio Vicryl 2-0 em pontos interrompidos. A derme profunda é reaproximada com fio Monocryl 3-0 em pontos subcutâneos. A pele é fechada de maneira subcuticular usando-se fio Monoderm Quill 3-0.
20. A pernas são enfaixadas com Coban e o paciente é levado à sala de recuperação pós-anestésica (PACU).

Passos para Aumento Lateral da Panturrilha

1. As marcações são completadas na área de espera pré-operatória, tendo-se o cuidado de marcar a fossa poplítea e o local proposto para a incisão. Esta é marcada para um comprimento de 5 cm.
2. O paciente é levado à sala de cirurgia e colocado na posição supina. Administra-se a anestesia.
3. Administram-se 2 gramas de cefazolina antes da incisão para profilaxia.
4. O paciente é então reposicionado em decúbito ventral.
5. As panturrilhas são preparadas com clorexidina.
6. Cerca de 25 mL de lidocaína a 1% com epinefrina 1:100.000 são injetados na área da incisão proposta, bem como no trajeto do aumento proposto para a panturrilha, usando-se uma agulha calibre 27 G.
7. O paciente é novamente preparado e fica sob os campos estéreis.
8. Faz-se uma incisão de 5 cm na fossa poplítea com um bisturi com lâmina nº 15.
9. A dissecção é efetuada abaixo da fáscia poplítea ou profunda na perna acima da cabeça lateral do músculo gastrocnêmio. Executa-se continuação da dissecção da bolsa do implante com dissector em espátula.
10. Uma vez colocado o implante, avalia-se a simetria. Se for realizado implante bilateral, o mesmo procedimento é realizado na parte contralateral.
11. A fáscia é reaproximada com fio Vicryl 2-0 em pontos interrompidos. A derme profunda é reaproximada com fio Monocryl 3-0 em pontos subcutâneos. A pele é fechada de maneira subcuticular usando-se fio Monoderm Quill 3-0.
12. As pernas são enfaixadas com Coban e o paciente é levado à sala de recuperação pós-anestésica (PACU).

Referências

[1] Carlsen LN. Calf augmentation—A preliminary report. Ann Plast Surg. 1979;2(6):508-510
[2] Carlsen LN, Voice S. Calf augmentation. In: Vistnes LM, ed. Procedures in Plastic and Reconstructive Surgery: How They Do It. Boston, MA: Little Brown & Co;1991:281-294
[3] Glitzenstein J. Correction of the amyotrophies of the limbs with silicone prosthesis. Rev Bras Cir. 1979;69:117
[4] Szalay LV. Twelve years' experience of calf augmentation. Aesthetic Plast Surg. 1995;19(5):473-476
[5] Aiache AE. Calf contour correction with implants. Clin Plast Surg. 1991;18(4):857-862
[6] Gutstein RA. Augmentation of the lower leg: A new combined calf-tibial implant. Plast Reconstr Surg. 2006;117(3):817-826, discussion 827
[7] Kalixto MA, Vergara R. Submuscular calf implants. Aesthetic Plast Surg. 2003;27(2):135-138
[8] Nunes GO, Garcia DP. Calf augmentation with supraperiostic solid prosthesis associated with fasciotomies. Aesthetic Plast Surg. 2004;28(1):17-19
[9] Howard PS. Calf augmentation and correction of contour deformities. Clin Plast Surg. 1991;18(3):601-613

Leituras Sugeridas

Aiache AE. Calf implantation. Plast Reconstr Surg. 1989;83(3):488-493
Carlsen LN, Voice S. Calf augmentation. Surg. 2002; 8
Chugay PN, Chugay NV. Calf augmentation: A single institution review of over 200 cases. Am J Cosmet Surg. 2013;30(2):64-71
Coleman SR. Long-term survival of fat transplants: Controlled demonstrations. Aesthetic Plast Surg. 1995;19(5):421-425
Coleman SR. Structural fat grafts: The ideal filler? Clin Plast Surg. 2001;28(1):111-119
Cothren CC, Biffl WL, Moore EE. Trauma. In: Brunicardi FC, Andersen DK, Billiar TR, et al., eds. Schwartz's Principles of Surgery. 9th ed. New York, NY: McGraw-Hill; 2010 de la Peña-Salcedo JA, Soto-Miranda MA, Lopez-Salguero JF. Calf implants: A 25-year experience and an anatomical review. Aesthetic Plast Surg. 2012;36(2):261-270
Dini M, Innocenti A, Lorenzetti P. Aesthetic calf augmentation with silicone implants. Aesthetic Plast Surg. 2002;26(6):490-492
Erol OO, Gürlek A, Agaoglu G. Calf augmentation with autologous tissue injection. Plast Reconstr Surg. 2008;121(6):2127-2133
Gray H. Anatomy of the Human Body. Philadelphia, PA: Lea & Febiger;1918
Hendy A. Calf and leg augmentation: Autologous fat or silicone implant? J Plast Reconst Surg. 2010;34(2):123-126
Mundinger GS, Vogel JE. Calf augmentation and reshaping with autologous fat grafting. Aesthet Surg J. 2016;36(2):211-220
Niechajev I. Calf augmentation and restoration. Plast Reconstr Surg. 2005;116(1):295-305, discussion 306-307
Pereira LH, Nicaretta B, Sterodimas A. Bilateral calf augmentation for aesthetic purposes. Aesthetic Plast Surg. 2012;36(2):295-302
Sterodimas A, De Faria J, Correa WE, Pitanguy I. Tissue engineering in plastic surgery: An up-to-date review of the current literature. Ann Plast Surg. 2009;62(1):97-103
Sterodimas A, de Faria J, Nicaretta B, Pitanguy I. Tissue engineering with adipose-derived stem cells (ADSCs): current and future applications. J Plast Reconstr Aesthet Surg. 2010; 63(11):1886-1892
Veber M Jr., Mojallal A. Calf augmentation with autologous tissue injection. Plast Reconstr Surg. 2010;125(1):423–424, author reply 424–425
Walsh J, Page S. Rhabdomyolysis and compartment syndrome in military trainees. In: DeKoning, B. Recruit Medicine. Washington, D.C.: Borden Institute, Walter Reed Anny Medical Center; 2006:165-174.

Parte III: Cirurgia Corporal

CAPÍTULO 36

Tanquinho de Silicone (*Silicone Six-Pack*): Aumento Abdominal com Implantes Anatômicos Subfasciais

Jordan D. Frey ▪ Douglas S. Steinbrech

Resumo

Um abdome de aparência elegante, com contorno, pode ser alcançado pela inserção de implantes no bolso muscular subfascial do músculo reto do abdome, proporcionando uma definição anatomicamente acurada do "tanquinho" com o silicone. O capítulo dá detalhes do procedimento, incluindo as marcações pré-operatórias, anestesia, preparações operatórias bem como posicionamento e cuidados pós-operatórios do paciente. Em geral, a colocação de um implante de tanquinho abdominal é uma técnica eficaz e segura para se obter um contorno abdominal muscular masculino e elegante.

Palavras-chave: abdominal, abdome, contorno, implante, músculos, reto do abdome, silicone, tanquinho de silicone, "abdome espaguete".

Introdução

Um abdome de aparência elegante, com um contorno, pode ser alcançado pela inserção de implantes sobre o músculo reto do abdome, produzindo um tanquinho de silicone. A musculatura do reto estende-se do nível do processo xifoide até o púbis e é tipicamente dividida em três a quatro segmentos por meio de inscrições tendinosas. Essas divisões resultam numa aparência muscular do abdome masculino. Nesse procedimento, seis a oito implantes de gel de silicone são colocados após dissecção precisa do bolso, geralmente usando duas pequenas incisões. O tamanho e a projeção do implante devem ser cuidadosamente selecionados e contornados intraoperatoriamente com base em meticulosa avaliação da anatomia de cada paciente individual. Uma leve assimetria é aceitável e até desejada para se obter uma aparência natural. Os candidatos ideais são aqueles dentro dos 30% de seu ideal peso corporal com bom tônus muscular basal e mínima flacidez da pele. O excesso de adiposidade abdominal e no flanco, assim como a flacidez da pele ou estrias podem ser abordados por meio de lipoaspiração adjuvante e excisão da pele, respectivamente. No pós-operatório, a forma cirúrgica e as malhas são usadas para aplicar compressão delicada ao redor dos implantes, mantendo o contorno côncavo do tecido que circunda a convexidade dos implantes. Em geral, os resultados estéticos são excelentes, sendo a colocação do implante de tanquinho abdominal uma técnica eficaz e segura para se obter um contorno abdominal muscular masculino e elegante.

Avaliação Física

- Para avaliação, marcações, fotografias e vídeos, o paciente é posicionado ereto diante do cirurgião que deve permanecer sentado em uma cadeira no nível do abdome do paciente.
- O paciente é avaliado para qualquer assimetria da musculatura abdominal. Quaisquer assimetrias, que podem ser comuns, são notadas, documentadas, fotografadas e discutidas com o paciente.
- Pequenas assimetrias na musculatura abdominal podem parecer naturais e acentuar o resultado cirúrgico final na ausência de um desvio dramático da anatomia padrão das inscrições. Isto deve ser igualmente discutido com o paciente quando, na avaliação, são notadas assimetrias.
- Avalie a estrutura geral e o peso corporal do paciente; os pacientes dentro dos 10% de seu peso corporal ideal são candidatos adequados.
- Examine o contorno abdominal e o flanco para excesso de adiposidade; esses pacientes podem se beneficiar de lipoaspiração adjuvante.
- Inspecione a qualidade da pele abdominal; a presença de flacidez significativa da pele ou estrias pode comprometer o resultado estético após a colocação

dos implantes abdominais, e pode beneficiar-se de excisão adjuvante da pele.
- Palpe os músculos retos abdominais bilaterais para tamanho, qualidade e número de inscrições.
- Avalie quanto à presença de diástase do reto que pode resultar em uma aparência alargada quando os implantes são colocados.
- Inspecione para hérnias da parede abdominal ou umbilicais.
- Examine em busca de cicatrizes abdominais anteriores ou evidência de lipoaspiração abdominal anterior.

Anatomia

O reto do abdome é um músculo pareado que se estende das cartilagens xifoide e costal da quinta à sétima costela superiormente e até o púbis inferiormente.[1] O músculo é envolvido por uma bainha anterior ao longo de todo o seu curso assim como por uma bainha posterior superiormente ao nível da linha arqueada.[1] Seu suprimento sanguíneo surge das artérias epigástricas superior e inferior bilaterais, enquanto é inervado por terminações nervosas espinais toracolombares segmentares que se unem ao músculo em sua superfície posterolateral.[2,3] Três a quatro inscrições tendinosas geralmente dividem o músculo em três a quatro seções musculares em cada lado.[1] Muitas vezes essas inscrições estão presentes no nível do xifoide, do umbigo, assim como no nível médio entre esses dois pontos de referência anatômicos. Essas divisões musculares fornecem o contorno desejado, a aparência abdominal muscular de tanquinho. Lateralmente, o reto do abdome une-se à musculatura oblíqua na linha semilunar bilateralmente (**Fig. 36.1**).

Uma depressão côncava, estética, geralmente se estende da origem do reto do abdome no púbis, estendendo-se em direção aos flancos. Essas depressões e a concavidade do flanco destacam a natureza esculpida do músculo reto junto com os implantes sobrejacentes e podem ser acentuadas com o uso de lipoaspiração adjuvante. As sombras naturais ao longo da linha semilunar oferecem um excelente local para uma pequena incisão de acesso, permitindo a colocação de implante superior. O umbigo é preferido para a colocação de um implante inferior em razão de sua capacidade superior de ocultar qualquer cicatriz.

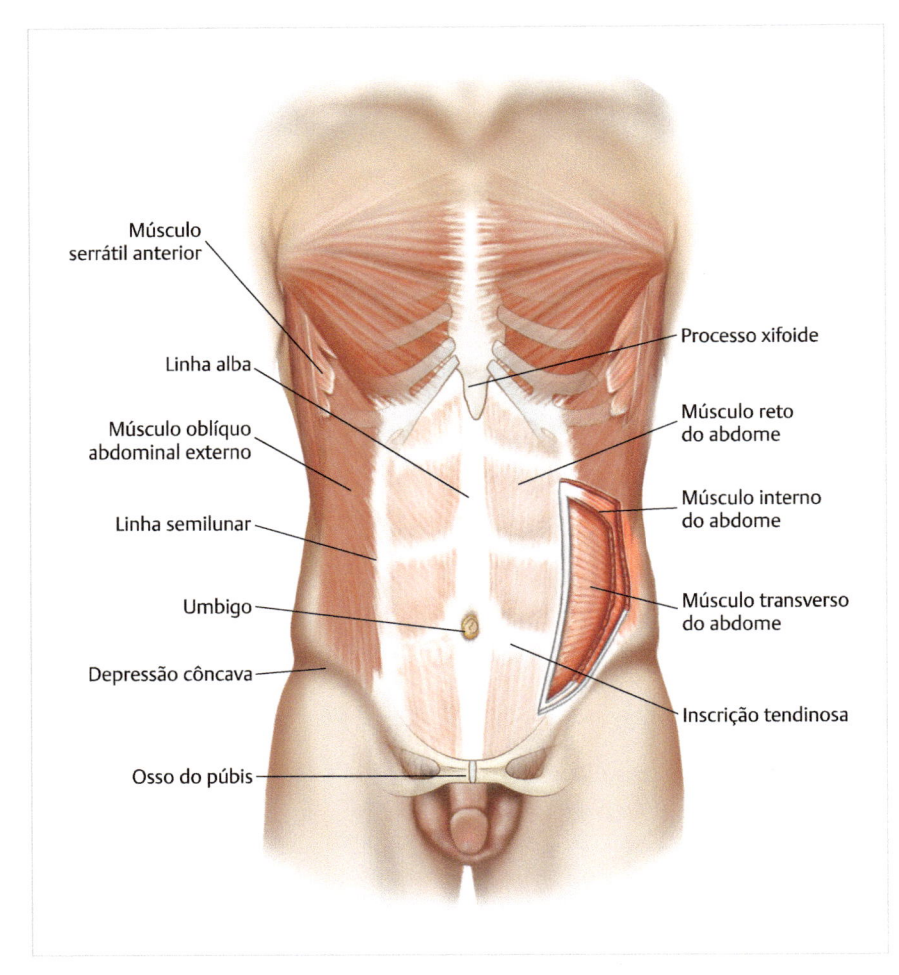

Fig. 36.1 As estruturas importantes da anatomia abdominal, que serão enfatizadas com a colocação dos implantes abdominais são a linha alba, centralmente, a linha semilunar, lateralmente, com as inscrições transversas e os músculos oblíquos externos superior e inferior, e o serrátil anterior.

Seleção de Pacientes

Os candidatos ideais para os implantes no reto do abdome são homens jovens, muito magros, com muito pouca gordura para lhes permitir BodyBanking, ou transferência de gordura de uma parte corporal a outra, para o abdome. Pacientes ativos com bom tônus muscular podem ainda ter dificuldade em obter uma aparência esculpida da musculatura do reto do abdome. Frequentemente, esses pacientes irão se apresentar com um contorno abdominal plano com grande quantidade de adiposidade sobrejacente à porção suprapúbica inferior da musculatura do reto em comparação à porção superior. Além disso, a porção superior do reto, que se insere no processo xifoide e na cartilagem costal, pode ser mais proeminente por causa do suporte ósseo adjacente. Implantes com perfis e tamanhos diferenciados, portanto, podem ser utilizados à medida que se progride de superior para inferior ao longo do músculo reto do abdome.

Muitos pacientes apresentam-se com um completo desarranjo da arquitetura da inscrição fascial, algo que o autor sênior chamou de "abdome espaguete" de maneira análoga aos "pulsos espaguete" que ele costumava ver no serviço de cirurgia da mão da New York University (NYU) no Bellevue Hospital, todos os anos, em 4 de julho. Os pacientes com um abdome "espaguete" podem não ser candidatos adequados para o procedimento de aumento abdominal com implante de silicone em tanquinho no plano subfascial abdominal. Se o procedimento for realizado em pacientes com essa anatomia, poderá ser necessário colocar implantes no plano subcutâneo suprafascial para um adequado alinhamento do implante, uma vez que a colocação de implante subfascial seguirá o curso anormal da musculatura natural do reto. Embora não seja a preferida, a colocação suprafascial tem produzido resultados aceitáveis. Essa possibilidade deve ser discutida com os pacientes no pré-operatório e anotada no consentimento cirúrgico.

Etapas para Aumento Abdominal com Implante de Tanquinho de Silicone MuscleGel

Equipamento

- Fotóforo de cabeça.
- Implantes abdominais MuscleGel.
- Conjunto de sondas uretrais graduadas.
- Retrator "*pigtail*" iluminado de implante abdominal (preferido) ou retrator submentoniano iluminado.
- Campo cirúrgico antimicrobiano Ioban e (3M, St. Paul, MN).

Fios de Sutura

- Sutura de Vicryl 4-0 (Ethicon US, Somerville, NJ).
- Sutura de Monocryl 4-0 (Ethicon US, Somerville, NJ).

Marcações Pré-Operatórias

Antes da marcação, fotografias e um vídeo pré-operatórios são obtidos do abdome do paciente em repouso e com os músculos retos do abdome flexionados.

Uma incisão vertical de 3,5 cm é marcada na dobra natural da linha alba, centralmente, entre a série superior (primeira) e a segunda série de seções musculares do reto do abdome.

Incisões circunferenciais são marcadas ao redor do umbigo natural ().

As seções musculares do reto do abdome, que correspondem às áreas propostas para a colocação do implante, são notadas e marcadas com os músculos abdominais em repouso e também quando os mesmos estão flexionados e estendidos.

Em seguida, são desenhados os bolsos correspondentes propostos para dissecção subfascial para a colocação final do implante com dimensões documentadas.

Marque quaisquer áreas para aumento adjuvante com o uso de BodyBanking.

Marque quaisquer áreas em que será realizado MuscleShadowing (sombreamento muscular) concomitante.

Um conjunto final de fotografias e vídeos pré-operatórios do paciente, completado com marcações, é obtido com os músculos abdominais em repouso e flexionados (**Fig. 36.2**).

Uso de Anestesia

O aumento abdominal com implante de silicone MuscleGel pode ser realizado com segurança sob anestesia local somente, com ou sem sedação, assim como sob anestesia geral com base na preferência do cirurgião e do paciente assim como na tolerância do paciente.

Preparação Pré-Operatória e Posicionamento do Paciente

1. A preparação cirúrgica em pé é realizada com o paciente com os braços estendidos. Deve-se ter o cuidado de preparar a partir do pescoço, superiormente, até a área púbica, inferiormente.
2. Após a preparação, o paciente, então, se deita supino na mesa da sala cirúrgica coberto com campos cirúrgicos estéreis. Os braços são abduzidos sobre suportes para braços a 90° do corpo.

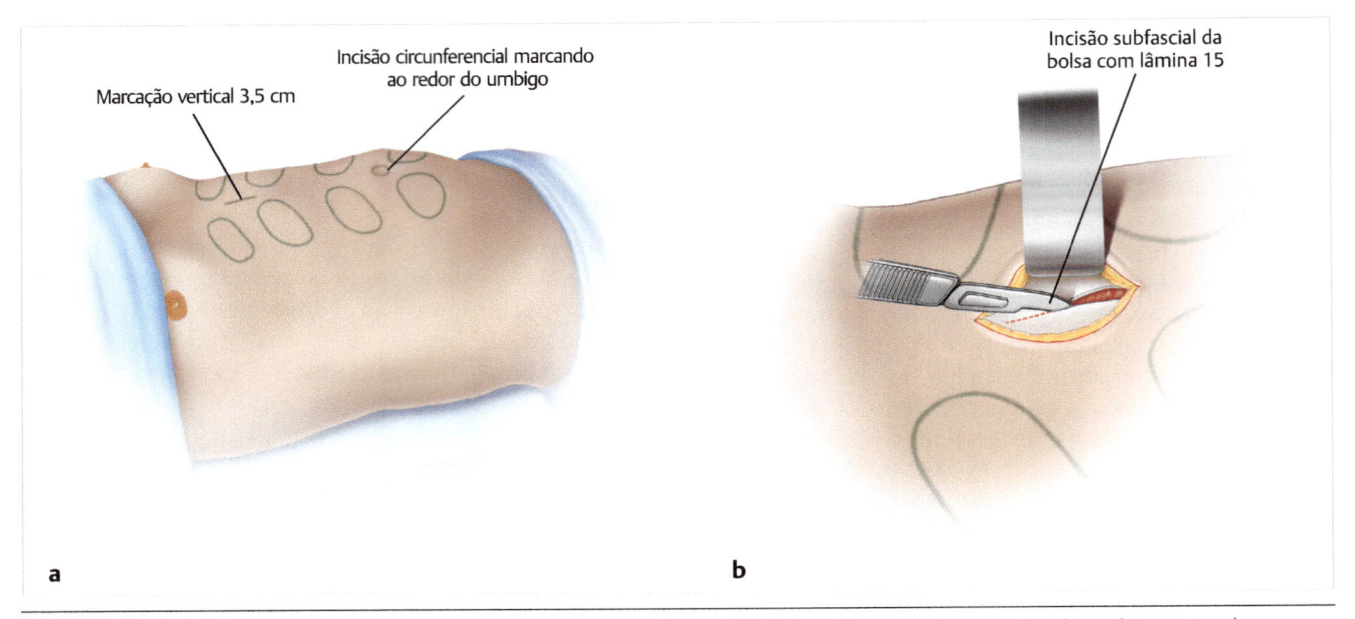

Fig. 36.2 (**a**) Uma incisão superior de 3,5 cm e uma incisão circunferencial inferior são marcadas ao redor do umbigo natural. (**b**) Via incisões superiores, o sistema fascial superficial é incisado, e a dissecção é realizada até a fáscia anterior da bolsa do reto para a colocação de dois a quatro implantes superiores.

Técnica

Para iniciar o procedimento, injetam-se lidocaína a 2% com epinefrina nas incisões propostas e em cada bolso usando uma agulha espinal. A injeção dentro dos espaços em potencial dos bolsos facilitará a hidrodissecção destes junto com hemostasia e controle da dor. As incisões marcadas previamente são então realizadas usando um bisturi com lâmina nº 15. A dissecção prossegue bilateralmente em um plano subcutâneo para expor as margens mediais da fáscia do reto do abdome. Usando uma caneta marcadora, uma incisão vertical de 1 cm é marcada na borda medial do primeiro bolso do músculo reto do abdome, o qual foi marcado no pré-operatório, para preparar para a dissecção do bolso de implante subfascial no alto da musculatura do reto do abdome. Em seguida, essa marcação é incisada delicadamente com uma lâmina nº 15 (**Fig. 36.2**).

O plano subfascial é adentrado através dessa incisão, e o bolso do implante é inicialmente dissecado delicadamente usando pinça de amígdala. Durante essa dissecção inicial, quaisquer vasos perfurantes do reto do abdome medial devem ser previstos e cauterizados para manter um campo sem sangue com ótima visualização para realizar uma dissecção precisa do bolso. Progressivamente, são então utilizadas grandes sondas uretrais para expandir o bolso até o tamanho correto para obter um encaixe "mão e luva" do implante. Toma-se muito cuidado para não dissecar excessivamente o bolso, em especial lateralmente fora do músculo reto do abdome (**Fig. 36.3**).

Nesse ponto do procedimento, um retrator "*pigtail*" iluminado (preferido) de implante abdominal ou um retrator submentoniano iluminado é inserido no bolso para uma visualização e inspeção desimpedidas a fim de assegurar uma adequada dissecção. Em seguida, obtém-se cuidadosa hemostasia usando eletrocautério (**Fig. 36.4**).

Enxágue o bolso abundantemente com solução tripla de antibióticos composta por cefazolina, gentamicina e bacitracina. O implante de MuscleGel é então cuidadosamente inserido na bolsa dissecada. O implante deve encaixar-se exatamente dentro do bolso dissecado à maneira de "mão e luva". Se necessário, pode-se aparar e personalizar o implante para melhorar seu encaixe, perfil e contorno, ou afilar o implante até a parede abdominal natural. Em casos raros, pode ser necessária mais dissecção do bolso do implante, porém, novamente, deve-se tomar muito cuidado para não dissecá-lo excessivamente para diminuir o risco de migração e, em última análise, o mau posicionamento do implante. O implante deve então ser fixado em sua posição ideal com a aplicação de sutura de Vicryl 4-0 (Ethicon US, Somerville, NJ) entre a superfície anterior do mesmo e a fáscia sobrejacente do bolso do implante. Isto irá "travar" o implante em posição e minimizar o risco de sua migração e mau posicionamento. Em seguida, o bolso fascial é fechado com sutura corrida de Vicryl 4-0 (Ethicon US, Somerville, NJ) para isolar o implante dentro do bolso, usando tecido vascularizado local

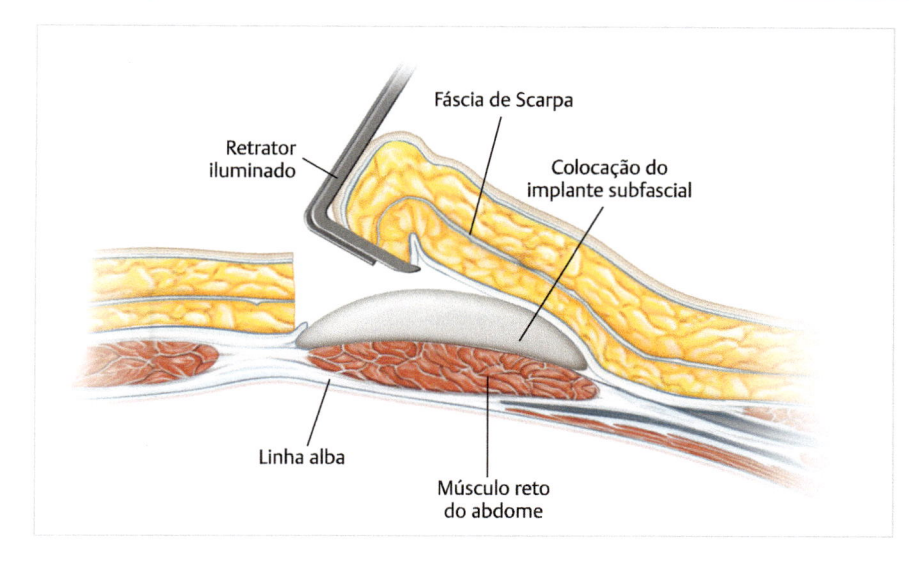

Fig. 36.3 Enquanto o assistente retrai os tecidos subcutâneos, o cirurgião marca as incisões verticais de 2 cm na borda medial da bolsa subfascial. Uma vez dentro da bolsa subfascial, o assistente faz a retração à medida que o cirurgião manobra delicadamente o implante dobrado dentro de sua posição.

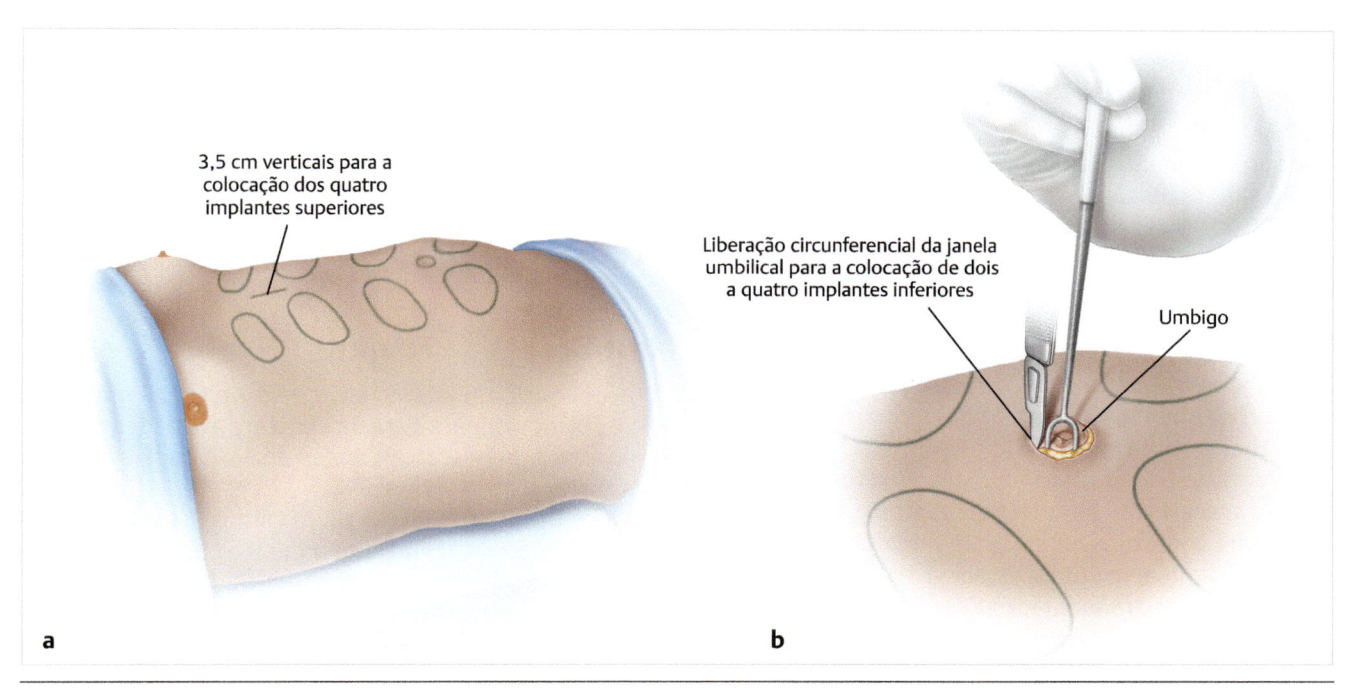

Fig. 36.4 (**a**) A incisão superior de 3,5 cm é marcada para ser o local de entrada dos quatro implantes superiores. (**b**) Incisões circunferenciais são marcadas ao redor do umbigo natural. O cirurgião libera circunferencialmente a janela umbilical para a colocação de dois a quatro implantes inferiores.

e minimizar o risco de contaminação (**Fig. 36.5**). Os passos precedentes são então repetidos para cada implante abdominal subsequente a ser colocado.

Depois de colocados todos os implantes, qualquer lipoaspiração abdominal adjuvante, MuscleShadowing e/ou BodyBanking são realizados delicadamente para refinar, misturar e/ou definir o resultado. Toma-se muito cuidado para não danificar os implantes ou desarranjar os bolsos de implantes com essas manobras. A seguir, as incisões são fechadas em camadas com suturas de Vicryl 4-0 (Ethicon US, Somerville, NJ) e 4-0 de Monocryl (Ethicon US, Somerville, NJ). Finalmente são aplicadas faixas adesivas cutâneas tópicas sendo aplicadas fitas de fechamento de feridas sobre todas as incisões.

Cuidados Pós-Operatórios

Curativos

No fechamento da ferida, são aplicados os curativos pós-operatórios finais. Esses curativos ajudarão a manter e a aperfeiçoar a colocação de implantes, assim como qual-

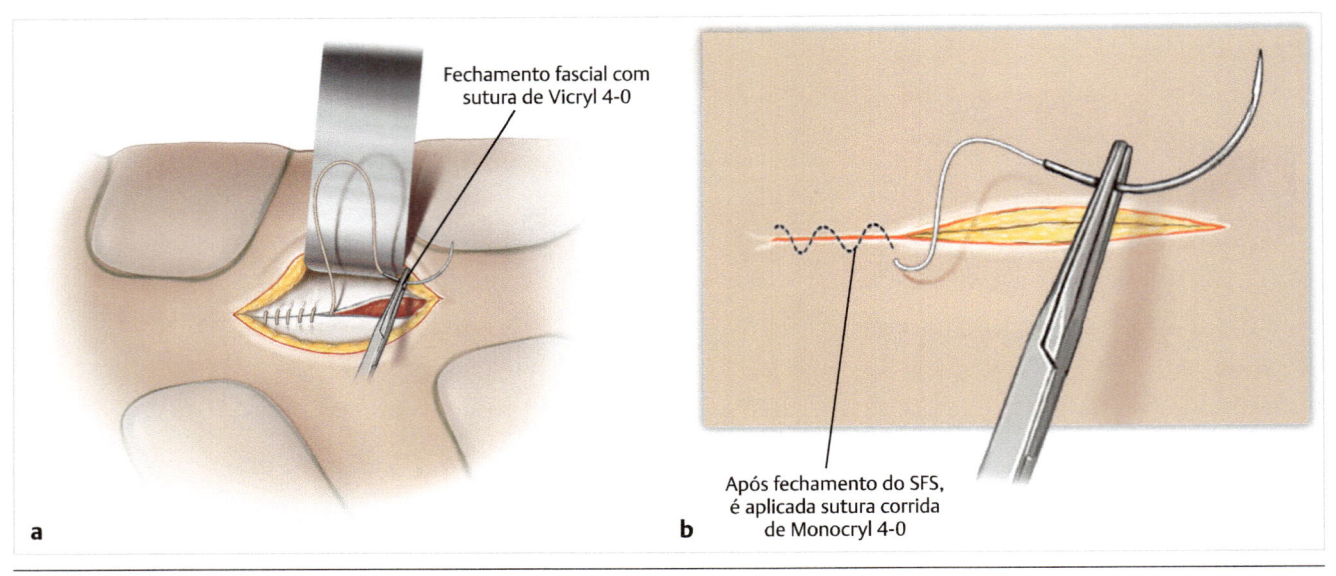

Fig. 36.5 Fechamento fascial e da pele. (**a**) Fechamento via incisão dos "quatro superiores". O fechamento fascial é alcançado com sutura fascial corrida de Vicryl 4-0 sobre o implante subfascial. (**b**) Após realização do fechamento do sistema fascial superficial (SFS) de baixa tensão com sutura corrida de Vicryl 4-0, é aplicada sutura corrida de Monocryl 4-0.

quer procedimento adjuvante de contorno corporal que tenha sido realizado.

No pós-operatório, coloca-se espuma cirúrgica bilateralmente para delinear a musculatura do reto, estendendo-se obliquamente na direção superolateral a partir do púbis, ao longo da linha semilunar lateralmente e através das margens costais e do xifoide superiormente. Uma faixa de espuma é colocada então verticalmente, de inferior para superior, para bisseccionar o músculo reto do abdome pareado. Faixas transversas de espuma são então colocadas nas inscrições transversas para isolar e delinear os implantes que foram colocados no músculo reto do abdome. Desse modo, aplica-se compressão ao tecido ao redor de cada implante para manter sua concavidade bem como para acentuar ao máximo os implantes em seu estado pós-operatório final. Um painel maior de espuma, de 5 cm, é então aplicado sobre esse construto e um traje moderadamente compressivo é colocado no paciente para ser usado até a primeira visita pós-operatória. Isso ajudará a manter o contorno obtido à conclusão da cirurgia, protegendo ao mesmo tempo o local cirúrgico contra pressão e trauma inadvertido. Uma cinta elástica abdominal em uma malha de compressão é colocada sobre os painéis de espuma a fim de proporcionar uma delicada compressão.

Medicação para dor e antibióticos são fornecidos.

Instruções ao Paciente

Pós-operatoriamente, o paciente deve ser acompanhado cuidadosamente para avaliar curativos adequados e cuidados à incisão, cicatrização de ferida, assim como o resultado cirúrgico final.

O paciente é avaliado no primeiro dia de pós-operatório para confirmar que o curativo permaneça em seu posicionamento correto e educar o paciente sobre o posicionamento do implante. O curativo abdominal assim como a cinta elástica abdominal e a fita de espuma *não* são removidos durante essa primeira visita pós-operatória.

O paciente retorna então nos dias 3 a 5 de pós-operatório para a sua revelação cirúrgica, pois o curativo abdominal inteiro será removido nessa ocasião. Qualquer massagem desnecessária na área abdominal, incluindo

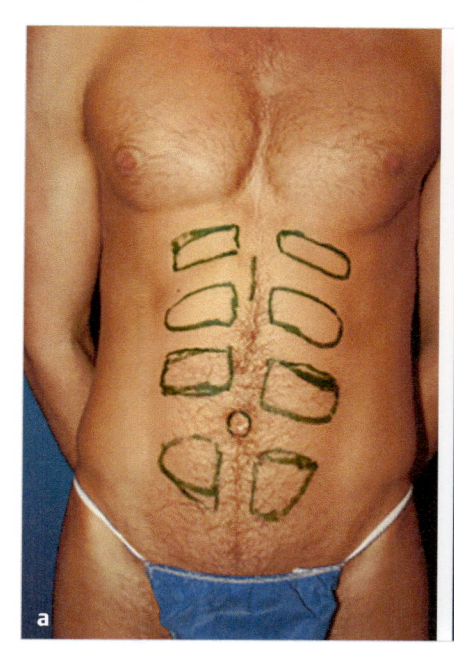

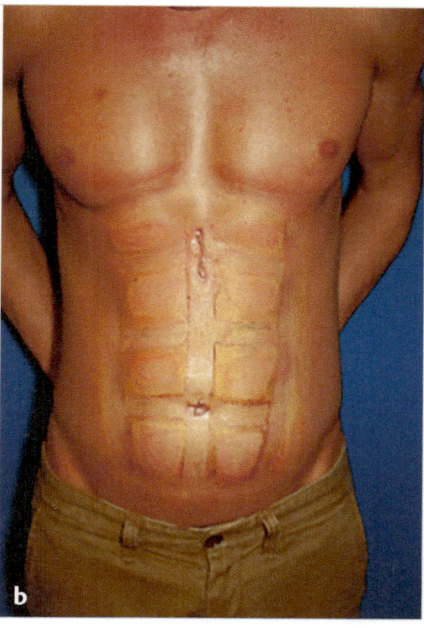

Fig. 36.6 (**a**) Os bolsos de implante subfascial previstos são marcados enquanto o paciente flexiona-se em posição ereta à frente de um espelho. Os pacientes devem ver a assimetria preexistente de sua anatomia pré-operatória. A incisão dos "quatro superiores" de 3 cm é marcada. (**b**) Resultado após 1 semana com edema significativo e mínima equimose delineando os bolsos do implante. A remoção do curativo de espuma é realizada em 3 a 5 dias.

as incisões que podem interromper a correta cicatrização do bolso e deslocar os implantes, é evitada. O construto do curativo de espuma e quaisquer drenos são removidos. Permite-se, então, que os pacientes tomem banho de chuveiro (**Fig. 36.6**).

O paciente é instruído a retornar em 1 semana de pós-operatório para um acompanhamento geral a fim de assegurar a cicatrização normal da ferida, o correto posicionamento do implante e revisar as instruções pós-operatórias. Os pacientes são instruídos a não exercitar ou tensionar qualquer musculatura abdominal por 3 semanas de pós-operatório. As fotografias pós-operatórias finais do paciente, novamente com o abdome em repouso e flexionado, são obtidas em 1 ano para documentar o resultado.

Manejo das Complicações

Os problemas pós-operatórios mais comuns incluem equimose transitória, edema e dor. Estes podem ser tratados de maneira conservadora com adequada analgesia e espera-se que cedam em 1 a 2 semanas de pós-operatório.

As complicações mais notáveis são: assimetria, deslocamento, infecção, hematoma e seroma. Enquanto a assimetria menor confere um resultado mais natural, a assimetria significativa deve ser evitada por meio de minuciosa avaliação do paciente no pré-operatório em conjunto com meticulosa seleção e manipulação intraoperatória do implante. A revisão e troca do implante podem ser necessárias, caso persista uma assimetria incômoda. A infecção leve e inicial pode ser tratada cuidadosamente com antibióticos orais. A infecção progressiva pode necessitar de antibióticos intravenosos e/ou remoção de implante. Hematoma é uma complicação pós-operatória, rara, imediata, quando se tem o cuidado de obter cuidadosa hemostasia, e que exige o retorno à sala cirúrgica para exploração. Da mesma forma, o seroma é uma ocorrência rara após a colocação de implante no reto do abdome com precisa dissecção do bolso e adequada compressão pós-operatória. Pode ser necessária cuidadosa aspiração desses acúmulos em casos significativos.

Parte III
Cirurgia Corporal

Exemplo de Caso

Aumento Abdominal com Implante de Tanquinho de Silicone MuscleGel (Fig. 36.7)

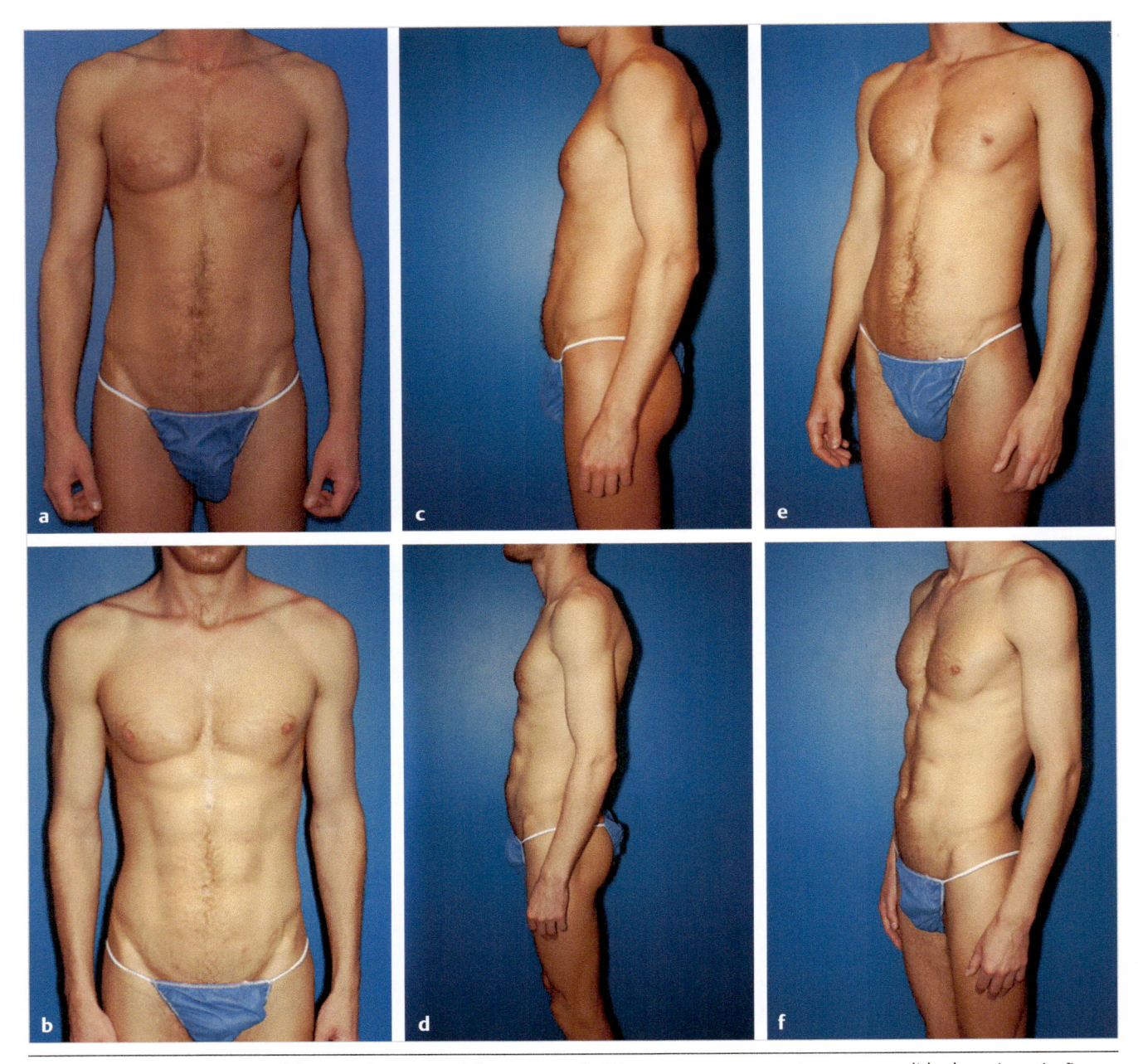

Fig. 36.7 (a,c,e) Este é um modelo masculino ectomórfico, magro, de 27 anos, que se apresentou com o pedido de mais projeção e definição de sua musculatura abdominal. Ele foi muito firme em relação a seu desejo de tanquinho com oito gomos. Quatro implantes subfasciais foram inseridos via incisão dos "quatro superiores" oculta nas sombras da linha média. Os "quatro inferiores" foram introduzidos através da incisão umbilical escondida profundamente. **(b,d,f)** Fotos pós-operatórias em 23 meses. Nota: Não foi realizado qualquer BodyBanking do serrátil, embora isto faça parte do procedimento atual de tanquinho de silicone com seis gomos.

Capítulo 36
Tanquinho de Silicone (*Silicone Six-Pack*): Aumento Abdominal com Implantes Anatômicos Subfasciais

Pérolas e Armadilhas

Pérolas

- A colocação do implante subfascial acima do músculo reto é preferida para aperfeiçoar a cobertura do implante assim como para minimizar o risco de migração e mau posicionamento do implante.
- Com essa técnica, os implantes devem ser colocados acima do nível do músculo de tal forma que o perfil do implante seja acentuado quando os músculos retos do abdome são flexionados e projetem os implantes em maior grau.
- Implantes de perfil baixo devem ser utilizados superiormente na região costal, onde os implantes serão colocados em cima das costelas onde há maior suporte estrutural e uma base para a projeção dos mesmos. Implantes de perfil mais alto podem ser necessários na porção medial do abdome, onde as vísceras abdominais não fornecem uma base estável para a projeção do implante.
- Implantes menores com perfil mais baixo devem ser utilizados no abdome inferior para um resultado natural.
- O aumento abdominal com implante de tanquinho de silicone pode ser complementado com BodyBanking para obter uma técnica composta com o uso de gordura autóloga para misturar e aumentar o contorno abdominal, se necessário.
- Na primeira experiência do cirurgião com essa técnica, uma correção menor, com implantes de perfil menor, mais baixo, é recomendada para minimizar o risco de um contorno não natural.
- O planejamento pré-operatório é de suma importância. Examine a anatomia individual de cada paciente durante a consulta inicial. Não espere até o dia da cirurgia para definir um plano cirúrgico detalhado com base na anatomia única e objetivos cirúrgicos de cada paciente.
- A consideração mais importante a fazer nessa técnica é a seleção do paciente adequado. O aumento abdominal com implante de tanquinho de silicone é ideal para homens com muito pouca gordura corporal, nos quais os implantes acentuarão o contorno da musculatura abdominal com mínima interferência num resultado natural.

Armadilhas

- Uma excelente hemostasia é obrigatória antes da colocação do implante e fechamento das incisões para minimizar o risco de hematoma, migração e mau posicionamento do implante. Seco na entrada, seco na saída.
- Não disseque demais o bolso do implante. Isto garantirá um encaixe tipo "mão e luva" para uma colocação adequada e anatômica do implante.
- Evite quaisquer deformidades "em degrau" entre o implante e a parede abdominal natural. Empenhe-se em obter bordas mais adelgaçadas e utilize o BodyBanking com gordura autóloga para refinar essa transição.
- Evite dissecar demais o bolso do implante lateralmente para aperfeiçoar o posicionamento e minimizar a migração e mau posicionamento do mesmo fora da margem lateral da musculatura do reto do abdome.
- Os pacientes com abdome "espaguete" podem não ser candidatos adequados para o aumento abdominal com implante de tanquinho de silicone. Se realizar o procedimento em pacientes com essa anatomia, pode ser necessário colocar implantes no plano subcutâneo para promover o adequado alinhamento do implante, pois a colocação do implante subfascial seguirá o curso anormal da musculatura natural do reto. Essa possibilidade deverá ser discutida com os pacientes no pré-operatório e anotada no consentimento cirúrgico.

Passo a Passo

Passos para o Aumento Abdominal com Implante de Tanquinho de Silicone MuscleGel

Equipamento
1. Fotóforo de cabeça.
2. Implantes de tanquinho abdominal MuscleGel.
3. Conjunto de sondas uretrais graduadas.
4. Retrator "*pigtail*" iluminado (preferido), ou retrator submentoniano iluminado para implante abdominal.
5. Campo cirúrgico antimicrobiano Ioban (3M, St. Paul, MN).

Fios de Sutura
1. Sutura de Vicryl 4-0 (Ethicon US, Somerville, NJ).
2. Sutura de Monocryl 4-0 (Ethicon US, Somerville, NJ).

Marcações pré-operatórias
1. Antes da marcação, fotografias e um vídeo pré-operatórios são obtidos do abdome do paciente em repouso e também com os músculos retos do abdome flexionados.

2. Para avaliação, marcações, fotografias e vídeos, o paciente permanece em pé e o cirurgião sentado em uma cadeira no nível do abdome do paciente.
3. O paciente é avaliado para qualquer assimetria da musculatura abdominal. Quaisquer assimetrias, que podem ser comuns, são notadas, documentadas, fotografadas e discutidas com o paciente.
4. Pequenas assimetrias na musculatura abdominal podem parecer naturais e acentuar o resultado cirúrgico final na ausência de desvio dramático do padrão da anatomia das inscrições abdominais. Isto deve ser igualmente discutido com os pacientes, quando forem notadas assimetrias à avaliação.
5. Uma incisão vertical de 3,5 cm é marcada na dobra natural da linha alba centralmente entre a série superior (primeira) e a segunda série de seções musculares do reto do abdome.
6. Uma incisão circunferencial é marcada ao redor do umbigo natural.
7. As seções musculares do reto do abdome, que correspondem às áreas propostas para a colocação de implantes, são notadas e marcadas com os músculos abdominais em repouso e quando flexionados e estendidos.
8. Os bolsos propostos correspondentes para dissecção subfascial para a colocação final do implante com as dimensões documentadas são desenhados.
9. Marque quaisquer áreas para o aumento adjuvante usando BodyBanking.
10. Marque quaisquer áreas onde será realizado o MuscleShadowing concomitante.
11. Uma série final de fotografias e vídeos pré-operatórios do paciente é obtida com os músculos abdominais em repouso e flexionados.

Anestesia
12. O aumento abdominal com implante de silicone MuscleGel pode ser realizado com segurança sob anestesia local somente, com ou sem sedação, assim como com anestesia geral com base na preferência do cirurgião e do paciente e tolerância do paciente.

Preparação pré-operatória e posicionamento do paciente
13. A preparação cirúrgica em posição ereta é realizada com os braços do paciente estendidos. Toma-se o cuidado de preparar a partir do pescoço, superiormente, até a área púbica, inferiormente.
14. Após a preparação, o paciente, então, deita-se supino na mesa da sala cirúrgica com campos cirúrgicos estéreis.
15. Os braços são abduzidos sobre suportes para braços a 90° do corpo.

Técnica
16. Injete lidocaína a 2% com epinefrina nas incisões propostas e em cada bolso usando uma agulha espinal. A injeção dentro dos espaços em potencial dos bolsos facilitará a hidrodissecção do bolso junto com hemostasia e controle da dor.
17. As incisões previamente marcadas são feitas com bisturi com lâmina nº 15.
18. Prossegue-se dissecção bilateralmente em um plano subcutâneo para expor as bordas mediais da fáscia do reto do abdome.
19. Usando uma caneta marcadora, uma incisão vertical de 1 cm é marcada na borda medial do primeiro bolso do músculo reto do abdome, o qual foi marcado pré-operatoriamente, a fim de preparar para a dissecção do bolso para implante subfascial em cima da musculatura do reto do abdome.
20. Em seguida, essa marcação é incisada delicadamente com uma lâmina nº 15.
21. O plano subfascial é então adentrado, e o bolso do implante é dissecado inicialmente usando uma pinça de amígdala.
22. Durante essa dissecção inicial, quaisquer vasos perfurantes do reto do abdome medial devem ser previstos e cauterizados para manter um campo sem sangue com ótima visualização para uma dissecção precisa do bolso.
23. Sondas uretrais progressivamente maiores são então utilizadas para expandir o bolso até o tamanho correto para se obter um encaixe tipo "mão e luva" do implante.
24. Cuidados meticulosos são tomados para não dissecar demais o bolso, em especial lateralmente fora do músculo reto do abdome.
25. Nesse ponto do procedimento, um retrator "*pigtail*" iluminado de implante abdominal (preferido) ou um retrator submentoniano iluminado é inserido no bolso para uma visualização e inspeção desimpedidas a fim de assegurar uma dissecção adequada.
26. Em seguida, obtém-se cuidadosa hemostasia usando eletrocautério.
27. Enxágue o bolso abundantemente com solução tripla de antibióticos composta por cefazolina, gentamicina e bacitracina.
28. Insira o implante MuscleGel dentro do bolso dissecado. O implante deve encaixar-se exatamente dentro do bolso dissecado à maneira de "mão e luva". Se necessário, pode-se aparar e personalizar o implante para melhorar o seu encaixe, perfil, contorno, ou afilar o implante até a parede abdominal natural. Em casos raros, pode ser necessário dissecar mais o bolso do implante, mas, novamente, deve-se tomar muito cuidado para não dissecá-lo demais para diminuir o risco de migração e finalmente mau posicionamento do implante.

29. O implante é fixado em sua posição ideal aplicando-se sutura de Vicryl 4-0 (Ethicon US, Somerville, NJ) entre a superfície anterior do implante e a fáscia sobrejacente do bolso do implante. Isto irá "travar" o implante em posição e minimizará o risco de sua migração e mau posicionamento.
30. O bolso fascial é fechado com sutura corrida de Vicryl 4-0 (Ethicon US, Somerville, NJ) para isolar o implante dentro do bolso, usando tecido vascularizado local, e minimizar o risco de contaminação.
31. Os passos 4 a 15 são repetidos para cada implante abdominal subsequente a ser colocado.
32. Após a colocação de todos os implantes, realize delicadamente qualquer lipoaspiração abdominal adjuvante, MuscleShadowing, e/ou BodyBanking para refinar, misturar e/ou aumentar o resultado. Toma-se grande cuidado para não danificar os implantes ou desarranjar os bolsos do implante com essas manobras.
33. As incisões são fechadas em camadas usando sutura de Vicryl 4-0 (Ethicon US, Somerville, NJ) e sutura 4-0 de Monocryl (Ethicon US, Somerville, NJ).
34. Faixas adesivas cutâneas tópicas e fitas de fechamento da ferida são então aplicadas sobre todas as incisões.

Curativo pós-operatório
35. Todas as inscrições horizontais e verticais da musculatura do reto do abdome, que não são acentuadas, são cobertas com uma fita de espuma de 2,5 cm. Painéis de fita de espuma de 5 cm são então colocados por cima e cobrindo com uma fita de espuma de 2,5 cm toda a área cirúrgica. Isso ajudará a manter o contorno obtido à conclusão da cirurgia protegendo ao mesmo tempo o local cirúrgico contra pressão e trauma inadvertido.
36. Uma cinta elástica abdominal é colocada sobre a fita de espuma para proporcionar uma delicada compressão.

Cuidados pós-operatórios
37. O paciente é avaliado no primeiro dia de pós-operatório para confirmar que o curativo permanece em posição correta e para educar o paciente sobre o posicionamento do implante.
38. O curativo abdominal incluindo a cinta elástica abdominal e a fita de espuma não são removidas dessa vez.
39. O paciente retorna nos dias 3 a 5 de pós-operatório para sua revelação cirúrgica, pois todo o curativo abdominal é removido nessa ocasião.
40. Abstenha-se de qualquer massagem desnecessária na área abdominal, incluindo incisões que possam interromper a correta cicatrização e deslocar os implantes.
41. O paciente retorna em 1 semana de pós-operatório para um acompanhamento geral a fim de assegurar a cicatrização normal da ferida, o correto posicionamento do implante e revisar instruções pós-operatórias.
42. Os pacientes são instruídos a não exercitar ou tensionar qualquer musculatura abdominal por 3 semanas de pós-operatório.
43. Fotografias pós-operatórias finais do paciente, novamente com o abdome em repouso e flexionado, são obtidas em 1 ano de pós-operatório.

Referências

[1] Broyles JM, Schuenke MD, Patel SR, Vail CM, Broyles HV, Dellon AL. Defining the anatomy of the tendinous intersections of the rectus abdominis muscle and their clinical implications in functional muscle neurotization. Ann Plast Surg. 2018;80(1):50-53
[2] Rozen WM, Ashton MW, Kiil BJ, et al. Avoiding denervation of rectus abdominis in DIEP flap harvest II: An intraoperative assessment of the nerves to rectus. Plast Reconstr Surg. 2008;122(5):1321-1325
[3] Whetzel TP, Huang V. The vascular anatomy of the tendinous intersections of the rectus abdominis muscle. Plast Reconstr Surg. 1996;98(1):83-89

Parte III: Cirurgia Corporal

CAPÍTULO 37

BodyBanking Six-Pack: Aumento Abdominal com Extração, Enxertia e Modelagem de Lipócitos

Sergey Y. Turin ▪ Sammy Sinno ▪ Douglas S. Steinbrech

Resumo

Atualmente, é possível aos pacientes alcançar, fora da academia, uma musculatura abdominal altamente definida e desenvolvida, associada a um físico masculino de aparência atlética. A lipectomia de sucção tem sido usada para melhorar de maneira confiável a aparência da seção abdominal média, criando depressões estrategicamente colocadas para destacar a musculatura existente. Apresentamos uma técnica confiável para melhorar esses resultados pela combinação de vibrolipoaspiração para definir os contornos dos músculos reto do abdome, oblíquos abdominais, serrátil e sulco inguinal e, em seguida, fazendo enxerto de gordura nas áreas sobre os ventres dos músculos reto do abdome e serrátil. Isto fornece volume e define a aparência atlética em pacientes sem volume muscular ou que procuram resultados drásticos. A técnica é adequada para cirurgia em regime ambulatorial sob sedação ou anestesia geral. Os pontos-chave incluem a colocação estratégica de portais de acesso para delinear os músculos retos e, então, o tratamento é direcionado com lipoaspiração da linha alba, linha semilunar, inscrições transversas do reto e no restante da seção abdominal média. A gordura coletada é injetada estrategicamente para criar a aparência de um "tanquinho" bem desenvolvido. No pós-operatório, o paciente usa um traje compressivo ou cinta elástica para controlar o reposicionamento (*redraping*) da pele. Os métodos apresentados produzem resultados consistentes e dramáticos com um perfil mínimo de complicações.

Palavras-chave: abdome, BodyBanking, contorno, ectomórfico, endomórfico, enxerto de gordura, lipectomia, lipossucção (lipoaspiração), perda de peso massiva, mesomórfico, MuscleShadowing.

Introdução

Embora o ideal de beleza feminina tenha variado ao longo da História, os princípios-chave do físico masculino desejável não se modificaram significativamente. As urnas funerárias dos gregos antigos representavam as mesmas seções abdominais médias cinzeladas e a musculatura bem definida que o *David* de Michelangelo exibe para os milhões de turistas em Florença. Os protagonistas masculinos na TV e no cinema tornaram-se mais musculosos, e os avanços em dieta e treinamento permitiram aos fisiculturistas alcançar níveis cada vez mais baixos de gordura corporal e maior definição. O "tanquinho" ou "seis gomos" (*six-pack*) tem permanecido como o padrão de referência do bom condicionamento físico masculino e aparência atlética.

Muitos pacientes masculinos apresentam-se em busca de melhorar a definição e a forma de sua seção abdominal média com o uso de métodos minimamente invasivos, como a lipoaspiração. Eles tendem a ser mais jovens e em boa saúde e já dedicaram esforço considerável para alcançar seus objetivos por meio de dieta e exercício. Não existe qualquer estudo referente aos níveis de porcentagem de gordura corporal que permita uma clara definição do músculo reto do abdome. Fontes empíricas indicam que a resposta está em torno de 8 a 15% da gordura corporal, com volume muscular apropriado.[1] Isto deve se situar no contexto dos dados do Centers for Disease Control and Prevention (CDC) que mostram a porcentagem de gordura corporal média na população U.S. variando de 22,9%, em homens de 16 a 19 anos, até 30,9% em homens acima dos 60 anos.[2]

A lipoaspiração do abdome masculino pode ser um empreendimento desafiador, uma vez que o tratamento conservador deixará o paciente insatisfeito, mas a lipoaspiração agressiva pode resultar em irregularidades de contorno, mau posicionamento da pele, ou dano à pele, por uso excessivo de dispositivos assistidos a *laser* ou ultrassom na camada superficial. A lipoaspiração na camada superficial mais provavelmente produzirá melhora dramática na definição, mas também uma curva de aprendizagem mais íngreme.[3,4] Com esses alertas, a lipoaspiração demonstrou ser uma ferramenta acentuadamente eficaz para produzir as melhoras desejadas no contorno em homens que não conseguiram alcançá-las com dieta e exercício.[1,5,6] A adição do enxerto de gordura tem permitido ao cirurgião produzir melhoras até mais drásticas, aumentando a projeção do "tanquinho" em pacientes sem um desenvolvimento significativo do músculo reto do abdome.

Avaliação Física

- Examine a parede abdominal para detecção de quaisquer cicatrizes, incisões e hérnias.
- Avalie a protrusão da parede abdominal (i. e., a contribuição da adiposidade visceral comparada ao tecido adiposo subcutâneo). Deve-se orientar o paciente de que nenhuma quantidade de lipoaspiração abordará um ventre protuberante e que a gravura definida do tanquinho não parecerá natural.
- Peça ao paciente para flexionar os músculos retos para marcar a linha alba e a linha semilunar bilateralmente. Se houver volume muscular insuficiente para palpar as bordas do músculo reto, deverão ser usadas aproximações simétricas da colocação ideal dessas linhas.
- Avalie a posição das inscrições do reto do abdome quando o abdome é flexionado, e marque-as de maneira adequada. As inscrições geralmente são assimétricas e marcá-las de acordo com a própria anatomia do paciente produzirá um resultado esteticamente mais atraente e mais natural do que tentar alcançar algum padrão geométrico idealizado,[1,7] mas isso deve ser explicitamente explicado ao paciente e discutido no pré-operatório. Todas as marcações devem ser feitas com o paciente em posição ereta.
- Examine a espessura do coxim adiposo do peito, costas, braços e coxas para entender a distribuição da gordura corporal do paciente e os limites do que pode ser realizado para evitar resultados com aparência não natural. O contorno realizado no abdome e nos flancos deve estar em concordância com o resto do físico do paciente. Os pacientes com excesso de pele ou flacidez de tecido mole, especialmente no abdome inferior, estão em maior risco de mau reposicionamento da pele e devem ser orientados de que um procedimento excisional, como a abdominoplastia, pode ser necessário para produzir o melhor resultado.
- Realize o teste do pinçamento para avaliar a espessura da gordura subcutânea; este teste pode determinar se o paciente necessitará de realização de contorno e lipoaspiração generalizada nas camadas profundas de gordura, em vez de manobras de realização de contorno somente.
- Obtenha um histórico e exame físico completos. Os pacientes que se apresentam para esse procedimento, ao contrário daqueles que se apresentam para realizar o contorno excisional após perda de peso massiva, tendem a ter boa saúde geral. Foi demonstrado que exames laboratoriais pré-operatórios nessa população são de pouco benefício e não são indicados de rotina se não houver quaisquer preocupações específicas levantadas pelo histórico do paciente.[8]
- Explique o plano geral do procedimento ao paciente durante a visita pré-operatória. Mostre as fotografias de antes e depois do procedimento, destacando os resultados menos ou mais agressivos da realização do contorno para avaliar melhor a quantidade de modificação que o paciente deseja. Mostrar as fotografias de possíveis complicações, como assimetria, deformidade de contorno ou mau reposicionamento da pele informará melhor o paciente sobre os riscos.

Anatomia

A maioria dos cirurgiões está familiarizada com a anatomia da parede abdominal por sua própria experiência com lipoabdominoplastia, estando disponíveis descrições detalhadas.[9] Em síntese, a parede abdominal é composta por séries pareadas de músculos: o par de músculos retos do abdome do tipo cinto, na linha média, é ladeado pelo construto muscular em três camadas que compreende os músculos oblíquo externo, oblíquo interno e transverso do abdome, indo de superficial para profundo. A topografia superficial de uma parede abdominal muscular e bem definida é composta por uma série consistente de depressões relativas sobre as áreas das inserções musculares dentro de condensações de fáscia. Estas áreas incluem a linha alba vertical entre os músculos retos pareados, a linha semilunar ligeiramente curva na borda lateral dos músculos retos, onde os músculos oblíquos se inserem na bainha do músculo reto, e as inscrições horizontais nos músculos retos, que agem para melhorar sua vantagem mecânica e são a razão dos "seis gomos". A borda inferolateral dos músculos oblíquos que rola sobre o ligamento inguinal produz um afunilamento em forma de "V", que corre da crista ilíaca ao púbis, conhecido como sulco ilíaco, cinto de Apolo ou de Adônis. Os músculos serráteis sobre o gradil costal inferior podem produzir uma aparência muito musculosa e atlética, se visíveis, mas geralmente lhes falta volume.

A gordura subcutânea sobre a parede abdominal, que obscurece esses músculos, é dividida em camadas profunda e superficial em relação à fáscia cribriforme (de Scarpa) — a gordura supra-Scarpa é mais densa e mais vascular em relação à gordura sub-Scarpa, que é relevante quando da escolha do plano de lipoaspiração. A remoção da gordura profunda (sub-Scarpa) acarreta menos risco de deformidades de contorno, mas também produzirá menos definição, uma vez que a gordura subcutânea densa irá obscurecer os finos contornos musculares. Descrições originais de técnicas de escultura do abdome masculino fazem questão de distinguir a necessidade de lipoaspiração profunda para a redução de volume geral de gordura, seguida pela lipoaspiração seletiva da camada superficial a fim de produzir a definição desejada.[1,5]

A inervação segmentar da parede abdominal e dos tecidos moles sobrejacentes é segmentada a partir dos ramos dos nervos intercostais T7 a T12. O suprimento vascular é rico e origina-se de numerosos vasos torácicos e pélvicos. As artérias epigástricas superior e musculofrênica refletem os sistemas de vasos epigástricos inferiores e da artéria ilíaca circunflexa. Lateralmente, os ramos terminais das artérias intercostal, subcostal e lombar correm entre os músculos oblíquos internos e transverso do abdome. Todos esses sistemas emitem vasos perfurantes para a pele e gordura, com uma rica rede de anastomoses de modo que na ausência de uma grande incisão ou dissecção ampla, como seria executado em uma abdominoplastia, um robusto suprimento sanguíneo seja assegurado (**Fig. 37.1**).

Seleção de Pacientes

A população mais adequada de pacientes para essa técnica são homens com excesso leve a moderado de tecido adiposo ao redor do tronco e que não apresentam um desenvolvimento muscular pronunciado da musculatura da parede abdominal. Os pacientes não devem ter tanto tecido adiposo a ponto de ser necessária uma excessiva lipoaspiração para definir os contornos musculares – este procedimento pretende ser um procedimento de realização de contorno e não de redução do tamanho corporal. O componente de enxertia de gordura da técnica destina-se a criar a aparência de tanquinho em "montículos", assim o paciente ideal é aquele que não apresenta projeção dos ventres dos músculos retos.

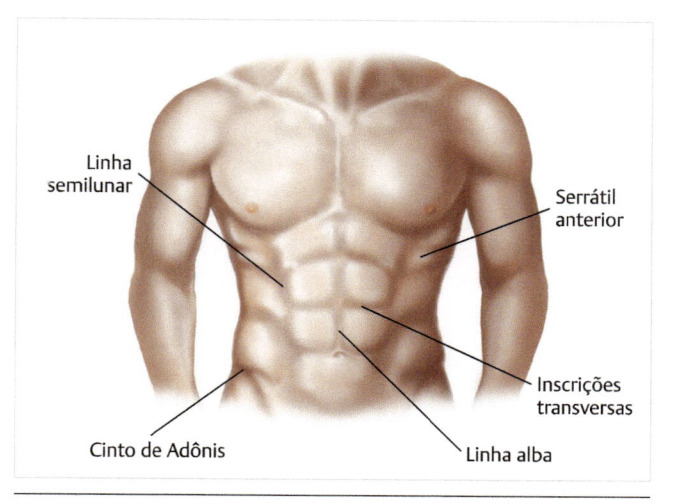

Fig. 37.1 Anatomia muscular da parede abdominal. Os pacientes estão interessados em aumentar a projeção dos músculos abdominais individuais, incluindo os retos, oblíquos e serrátil anterior. Eles também desejam maior definição de linha alba, linha semilunar, inscrições transversas e sulco ilíaco ou cinto de Adônis.

Etapas para Criar Abdomes de Tanquinho com Lipoaspiração e os Princípios de BodyBanking

Anestesia

A técnica aqui descrita pode ser usada com anestesia geral, anestesia local com sedação ou anestesia local fornecida por solução de tumescência, dependendo da preferência do paciente e do cirurgião.

Preparação do Paciente

O paciente é preparado circunferencialmente com Betadine na posição ereta, antes de ser assistido para se deitar na mesa estéril da sala cirúrgica e antes da indução de anestesia. A sala deve estar aquecida e o paciente deverá ser coberto com um campo cirúrgico estéril durante a indução para manter a normotermia. Dependendo da duração planejada do procedimento, pode-se ou não utilizar dispositivos de compressão pneumática; não há evidência de alto nível referente à sua eficácia na população de cirurgia plástica de baixo risco.[10] Antes da colocação do campo cirúrgico estéril, um pequeno pedaço de espuma de Reston é posto sobre a área não preparada da pele para testar quanto a qualquer hipersensibilidade.

Incisão

Os locais de incisão são marcados e infiltrados com lidocaína a 2% e epinefrina. Três incisões perfurantes são realizadas na área suprapúbica na linha da roupa de baixo – uma incisão centralmente para o acesso à linha alba e duas incisões lateralmente para o acesso a fim de definir a linha semilunar e o afunilamento em "V" sobre os ligamentos inguinais na área abdominal inferior. Quatro incisões são realizadas dentro do umbigo para o acesso à linha alba e à inscrição transversa. São feitas incisões sob os mamilos bilateralmente para o acesso à inserção da margem costal/reto superior e à inscrição mais superior. Para o acesso à segunda e à terceira inscrição, uma única incisão é realizada lateral ao músculo reto no nível de cada inscrição. Finalmente, uma incisão é feita sobre a fenda do glúteo para o acesso à região lombar inferior e flanco posterior em cada lado (**Fig. 37.2**).

Tumescência

As áreas a serem tratadas são injetadas para tumescência com solução salina a 0,9% com lidocaína a 0,1% e epinefrina 1:1.000.000. Deve-se aguardar dez minutos para que a vasoconstrição e a analgesia façam efeito. Os flancos posteriores e as costas são injetados posteriormente, depois que o paciente estiver em pronação (**Fig. 37.3a**).

Técnica

Preferimos usar a vibrolipoaspiração (Power-Assisted Liposuction System, MicroAire, Charlottesville, VA) para o conforto do cirurgião e eficiência. A lipoaspiração da camada profunda é realizada primeiro para abordar qualquer excesso geral de gordura subcutânea. É importante manter a consistência durante esse passo e permanecer no plano profundo. Após uma adequada lipoaspiração profunda, a "gravura" é realizada na camada superficial. Cânulas especialmente desenhadas, cânulas curvas em "S", curvas em "C" e curvas em "Z" são usadas para

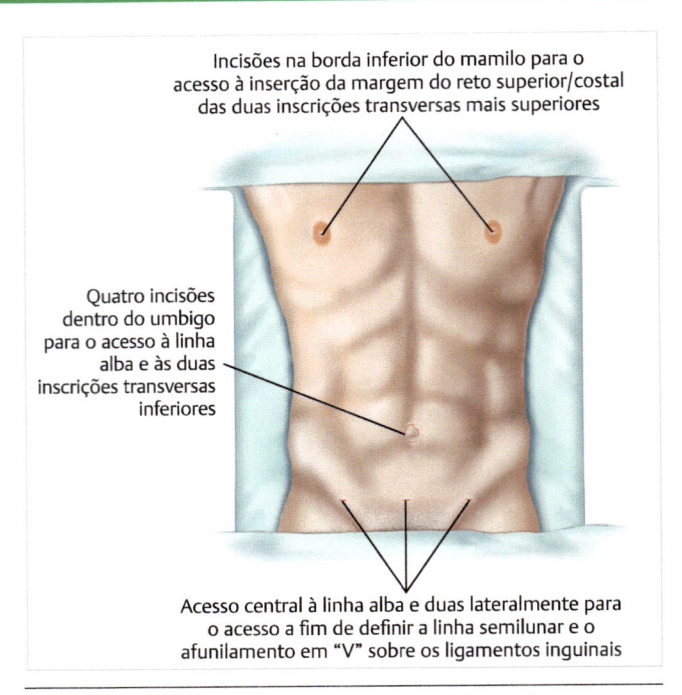

Fig. 37.2 O cirurgião marca as incisões umbilical, inframamilo e duas incisões inferiores que estarão abaixo do traje de banho e das roupas de baixo. Nota: Não há incisões visíveis executadas no abdome.

acessar todos os contornos verticais e transversos via incisões "invisíveis" (Alpha Aesthetics, Carson City, NV). A cânula é passada para definir a linha alba, a linha semilunar, o cone em "V" do cinto de Adônis, as inscrições horizontais através dos músculos retos e as inserções do serrátil, superolateralmente. Até se tornar experiente no procedimento, recomendamos um modelo de cânula menos agressivo para essa porção, uma vez que são criadas facilmente irregularidades de contorno quando se trabalha na camada superficial. Depois que o abdome e os flancos anterior foram tratados adequadamente, o paciente é posto em pronação, e a solução de tumescência é injetada nos flancos posteriores e costas. A lipectomia do flanco posterior é realizada adicionalmente nos músculos eretores da espinha. Como não é necessário realizar contornos nessas áreas, o cirurgião é livre para escolher a camada de lipoaspiração, desde que seja mantida a consistência. Toda gordura coletada é mantida em um recipiente estéril. A incisão na fenda glútea pode ser drenada com drenos de Penrose (**Fig. 37.3**).

Processamento e Enxerto de Gordura

O cirurgião pode usar sua técnica de escolha para o processamento de gordura (separação por centrífuga ou

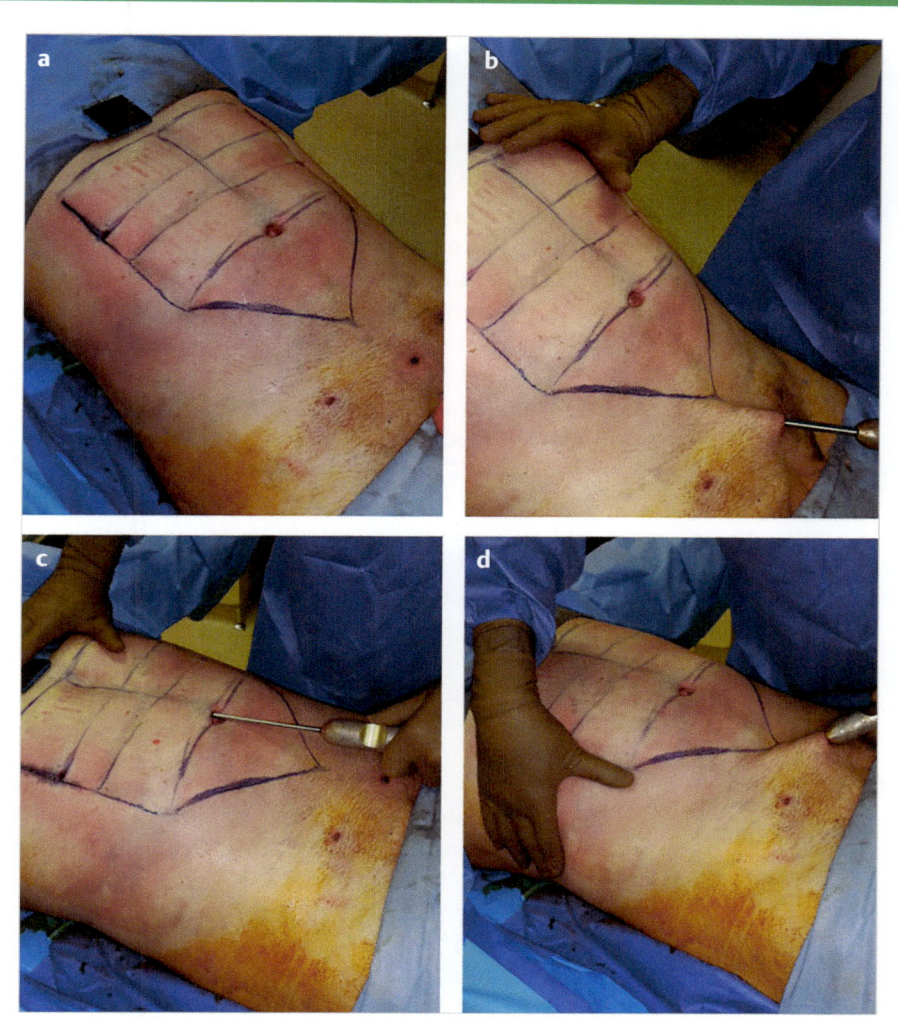

Capítulo 37
BodyBanking Six-Pack: Aumento Abdominal com Extração, Enxertia e Modelagem de Lipócitos

Fig. 37.3 A técnica do autor sênior demonstrada em um paciente de 28 anos. (**a**) Abdome após a injeção de solução de tumescência. (**b,d**) Esculpindo o abdome inferior e o cinto de Adônis. (**c**) Esculpindo a linha média (linha alba).

gravidade, filtragem, rolagem etc.), visto que nenhum método se mostrou consistentemente superior para a pega do enxerto.[11] Preferimos usar um filtro de metal e separação da gordura por gravidade para simplificar e facilitar o seu uso. A gordura processada é introduzida em seringas de 20 cc (mL), enquanto o paciente é colocado em posição supina. O abdome é novamente preparado e novos campos cirúrgicos colocados, sendo remarcados os locais de enxerto de gordura. Uma agulha calibre 18 é usada para criar portais de acesso aos locais de enxerto de gordura sobre o "tanquinho" e os músculos serráteis. A gordura processada é injetada usando uma cânula Tulip 1.2 de enxertia de gordura (Tulip Medical Products, San Diego, CA). Assim como em qualquer procedimento de enxertia de gordura, é importante colocar o enxerto em pequenas alíquotas usando múltiplas passagens para promover melhor pega (**Fig. 37.4**).[11]

Os locais de portal de lipoaspiração próximos às áreas do enxerto de gordura (umbigo, locais de acesso à inscrição) são fechados com fio de náilon preto 5-0 para prevenir a saída do enxerto de gordura. As incisões suprapúbicas são deixadas abertas para drenar (**Vídeo 37.1, Vídeo 37.2, Vídeo 37.3**).

Vídeo 37.1 Coleta de gordura.

Vídeo 37.2 Injeção de gordura no músculo reto.

Vídeo 37.3 Injeção de gordura no músculo serrátil.

https://www.thieme.de/de/q.htm?p=opn/tp/299620101/978-1-62623-880-0_c037_v001&t=video

https://www.thieme.de/de/q.htm?p=opn/tp/299620101/978-1-62623-880-0_c037_v002&t=video

https://www.thieme.de/de/q.htm?p=opn/tp/299620101/978-1-62623-880-0_c037_v003&t=video

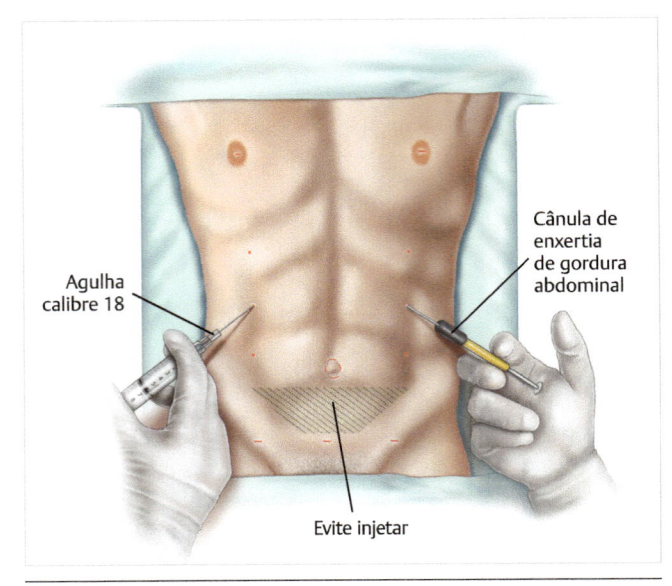

Fig. 37.4 O cirurgião faz uma incisão puntiforme com uma agulha calibre 18 G e, em seguida, usa uma cânula de enxertia de gordura abdominal de 2 mm no plano subcutâneo, suprafascial. Os "X" em vermelho representam áreas para se evitar injeção.

Volumes da Lipoaspiração e do Enxerto

Na série do autor sênior,[7] as quantidades médias de lipoaspirado removidas foram: abdome inferior, 272 cc; inscrições musculares, 136 cc; abdome anterior lateral, 313 cc; flancos bilaterais, 537 cc; e porção superior das costas, 228 cc. As quantidades médias de enxerto de gordura colocadas nos montículos do "tanquinho" foram de 42 cc em cada um dos montículos inferiores, 58 cc em cada um dos montículos médios e 55 cc em cada um dos montículos superiores. A projeção do serrátil foi melhorada com enxerto de 31 cc sobre cada lado. (Nota: É melhor iniciar com volumes muito mais baixos e aumentar à medida que a proficiência na técnica melhora.)

Curativos e Traje Cirúrgico

Usamos faixas de espuma adesiva de Reston de 1 × 0,5 cm (3M, St. Paul, MN) colocadas sobre áreas contornadas, ou seja, depositadas longitudinalmente nos sulcos definidos sobre a linha alba, linha semilunar e inscrições transversas do reto. Além disso, painéis de 3 cm de espuma de Reston são colocados sobre as faixas de espuma adesiva na parede abdominal e circunferencialmente laterais aos músculos retos e costas. Em todos os pacientes é aplicada uma cinta elástica abdominal ou um traje cirúrgico. Coloque uma camada de gaze sobre o lado adesivo dos painéis para prevenir a formação de bolhas.

Recuperação

Os pacientes são extubados (se estiverem sob anestesia geral) na mesa e transferidos para a sala de recuperação. A não ser que surjam circunstâncias especiais, esta é uma cirurgia em regime ambulatorial.

Cuidados Pós-Operatórios

A cinta elástica ou o traje cirúrgico são usados continuamente, exceto no momento dos banhos de esponja, até a primeira visita de acompanhamento em 3 a 5 dias após a cirurgia. Os banhos de esponja são aceitáveis até a primeira visita pós-operatória, após a qual são permitidos os banhos de chuveiro. Os drenos de Penrose posteriores são removidos em 10 dias. Os drenos de Penrose anteriores são removidos em 17 dias. Banhos e natação são permitidos após 3 semanas.

Almofadas de espuma, cintas elásticas e trajes cirúrgicos são removidos na primeira visita pós-operatória. Alguns cirurgiões preferem um período mais longo de compressão, com uso do traje por até 4 semanas. Após os primeiros dias, o nível mais alto de compressão necessário para hemostasia e controle do edema não são mais necessários, assim os pacientes devem passar a usar um traje ou cinta menos compressivos para permitir melhor função linfática.

Instruções explícitas devem ser dadas para evitar qualquer torção ou movimento de curvatura; os pacientes são aconselhados a movimentar-se o máximo possível sem flexionar a coluna (logroll) enquanto as almofadas de espuma estão sendo usadas. Isto é para prevenir deslocamento das almofadas e dano à pele; bolhas na derme têm sido relatadas em decorrência da formação de tensão mecânica enquanto o paciente se encontra em uso de almofada de espuma aderente e do traje de compressão.[12]

Manejo das Complicações

As técnicas aqui descritas têm um perfil de complicações similar a qualquer outro caso de lipoaspiração e estas podem ser divididas em complicações causadas pela técnica de lipoaspiração, efeitos tumescentes e outros. Esta lista não é completa, mas deve ser discutida com o paciente durante a sessão de aconselhamento pré-operatório, focalizando as possibilidades de assimetria, deformidade de contorno, pega variável do enxerto de gordura e a necessidade rara, mas possível, de cirurgia de revisão.

Complicações da Lipoaspiração
Deformidades de Contorno

Estas são uma consequência direta da técnica de lipoaspiração não uniforme ou enxertia de gordura. O tratamento recomendado é a lipoaspiração ou enxertia de gordura de revisão, dependendo de ser um defeito relacionado com excesso ou falta de gordura, sendo aplicada criteriosamente nas áreas de preocupação.

Seroma

É mais provável em pacientes obesos, mas se encontrado, o seroma deverá ser tratado com aspiração, sob orientação de ultrassom, se for mais confortável para o cirurgião. O autor sênior notou uma queda acentuada na taxa de seroma após o emprego consistente de drenagem passiva com drenos de Penrose.

Sangramento/Hematoma

Sangramento/hematoma é raro na técnica tumescente. Se for significativo, o hematoma deverá ser evacuado para prevenir a progressão para seroma ou pseudocisto crônico.[12]

Necrose da Pele

A necrose da pele é mais provável nos casos de lipoaspiração assistida por ultrassom ou *laser* (não defendida aqui), ou nos casos de lipoaspiração superficial muito agressiva danificando o plexo subdérmico.

Em um paciente saudável sob outros aspectos e com tecidos subcutâneos por outro lado bem vascularizados, o tratamento expectante pode se comprovar adequado, mas deve-se tomar a decisão com base em cada paciente específico.

Complicações da Tumescência

Toxicidade da Lidocaína

O cálculo cuidadoso da dose máxima segura de lidocaína é um dever. O uso seguro de doses de até 55 mg/kg tem sido relatado,[13] mas é prudente permanecer abaixo desse limiar. Oriente o paciente e lembre-se de que os níveis máximos de lidocaína plasmática ocorrem em 13 a 18 horas após a infiltração. Ocorre neurotoxicidade antes da toxicidade cardíaca e arritmias. Formigamento perioral, dormência ou tontura nesse período de tempo devem levar à imediata visita a uma sala de emergência mais próxima.

Outras Complicações

Tromboembolismo Venoso (DVT/PE)

Por se tratar de um procedimento em regime ambulatorial e por ser esta população de pacientes relativamente saudáveis, o risco de trombose venosa profunda (DVT) ou embolia pulmonar (PE) é baixo, mas a estratificação de risco pré-operatório é recomendável para todos os pacientes. O leitor é aconselhado a consultar as diretrizes recentemente publicadas para obter um resumo conciso das evidências atuais.[10]

Parte III
Cirurgia Corporal

Exemplos de Caso

Caso nº 1: Aumento Abdominal com *BodyBanking* em Homem Mesomórfico do Oriente Médio (Fig. 37.5)

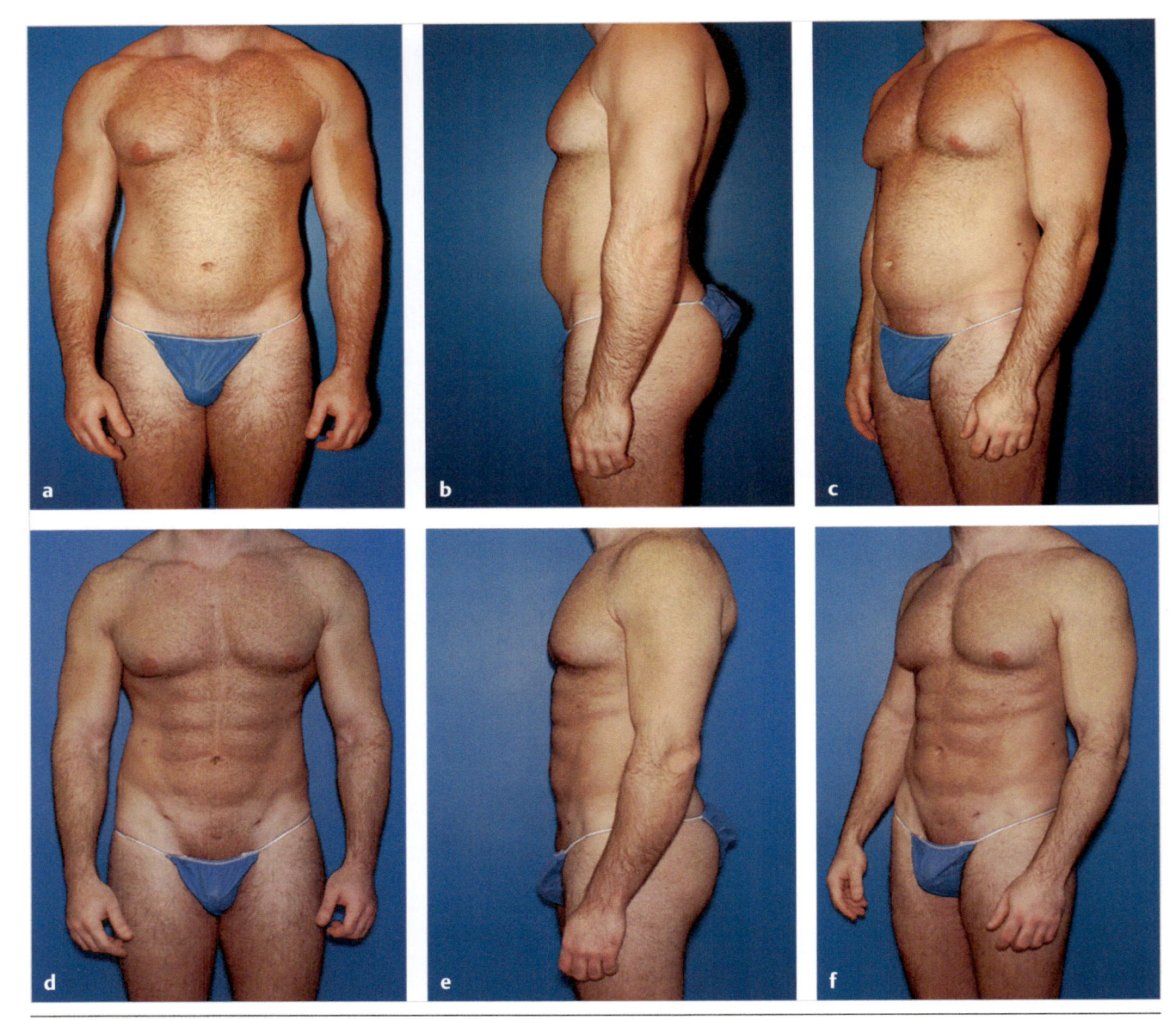

Fig. 37.5 (a,b,c) Um fisiculturista amador endomesomórfico, de 32 anos, 1,80 m de altura, 99,7 kg, que estava interessado em maior definição e projeção de sua musculatura abdominal. Ele possuía algumas reservas de gordura e não era bom candidato para implantes de tanquinho de silicone MuscleGel. Foi submetido ao procedimento de BodyBanking (transferência de gordura de um local a outro do corpo) com extração de gordura de flancos, área abdominal geral, porção inferior do tórax com transferência e modelagem de lipócitos para a área do músculo reto e porção superior do tórax. A lipoaspiração da área inferior do tórax foi realizada por último e descartada. **(d,e,f)** Os resultados pós-operatórios em 35 meses demonstram maior definição da área abdominal e oblíquos (faixa do serrátil), com melhora sutil na área do tórax.

Capítulo 37
BodyBanking Six-Pack: Aumento Abdominal com Extração, Enxertia e Modelagem de Lipócitos

Caso nº 2: Aumento Abdominal com *BodyBanking* em Homem Mesoectomórfico Branco (Fig. 37.6)

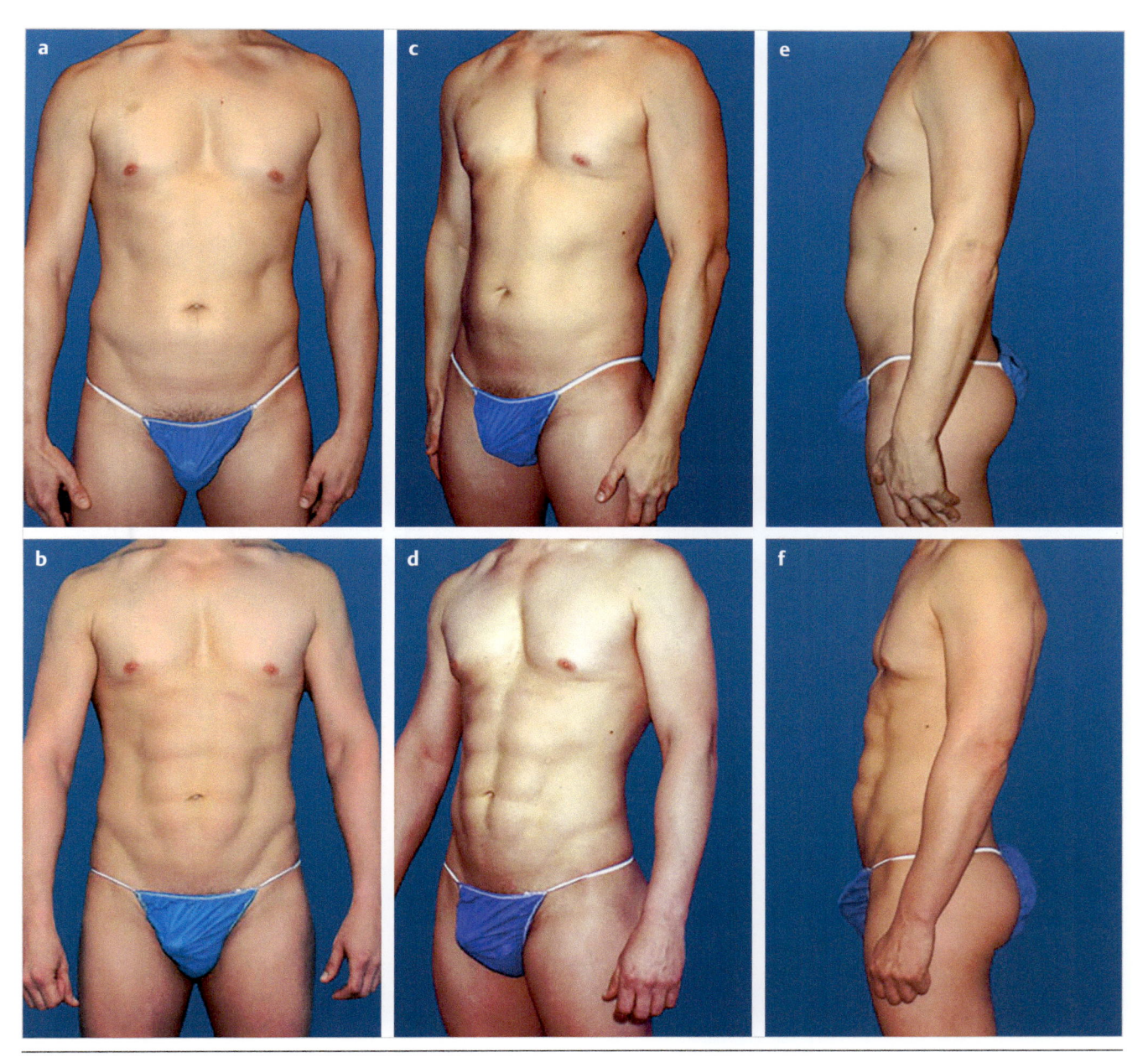

Fig. 37.6 (a,c,e) Profissional endomesomórfico de 36 anos, 1,77 m de altura, 75,5 kg, que estava interessado em maior definição e projeção de sua musculatura abdominal. Ele possuía algumas reservas de gordura e não era bom candidato para implantes de tanquinho de silicone MuscleGel. Foi submetido ao procedimento de BodyBanking com extração de gordura de flancos, área abdominal geral, com transferência e modelação de lipócitos da área do músculo reto. **(b,d,f)** Os resultados pós-operatórios em 17 meses demonstram maior definição das linhas alba e semilunar abdominais, inscrição transversa e sulco ilíaco com aumento da projeção para seus retos do abdome.

Caso nº 3: Aumento Abdominal com *BodyBanking* em Homem Mesoectomórfico (Fig. 37.7)

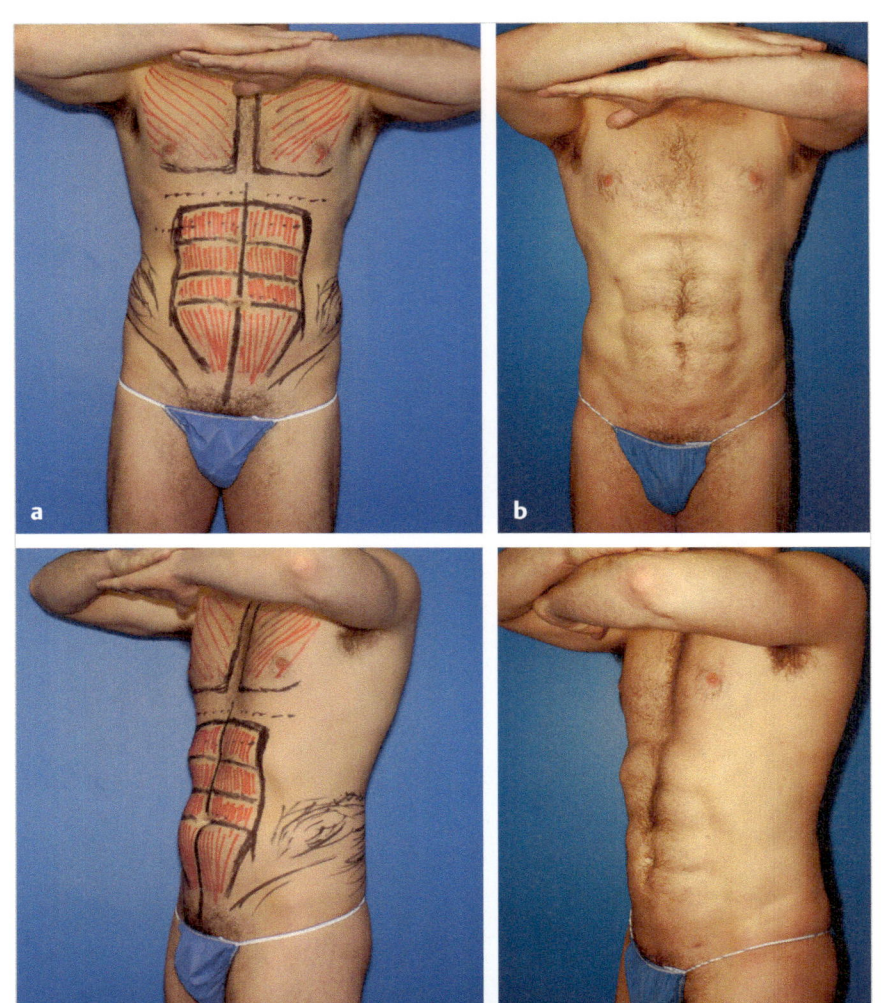

Fig. 37.7 (a,c) Homem endomesomórfico, de 33 anos, 1,77 m de altura, 74 kg, que estava interessado em maior definição e projeção de sua musculatura abdominal. Ele possuía algumas reservas de gordura e era bom candidato para o procedimento de BodyBanking. Foi submetido ao BodyBanking com extração de gordura de flancos, área abdominal geral, com transferência e modelagem de lipócitos para a área do músculo reto. **(b,d)** Os resultados pós-operatórios em 13 meses demonstram maior definição das linhas alba e semilunar abdominais, inscrição transversa e sulco ilíaco com maior projeção para seus retos do abdome.

Caso nº 4: Aumento Abdominal com *BodyBanking* em Transexual Masculino Ectomórfico Caucasiano (Fig. 37.8)

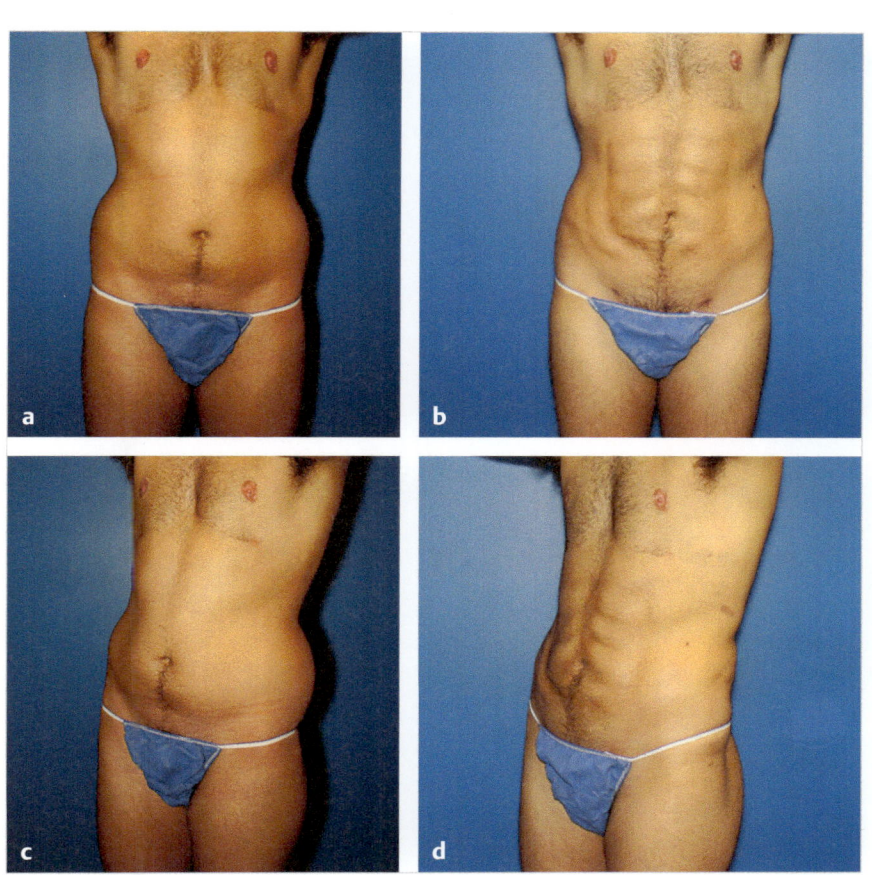

Fig. 37.8 (a,c) Transexual masculino ectomórfico, de 34 anos, 1,70 m de altura, 71 kg, que estava interessado em transformar-se de uma forma mais ginecoide para uma forma mais masculina de torso e pelve, além de maior definição e projeção de sua musculatura abdominal. Ele possuía algumas reservas de gordura e era bom candidato para o procedimento de BodyBanking. Foi submetido ao BodyBanking com extração de gordura de flancos, área abdominal geral, quadris e pelve com transferência e modelagem de lipócitos para a área do músculo reto e flancos superiores laterais para criar uma silhueta masculina mais quadrada. **(b,d)** Os resultados pós-operatórios em 13 meses demonstram maior definição das linhas alba e semilunar abdominais, inscrição transversa e sulco ilíaco com maior projeção dos músculos retos do abdome e uma aparência geral muito menos feminina de seu torso e pelve.

Caso nº 5: Aumento Abdominal com *BodyBanking* em Homem Ectomesomórfico Asiático (Fig. 37.9)

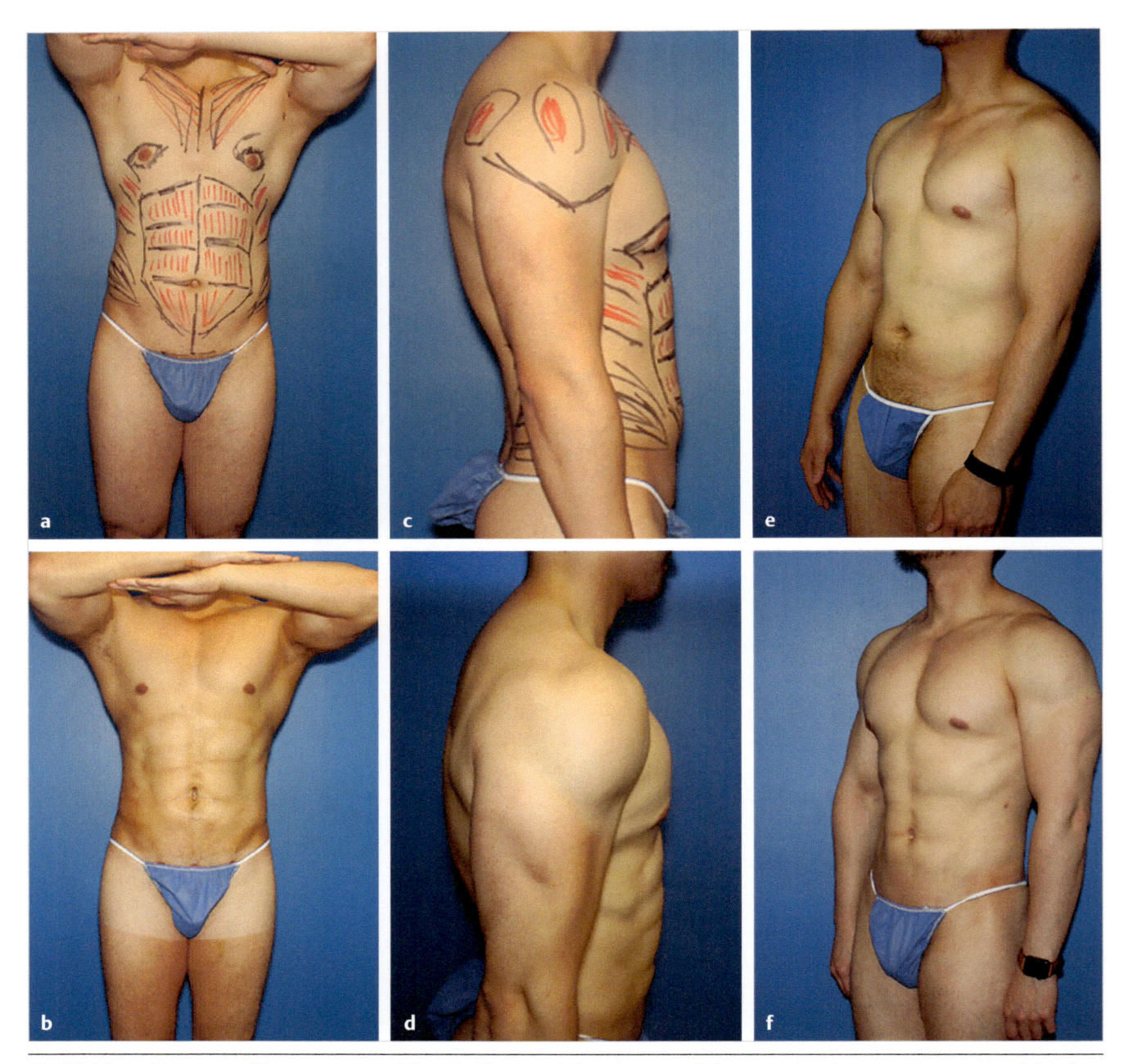

Fig. 37.9 (**a,c,e**) Homem asiático ectomesomórfico, de 26 anos, 1,70 m de altura, 65 kg, que estava interessado em maior definição e projeção de sua musculatura abdominal. Ele possuía algumas reservas de gordura e era bom candidato para o procedimento de BodyBanking. Foi submetido ao BodyBanking com extração de gordura de flancos, área abdominal geral, porção inferior do tórax com transferência e modelagem de lipócitos para a área do músculo reto, "faixa do serrátil" porção superior do tórax e deltoides anterior, lateral e posterior. A lipoaspiração da área torácica inferior foi realizada e descartada. Além disso, ele foi submetido a MuscleShadowing para deltoides, sulco deltopeitoral, sulco bicipital e "ferradura" do tríceps. (**b,d,f**) Os resultados pós-operatórios em 19 meses demonstram mais definição da área abdominal, oblíquos (faixa do serrátil), tórax, deltoides, com mais definição de *Muscle Shadowing* do bíceps, tríceps e deltoide.

Capítulo 37
BodyBanking Six-Pack: Aumento Abdominal com Extração, Enxertia e Modelagem de Lipócitos

Caso nº 6: Aumento Abdominal com *BodyBanking* em Homem Mesoectomórfico Caucasiano com Perda de Peso Massiva (Fig. 37.10)

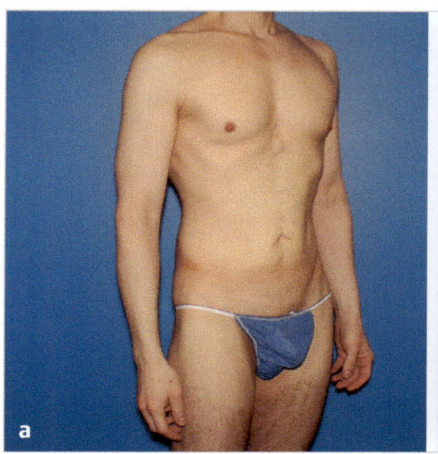

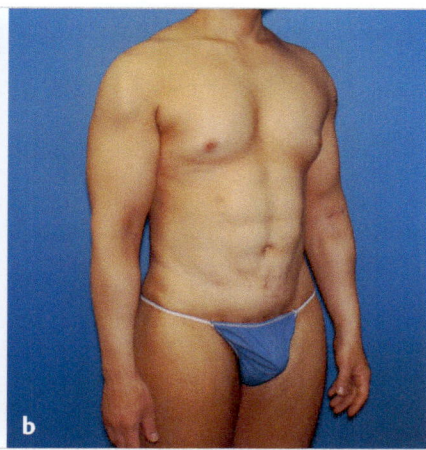

Fig. 37.10 (a) Profissional mesoectomórfico tipo A, de 44 anos, 1,72 m de altura, 70 kg, que era um fisiculturista amador que sofreu fratura radial distal simples que o impediu de se exercitar tão intensamente quanto no passado. Engordou e então perdeu 40 kg de gordura e musculatura. Agora, ocupado com sua carreira e família, sem tempo para ir à academia, estava interessado em voltar à forma de seus dias de fisiculturista. Também foi submetido a aumento de bíceps, peitoral, deltoide, antebraço dorsal e panturrilha medial com colocação secundária para aumento de tríceps e panturrilha lateral e antebraço ventral 6 meses depois. Ele solicitou aumento mais extremo, mas ainda natural, de sua musculatura abdominal. Possuía algumas reservas de gordura e não era bom candidato a implantes de tanquinho de silicone MuscleGel. Ele foi submetido ao procedimento de BodyBanking com extração de gordura de flancos, área abdominal geral, coxas medial e lateral com transferência e modelagem de lipócitos para a área do músculo reto, porção superior do tórax e ombro. **(b)** Resultados pós-operatórios em 18 meses com maior projeção e definição abdominais.

Pérolas e Armadilhas

Pérolas	Armadilhas
• Preste o máximo de atenção à acurácia das marcações e realize-as com um marcador durável – os contornos da musculatura podem ser muito difíceis de delinear depois que os tecidos foram submetidos à tumescência e o paciente estiver relaxado. • Não negligencie o *marketing* apropriado desses procedimentos – quase 4 dentre 5 serviços da área não possuem uma seção de serviços prestados para o sexo masculino no *site*,[14] embora mais de 10% de todos os procedimentos de lipoaspiração sejam realizados em homens.[15] • A lipoaspiração do coxim adiposo suprapúbico pode acrescentar significativamente ao resultado – planeje para realizar o tratamento da área suprapúbica em concordância com o resto do abdome. • A pega do enxerto de gordura é variável e, em nossa experiência, tem sido correlacionada à idade,[7] mas, em geral, é necessária somente mínima supercorreção quando da colocação dos enxertos conforme descrito anteriormente. • Forneça aos pacientes suas fotografias de acompanhamento pré-operatórias e pós-operatórias para demonstrar-lhes o grau de melhora.	• Esculpir um abdome de "tanquinho" em um paciente com adiposidade visceral ou abdome protuberante criará uma aparência não natural; esses pacientes são mais bem atendidos com perda de peso para reduzir seu volume de gordura intra-abdominal ou com lipoescultura mais generalizada. • A colocação de gordura no abdome inferior deve ser evitada, pois isto prejudicará o contorno geral. • Caso não tenha certeza da localização da linha semilunar, erre em relação a uma definição muito lateralmente; pois isso pode ser facilmente corrigido, ao passo que corrigir o estreitamento excessivo da definição dos músculos retos é muito difícil, se não impossível. • Pacientes com excessiva flacidez da pele ou histórico de perda de peso massiva são maus candidatos às técnicas aqui descritas; a lipoaspiração não substitui a excisão de pele. • Deve-se tomar cuidado na lipoaspiração do sulco horizontal no nível do umbigo, caso você opte por criar um sulco nesse local – quando o paciente se senta, cria-se uma dobra natural neste local, e a lipoaspiração no mesmo vetor poderá criar uma aparência exagerada que pode ser difícil de corrigir.[5]

Passo a Passo

Passos para Criar Abdome de Taquinho com Lipoaspiração e Enxerto de Gordura

1. Com o paciente na posição em pé, marque a linha semilunar, linha alba, as inscrições horizontais através dos músculos reto, serrátil e o afunilamento em V dos músculos oblíquos (cinto de Adônis).
2. Aplique um pequeno pedaço de espuma adesiva de Reston em uma área de pele não preparada.
3. Infiltre os locais de incisão com lidocaína e epinefrina, em seguida, faça as incisões para o acesso da cânula: três através da parte superior da área suprapúbica pilosa, duas sob os mamilos, quatro em cada direção cardeal a partir da parte interna do umbigo, duas laterais à segunda e terceira inscrições horizontais, e uma na fenda glútea superior.
4. Infiltre a gordura abdominal subcutânea para tumescência e aguarde 10 minutos antes de iniciar a lipoaspiração.
5. Prepare o sistema de coleta de gordura de sua escolha para coletar a gordura aspirada.
6. Inicie com lipoaspiração da gordura profunda (subfáscia de Scarpa) pelo abdome anterior até alcançar uma redução uniforme.
7. Crie a estrutura para o "tanquinho" definindo as depressões sobre os contornos previamente marcadas nos músculos retos com lipoaspiração na camada superficial.
8. Continue a realizar o contorno pela definição do serrátil, assim como do afunilamento em "V" dos músculos oblíquos, também trabalhando na camada superficial.
9. Depois que o abdome anterior foi abordado, vire o paciente para a posição prona.
10. Infiltre as costas e os flancos posteriores com tumescência, e aguarde 10 minutos antes de iniciar a lipoaspiração.
11. Durante esse período, a gordura coletada deverá ser processada com a técnica de sua escolha e em seguida colocada em seringas de 20 mL.
12. Trate as costas e os flancos posteriores com lipoaspiração uniforme da camada profunda para obter uma redução uniforme da gordura subcutânea.
13. Volte o paciente para a posição supina
14. Crie locais de acesso para enxertos de gordura sobre os montículos dos músculos reto e serrátil usando uma agulha calibre 18 G.
15. Coloque os enxertos de gordura dentro dos montículos marcados sobre os músculos reto e serrátil usando múltiplas passagens e pequenas alíquotas distribuídas via cânula Tulip fixada às seringas de 20 mL onde a gordura foi colocada previamente.
16. Feche os portais de lipoaspiração sob os mamilos, no umbigo e lateral ao músculo reto com fio de *nylon* 5-0 preto; os outros portais permanecem abertos para drenar.
17. Verifique o local de teste onde foi aplicado previamente um pedaço de espuma adesiva de Reston; se não houver evidência de reação de hipersensibilidade, aplique faixas de espuma de Reston de 1 × 0,5 cm sobre os contornos definidos dos músculos retos e em seguida painéis de 3 cm de espessura lateralmente sobre os músculos oblíquos.
18. Aplique uma cinta elástica abdominal ou traje compressivo, tomando o cuidado de assegurar que seja plana(o), sem rugas ou dobras. Coxins absorventes podem ser colocados sobre os locais de acesso de lipoaspiração antecipando-se à drenagem que ocorrerá em 1 a 3 dias subsequentes.
19. O paciente é então despertado da anestesia e levado à sala de recuperação.
20. Instruções pós-operatórias devem ser dadas ao paciente.

Referências

[1] Mentz HA III, Gilliland MD, Patronella CK. Abdominal etching: Differential liposuction to detail abdominal musculature. Aesthetic Plast Surg. 1993;17(4):287-290
[2] National Center for Health Statistics. National Health and Nutrition Examination Survey Data. Retrieved from https://www.cdc.gov/nchs/nhanes/index.htm. Accessed September 19, 2017
[3] Gasparotti M. Superficial liposuction yields superior results for most patients. Aesthet Surg J. 1997;17(1):64-66
[4] Vogt PA. Superficial liposuction has a steep learning curve and may cause uncorrectable irregularities. Aesthet Surg J. 1997;17(1):65-67
[5] Ersek RA, Salisbury AV. Abdominal etching. Aesthetic Plast Surg. 1997;21(5):328-331
[6] Hoyos AE, Perez ME, Castillo L. Dynamic definition mini-lipoabdominoplasty combining multilayer liposculpture, fat grafting, and muscular plication. Aesthet Surg J. 2013;33(4):545-560
[7] Steinbrech DS, Sinno S. Utilizing the power of fat grafting to obtain a naturally-appearing muscular "6-pack" abdomen. Aesthet Surg J. 2016;36(9):1085-1088
[8] Fischer JP, Shang EK, Nelson JA, Wu LC, Serletti JM, Kovach SJ. Patterns of preoperative laboratory testing in patients undergoing outpatient plastic surgery procedures. Aesthet Surg J. 2014;34(1):133-141

[9] Nahai FR. Anatomic considerations in abdominoplasty. Clin Plast Surg. 2010;37(3):407-414

[10] Pannucci CJ, MacDonald JK, Ariyan S, et al. Benefits and risks of prophylaxis for deep venous thrombosis and pulmonary embolus in plastic surgery: A systematic review and meta-analysis of Controlled Trials and Consensus Conference. Plast Reconstr Surg. 2016;137(2):709-730

[11] Strong AL, Cederna PS, Rubin JP, Coleman SR, Levi B. The current state of fat grafting: A review of harvesting, processing, and injection techniques. Plast Reconstr Surg. 2015;136(4):897-912

[12] Klein J. Miscellaneous complications. In: Klein J, ed. Tumescent Technique. St Louis, MO: Mosby; 2000:46-47

[13] Ostad A, Kageyama N, Moy RL. Tumescent anesthesia with a lidocaine dose of 55 mg/kg is safe for liposuction. Dermatol Surg. 1996;22(11):921-927

[14] Sinno S, Lam G, Brownstone ND, Steinbrech DS. An assess_ment of gender differences in plastic surgery patient education and information in the United States: Are we neglecting our male patients? Aesthet Surg J. 2016;36(1):107-110

[15] Cosmetic Surgery National Data Bank Statistics. Aesthet Surg J. 2015;35(Suppl 2):1-24

Parte III: Cirurgia Corporal

CAPÍTULO 38

Aumento Subfascial da Nádega Masculina

J. Abel de la Pena ■ Guillermo J. Gallardo

Resumo

O aumento subfascial da nádega fornece um plano estético ideal para colocação de implante em praticamente todo candidato, mas certos pontos-chave devem ser considerados para o paciente masculino em razão das diferenças na arquitetura anatômica entre os gêneros. A nádega masculina é mais estreita e menor e, portanto, mais redonda que a da mulher em virtude das diferenças na estrutura pélvica, altura e largura do músculo, e a angulação do osso femoral. Essas diferenças tornam a seleção do implante e a dissecção do bolso mais focalizada na obtenção de um resultado estético masculino. Os moldes que o Dr. Abel de la Pena desenvolveu são particularmente úteis para a seleção do implante e planejamento da dissecção do bolso. Vários outros instrumentos cirúrgicos importantes como retrator longo de fibra óptica e dissectores de ponta dupla arredondada romba são de grande importância para simplificar o procedimento. É vital, durante o procedimento, ter em mente os limites de dissecção do bolso (i. e., 5 cm acima da dobra infraglútea e 2 cm laterais à articulação sacroilíaca). Depois que o bolso é dissecado de maneira caudal e lateral, um medidor de implante é inserido no bolso para confirmar a dissecção e a seleção do volume do implante. Uma vez inserido o implante, o fechamento da ferida é realizado em pelo menos quatro planos de sutura. Além disso, a parte mais importante do aumento de glúteo continua a ser a educação pré-operatória e os cuidados pós-operatórios para prevenir qualquer complicação.

Palavras-chave: aumento de nádega, aumento de glúteo, implantes de glúteo, aumento de nádega masculina, aumento subfascial de nádega.

Introdução

Em um mundo onde a estética assume maior importância em nossa vida diária, indústrias do *design*, moda e *marketing* puseram a figura humana no foco central de sua inspiração. Curvas, juventude e boa forma preocupam as mentes de homens e mulheres. Assim, não causa surpresa que a modelação de glúteo é classificada atualmente pelos cirurgiões plásticos como o 10° procedimento cirúrgico mais frequente em todo o mundo. Não há dúvida de que a cirurgia plástica masculina teve um aumento dramático nos últimos 10 anos, e o aumento de nádega claramente é uma das principais preocupações, mesmo que apenas 5% de todas as cirurgias de nádega sejam realizadas em homens.[1]

Em 1969, Bartels *et al.*[2] publicaram um aumento unilateral de glúteo com um implante mamário estilo Cronin para corrigir uma atrofia do músculo glúteo esquerdo com resultado estético satisfatório. Em 1973, Cocke e Ricketson[3] descreveram o plano subcutâneo para a colocação do implante, mas em 1977, Gonzalez-Ulloa[4] desenharam um implante especial considerando a anatomia do glúteo. O bolso submuscular foi descrito por Robles e colegas em 1984,[5] e Vergara e Marcos,[6] em 1996, colocaram implantes de glúteo em um espaço intramuscular através de uma incisão na dobra interglútea.[7,8] Para superar as complicações que surgem dessas técnicas, o autor primário descreveu o aumento de glúteo com colocação de implante de silicone em um plano subfascial através de uma incisão paramediana dupla. Ele também desenvolveu um sistema para o aumento de glúteo que inclui moldes (**Fig. 38.1**), medidor de implantes e um implante anatomicamente modelado, desenhado especificamente para colocação subfascial, que serão descritos posteriormente neste capítulo.

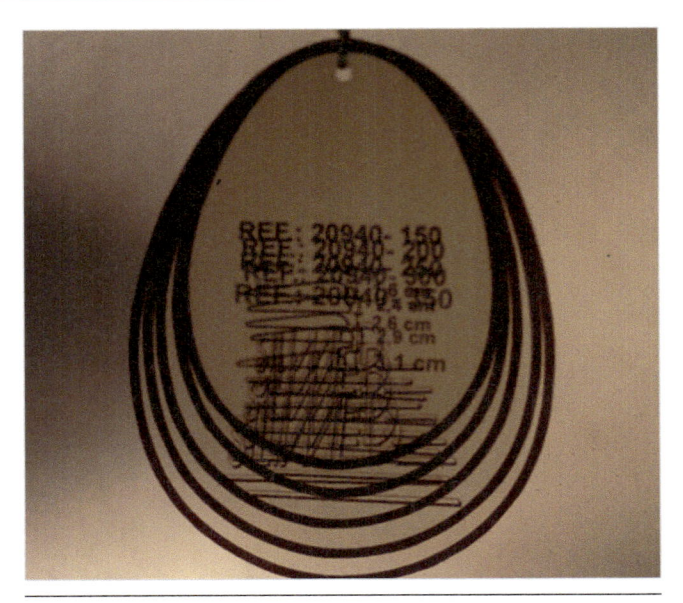

Fig. 38.1 Conjunto de moldes usados para avaliação pré-operatória do tamanho do implante.

Avaliação Física

Os candidatos ideais desejam melhorar a forma do glúteo, mas lhes falta projeção glútea; eles são magros com constituição física atlética e têm pouca ou nenhuma ptose.

Pacientes com sobrepeso também se beneficiam com essa técnica, mas geralmente necessitam de uma lipoescultura mais completa durante o mesmo procedimento.

Depósitos de gordura ao redor da área glútea podem ser corrigidas com lipoescultura das áreas vizinhas e devem ser consideradas antecipadamente para obter o melhor resultado.

A anatomia masculina deve ser mantida por meio de análise das dimensões da nádega do paciente e considerando suas expectativas.

O tamanho mais apropriado do implante deverá ser selecionado antes da cirurgia usando moldes e medindo antecipadamente o espaço subfascial. A nádega masculina apresenta uma distância vertical menor e, portanto, mais arredondada que a nádega feminina.

O fator mais importante para guiar a seleção do implante são suas dimensões vertical e horizontal de base, que devem se encaixar na nádega, deixando-se pelo menos 5 cm entre o limite de dissecção do bolso e a dobra infraglútea e 2 cm laterais ao sacro.

O resultado final deve ser obter uma relação cintura-quadril (WHR) próxima a 0,9.

Anatomia

A forma corporal é principalmente definida pela estrutura esquelética, músculo e distribuição de gordura. Os homens tendem a armazenar menos gordura que as mulheres e, em média, possuem mais massas óssea e muscular. O osso pélvico não é exceção, o que resulta em uma anatomia de nádega que difere entre os gêneros. É dito que as mulheres têm uma pelve ginecoide (forma arredondada), enquanto os homens estão associados a uma pelve androide (em formato de coração). Em geral, a estrutura da pelve masculina é significativamente mais pesada e mais espessa que a feminina. Os ossos pélvicos masculinos também são adaptados para se ajustar a uma arquitetura mais maciça e vigorosa. Os homens têm um osso pélvico mais estreito que as mulheres, o que causa o posicionamento do fêmur ou ossos da coxa em maior proximidade. O sacro é mais longo, estreito e mais anguloso no homem do que na mulher. Os homens têm uma estrutura pélvica menos arredondada, incisuras isquiáticas mais estreitas, pelve maior e mais profunda, pelve menor e mais estreita assim como entrada e saída menores, e um forame obturador mais arredondado. O resultado é uma nádega menor e em formato mais estreito associada à masculinidade.[9,10]

A aponeurose glútea (GA) cobre o músculo glúteo máximo, que é o músculo regional maior e mais superficial responsável pela projeção da área glútea, e os dois terços superiores do músculo glúteo médio, que fornece volume para o terço superior das nádegas. A GA tem sua origem nos ossos ilíaco posterior, sacral e coccígeo; lateralmente, insere-se no trocanter maior e ao longo da linha iliotibial[11] (**Fig. 38.2**). Por ser a aponeurose mais forte em sua origem e nos locais de inserção, assim como mais complacente na parte média, um implante nesse plano pode alcançar um resultado de aparência natural. Quando um implante é inserido nesse espaço, um contorno anatômico é criado naturalmente (**Fig. 38.3**).[8]

A GA envia expansões para a pele, que se inserem na derme profunda. Elas trabalham como um sistema para se aderir à pele e aos tecidos subcutâneos na região glútea. As expansões aponeuróticas são distribuídas em direção transversa, ao longo do eixo das fibras musculares por toda a região glútea (**Fig. 38.4**).[12] Esse sistema de inserções fasciais deve ser mantido em qualquer cirurgia de implante de glúteo.

A quantidade e distribuição do conteúdo de gordura subcutânea também são responsáveis pelo formato arredondado e projeção das nádegas. O dimorfismo sexual na morfologia pélvica é mais aparente na distribuição de gordura corporal mensurada pela WHR.[9] Os homens tendem a ter quadris mais retos e uma WHR

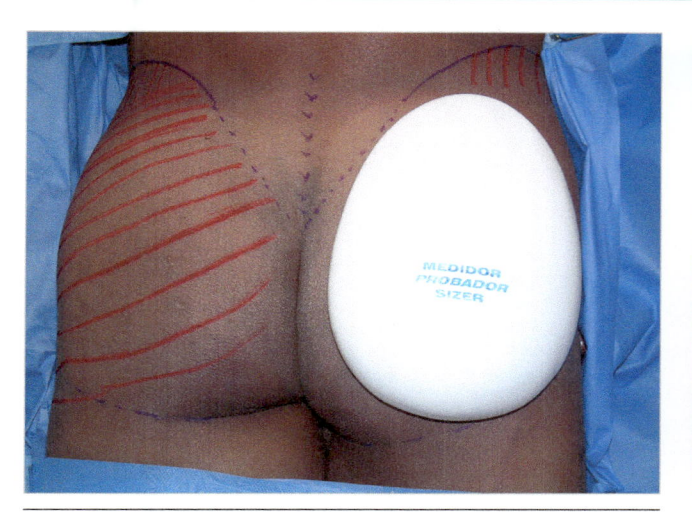

Fig. 38.2 As expansões aponeuróticas correm da aponeurose glútea para a derme na direção das linhas vermelhas. (Reproduzida com permissão de JA de la Pena. Subfascial technique for gluteal augmentation. Aesthet Surg J. 2004;24(3):265-273.)

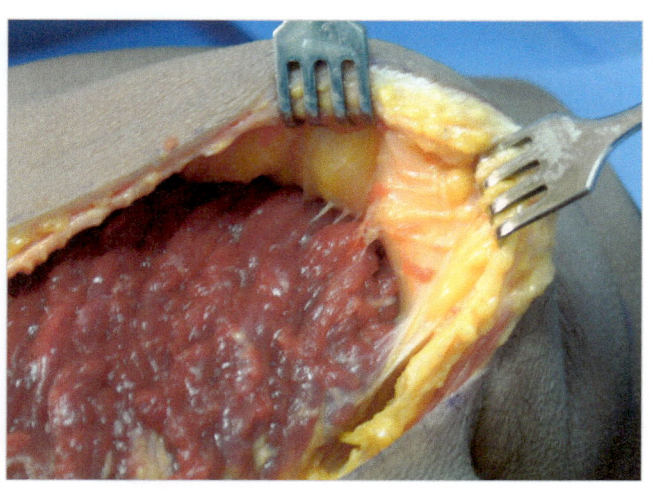

Fig. 38.3 Dissecção de cadáver demonstra o retalho fasciocutâneo que foi levantado de acordo com os princípios dessa cirurgia. Uma grande incisão foi realizada somente para fins de demonstração.

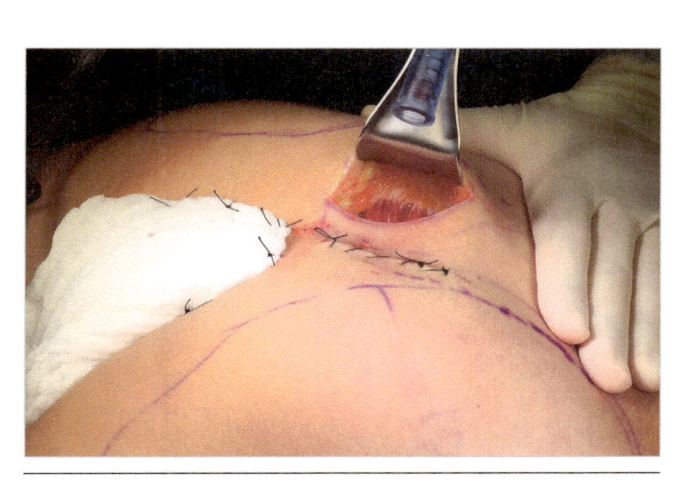

Fig. 38.4 Incisões pré-sacrais paramedianas bilaterais são usadas, e uma dissecção biselada é realizada até a borda do sacro, a fáscia glútea é incisada, e um bolso subfascial é criado sobre o músculo glúteo máximo, deixando intactas as expansões aponeuróticas inseridas na pele.

Etapas da Técnica Subfascial para Aumento de Glúteo

A preparação do paciente começa no momento da primeira consulta. As recomendações de cuidados pós-operatórios são explicadas cuidadosamente aos pacientes de modo que eles saibam com antecedência o que esperar. O paciente também é instruído a parar de tomar aspirina, vitamina E, ácido graxo ômega e suplementos homeopáticos (exceto no caso de *Arnica montana*) por pelo menos 2 semanas antes da cirurgia em razão do aumento de risco de sangramento durante a cirurgia. A internação hospitalar ocorre na noite que precede a cirurgia e um enema é administrado.

As marcações na pele são desenhadas usando moldes personalizados com o paciente na posição ereta. O molde deve ser centralizado sobre a região glútea, deixando pelo menos 5 cm entre o molde e a dobra infraglútea, e 2 cm laterais ao sacro (**Fig. 38.5**).[11] O equador do molde deve estar no nível da crista púbica. Incisões cutâneas paramedianas pré-sacrais bilaterais de 6 cm são marcadas 5 cm acima do ânus e pelo menos 1 cm lateral à linha média (**Fig. 38.6**). As marcações das incisões cutâneas podem ser elevadas ao longo da margem sacral glútea, nos casos em que isso pode ser desejável (p. ex., em pacientes com doença concomitante), por diminuir tanto a tensão da ferida como a taxa de infecção em pacientes com tecidos já comprometidos.[13,14]

O tamanho mais apropriado do implante pode ser selecionado antes da cirurgia e confirmado com medidor de

maior comparados à maioria das mulheres. O conteúdo de gordura subcutânea na região glútea geralmente é menor em homens que em mulheres. Singh[9] investigou o papel da WHR na atratividade do corpo masculino na visão feminina. Os resultados mostraram que uma WHR de 0,9 é classificada como mais atraente.[9] Wong *et al.*[10] descobriram que a partir de uma vista lateral, nádegas femininas mais atraentes têm uma porção mais proeminente posicionada na porção média das nádegas, ou seja, uma relação vertical 50:50. Essa proporção é considerada ideal mesmo em pacientes masculinos.

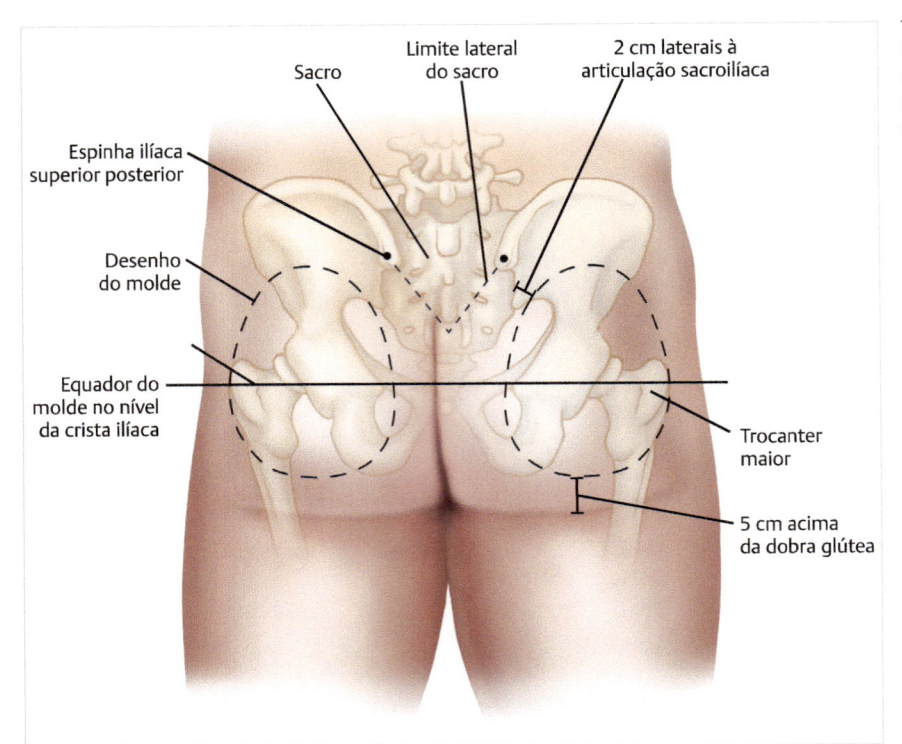

Fig. 38.5 O molde é centralizado sobre a região glútea, deixando-se 5 cm entre o molde e a dobra infraglútea, e 2 cm laterais à articulação sacroilíaca.

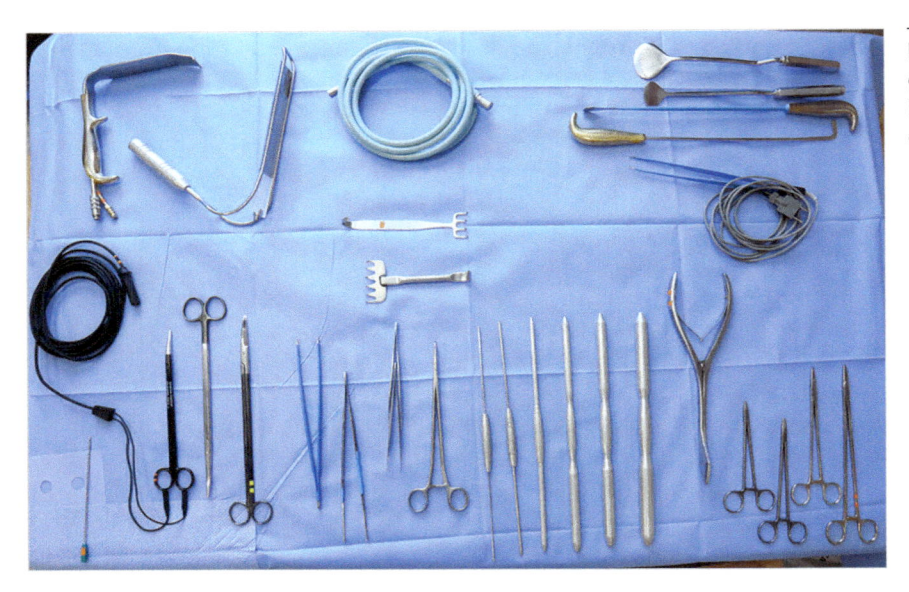

Fig. 38.6 Instrumentos cirúrgicos geralmente usados para a colocação de implante subfascial para aumento de glúteo.

implantes durante a cirurgia. A determinação do tamanho do implante é simplificada sabendo-se as medidas exatas do molde que melhor se acomodem na nádega e às expectativas do paciente. Atualmente, implantes anatomicamente desenhados com várias projeções encontram-se disponíveis para acomodar os diferentes volumes para um determinado tamanho de base. Por terem menor altura ou distância vertical que as nádegas femininas, as nádegas masculinas, portanto, têm formato mais arredondado, assim o tamanho do implante geralmente é menor que os selecionados para o aumento das nádegas femininas.

As marcações das incisões cutâneas são injetadas com uma mistura de lidocaína a 2% com epinefrina e ropivacaína a 7,5% na relação 1:0,25, a dissecção é realizada até a aponeurose muscular na borda lateral do sacro, e uma incisão de 8 a 10 cm dentro da aponeurose é realizada paralela à borda sacral, entrando no plano de dissecção subfascial. Uma solução de epinefrina de 100 a 150 cc (mL) é instilada por cânula para permitir a identificação do plano avascular profundo à fáscia e facilitar a dissecção cortante dos septos no plano subfascial, permitindo a elevação de um retalho fasciocutâneo intacto. Os septos estão em paralelo à direção das fibras musculares e, portanto, irradiam-se em padrão de leque.[12-14]

Dissectores redondos de ponta dupla arredondada romba são usados inicialmente para separar o plano avascular e preservar os septos e a aponeurose. A visibilidade durante a dissecção é facilitada se a dissecção for realizada de medial para lateral e de cranial para caudal usando um retrator de fibra óptica. Um cautério de ponta longa assim como um par de tesouras longas de cauterização são usados para dissecar os septos (**Fig. 38.7**). Ramos das artérias glúteas superior e inferior e alguns vasos que correm através dos septos da GA são cauterizados. É importante manter um campo amplo de exposição sem ir além das marcações na pele. Após dissecar o bolso, usa-se um medidor de implante para avaliar o volume e o formato do bolso e para confirmar o tamanho correto do implante para o paciente (**Fig. 38.8**).[14] Ambos os bolsos devem ser dissecados antes da colocação de qualquer implante para facilitar a dissecção do bolso contralateral.

Costumávamos colocar drenos de saída alta e lateralmente nas nádegas quando usávamos implantes texturizados. Como os implantes se tornaram microtexturizados, não os colocamos mais rotineiramente. O implante é inserido em seguida, certificando-se de que ele está perfeitamente alinhado em seu eixo e encaixando-se livremente dentro do bolso. Insistimos que todos os implantes de glúteo devem conter uma linha branca através de seu eixo horizontal para facilitar e assegurar o adequado alinhamento vertical dentro do bolso (**Fig. 38.9**).[14] Além disso, o maior ponto de projeção do implante deve estar abaixo do equador e mais próximo ao seu polo inferior. Os implantes nunca devem ser colocados de maneira oblíqua, pois isto causa irregularidade de contorno em bolha dupla inferolateralmente.

Depois de inseridos os implantes, o fechamento é realizado em pelo menos cinco camadas distintas. A GA é fechada primeiro tanto com suturas separadas como corridas, assegurando um fechamento impermeável, certificando-se de não haver tensão ao longo da linha de sutura. Em seguida, as camadas subcutâneas profunda e superficial são fechadas separadamente no sacro. A derme é então fechada usando uma sutura impermeável, sendo aplicada uma sutura corrida monofilamentar 4-0 não absorvível na pele e reforçada com um adesivo cutâneo tópico.

Em pacientes candidatos à pexia de glúteos (suspensão de glúteos), que apresentam ptose de glúteo, excesso de flacidez da pele das nádegas, e em pacientes que perderam peso, um implante de glúteo é sempre recomendável. A cirurgia de pexia de glúteos causa o achatamento da nádega, a não ser que seja realizado um procedimento de aumento de glúteo na mesma cirurgia. Por essa razão, aconselhamos todos os pacientes a submeter-se a aumento subfascial de glúteo com implantes. Deve-se sempre realizar a ressecção de pele em pacientes que necessitam de excisões de pele superiormente na parte cranial das nádegas. A incisão e a ressecção devem ser planejadas de tal forma que a dissecção do plano sufascial seja realizada através dela.

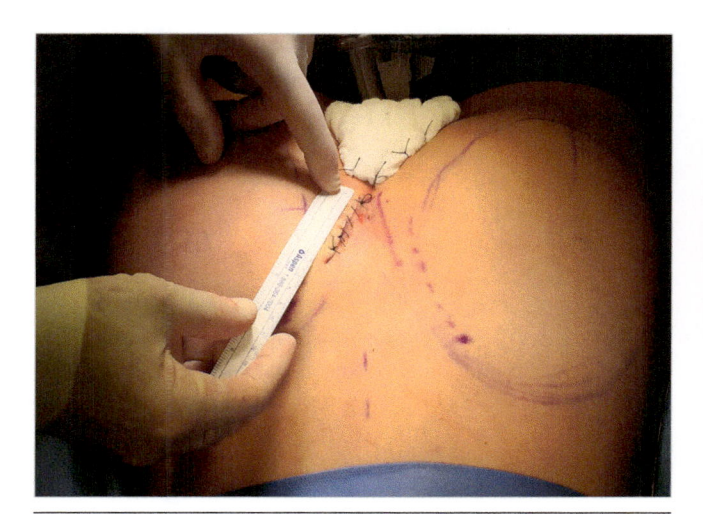

Fig. 38.7 Incisões cutâneas paramedianas pré-sacrais bilaterais de 6 cm são marcadas 5 cm acima do ânus e a, pelo menos, 1 cm lateral à linha média.

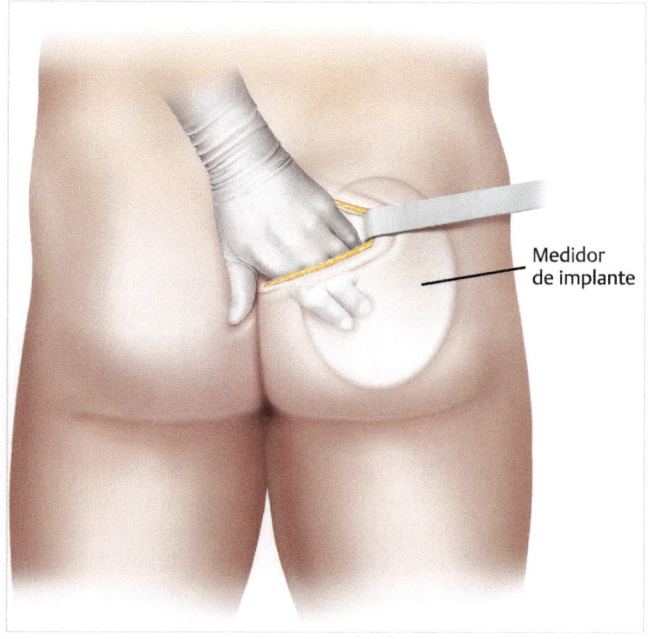

Fig. 38.8 Depois de completado o bolso, insira um medidor de implante, avalie o bolso, e também o tamanho do implante. O implante deve se encaixar livremente no espaço. (Reproduzida com permissão de JA de la Pena, OV Rubio, JP Cano, MC Cedillo, MT Garcés. History of gluteal augmentation. Clin Plast Surg. 2006;33:307-319.)

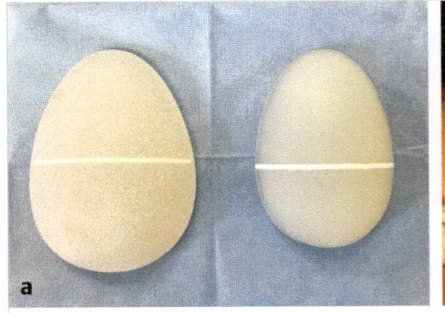

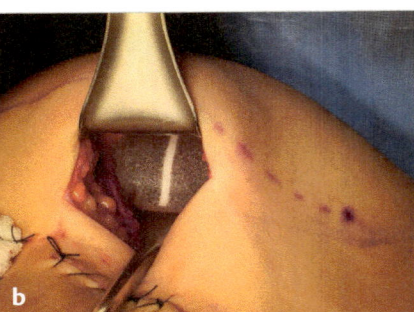

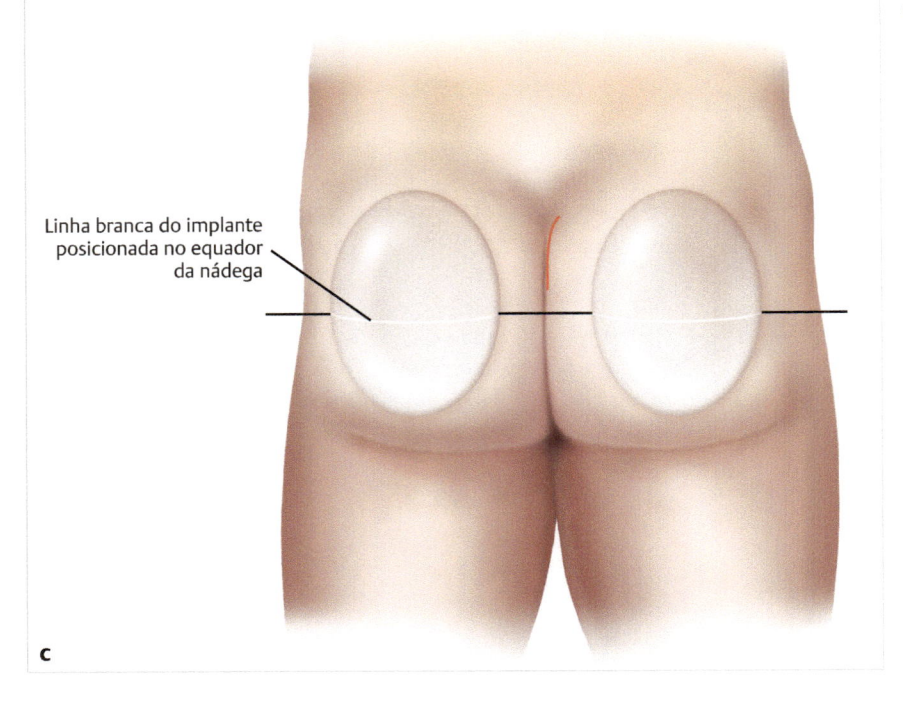

Fig. 38.9 (**a**) Um implante de nádega de silicone e um elastômero com linha branca através do equador. (**b**) Vista de um implante de silicone de nádega corretamente colocado dentro do bolso. (**c**) Implantes posicionados apropriadamente, com a linha branca posicionada no equador da nádega. (**c** é reproduzida com permissão de JA de la Pena, OV Rubio, JP Cano, MC Cedillo, MT Garcés. History of gluteal augmentation. Clin Plast Surg. 2006;33:307-319.)

Cuidados Pós-Operatórios

A maioria dos pacientes experimenta um pequeno ou nenhum desconforto no período pós-operatório. Anti-inflamatórios não esteroidais são sempre prescritos junto com curativo gelado, o que geralmente é suficiente para o controle da dor. A atividade do paciente é significativamente limitada nas duas primeiras semanas após a cirurgia. Mesmo que os pacientes possam retornar à sua rotina diária após esse período, é permitido sentar-se apenas para a micção e o exercício fica suspenso durante um mês inteiro. Para o uso do toalete, os pacientes são aconselhados ao usar assentos elevados para reduzir a tensão na linha de sutura. Como em sua maioria, as deiscências de ferida ocorrem entre 12 e 16 dias de pós-operatório, qualquer atividade que cause pressão, estiramento ou fricção da ferida não é recomendada. Os pacientes podem dormir na posição prona e são encorajados a andar o máximo possível a partir da noite da cirurgia. Um traje de compressão corporal total deve ser usado por pelo menos 6 semanas durante todo o dia. Uma cinta de compressão é ajustada para diminuir a tensão na incisão. Uma cinta elástica abdominal de três painéis é usada sobre a cinta de compressão para manter as nádegas unidas.

O acompanhamento cuidadoso e frequente é necessário por um período de 2 semanas após a cirurgia para vigilância de uma possível infecção. Depois de removidos os curativos, o paciente continua a fazer a irrigação diária da ferida com uma solução antisséptica e após a micção. O banho de chuveiro é permitido 24 horas após a cirurgia e, em seguida, diariamente. Um antibiótico (moxifloxacino) é usado em 1 hora de pré-operatório e continuado no pós-operatório por 10 dias. Durante as visitas semanais do paciente, a ferida é coberta com adesivo cutâneo tópico adicional para garantir a impermeabilidade da ferida. Um exame da nádega é realizado diariamente pelo paciente para verificar se há áreas de rubor ou sensibilidade. Os drenos, se colocados, são removidos depois que sua drenagem se tornar inferior a 30 mL/dia. Enquanto os drenos estão posicionados, o paciente é mantido sob antibióticos profiláticos. Geralmente os pacientes voltam ao trabalho após 3 semanas. Após 4 semanas, permite-se que sentem por um tempo mínimo, dependendo do desconforto do paciente e da pressão sobre as nádegas. Nas primeiras 4 semanas, não é permitido dirigir veículos. Os pacientes podem retomar os exercícios regulares em 6 a 8 semanas. Se ocorrer deiscência de ferida, pode ser necessária uma restrição adicional da atividade de 6 semanas. O paciente pode retomar a atividade irrestrita em 12 semanas de pós-operatório.

Manejo das Complicações

A deiscência de ferida é uma das mais temidas complicações após o aumento de nádega com implantes. Como a sensação na região glútea é perdida durante as seis primeiras semanas e a total recuperação da sensação normal pode levar 4 meses, os pacientes podem realizar atividades que são mais extenuantes que o apropriado. Se a incisão cirúrgica for alterada de médio-sacral para incisões pré-sacrais separadas bilaterais, o melhor suprimento sanguíneo resultante diminui a deiscência de ferida de 30% para aproximadamente 5%. Caso ocorra deiscência de ferida, o tratamento inclui meticuloso cuidado do local da ferida e trocas em série dos curativos para permitir o fechamento da ferida por segunda intenção. Qualquer revisão de cicatriz poderá ser realizada em 3 a 6 meses após a cicatrização da ferida.[13,15]

Se não for aplicada tensão durante o fechamento muscular, a incidência da exposição do implante será de aproximadamente 2%. Caso seja colocado um implante excessivamente grande ou o paciente tiver fibras musculares extremamente fortes com muito pouco estiramento, a incidência poderá chegar a 30%. A exposição do implante deve ser resolvida por meio de cirurgia, com irrigação da ferida e desbridamento, bem como com troca do implante. Informa-se os pacientes que estas são técnicas de salvamento do implante, podendo ser necessária a sua remoção.[15,16]

A infecção é rara com uma incidência de aproximadamente 1%. Caso se desenvolva uma infecção, geralmente o tratamento requer a remoção temporária do implante. As infecções ocorrem com mais frequência por volta de 10 a 14 dias de pós-operatório, mas também podem ocorrer tardiamente como após 3 meses da colocação do implante. Entretanto, os implantes têm sido salvos com a troca, usando um sistema fechado de irrigação com antibióticos. O bolso é irrigado por vários dias. Finalmente, pode ser necessária a remoção do implante.[13,16]

Outras complicações, como a contratura capsular, rotação do implante, neuropraxia ou dor crônica têm incidência inferior a 1%.[13]

Casos Clínicos

Caso nº 1: Aumento Subfascial de Glúteo com Implantes

O caso clínico a seguir mostra as imagens pós-operatórias de paciente masculino de 41 anos que se apresentou para aumento subfascial de glúteo com implantes (**Fig. 38.10**). Um par de implantes anatômicos de nádega de silicone de 330 mL foi colocado através de incisão sacral na linha média junto com lipoaspiração mínima da cintura. O paciente apresentou hematoma de 500 mL no lado direito em 10 dias de pós-operatório, que foi cirurgicamente evacuado e o bolso irrigado. Um dreno foi deixado em posição por 7 dias e, após esse período, o paciente teve uma recuperação sem complicações.

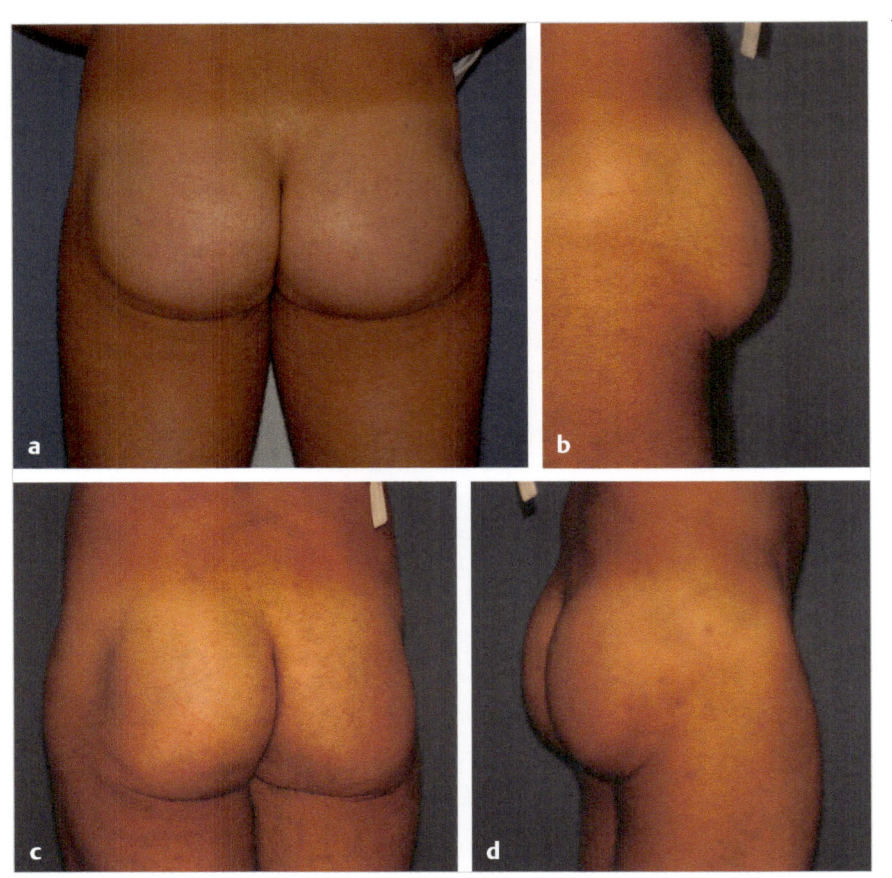

Fig. 38.10 (a-d) Fotografias em 5 meses de pós-operatório de um paciente com implantes subfasciais anatômicos de silicone de nádega de 330 mL inseridos através de uma incisão sacral na linha média junto com lipoaspiração mínima da cintura.

Caso nº 2: Aumento Subfascial de Glúteo com Implantes Ovais de Silicone

O segundo caso é o de um paciente saudável de 45 anos que se apresentou com um ângulo lombossacral achatado e falta de volume de nádegas, com o desejo de aumentá-las. Foi realizada uma cirurgia de aumento subfascial de glúteo com implantes ovais de silicone, sendo colocados implantes bilaterais de 350 mL através de incisões paramedianas sacrais bilaterais. As fotografias mostram o pré-operatório e os resultados pós-operatórios em 1 ano (**Fig. 38.11**).

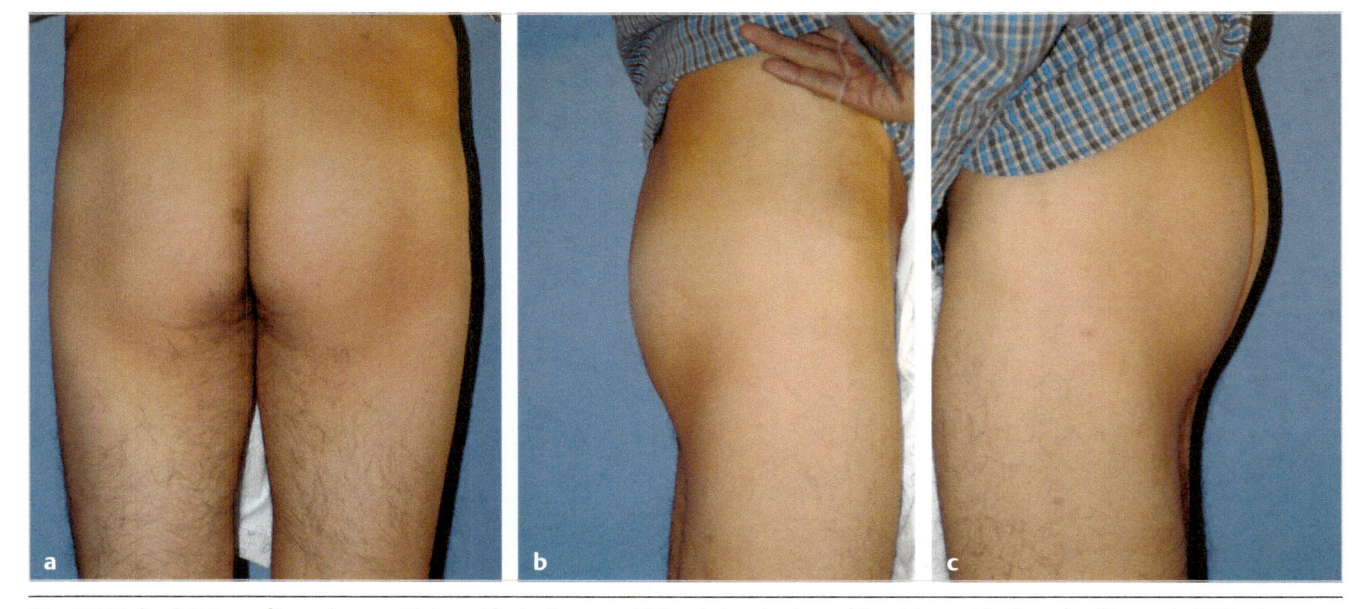

Fig. 38.11 (a-c) Fotografias pré-operatórias e (**d-g**) pós-operatórias de implantes subfasciais anatômicos de silicone de 350 mL colocados através de incisões paramedianas sacrais bilaterais.

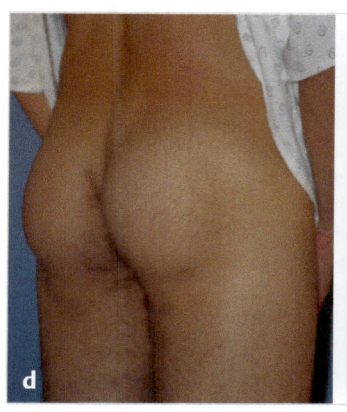

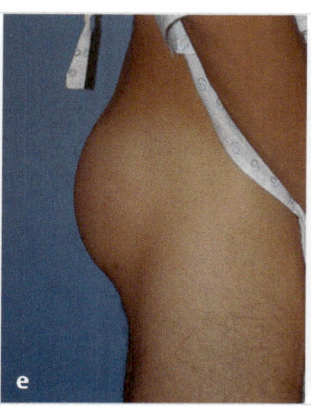

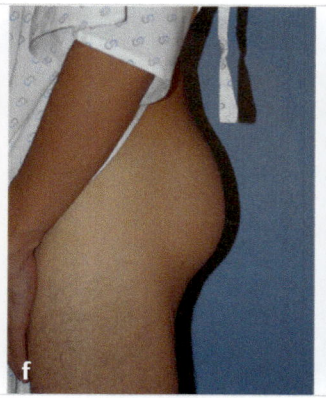

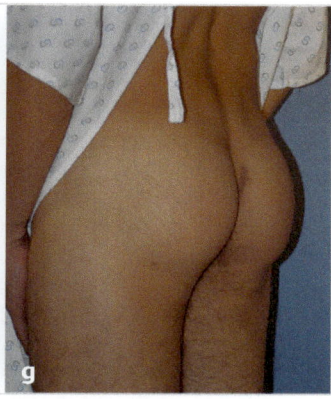

Fig. 38.11 (Continuação.)

Pérolas e Armadilhas

Pérolas

- A maioria dos pacientes é boa candidata a aumento subfascial de glúteo.
- Uma abordagem pré-sacral paramediana bilateral sempre deve ser escolhida para evitar as complicações de ferida.
- Ao escolher um implante para um paciente masculino, lembre-se de que os homens têm uma distância glútea vertical menor e, portanto, nádegas arredondadas.
- Os implantes devem ser selecionados no pré-operatório usando uma série de moldes para acomodar os pontos de referência anatômicos.
- A dissecção deve ser realizada lateralmente a partir da incisão e do polo do glúteo superior, inferiormente, com o auxílio de um retrator de fibra óptica.

Armadilhas

- Os pacientes devem sempre ser informados sobre os cuidados pós-operatórios antes da cirurgia, uma vez que a retomada da atividade física antes de certo período de tempo e qualquer outra atividade que comprometa a cicatrização possam levar a complicações indesejáveis.
- A excessiva dissecção do bolso de implante deve ser evitada para assegurar que o implante mantenha sua posição em seu interior.
- A escolha de implantes muito grandes para uma limitada área da nádega e flacidez tecidual impõe estresse e tensão sobre a ferida e, portanto, acarreta risco de complicações.
- O conforto do paciente é ótimo com o uso de implantes de gel coesivo e deve ser favorecido em relação a outros tipos de implantes.
- Cuidados pós-operatórios adequados e acompanhamento médico constante para prevenir ou interromper complicações.

Passo a Passo

Passos para o Aumento Subfascial de Glúteo

1. A preparação do paciente no hospital inicia com um enema na noite anterior à cirurgia.
2. A marcação de pontos de referência anatômicos é feita para definir o tamanho do bolso e o diâmetro da base do implante.
3. Os pacientes são postos em posição prona com o abdome elevado usando um gel sob as espinhas ilíacas superiores anteriores.
4. Os pacientes são preparados com uma gaze 4 × 4 embebida em antisséptico cobrindo o ânus e um campo cirúrgico estéril de plástico aderente cobrindo toda a área perianal.
5. As marcações de incisão são realizadas executando-se duas incisões paramedianas de 6 a 7 cm, 1 cm lateral à linha média e 4 cm craniais ao ânus, que são injetadas com uma mistura de lidocaína a 2% com epinefrina e ropivacaína a 7,5%, antes de incisar.
6. As incisões são biseladas lateralmente até a dissecção alcançar a GA sobre a articulação sacroilíaca.
7. A identificação do plano subfascial adequado e a dissecção do bolso são realizadas instilando uma solução tumescente à base de epinefrina, com dissectores de ponta dupla arredondada romba e um retrator de fibra óptica.
8. Medidores de implante são colocados transoperatoriamente nos bolsos recém-dissecados para assegurar uma adequada dissecção e seleção do volume do implante.
9. O bolso é ajustado, conforme necessário, mas o medidor de implante deverá ser retirado antes que o bolso contralateral seja dissecado para facilitar o procedimento cirúrgico.
10. Os implantes de glúteo devem sempre ser inseridos verticalmente, certificando-se de que a linha branca do equador ao longo do implante seja posicionada horizontal e perpendicularmente ao eixo vertical da nádega.
11. O fechamento da ferida começa com suturas interrompidas 2-0, absorvíveis, na fáscia glútea, seguidas por um reforço de suturas corridas impermeáveis. Em seguida, as camadas subcutâneas profunda e superficial são fechadas separadamente sobre o sacro com a mesma sutura. Uma sutura impermeável 3-0, absorvível, é usada para a derme e uma sutura corrida 4-0 de *nylon* é usada para o fechamento da pele e coberta por um adesivo cutâneo tópico.
12. É imperativo que os cuidados pós-operatórios sejam observados estritamente, abordando cada recomendação cuidadosamente.

Referências

[1] ISAPS 2016 Global Statistics. International Society of Aesthetic Plastic Surgery. Retrieved from www.ISAPS.org. Accessed February 15, 2019
[2] Bartels RJ, O'Malley JE, Douglas WM, Wilson RG. An unusual use of the Cronin breast prosthesis. Case report. Plast Reconstr Surg. 1969;44(5):500
[3] Cocke WM, Ricketson G. Gluteal augmentation. Plast Reconstr Surg. 1973;52(1):93
[4] Gonzalez-Ulloa M. A review of the present status of the correction for sagging buttocks. Annals of the IV Congress of the International Society of Aesthetic Plastic Surgery, Mexico City, Mexico; 1977:123
[5] Robles JM, Tagliapetra JC. Grandi MA. Gluteoplastia de aumento: Implante submuscular. Cir Plast Iberolatinoam. 1984;10:365-375
[6] Vergara R, Marcos M. Intramuscular gluteal implants. Aesthetic Plast Surg. 1996;20(3):259-262
[7] de la Peña JA, López HM, Gamboa LF. Augmentation gluteoplasty: Anatomical and clinical considerations. Key issues. Plast Cosmetic Surg. 2000;17:1-12
[8] Bruner TW, de la Peña JA, Mendieta CG, Roberts TL III. Gluteal augmentation. In: Neligan PC, ed. Plastic Surgery. 3rd ed. New York, NY: Saunders Elsevier;2012:599-615
[9] Singh D. Female judgment of male attractiveness and desirability for relationships: Role of waist-to-hip ratio and financial status. J Pers Soc Psychol. 1995b;69(6):1089-1101
[10] Wong WW, Motakef S, Lin Y, Gupta SC. Redefining the ideal buttocks: A population analysis. Plast Reconstr Surg. 2016;137(6):1739-1747
[11] Tardif M, De la Peña JA. Gluteal augmentation. In: Aston SJ, Steinbrech DS, Walden JL, eds. Aesthetic Plastic Surgery. New York, NY: Saunders Elsevier; 2009:837-844
[12] de la Peña JA. Subfascial technique for gluteal augmentation. Aesthet Surg J. 2004;24(3):265-273
[13] Leong A. Sexual dimorphism of the pelvic architecture: A struggling response to destructive and parsimonious forces by natural & mate selection. McGill J Med. 2006;9(1):61-66
[14] de la Peña JA, Rubio OV, Cano JP, Cedillo MC, Garcés MT. Subfascial gluteal augmentation. Clin Plast Surg. 2006;33(3):405-422
[15] Mofid MM, Gonzalez R, de la Peña JA, Mendieta CG, Senderoff DM, Jorjani S. Buttock augmentation with silicone implants: A multicenter survey review of 2226 patients. Plast Reconstr Surg. 2013;131(4):897-901
[16] Bruner TW, Roberts TL III, Nguyen K. Complications of buttocks augmentation: Diagnosis, management, and prevention. Clin Plast Surg. 2006;33(3):449-466

Parte III: Cirurgia Corporal

CAPÍTULO 39

Aumento Intramuscular de Glúteos com Implante de Silicone

Ara A. Salibian ■ Douglas S. Steinbrech

Resumo

O aumento de glúteos à base de implante é uma poderosa ferramenta para aumentar a projeção, volume e contorno das nádegas. Embora vários planos diferentes de colocação de implante tenham sido descritos, a utilização de implantes intramusculares maximiza a cobertura do implante, limita a migração e previne deformidades sobrejacentes de contorno ao mesmo tempo que evita dano às estruturas neurovasculares subjacentes. O exame físico pré-operatório e a marcação são importantes para obtenção de resultados cosméticos de sucesso, e envolve a determinação de pontos de referência anatômicos adequados, avaliando as necessidades de volume e a escolha do implante e o posicionamento corretos à base de moldes. A técnica preferida do autor sênior de aumento com implante envolve a tumescência do local cirúrgico, uma incisão na linha média da fenda interglútea, meticulosa dissecção intramuscular e criação de bolso, colocação de implantes de gel usando uma técnica "no-touch", e fechamento em múltiplas camadas com drenos. Os cuidados pós-operatórios são igualmente importantes e envolvem o cuidadoso acompanhamento do paciente e estritas restrições da atividade. Um extenso aconselhamento pré-operatório é crítico para facilitar esse processo, estabelecendo as expectativas do paciente assim como objetivos de resultados mútuos e realistas.

Palavras-chave: aumento composto, aumento de glúteos, implante de glúteos, implante intramuscular, implante de silicone.

Introdução

O formato e a definição das nádegas há muito têm sido um ponto focal na representação histórica da forma humana.[1,2] Embora seja tradicionalmente enfatizada na figura feminina, a região glútea é igualmente um componente crítico do ideal estético masculino, responsável por acentuar o torso masculino e definir os membros inferiores. O aumento de nádegas, inicialmente, mudou de posição com o aumento mamário, quando Bartels *et al.*[3] relataram pela primeira vez o uso de implantes mamários de gel de silicone redondos para corrigir assimetria de glúteos, em 1969. Como essa cirurgia passou a ser adotada como um procedimento cosmético,[4,5] diferentes técnicas foram desenvolvidas em relação à colocação do implante e à abordagem cirúrgica. A forma e *design* dos implantes de glúteo também evoluíram ao lado dessas técnicas para incluir uma variedade de opções de gel de silicone aderente anatômico e elastômero sólido.

Os relatos iniciais de aumento de glúteos defendiam a colocação de implantes no plano subcutâneo. Em 1979, González-Ulloa[6] descreveu a colocação de implante exatamente sobre a aponeurose glútea. A abordagem submuscular foi introduzida por Robles *et al.*[7] para prevenir a distorção das extensões aponeuróticas fasciocutâneas, embora limitada a menores tamanhos de implante para evitar danificar estruturas neurovasculares mais profundas. Alterações mais recentes dessa técnica incluíram a colocação de implante intramuscular, descrita por Vergara *et al.*,[8,9] assim como a colocação de implante no plano subfascial, introduzido por de la Pena *et al.*[10,11] Abordagens alternativas, como através de incisões paramedianas,[7] também foram popularizadas para diminuir a cicatrização visível. Embora cada uma dessas técnicas tenham seus próprios benefícios e desvantagens (**Tabela 39.1**), essas modificações em geral visam aperfeiçoar os resultados cosméticos, evitando ao mesmo tempo o dano às estruturas circundantes e minimizando as complicações relacionadas com a prótese.[12,13] Uma variedade de diferentes técnicas de implante continuam a ser usadas hoje,[14] envolvendo com mais frequência a colocação de implante intramuscular ou subfascial. A técnica intramuscular é discutida neste

Tabela 39.1 Planos anatômicos de colocação de implante

Plano de inserção	Benefícios	Limitações
Subcutâneo	Facilidade de dissecção	Visibilidade do implante, deformidade de contorno
	Evita estruturas neurovasculares	Maior mobilidade e deslocamento do implante
		Menor cobertura do implante
Subfascial	Boa cobertura do implante	Limitado acolchoamento do implante
	Evita estruturas neurovasculares	Palpabilidade e/ou visibilidade do implante
	Diminuição da mobilidade do implante	
	Melhor projeção glútea inferior	
Intramuscular	Maior acolchoamento do implante	A dissecção intramuscular pode ser difícil
	Boa cobertura do implante	Proximidade com o nervo ciático
	Limitada mobilidade do implante Melhor suporte inferior	
Submuscular	Maior acolchoamento do implante	Aumento do risco de lesão ao nervo ciático
	Boa cobertura do implante	Tamanho e posicionamento limitados do implante
	Diminuição da mobilidade do implante	Projeção glútea inferior limitada

capítulo, por ser a técnica preferida dos autores para maximizar a cobertura do implante, limitar a migração deste, evitar as restrições causadas pelas estruturas neurovasculares mais profundas e prevenir as deformidades sobrejacentes de contorno.

Avaliação Física

1. Ao examinar e marcar o paciente, o médico deve ficar sentado e o paciente em pé.
2. Avalie volume, projeção, ptose de glúteos, assim como a pele e a flacidez fascial em relação aos pontos de referência anatômicos estéticos incluindo o triângulo sacral, as depressões laterais e as dobras infraglúteas.
3. Avalie a necessidade de redução ou adição geral de volume (ou ambos).
4. Use um molde para marcar o bolso proposto para o implante e estime formatos e tamanhos potenciais de implante.
5. Determine a colocação apropriada da incisão em relação ao formato e tamanho do implante, bem como o contorno ou anatomia glútea individual.
6. Avalie os objetivos do paciente e incorpore medidas e observações do exame para formular um plano realista e viável com o paciente.
7. Qualquer assimetria deve ser cuidadosamente examinada, discutida com o paciente e documentada por escrito e com fotografia no pré-operatório.
8. Identifique os pacientes que irão se beneficiar com o procedimento de *BodyBanking* (transferência de tecido de uma área corporal a outra) e MuscleShadowing (sombreamento muscular) e incorpore nas marcações pré-operatórias.
9. Examine o tronco inferior, quadris e coxas para determinar se será necessário fazer o contorno das estruturas circundantes para alcançar os objetivos estéticos.

Anatomia

O conhecimento completo da anatomia muscular, planos fasciais e estruturas neurovasculares da região glútea é fundamental para assegurar a adequada colocação de implantes de glúteo, alcançando um resultado estético ideal e evitando complicações. A região glútea consiste em estruturas posteriores à cintura pélvica que são ligadas pelas cristas ilíacas superiormente, pelos trocanteres maiores dos fêmures, lateralmente, pelas dobras glúteas, inferiormente, e pareadas em cada lado da fenda interglútea na linha média. Essa região contém pares de músculos poderosos que podem ser divididos em grupos superficial e profundo, primariamente responsáveis pela abdução ou extensão e rotação lateral do membro inferior, respectivamente.

Os pontos de referência externos incluem as cristas ilíacas, espinhas ilíacas posteriores superiores (PSIS), triângulo sacral e a ponta distal do cóccix, que geralmente se situa cerca de 3 a 4 cm acima do ânus. O tecido subcutâneo nessa região é relativamente espesso sobre cada nádega e é envolvido por um sistema fascial superficial (SFS) contendo nervos sensitivos. Esta camada, porém, afina-se significativamente na direção da linha média próximo ao sacro. A fáscia profunda é uma estrutura crítica durante a dissecção envolvendo o glúteo máximo assim como o glúteo médio (superolateralmente), estendendo-se da crista ilíaca para o sacro medialmente, e continuando com a fáscia profunda da coxa inferiormente. Essa fáscia também é contígua com a aponeurose glútea superiormente, ou a extensão medial do tensor da fáscia lata (TFL), que contém múltiplas inserções musculofasciais próximo à sua borda posterior.

A musculatura do compartimento superficial consiste em três músculos glúteos e o TFL. O mais superficial e posterior desses músculos é o glúteo máximo, um músculo grande, largo, retangular, que se origina da superfície posterior do ílio, sacro e cóccix e corre inferolateralmente para se inserir no trato iliotibial (IT) e tuberosidade maior do fêmur.

As fibras do glúteo máximo são identificadas correndo transversalmente e cobrindo a face inferior do glúteo médio, um músculo menor em forma de leque e abdutor do quadril, que corre da superfície glútea do ílio para o trocanter maior. As fibras do glúteo médio, por outro lado, correm verticalmente, e podem ser facilmente diferenciadas em um plano distinto do glúteo máximo superiormente, mas se unem com as fibras do glúteo máximo inferiormente. Imediatamente profundo ao glúteo médio encontra-se o glúteo mínimo, cujas fibras da mesma forma correm em direção superior-inferior da superfície glútea do íleo para o trocanter maior. Lateralmente, o TFL estende-se da crista ilíaca, exatamente posterior à espinha ilíaca anterior superior para se inserir na banda do IT.

O grupo profundo de músculos consiste nos rotadores menores, laterais do quadril, incluindo o piriforme mais superiormente, seguido pelo obturador interno ladeado pelos gêmeos pareados, e o pronador quadrado que segue inferiormente. Esses músculos não são encontrados rotineiramente, mas podem servir como importantes pontos de referência anatômicos para estruturas neurovasculares que saem da pelve.

São estruturas críticas na região glútea os vasos e nervos glúteos assim como o nervo ciático, que deve estar profundo ao plano de dissecção para a inserção intramuscular do implante. O nervo glúteo superior inerva o glúteo médio, glúteo máximo e TFL, e é acompanhado pela artéria glútea superior, que sai superiormente ao piriforme para correr entre os glúteos médio e mínimo. O curso da artéria glútea superior pode ser encontrado ao longo de uma linha entre as PSIS e o trocanter maior. O nervo glúteo inferior emerge inferior ao piriforme, igualmente correndo com a artéria glútea inferior ao longo da face profunda do glúteo máximo. O nervo ciático sai do forame ciático maior, profundo ao piriforme, e corre inferolateralmente sobre os rotadores laterais profundos do quadril. O nervo geralmente corre lateral ao acetábulo pélvico, que pode ser palpado intraoperatoriamente para orientação (**Fig. 39.1, Fig. 39.2**).

Etapas Técnicos do Aumento de Glúteos com Implantes

Com o paciente em pé, marque os pontos de referência anatômicos importantes da região glútea, incluindo linha média, triângulo sacral, cristas ilíacas e dobras infraglútea, bilateralmente. A incisão na linha média, em seguida, é marcada na fenda glútea no nível do cóccix ou ligeiramente inferior e estendendo-se de 5 a 7 cm

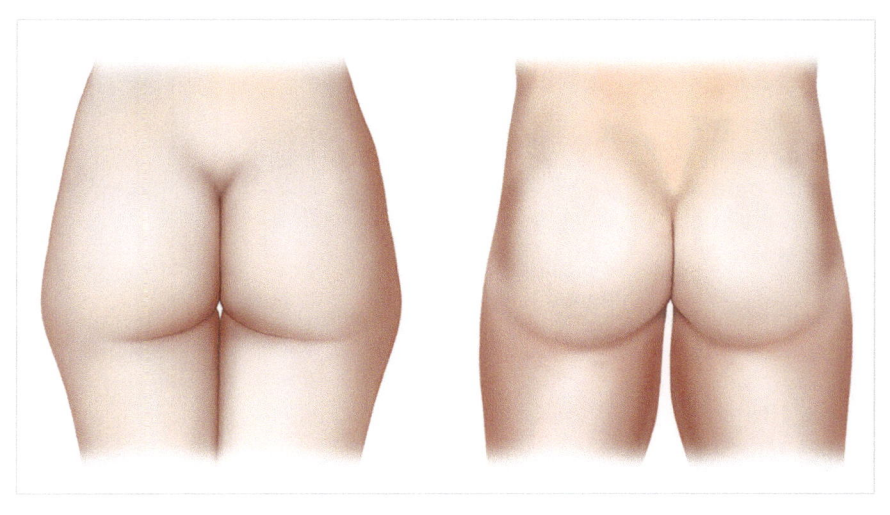

Fig. 39.1 Diferença entre a estética glútea ideal feminina e masculina. A masculina demonstra que possui uma relação cintura-quadril mais estreita, uma concavidade glútea lateral mais dramática e, idealmente, uma projeção muscular mais atlética verticalmente, alongada posteriormente.

Parte III
Cirurgia Corporal

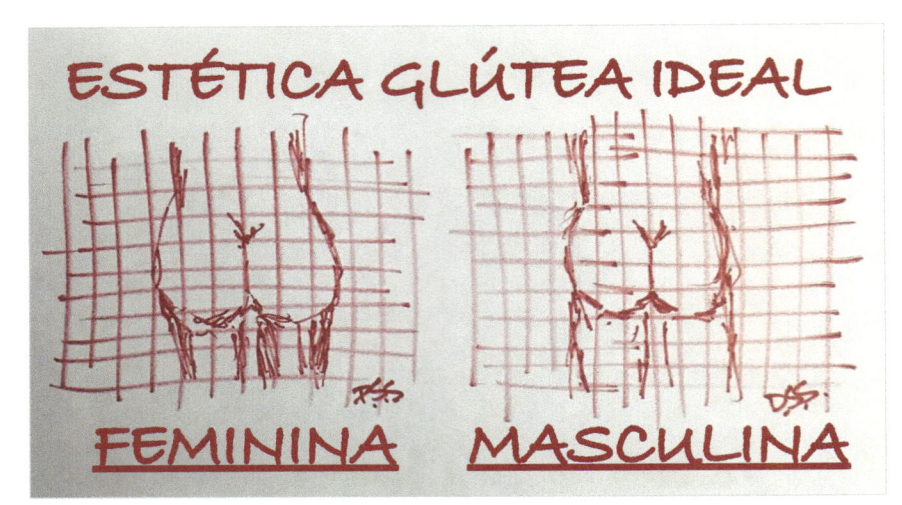

Fig. 39.2 O autor sênior geralmente faz um esboço das diferenças anatômicas para entendê-las melhor e apresentar essas diferenças aos pacientes durante a consulta.

superiormente. Com os músculos glúteos flexionados assim como em repouso, os grupos de músculos para o implante são marcados, e as dimensões propostas dos bolsos de implante são subsequentemente desenhadas usando um cortador de biscoito. Finalmente, quaisquer áreas para aumento com BodyBanking ou para MuscleShadowing lateral são marcadas (**Fig. 39.3; Tabela 39.2, Tabela 39.3**).

Na sala cirúrgica, o paciente é preparado sobre as nádegas, costas e coxas na posição ereta, e meias compressivas estéreis Venodynes são colocadas na extremidade inferior bilateral. O paciente, subsequentemente, deita-se supino na mesa cirúrgica sobre campos estéreis, e uma capa de mesa de Mayo estéril colocada em orientação transversal para funcionar como um lençol para rolagem. A anestesia geral com intubação endotraqueal é preferida, pois permite a paralisia, o que ajuda muito na dissecção intramuscular do glúteo máximo. Após intubação, o paciente é rotacionado para a posição prona usando-se a capa de mesa de Mayo. Uma compressa anal, embebida em Betadine, é colocada então e fixada com sutura 4-0 de náilon. Em seguida, um campo cirúrgico antimicrobiano Ioban é colocado sobre o ânus para vedar a área perianal durante todo o procedimento, e a parte remanescente do paciente é coberta de maneira apropriada (um pedaço de campo cirúrgico antimicrobiano Ioban de 10 × 10 cm deve ser reservado para a inserção "*no-touch*" do implante). Uma dose única de antibióticos pré-operatórios é administrada antes da incisão (**Fig. 39.4**).

A incisão é injetada com lidocaína a 2% com epinefrina 1:100.000, e cerca de 75 a 100 mL de fluido tumescente é injetado no glúteo máximo com uma cânula romba tumescente, que deve permanecer por pelo menos 10 minutos antes da dissecção (**Fig. 39.5**). É importante aguardar o tempo adequado até o efeito da epinefrina, uma vez que um sangramento significativo pode tornar a dissecção intramuscular incômoda. Além disso, nesse passo, é preciso lembrar sempre o curso da neurovasculatura glútea

Tabela 39.2 Medições para aumento glúteo

Mensurações pré-operatórias	
Altura	__cm
Peso	__cm
Cintura	
Quadris	
Relação cintura-quadril	
Dimensão do bolso horizontal	
Dimensão do bolso vertical	

Nota: Estas são mensurações pré-operatórias de rotina que devem ser incluídas na avaliação de todos os pacientes.

Tabela 39.3 Medições para aumento glúteo

Sete mensurações pré-operatórias	Notas
Posição do implante	Submuscular, intramuscular, subfascial
Cintura	__cm
Quadris	__cm
Relação cintura-quadril	
Marca do implante usado	_____
Tamanho do implante	__mL
Qualquer desbaste do implante	Medialmente, lateralmente, desprojetado
Qualquer BodyBanking	___mL

Nota: Estas são mensurações pós-operatórias de rotina e as notas devem ser registradas.

inferior e superior, e não se deve tumescer muito profundamente para evitar lesão ao nervo ciático.

A pele é incisada e a dissecção é tunelizada subcutaneamente na direção dos grupos musculares medial

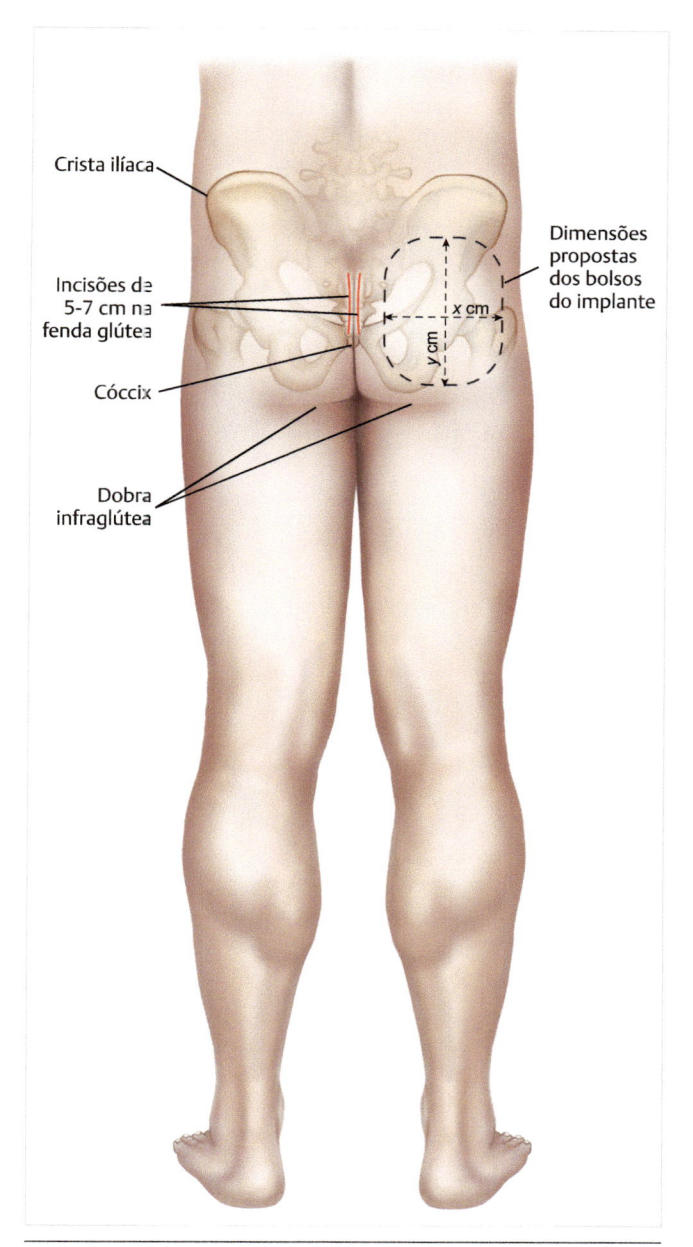

Capítulo 39
Aumento Intramuscular de Glúteos com Implante de Silicone

Fig. 39.3 O cirurgião marca o paciente na posição ereta. As dimensões do bolso intramuscular proposto são desenhadas e as incisões da fenda glútea bilateral são marcadas.

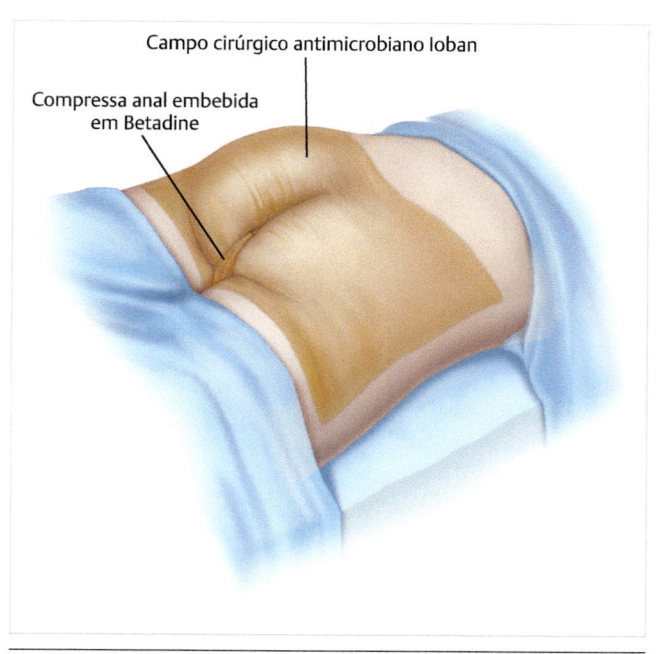

Fig. 39.4 Posicionamento operatório do paciente. O paciente é intubado em campos cirúrgico descartável e de mesa cirúrgica estéreis e rotacionado para a posição prona, preparado e paramentado novamente com uma compressa anal e campo cirúrgico oclusivo impregnado com iodo.

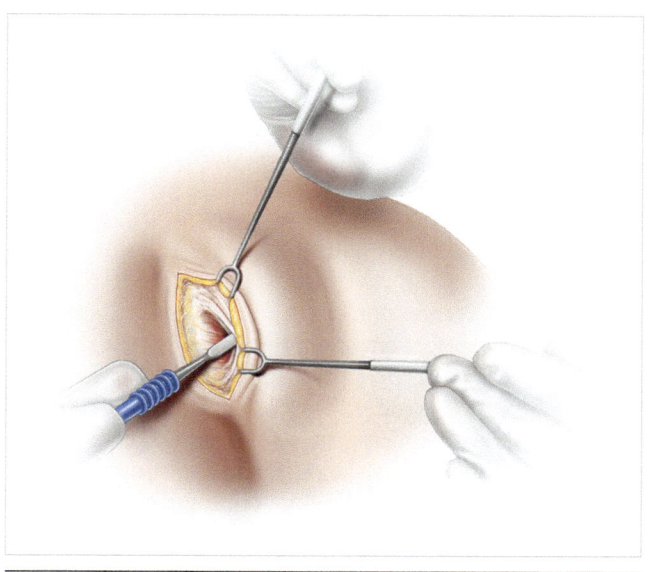

Fig. 39.5 Dissecção subcutânea. Após a realização da incisão na pele, usa-se o cautério para dissecar através dos tecidos subcutâneos até a fáscia brilhante superficial do glúteo máximo.

(flexor) e lateral (extensor), mas obtendo, concomitantemente, meticulosa hemostasia. A fáscia profunda sobrejacente ao glúteo máximo é significativamente mais superficial próxima à linha média, assim a dissecção superficial deve prosseguir de maneira lenta e cuidadosa para assegurar que a fáscia e o músculo não sejam adentrados inadvertidamente na área errada. A fáscia glútea é então incisada longitudinalmente a cerca de 2 cm da fenda interglútea.

A dissecção intramuscular é realizada até uma profundidade intermediária dentro do glúteo máximo usando eletrocautério para deixar cerca de 1,5 cm de cobertura muscular superficial para o bolso do implante (**Fig. 39.6**). Por outro lado, a dissecção não deve ser realizada muito profundamente para evitar lesionar ou até expor o nervo ciático. A comunicação entre o bolso do implante e o nervo subjacente pode induzir a significativa irritação no pós-operatório. A dissecção intramuscular prossegue então de forma romba em uma direção lateral orientada ao longo das fibras transversas do glúteo máximo, e da mesma forma ela é realizada su-

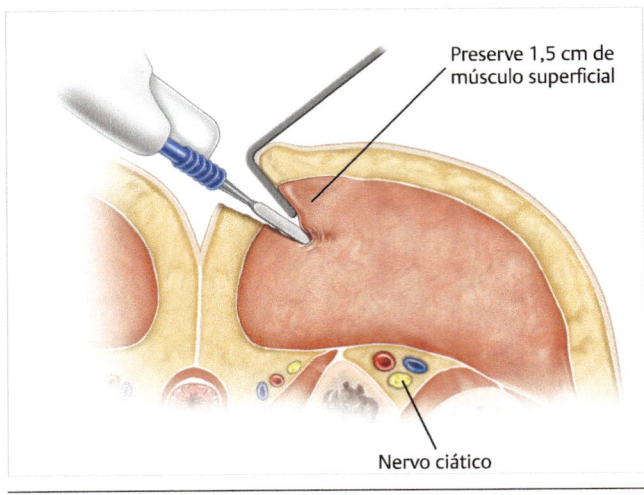

Fig. 39.6 Dissecção do bolso intramuscular. Utiliza-se o cautério de Bovie para a dissecção do bolso intramuscular deixando uma margem de 1,75 a 2 cm de tecido muscular a partir da origem do glúteo máximo. O polegar é usado para manter uma espessura muscular adequada de 1,5 a 2 cm para cobertura do bolso. Uma hemostasia meticulosa durante toda a dissecção é de vital importância.

perior e inferiormente. Uma ponteira de sucção ou um instrumento maleável é utilizado para produzir contratensão e facilitar a dissecção. A atuação do assistente do cirurgião é crucial para uma dissecção fluida e eficiente produzindo retração com retratores progressivamente maiores a fim de aperfeiçoar a visualização e manter a contratensão. Um fotóforo de cabeça também pode ser útil à medida que a dissecção tem prosseguimento. Novamente, a localização da artéria glútea inferior e seus vasos perfurantes deve ser lembrada para minimizar qualquer fonte de sangramento potencial, e a hemostasia deve ser verificada após a dissecção para assegurar um campo completamente seco.

Outros ajustes do bolso podem ser feitos nesse momento, dependendo da constituição física do paciente e do tamanho desejado do implante. Aparar o músculo medial e lateralmente pode maximizar a projeção da porção glútea média a fim de permitir um contorno mais alongado e atlético em homens. A dissecção é então repetida na porção contralateral de maneira similar usando a mesma incisão de acesso central. Para aqueles que ainda não estão confortáveis com o procedimento, utilizar duas incisões em cada lado da fenda glútea central permite um acesso e dissecção menos restritos. O autor sênior prefere não usar quaisquer drenos. No entanto, um único dreno de Jackson-Pratt pode ser colocado em cada bolso de implante e levado superomedialmente na dobra glútea central através de uma incisão perfurante separada (**Fig. 39.7**).

Em relação à escolha do implante, o autor sênior prefere usar implantes de glúteo MuscleGel. Embora múltiplos tipos de implantes possam ser apropriados, recomendamos o uso de implantes de gel que não sejam firmes, mas possam mimetizar a qualidade de um músculo relaxado sem muita dificuldade. Além disso, implantes grandes são mais difíceis de manusear e, implicitamente, requerem dissecção mais extensa. Os implantes modelados também são mais difíceis de inserir e posicionar adequadamente para evitar a rotação. Portanto, recomenda-se que sejam utilizados, inicialmente, implantes menores (< 300 mL), redondos, até se tornarem familiarizados com esse procedimento para minimizar as complicações.

Antes da inserção do implante limpa-se a incisão com solução antibiótica tripla, e o campo cirúrgico antimicrobiano Ioban remanescente é colocado sobre a incisão. Todas as luvas são então trocadas, e o implante é lavado em solução antibiótica tripla. O campo cirúrgico Ioban é incisado, e um funil de Keller pode ser usado, embora não seja exigido, para inserir o implante no bolso usando uma técnica "*no-touch*" (**Fig. 39.8**). Após a inserção de implantes bilaterais as nádegas são examinadas em relação a formato, tamanho e simetria. Se forem necessárias quaisquer outras modificações no bolso, deve-se trocar as luvas, lavá-las na solução antibiótica tripla e a técnica "*no-touch*" é usada novamente para a inserção após se completarem as modificações.

Os bolsos musculares são fechados primeiramente usando 8 a 10 suturas 0 ou 2-0 de Vicryl, interrompidas, com grandes bocados da fáscia glútea para assegurar um fechamento "impermeável" (**Fig. 39.9**).

É imperativo que o bolso seja fechado sem absolutamente nenhuma tensão para minimizar o risco de deiscência pós-operatória. Se não for possível um fechamento sem tensão, o implante deve ser removido e a dissecção deve ser realizada lateralmente até que as bordas dos músculos possam ser aproximadas com facilidade (**Fig. 39.10**). O SFS é então reaproximado com a fáscia glútea profunda centralmente, e os elementos fasciais superficiais bilaterais são aproximados uns aos outros sob a incisão.

A incisão é fechada subsequentemente com sutura 3-0 Monocryl corrida, subcuticular, com nós bipolares enterrados (**Fig. 39.11**).

A escultura adicional do tecido mole pode ser realizada nesse momento, se necessário. O enxerto de gordura do BodyBanking nos polos superior e inferior de cada nádega torna estreita a nádega, permitindo maior

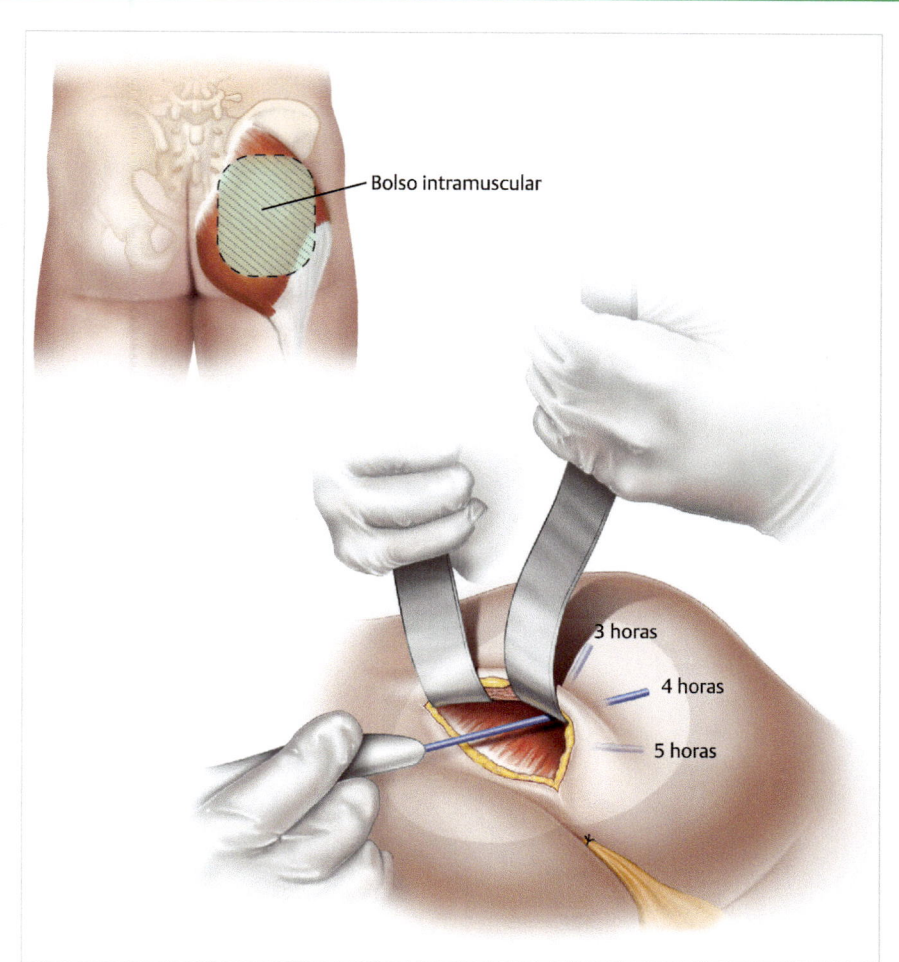

Capítulo 39
Aumento Intramuscular de Glúteos com Implante de Silicone

Fig. 39.7 Dissecção precisa do bolso. Como afirma o Dr. Bill Adams frequentemente em relação ao aumento mamário, "a dissecção precisa do bolso" é a chave para o implante de glúteos. O assistente segura o retrator cirúrgico tipo *sweetheart*, conforme o cirurgião guia: "posição de 7 a 11 horas". O cirurgião autorretrai o tecido inferior com um retrator maleável em lâmina e disseca completamente o bolso, com um fotóforo de cabeça e cautério de Bovie sob visualização direta.

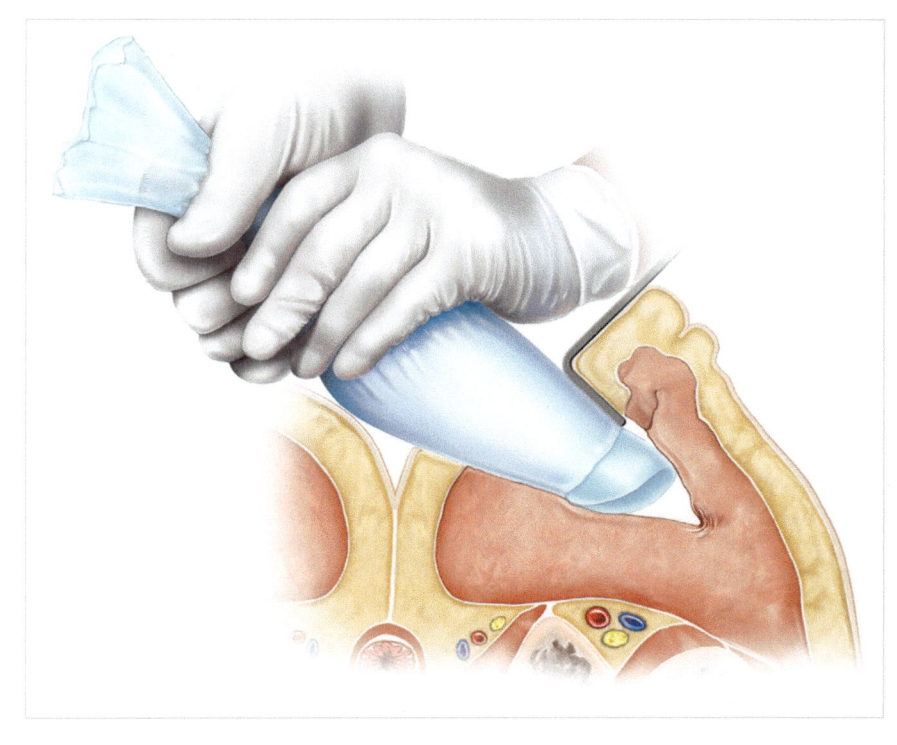

Fig. 39.8 Colocação do implante de glúteo. Usando uma "técnica *no-touch*", o cirurgião pode usar um funil para auxiliar na colocação do implante.

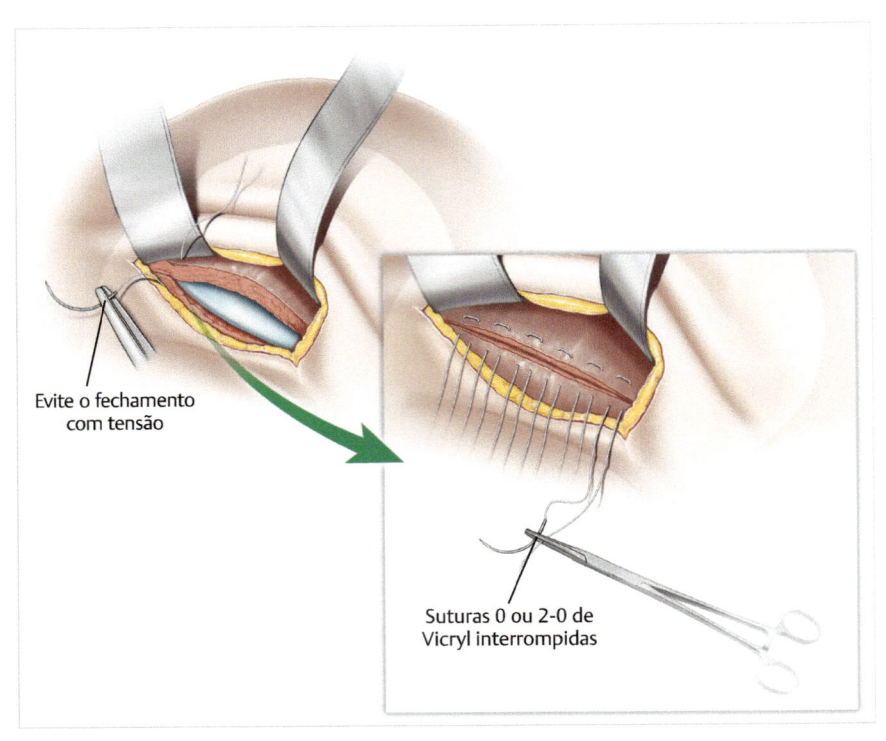

Fig. 39.9 Fechamento musculofascial do bolso. Enquanto o assistente retrai delicadamente os tecidos moles superficiais, o cirurgião realiza o fechamento inicial com suturas 0 de Vicryl interrompidas, "confortáveis, não apertadas" fazendo um fechamento "impermeável Mendieta" modificado, absolutamente sem tensão.

Evite o fechamento com tensão

Suturas 0 ou 2-0 de Vicryl interrompidas

Sutura 3-0 de Vicryl

Sutura corrida subcuticular 3-0 de Monocryl

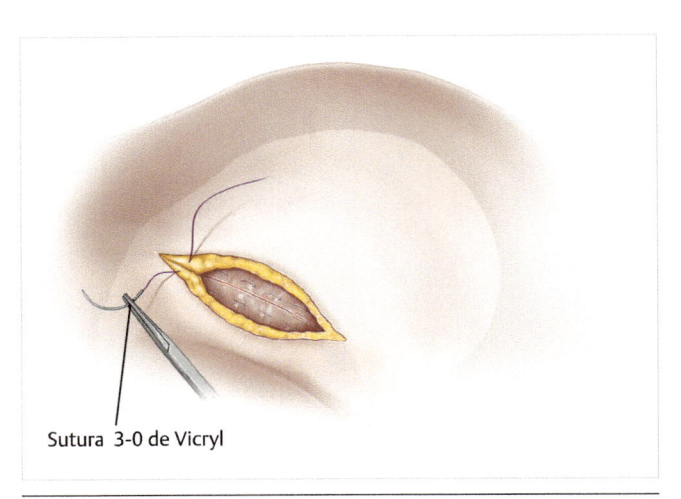

Fig. 39.10 Fechamento de tecidos moles superficiais. Um fechamento em camadas com suturas 2-0 de Vicryl e 3-0 de Vicryl corridas é realizado até a fáscia e derme profunda, respectivamente.

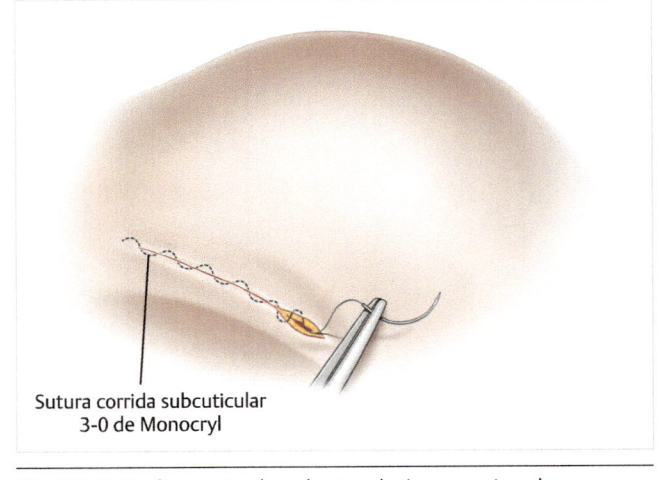

Fig. 39.11 Fechamento da pele. A pele é reaproximada com suturas 3-0 de Monocryl corridas, seguidas de colagem do tecido e reforço com sutura adesiva Steri-Strips.

projeção do glúteo médio. A concavidade de MuscleShadowing também pode ser utilizada lateralmente para acentuar mais um contorno atlético. Após a conclusão do procedimento, 20 mL de Marcaína a 0,5% podem ser injetados retrógrados dentro dos drenos (caso sejam usados), deixando assentar por 20 minutos antes da aplicação dos dispositivos de sucção fechada para melhorar a analgesia pós-operatória.

Dermabond e Mastisol são aplicados ao redor da incisão, assim como sutura adesiva Steri-Strips de 2,5 cm verticais e transversais sobre a incisão, seguidos de gaze e fita adesiva de papel. Caso tenha sido realiza-

do MuscleShadowing lateral, são colocados reforços de recuperação da concavidade glútea lateral (reforços de BodyBanking). A compressa anal é removida, e um traje pós-operatório preto compressivo, mas não apertado, é colocado sobre os curativos.

Cuidados Pós-Operatórios

Os pacientes recebem alta no dia da cirurgia e as instruções sobre os cuidados com a ferida e com os drenos são reforçadas. São dadas instruções para esvaziar os drenos, se necessário, e para registrar todas as saídas dos drenos em uma folha de registro do dreno, que é levada na primeira visita clínica pós-operatória no dia 7 de pós-operatório (POD). No POD 1 é realizada uma videoconferência entre o cirurgião e os pacientes (Skype, Facetime etc..) para confirmar a colocação correta do curativo, e o cirurgião reeduca o paciente sobre o posicionamento do implante e dá as diretrizes pós-operatórias. É imperativo evitar qualquer manipulação ou atividades que possam inibir a cicatrização correta do bolso e deslocar o implante (p. ex., massagem desnecessária, sentar-se, realizar exercício etc.); isso é discutido extensamente com o paciente. Os pacientes devem evitar qualquer posição sentada por 2 semanas, mesmo ao usar o banheiro (de frente para o vaso sanitário e ligeiramente agachado). Eles são mantidos em um regime de antibiótico oral enquanto os drenos se encontram posicionados e permite-se que tomem banho de chuveiro com os drenos, mas devem evitar a imersão em água. Os drenos são removidos após 2 a 3 semanas, quando a saída for menor que 25 a 30 mL/dreno/dia (varia conforme a constituição física do paciente). Os trajes de compressão geralmente são usados por 3 semanas e os exercícios não glúteos em academia são permitidos 2 semanas após a cirurgia. Os pacientes podem iniciar os exercícios leves com os glúteos em 4 semanas de pós-operatório no mínimo. As visitas pós-operatórias ocorrem de todas as semanas até 2 semanas, durante o primeiro mês, e são então estendidas para intervalos de vários meses, a não ser que sejam necessárias visitas mais frequentes do paciente ou para vigilância. Todos os pacientes retornam em 1 ano para obter as fotos pós-operatórias.

Manejo das Complicações

A adesão aos bons princípios da cirurgia plástica, incluindo a dissecção anatômica, hemostasia meticulosa e fechamento muscular e de pele sem tensão, assim como um protocolo pós-operatório rigoroso e a educação do paciente são a chave para minimizar as complicações. Quando estas ocorrem, os pacientes são vistos no consultório com a frequência necessária até a resolução do problema. A deiscência da ferida pode ser minimizada com a seleção do tamanho apropriado do implante, realização de fechamento sem tensão e restrições estritas da atividade pós-operatória. Pequenas áreas de deiscência superficial podem ser tratadas com cuidados locais da ferida. Grandes áreas de separação (sem exposição do implante) podem necessitar de lavagem e reaproximação dos tecidos. Se ocorrer exposição do implante, pode-se tentar o salvamento com lavagem e troca do mesmo se a exposição for mínima, a cobertura é viável, e se não houver preocupação com infecção do bolso do implante. Os pacientes são informados de que o salvamento nem sempre é possível, e a explantação com reimplante retardado pode ser preferível. A infecção é uma complicação rara, mas problemática. A celulite localizada, superficial, pode ser tratada com um ensaio de antibióticos; porém, qualquer preocupação com infecção profunda ou envolvimento do implante justifica o retorno à sala cirúrgica e, no mínimo, lavagem, com provável explante e reinserção retardada. Os seromas pós-operatórios são raros secundários à colocação de dreno e retenção até menos de 20 a 30 mL/dreno/dia. Se presentes e persistentes, porém, podem necessitar de aspiração e compressão. A má posição do implante pode ser significativamente diminuída com dissecção do bolso e escolha do implante apropriadas. A orientação dos pacientes é igualmente importante, particularmente no caso de implantes anatômicos, e eles devem ser instruídos pré-operatoriamente sobre curativos, sentar-se e protocolos de atividade após cirurgia. No pré-operatório, os pacientes também devem ser orientados em relação à perda temporária de sensação dos glúteos e possibilidade de neuropraxia do ciático, quase sempre temporária com técnica cirúrgica apropriada.

Parte III
Cirurgia Corporal

Exemplos de Caso

Caso nº 1: Aumento de Glúteos em Homem Ectomórfico (Fig. 39.12)

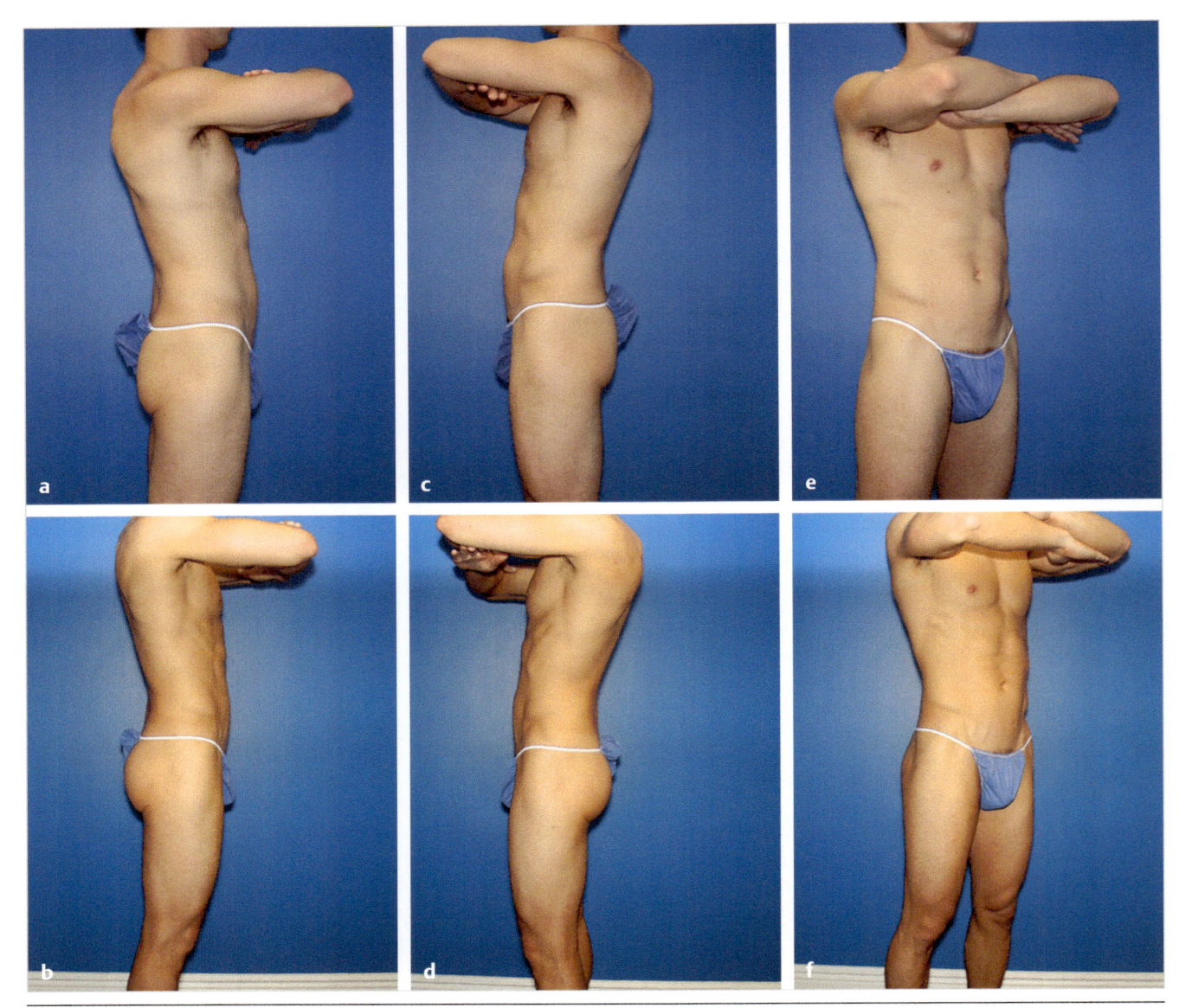

Fig. 39.12 (a,c,e,g,h,i,m,o,q,s,u,w,y) este é um modelo/corredor ectomórfico, de 29 anos, 1,80 m de altura, 75 kg, submetido a implante intramuscular de glúteos com implante de 276 mL de silicone MuscleGel, de contorno personalizado. Gordura do BodyBanking foi adicionada caudalmente para construir um composto de implante e gordura, resultando em uma aparência muscular mais alongada que evita ao mesmo tempo uma aparência artificial em degrau, visível, do implante. **(b,d,f,j,k,l,n,p,r,t,v,x,z)**. Os resultados pós-operatórios em 21 meses demonstram aumento do volume com um contorno natural e sem incisão visível. *(Continua.)*

Capítulo 39
Aumento Intramuscular de Glúteos com Implante de Silicone

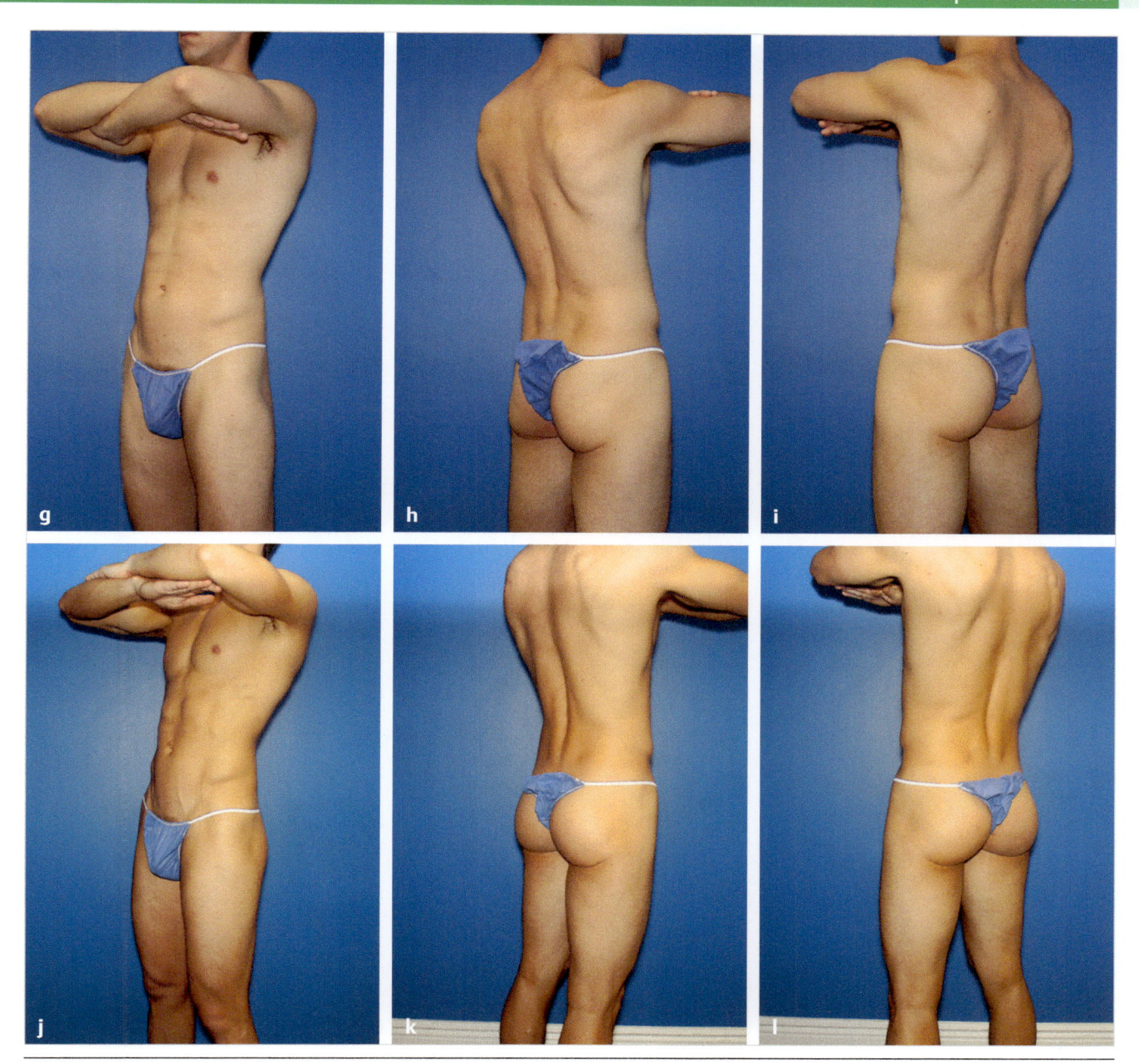

Fig. 39.12 *(Continuação.)*

483

Parte III
Cirurgia Corporal

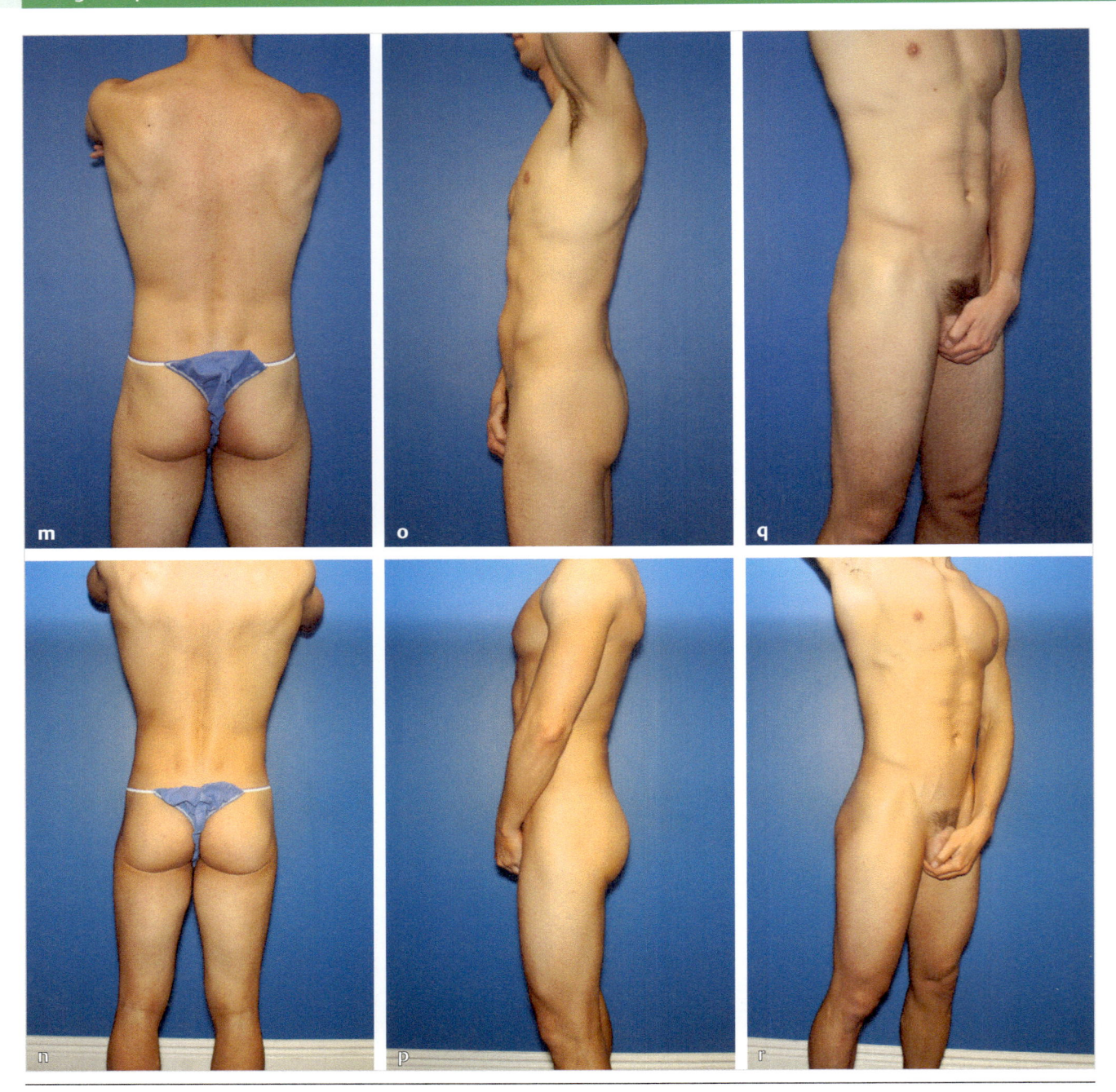

Fig. 39.12 *(Continuação.)*

Capítulo 39
Aumento Intramuscular de Glúteos com Implante de Silicone

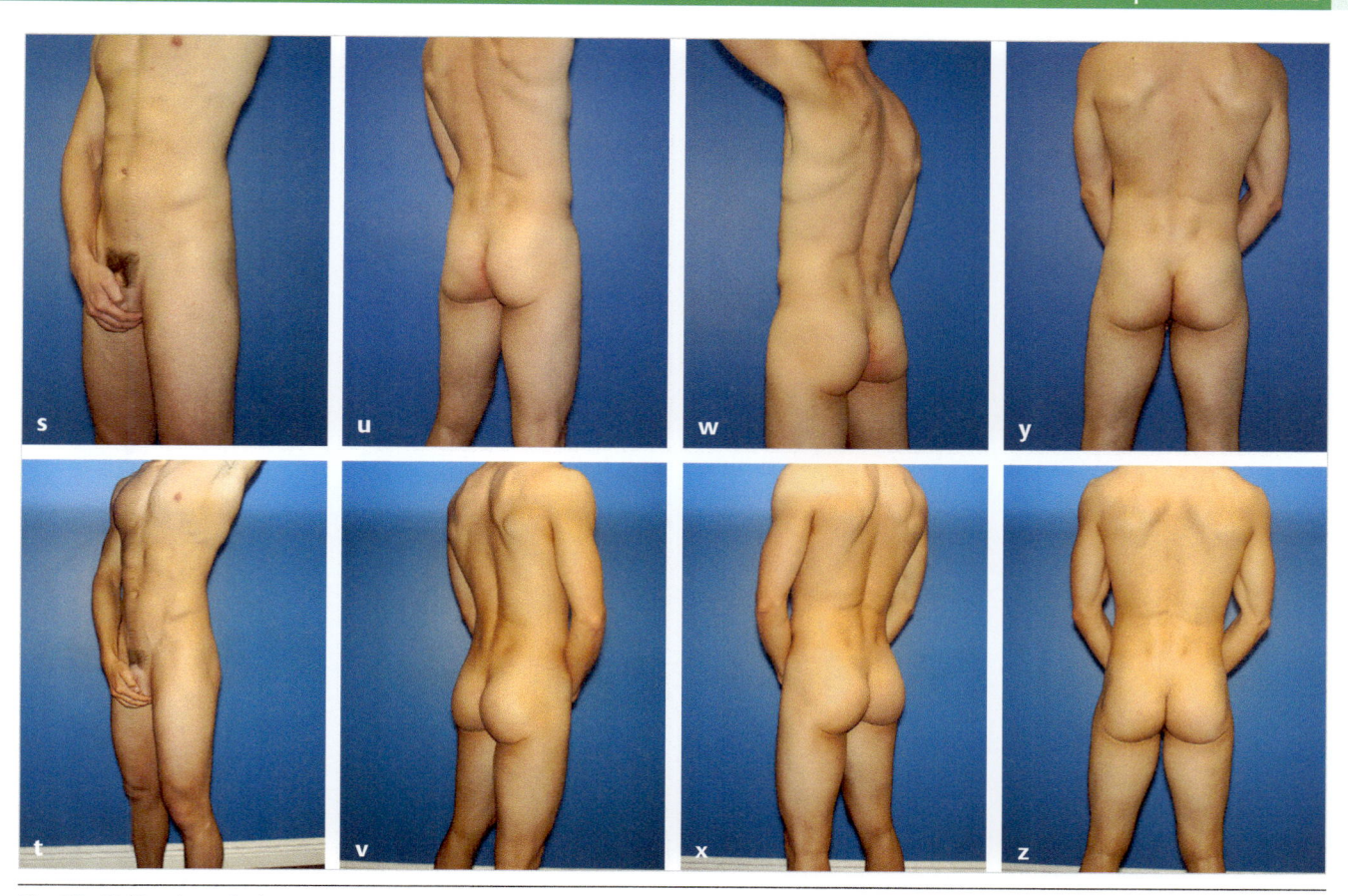

Fig. 39.12 *(Continuação.)*

485

Parte III
Cirurgia Corporal

Caso nº 2: Aumento de Glúteos em Homem Mesoectomórfico (Fig. 39.13)

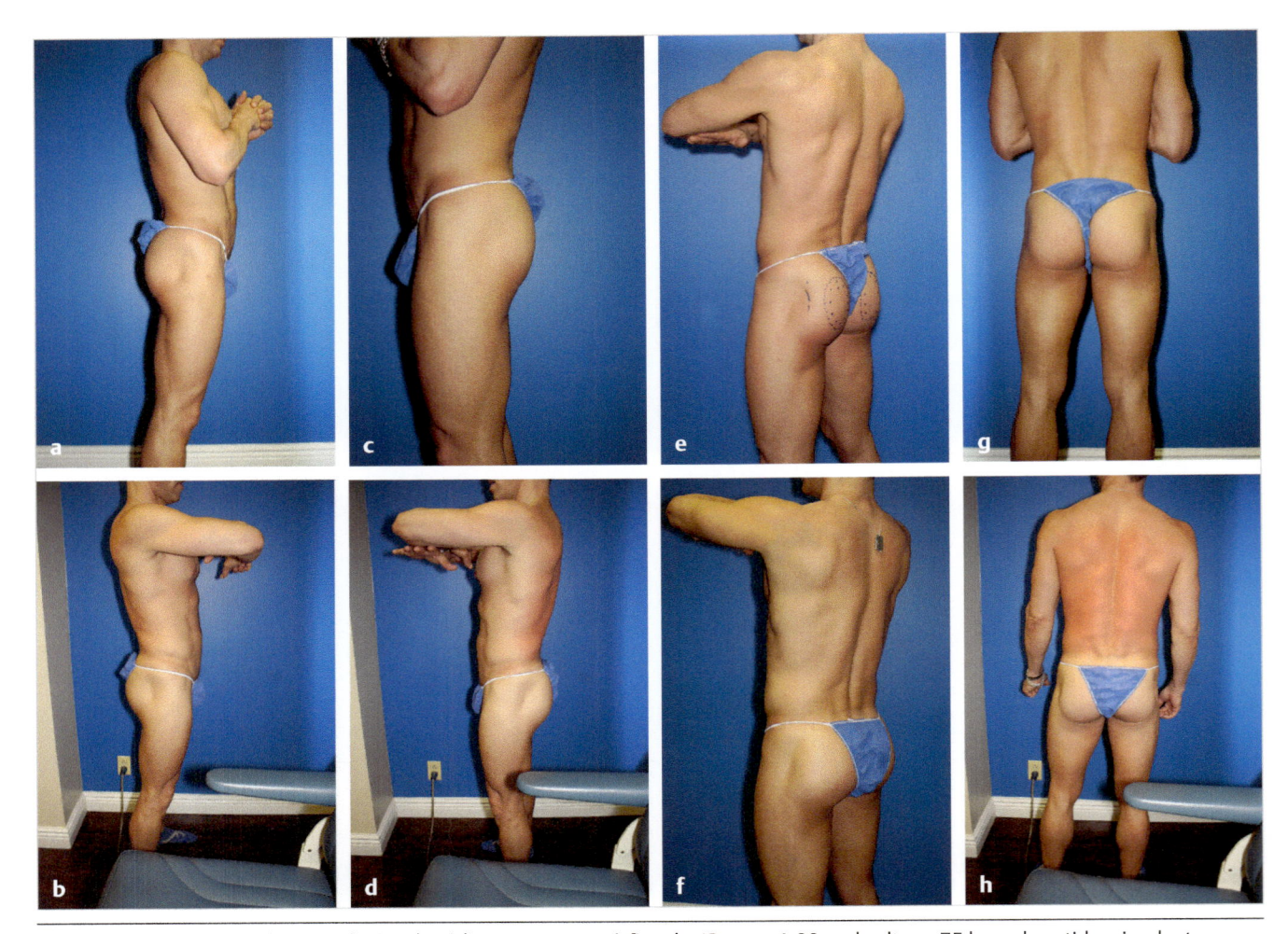

Fig. 39.13 (a,c,e,g) Este é um profissional médico mesoectomórfico de 42 anos, 1,80 m de altura, 75 kg, submetido a implante intramuscular de glúteos com implante de 276 mL de silicone MuscleGel, de contorno personalizado. O implante redondo foi aparado medial e lateralmente para permitir uma aparência mais atlética, magra, para obter suficiente convexidade posterior mantendo ao mesmo tempo uma concavidade lateral. **(b,d,f,h)** Os resultados pós-operatórios em 5 anos demonstram aumento de volume com um contorno natural e sem incisão visível.

Capítulo 39
Aumento Intramuscular de Glúteos com Implante de Silicone

Caso nº 3: Aumento de Glúteos em um Homem Mesomórfico de 32 Anos (Fig. 39.14)

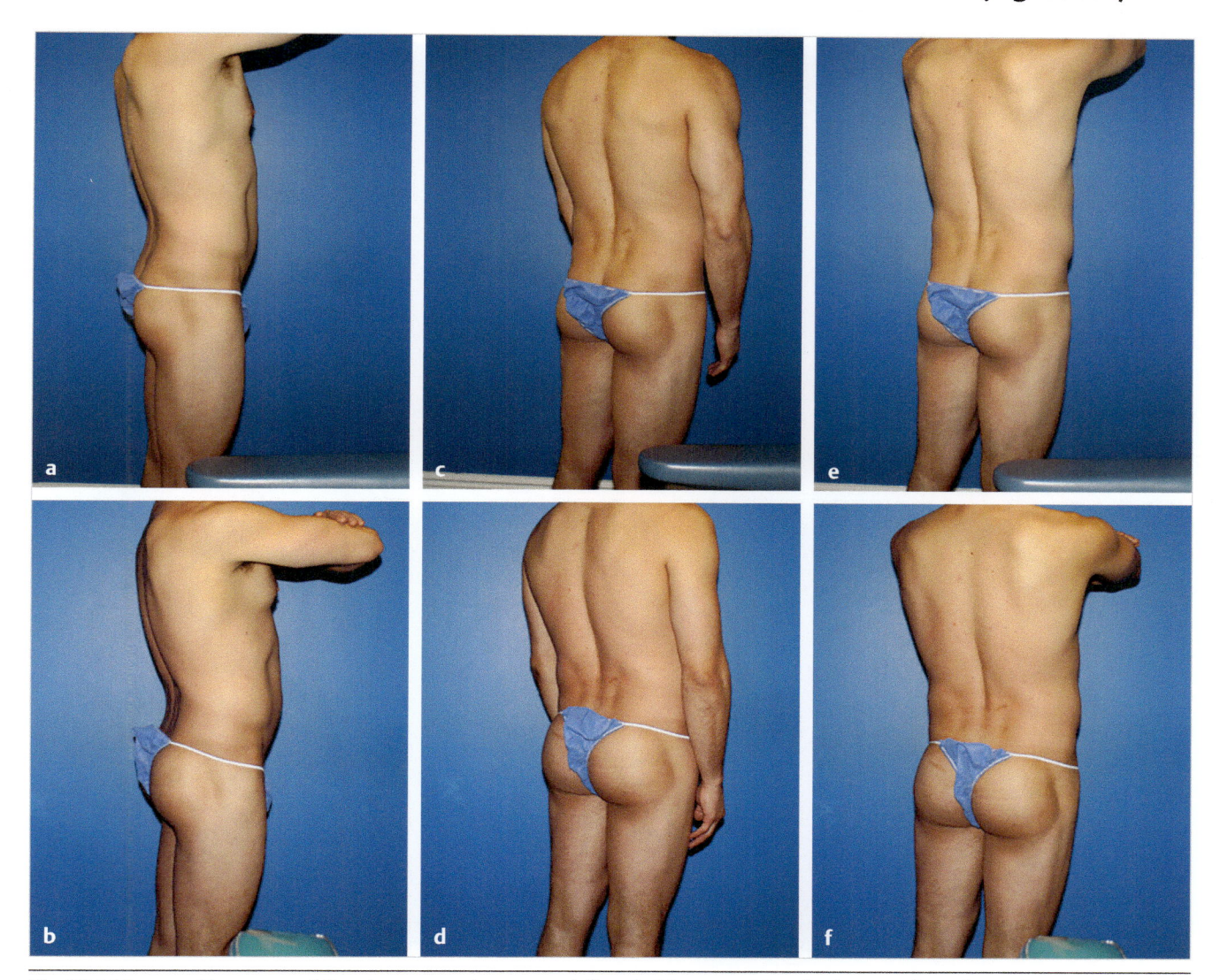

Fig. 39.14 (a,c,e,g,i,k,m,o,q,s,u) Este é um executivo mesomórfico, de 32 anos, 1,75 m de altura, 77 kg, submetido a implante intramuscular de glúteos com implante de 305 mL de silicone MuscleGel, de contorno personalizado. Não foram usados drenos nesse caso. *(Continua.)*

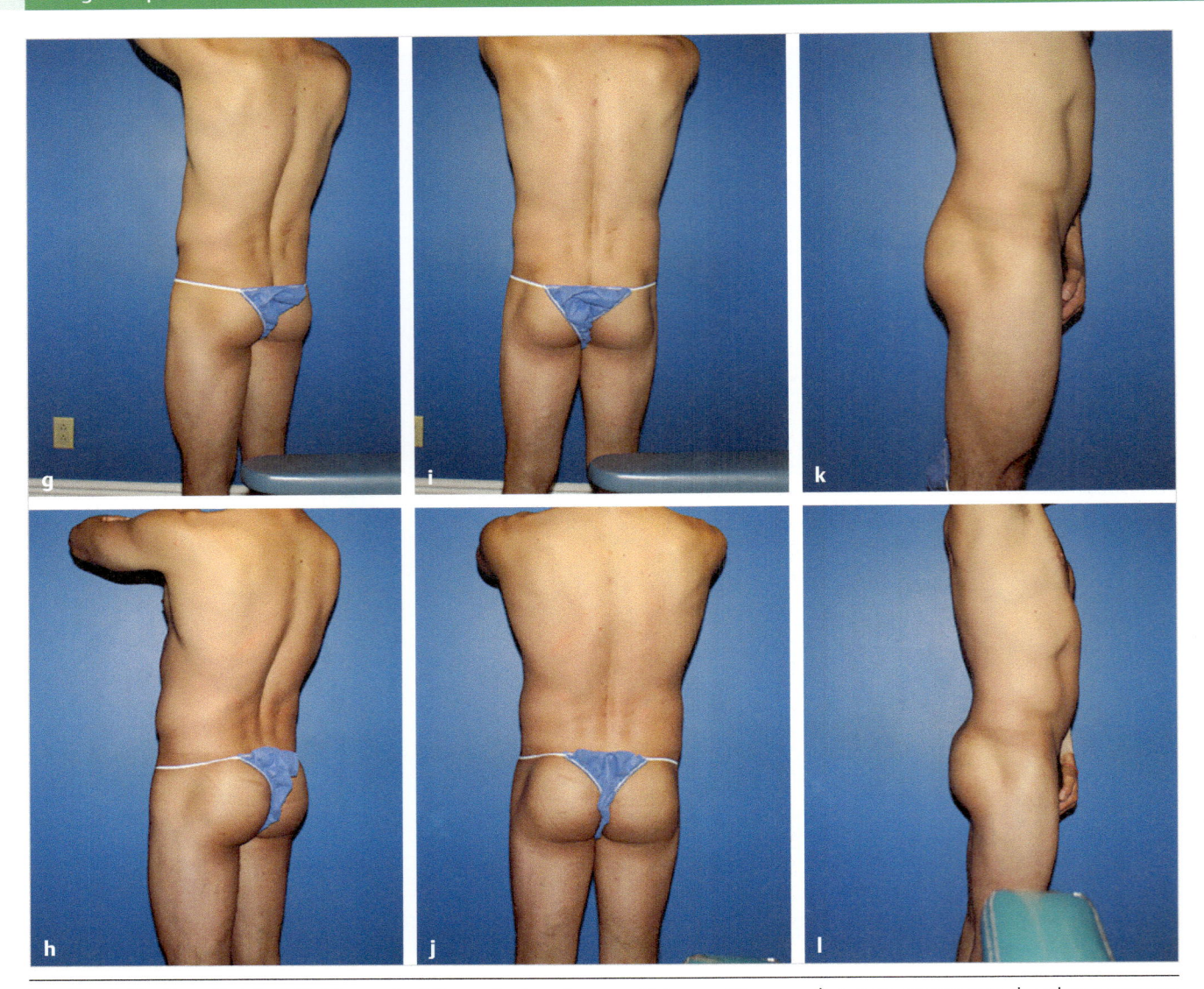

Fig. 39.14 *(Continuação.)* (**b,d,f,h,j,l,n,p,r,t,v**) Os resultados pós-operatórios em 17 meses demonstram aumento de volume com um contorno natural e sem incisão visível.

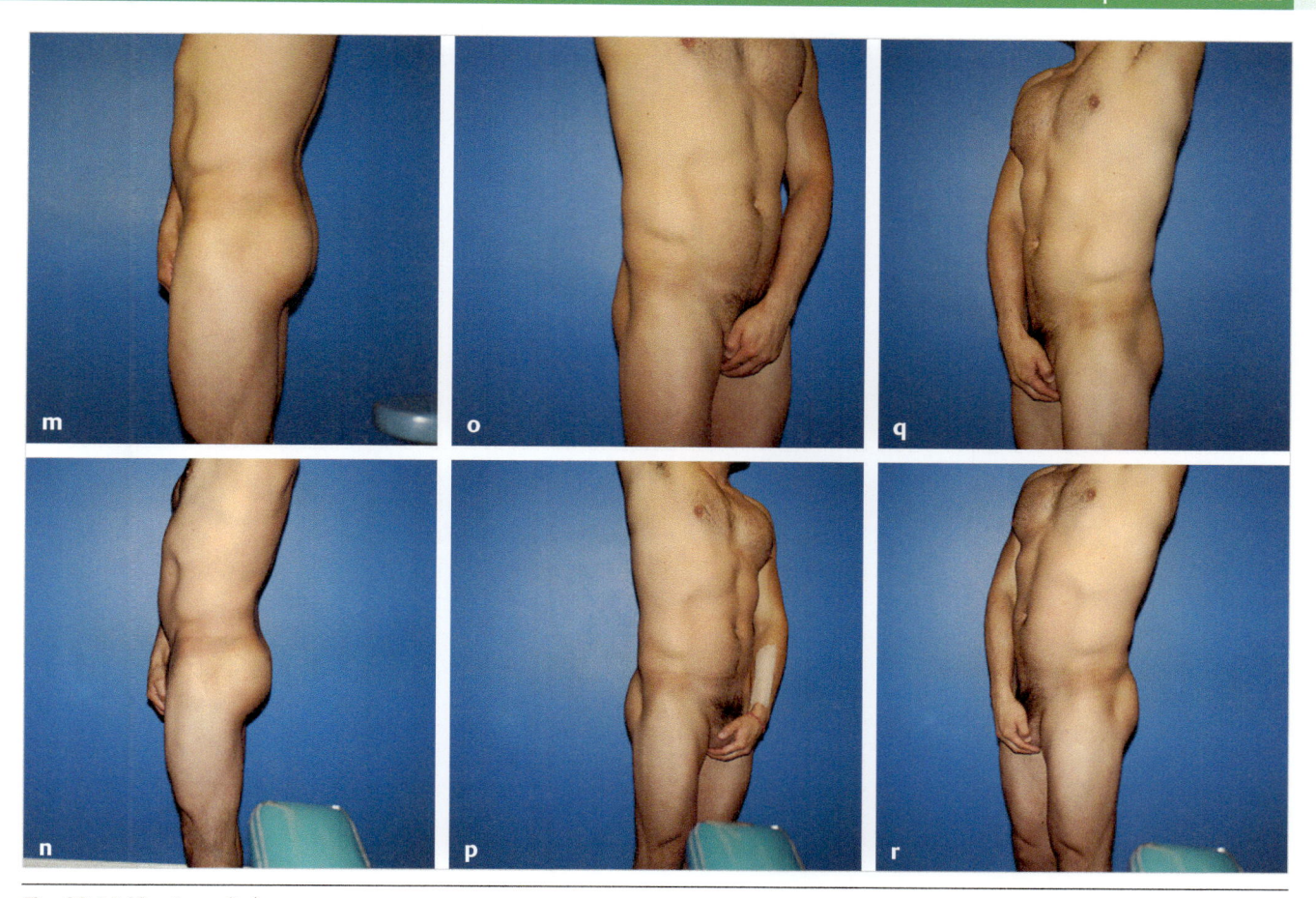

Fig. 39.14 (*Continuação.*)

Parte III
Cirurgia Corporal

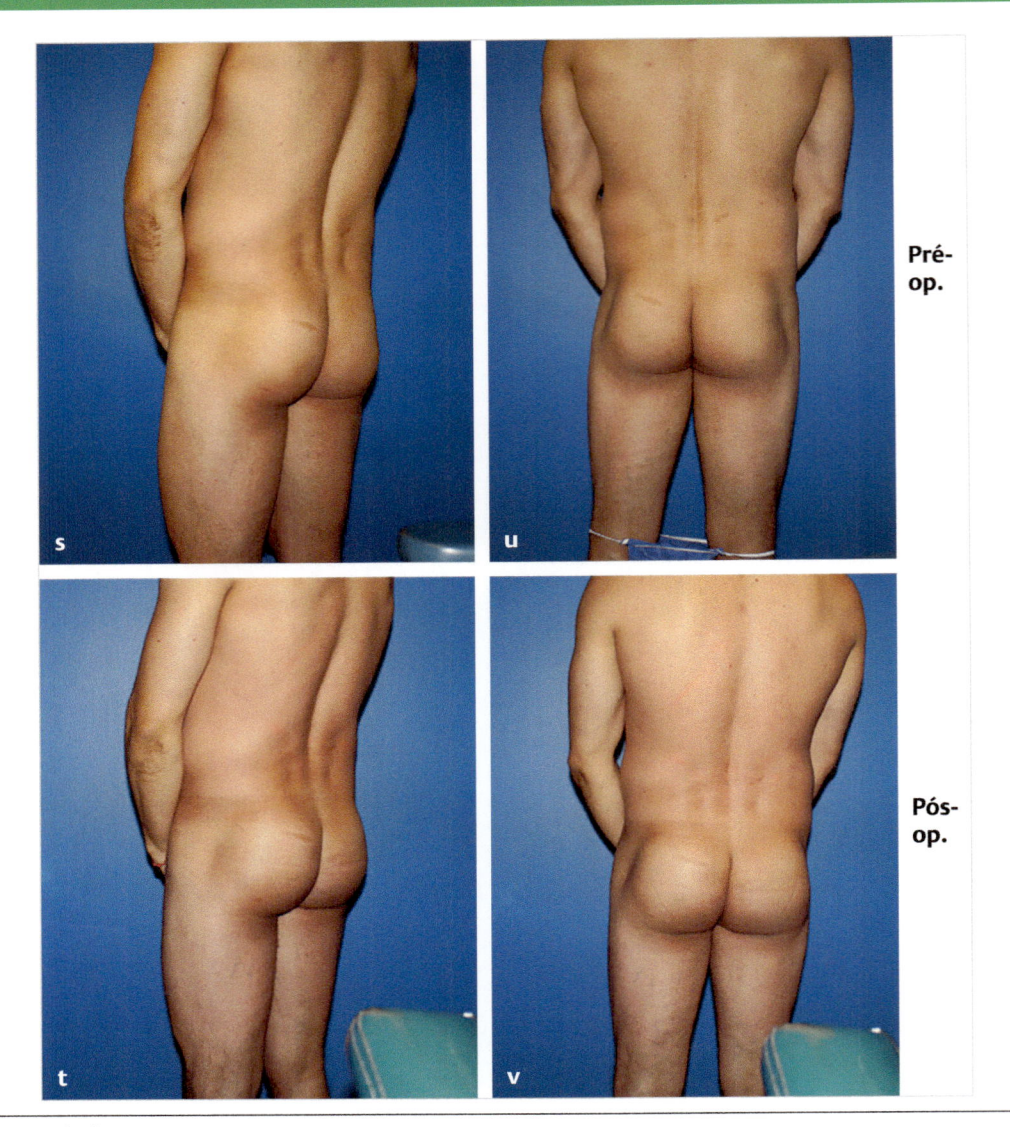

Fig. 39.14 (Continuação.)

Caso nº 3: O Homem Endomesomórfico (Fig. 39.15)

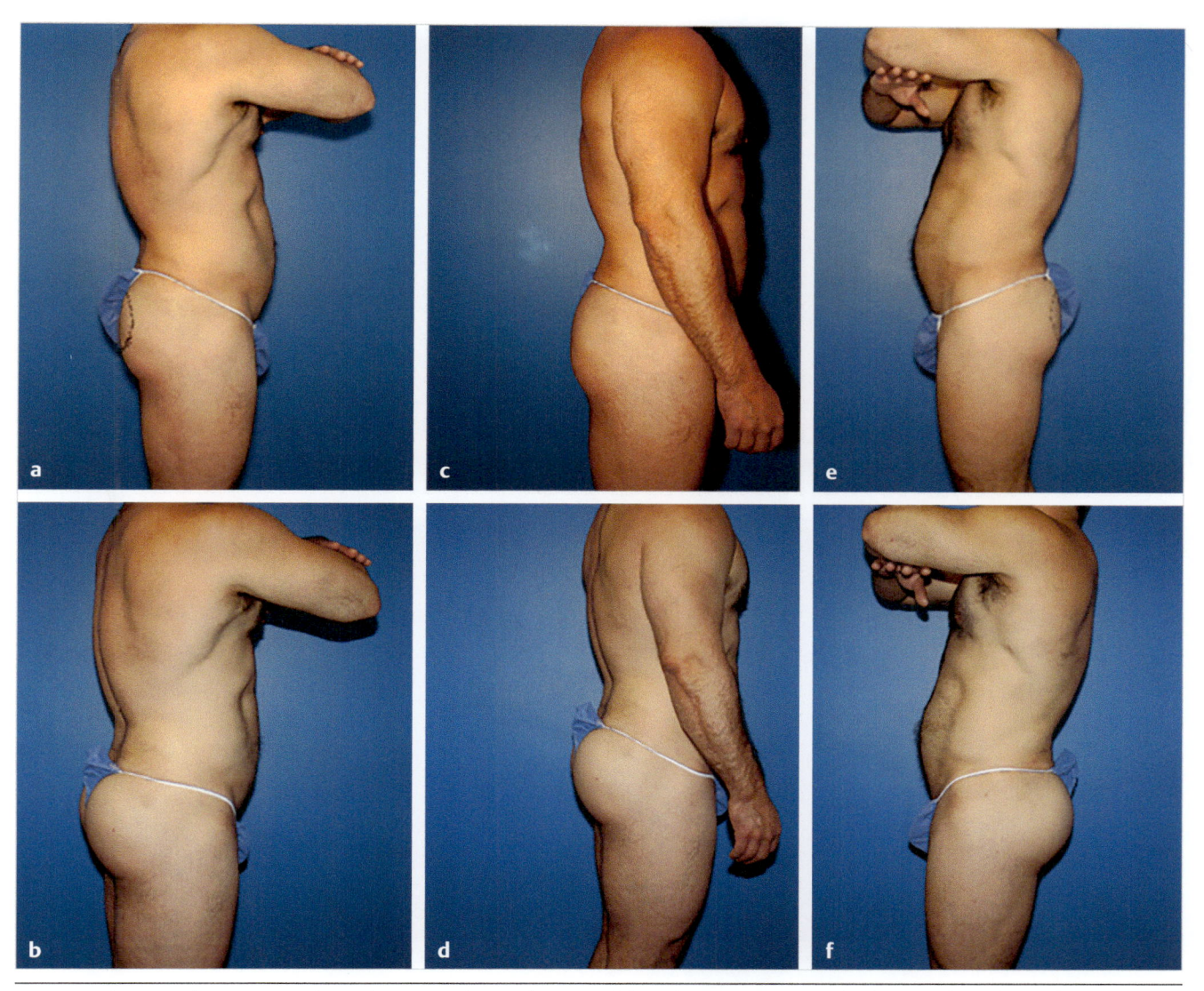

Fig. 39.15 (a,c,e,g,i,k,m,o,q,s,u,w) Este é um consultor endomesomórfico, de 46 anos, 1,70 m de altura, 76 kg, submetido a implante intramuscular de glúteos com implante de de 330 mL de silicone MuscleGel, de contorno personalizado. A extração de gordura dos flancos foi realizada usando os princípios de BodyBanking caudalmente para construir um composto de implante e gordura, resultando em uma aparência muscular mais alongada para reduzir a aparência robusta de seu torso. **(b,d,f,h,j,l,n,p,r,t,v,x)**. Os resultados pós-operatórios em 35 meses demonstram aumento do volume com um contorno natural e sem incisão visível. *(Continua.)*

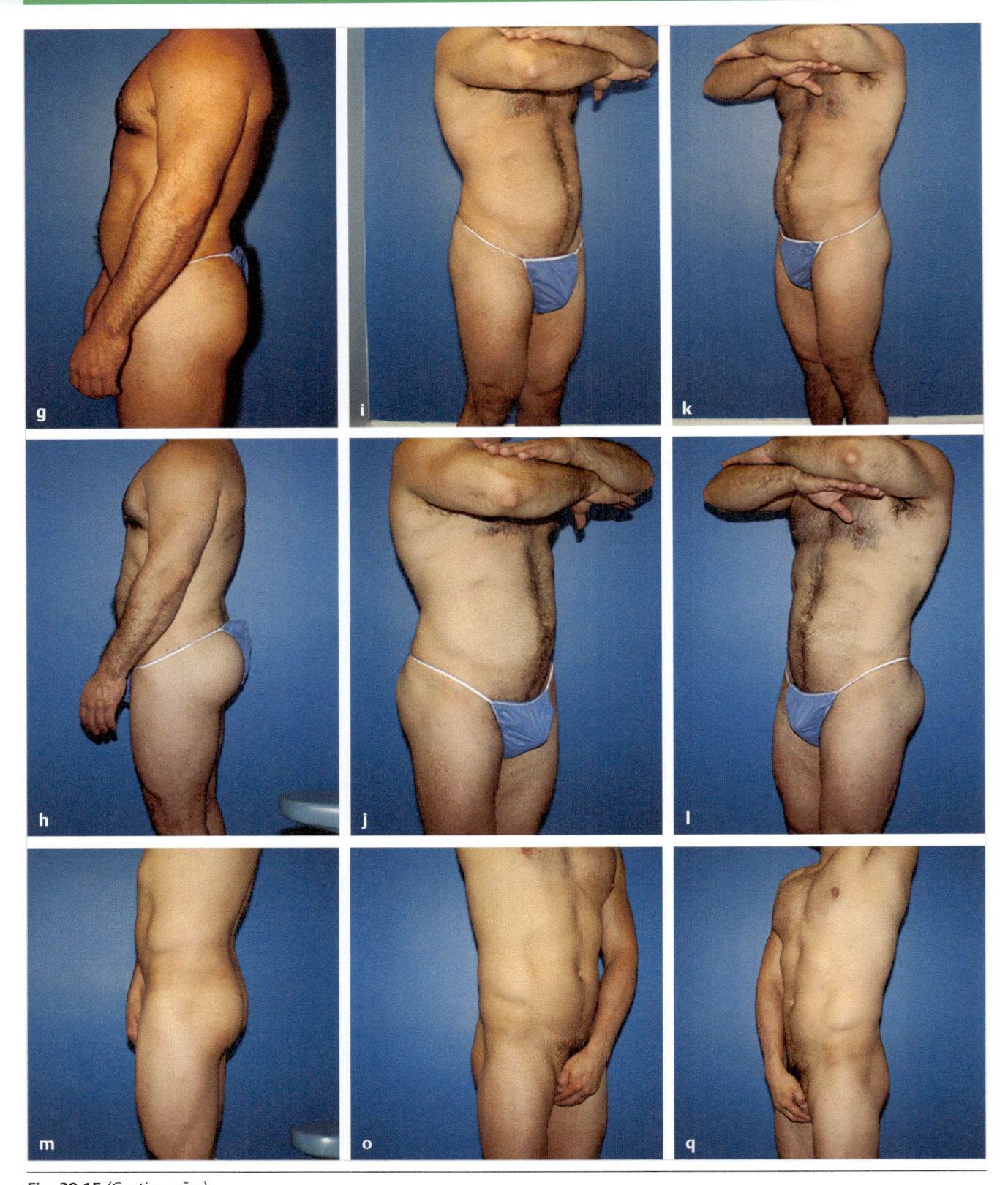

Fig. 39.15 *(Continuação.)*

Capítulo 39
Aumento Intramuscular de Glúteos com Implante de Silicone

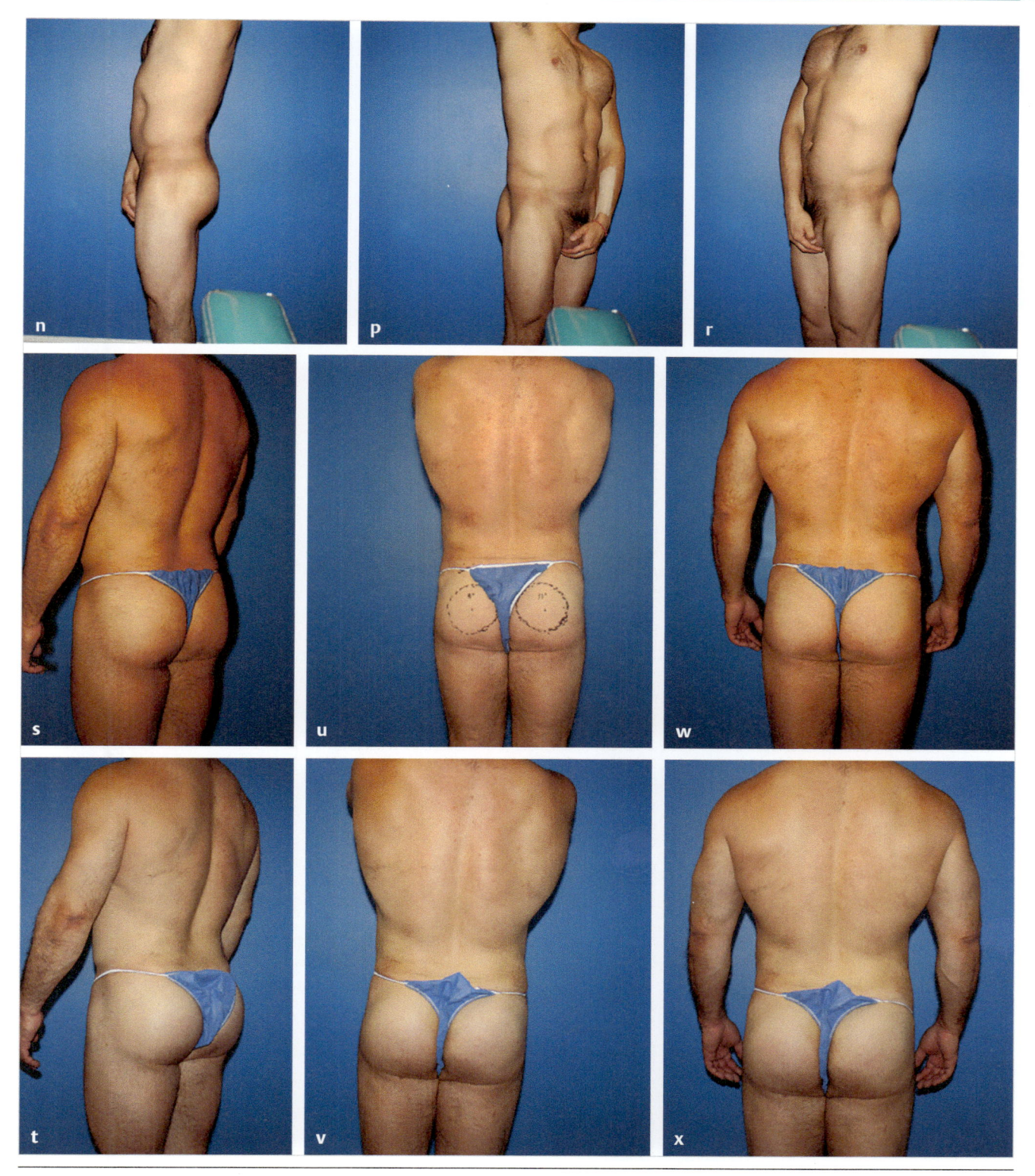

Fig. 39.15 *(Continuação.)*

493

Pérolas e Armadilhas

Pérolas	Armadilhas
• Nos casos em que o cirurgião realiza o procedimento pela primeira vez, considere duas incisões separadas, cada qual a 1 cm da dobra glútea central. • Nos casos em que o cirurgião realiza o procedimento pela primeira vez, considere implantes redondos em vez de anatômicos para evitar complicações de rotação. • Nos casos em que o cirurgião realiza o procedimento pela primeira vez, não tente fazer o impossível. Inicie com implantes pequenos e aumente o tamanho à proporção de sua confiança. • Empenhe-se em manter um campo completamente seco durante e após a dissecção. • Utilize enxerto de gordura do BodyBanking superior e inferiormente, e concavidade MuscleShadowing lateralmente para obter um resultado mais atlético.	• Evite a exposição ou proximidade do implante com o nervo ciático. • Evite implantes muito rígidos. Eles devem ser de um gel consistente com a sensação de um músculo relaxado. • Evite excessiva tensão no fechamento do bolso. Caso note tensão excessiva, remova o implante e estenda a dissecção lateralmente. • Evite um formato feminino, de quadris largos. Os homens tendem a preferir uma projeção na porção glútea média com uma concavidade lateral atlética.

Passo a Passo

Passos Técnicos

Equipamento
- Fotóforo de cabeça
- Implantes de glúteos MuscleGel.
- Antibióticos triplos:
  - Cinquenta mil unidades de bacitracina.
  - Uma grama cefazolina.
  - Oitenta miligramas de gentamicina.
- Campo cirúrgico antimicrobiano Ioban.
- Funil de Keller.
- Suportes para recuperação da concavidade glútea lateral.

Suturas
- Sutura 0 de Vicryl.
- Sutura 3-0 de Vicryl.
- Sutura 3-0 de Monocryl.
- Sutura 4-0 de *nylon*.

Marcações Pré-operatórias
1. Obtenha fotografias e vídeo com o paciente flexionado e em repouso antes de realizar marcações.
2. As fotografias devem abranger 360° com os braços do paciente para cima e para baixo.
3. O paciente deve ficar em pé e o médico sentado durante o exame.
4. Avalie cuidadosamente qualquer assimetria, discuta com o paciente, e documente por escrito e com fotografias.
5. Tente fazer a correção de assimetria ajustando a posição do bolso ou o tamanho e formato do implante.
6. Marque a incisão na dobra glútea natural, de 5 a 7 cm (dependendo do tamanho do implante) para permitir que um implante dobrado seja inserido.
7. A mesma incisão na pele é usada tanto para o aumento esquerdo como para o direito.
8. Marque os grupos musculares do implante enquanto os glúteos são flexionados e em repouso.
9. Marque o bolso proposto para o implante com dimensões documentadas usando um "cortador de biscoito" (*cookie cutter*).
10. Marque as áreas para aumento usando o *BodyBanking*.
11. Marque qualquer *MuscleShadowing* concomitante na área.
12. Obtenha uma série final de fotografias e vídeos com os grupos musculares flexionados e em repouso.

Anestesia
A anestesia geral endotraqueal é preferida, pois permite a paralisia do glúteo máximo para facilitar a dissecção com eletrocautério.

Preparação e posicionamento
13. Preparação de nádegas, costas e coxas na posição ereta.
14. Colocação de meias compressivas estéreis sobre Venodynes.
15. Deite o paciente preparado em campos cirúrgicos estéreis e uma capa estéril de mesa de Mayo em orientação transversal, a ser usada como lençol para rolagem.
16. Após a intubação, o paciente é rotacionado para a posição prona usando a capa estéril de mesa de Mayo.
17. Uma compressa anal, embebida em Betadine, é colocada e fixada com sutura 4-0 de *nylon*.

Passos da técnica

18. Injete a incisão com lidocaína a 2% com epinefrina.
19. Injete de 75 a 100 ml de fluido tumescente dentro do músculo com uma cânula tumescente romba.
20. Deixe que o fluido tumescente permaneça por 10 minutos.
21. Coloque o campo cirúrgico antimicrobiano Ioban para criar uma barreira a partir da área anal para a integridade do procedimento. Reserve uma porção 10 × 10 do mesmo para a inserção "*no-touch*" do implante posteriormente.
22. Incise a dobra glútea centralmente e estabeleça a hemostasia.
23. Disseque, realizando a tunelização subcutânea na direção dos grupos de músculos mediais (flexores) ou laterais (extensores) superficialmente à fáscia do glúteo máximo.
24. Incise 2 cm na fáscia glútea a partir da dobra glútea central.
25. Disseque mais profundamente até uma profundidade intermediária do glúteo máximo com cobertura muscular superficial de 1,5 cm para o bolso.
26. Continue a dissecção intramuscular lateral, superior e inferiormente.
27. Utilize um fotóforo de cabeça e realize contratensão com um instrumento de sucção ou maleável, enquanto o assistente usa de maneira progressiva retratores maiores.
28. Evite expor o nervo ciático à proximidade com o implante.
29. Considere o desbaste do músculo medial e lateralmente para permitir um contorno mais alongado, atlético.
30. Enxágue o implante em solução antibiótica tripla e Marcaine a 0,5%.
31. Limpe a incisão com solução antibiótica tripla.
32. Use uma técnica "*no-touch*" com um funil de Keller para colocação e troca do implante.
33. Troque as luvas e mergulhe os dedos na solução antibiótica tripla, caso sejam necessárias modificações intrabolso.
34. Fechamento do bolso muscular absolutamente sem tensão.
35. Use de 8 a 10 suturas 0 ou 2-0 de Vicryl, interrompidas, dependendo do paciente e da extensão da incisão para obter um "fechamento impermeável" (Tino Mendieta, comunicação pessoal).
36. Feche o SFS até a fáscia glútea.
37. Feche o SFS centralmente.
38. Reaproxime a pele com suturas 3-0 de Monocryl, com nós enterrados bipolares.
39. Injete retrogradamente os drenos com 20 ml de Marcaine a 0,5% e clampeie os drenos por 20 minutos.

Curativos pós-operatórios

40. Aplique Dermabond e Mastisol e Steri-Strips de 2,5 cm verticais e transversais.
41. Aplique gaze e micropore.
42. Coloque suporte para recuperação na concavidade glútea lateral, caso tenha sido realizado MuscleShadowing lateral.
43. Coloque um traje compressivo preto, mas não muito apertado no pós-operatório (*sans lace*).

Cuidados pós-operatórios

44. No POD 1, comunique-se por *Skype* ou *Facetime* para confirmar colocação correta de curativos e educar o paciente sobre o posicionamento do implante.
45. Continue a usar o traje de compressão por 3 semanas.
46. O paciente deve esvaziar os drenos e registrar as saídas de drenagem em uma folha de registro de drenos.
47. Veja o paciente no consultório no POD 7 com a folha de registro de drenos.
48. Abstenha-se de massagem desnecessária que possa inibir a cicatrização correta do bolso e deslocar o implante.
49. Não é permitido sentar-se por 2 semanas. Use o vaso sanitário, agachando-se de frente para o mesmo.
50. Os drenos podem ser removidos após 2 a 3 semanas quando chegar a uma drenagem de saída inferior a 20 a 35 ml/dreno/dia, dependendo do tamanho do paciente.
51. Exercícios que não sejam com os glúteos são permitidos em 2 semanas.
52. Exercícios leves com os glúteos são permitidos em 4 meses.
53. Fotos pós-operatórias são obtidas em 1 ano.

Referências

[1] de la Peña JA, Rubio OV, Cano JP, Cedillo MC, Garcés MT. History of gluteal augmentation. Clin Plast Surg. 2006;33(3):307-319
[2] Singh D. Universal allure of the hourglass figure: An evolutionary theory of female physical attractiveness. Clin Plast Surg. 2006;33(3):359-370
[3] Bartels RJ, O'Malley JE, Douglas WM, Wilson RG. An unusual use of the Cronin breast prosthesis. Case report. Plast Reconstr Surg. 1969;44(5):500
[4] Cocke WM, Ricketson G. Gluteal augmentation. Plast Reconstr Surg. 1973;52(1):93
[5] Douglas WM, Bartels RJ, Baker JL. An experience in aesthetic buttocks augmentation. Clin Plast Surg. 1975;2(3):471
[6] González-Ulloa M. Torsoplasty. Aesthetic Plast Surg. 1979;3(1):357-368
[7] Robles JM, Tagliapietra JC, Grandi MA. Gluteoplastia de aumento: Implante submuscular. [Article in Spanish]. Cir Plást Ibero-latinoam. 1984;10:365-369
[8] Vergara R, Marcos M. Intramuscular gluteal implants. Aesthetic Plast Surg. 1996;20(3):259-262
[9] Vergara R, Amezcua H. Intramuscular gluteal implants: 15 years' experience. Aesthet Surg J. 2003;23(2):86-91
[10] de la Peña JA. Subfascial technique for gluteal augmentation. Aesthet Surg J. 2004;24(3):265-273

[11] de la Peña JA, Rubio OV, Cano JP, Cedillo MC, Garcés MT. Subfascial gluteal augmentation. Clin Plast Surg. 2006;33(3):405-422

[12] González-Ulloa M. Gluteoplasty: A ten-year report. Aesthetic Plast Surg. 1991;15(1):85-91

[13] Sinno S, Chang JB, Brownstone ND, Saadeh PB, Wall S Jr. Determining the safety and efficacy of gluteal augmentation: A systematic review of outcomes and complications. Plast Reconstr Surg. 2016;137(4):1151-1156

[14] Mofid MM, Gonzalez R, de la Peña JA, Mendieta CG, Senderoff DM, Jorjani S. Buttock augmentation with silicone implants: A multicenter survey review of 2226 patients. Plast Reconstr Surg. 2013;131(4):897-901

Parte III: Cirurgia Corporal

CAPÍTULO 40

Lifting Corporal (Contorno Corporal) após Perda de Peso Massiva em Homens

Dennis J. Hurwitz

Resumo

Após perda de peso massiva, os homens procuram a cirurgia de contorno corporal para corrigir ginecomastia, remover protuberâncias desagradáveis e contrair a pele flácida. Neste capítulo, o leitor aprenderá o planejamento e execução da remoção de excesso de pele e gordura, junto com a melhora da masculinidade. Nosso desenho cirúrgico é um padrão inovador entrecruzado de excisões elípticas através do tronco que, essencialmente, removem tanto o excesso de pele horizontal como vertical. A lipoabdominoplastia é estendida por meio de excisões oblíquas no flanco, o que diminui a porção inferior do corpo, e é combinada com excisão da ginecomastia e *lifting* da porção corporal superior que levanta o complexo mamiloareolar, oblitera as mamas e a dobra inframamária e deixa os músculos superficiais envoltos em pele firme. A cirurgia de contorno corporal excisional abrangente de uma abdominoplastia central de alta tensão, com uma série de elipses em orientação oblíqua por todo o tronco parece proporcionar uma melhora de baixo risco do contorno corporal para o homem musculoso.

Palavras-chave: abdominoplastia, cirurgia de contorno corporal, correção em bumerangue de ginecomastia, correção de ginecomastia, lipoaspiração, *lifting* (contorno) corporal inferior, contorno corporal masculino, *lifting* (contorno) corporal superior.

Introdução

Após perda de peso massiva (MWL), os homens procuram a cirurgia de contorno corporal para corrigir ginecomastia, remover protuberâncias desagradáveis e contrair a pele flácida. Muitos também gostariam de obter uma dominância corporal superior e exposição muscular. Infelizmente, é improvável que essas características sejam totalmente restauradas após a correção tradicional de ginecomastia e abdominoplastia com *lifting* corporal inferior. Com o planejamento e execução apresentados aqui, pode ser removido o excesso de pele e gordura aliado à melhora da masculinidade. Nosso desenho cirúrgico é um padrão inovador de excisões elípticas entrecruzadas através do tronco que, essencialmente, removem tanto o excesso de pele horizontal como vertical. A lipoabdominoplastia é estendida por meios de excisões oblíquas no flanco, o que diminui a porção corporal inferior e é combinada com excisão da ginecomastia e um *lifting* corporal superior que levanta o complexo mamiloareolar (NAC), oblitera as mamas e a dobra inframamária (IMF), e ressalta os músculos superficiais envoltos em pele firme.

Em contraste, mulheres bem proporcionadas desejam a cirurgia de contorno que remova a pele flácida, deixando características esculpidas relacionadas com a adiposidade com menor dominância do tronco. Mamas altas, redondas, devem dominar ombros e tórax estreitos. Uma cintura estreita, contraída e abdome ligeiramente arredondado devem se expandir abruptamente para quadris cheios e nádegas arredondadas mais largas que o ombro. A literatura sobre contorno corporal está repleta de técnicas para aumentar os contornos femininos com uma atenção relativamente pequena ao físico masculino.

Avaliação Física

- Avalie o excesso geral de pele e adiposidade do tronco.
- Avalie a extensão da ginecomastia.
- Avalie a protuberância do flanco.
- Avalie ptose e atrofia das nádegas.
- Avalie os músculos peitoral, grande dorsal, reto do abdome e o desenvolvimento do oblíquo externo.
- Avalie os tecidos remanescentes após um *lifting* corporal total para determinar se é possível alcançar a

dominância corporal superior e a exposição muscular. Caso contrário, recomenda-se mais perda de peso ou lipoaspiração extensiva.
- Acesse o excesso de pele e gordura do braço a partir dos cotovelos até através da axila.
- Acesse o excesso de pele e adiposidade das coxas.

Anatomia

A estética de relevância cirúrgica tem início com a apreciação de ombros largos dominantes e uma caixa torácica coberta com lâminas proeminentes de músculos definidos que se afilam até uma cintura mais estreita destacada por um abdome de tanquinho e nádegas redondas, estreitas (**Fig. 40.1a**). Nosso modelo muscular é o de um lutador de meio período, de 1,77 m de altura e 84 kg. Três anos antes, ele havia perdido 45 kg, seguido de correção de ginecomastia no padrão em bumerangue estendida com um *lifting* corporal superior transverso curto e abdominoplastia estendida com *lifting* corporal inferior transverso (**Fig. 40.1b**). Há uma exposição muscular acentuada coberta de cicatrizes que se desvanecem no peito e porção inferior do tronco. A substituição da ginecomastia e da pele flácida do tórax revela os contornos sutis do músculo peitoral, que se altera com a posição do braço, e com a contração ativa (**Fig. 40.2**).

Obviamente, as mamas femininas obscurecem a dinâmica dos músculos peitorais relativamente pequenos. As bordas inferior e lateral dos músculos peitorais são definidas ao redor da quarta e quinta costelas. Observa-se um recesso de músculos intercostal e serrátil ondulando entre as bordas laterais proeminentes dos músculos peitorais e grande dorsal. Um músculo reto do abdome achatado, endentado por duas inscrições transversas, estende-se da margem costal até o monte púbico. Os músculos retos são ainda contornados por estreitas depressões ao longo da linha alba na linha média e margem do músculo reto lateral orientada obliquamente. Cinturas reduzidas aumentam o volume dos quadris. O músculo oblíquo externo arredonda-se suavemente acima de uma crista ilíaca proeminente. Não são vistas nádegas estreitas e arredondadas.

Homens obcecados por uma aparência musculosa estão cientes dessas sutilezas e dinâmica de contorno, e acolhem as observações relevantes de seus cirurgiões plásticos. O *lifting* corporal total mais eficiente combina a correção em bumerangue da ginecomastia e o *lifting* corporal superior com troncoplastia em "J" (Capítulo 22) com abdominoplastia estendida por meio de flancoplas-

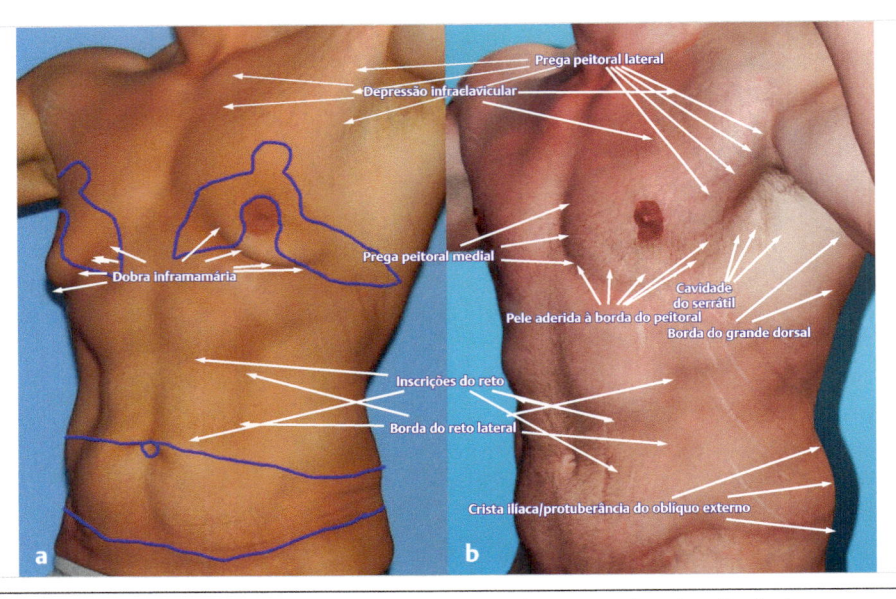

Fig. 40.1 (a) Imagens clínicas oblíquas anteriores capturam a maior parte das proporções desejáveis do tronco e a musculatura visível obscurecidas pela perda de 45 kg, e ganho após um *lifting* corporal total (TBL) em um "lutador de armazém" de 33 anos. (*Esquerda*) As marcações cirúrgicas em azul do TBL mostram a cirurgia planejada para deformidade moderada 10 anos atrás. Complexos mamiloareolares (NACs) de implante baixo e aumentados situam-se em uma pele flácida da mama e glândula que desce inferiormente até o músculo peitoral e dobra inframamária (IMF) definida. A pele flácida e pendente na porção inferior do tronco alarga o tronco inferior e diminui a definição dos músculos reto do abdome e oblíquo externo. (b) Por meio de correção da ginecomastia em padrão em bumerangue com extensão lateral, NACs menores foram elevados sobre a pele fortemente aderida, revelando todos os contornos esperados (rotulados) de músculos peitorais maiores bem desenvolvidos. É criada a depressão lateral entre o peitoral e o grande dorsal sobre os músculos serráteis. Combinadas com a abdominoplastia com suas extensões laterais, as IMFs definidas são rompidas. Tanto o "tanquinho" central como o músculo oblíquo externo arredondado do paciente são orgulhosos testemunhos do desenvolvimento muscular abdominal.

Capítulo 40
Lifting Corporal (Contorno Corporal) após Perda de Peso Massiva em Homens

média, se necessário. Embora a lipoaspiração dos flancos seja útil, a excisão oblíqua das protuberâncias do flanco é o único meio de estreitar a cintura nessa população de pacientes. Um fechamento firme ao longo do flanco, em conjunto com a abdominoplastia e troncoplastia em "J", afila o corpo a partir da margem costal até as cristas ilíacas. As sequelas adversas comuns do *lifting* corporal inferior, consistindo em protuberâncias retidas no flanco e depressão lateral no glúteo, são totalmente evitadas. Enquanto as nádegas laterais são levantadas, não pode ocorrer a elevação da dobra glútea central porque a linha média posterior inferior não é tocada.

Seleção de Pacientes

A lipoabdominoplastia com flancoplastias oblíquas e *lifting* corporal superior entrecruzado resulta em um envoltório de pele tensionado sobre músculos bem desenvolvidos e um tronco inferior menor. Essa cirurgia complexa é mais adequada para deformidades moderadas a graves em homens dispostos a aceitar cicatrizes longas não cobertas pelas roupas de baixo. No entanto, como os fechamentos torácicos anteriores bilaterais longos envolvem cada borda superior do NAC, há uma interrupção estética da cicatriz. A continuação através de uma troncoplastia lateral em "J" oculta essa cicatriz do *lifting* corporal sob o braço em repouso. Cicatrizes oblíquas ao longo dos flancos e tórax lateral regeneram-se bem rotineiramente; entretanto, é um risco a hipertrofia prolongada e persistente da cicatriz no tórax medial. O *lifting* corporal inferior tradicional com estreitamento envolvendo o quadril, realizado com mais frequência, pode ser preferido pelo paciente por causa da posição da cicatriz que é ocultada pela roupa de baixo, embora a elevação pós-operatória da dobra central da nádega seja problemática. A preocupação com a hipertrofia da cicatriz no tórax medial é uma razão para que candidatos adequados sob outros aspectos não queiram a correção padrão em bumerangue. Os fechamentos em orientação oblíqua no tórax lateral anterior em geral são considerados os mais estéticos para a correção de ginecomastia.

A ginecomastia leve a moderada sem flacidez torácica é mais bem tratada com lipoaspiração assistida por ultrassom do tórax anterior com tração glandular através de ressecção ao longo de uma incisão periareolar. Recentemente, a ginecomastia moderada com ptose vem sendo corrigida sem qualquer incisão com energia de radiofrequência bipolar controlada, minimamente invasiva, por meio de BodyTite (InMode, Tel Aviv, Israel) com resultados promissores. Na ptose extrema de NAC, a cirurgia em bumerangue ou a troncoplastia em "J" podem não funcionar uma vez que a pele se encontra muito flácida para que se remova toda a ginecomastia e também pelo excesso epigástrico ao se transpor o NAC a uma distância relativamente pequena. As cirurgias mais

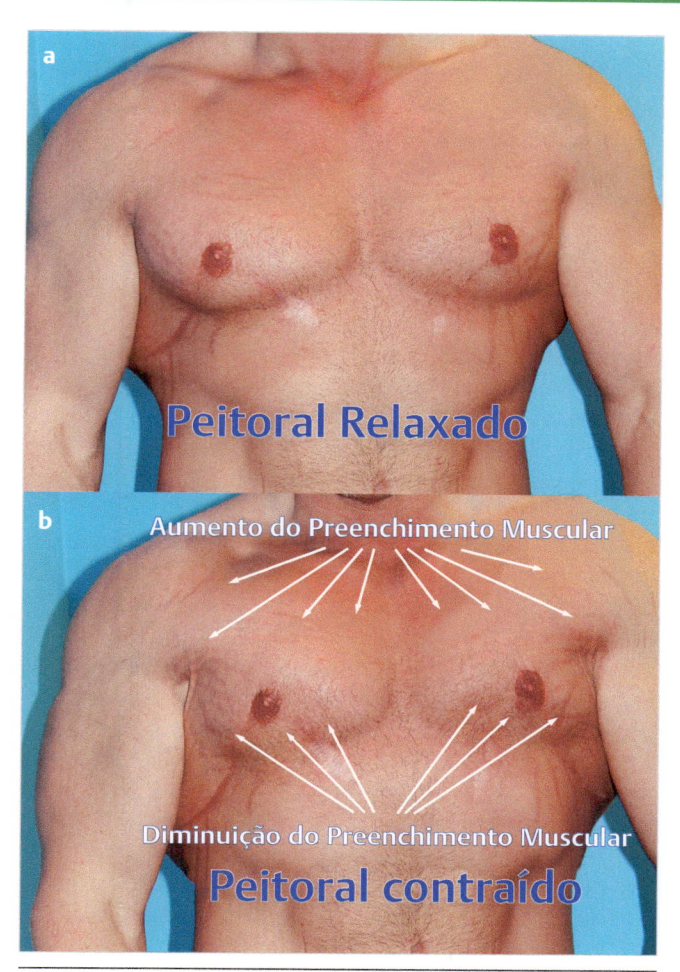

Fig. 40.2 O efeito estético da dinâmica do músculo peitoral. (**a**) Em repouso, com os braços nas laterais, as protuberâncias do músculo peitoral atrás e abaixo dos complexos mamiloareolares (NACs) até o nível de sua aderência próximo à sexta costela. Com os braços elevados, o músculo peitoral é uniforme, porém, menos cheio sobre os NACs elevados, resultando em pele fina no NAC e inferior. (**b**) A contração do músculo peitoral manifesta altas protuberâncias no tórax e pele vazia nos NACs e inferior.

tias oblíquas. A redução completa de um tronco inferior proeminente diminui sua influência sobre o formato geral do tronco, permitindo a dominância do tronco superior. Quando se associa a braquioplastias eficazes, o impacto estético é maior. Um benefício adicional dessas excisões oblíquas complementares nas costas e dos fechamentos plásticos é a melhora na definição das cristas ilíacas superiores, margens costais posteriores e músculos grande dorsal e oblíquo externo.

Para que a porção superior do tronco domine a inferior, os *pannus* salientes, os flancos e os quadris devem ser drasticamente reduzidos e lipoaspiração agressiva aplicada à abdominoplastia. Remova pele flácida por meio de abdominoplastia completa usando adequada lipoaspiração do epigástrio ou excisão vertical na linha focalizadas na ginecomastia, talvez com enxertia de pele do NAC, seriam indicadas.

As excisões transversas na porção medial do tórax removem, principalmente, o excesso vertical. A redundância de pele residual horizontal resulta em uma flacidez que obscurece o detalhe muscular e fica pendente de maneira desapontadora quando o paciente se inclina. Um retalho de pedículo inferior, enterrado, para vascularizar o NAC, deixa uma excessiva abundância inferior. Essa espessura é mais notável quando o músculo peitoral está em contração ou alongamento, o que deveria deixar essa área vazia (**Fig. 40.2**). Uma excisão transversa longa, que atravesse o esterno e seja posicionada ao longo da IMF anterior, geralmente cria uma nova IMF. Essa indesejável aderência do tipo feminino é mais evidente em posição inclinada.

Essa cirurgia trabalhosa é programada para 1 ano após estabilização da perda ponderal, mas não antes desse período. O tecido subcutâneo residual, considerado de antemão, precisa ser fino o suficiente para refletir o músculo subjacente. Se isso não for alcançado, então será necessária perda ponderal ou lipoaspiração focalizada. O paciente deve estar em boa forma física com nutrição adequada, conforme determinado pelo histórico, exame físico e exames laboratoriais de triagem.

Embora as cirurgias corporais inferior e superior possam ser realizadas separadamente, é provável que o planejamento de uma cirurgia seja melhor considerando-se a outra, uma vez que o fechamento da excisão está inter-relacionado para se obter um envoltório geral de pele contraído e a obliteração da IMF.

Passos do *Lifting* Corporal Total

O exemplo de caso é apresentado no **Vídeo 40.1** e em todos esses passos. Quatro vistas pré-operatórias mostram as marcações cirúrgicas de um *lifting* corporal total de estágio único (**Fig. 40.3**). Em síntese, a abdominoplastia com suas extensões laterais diretamente sobre flancos protuberantes é desenhada primeiro, enquanto o paciente está em posição ereta. As extensões elípticas ascendem posteriormente a partir das cristas ilíacas. A largura da excisão é determinada por pinçamento e invaginação do tecido excessivo do flanco. O *lifting* corporal superior com a correção em bumerangue e sua troncoplastia em "J" da porção superior são desenhados em seguida, enquanto se toma o cuidado de limitar a distração superior da abdominoplastia e das linhas de ressecção do flanco. Braquioplastias em "L" e/ou coxoplastias espirais podem ser acrescentadas ao plano do tronco.

Vídeo 40.1 *Lifting* Corporal Total (Contorno corporal)

https://www.thieme.de/de/q.htm?p=opn/tp/299620101/978-1-62623-880-0_c040_v001&t=vídeo

A marcação cirúrgica é iniciada conectando-se, perpendicularmente, a incisura esternal ao tubérculo da porção púbica média. Qualquer desvio lateral do umbigo central é notado. Uma linha horizontal suprapúbica de aproximadamente 12 cm é centralizada no púbis a cerca de 6 a 9 cm da base do pênis. As extensões que se elevam obliquamente se aproximam das espinhas ilíacas anteriores superiores e, então, são continuadas diretamente em direção posterior exatamente inferior às cristas ilíacas. Após o umbigo ser circundado, as linhas transversas são direcionadas lateralmente para as margens costais laterais. A pele entre as duas linhas laterais ao longo da porção mediolateral do tronco é aproximada sob tensão. Com um vigoroso impulso a partir das nádegas laterais, a linha de incisão posterior inferior é continuada obliquamente sobre a crista ilíaca terminando como uma linha paramediana ascendente. Por meio de uma manobra de união de tecidos, a linha de incisão superior sobre os flancos corre ao longo da margem costal posterior.

A marcação para a correção em bumerangue deve levar em consideração a correção da ginecomastia, reposicionamento superior dos NACs, remoção do excesso de pele do tórax anterior e supressão da IMF. A correção padrão em bumerangue dessa ginecomastia envolve os NACs do paciente e, em seguida, se estende em forma de "J", ao longo do tórax lateral para terminar em cada axila. A posição das cúpulas receptoras dos NACs situa-se a vários centímetros superiormente às aderências laterais inferiores dos músculos peitorais maiores. A largura dessas elipses é ajustada aproximando-se a pele para remover todo o excesso de pele no tórax medial. A elipse oblíqua lateral é desenhada similarmente em ângulos aproximadamente retos com a elipse medial, exceto na extremidade lateral inferior que é deixada aberta para continuar para dentro da troncoplastia em "J". A troncoplastia em "J" é planejada tanto para tensionar a pele flácida das costas como a pele do tórax anterior. Com a pele da lateral das costas empurrada anteriormente até desaparecer a flacidez, é desenhada uma linha vertical no tórax mediolateral. Essa linha vertical é conectada à linha inferior da elipse lateral. Com essa linha tracionada, é determinada a largura da ressecção da porção "C" da troncoplastia em "J". Depois de desenhadas todas as linhas, as três elipses entrecruzadas são aproximadas para testar a viabilidade da ressecção.

A cirurgia inicia-se com o paciente na posição prona para as excisões das extensões oblíquas do flanco na abdominoplastia. O posicionamento em pronação, seguido de supinação, facilita a cirurgia com duas equipes. A abordagem com duas equipes é preferida e provavelmente obrigatória para reduzir o tempo de cirurgia de um *lifting* corporal total extensa. O cirurgião operador lidera a primeira equipe e supervisiona a segunda equipe. O operador da segunda equipe, que anteriormente assistiu o cirurgião, observa durante os primeiros 10 minutos do lado oposto e então faz a sua incisão. A segunda equipe,

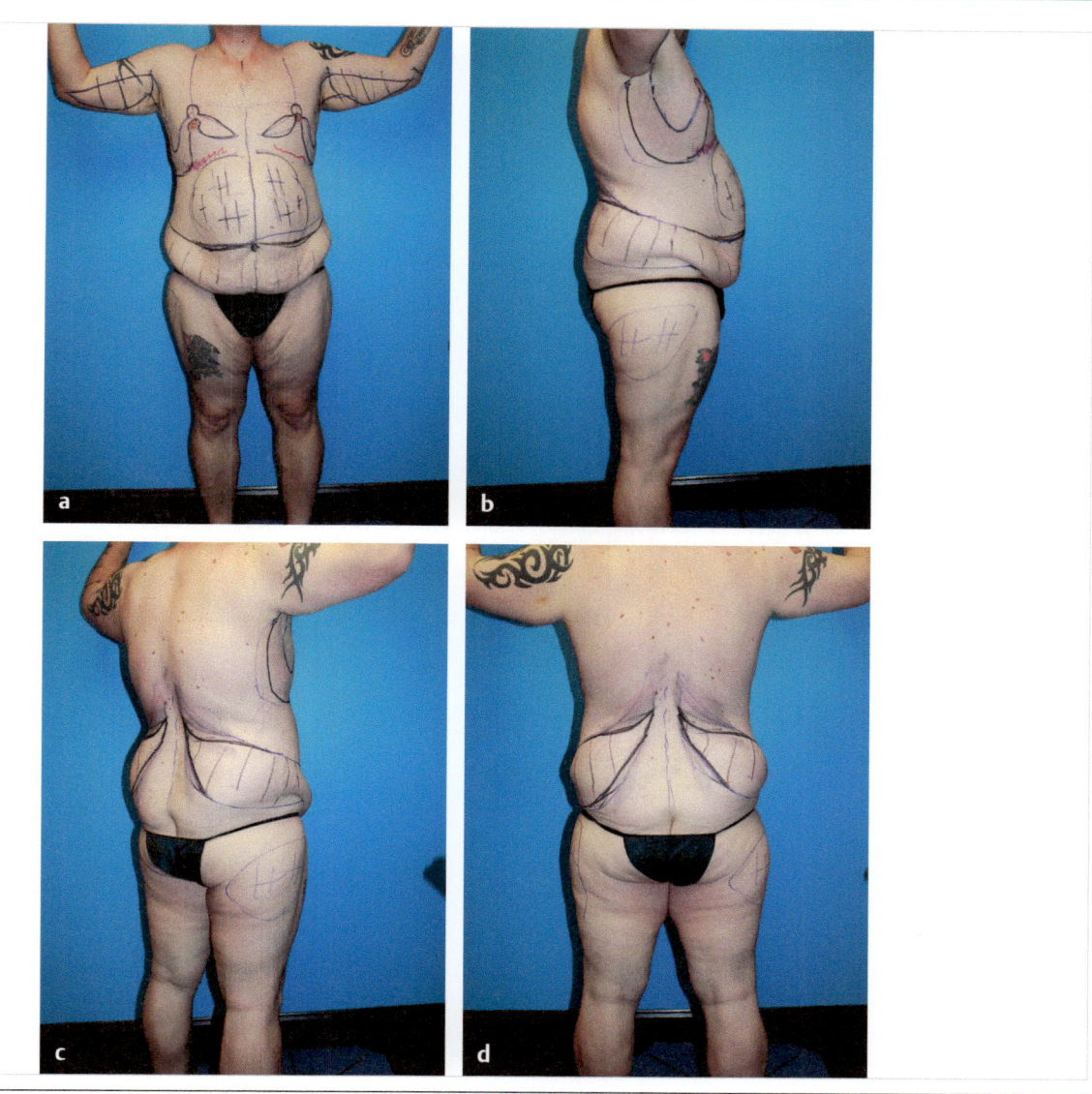

Fig. 40.3 Marcações pré-operatórias para um *lifting* corporal total em único estágio em homem de negócios de 1,80 m de altura, 102 kg, de 39 anos, após perda ponderal de 81,5 kg que o deixou com pele flácida e tecidos protuberantes, especialmente próximo aos flancos. O desenho dessas marcas é apresentado no **Vídeo 40.1**. (**a**) Vista frontal com os braços elevados. Excisões assimétricas oblíquas em ângulos retos envolvendo os NACs assemelham-se a bumerangues. A cúpula de recepção dos NACs elevados situa-se a vários centímetros superiormente à aderência inferolateral do músculo peitoral maior. A mama direita do paciente é consideravelmente maior e situada abaixo da esquerda. Nas braquioplastias em "L", a excisão hemielíptica é maior no braço esquerdo e ambas são conectadas por meio de troncoplastias em "J" no caso de padrões em bumerangue. A incisão de abdominoplastia superior é desenhada em sentido transversal através e ao redor do umbigo. A incisão transversal inferior fica oculta sob o *pannus* pendente. A área epigástrica para a VASERlipo agressiva é identificada por marcações em cruzes (+). (**b**) Vista lateral direita mostra a troncoplastia em "J" no tórax lateral, que contrairá o tórax lateral e removerá a prega de pele excedente das costas. A larga excisão no flanco estende-se a partir da abdominoplastia através da cintura para ascender dorsalmente. A área de lipoaspiração lateral da coxa é marcada. (**c**) A protuberância dos quadris e flancos com excisões oblíquas sobrejacentes é mais bem visualizada em vista oblíqua posterior direita. Há pele suficiente entre a troncoplastia em "J" e as excisões oblíquas de tal forma que os fechamentos não fiquem muito apertados. (**d**) Em vista posterior, visualiza-se a extensão total das amplas excisões no flanco lateral assim como o afilamento rápido próximo à linha média. Os largos braços superiores assimétricos são vistos. Entre as duas protuberâncias, o tronco superior é dominado. A lipoaspiração assimétrica na coxa lateral é marcada.

começando a trabalhar 10 minutos após a primeira, é mais eficiente. Esse retardo aliado a uma comunicação contínua encoraja um resultado simétrico da ressecção em largura e profundidade assim como o fechamento. Através de várias incisões, solução salina com xilocaína e epinefrina é infiltrada em abundância próximo às incisões e profundamente sobre a fáscia lombodorsal dos dois locais de excisão.

O cirurgião incisa primeiro as marcações inferiores da excisão obliquamente orientada do flanco (**Fig. 40.4a**). A incisão inferior da pele é realizada de forma cortante com o bisturi e, em seguida, completada com eletrocirurgia através de um tecido subdérmico altamente vascularizado. Em seguida, o corte do bisturi é retomado através das primeiras camadas da fáscia de Scarpa. A porção medial da incisão é continuada por eletrocirurgia até a fáscia lombodorsal. A porção média da incisão é continuada verticalmente através da gordura fortemente compactada. Quando a protuberância da gordura glútea globular é alcançada, a incisão aprofunda-se obliquamente em direção cranial através dessa gordura até se alcançar a fáscia lombodorsal inferior (**Fig. 40.4b**). O terço mais lateral da incisão próximo à espinha ilíaca posterior superior continua verticalmente até a fáscia sobrejacente às fibras musculares grosseiras reconhecíveis do músculo oblíquo externo. Depois de concluída a incisão, o tecido móvel das nádegas pode ser empurrado cranialmente para confirmar a colocação das marcações para a incisão superior (**Fig. 40.4c**). A incisão superior ao longo da margem costal é uma linha de ancoragem confiável que mantém sua posição apesar do fechamento de alta tensão no retalho inferior.

A incisão superior é conduzida vertical e inferiormente até a fáscia lombodorsal sobre o músculo grande dorsal e, em seguida desliza, por sobre sua margem lateral para atravessar o oblíquo externo (**Fig. 40.5**).

Depois de concluída a incisão do perímetro, é iniciada a ressecção do local da excisão partindo de posterior para lateral (**Fig. 40.6a**). À medida que o plano da excisão prossegue diretamente sobre a fáscia lombodorsal até o oblíquo externo, a espessura da ressecção alarga-se progressivamente até o final no tronco lateral na mesa cirúrgica (**Fig. 40.6b**). Geralmente se completa a ressecção com um corte eletrocirúrgico do lado dérmico. A infusão de epinefrina preliminar e o eletrocautério, à medida que se prossegue, mantém a perda de sangue em menos de 100 mL em cada lado. O cirurgião observa periodicamente o progresso da equipe do lado oposto, guiando-os através de uma ressecção simétrica. Para demonstrar o incrível tamanho e a espessura simétrica das excisões no flanco, as duas amostras de ressecção obtidas com uma régua de 16 cm (**Fig. 40.6c**).

Para facilitar o fechamento dessa ferida cavernosa, a parte superior da mesa cirúrgica é elevada. O fechamento da primeira das duas camadas consiste em tecido superficial subcutâneo com sutura farpada No. 2, de PDO, Quill, com 72 cm de comprimento, usando agulhas cônicas semicirculares de duplo braço de 48 mm. Essa sutura corrida envolve rapidamente as duas camadas superficiais da fáscia de Scarpa facilmente identificáveis no lado inferior da ferida, passa através da fáscia muscular subjacente e todas as camadas da fáscia de Scarpa no lado superior (tórax) (**Fig. 40.7**). Essa técnica de sutura tem múltiplos objetivos. Com a apreensão somente das camadas fasciais subcutâneas superficiais, o tecido subcutâneo superior desliza sobre o coxim adiposo glúteo profundo e imóvel, deixando assim uma sutil aproximação afilada até a fáscia muscular ao longo da cintura estreita que foi construída. O fechamento em três pontos

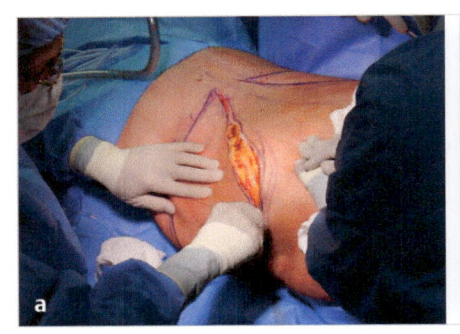

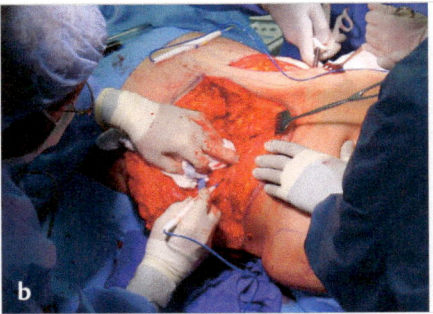

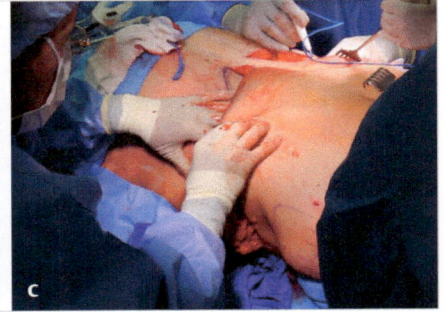

Fig. 40.4 (**a**) Incisão inicial da flancoplastia oblíqua esquerda. O paciente está em posição prona com a cabeça para o lado esquerdo. Após VASERlipo do quadril lateral esquerdo, o cirurgião operador incisa as marcações oblíquas inferiores. Como o retalho móvel situa-se no lado da nádega, essa incisão é realizada primeiro. (**b**) A incisão inferior está sendo completada. Enquanto a porção medial da incisão foi cortada verticalmente em direção à fáscia lombodorsal, a lateral está sendo inclinada obliquamente através do coxim adiposo glúteo profundo até a crista ilíaca posterior. A incrível profundidade da dissecção é evidente. (**c**) Com a mão direita do cirurgião, a região lombar inferior ou o complexo glúteo estão sendo empurrados cranialmente para confirmar a linha de incisão superior marcada previamente.

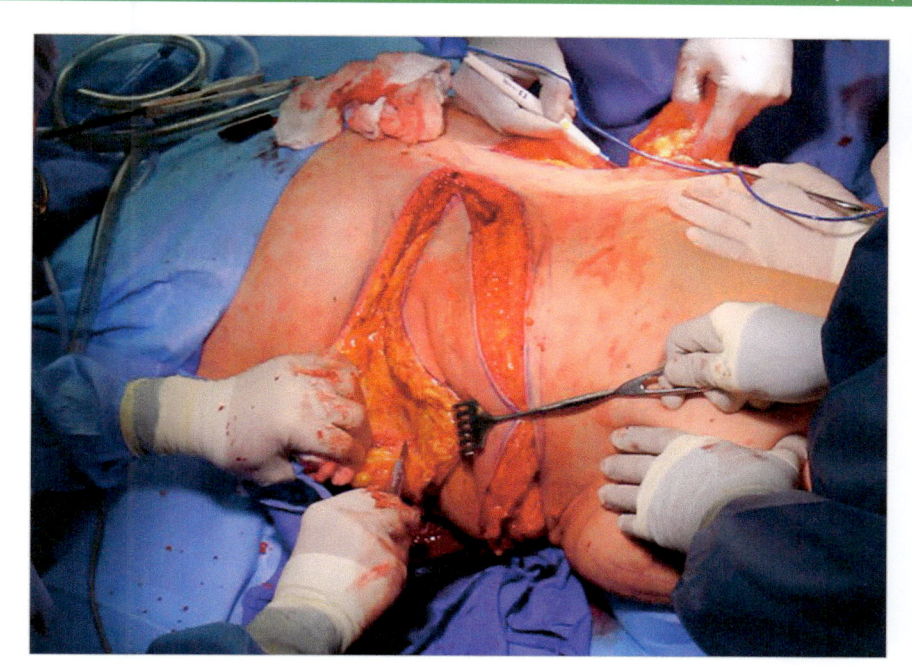

Capítulo 40
Lifting Corporal (Contorno Corporal) após Perda de Peso Massiva em Homens

Fig. 40.5 A linha de incisão superior da flancoplastia esquerda está sendo completada na junção dos músculos grande dorsal e oblíquo externo.

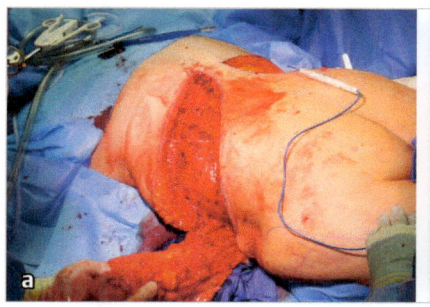

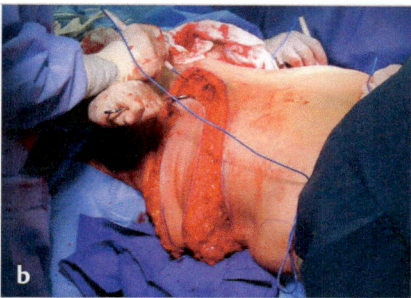

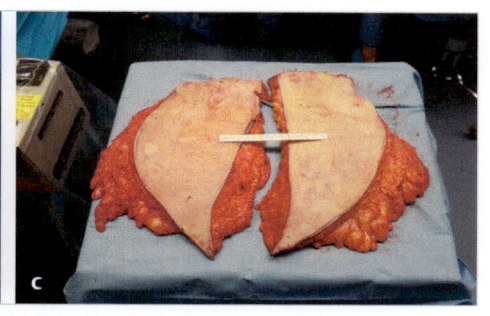

Fig. 40.6 (**a**) Após dissecção limitada, a excisão em ilha é completada de posterior para anterior por meio de excisão eletrocirúrgica sobre a fáscia lombodorsal. (**b**) O cirurgião segura a excisão no flanco antes da amputação a partir da pele abdominal lateral. A ferida cavernosa no flanco é evidente. (**c**) Amostras de ressecção no flanco. A enormidade e formato das duas ressecções no flanco podem ser vistas nas amostras comparando-se com uma régua de 16 cm colocada acima das peças. As bordas superiores são mediais com a excisão do flanco direito mostrada na imagem do lado esquerdo. As margens inferiores têm bainhas maiores de adiposidade com gordura glútea globular.

também contrai o espaço morto para reduzir o risco de seroma. Este é um fechamento seguro que everte ligeiramente as bordas dérmicas, facilitando a aplicação da sutura na segunda camada intradérmica.

Por toda a extensão da sutura Quill, são usadas agulhas de 48 mm para apreender bocados verticais em espessura total, que estão mais próximos da derme quanto mais distantes estiverem da borda da ferida. Iniciando no centro da ferida aberta, a agulha semicircular de 48 mm é passada totalmente ao longo da subderme até quase prendê-la antes de retornar através da borda da ferida (**Fig. 40.7**). Em seguida, a agulha entra na borda oposta da ferida logo abaixo das camadas superiores da fáscia superficial, envolve a fáscia e sai sob a derme. O ponto é ligeiramente puxado para se visualizar a linha de fechamento ao longo da fáscia lombodorsal. Em seguida, são apreendidos dois bocados separados da ferida, incluindo a fáscia muscular em cada lado do primeiro. Em seguida, as pontas são puxadas paralelas ao fechamento para fixação próximo ao centro da ferida profunda (**Fig. 40.8**). A inserção adequada da agulha everte as bordas da ferida dérmica e deixa evidentes depressões seriadas em cada lado do fechamento. A sutura em duplo braço de 72 cm é longa o suficiente para completar o fechamento.

A segunda camada de fechamento da ferida é concluída através da derme com sutura 2-0, de Monoderm. O paciente é posto, então, em posição supina para a abdominoplastia, correção em bumerangue da ginecomastia, troncoplastia em "J" e braquioplastia em "L".

Com confiança no cirurgião da segunda equipe, o cirurgião-chefe inicia uma braquioplastia, enquanto o segundo cirurgião inicia a abdominoplastia (**Fig. 40.9**).

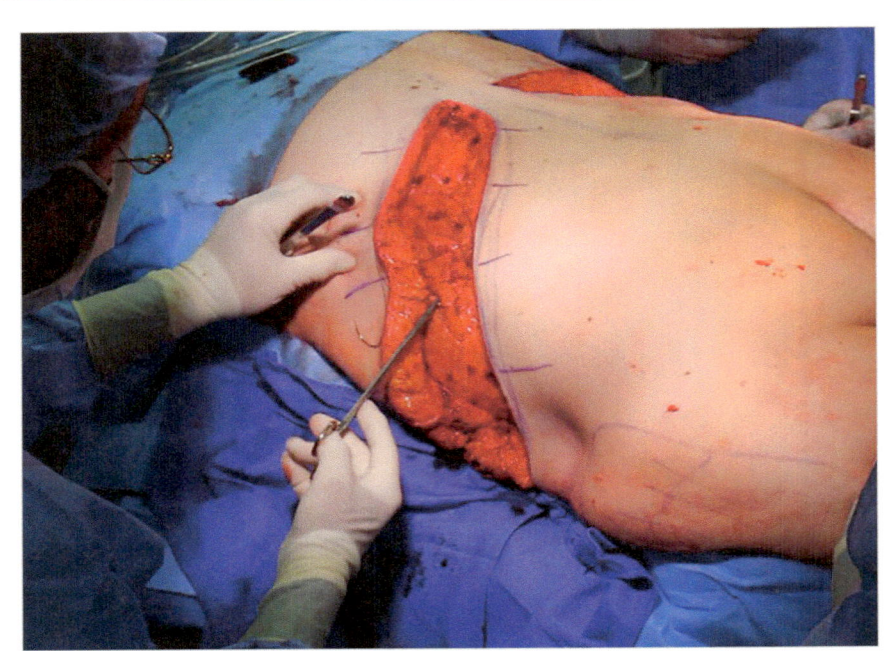

Fig. 40.7 Após o alinhamento de dois retalhos e colocação de marcas hachuradas de orientação, quatro passadas de sutura nº 2 de PDO Quill são realizadas através da ferida. A agulha de sutura apreende bocados da fáscia e músculo grande dorsal para fechar o espaço morto e prevenir formação de seroma.

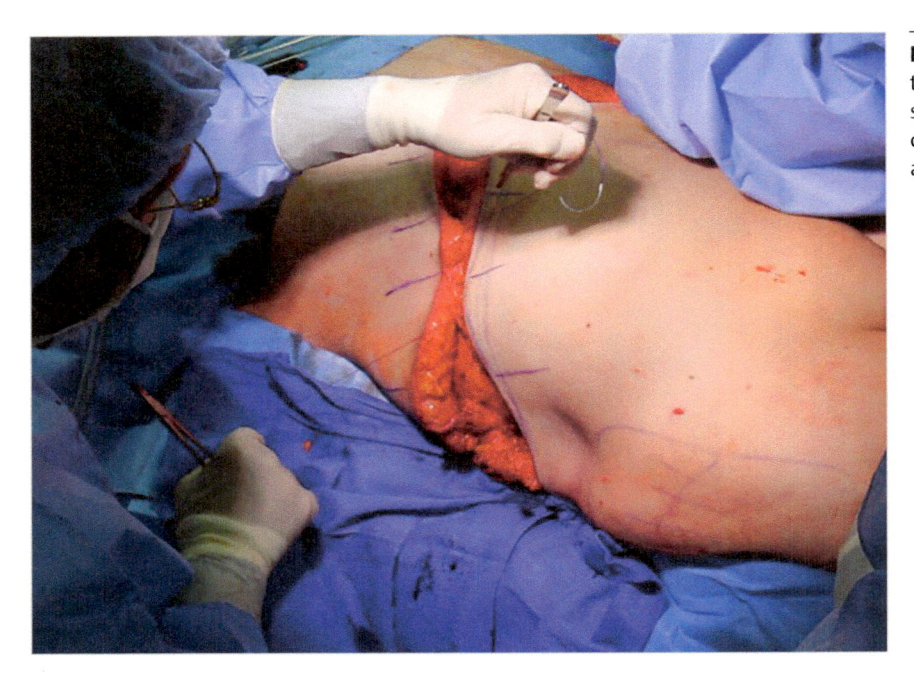

Fig. 40.8 As pontas da sutura Quill são tracionadas para aproximar a ferida e, em seguida, a sutura vertical continua através do sistema fascial superficial (SFS) e é apertada a cada passada.

Os braços e a abdominoplastia são infundidos com fluido tumescente. Após a aplicação de uma sonda VASER de duplo anel, no local da excisão no braço, esta é entregue ao assistente para o epigástrio.

Após a conclusão da aspiração do local da excisão usando o sistema VentX de 3,7 mm de diâmetro, a cânula é entregue ao cirurgião da abdominoplastia para aspiração do epigástrio.

Enquanto isso, o médico assistente, que posteriormente irá auxiliar na abdominoplastia, realiza a VASERlipo (lipoaspiração com VASER) do braço oposto (direito).

Quando isto se completar, ele auxiliará o cirurgião na abdominoplastia, iniciando a incisão epigástrica.

Após verificar a adequação da excisão da braquioplastia, é realizada a incisão no perímetro em forma de "L" do tórax lateral através da axila até o cotovelo. A pele é excisada do leito do qual se retirou gordura no braço, através da axila e ao longo da lateral do tórax até o músculo grande dorsal (**Fig. 40.10**). O eletrocautério supre a limitada coagulação de alguns sangramentos. Unindo-se o fechamento pode-se confirmar a adequada largura da ressecção. Se ainda houver pele redundante,

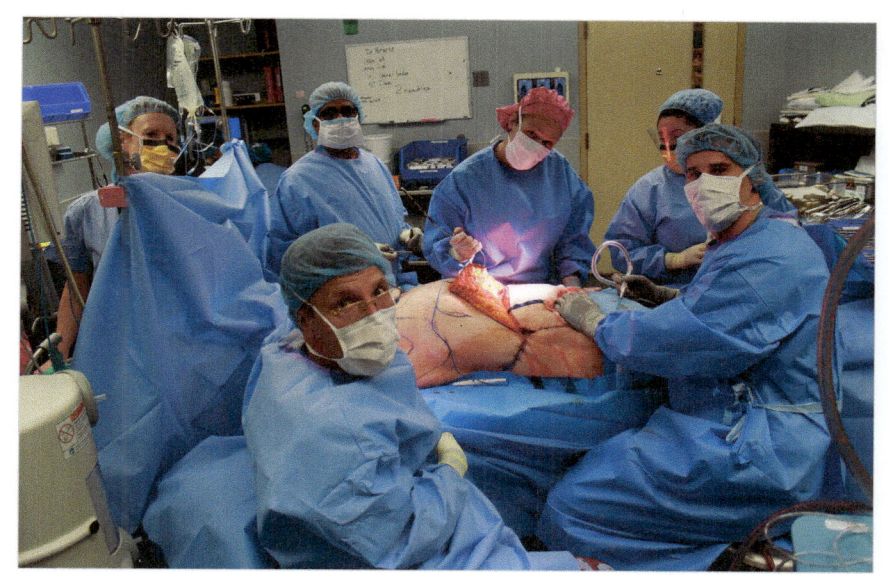

Capítulo 40
Lifting Corporal (Contorno Corporal) após Perda de Peso Massiva em Homens

Fig. 40.9 Com o paciente agora supino, três cirurgias são realizadas. O autor ou cirurgião está voltado para a câmera e afastado da braquioplastia em "L" direita. O residente-chefe, Alexi Markelov, está elevando o retalho epigástrico para a abdominoplastia com a assistência de Sarah Hall, a médica assistente. Krishna Narayanan, MD, treinado em cirurgia plástica, está completando uma braquioplastia em "L" esquerda. (O **Vídeo 40.1** está sendo filmado pelo Cirurgião Plástico Chinês, Fellow do Hurwitz Center, Zen Chai, MD.)

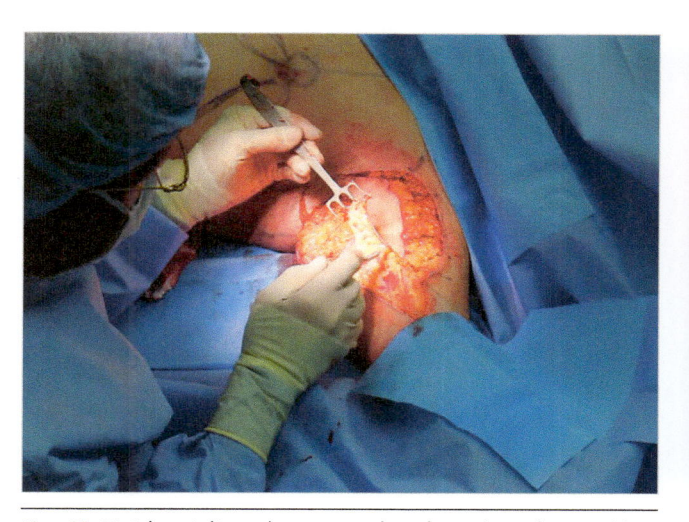

Fig. 40.10 A hemielipse do excesso de pele está sendo extraída do braço esquerdo com o auxílio do bisturi, subsequente à lipoaspiração radical no local de excisão.

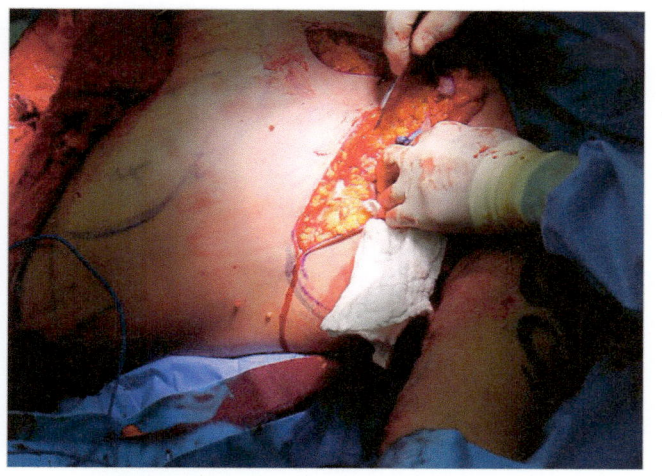

Fig. 40.11 Tanto a excisão do padrão em bumerangue esquerda como a plicatura da diástase do reto estão sendo realizados simultaneamente.

ela terá de ser excisada tangencialmente ao longo da margem da ferida.

O ponto de ancoragem 2-0, de Vicryl, é aplicado através da fáscia deltopeitoral no topo da ferida e em seguida através da fáscia subcutânea do retalho triangular posterior proximal e amarrado.

A hemielipse do braço é preparada para o fechamento com sutura Quill No. 1, de PDO, aplicada em padrão corrido horizontal, seguida de sutura 3-0, de Monoderm, intradérmica. Então, o cirurgião auxiliar já terá completado a VASERlipo do epigástrio, isolado o umbigo e dissecado diretamente um trajeto de 6 cm de largura ao longo da linha média do epigástrio (**Fig. 40.4c**).

A dissecção indireta do epigástrio remanescente é feita por meio de dissectores expansores LaRoe (Assi®).

Em seguida, o retalho epigástrico é puxado para baixo até a incisão abdominal inferior planejada. Como a incisão inferior marcada para a excisão do padrão em bumerangue não se moveu inferiormente pelo fechamento simulado de abdominoplastia, essa incisão pode ser realizada com segurança subsequentemente.

As incisões através dos padrões em bumerangue inferior e posterior e troncoplastia em "J" são arranjadas verticalmente até a fáscia muscular torácica e são feitas primeiramente à esquerda e depois à direita do paciente (**Fig. 40.11**). Enquanto isso, o médico assistente já completou a braquioplastia em "L" direita e passa a auxiliar o segundo cirurgião na segunda etapa da abdominoplastia. Depois que estiver claro que o retalho epigástrico dissecado pode alcançar confortavelmente o monte púbico, é realizada a incisão da abdominoplastia inferior. Pelas virilhas, a incisão preserva a fáscia de Scarpa por vários centímetros de dissecção.

Ao completar a incisão do perímetro, a pele do abdome inferior e o tecido subcutâneo são elevados da camada areolar da fáscia pré-muscular. É realizada a imbricação na linha média de uma diástase do reto com sutura Quill No. 2, de PDO, em camada dupla. A tensão abdominal superior alta central é criada por meio de três pequenos retalhos dérmicos epigástricos desepitelizados dentro do corte de contorno da umbilicoplastia. Os retalhos nas posições de 3, 6 e 9 horas são suturados na fáscia do músculo reto na base do umbigo com sutura 2-0 monofilamentar absorvível.

Enquanto a segunda equipe aplica suturas da abdominoplastia e umbilicoplastia, o cirurgião-chefe completa as incisões inferior e posterior do *lifting* corporal superior. Após a VASERlipo da excessiva adiposidade do retalho inferior do padrão em bumerangue, o tecido torácico inferior é dissecado de forma descontínua com uma delicada abertura do dissector LaRoe através da IMF até a margem costal, desse modo estirando e preservando os vasos perfurantes mais inferiores do tórax.

Depois que o cirurgião auxiliar da segunda equipe faz a aproximação para o fechamento da abdominoplastia, o cirurgião da primeira equipe usa pinças de campo para puxar os retalhos dissecados da porção medial do tórax até a linha de incisão superior do padrão em bumerangue que foi marcada. A linha de incisão superior e de ancoragem é ajustada, se necessário, e em seguida incisada. O padrão de excisão em bumerangue, incluindo a ginecomastia, é então dissecado da fáscia do músculo peitoral (**Fig. 40.6c**). Vários pontos-chave posicionam o NAC na cúpula receptora.

Após o fechamento com suturas de PDO em duas camadas e Quill de Monoderm, do padrão em bumerangue, o cirurgião confirma a largura adequada da excisão torácica vertical lateral. A incisão do membro anterior da troncoplastia em "J" completa o perímetro, permitindo o corte de contorno. Sutura farpada em duas camadas fecha os lados desiguais da troncoplastia em "J" e completa a cirurgia sob moderada tensão. Imperfeições no alinhamento da pele são corrigidas com suturas finas de pele.

À conclusão do *lifting* corporal total, contornos melhores e mais tensionados são observados desde as clavículas até a porção superior das coxas com obliteração da IMF (**Fig. 40.12**). Os resultados 6 meses depois foram além das expectativas do paciente (**Fig. 40.13**).

Exemplo de Caso

Lifting Corporal Total (Contorno Corporal)

Bem-sucedido homem de negócios, de 39 anos, procurou a cirurgia de contorno corporal após perda ponderal de 68 kg por meio de cirurgia bariátrica. Com 1,82 m de altura e 193,5 kg ele sofria de apneia do sono, hipertensão, artrite nas grandes articulações e doença do refluxo gastroesofágico. À apresentação, com 120 kg, esses problemas se resolveram exceto a artrite persistente. Para redução do volume de pele flácida de seus braços, tórax, abdome, região lombar inferior e coxas, ele solicitou uma correção por *lifting* corporal total com um mínimo de estágios possível (**Fig. 40.13**). Embora todas essas áreas possam ser melhoradas por meio de cirurgia de redução de pele e adiposidade, sua adiposidade visceral impedia um abdome plano. Para reduzir sua proeminência epigástrica, o médico assistente de nosso consultório tratou-o com gonadotrofina coriônica humana ou dieta de 500 calorias/dia por 42 dias. Sua perda de peso subsequente de 11 kg reduziu suficientemente seu epigástrio antes da realização do *lifting* corporal total em 28 de abril de 2016. Como é largo em toda a sua extensão, a porção inferior de seu tronco permanece dominante sem contornos musculares apreciáveis (**Fig. 40.3**). Seus braços são pesados com flacidez proximal. Sua ginecomastia é ampla, estendendo-se até o tórax lateral, e maior à direita com IMFs bem definidas. Seu abdome é extensamente flácido, circundado por grande quantidade de pele flácida sobre a dobra de pele suprapúbica, assim como flancos e quadris proeminentemente protuberantes. Suas nádegas são pequenas e oprimidas pela protuberância da parte inferior do tronco. As depressões glúteas laterais são profundas. As coxas são pesadas com consideráveis dobras de pele pendentes.

No primeiro estágio, ele foi marcado na noite precedente à abdominoplastia com flancoplastias bilaterais, correção da ginecomastia em padrão em bumerangue com troncoplastias em "J" e braquioplastias bilaterais em "L" (**Fig. 40.3**). As múltiplas marcações, o procedimento complexo de 6 horas e o resultado pós-operatório são apresentados no **Vídeo 40.1**. Duas e, às vezes, três equipes trabalharam simultaneamente, resultando em considerável redução do tempo cirúrgico total (**Fig. 40.9**). A perda sanguínea estimada foi de 600 mL, que se refletiu em queda pós-operatória de 2 g na hemoglobina, ou seja, de 14 para 12 g. A porção inferior de seu tronco

Capítulo 40
Lifting Corporal (Contorno Corporal) após Perda de Peso Massiva em Homens

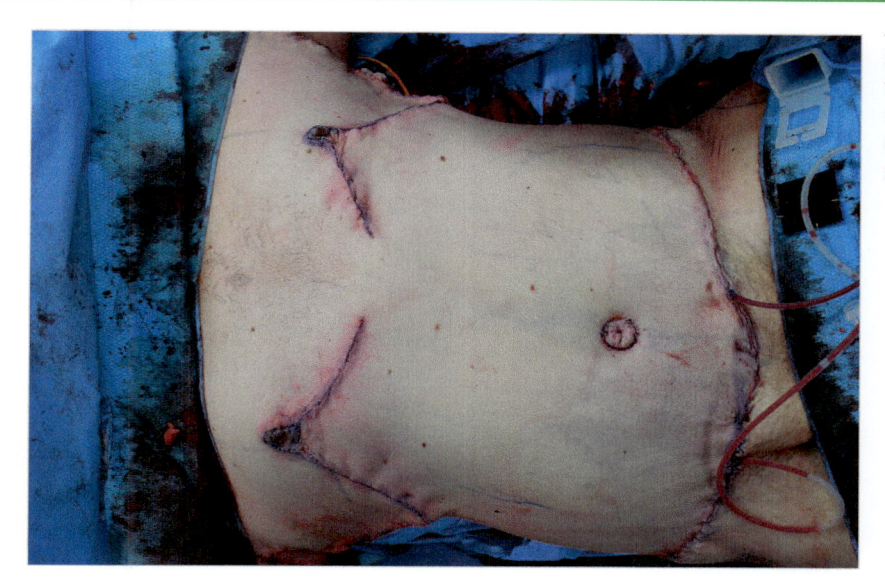

Fig. 40.12 À conclusão do *lifting* corporal total, a cola de pele cobriu os fechamentos dos padrões em bumerangue e a abdominoplastia. Dois drenos de Jackson-Pratt saem da linha de sutura suprapúbica.

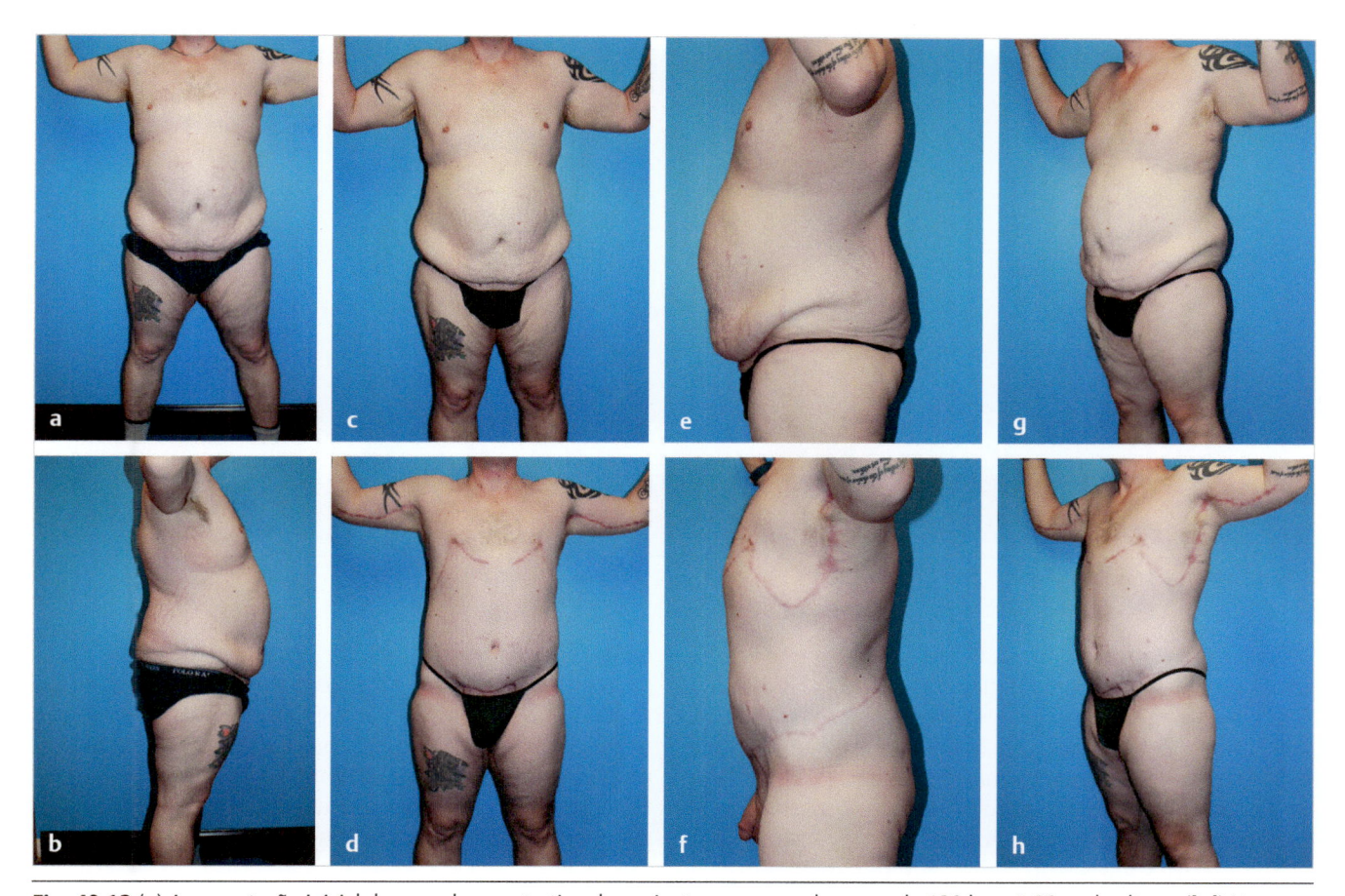

Fig. 40.13 (a) Apresentação inicial do caso demonstrativo de paciente com um sobrepeso de 120 kg e 1,82 m de altura. **(b-l)** Uma série de fotos de antes e 6 meses após o TBL e 4 meses após coxoplastia espiral com extensões mediais verticais (não apresentadas). A ginecomastia assimétrica foi substituída por um tórax aplanado simétrico com pele tensionada no tórax e nas costas. Igualmente, os braços assimétricos foram adequadamente reduzidos e remodelados de modo agradável com simetria e colocação de cicatrizes imperceptíveis. A redução da adiposidade do tórax anterior e lateral é mais bem vista com os braços dos lados. A IMF foi obliterada, resultando em sutil reflexão dos músculos peitorais maiores. O abdome protuberante com dobras de pele inferior está aplanado e quase retesado com uma depressão na linha média supraumbilical e uma cicatriz baixa, acima do monte púbico aplanado. Não apenas as enormes protuberâncias do flanco são substituídas por uma cintura estreita e quadris ligeiramente curvos, mas também por nádegas mais redondas e proeminentes. A cicatriz oblíqua no flanco já desapareceu, e não há cicatriz na porção superior das costas. **(m,n)** Duas vistas atípicas em extensão total e inclinando-se demonstram a ausência de restrição pelas cicatrizes e ausência de flacidez da pele do tórax 6 meses após a TBL com braquioplastias em "L" do paciente. *(Continua.)*

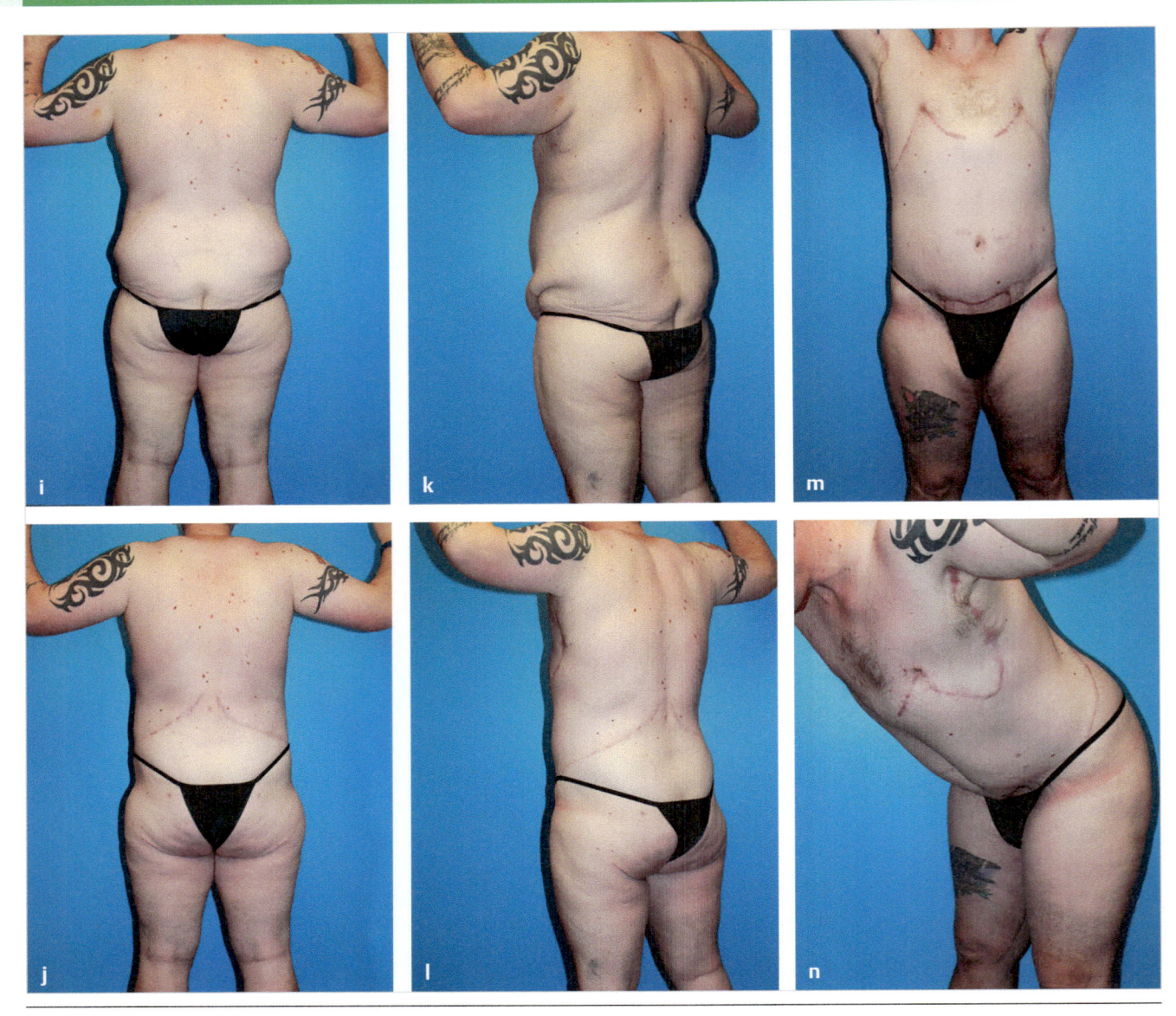

Fig. 40.13 (*Continuação.*)

foi reduzida através de uma excisão de abdominoplastia com peso de 3.000 g, cada flanco com 1.500 g (**Fig. 40.6c**). Cerca de 550 g foram removidas de cada mama e tórax. Após uma hospitalização de 2 dias sem eventos, ele teve alta. Com exceção de pequenas deiscências da ferida na axila direita, lateral esquerda do tórax e NAC superior, a cicatrização ocorreu sem complicações. O braço superior esquerdo próximo à axila tinha pele flácida residual. A massagem linfática e a terapia tópica ultrassônica com dispositivo VASERshape, 2 vezes por semana durante 1 mês, reduziram rapidamente o inchaço. Quatro meses depois, em 22 de agosto de 2016, em regime ambulatorial, ele foi submetido a coxoplastias espirais e monteplastia púbica com extensões verticais em extensão medial total, a revisão das cicatrizes axilares direitas e torácicas esquerdas, assim como a revisão das braquioplastias proximais e VASERlipo da região lombar central. O resultado 6 meses depois do primeiro estágio mostra a correção de todas as deformidades com cicatrizes que desvanecem através dos braços superiores, tórax, tronco inferior e coxas mediais (**Fig. 40.13c-n**). A correção corporal total e de extremidade do paciente excedeu suas expectativas, enquanto ele procura novas oportunidades de negócios.

Capítulo 40
Lifting Corporal (Contorno Corporal) após Perda de Peso Massiva em Homens

Pérolas e Armadilhas

Pérolas	Armadilhas
• Após MWL além de remoção de excesso de pele e gordura, os objetivos estéticos específicos masculinos são maior dominância corporal superior e exposição da musculatura. • A dominância corporal superior é alcançada por meio de redução dos braços por VASERlipo com braquioplastias em "L", e porção corporal inferior por meio de lipoabdominoplastia agressiva e flancoplastias bilaterais. • A musculatura é revelada por meio de uma série de excisões oblíquas entrecruzadas que resultam em retesamento uniforme da pele. • Discuta esses objetivos e, se desejável, prepare o paciente para perda de peso adicional e para procedimentos extensos envolvendo uma série de excisões oblíquas no tronco. • O padrão em bumerangue com troncoplastia em "J" trata tanto a ginecomastia como a flacidez corporal superior com obliteração da IMF. • O *lifting* corporal inferior tradicional é substituído por flancoplastias diretas para aperfeiçoar uma cintura estreita e evitar depressões glúteas laterais e elevação da fissura glútea.	• O plano ideal para o reposicionamento dos tecidos do tronco e obliteração da IMF trata todo o tronco ao mesmo tempo. • Múltiplos estágios são aceitos por causa da obesidade, condições médicas crônicas (hipertensão, diabetes, anemia etc.), falta de experiência do cirurgião ou das equipes secundárias e anestesia e suporte hospitalar inadequados. • Prepare os líderes de equipe com menos combinações operatórias complexas prévias. • Cirurgia menor de revisão é a norma, geralmente realizada em um segundo estágio mais breve. • Tratamentos de superfícies corporais pós-operatórios de massagem e terapias com ultrassom aceleram a recuperação e apoiam as emoções do paciente.

Passo a Passo

Passos do *Lifting* Corporal Total

1. Posição prona para incisar as marcações inferiores das excisões oblíquas no flanco através da pele até a fáscia lombar inferior, medialmente, e adiposidade sobre a crista ilíaca, lateralmente.
2. A incisão superior é realizada vertical à fáscia lombodorsal sobre o músculo grande dorsal e em seguida atravessa o oblíquo externo lateral.
3. Após a incisão do perímetro, a ressecção do local da excisão é de medial para lateral.
4. O fechamento da primeira camada que consiste em tecido subcutâneo superficial é feita com sutura No. 2, de PDO, Quill, de 72 cm em agulhas cônicas semicirculares de braço duplo, de 48 mm.
5. A segunda camada de fechamento é feita com sutura 2-0, de Monoderm, através da derme.
6. Posição supina para que o cirurgião-chefe inicie a braquioplastia esquerda, enquanto o segundo cirurgião inicia a abdominoplastia.
7. Depois que a sonda VASER de três anéis trata o local da excisão do braço, ela é entregue ao assistente para o epigástrio.
8. Depois de concluída a aspiração do local de excisão no braço, usando VentX de 3,7 mm de diâmetro, a cânula é entregue para aspiração do epigástrio.
9. VASERlipo do braço oposto (direito).
10. Incisão do perímetro em forma de "L" da braquioplastia em "L" do tórax lateral através da axila até o cotovelo.
11. A pele é excisada do leito do qual se retirou gordura do braço, através da axila e ao longo da lateral do tórax até o músculo grande dorsal.
12. O ponto de ancoragem 2-0, de Vicryl, aplicado através da fáscia deltopeitoral no topo da ferida e depois através da fáscia subcutânea do retalho triangular posterior proximal, é amarrado.
13. A hemielipse do braço é preparada para o fechamento, usando sutura nº 1 de PDO Quill aplicada em padrão corrido horizontal, seguida por sutura 3-0, de Monoderm, intradérmica.
14. Disseque diretamente um trajeto de 6 cm de largura ao longo da linha média do epigástrio.
15. A dissecção indireta do epigástrio remanescente é feita com pinça dissecadora expansora LaRoe.
16. Em seguida, o retalho epigástrico é puxado inferiormente até a incisão abdominal inferior planejada.
17. As incisões através dos padrões em bumerangue inferiores e a troncoplastia em "J" posterior verticalmente até a fáscia muscular torácica são realizadas primeiro no lado esquerdo do paciente e depois no direito.

18. O médico assistente completou a braquioplastia "L" direita.
19. A incisão de abdominoplastia inferior é realizada através das virilhas preservando-se a fáscia de Scarpa por vários centímetros de dissecção.
20. A pele abdominal inferior e o tecido subcutâneo são elevados da camada areolar da fáscia pré-muscular.
21. A imbricação na linha média de uma diástase do reto é realizada com sutura nº 2 PDO Quill, em camada dupla.
22. Pequenos retalhos desepitelizados nas posições de 3, 6 e 9 horas na incisão de contorno umbilical epigástrico são suturados à fáscia do músculo reto, na base do umbigo, com sutura absorvível, monofilamentar 2-0.
23. O cirurgião completa as incisões inferior e posterior do *lifting* corporal superior.
24. Após a VASERlipo da excessiva adiposidade do retalho inferior do padrão em bumerangue, o tecido torácico é dissecado descontinuamente com o dissector LaRoe através das IMFs até as margens costais.
25. O cirurgião assistente fecha a abdominoplastia em duas camadas.
26. A linha de incisão superior e de ancoragem é ajustada, se necessário, e então incisada.
27. O padrão de excisão em bumerangue é dissecado da fáscia peitoral.
28. Vários pontos-chave posicionam o NAC dentro da cúpula receptora.
29. Fechamento do padrão em bumerangue com suturas PDO, em duas camadas, e Quill, Monoderm.
30. Incisão do membro anterior da troncoplastia em "J" completa a incisão do perímetro.
31. A incisão de contorno da troncoplastia em "J" é realizada.
32. Sutura farpada em duas camadas fecha os lados desiguais da troncoplastia em "J".
33. Imperfeições no alinhamento da pele são corrigidas com suturas finas de pele.

Leituras Sugeridas

Afrooz PN, Shakir S, James IB, Rubin JP, Gusenoff JA. Dynamics of gluteal cleft morphology in lower body lift: Predictors of unfavorable outcomes. Plast Reconstr Surg. 2015;136(6):1167-1173

Hurwitz DJ. Aesthetic refinements in body contouring in the massive weight loss patient: Trunk. Plast Reconstr Surg. 2014;134(6):1185-1195

Hurwitz DJ. Boomerang pattern correction of gynecomastia. Plast Reconstr Surg. 2015;135(2):433-436

Hurwitz D. Enhancing masculine features after massive weight loss. Aesthetic Plast Surg. 2016;40(2):245-255

Hurwitz DJ. Male in Comprehensive Body Contouring: Theory and Practice. New York, NY: Springer Verlag;2016:260

Hurwitz DJ, Reuben B. Quill barbed sutures in body contouring surgery: A six year comparison study with running absorbable braided sutures. Plast Reconstr Surg. 2011;128(4S):62-63

Parte IV
Injetáveis, *Lasers* e Cuidados da Pele

41	Transformação do Modelo Masculino: Alterações Drásticas com Injetáveis	513
42	Neurotoxinas em Homens	525
43	Cuidados da Pele Masculina	533
44	Kybella	541
45	*Laser* e Tratamentos à Base de Energia em Homens	551

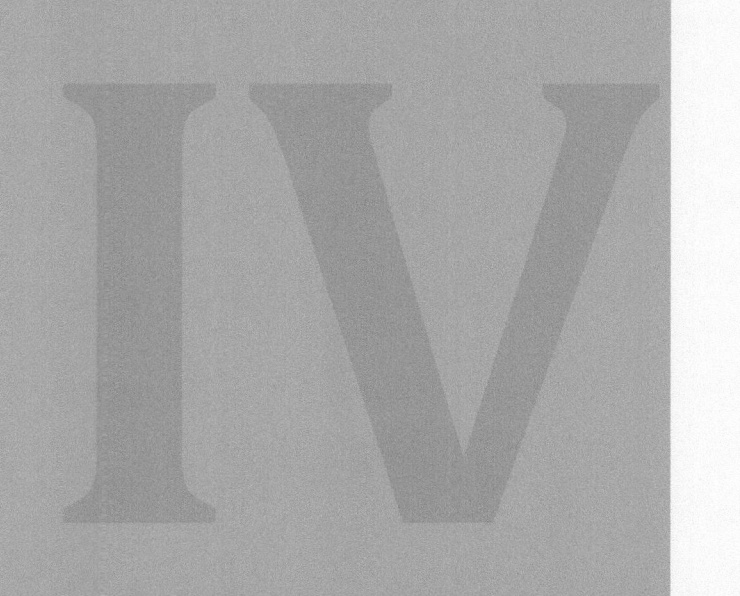

Parte IV: Injetáveis, *Lasers* e Cuidados da Pele

CAPÍTULO 41

Transformação do Modelo Masculino: Alterações Drásticas com Injetáveis

Sergey Y. Turin ■ Sammy Sinno ■ Douglas S. Steinbrech

Resumo

O número de procedimentos cosméticos não cirúrgicos e pacientes do sexo masculino que os buscam estão aumentando de modo estável. A abundante experiência com o uso de preenchimentos injetáveis para volumização facial feminina pode ser prontamente traduzido para a população de pacientes masculinos, mediante conhecimento de conceitos-chave para o fornecimento de tratamento compatível com o gênero. A técnica da Transformação do Modelo Masculino consiste em uma combinação de restauração do volume e aumento das características faciais com o uso de preenchimento injetável. As metas dessa técnica são criar um contorno jovial e masculino. Os pilares são a correção de quaisquer estigmas de envelhecimento facial (pregas nasolabiais, linhas de marionete, rítides profundas e olheiras), volumização conservativa do terço médio da face, e aumento do esqueleto ósseo da mandíbula. O preenchimento é injetado para criar proeminência de gônios, um queixo mais largo e um contorno mandibular agudo ou angular, tudo para masculinização facial. O preenchimento exagerado do terço médio da face pode criar uma aparência excessivamente artificial ou feminizada, de modo que a proeminência malar deve ser abordada com cautela. Espera-se o mesmo perfil de complicação baixo associado a qualquer tratamento injetável, porém, é preciso ter em mente a anatomia das artérias facial e angular, bem como os ramos comunicantes na região periorbital, com a técnica meticulosa usual. Conforme apresentado adiante, essa técnica fornece resultados previsíveis e é facilmente modificada de acordo com a anatomia e os desejos de cada paciente individual.

Palavras-chave: rejuvenescimento facial, preenchimento, ácido hialurônico, injetável, masculinização, não cirúrgico, reversível, homem hollywoodiano, Transformação do Modelo Masculino, *Nordic track*, capacitância tecidual.

Introdução

Dados recentes (por volta de 2016) mostram que 85% de todos os procedimentos cosméticos realizados em pacientes do sexo masculino foram minimamente invasivos, refletindo a contínua popularidade dos tratamentos não cirúrgicos.[1] Mais do que nunca, a estética masculina está em foco, com um conjunto crescente de evidências da importância da aparência masculina. Em alguns estudos, faces masculinizadas foram avaliadas como mais atraentes e dominantes, e uma coorte cada vez maior de homens estão se tornando conscientes das opções cirúrgicas e não cirúrgicas disponíveis para a criação de uma aparência mais jovial e masculina.[2,3] Entretanto, os procedimentos estéticos destinados aos homens ainda não alcançaram a mesma aceitação convencional que a paleta estabelecida de intervenções oferecidas para as pacientes do sexo feminino.[4] Isso se reflete na preferência dos pacientes masculinos por métodos não cirúrgicos para conseguir um resultado satisfatório com tempo de inatividade mínimo e sem os estigmas associados à cirurgia.

A técnica da Transformação do Modelo Masculino é projetada para atender especificamente essa necessidade, por meio do emprego das vantagens naturais dos preenchimentos injetáveis. Essa técnica se baseia em dois conceitos primários: rejuvenescimento e ampliação. Aspectos associados ao envelhecimento (pregas nasolabiais, olheiras e perda de volume) devem ser corrigidos, de modo a conferir uma aparência jovial. Em seguida, a colocação estratégica do preenchimento ao longo do esqueleto ósseo do zigoma e da mandíbula cria um contorno facial distintamente masculino, produzindo um resultado geral harmonioso e atraente. Considera-se que o leitor esteja familiarizado com o uso dos preenchimentos injetáveis, por isso o foco, aqui, será seu uso de uma maneira compatível com o gênero, com o objetivo de rejuvenescimento e masculinização.

Avaliação Física

História do Paciente

À parte dos pontos usuais, os aspectos listados a seguir devem ser abordados de forma detalhada:

- Alergias (hipersensibilidades sistêmicas ou locais), medicações em uso (em especial anticoagulantes ou antivirais).
- História de queloide ou cicatrização hipertrófica.
- História de úlceras frias (vírus do herpes simples).
  - Para os casos positivos, a maioria dos profissionais prescreverá um curso profilático de antivirais (500 mg de valaciclovir antes e, novamente, decorridas 12 horas do procedimento). No caso de ativação da doença, o mesmo regime é prescrito de novo.[5]
- Uso prévio de preenchimento ou injetável (mais importante), e história de cirurgia facial.
  - Se o paciente foi recentemente (dentro de 1 ano) submetido à aplicação de injetáveis, é preciso ter o cuidado extra de acomodar o plano para futuras perdas de volume com a reabsorção do preenchimento.
  - O conhecimento do grau de satisfação do paciente com tipos e volumes (em especial com auxílio de fotografias tiradas antes ou depois) de preenchimento injetáveis previamente usados é bastante útil para conhecer os objetivos do paciente e a magnitude da modificação que ele busca.

Exame Físico

- Observar todas as cicatrizes ou incisões; correlacioná-las com lesões ou cirurgia prévia.
- Avaliar a simetria facial. Isso é fundamentalmente importante. Dar atenção especial à espinha, ponta e dorso nasais, e também ao queixo. Avaliar as linhas médias das dentições mandibular e maxilar. Anotar tudo que estiver fora da linha média. Observar mordida cruzada e compensá-la cuidadosamente ao tratar a linha mandibular.
  - Obter fotos simples e tridimensionais de alta qualidade. Essas fotos são úteis para registrar assimetrias preexistentes e podem ser usadas para indicar diferenças por sobreposição das metades faciais.
- Observar a presença ou ausência de repleção de tecido mole sobre os referenciais ósseos a serem tratados (mandíbula, maxila e zigoma).
- Avaliar as proporções faciais gerais, bem como a relação oclusal.[6] Isso é fundamental, uma vez que os pacientes com déficit ou excesso de altura facial inferior seriam beneficiados por uma genioplastia para correção ótima. O mau fechamento deve ser tratado com cirurgia ortognática; os preenchimentos podem ajudar a mascarar as relações impróprias, mas somente a cirurgia corrigirá a causa original do problema.

Anatomia

Duas categorias de conceitos devem ser consideradas para realizar a correção de uma forma segura e eficaz: (1) os referenciais anatômicos dos feixes neurovasculares; e (2) as diferenças esqueléticas entre homens e mulheres.

Segurança

À parte das complicações inerentes ao preenchimento em si (infecção, granulomas e o efeito Tyndall), o risco é máximo com a injeção intravascular acidental, que pode acarretar isquemia e necrose na área afetada. A zona de perigo a ser conhecida, especificamente, durante esse procedimento é o cruzamento da artéria facial sobre o corpo da mandíbula; é necessário ter muito cuidado para evitar uma injeção intravascular nesse local (**Fig. 41.1**).

A volumização da junção pálpebra inferior-bochecha e as pregas nasolabiais também exige cuidado, devendo-se ter em mente as comunicações dos vasos periorbitais com a artéria retinal e a localização da artéria angular, respectivamente. Veja mais detalhes em Dicas e desafios, e Manejo de complicações.

Anatomia Masculina

É essencial conhecer as diferenças entre os esqueletos feminino e masculino; tais conceitos constituem a base do procedimento, uma vez que o preenchimento é injetado para conferir a aparência de características ósseas mais masculinas. Esses princípios foram bem descritos na literatura que detalha o componente facial da cirurgia de transição de gênero, e são ilustrados na **Fig. 41.2**. Aqui enfocaremos as características faciais modificáveis com preenchimentos injetáveis, as quais fazem parte da técnica de Transformação do Modelo Masculino. O leitor é incentivado a revisar outras áreas consultando um exame abrangente dos traços faciais gênero-específicos.[7]

Bochechas

Em homens, o zigoma é menos saliente e mais plano, apresenta menos triangulação com o queixo e, desse modo, evita a face em forma de coração feminina, favorecendo uma aparência trapezoide ou quadrada masculina. As bochechas femininas são mais cheias, altas e mais projetadas. Deve-se ter essas características em mente ao tratar qualquer deflação malar ou zigomática. Aumentar a eminência malar e ampliar a largura zigo-

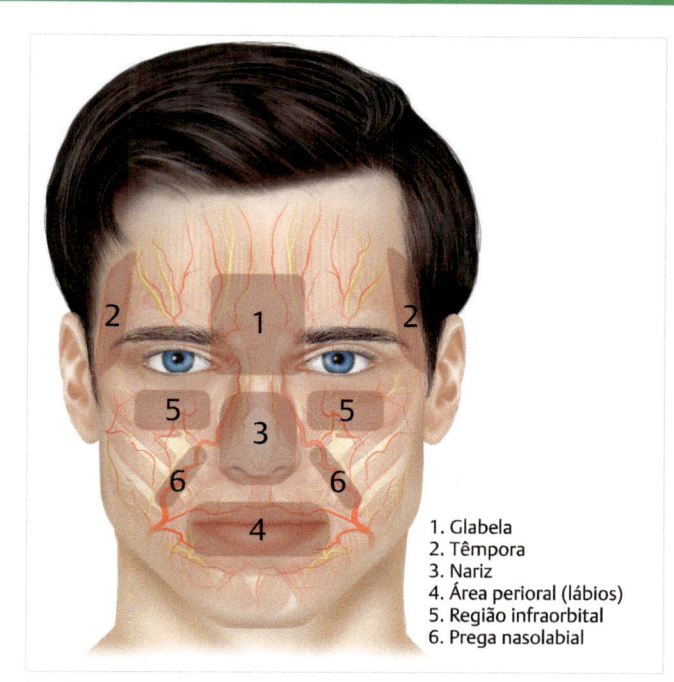

Fig. 41.1 Zonas faciais perigosas para injetáveis no paciente masculino. É preciso prestar atenção particularmente nas áreas da glabela, têmpora, perinasal, perioral, infraorbital e nasolabial. Essas áreas somente devem ser injetadas por profissionais experientes, e não devem ser excessivamente preenchidas. Também é recomendada a adoção de práticas seguras padronizadas e cautelosas para injeção de pequenas alíquotas, teste de aspiração para garantir que não esteja dentro de um vaso, e "injeções retrógradas". Um carrinho de emergências incluindo hialuronidase deve estar disponível em todos os consultórios, de modo a permitir o manuseio responsável de quaisquer alterações agudas nos tecidos, durante ou após as injeções.

1. Glabela
2. Têmpora
3. Nariz
4. Área perioral (lábios)
5. Região infraorbital
6. Prega nasolabial

mática também pode ser benéfico, uma vez que o contorno feminino é igualmente mais jovial, mas deve ser feito com cuidado para evitar uma silhueta de bochecha artificial ou feminizada.

Lábios

De modo geral, os homens têm lábios mais finos e menos avermelhados, em particular com o envelhecimento. Essa volumização labial pode beneficiar um homem com uma aparência mais cheia, jovial e saudável. Entretanto, deve ser realizado de forma extremamente conservativa, para evitar uma aparência feminizada.

Queixo

O queixo masculino clássico é mais largo, mais comprido na vertical (medido a partir do lábio inferior) e mais projetado. O contorno é quadrado, seguindo as linhas retas do corpo e ramo da mandíbula — um queixo arredondado ou uma linha da mandíbula em forma de "V" é distintamente feminizante, sendo requisitado com frequência por pacientes do sexo feminino em clínicas de cirurgia cosmética asiáticas.

Linha da Mandíbula

A mandíbula masculina é mais larga no gônio (alargamento mandibular aumentado), e o ângulo mandibular é mais agudo. A borda inferior do corpo mandibular e o limite posterior do ramo projetam-se como características lineares, conferindo uma aparência geral forte e definida à linha mandibular, e atuando com o queixo para criar um aspecto angular distintamente oposto ao contorno curvilíneo feminino.

Têmporas

Têmporas estreitas resultarão em uma estética "emasculante" que é extremamente desagradável.

Anatomia Jovial *versus* Envelhecida

As características marcantes do envelhecimento nos homens, assim como nas mulheres, são a perda do volume de gordura nos compartimentos de gordura facial, e a deflação dos tecidos moles. A pele afina e se reposiciona sobre os coxins adiposos atróficos e descendentes. A repleção é perdida nas áreas temporal/bucal/periorbital. A migração inferior do tecido mole confere uma aparência mais larga à face inferior. Esses conceitos são representados na **Fig. 41.3**.

A reabsorção óssea do esqueleto facial que ocorre com o envelhecimento (em particular a perda da altura e da projeção do queixo) exacerba a aparência deflacionada e desmasculiniza a face. Os pacientes que passam por isso podem ser significativamente beneficiados pela ampliação das estruturas ósseas.

Até mesmo pacientes mais jovens podem exibir uma aparência de "cansaço" se tiverem coxins adiposos temporais, malares e infraorbitais hipotróficos.

Seleção de Pacientes

Os pacientes devem passar por uma triagem baseada na condição de saúde, anatomia e características faciais existentes, e expectativas.

Tipicamente, os homens que buscam esse procedimento tendem a apresentar bom estado de saúde geral. Pacientes com comorbidades graves não são necessariamente candidatos fracos ao procedimento em si, mas requerem cuidado para garantir que não haja efeitos colaterais relacionados com medicação. Tais efeitos adversos estão relacionados, primariamente, com hemorragia,

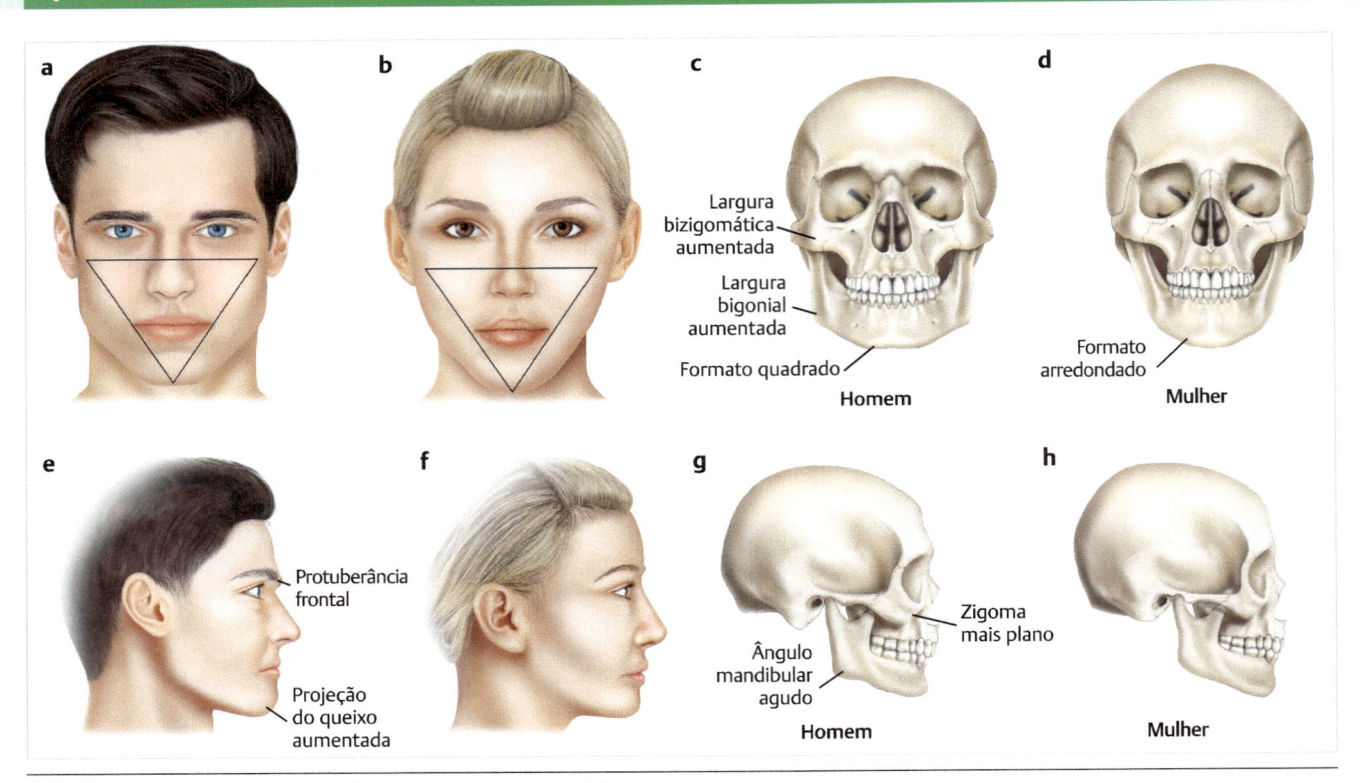

Fig. 41.2 Diferenças anatômicas faciais masculinas e femininas.

caso haja envolvimento de qualquer tipo de agente anticoagulante ou antiplaquetário.

Pacientes com sobrepeso ou excesso de gordura subcutânea na face e no pescoço são provavelmente candidatos fracos ao procedimento, uma vez que a quantidade de preenchimento necessária para criar um queixo e linha mandibular projetada pode produzir excesso de volume facial inferior.

Pacientes que esperam conseguir alterações sutis a moderadas tendem a ficar mais satisfeitos com os resultados que alcançam; por sua natureza, os injetáveis constituem uma opção menos drástica e menos permanente do que a cirurgia. Os pacientes portadores de deficiência óssea marcante na mandíbula, como se observa no mau fechamento de classe II, podem necessitar de intervenção ortognática para a correção verdadeira de seu contorno facial. O mesmo se aplica a qualquer tipo de assimetria decorrente de um defeito congênito qualquer ou de traumatismo antigo. A técnica aqui apresentada é uma ferramenta muito poderosa e capaz de compensar assimetrias marcantes, no entanto o paciente precisa saber que se trata de uma solução temporária. Mesmo assim, pode ser a solução certa para o paciente que deseja uma aparência mais esculpida, contudo prefere evitar a cirurgia. É imperativo que o cirurgião domine o conceito de capacitância tecidual. Algumas áreas tendem a ser resistentes à expansão, tais como o queixo, e têm menos capacitância de tecido mole, por isso respondem de forma menos bem-sucedida à expansão do volume.

Etapas da Transformação do Modelo Masculino

Fotografias de alta qualidade são tiradas sem maquiagem, joias nem óculos, para servirem de basal pré-operatório. A fotografia tridimensional pode ser um excelente instrumento, quando disponível, para comparar os resultados da volumização em acompanhamentos pós-operatórios.

Para conforto do paciente, é possível usar um anestésico tópico (EMLA, LMX etc..) que deve ser aplicado 30 a 45 minutos antes de iniciar o procedimento. Anestesia adicional pode ser conseguida por meio do bloqueio dos nervos bilateral, mental e infraorbital, conforme a preferência do profissional. Depois que o paciente é posicionado de maneira confortável, procede-se à preparação com álcool da pele facial nas áreas a serem injetadas.

Os produtos listados neste capítulo constituem um ponto de partida, e não representam absolutamente uma lista completa. Recomenda-se que o profissional se familiarize com as opções dos fabricantes, enquanto adquire experiência com os injetáveis. O profissional pode começar a escolher as marcas, à medida que for se sentindo mais confortável com o procedimento.

Capítulo 41
Transformação do Modelo Masculino: Alterações Drásticas com Injetáveis

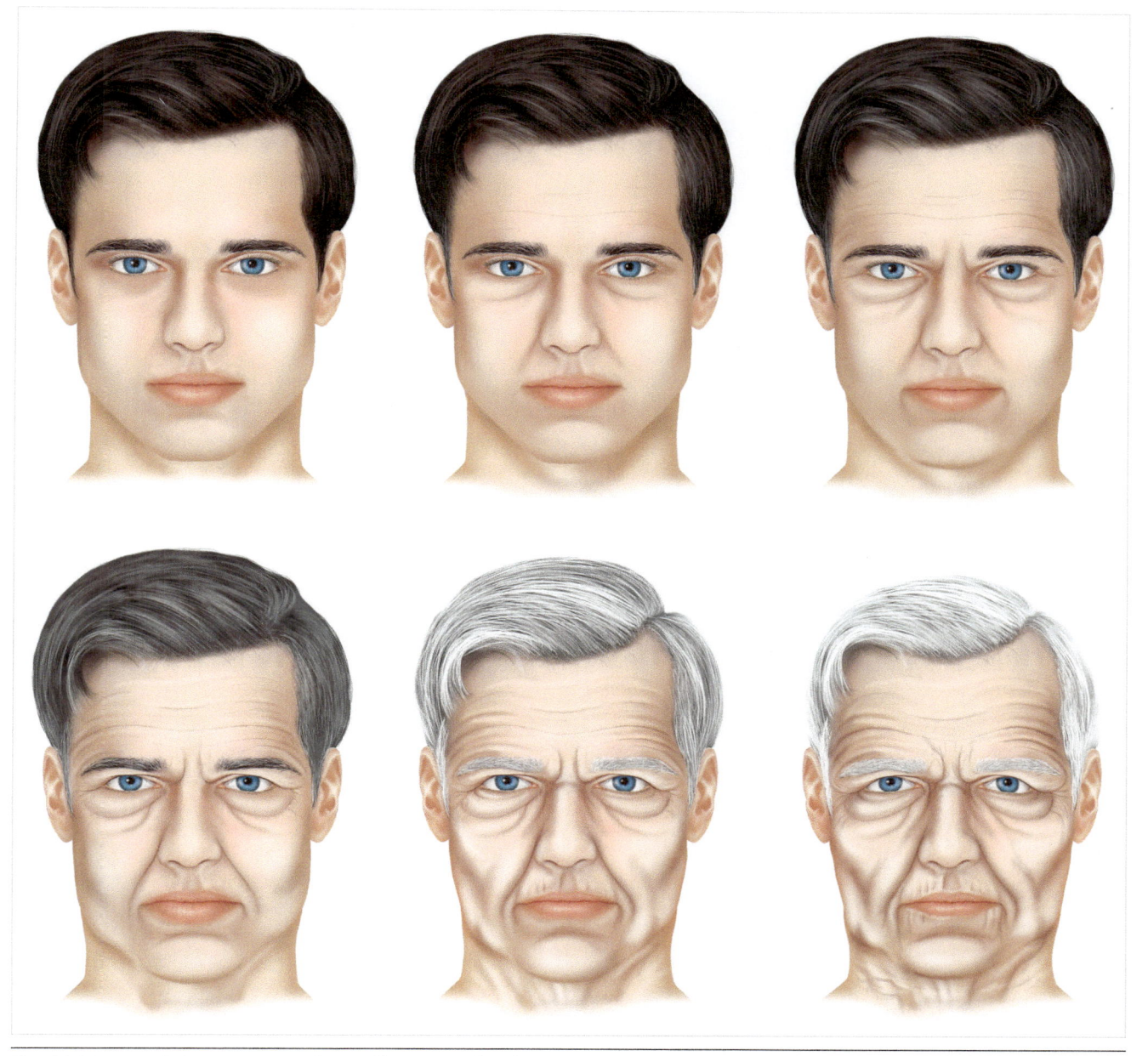

Fig. 41.3 Características marcantes do envelhecimento facial masculino.

A volumização do terço médio da face e a correção de rítides são realizadas primeiro:

- Olheira e junção da pálpebra inferior com a bochecha.
  - Entre os produtos tipicamente usados, estão Restylane, Restylane Silk, Belotero, Juvederm Volbella. Esses produtos são aplicados no plano pré-periósteo ou submuscular, com 0,15 a 0,4 mL por lado.
- Pregas nasolabiais ou de marionete.
  - É uma área mais complacente, que pode ser tratada com diversos tipos de preenchimentos, tais como Restylane ou Restylane Define, Juvederm Ultra/Ultra Plus/Vollure, ou Radiesse. As injeções são aplicadas profundamente na derme, com 0,5 a 2 mL de cada lado, conforme a necessidade.
- Rítides menores — pé de galinha, prega perioral, nasolabial.
  - São tratadas frequentemente com Juvederm Volbella, Restylane Silk, Restylane Refine, ou Belotero, aplicados por via intradérmica, com 0,1 a 0,3 mL em cada linha de ruga.
- Linhas na testa.
  - Respondem bem à injeção de Juvederm Volbella ou Belotero, na dose de 0,1 a 0,3 mL por ruga, por via intradérmica.
- Perda do volume temporal.
  - Os preenchimentos geralmente usados são Juvederm Voluma e Restylane Lyft, na dose de 0,5 a 3 mL de preenchimento por lado, aplicado supraperiostealmente na fossa temporal.

- Abertura piriforme.
  - A perda de volume na base nasal e lábio superior pode ser tratada de modo efetivo com Juvederm Voluma, Restylane Lyft, ou Radiesse, com 0,5 a 1,5 mL por lado, aplicados no plano pré-periósteo.
- Sulco pré-*jowl*.
  - Pode ser tratado com Juvederm Ultra/Ultra Plus/Voluma ou Restylane, aplicando 0,5 a 1 mL de preenchimento por lado, no plano pré-periósteo ou subcutâneo.

Dependendo da quantidade já injetada, é possível que o paciente já tenha ganhado algum volume na porção anterior da face. Isso é importante, porque as injeções subsequentes para estabelecer a largura do zigoma e da mandíbula deverão ser ajustadas proporcionalmente a esse ganho, para que possam promover uma ampliação sistemática do esqueleto facial.

- Zigoma.
  - Os preenchimentos usados incluem Juvederm Voluma, Sculptra, Restylane Lyft, e Radiesse. A injeção é aplicada por via supraperiosteal, com 0,5 a 3 mL de preenchimento por lado.
  - Lembre-se que a bochecha masculina é mais plana e menos projetada do que a bochecha feminina — o objetivo é uma bochecha mais ampla e, talvez, mais alta (se necessário), em vez de uma bochecha com aparência de "maçã". Deve-se pensar na estrutura e não no volume. O autor sênior chama isso de "Nordic Track".
- Mandíbula.
  - As injeções são aplicadas por via supraperiosteal e constituem os pilares da técnica.
  - Ramo/ângulo/corpo da mandíbula: aplica-se 0,5 a 2 mL de preenchimento sobre as bordas posterior/inferior do osso. Entre os preenchimentos tipicamente usados, estão Juvederm Voluma, Restylane Lyft, Radiesse, e Sculptra.
  - Queixo.
    - Injeta-se 0,5 a 2 mL de fluido como uma linha ou como depósitos ao longo da borda inferior da sínfise — a meta é construir um queixo quadrado. Em pacientes que já têm isso, mas necessitam de projeção, o preenchimento pode ser distribuído de maneira uniforme. Pacientes com queixo arredondado devem receber mais preenchimento lateralmente, para que seja convertido em uma característica angular. O preenchimento é colocado supraperiostealmente. Podem ser usados Juvederm Voluma, Restylane Lyft ou outros preenchimentos similares.
  - Segurança.
    - A localização da artéria facial deve ser notada com antecedência, e então é preciso ter muito cuidado para evitar lesões ou uma injeção intra-arterial. Ao fazer a aplicação sobre o ramo, é preciso ter cuidado para colocar o preenchimento sobre a superfície lateral do osso, sem deixar a agulha ou cânula deslizar posteriormente para dentro da glândula parótida.
- Testa.
  - Os raros pacientes que apresentam cristas supraorbitais subprojetadas podem ser abordados com uma dose bastante sutil de 0,2 a 0,3 mL de Restylane em cada lado.
  - É preciso ter muito cuidado, porque uma correção exagerada resultará em uma aparência semelhante a do homem de Neanderthal. Uma ptose mínima da sobrancelha em uma face masculina é associada à liderança em contextos sociais, porém uma ptose excessiva da sobrancelha transmite a impressão de uma disposição zangada.

Neurotoxinas

- Devem ser usadas de acordo com a necessidade, para tratar casos de rugas dinâmicas na testa, glabela e pé de galinha. Entre as neurotoxinas disponíveis, estão Botox (Allergan, Dublin, Irlanda), Jeuveau (Evolus, Newport Beach, California), Dysport (Medicis, Bridgewater, New Jersey), e Xeomin (Merz, Raleigh, Carolina do Norte).
- As rítides na testa frequentemente são tratadas de forma exagerada nos homens. Os sulcos profundos não são atraentes, porém, as rugas dinâmicas da testa muito finas ou rasas podem intensificar a aparência de atenção ou concentração e, portanto, de credibilidade. As celebridades mais atraentes do sexo masculino, inclusive as mais jovens, apresentam essa característica. O conceito é mais aplicável no cenário dos negócios, onde uma aparência excessivamente rejuvenescida e suave pode ser menos desejável.
- As sobrancelhas masculinas são planas e repousam sobre a crista supraorbital. Qualquer tipo de alteração posicional da sobrancelha deve erguê-la como um todo, já que erguer apenas a cauda lateral ou criar um pico produzirá uma aparência distintamente feminilizante.

Cuidados Pós-Operatórios

Equimose, inchaço e manchas roxas leves não são incomuns com a injeção de qualquer preenchimento, e o paciente deve ser aconselhado a esperar certo grau dessas manifestações. As compressas geladas são úteis para os inchaços e equimoses. Os pacientes podem tomar banho no mesmo dia e retomar o trabalho quando se sentirem confortáveis para isso.

Recomendamos que os pacientes não mastiguem chiclete durante as primeiras semanas subsequentes ao procedimento, a fim de evitar o deslocamento assimétrico do preenchimento colocado próximo ao masseter.

Manejo de Complicações

Pode haver aparecimento de nódulos e granulomas decorridas algumas semanas a meses após a aplicação das injeções de preenchimento. Essas alterações tendem a responder bem a injeções intralesionais de esteroide, reservando-se a incisão para os casos de lesão persistente.[8] A complicação mais temida é a necrose tecidual causada por embolia após a canulação acidental de uma artéria ou a compressão de um vaso por um preenchimento adjacente. As áreas de perigo são laterais à prega nasolabial (artéria angular) e sobre o corpo da mandíbula (artéria facial). A área periorbital requer atenção, em decorrência de pele muito fina, para evitar irregularidades de contorno. Os vasos localizados aqui contam com uma abundante rede de anastomoses e se comunicam com a artéria retinal, o que permite que uma injeção intravascular acidental siga um curso retrógrado e produza embolia na retina.[9] Qualquer suspeita de comprometimento vascular (que, em geral, manifesta-se como descoloração da área afetada) deve ser tratada imediatamente com injeção de hialuronidase. A melhor forma de prevenir tais complicações é adotando uma técnica cuidadosa e realizando aspiração antes da injeção.

Exemplos de Caso

Caso nº 1: Intensificação da Bochecha, Linha Mandibular e Queixo

Este paciente de 23 anos de idade buscava aparência mais masculina (**Fig. 41.4**). Nas fotografias pré-operatórias à esquerda, o leitor pode observar que existe oportunidade de melhorar a projeção e a largura da bochecha, bem como a largura facial ao nível do ângulo mandibular.

A mandíbula, o zigoma e o queixo foram tratados com Juvederm Voluma Ultra Plus. O zigoma foi aumentado com 1 mL por lado, e 2 mL foram colocados ao longo da borda da mandíbula, de cada lado, enfocando a área do ângulo. Um volume total de 1 mL foi injetado no queixo, em dois depósitos de cada lado da linha média, conferindo largura e corrigindo o contorno mandibular então arredondado. Mais 0,25 mL de Juvederm Volbella por lado foi injetado nas áreas do *tear trough*, para rejuvenescer a junção pálpebra inferior-bochecha. As fotografias de acompanhamento (**Fig.41.4**) são de 1 mês e mostram um excelente aumento do esqueleto ósseo, bem como um contorno mandibular mais esculpido. Não houve complicações (**Vídeo 41.1**).

Vídeo 41.1 Transformação do Modelo Masculino.

https://www.thieme.de/de/q.htm?p=opn/tp/299620101/978-1-62623-880-0_c041_v001&t=video

Caso nº 2: Intensificação da Bochecha, Linha Mandibular, Queixo e Nariz

Esse ator de 26 anos está interessado em conhecer as opções disponíveis para melhorar seu contorno nasal (ele estava insatisfeito especificamente com o arqueamento dorsal) e intensificar suas características faciais já bem-definidas (**Fig.41.5**). Nas fotografias pré-operatórias, o paciente demonstra claramente excelente definição óssea facial, com largura apropriada no ângulo da mandíbula, uma boa projeção da bochecha e um contorno angular da mandíbula. Ele estava satisfeito com as proporções gerais, mas desejava que essas características fossem mais "nítidas".

Esse paciente foi tratado com Jeuveau, Volume ultra plus. As bochechas foram tratadas com 0,75 mL de cada lado, para conferir mais repleção anteriormente, e melhorar a projeção do terço médio facial. A mandíbula foi tratada com 1 mL em cada lado, ao longo do ângulo e na borda inferior. O queixo foi ampliado com o 0,5 mL restante. As fotografias tiradas no acompanhamento aos 2 meses mostram resultado simétrico, com projeção do terço médio facial melhorada correspondendo ao contorno mandibular intensificado.

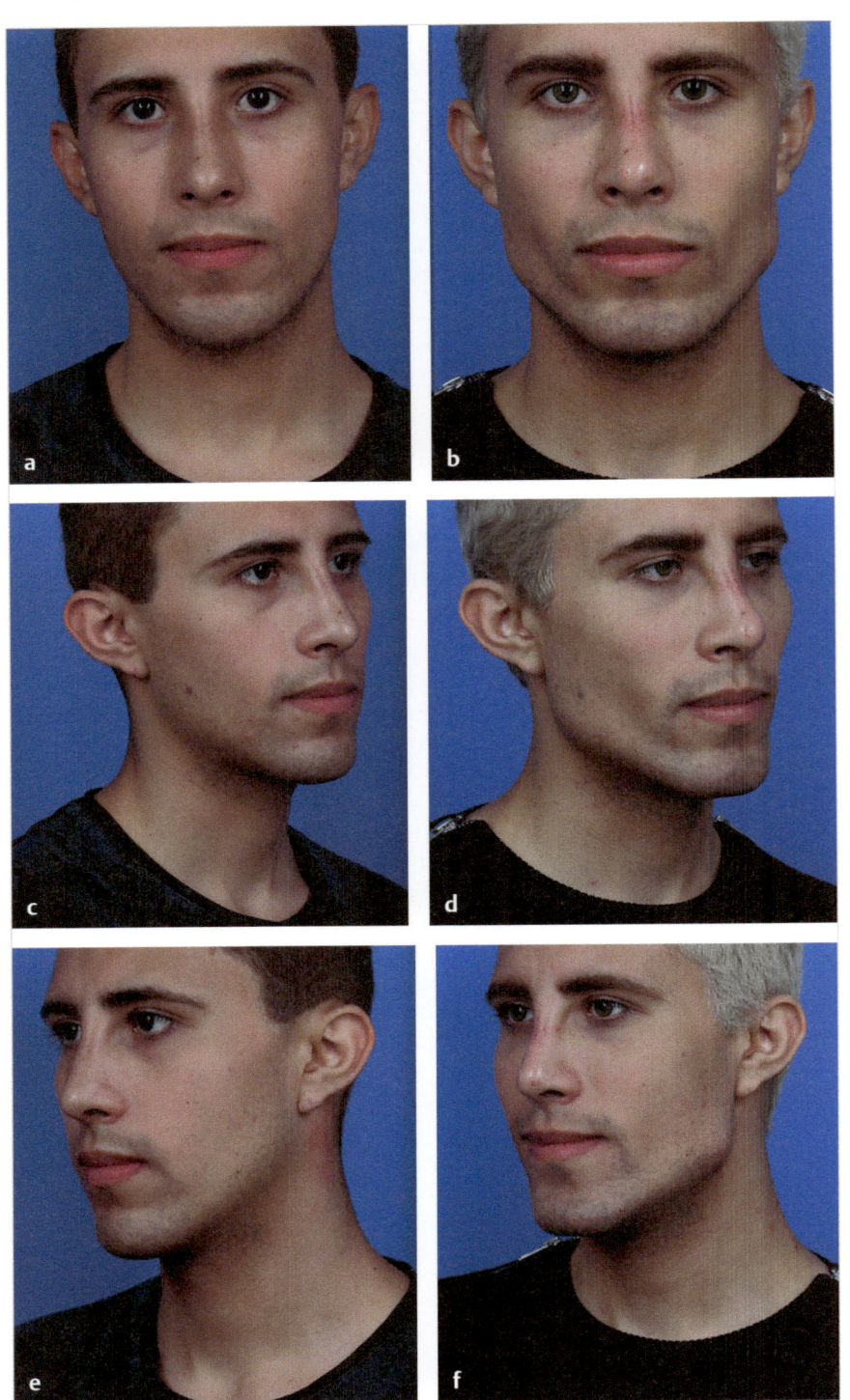

Fig. 41.4 (a,b) Composição de fotografias anteriores, antes e depois; **(c-f)** vistas oblíquas anteriores.

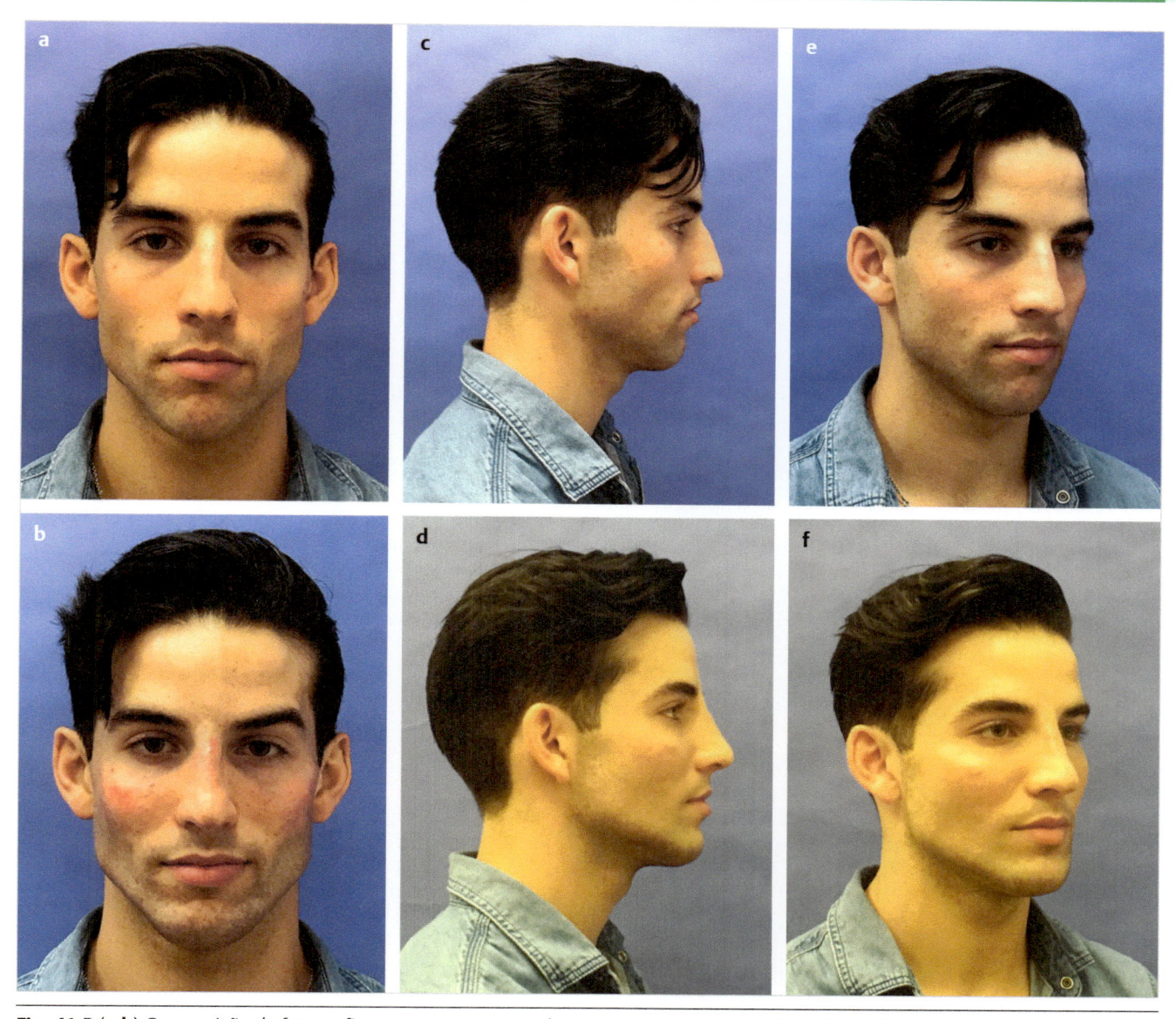

Fig. 41.5 (a,b) Composição de fotografias anteriores, antes e depois; **(c,d)** vistas laterais; **(e,f)** vistas oblíquas anteriores.

Pérolas e Armadilhas

Pérolas	Armadilhas
• Ao ampliar o zigoma, lembre-se que a bochecha feminina é mais alta e mais projetada em todos os planos em comparação com a bochecha masculina. Pense em uma estrutura óssea de bochecha mais alta, e não em uma volumização da "bochecha em forma de maçã" feminilizante e mais baixa. • O queixo masculino forte tem aparência angular — dedique-se a recriar isso ao tratar um paciente com linha mandibular arredondada ou em forma de "V", adicionando mais volume lateralmente, em comparação à linha média, para evitar a simples ampliação do formato existente. • Sempre que trabalhar com preenchimentos de ácido hialurônico, garanta a pronta disponibilidade de hialuronidase; esta raramente é necessária, mas é essencial para qualquer caso em que haja comprometimento isquêmico do tecido. • Qualquer preocupação com alterações na visão associadas à injeção de preenchimento ou neurotoxina acima do plano dos dentes maxilares requer pronto encaminhamento para o oftalmologista.	• Evite "economia na base da porcaria". Se um paciente limita a quantidade de produto, foco a mandíbula ou o queixo ou a bochecha. Assim, ele vai gostar do resultado e retornará para tratar as outras áreas. • Pode ser desafiador tratar um paciente com "cara de lua" usando essa técnica. Pacientes deste tipo podem requerer quantidade muito maior de produto e/ou necessitar de subtração (ressecção bucal). Esses pacientes devem receber o devido aconselhamento, sem promessas mirabolantes. • Evitar o uso de aspirina (ácido acetilsalicílico) por 1 semana, antes do procedimento. Essa medicação demora um pouco para fazer efeito, por isso o paciente pode voltar a tomá-la a qualquer momento depois do procedimento. • A simetria é supervalorizada! Características assimétricas atraentes superam a simetria. Você pode distorcer completamente ou até arruinar a unidade estética do ângulo mandibular, se o "deslocar" para que corresponda ao lado oposto. Os pacientes compreenderão isso, se você explicar logo no início. • Não tente o impossível com seu primeiro paciente. Comece pequeno e trabalhe intensivamente. Conquiste a confiança de seus pacientes e evite complicações. E só então aumente.

Passo a Passo

Etapas da Transformação do Modelo Masculino

1. Obtenha fotografias padronizadas.
2. Aplique o anestésico tópico ou bloqueio regional.
3. Faça a preparação com álcool.
4. Promova a volumização do terço médio da face e trate quaisquer rítides superficiais com preenchimento de baixa viscosidade; qualquer depressão temporal é abordada neste estágio, também com preenchimento de hidroxiapatita de cálcio.
5. Faça a masculinização da bochecha aplicando a injeção de volume, principalmente sobre o corpo lateral do zigoma e arco zigomático.
6. Faça a masculinização da mandíbula e do queixo. Proceda à colocação de preenchimento linear sobre a borda posterior do ramo, no gônio, ao longo da borda inferior do corpo, e à criação de angularidade no queixo.
7. Trate aplicando neurotoxina na testa e periórbita lateral.

Referências

[1] American Society of Plastic Surgeons. 2016 Plastic Surgery Statistics Report . Retrieved from https://www.plasticsurgery.org/documents/News/Statistics/2016/plastic-surgery-statistics-full-report-2016.pdf. Accessed February 18, 2019

[2] DeBruine LM, Jones BC, Smith FG, Little AC. Are attractive men's faces masculine or feminine? The importance of controlling confounds in face stimuli. J Exp Psychol Hum Percept Perform. 2010;36(3):751-758

[3] Watkins CD, Jones BC, DeBruine LM. Individual differences in dominance perception: Dominant men are less sensitive to facial cues of male dominance. Pers Individ Dif. 2010;49(8):967-971

[4] Sinno S, Lam G, Brownstone ND, Steinbrech DS. An assessment of gender differences in plastic surgery patient education and information in the United States: Are we neglecting our male patients? Aesthet Surg J. 2016;36(1):107-110

[5] Matarasso SL, Carruthers JD, Jewell ML; Restylane Consensus Group. Consensus recommendations for soft-tissue augmentation with nonanimal stabilized hyaluronic acid (Restylane). Plast Reconstr Surg. 2006;117(3, Suppl):3S-34S, discussion 35S-43S

[6] Bashour M. History and current concepts in the analysis of facial attractiveness. Plast Reconstr Surg. 2006;118(3):741-756

[7] Morrison SD, Vyas KS, Motakef S, et al. Facial feminization: Systematic review of the literature. Plast Reconstr Surg. 2016;137(6):1759-1770

[8] Lemperle G, Rullan PP, Gauthier-Hazan N. Avoiding and treating dermal filler complications. Plast Reconstr Surg. 2006;118(3, Suppl):92S-107S

[9] Beleznay K, Carruthers JDA, Humphrey S, Jones D. Avoiding and treating blindness from fillers: A review of the world literature. Dermatol Surg. 2015;41(10):1097-1117

[10] Scherer MA. Specific aspects of a combined approach to male face correction: Botulinum toxin A and volumetric fillers. J Cosmet Dermatol. 2016;15(4):566-574

[11] de Maio M. Ethnic and gender considerations in the use of facial injectables: Male patients. Plast Reconstr Surg. 2015;136(5, Suppl):40S-43S

[12] Carruthers J. Anatomy of the Facial Danger Zones. Video Discussion by Dr. Jean Carruther, YouTube, 2016. Retrieved from https://www.youtube.com/watch?v=b1CBl5u44zA. Accessed February 18, 201

CAPÍTULO 42

Neurotoxinas em Homens

Alastair Carruthers ▪ Jean Carruthers

Resumo

O presente capítulo destaca as diferenças do uso cosmético da toxina botulínica em homens e mulheres. O tema é abordado de uma perspectiva anatômica, com as devidas referências.

Palavras-chave: toxina botulínica, pé de galinha, assimetria facial, glabela, rítides glabelares, rítides horizontais na testa, linhas de marionete, prega mental, *resurfacing*, preenchimentos de tecido mole.

Introdução

A toxina botulínica injetável de tipo A (BoNTA) é um dos principais condutores de qualquer prática cosmética e constitui o procedimento cosmético mais comum em homens. Embora as técnicas de injeção sejam semelhantes para ambos os sexos, é importante reconhecer e identificar diferenças anatômicas no esqueleto facial masculino e nos tecidos subcutâneos, que podem afetar o desfecho clínico. A avaliação cuidadosa do paciente e a devida atenção para com a dosagem apropriada, aliadas a um claro conhecimento acerca dos ideais estéticos com base no gênero, são fundamentais para alcançar o sucesso com a BoNTA em homens.

Neurotoxina Botulínica

Um dos sete sorotipos derivados da bactéria *Clostridium botulinum* e uma das toxinas mais letais para a humanidade conhecidas, a BoNTA tornou-se o procedimento cosmético minimamente invasivo mais popular realizado no mundo inteiro. A BoNTA produz paralisia muscular temporária ligando-se aos terminais nervosos colinérgicos pré-sinápticos e bloqueando a liberação de acetilcolina na junção neuromuscular. O efeito clínico dura em média 3 a 6 meses, antes de os músculos recuperarem a função, embora tratamentos repetidos regulares tendam a estender a duração do efeito.

A BoNTA foi testada pela primeira vez em primatas, no final da década de 1970, para o tratamento do estrabismo; e, há mais de 30 anos, é usado com uma ampla gama de aplicações terapêuticas. Os benefícios cosméticos, descobertos por acaso no fim dos anos 1980, continuam se expandindo. Usado primariamente para minimizar a aparência de linhas finas e rugas resultantes de músculos hiperdinâmicos, a BoNTA também é capaz de corrigir assimetrias e modelar a face.

Nos EUA, existem três formulações de BoNTA aprovadas pelo Food and Drug Administration para uso cosmético: onabotulinumtoxinA (onaA; Botox Cosmetic, Allergan, Irvine, CA), abobotulinumtoxinA (Dysport, Valeant Pharmaceuticals International, Montreal, Canadá), e incobotulinumtoxinA (Xeomin, Merz Pharmaceuticals, Frankfurt, Alemanha). A dosagem discutida neste capítulo se refere, especificamente, à formulação onaA (**Fig. 42.1**), com a qual temos maior experiência.

Avaliação Física

A chave para o tratamento bem-sucedido com BoNTA é a avaliação individualizada do paciente. Uma avaliação facial abrangente engloba observação estática e dinâmica, além de permitir ao clínico observar os músculos atuando, revelar quaisquer assimetrias ou contraindicações ao tratamento, e formular um plano de tratamento individual projetado para alcançar metas estéticas. A avaliação

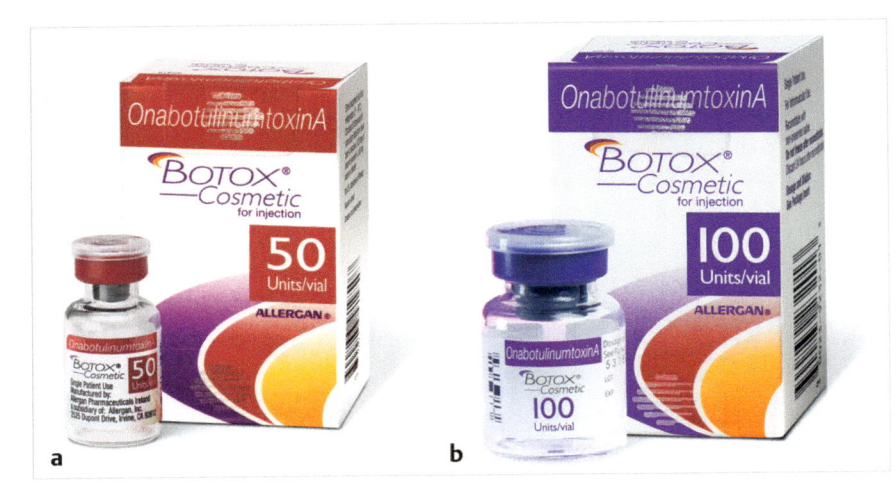

Fig. 42.1 Botox Cosmetic onabotulinumtoxinA (**a**) 50 unidades, e (**b**) 100 unidades. (Imagens cedidas como cortesia de Allergan, www.allergan.com.)

pré-tratamento mais acurada consiste na observação de animação espontânea durante a consulta inicial, enquanto médico e paciente conversam. A redução de rugas é considerada no contexto estrutural de aperfeiçoamento facial geral. Os músculos da expressão facial apresentam complexas interações anatômicas e fisiológicas, e raramente são tratados de modo isolado.

Anatomia

Envelhecimento e Face Masculina

O dimorfismo sexual na anatomia facial e fisiologia cutânea está bem documentado e tais diferenças afetam o processo de envelhecimento, estando associadas ao tratamento com BoNTA. O crânio masculino é maior, mas também há diferenças quanto aos referenciais esqueléticos e forma craniana geral. Os homens tendem a ter uma testa mais larga, com cristas supraorbitais proeminentes, sobrancelhas assentadas inferiormente sobre a crista orbital, uma glabela larga, orbita quadrada, bochechas mais planas e angulares, e uma mandíbula projetada e proeminente. Os músculos faciais são maiores e tendem a ser mais dinâmicos, com quantidade maior de movimento à animação. Embora a pele masculina seja mais espessa em todas as idades, além de estar associada a uma produção aumentada de sebo e suor, há menos gordura subcutânea, em particular nas bochechas. A face masculina é altamente vascularizada e mais propensa ao desenvolvimento de equimose, em especial na região facial inferior, ao redor da boca e do pescoço.

Essas variações anatômicas contribuem para o modo como os homens envelhecem. Um movimento muscular maior, combinado à perda de tecido adiposo e à pele mais espessa, resulta em linhas de expressão mais profundas nos 2/3 superiores da face. Os homens tendem a ter rugas mais substanciais do que as mulheres, exceto na região perioral. Ademais, o envelhecimento causa o deslocamento descendente da pálpebra inferior, que é significativamente mais acentuado em homens idosos do que nas mulheres.

Toxina Botulínica e Homens

A BoNTA é o procedimento cosmético mais requisitado na população masculina. De acordo com as estatísticas de 2015 da American Society of Plastic Surgeons, o número de homens que busca injeções de BoNTA aumentou em 355%, desde o ano de 2000. O tratamento requer uma avaliação geral dos referenciais anatômicos, tamanho e movimento do músculo, e desfechos desejados, considerando dois fatores relevantes: os ideais estéticos e a dosagem adequada. Como nas mulheres, a meta não é paralisar completamente os músculos, mas promover uma suave redução da hiperatividade. O uso de BoNTA em homens não foi devidamente estudado quanto à dosagem, eficácia e segurança. Entretanto, a análise atenta dos dados de fato disponíveis ressalta a necessidade de doses mais altas nos homens para a obtenção de resultados ótimos, devido ao tamanho e força dos músculos-alvo. De fato, a subdosagem é a causa mais comum de desfechos inadequados. A anatomia facial masculina — o formato do crânio e seus diversos referenciais, como a posição da testa e a mandíbula forte — ajuda a definir as metas estéticas. Para tanto, um conhecimento abrangente da musculatura facial subjacente e das interações fisiológicas dos músculos é decisivo para o sucesso, sobretudo na porção superior da face.

Seleção de Pacientes

Nem todos os homens são bons candidatos à aplicação da neurotoxina. Pacientes que apresentam rugas profundas e marcantes podem ter expectativas ilusórias e necessitar de intervenções adicionais para alcançar as metas do tratamento, como preenchimento de tecido mole ou *resurfacing*. A BoNTA é contraindicada na presença de infecção no sítio de injeção, bem como em indivíduos com hipersensibilidade comprovada a qualquer componente presente na formulação. Recomenda-se cautela ao usar em pacientes que apresentem os seguintes distúrbios:

- Doenças neuropáticas motoras periféricas ou distúrbios funcionais neuromusculares.
- Pacientes com risco de efeitos colaterais sistêmicos significativos.
- Coadministração com antibióticos aminoglicosídicos ou outros agentes que interferem na transmissão neuromuscular, que podem potencializar o efeito da BoNTA.
- Condições inflamatórias cutâneas no sítio de injeção.

Considerações sobre o Tratamento e Etapas da Utilização de BoNTA

BoNTA no Terço Superior da Face

Evidências crescentes sugerem que o tratamento repetido regular com BoNTA no terço superior da face previne a formação de novas rugas e leva à melhora contínua e sustentada na aparência de rítides estáticas profundas. A posição e o formato da sobrancelha são centrais para a avaliação estética da face, em particular nos homens, e devem ser consideradas antes de todo e qualquer tratamento com BoNTA na região superior da face. De modo típico, as mulheres apresentam sobrancelha mais arqueada, que é considerada esteticamente agradável, enquanto os homens aceitam e preferem um supercílio mais reto e menos arqueado. Como o tratamento da glabela, testa e regiões com pé de galinha pode alterar individualmente o formato e a posição da sobrancelha, sua avaliação e tratamento geralmente são feitos ao mesmo tempo, buscando equilíbrio e harmonia.

Rítides Glabelares

A rugas glabelares, ou linhas verticais entre os olhos ("linhas do 11"), foram as primeiras rugas a serem tratadas com BoNTA e continuam sendo uma das principais preocupações cosméticas para homens e mulheres. A interface da musculatura no complexo glabelar — o corrugador do supercílio, que move o supercílio medialmente; o prócero e o abaixador do supercílio, que puxam o supercílio inferiormente; e o orbicular, que move o supercílio medialmente — é decisiva para o formato e a posição da sobrancelha. O tratamento das fibras do abaixador do supercílio, por exemplo, permitirá uma elevação suave da porção medial do supercílio, em razão da atividade não contraposta do músculo frontal. É importante reconhecer e manter a estética do supercílio masculino, que é mais plano e menos arqueado do que o feminino, e repousa mais inferiormente ao longo da margem orbital. Ademais, os músculos do complexo glabelar são maiores nos homens e muitas vezes requerem doses maiores para a obtenção dos mesmos resultados alcançados com doses bem menores em mulheres. O número exato de sítios de injeção e a distribuição das doses dependem da avaliação individual da função muscular e dos objetivos estéticos. No entanto, as recomendações de consenso — e a experiência pessoal — sugerem começar com doses de 40 unidades de onaA, repartidas entre sete sítios de injeção na sobrancelha masculina. Alguns homens podem necessitar de até 100 unidades para a obtenção de resultados ótimos.

Rugas Horizontais na Testa

A testa começa na crista supraorbital e sobe em direção à linha capilar. A altura e a largura da testa são maiores em homens cujo declive para trás é maior. O músculo frontal da testa — um músculo amplo e verticalmente orientado — eleva a sobrancelha e é responsável pelo desenvolvimento de rugas horizontais na testa. Em razão da grande variabilidade da anatomia estrutural frontal e do grau de atividade, o tratamento pode ser mais desafiador do que em outras áreas. Em geral, o frontal é representado como duas faixas distintas; superiormente, as fibras seguem na horizontal e se inserem na gálea do couro cabeludo, muitas vezes com ausência de fibras junto à linha média entre a linha capilar e o meio da testa. Entretanto, as fibras na linha média ocasionalmente podem-se sobrepor. O tamanho e o formato da testa, aliados ao grau de animação ou à expressão facial habitual e rítides resultantes, como múltiplas linhas finas *versus* sulcos profundos solitários, diferem de pessoa para pessoa e podem ter papel importante na determinação de um plano de tratamento ótimo.

Em consequência dessa variabilidade, é difícil estabelecer uma recomendação definitiva para sítios e doses de injeção. O padrão de injeção deve ser individualizado, dependendo da proeminência frontal, do posicionamento e da forma da sobrancelha. A testa é responsiva ao tratamento. As diretrizes de consenso defendem o uso de doses iniciais menores — 20 unidades de BoNTA em homens — e a reavaliação após 2 semanas do tratamento. Os pontos de injeção variam de 2 a 12 sítios dispostos a uma distância de pelo menos 1 a 2 cm acima da margem orbital. O objetivo do tratamento é minimizar a aparência de rítides horizontais e, ao mesmo tempo, evitar a paralisia completa, bem como manter a posição normal plana do supercílio masculino. Um número maior de injeções pode ser requerido para garantir um tratamento completo e balanceado, em razão da área de superfície aumentada da testa masculina. A posição natural do supercílio masculino é uma consideração importante. O relaxamento excessivo do músculo frontal inferior pode fazer os supercílios penderem, e uma testa baixa aumenta o risco de ptose. O aspecto lateral do frontal também deve ser tratado, para evitar um arqueamento artificial dos supercílios. Não há muito espaço para erros.

A injeção simultânea no frontal e no abaixador do supercílio proporciona resultado mais harmonioso, contanto que se tome o cuidado de usar as doses iniciais recomendadas, a fim de evitar o tratamento excessivo e a consequente imobilização da testa. Adicionar alíquotas de 1 a 3 unidades no orbicular lateral permite a elevação do supercílio e tende a neutralizar a potencial depressão da sobrancelha que ocorre com as injeções frontais. Uma quantidade pequena de BoNTA injetada de maneira simultânea no prócero também pode ajudar a prevenir a ptose. Alguns médicos usam injeções intracutâneas nas proximidades do supercílio, para conseguir uma distribuição superficial de toxina ao frontal subjacente e, assim, melhorar as rítides sem a descida do supercílio.

Sempre nos preocupamos com a possibilidade de que o tratamento do frontal sem tratamento dos abaixadores do supercílio cause ptose da sobrancelha. Por isso preferimos tratar a glabela e os abaixadores laterais do supercílio, deixando o músculo frontal sem tratamento. O paciente deve ser reavaliado em 2 semanas, e mais BoNTA deve ser injetado no frontal, de modo a produzir um resultado cosmético satisfatório. Esse tipo de abordagem gradual ajudará a individualizar o tratamento do supercílio e evitar efeitos colaterais.

Pé de Galinha

O orbicular do olho é músculo semelhante a um esfíncter, que circunda os olhos e, de modo geral, é amplo e delgado. As fibras laterais desse músculo estão arranjadas em um padrão circular, ao redor dos olhos. A contração das fibras produz o fechamento forçado das pálpebras. Os pés de galinha são rugas finas ou grossas, originárias do canto ocular lateral e que se projetam para fora, muitas vezes em uma distribuição parcial ou totalmente em leque. O objetivo do tratamento com BoNTA é suavizar as linhas sem interferir na função muscular, que é o fechamento voluntário e involuntário do olho. As injeções geralmente são direcionadas às porções orbitais laterais do músculo, com dois a três pontos de injeção por lado, a uma distância de 1 a 1,5 cm da margem orbital, em porções verticalmente orientadas das fibras do orbicular lateral. Os pontos de injeção precisos dependerão da atividade do músculo e dos padrões das linhas observados. Para identificar os sítios de injeção, solicita-se ao paciente que abra um sorriso o mais largo possível, e então nota-se o centro da área de pé de galinha. A primeira injeção é colocada no centro da área de enrugamento máximo, cerca de 1 cm lateralmente à margem orbital lateral. As injeções adicionais são aplicadas 1 a 1,5 cm acima e abaixo da injeção central.

Como em todas as áreas do terço superior da face, é melhor usar primeiro doses menores; as doses iniciais recomendadas para homens são de 12 a 15 unidades de BoNTA por lado, ou 3 a 5 unidades por sítio de injeção. Em geral, os homens serão tolerantes a mais rugas associadas ao sorriso, em comparação às mulheres. A pele palpebral é elástica e é uma das mais finas do corpo, praticamente sem qualquer gordura subcutânea subjacente; recomendam-se injeções superficiais com a agulha orientada para longe da órbita, de modo a evitar ou minimizar equimoses. Como o olho é uma região expressiva móvel, o feito clínico não é tão duradouro. O acompanhamento frequentemente é justificado após 3 a 4 meses.

Em resumo, os homens são menos tolerantes à "dificuldade" associada ao sorriso após o tratamento com BoNTA e, de modo geral, mais tolerantes aos pés de galinha. É importante explicar a estética dessa área e a alteração associada na sensibilidade ao sorrir, de modo a alcançar um resultado satisfatório e bem tolerado.

BoNTA no Terço Inferior da Face

Assim como no terço superior da face, é possível usar BoNTA na porção inferior da face, para restaurar a simetria e diminuir a força muscular que contribui para a formação de rugas, embora os sulcos mais profundos geralmente requeiram intervenções cosméticas adicionais para conseguir uma melhora substancial. A BoNTA é usada com frequência combinada aos preenchimentos de tecido mole ou outros procedimentos cosméticos para obter ótimos resultados. Um conhecimento abrangente da anatomia muscular do terço inferior da face, bem como das interações musculares, se faz necessário para manter o equilíbrio facial, sobretudo na região perioral. Uma avaliação mais detalhada dessa área é abordada no Capítulo 7. Como a paralisia dos músculos no terço inferior da face pode levar ao comprometimento funcional, a meta do tratamento é suavizar as rítides por meio do relaxamento muscular, em vez da paresia total do músculo-alvo.

Assimetria Facial

A assimetria facial pode resultar de paralisias do nervo facial, distonias, cirurgia ou traumatismo. A causa subjacente mais comum da assimetria facial é a paralisia de Bell, em que a paresia do lado afetado acarreta inexpressividade. A injeção de doses pequenas de BoNTA (1 a 2 unidades de onaA) nos músculos zigomático, risório e orbicular da boca, e de 5 a 10 unidades no músculo masseter junto ao lado não afetado, restaura a harmonia e o equilíbrio facial. No espasmo hemifacial, movimentos faciais tônico-clônicos repetidos puxam a linha média facial na direção do lado hiperfuncional. O tratamento dos músculos zigomático, risório e masseter hiperfuncionais permitem que a face seja centralizada em repouso. Para pacientes com movimento mandibular assimétrico, a injeção intraoral de 10 a 15 unidades de BoNTA no pterigoide interno junto ao lado hiperfuncional pode relaxar a mandíbula e aliviar o desconforto. A lesão cirúrgica ou traumática unilateral do músculo orbicular da boca ou do risório pode fazer com que a boca seja deslocada para fora do centro pelas ações não contrapostas dos músculos correspondentes do lado não lesado. A quimiodesnervação do risório imediatamente lateral ao canto da boca no lado não lesado centraliza de novo a boca com a face em repouso. De modo similar, a assimetria facial é evidente em indivíduos com fraqueza unilateral congênita ou adquirida do músculo abaixador do ângulo da boca (AAB), que não conseguem abaixar o canto de um lado da boca. Nestes casos, o tratamento do músculo correspondente restaura o balanço estético.

Sulco Labiomentoniano e Linhas de Marionete

A expressão carrancuda, com o semblante franzido, resultante da angulação permanentemente descendente dos cantos da boca, cria uma impressão visual negativa. As linhas de marionete se estendem do canto decaído da boca até o mento lateral, conferindo uma expressão triste e uma aparência de idade avançada. O tratamento dessa área é especialmente relevante nos homens. O músculo AAB puxa o canto da boca para baixo, em oposição aos músculos zigomático maior e menor. A BoNTA pode ser usada para enfraquecer o AAB e redefinir o balanço muscular, permitindo que o zigomático eleve os cantos da boca e os reposicione na horizontal. Uma avaliação mais detalhada dessa área é abordada no Capítulo 7.

Como a contração do músculo AAB exacerba as pregas melomentuais, o tratamento com BoNTA é um adjunto útil à ampliação do tecido mole, dado que previne o movimento repetitivo na área, aumentando e estendendo a duração do material de preenchimento. De forma típica, são injetadas 2 a 4 unidades de BoNTA em um a dois sítios por lado.

Entretanto, é preciso ter cuidado ao injetar nas proximidades da boca, uma vez que toxina demais ou injeções aplicadas em locais errados podem resultar em complicações, incluindo uma bochecha flácida, boca incompetente ou sorriso assimétrico. O tratamento na região perioral não é recomendado para profissionais que usam intensamente os músculos periorais, como cantores ou músicos.

Prega Mentual

A contração do músculo mentual pode produzir um sulco profundo entre o lábio inferior e a proeminência do queixo. Os esforços para preencher o sulco com preenchimentos geralmente fracassam devido ao *beading* (formação de numerosas projeções arredondadas e pequenas, em geral em fileira). As injeções de BoNTA no mentual suavizam a prega sem enfraquecer o músculo orbicular da boca. As injeções de 3 a 5 unidades de BoNTA são aplicadas lateralmente à linha média, na proeminência do queixo.

Queixo Casca de Laranja

Durante o processo de envelhecimento, a perda de colágeno e gordura subcutânea no queixo acarreta uma aparência de covinhas que piora com o movimento. A BoNTA injetada no mento pode melhorar a aparência do queixo e é usada frequentemente com os preenchimentos ou com o *resurfacing* para obter resultados melhores.

Hipertrofia do Masseter

A BoNTA pode ser usada para diminuir o volume muscular em pacientes com hipertrofia massetérica, embora seja importante reconhecer as diferenças associadas ao gênero quanto ao formato da mandíbula. Em homens, o terço inferior da face é mais angulado e proeminente, enquanto as mulheres preferem um formato mais suave, arredondado ou oval. A hipertrofia do masseter pode ter várias causas; mais comumente, trata-se de um efeito colateral de bruxismo (a trituração ou ranger não funcional dos dentes), que pode ser aliviado com a dosagem adequada de BoNTA no músculo masseter, com o passar do tempo. Foi feita uma tentativa inicial de redefinir o contorno do terço inferior da face — usando BoNTA para modelar a mandíbula — em pacientes do Leste Asiático, em que o masseter volumoso é comum e indesejável. Uma avaliação mais detalhada da área é abordada no Capítulo 7.

No tratamento, solicita-se que o paciente cerre a mandíbula, e o masseter, então, é apalpado para identificação das bordas e do sítio de volume máximo (em geral, a metade inferior do músculo). Os homens requerem três a cinco pontos de injeção e um total de 25 a 35 unidades de BoNTA por lado, dependendo do tamanho e da força do músculo, com a aplicação feita abaixo de uma linha desenhada desde o trago até o ângulo da boca, e a uma distância de pelo menos 1 cm das bordas do masseter, para evitar interferir nos outros músculos mastigatórios. Os tratamentos podem ser repetidos a intervalos de 1 a 3 meses, até que o formato desejado seja alcançado.

Bandas Platismais

As bandas platismais são formadas quando fibras anteriores do platisma se separam em duas faixas verticais discretas. Com frequência, as bandas se estreitam e se tornam mais visíveis quando o pescoço é mobilizado, como ocorre quando o paciente fala, se exercita ou toca um instrumento musical. A emergência das faixas de platisma durante o envelhecimento geralmente é acompanhada por outras alterações senescentes, incluindo a perda da elasticidade da pele cervical e o acúmulo de gordura submental. A quimiodesnervação da parte anterior do músculo platisma pode suavizar as bandas platismais e produzir um *lift* suave na porção anterior do pescoço. Entretanto, no pescoço em processo de envelhecimento com formação de *jowl* e reabsorção óssea, o tratamento do platisma com BoNTA podem enfatizar, em vez de suavizar, os cordões musculares. Portanto, a quimiodesnervação do platisma é recomendada apenas para os pacientes que apresentam bandas platismais evidentes, boa elasticidade da pele cervical e acumulação mínima de gordura submentual.

Solicita-se ao paciente para contrair o platisma. O médico, então, segura a banda a ser injetada entre os dedos polegar e indicador. Injeções intradérmicas profundas de 2,5 a 5 unidades de BoNTA são aplicadas de maneira equidistante em 3 a 5 sítios por faixa, com um máximo de 40 unidades por sessão em homens. A BoNTA então é injetada em uma linha ao longo da mandíbula, em três a cinco pontos de injeção, até um total de 20 a 30 unidades de onaA.

O platisma é externo à laringe, bem como aos músculos de deglutição e flexão do pescoço. Doses altas de BoNTA não são recomendadas; doses de 75 a 100 unidades de onaA podem causar enfraquecimento dos flexores do pescoço e disfagia.

Exemplos de Caso

Caso nº 1: Pés de Galinha Moderados a Graves (Fig. 42.2)

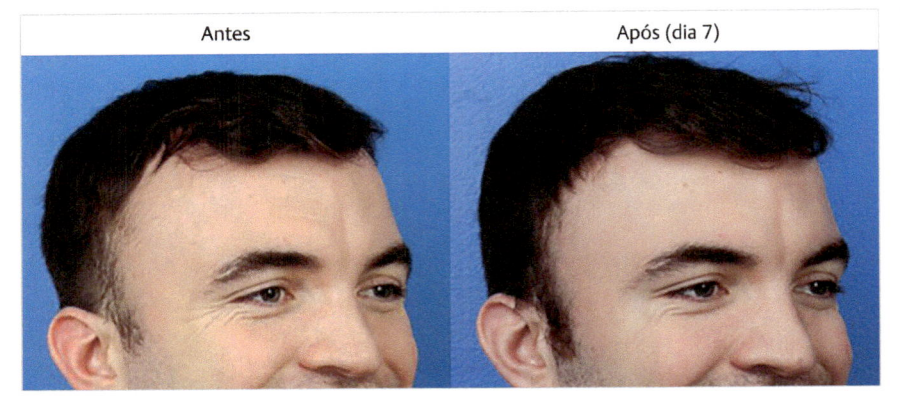

Fig. 42.2 Fotografias tiradas com sorriso máximo, antes e após o tratamento com Botox Cosmetic (onabotulinumtoxinA), no dia 7.

Caso nº 2: Linhas Franzidas na Testa de Grau Moderado a Grave (Fig. 42.3)

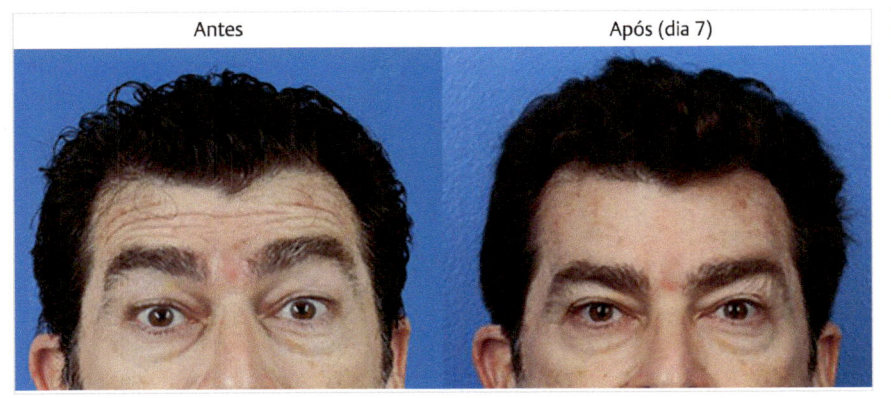

Fig. 42.3 Fotografias tiradas com a testa maximamente franzida, antes e após o tratamento com Botox Cosmetic (onabotulinumtoxinA), no dia 7.

Caso nº 3: (Fig. 42.4)

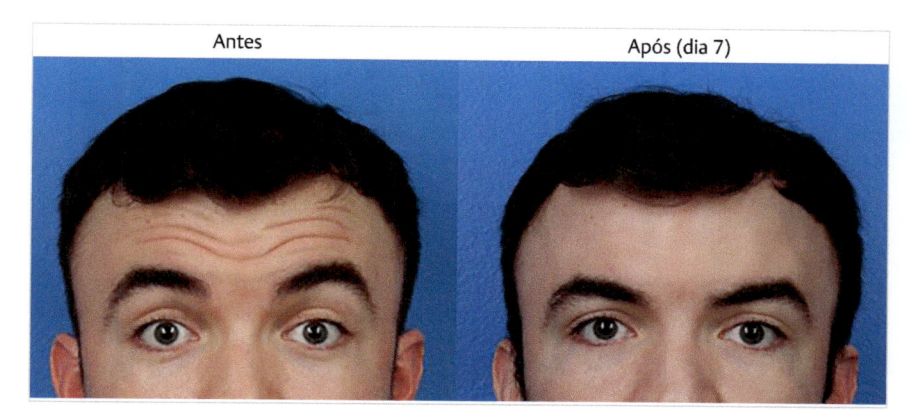

Antes — Após (dia 7)

Fig. 42.4 Fotografias tiradas com a testa maximamente franzida, antes e após o tratamento com Botox Cosmetic (onabotulinumtoxinA) no dia 7.

Pérolas e Armadilhas

Pérolas	Armadilhas
• Usar uma abordagem individualizada para avaliação e planejamento do tratamento. • Observar a expressão facial espontânea em repouso e quando da mobilização. • Analisar os músculos-alvo no contexto dos músculos adjacentes e tecidos moles e rígido associados.	• Usar uma abordagem conservativa, especialmente ao aplicar injeções em músculos próximos, com possibilidade de causar comprometimento funcional. • Evitar doses excessivamente altas e a paresia total dos músculos-alvo. • Avaliar a resposta ao tratamento após 2 semanas e, se necessário, adicionar mais unidades.

Passo a Passo

Etapas da Injeção de Toxina Botulínica de Tipo A

1. Realizar uma avaliação facial abrangente, com observação estática e dinâmica.
2. Providenciar suprimentos.
   - Toxina botulínica A ou B
   - Salina normal sem conservantes
   - Seringas de 1 mL
   - Seringas de 3 mL
   - Agulhas de 3,8 (1,5') e 5 cm (2,0'), calibres 21 a 23 G
   - Agulhas de 3,175 cm (1,25'), calibre 27 G
   - Agulhas de 1,27 cm (0,5'), calibres 27 e 30 G
   - Agulhas de 0,375 cm (3/8'), calibre 26 G
   - Luvas não estéreis
   - Lenços umedecidos com álcool
   - Bolas de algodão
   - Curativos Band-Aid
3. Obter o consentimento informado.
4. Posicionar o paciente para avaliar os músculos-alvo (ver os diversos tratamentos listados neste capítulo).
5. Diluir a toxina botulínica a 1:1, 2:1, 3:1, 4:1 (conforme seja adequado para a área de tratamento), em salina normal.
6. Limpar o sítio de injeção usando os lenços umedecidos com álcool, e esperar secar.
7. Colocar a menor agulha possível no músculo-alvo. Puxar o êmbolo e, se não vier nenhum sangue, injetar devagar e remover a agulha.
8. O paciente deve retornar para acompanhamento de 2 semanas.

Leituras Sugeridas

American Society for Plastic Surgery 2015 statistics. Retrieved from https://www.plasticsurgery.org/news/plastic-surgerystatistics. Accessed October 6, 2016

Carruthers A, Carruthers J. Prospective, double-blind, randomized, parallel-group, dose-ranging study of botulinum toxin type A in men with glabellar rhytids. Dermatol Surg. 2005;31(10):1297-1303

Carruthers J, Carruthers A. Botulinum toxin A in the mid and lower face and neck. Dermatol Clin. 2004;22(2):151-158

Carruthers J, Fagien S, Matarasso SL; Botox Consensus Group. Consensus recommendations on the use of botulinum toxin type A in facial aesthetics. Plast Reconstr Surg. 2004;114(6, Suppl):1S-22S

Flynn TC. Botox in men. Dermatol Ther 2007;20(6):407-413

Jagdeo J, Keaney T, Narurkar V, Kolodziejczyk J, Gallagher CJ. Facial treatment preferences among aesthetically oriented men. Dermatol Surg. 2016;42(10):1155-1163

Keaney TC, Alster TS. Botulinum toxin in men: Review of relevant anatomy and clinical trial data. Dermatol Surg. 2013;39(10):1434-1443

Keaney TC. Aging in the male face: Intrinsic and extrinsic factors. Dermatol Surg. 2016;42(7):797-803

Moers-Carpi M, Carruthers J, Fagien S, et al. Efficacy and safety of onabotulinumtoxinA for treating crow's feet lines alone or in combination with glabellar lines: A multicenter, randomized, controlled trial. Dermatol Surg. 2015;41(1):102-112

Sundaram H, Signorini M, Liew S, et al; Global Aesthetics Consensus Group. Global aesthetics consensus: Botulinum toxin type A–evidence-based review, emerging concepts, and consensus recommendations for aesthetic use, including updates on complications. Plast Reconstr Surg. 2016;137(3):518e-529e

Parte IV: Injetáveis, *Lasers* e Cuidados da Pele

CAPÍTULO 43

Cuidados da Pele Masculina

Terrence Keaney ▪ Kunal Angra ▪ MaryJo Kramer

Resumo

O mercado dos EUA para produtos de cuidados masculinos cresceu de maneira significativa, e os homens rapidamente estão se tornando uma clientela substancial da indústria de melhoramento cosmético. Este capítulo irá explorar algumas diferenças comuns e não tão comuns entre os sexos, quando se trata de cuidados da pele, além de trazer noções acerca das enfermidades cutâneas de orientação masculina, bem como orientação para aqueles que tratam a face masculina.

Palavras-chave: alopecia, andrógenos, glândulas apócrinas, colágeno, derme, glândulas écrinas, epiderme, estrógenos, sebo.

Introdução

Ao longo dos últimos 10 a 15 anos, os homens passaram a dar maior ênfase à aparência estética, acompanhando a evolução dos papéis tradicionais do sexo masculino. A emergência do homem metrossexual exemplifica essa evolução.[1] Os produtos de cuidados da pele masculina e procedimentos cosméticos foram ganhando popularidade, dado que os homens representam um segmento em expansão da indústria cosmética. Em 2012, nos EUA, mais de 90% dos homens com mais de 18 anos de idade relatavam o uso de algum tipo de produto para cuidado da aparência.[2] Em 2010, o Euromonitor International relatou que o mercado global de cuidados com a aparência masculina ultrapassava $29 bilhões.[3] Os produtos de barbear e desodorantes representam a maioria dos produtos de cuidados da aparência incluídos nesse relato, contudo, os produtos para cuidados com a pele e produtos capilares masculinos ainda contribuíam para uma parcela significativa das vendas. No período de 2010 a 2011, as vendas do mercado de cuidados com a aparência masculina nos EUA aumentaram em 11%, atestando ainda mais a crescente popularidade da estética masculina. Além disso, os homens cada vez mais se submetem a procedimentos médicos cosméticos, incluindo transplante capilar, rinoplastia, cirurgia palpebral, revisão de cicatrizes e *lifting* facial.[4] O presente capítulo busca elucidar as diferenças de fisiologia cutânea entre os sexos, bem como fornecer dicas clínicas perspicazes relevantes para o cuidado da pele masculina, com base em tais diferenças.

Fisiologia Cutânea

Apesar da estrutura e função semelhantes, a pele humana apresenta várias diferenças sexo-específicas notáveis. Algumas dessas diferenças estão relacionadas às diferenças hormonais existentes entre homens e mulheres. Os estrógenos, hormônios femininos predominantes, atuam na regulação da epiderme.[1] Por outro lado, os andrógenos, hormônios masculinos predominantes, regulam a derme e também a espessura da diáfise capilar.

A espessura da pele certamente difere entre os sexos. O colágeno cutâneo, usado como marcador da espessura dérmica, é mais abundante nos homens do que nas mulheres, em todas as idades.[5] Em adição, enquanto o conteúdo de colágeno da pele masculina diminui de maneira estável ao longo da vida, o conteúdo de colágeno da pele feminina se mantém estável até a quinta década da vida, quando então sofre uma diminuição significativa. A queda abrupta do conteúdo de colágeno da pele na perimenopausa sugere que o estrógeno pode ter papel protetor na manutenção da espessura da pele nas mulheres, a qual é perdida conforme o estrógeno vai sendo depletado durante a menopausa. Também foi demonstrado que os homens têm uma epiderme celular muito mais espessa do que a das mulheres.[6] No entanto, as imagens de ressonância magnética ajudaram a demonstrar que as mulheres têm um tecido adiposo subcutâneo mais grosso, comparativamente à sua contraparte masculina.[7]

Homens e mulheres também diferem quanto à produção e distribuição dos pelos terminais. O crescimento dos pelos sexuais depende dos andrógenos. As regiões andrógeno-dependentes incluem o queixo, lábio superior, tórax, mamas, abdome, coluna dorsal e a parte anterior das coxas. A barba masculina conta com a testosterona para crescer de modo contínuo. Em um estudo, pacientes masculinos transexuais receberam um análogo superativo do hormônio liberador de hormônio luteinizante, para diminuir os níveis plasmáticos de testosterona e di-hidrotestosterona. E esse tratamento diminuiu efetivamente o crescimento dos pelos da barba.[8] Adicionalmente, os distúrbios masculinizantes em mulheres, como a hiperplasia da glândula suprarrenal congênita e a síndrome dos ovários policísticos, levam ao hirsutismo como resultado dos níveis circulantes aumentados de andrógenos. Isso destaca a relação entre os andrógenos e o crescimento capilar.[9]

Em adição às diferenças na produção e distribuição dos pelos terminais, os homens tendem a apresentar um débito maior da glândula sebácea. As glândulas sebáceas são glândulas holócrinas, geralmente associadas aos folículos pilosos produtores de sebo. O desenvolvimento e a atividade das glândulas sebáceas dependem da estimulação andrógena.[10] Portanto, os homens tendem a ter uma produção maior de sebo facial.[11] Nos homens, a produção de sebo atinge o pico entre os 15 e 35 anos de idade, declinando subsequentemente. O sebo serve para fornecer uma camada hidrofóbica ao estrato córneo; no entanto, o excesso de sebo pode acarretar acne e uma estética desfavorável, como uma pele de aspecto oleoso.

Adicionalmente, os homens tendem a apresentam taxas de sudorese maiores, em comparação às mulheres (800 *vs.* 450 mL/h durante o exercício).[12] Como o suor é produto de glândulas écrinas e apócrinas, é possível que essas glândulas sejam mais ativas nos homens.

Considerando as diferenças na quantidade de sebo e suor presente na pele masculina *versus* pele feminina, é plausível que o pH na superfície cutânea também seja diferente. Um estudo envolvendo uma população chinesa, conduzido em São Francisco, constatou que as mulheres exibiam um pH cutâneo mais alto que o dos homens.[11] Em particular, o pH da pele facial em múltiplas zonas faciais é comprovadamente mais baixo nos homens.[13] Não está claro se essa diferença fisiológica no pH tem valor clínico. Entretanto, é possível que o pH da pele seja indicativo de diferenças sutis na flora bacteriana cutânea, função de barreira e tolerabilidade de produtos cosméticos.

Envelhecimento da Pele

O processo de envelhecimento da pele também apresenta diferenças entre os sexos. Como resultado de fatores intrínsecos e extrínsecos, as mulheres tendem a envelhecer de um modo mais favorável do que os homens. Em um estudo transversal europeu, os homens aparentavam ter 0,37 ano a mais do que a idade que tinham, enquanto as mulheres aparentavam ter 0,54 ano a menos do que tinham.[14] Estudos adicionais se fazem necessários para avaliar o envelhecimento da pele em outras populações étnicas.

As rítides, ou rugas, são um dos principais sinais do envelhecimento da pele, e se desenvolvem a partir de uma combinação de estresse mecânico, radiação ultravioleta (UV) e estresse oxidativo.[15] Contrações musculares repetidas, como as que ocorrem durante os movimentos de expressão facial, contribuem para o estresse mecânico. A radiação UV oriunda da exposição solar acarreta degradação das fibras elásticas que normalmente atuam opondo esse estresse mecânico.

As rítides se desenvolvem mais cedo, tendem a ser mais profundas e são mais numerosas nos homens, em razão das diferenças na musculatura facial e no comportamento de proteção contra o Sol.[16] Entretanto, na faixa etária de 65 a 75 anos, constatou-se que as rugas nas mulheres são maiores ou iguais às rugas nos homens, sugerindo que os estrógenos podem ter papel protetor contra as rugas em mulheres em pré-menopausa. Esse achado clínico pode estar relacionado à mencionada perda do conteúdo de colágeno da pele que ocorre nas mulheres em perimenopausa. A drástica redução do conteúdo de colágeno da pele que coincide com a diminuição dos níveis de estrógeno durante a transição para a menopausa, provavelmente constitui um fator predisponente ao desenvolvimento de rítides em mulheres dessa faixa etária.

As rítides profundas afetam mais comumente a testa nos homens, e a área perioral nas mulheres.[17,18] Foi observado que os homens exibem um padrão de enrugamento glabelar em forma de "U", produzido pela contração dos músculos prócero e corrugador.[19] Também foi observado que as rugas nasais são mais comuns nos homens. Além disso, nos homens, a ocorrência do padrão de pé de galinha em leque inferior foi mais frequente.[20] Conhecer essas diferenças de padrão de rugas entre os sexos pode ajudar a orientar futuras opções de tratamento.

A perda de volume facial pode levar à formação de rítides, *jowls* e depressões. Embora indivíduos de ambos os sexos sejam afetados, os homens tendem a sofrer atrofia gradual do tecido mole em todas as áreas anatômicas, enquanto as mulheres desenvolvem uma atrofia de tecido mole mais drástica entre os 30 e 60 anos de idade.[21,22]

A área periorbital também é importante como unidade estética. Devido às diferenças anatômicas, os homens em processo de envelhecimento tendem a apresentar maiores alterações nas regiões periocular e palpebral inferior, em comparação às mulheres, tais como flacidez mais acentuada e aumento da proeminência na pálpebra inferior.[15] Esses achados são provavelmente resultantes de uma combinação da diminuição na elasticidade dérmica com as alterações na estrutura esquelética que ocorrem com o envelhecimento masculino.[23] De modo geral, embora a flacidez palpebral superior seja mais comum em mulheres, os homens apresentam maior risco de flacidez acentuada.[24] Anatomicamente, o quadrante inferomedial da órbita masculina é mais propenso a recuar com o passar do tempo. Esse fenômeno provavelmente tem algum papel na acentuação das alterações associadas ao envelhecimento na unidade estética periorbital masculina.

Proteção Solar Para Homens

O câncer de pele é o câncer mais comum nos EUA, e estima-se que afete 1 em cada 5 americanos em algum momento da vida.[25,26] Os cânceres de pele não melanoma (CPNM), como o carcinoma de células escamosas e o carcinoma de células basais, representam a maioria dos cânceres de pele. A incidência do melanoma duplicou no período de 1982 a 2011. Segundo a American Cancer Society, o melanoma invasivo foi projetado como o quinto câncer mais comum em homens (52.170 casos) em 2017, em comparação aos 34.940 casos em mulheres.[27] Os homens também apresentam um risco duas vezes maior de desenvolvimento de CPNM, em comparação às mulheres.[28] Estima-se que o custo anual do tratamento do câncer de pele seja de $8,1 bilhões; além disso, apesar de o câncer de pele felizmente ser evitável, campanhas educativas mais amplas e programas de triagem preventiva são necessários para diminuir a crescente incidência dessa patologia.[29]

Nos EUA, homens e mulheres apresentam risco significativo de desenvolver câncer de pele, em consequência da proteção solar inadequada. Em 2010, menos de metade da população adulta dos EUA relatou o uso de bloqueador com fator de proteção solar (SPF) 15 ou superior (31%), uso de roupas com proteção solar (40%), ou a busca de abrigo na sombra (37%) em ambientes ao ar livre.[30] Os homens adultos exibem um comportamento de proteção solar especialmente ruim. Aproximadamente 67% dos homens adultos adotam pelo menos um dos métodos citados de proteção solar, em comparação aos 73% de mulheres adultas. Em adição, menos de 15% dos homens aplicam bloqueador solar na face e outras áreas de pele expostas ao sol, em comparação aos 30% das mulheres. Essa nítida disparidade de comportamento de proteção solar básico é confirmada por estudos que mostram taxas de incidência de queimaduras solares mais elevadas entre os homens adultos, comparativamente às mulheres adultas.[31]

Do ponto de vista fisiológico, os homens podem apresentar risco aumentado de desenvolvimento de câncer de pele, em comparação às mulheres. Vários estudos mostram que os níveis de marcadores de estresse oxidativo são mais altos nos homens do que nas mulheres.[32] Esses marcadores incluem F2-isoprostanas e substâncias reativas ao ácido tiobarbitúrico, ambas indicativas da presença de espécies reativas de oxigênio (ERO) em seres humanos.[33,34] Níveis mais altos de ERO em homens podem resultar de múltiplos fatores, incluindo uma taxa metabólica aumentada e a relativa falta de estrogênio, que pode servir de antioxidante nas mulheres.[35,36]

Em adição, os homens exibem maior imunossupressão UV-induzida, comparativamente às mulheres. De acordo com um estudo australiano, a radiação UV solar-estimulada suberitematosa causou imunossupressão significativa, medida pela resposta de Mantoux, tanto em homens como em mulheres. Nesse estudo, porém, os homens apresentaram imunossupressão à exposição a uma dose de radiação UV três vezes menor, em comparação às mulheres.[37] Portanto, a proteção solar pode exercer um papel ainda mais importante nos homens. Esse estudo também demonstrou que a nicotinamida tópica teve algum papel na prevenção da imunossupressão, sugerindo a potencial utilidade dessa vitamina na prevenção do câncer de pele.

Manutenção do Cabelo

Mesmo não tendo uma função fisiológica evidente, a importância cosmética do cabelo não deve ser subestimada. Alguns consideram o cabelo um dos aspectos mais importantes da aparência física. Os cabelos dos homens e das mulheres diferem de múltiplas formas, incluindo a distribuição, densidade e espessura. Além dos pelos terminais aumentados, os homens têm mais pelos corporais do que as mulheres. Essas diferenças inerentes ao sexo resultam da maior estimulação androgênica nos homens. As regiões do corpo especialmente sensíveis aos hormônios incluem a face, virilha e axilas.

A tendência masculina de cuidar da aparência e a maior preocupação com a estética dos pelos corporais podem estar relacionadas com preferências femininas de pelos corporais e o ato sexual.[38] O barbear, que representa a maior fatia do mercado de cuidados com a aparência masculina,[39] consiste em um processo complexo que envolve a remoção de pelos terminais, com o objetivo de deixar uma superfície cutânea suave, sem irritação nem lesões na pele circundante. A maioria dos sistemas de barbear é avançada, com múltiplas lâminas e uma proteção que ajuda a alcançar tal objetivo. Apesar desses avanços no *design* dos dispositivos, a irritação após o barbear é uma das queixas cosméticas mais comuns dos homens.[39] A irritação causada pelo barbear levou ao surgimento de produtos cosméticos pré- e pós-barbear. A região do pescoço é particularmente propensa à irritação causada pelo barbear. A pele do pescoço tende a ser mais áspera do que a pele facial, devido ao amontoamento e à irregularidade da pele local.[40] Ademais, os ângulos de elevação dos pelos no pescoço são menores, em comparação a outras partes da face, como as bochechas. Todos esses fatores dificultam a passagem efetiva e uniforme da lâmina, sem danificar a pele adjacente. A irritação cutânea também pode resultar de pelos encravados que comumente afetam o pescoço, em decorrência de pele frouxa e dos pelos mais horizontais dessa região.[40] Os pelos encravados são difíceis de remover, o que leva a repetidas passagens da lâmina na mesma área, traumatizando e irritando a pele perifolicular circundante.[41] A esfregação facial que hidrata e esfolia a pele antes do barbear é efetiva para minimizar os pelos encravados, o que, por fim, pode levar a uma experiência de barbear mais confortável.[40]

A irritação da pele após o barbear pode levar à formação de pápulas inflamatórias e subsequente cicatrização fibrótica, em uma condição conhecida como *pseudofoliculite (barbae)* (PFB). A PFB afeta tipicamente pacientes afro-americanos e ocorre após o barbear. Resulta de pelos enrolados recém-formados que se curvam e penetram a pele, induzindo uma reação inflamatória. A prevenção evitando a raspagem pura é a melhor maneira de cessar o ciclo inflamatório. Em pacientes para os quais aparar a barba é inviável, os antibióticos e esteroides tópicos de baixa potência podem ajudar a aliviar a inflamação. Infelizmente, essa condição permanece crônica enquanto o paciente continuar a raspar a barba, por isso requer o controle contínuo com medicações tópicas.

Além dos cuidados com a aparência dos pelos faciais, tem havido um interesse crescente por outros tipos de cuidados com os pelos corporais, inclusive pelo cuidado com os pelos pubianos. Em outro estudo conduzido no EUA, foi relatado que 73% dos homens na faixa etária de 25 a 34 anos tinham o hábito de cuidar dos pelos pubianos antes da atividade sexual, reafirmando a conexão entre a estética dos pelos corporais e o ato sexual.

Além da importância atribuída às práticas de cuidados capilares, a perda de cabelo também constitui uma das principais preocupações cosméticas entre os homens. A alopecia androgênica é uma forma de alopecia não fibrótica causada pela miniaturização gradativa dos folículos pilosos, em padrões de distribuição específicos para homens e mulheres.[42] Entre os tratamentos de primeira linha mais comuns, estão os inibidores de 5-alfa-redutase orais e o Minoxidil tópico (tipicamente, uma medicação anti-hipertensiva). A maioria dos demais tratamentos médicos não apresenta eficácia. Entretanto, o uso adjuvante de shampoo contendo cetoconazol a 2% teoricamente tem propriedades antiandrogênicas, com benefício demonstrado em mulheres com hirsutismo.[43] Em razão desse perfil de efeitos colaterais relativamente seguro, o *shampoo* de cetoconazol pode ser útil como terapia adjuvante, mesmo que estudos maiores ainda se façam necessários para esclarecer sua eficácia clínica.

Cuidados da Pele Masculina

A pele facial masculina é propensa a ter mais pelos, oleosidade e suor em comparação à pele feminina. Como resultado, os homens podem apresentar diferentes percepções táteis e sensoriais, bem como tolerâncias aos produtos tópicos em sua pele. Essas diferenças também podem influenciar o modo como os homens percebem as sensações associadas à aplicação tópica dos produtos de cuidados com a pele. Por exibirem maior produção de sebo do que as mulheres, os homens provavelmente serão beneficiados pelo uso de hidratantes faciais não comedogênicos. Os produtos à base de óleo devem ser evitados, porque o excesso de óleo contribui para a formação de comedões e exacerbação da acne. Em adição, a pele oleosa associada à produção excessiva de sebo pode ser considerada cosmeticamente indesejável, por acarretar os típicos poros mais dilatados visíveis.[10] A indústria cosmética desenvolveu numerosos produtos sem óleo ou não comedogênicos que podem beneficiar os homens, tanto em termos de aparência estética como no tratamento da acne. Os homens devem evitar os veículos tópicos à base de pomada ou creme, e usar loções selecionadas, soluções e géis que têm menor tendência a contribuir para uma pele oleosa.

Para evitar a irritação causada pela raspagem da barba, bem como as lesões produzidas pela passagem da lâmina, os homens devem seguir uma rotina de barbear efetiva: pré-barbear, barbear e pós-barbear.[44] O pré-barbear deve envolver amolecimento das diáfises dos pelos terminais grossos, bem como a liberação dos pelos encravados, por meio da hidratação e esfoliação da pele facial por esfregação. Durante o barbear, os homens devem enfocar a lubrificação com um gel de barbear, que reduz o atrito entre a pele e a lâmina do barbeador, ajudando a prevenir os traumatismos cutâneos que resultam quando a lâmina fica presa nos debris de pele salientes. O cuidado pós-barbear inclui a aplicação de um gel à base de antioxidante que atua como umectante, bem como um protetor solar hidratante que repõe e protege a barreira hidrofóbica da pele.

Como os homens apresentam risco aumentado de câncer de pele em consequência de fatores intrínsecos e extrínsecos, a prevenção deve ser enfatizada. Os homens certamente serão beneficiados por campanhas mais amplas em prol dos protetores solares, bem como pelo aconselhamento médico sobre proteção solar. Devem ser recomendados agentes bloqueadores solares físicos com SPF mínimo de 30.[45] Entre os exemplos de agentes bloqueadores físicos excelentes, estão o óxido de zinco ou o dióxido de titânio. Os bloqueadores solares e produtos contendo o agente bloqueador de UV benzofenona devem ser usados com cautela, devido ao relato de que esse componente ativo apresenta atividade estrogênica e antiandrogênica. Em particular, a exposição masculina à benzofenona-2 comprovadamente diminui a fecundidade, retardando o tempo para o sucesso da fertilização e gravidez.[46]

Além de aconselhar os pacientes acerca da proteção solar básica, como o uso de chapéu, bloqueador solar e evitar a exposição solar, a suplementação com antioxidante também deve ser enfatizada.[47] No estudo SU.VI.MAX, os pesquisadores descobriram que a suplementação oral diária com uma combinação de vitamina C, vitamina E, betacaroteno e zinco usada por mais de 7 anos resultou em uma diminuição de 31% na incidência total de câncer em homens.[48] Um recente estudo *in vi-*

tro também sugeriu que plantas medicinais anticâncer chinesas tradicionais, especificamente *Hedyotis difusa* e *Solanum nigrum*, podem apresentar propriedades antimelanoma.[49]

Os antioxidantes têm propriedades antienvelhecimento e pigmento-redutoras. Muitas dessas propriedades foram demonstradas em diferentes estudos clínicos de agentes antioxidantes tópicos, incluindo vitamina C, vitamina E, vitamina A, selênio, silimarina, polifenóis do chá verde, isoflavonas da soja, ácido cafeico, apigenina, extrato de *Polypodium leucotomos*, picnogenol e resveratrol.[50] Embora muitos produtos tópicos contendo esses antioxidantes sejam comercializados, é importante estar atento para as alegações de *marketing*. Os antioxidantes são inerentemente instáveis, o que dificulta sua estabilização e empacotamento em um formato comercial.

Além dos antioxidantes de ocorrência natural, outros produtos antienvelhecimento de ocorrência natural incluem os retinoides e fatores de crescimento. Os retinoides ajudam a prevenir o fotoenvelhecimento estimulando a proliferação e o espessamento epidérmico, compactando o estrato córneo, e ativando a produção de glicosaminoglicanas.[51] Em adição, os retinoides diminuem a produção de sebo, melhorando a aparência de pele oleosa e tratando as condições associadas de produção excessiva de sebo, como a acne. Embora existam múltiplas formas de retinoides, a tretinoína é a mais potente e a mais usada.[52] Os fatores de crescimento tópicos também demonstraram eficácia antienvelhecimento promissora. Por exemplo, um recente estudo-piloto envolvendo homens e mulheres, conduzido em Los Angeles, demonstrou que o fator de crescimento epidérmico tópico minimizou a aparência de bolsas sob os olhos. Estudos adicionais com seres humanos seriam úteis para avaliar a eficácia clínica dos fatores de crescimento tópicos.

O ácido hialurônico (AH), uma glicosaminoglicana naturalmente sintetizada no corpo humano, é usada comumente como preenchimento dérmico cosmético, para conferir volume facial e, desse modo, acentuar as características faciais e diminuir o enrugamento da pele associado ao envelhecimento que resulta da perda natural de elasticidade da pele ao longo do tempo. O AH também estimula a proliferação de fibroblastos dérmicos.[53] Recentemente, a indústria cosmética introduziu uma formulação tópica que tem excelente absorção percutânea através da pele humana.[54] Em modelos experimentais murinos, foi demonstrado que o AH tópico ativa CD44, com consequente ativação da sinalização de Rho GTPase e mobilização de cálcio, regulando assim a função do queratinócito.[55] Os efeitos *downstream* observados incluíram melhora das funções epidérmicas associadas aos queratinócitos, rápida recuperação da barreira de permeabilidade por meio da formação e secreção de corpos lamelares, e melhora da cicatrização de feridas cutâneas.[55,56] Embora o AH tópico pareça ser um tratamento promissor para o envelhecimento da pele, estudos clínicos se fazem necessários para sustentar sua eficácia na pele humana. Um estudo controlado randomizado conduzido recentemente na Coreia demonstrou que o AH diminui de forma significativa a produção de sebo, via diminuição da síntese lipídica. Em razão de sua excelente absorção, o AH tópico também pode-se mostrar eficaz para o tratamento da pele oleosa e condições associadas, como a acne.

Conclusão

A pele masculina é bastante distinta da pele feminina. Por esse motivo, produtos de cuidados da pele desenvolvidos para homens se fazem necessários à manutenção da saúde cutânea e da qualidade estética. É imperativo que a comunidade médica aborde o crescente interesse dos homens pelos cuidados da pele, e os eduque sobre a importância das práticas preventivas de cuidados com a pele.

Passo a Passo

Dicas de Manutenção da Pele e dos Cabelos

- Incentivar o uso de protetor solar com SPF 30 ou superior, chapéus, evitação da exposição ao sol e suplementação com antioxidante usando uma combinação de vitamina C, vitamina E, betacaroteno e zinco.
- Incentivar o uso de nicotinamida tópica.
- Estimular o uso de esfregação facial, para hidratar e esfoliar a pele antes de barbear.
- Os antibióticos e esteroides tópicos podem ajudar a aliviar a inflamação que ocorre com a raspagem da barba.
- Incentivar o uso de hidrantes faciais não comedogênicos.
- Evitar o uso tópico de pomadas ou cremes.
- Estimular o uso de loções, soluções e géis, que têm menor tendência a contribuir para uma pele oleosa.
- Incentivar uma rotina pré-barbear (hidratação e esfoliação), barbear (gel de barbear para diminuir o atrito) e pós-barbear (gel à base de antioxidante e bloqueador solar hidratante), para evitar a irritação causada pela raspagem da barba.
- Usar retinoides, fatores de crescimento tópicos e AH pode proporcionar resultados antienvelhecimento da pele.

Referências

[1] Elsner P. Overview and trends in male grooming. Br J Dermatol. 2012;166(Suppl 1):2-5
[2] NPD Group. NPD reports on the men's grooming industry: A market poised for growth. Retri-eved from: https://www.npd.com/wps/portal/npd/us/news/press-releases/pr_120208/2017. Accessed February 18, 2019
[3] Euromonitor International. Men's grooming. Retrieved from: http://www.euromonitor.com/search?txtSearch=men%27s+grooming. Accessed February 18, 2019
[4] Holcomb JD, Gentile RD. Aesthetic facial surgery of male patients: Demographics and market trends. Facial Plast Surg. 2005;21(4):223-231
[5] Shuster S, Black MM, McVitie E. The influence of age and sex on skin thickness, skin collagen and density. Br J Dermatol. 1975;93(6):639-643
[6] Sandby-Møller J, Poulsen T, Wulf HC. Epidermal thickness at different body sites: Relationship to age, gender, pigmentation, blood content, skin type and smoking habits. Acta Derm Venereol. 2003;83(6):410-413
[7] Querleux B, Cornillon C, Jolivet O, Bittoun J. Anatomy and physiology of subcutaneous adipose tissue by in vivo magnetic resonance imaging and spectroscopy: Relationships with sex and presence of cellulite. Skin Res Technol. 2002;8(2):118-124
[8] Tolis G, Mehta A, Comaru-Schally AM, Schally AV. Suppression of androgen production by d-tryptophan-6-luteinizing hormone-releasing hormone in man. J Clin Invest. 1981;68(3):819-822
[9] Chhabra S, Gautam RK, Kulshreshtha B, Prasad A, Sharma N. Hirsutism: A clinico-investigative study. Int J Trichology. 2012;4(4):246-250
[10] Giacomoni PU, Mammone T, Teri M. Gender-linked differences in human skin. J Dermatol Sci. 2009;55(3):144-149
[11] Man MQ, Xin SJ, Song SP, et al. Variation of skin surface pH, sebum content and stratum corneum hydration with age and gender in a large Chinese population. Skin Pharmacol Physiol. 2009;22(4):190-199
[12] Moschella SLHH. Philadelphia, PA: W.B. Saun-ders;1985
[13] Kim MK, Patel RA, Shinn AH, et al. Evaluation of gender difference in skin type and pH. J Dermatol Sci. 2006;41(2):153-156
[14] Bulpitt CJ, Markowe HL, Shipley MJ. Why do some people look older than they should? Postgrad Med J. 2001;77(911):578-581
[15] Keaney TC. Aging in the male face: Intrinsic and extrinsic factors. Dermatol Surg. 2016;42(7):797-803
[16] Tsukahara K, Hotta M, Osanai O, Kawada H, Kitahara T, Takema Y. Gender-dependent differences in degree of facial wrinkles. Skin Res Technol. 2013;19(1):e65-e71
[17] Paes EC, Teepen HJ, Koop WA, Kon M. Perioral wrinkles: Histologic differences between men and women. Aesthet Surg J. 2009;29(6):467-472
[18] Luebberding S, Krueger N, Kerscher M. Quantification of age-related facial wrinkles in men and women using a three-dimensional fringe projection method and validated assessment scales. Dermatol Surg. 2014;40(1):22-32
[19] Kim HS, Kim C, Cho H, Hwang JY, Kim YS. A study on glabellar wrinkle patterns in Koreans. J Eur Acad Dermatol Venereol. 2014;28(10):1332-1339
[20] Kane MA, Cox SE, Jones D, Lei X, Gallagher CJ. Heterogeneity of crow's feet line patterns in clinical trial subjects. Dermatol Surg. 2015;41(4): 447-456
[21] Wysong A, Kim D, Joseph T, MacFarlane DF, Tang JY, Gladstone HB. Quantifying soft tissue loss in the aging male face using magnetic resonance imaging. Dermatol Surg. 2014;40(7):786-793
[22] Wysong A, Joseph T, Kim D, Tang JY, Gladstone HB. Quantifying soft tissue loss in facial aging: A study in women using magnetic resonance imaging. Dermatol Surg. 2013;39(12):1895-1902
[23] Ezure T, Yagi E, Kunizawa N, Hirao T, Amano S. Comparison of sagging at the cheek and lower eyelid between male and female faces. Skin Res Technol. 2011;17(4):510-515
[24] Jacobs LC, Liu F, Bleyen I, et al. Intrinsic and extrinsic risk factors for sagging eyelids. JAMA Dermatol. 2014;150(8):836-843
[25] Stern RS. Prevalence of a history of skin cancer in 2007: Results of an incidence-based model. Arch Dermatol. 2010;146(3):279-282
[26] Guy GP Jr, Thomas CC, Thompson T, Watson M, Massetti GM, Richardson LC; Centers for Disease Control and Prevention (CDC). Vital signs: Melanoma incidence and mortality trends and projections—United States, 1982-2030. MMWR Morb Mortal Wkly Rep. 2015;64(21):591-596

[27] American Cancer Society. Cancer facts & figures 2017. Retrieved from: https://www.cancer.org/research/can_cer-facts-statistics/all-cancer-facts-figures/cancer-facts-figures-2017.html. 2017

[28] Kaldor J, Shugg D, Young B, Dwyer T, Wang YG. Nonmelanoma skin cancer: Ten years of cancer-registry-based surveillance. Int J Cancer. 1993;53(6):886-891

[29] Guy GP Jr, Machlin SR, Ekwueme DU, Yabroff KR. Prevalence and costs of skin cancer treatment in the U.S., 2002-2006 and 2007-2011. Am J Prev Med. 2015;48(2):183-187

[30] National Cancer Institute. Cancer trends progress report: UV exposure and sun protective practices. Retrieved from: http://progressreport.cancer.gov/prevention/sun_protection. 2019

[31] Holman DM, Berkowitz Z, Guy GP Jr, Hartman AM, Perna FM. The association between demographic and behavioral characteristics and sunburn among U.S. adults—National Health Interview Survey, 2010. Prev Med. 2014;63:6-12

[32] Sartori-Valinotti JC, Iliescu R, Fortepiani LA, Yanes LL, Reckelhoff JF. Sex differences in oxidative stress and the impact on blood pressure control and cardiovascular disease. Clin Exp Pharmacol Physiol. 2007;34(9):938-945

[33] Ide T, Tsutsui H, Ohashi N, et al. Greater oxidative stress in healthy young men compared with premenopausal women. Arterioscler Thromb Vasc Biol. 2002;22(3):438-442

[34] Roberts LJ II, Morrow JD. Isoprostanes. Novel markers of endogenous lipid peroxidation and potential mediators of oxidant injury. Ann NY Acad Sci. 1994;744:237-242

[35] Meijer GA, Westerterp KR, Saris WH, ten Hoor F. Sleeping metabolic rate in relation to body composition and the menstrual cycle. Am J Clin Nutr. 1992;55(3):637-640

[36] Sugioka K, Shimosegawa Y, Nakano M. Estrogens as natural antioxidants of membrane phospholipid peroxidation. FEBS Lett. 1987;210(1):37-39

[37] Damian DL, Patterson CR, Stapelberg M, Park J, Barnetson RS, Halliday GM. UV radiation-induced immunosuppression is greater in men and prevented by topical nicotinamide. J Invest Dermatol. 2008;128(2):447-454

[38] Rantala MJ, Pölkki M, Rantala LM. Preference for human male body hair changes across the menstrual cycle and menopause. Behav Ecol. 2010;21(2):419-423

[39] Procter & Gamble. Research among 11000 men in 11 countries. 2009

[40] Cowley K, Vanoosthuyze K. Insights into shaving and its impact on skin. Br J Dermatol. 2012;166(Suppl 1):6-12

[41] Bhaktaviziam C, Mescon H, Matoltsy AG. Shaving. I. study of skin and shavings. Arch Dermatol. 1963;88:874-879

[42] Kelly Y, Blanco A, Tosti A. Androgenetic alopecia: An update of treatment options. Drugs. 2016;76(14):1349-1364

[43] Sonino N, Scaroni C, Biason A, Boscaro M, Mantero F. Low_dose ketoconazole treatment in hirsute women. J Endocrinol Invest. 1990;13(1):35-40

[44] Draelos ZD. Male skin and ingredients relevant to male skin care. Br J Dermatol. 2012;166(166, Suppl 1):13-16

[45] Holman DM, Berkowitz Z, Guy GP Jr, Hawkins NA, Saraiya M, Watson M. Patterns of sunscreen use on the face and other exposed skin among US adults. J Am Acad Dermatol. 2015;73(1):83-92.e1

[46] Buck Louis GM, Kannan K, Sapra KJ, Maisog J, Sundaram R. Urinary concentrations of benzophenone-type ultraviolet radiation filters and couples' fecundity. Am J Epidemiol. 2014;180(12):1168-1175

[47] Higdon JV, Frei B. Is there a gender difference in the effect of antioxidants on cancer risk? Br J Nutr. 2005;94(2):139-140

[48] Hercberg S, Preziosi P, Galan P, et al. "The SU.VI.MAX Study": A primary prevention trial using nutritional doses of antioxidant vitamins and minerals in cardiovascular diseases and cancers. Supplementation on VItamines et Minéraux AntioXydants. Food Chem Toxicol. 1999;37(9-10):925-930

[49] Ling B, Michel D, Sakharkar MK, Yang J. Evaluating the cytotoxic effects of the water extracts of four anticancer herbs against human malignant melanoma cells. Drug Des Devel Ther. 2016;10:3563-3572

[50] Chen L, Hu JY, Wang SQ. The role of antioxidants in photoprotection: A critical review. J Am Acad Dermatol. 2012;67(5):1013-1024

[51] Griffiths CEM, Finkel LJ, Tranfaglia MG, Hamilton TA, Voorhees JJ. An in vivo experimental model for effects of topical retinoic acid in human skin. Br J Dermatol. 1993;129(4):389-394

[52] Mukherjee S, Date A, Patravale V, Korting HC, Roeder A, Weindl G. Retinoids in the treatment of skin aging: An overview of clinical efficacy and safety. Clin Interv Aging. 2006;1(4):327-348

[53] Greco RM, Iocono JA, Ehrlich HP. Hyaluronic acid stimulates human fibroblast proliferation within a collagen matrix. J Cell Physiol. 1998;177(3):465-473

[54] Brown TJ, Alcorn D, Fraser JR. Absorption of hyaluronan applied to the surface of intact skin. J Invest Dermatol. 1999;113(5):740-746

[55] Bourguignon LY. Matrix hyaluronan-activated CD44 signaling promotes keratinocyte activities and improves abnormal epidermal functions. Am J Pathol. 2014;184(7):1912-1919

[56] Bourguignon LY, Ramez M, Gilad E, et al. Hyaluronan-CD44 interaction stimulates keratinocyte differentiation, lamellar body formation/secretion, and permeability barrier homeo_stasis. J Invest Dermatol. 2006;126(6):1356-1365

Parte IV: Injetáveis, *Lasers* e Cuidados da Pele

CAPÍTULO 44

Kybella

Roy G. Geronemus ■ Jeremy A. Brauer ■ Yoon-Soo Cindy Bae

Resumo

O Kybella (ácido desoxicólico) é um agente lipolítico aprovado pelo Food and Drug Administration (FDA) para uso no tratamento da repleção submentual indesejada. Uma técnica de injeção apropriada é fundamental para o êxito do tratamento, em termos de eficácia; contudo, é mais importante garantir a segurança uma vez que os riscos incluem paralisia temporária do nervo mandibular marginal. Este capítulo traz a história que levou à inovação do Kybella, bem como uma revisão da anatomia da área submentual. Ilustrações e fotografias das ferramentas e etapas recomendadas para a técnica de injeção adequada acompanham o texto, inclusive com um vídeo instrutivo.

Palavras-chave: contorno, ácido desoxicólico, linha da mandíbula, gordura pré-platismal, repleção submentual.

Introdução

A redução da gordura é tradicionalmente realizada por meios cirúrgicos, incluindo uma excisão como na abdominoplastia, ou utilizando abordagens mais dirigidas como a lipoaspiração. Felizmente, graças à ampliação de nosso conhecimento acerca do tecido adiposo em paralelo aos avanços tecnológicos, as abordagens menos invasivas se tornaram mais seguras e efetivas. Embora tenham sido realizados muitos procedimentos bem-sucedidos de *lifting* facial e cervical, como a platismaplastia e também a lipoaspiração, a anatomia do coxim adiposo submentual apresenta desafios exclusivos que tornam uma abordagem minimamente ou não invasiva muito mais favoráveis.

Aproveitando a vantagem de temperaturas adequadamente mais frias e da duração da exposição, o CoolSculpting, da Zeltiq, proporcionou uma redução bem-sucedida da gordura subcutânea do tronco e dos membros, por mais de uma década. E, mais recentemente, foi desenvolvido um aplicador para o tratamento da gordura submentual. Com auxílio de um protótipo do dispositivo, um total de 60 indivíduos com gordura submentual indesejada foram submetidos a um tratamento de 60 minutos, com a opção de uma segunda sessão após 6 semanas. Uma avaliação cega foi conduzida por meio da revisão de fotografias (de antes e depois), ultrassonografia e um questionário aplicado aos participantes decorridos 3 meses do último tratamento. As medidas de ultrassom detectaram uma redução de 2 mm na gordura, com 77% dos indivíduos relatando diminuição da gordura visível e melhora da aparência. No momento, o dispositivo comercialmente disponível consiste em uma sessão de 45 minutos, repetida após um intervalo de 1 mês. Ainda, a abordagem do tratamento continua sendo modificada, com muitos defendendo o uso de sobreposição, em vez do tratamento direto da área de pico de interesse. Em adição, apesar dos resultados proporcionados pelo CoolSculpting, nem todos os pacientes podem ser candidatos. Exemplificando, os pacientes cuja área submentual é estreita ou aqueles que apresentam quantidades mínimas de gordura submentual podem ser mais difíceis de tratar com essa modalidade.

A promessa de um agente injetável efetivo para redução ou remoção da gordura tem iludido as pessoas — pacientes e médicos igualmente — há décadas. A denominada *mesoterapia*, que consiste na administração de injeções superficiais de vários agentes para tratar a dor, foi descrita pela primeira vez pelo médico francês Michel Pistor, na década de 1950. No tratamento de tecidos especificamente derivados do mesoderma embrionário, além de promover a cura, a intenção dessas injeções locais era evitar a necessidade de administração sistêmica. As indicações para essa técnica continuaram a se expandir—em particular na Europa e, mais recentemente, sendo empregada no tratamento de problemas cosméticos adicionais. Uma importante distinção feita por Rotunda *et al.* está no tratamento da celulite e gordura localizada, em que as injeções subcutâneas de uma combinação de fosfatidilcolina (componente da membrana celular) com solvente desoxicolato de sódio foram investigadas para tal propósito e certo grau de sucesso foi relatado. Os pesquisadores notaram que essas substâncias não faziam parte da impressionante lista de medicações, compostos fitoterápicos e outras substâncias que são combinadas nas formulações de mesoterapia tradicionais mais comumente administradas na Europa. Todavia, a injeção desses dois agentes — ou pelo menos um deles — parece ser a de maior potencial como agente lipolítico injetável. Há exatamente uma década, foi determinado que o solvente ácido desoxicólico era, de fato, tão potente quanto o ingrediente principal como agente lipolítico. Além disso, estudos que investigaram os sais biliares no tratamento da gordura submentual indesejada resultaram na formulação que veio a ser conhecida como ATX-101 ou Kybella. Essa formulação não animal e não humana resulta em lise de adipócitos quando injetada na gordura subcutânea. A ruptura da membrana celular, então, resulta em uma resposta anti-inflamatória envolvendo fagocitose por macrófagos, recrutamento de fibroblastos e consequente neocolagenogênese.

O "queixo duplo" descreve a perda de definição do ângulo cervicomentual, como resultado de um coxim adiposo submentual aumentado — um compartimento distinto junto à gordura pré-platismal. Em um estudo de fase 3 controlado com placebo, duplo cego e randomizado, os participantes receberam até seis tratamentos com ATX-101 ou placebo, a intervalos de cerca de 4 semanas. Uma redução maior, estatisticamente significativa, no volume submentual foi observada no grupo tratado, seja nas medidas obtidas com paquímetro, seja nas imagens de ressonância magnética. Um aspecto interessante foi que, apesar dessa redução, a flacidez da pele permaneceu inalterada ou melhorou na maioria dos indivíduos. Isso é consistente com uma resposta tecidual local descrita anteriormente, que inclui neocolagenogênese. Esses resultados persistiram no decorrer do acompanhamento em longo prazo dos participantes dos estudos de fase 2 da empresa, com duração de até 4 anos. Os efeitos colaterais mais comumente relatados foram edema, equimoses, dor e entorpecimento.

Neste capítulo, discutiremos o uso de Kybella no tratamento da repleção submentual indesejada, com ênfase especial no tratamento dos homens.

Avaliação Física

- Ao avaliar o paciente, deve-se apalpar a área submentual, para garantir que o paciente seja um candidato adequado ao tratamento.
- Peça ao paciente para fazer uma expressão facial com o platisma tensionado (mostrar os dentes inferiores), que ajudará a identificar a gordura subcutânea entre a derme e a gordura pré-platismal.
- Com o paciente sorrindo, observe a existência de quaisquer assimetrias, uma vez que o nervo mandibular marginal afeta os cantos da boca.
- Certifique-se que o paciente não tenha infecções cutâneas ativas na área a ser tratada.
- Identifique as estruturas anatômicas: músculo esternoclidomastóideo, osso hioide, os quais formarão as bordas lateral e inferior, respectivamente.

Anatomia

A perda de definição da área submentual é, em muitos casos, um resultado direto do ganho de peso; entretanto, muitos indivíduos com peso corporal ideal também podem exibir o que é comumente referido como "queixo duplo". Essa proeminência de um coxim adiposo submentual poderia ser resultado direto do estilo de vida (dieta e exercícios), bem como secundária a uma combinação entre genética e a anatomia dessa área da cabeça e pescoço, à medida que envelhecemos. Embora o Kybella se destine somente ao tratamento da gordura submentual proeminente, revisaremos a anatomia dessa região em sua totalidade, uma vez que está relacionada com a aparência e à estrutura do queixo e do pescoço (**Fig. 44.1**). O conhecimento acerca dessa anatomia não só é necessário para saber o modo adequado de avaliação e abordagem do tratamento com Kybella, como também possibilitará ao médico e ao paciente ter uma melhor compreensão dos efeitos que a redução do coxim adiposo pode ter sobre a área, de modo geral. É importante notar que existe o potencial de revelar depressões e flacidez da pele, ou a presença de bandas platismais proeminentes que eram menos evidentes antes do tratamento.

O terço inferior da face é definido pelo queixo, resultado da fusão de dois ossos que ocorre durante o desenvolvimento humano, para constituição da mandíbula. Esse osso facial forma a mandíbula inferior e contém os dentes inferiores. Os referenciais ósseos a serem considerados durante o tratamento incluem o aspecto mais anterior da mandíbula (em forma de ferradura) — o corpo mandibular e o forame mentual, que podem ser apalpados e localizados abaixo do segundo pré-molar. Inferiormente, é importante identificar a cartilagem da tireoide e o osso hioide, na linha média da parte anterior do pescoço. Com o envelhecimento, ocorrem alterações no esqueleto facial geral, reabsorção seletiva da estrutura óssea no terço médio da face, assim como da área pré-*jowl* da mandíbula, resultando no movimento descendente dos tecidos sobrejacentes e na perda de definição do terço inferior da face.

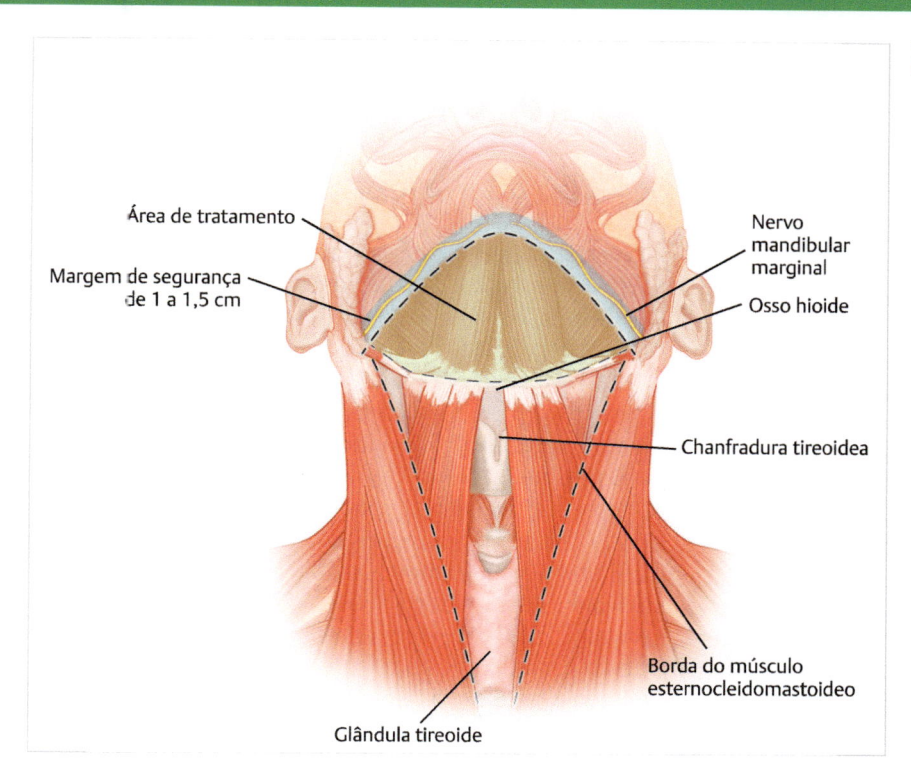

Fig. 44.1 Anatomia submentual.

Diretamente abaixo da pele do queixo, repousa a gordura submentual. Esta é compartimentalizada nos coxins adiposos central, medial e lateral. Em adição, esses acúmulos de gordura situam-se em ambos os planos, pré- e pós-platismal. Assim como na lipoaspiração, o tratamento com Kybella tem como único alvo a gordura pré-platismal. Os músculos do platisma surgem dos músculos do tórax e do ombro, e se inserem na mandíbula inferior, risório e músculo platisma contralateral pareado, continuando diretamente no sistema musculoaponeurótico superficial (SMAS) facial. Portanto, esse amplo músculo superficial pode ser encontrado ao longo da área do queixo e do pescoço, servindo de proteção para os músculos, artérias, veias e nervos subjacentes.

O feixe neurovascular mentual pode ser encontrado ao longo da linha mediopupilar, no forame mentual. Conforme a artéria facial se ramifica a partir da carótida externa e emerge da glândula submandibular, divide-se e forma a artéria submentual. Essa artéria então passa sobre o corpo da mandíbula e se ramifica nos componentes superficial e profundo. A artéria submentual anastomosa-se com as artérias labial e mentual. A artéria mentual surge do ramo alveolar inferior da artéria maxilar, após percorrer o canal mandibular, emergindo com seu respectivo nervo e suprindo o queixo. A artéria alveolar inferior é um ramo da divisão mandibular do maior dos dois ramos terminais da artéria carótida externa, a artéria maxilar. Essa artéria se origina na glândula parótida, ao nível mandibular do pescoço, e se divide em três segmentos: mandibular, pterigoide e pterigopalatino.

O nervo mentual fornece inervação sensorial para o lábio e o queixo, formando-se a partir do nervo alveolar inferior, no forame mentual do canal mandibular. O forame mentual está localizado a uma distância de 2,5 cm da linha média lateral, no mesmo plano que os forames supraorbital e infraorbital. Os nervos alveolar inferior e mentual suprem os dentes inferiores, bem como o lábio e o queixo. O nervo lingual é um ramo do nervo mandibular que cruza o ducto da glândula submandibular e alcança a ponta da língua. Recebe estímulo sensorial dos 2/3 anteriores da língua. A inervação motora para o terço inferior da face e platisma superior é fornecida pelo ramo mandibular marginal do nervo facial. É importante reconhecer que, conforme atravessa a mandíbula, o nervo mandibular marginal é coberto somente pelo platisma e pela pele, e fica vulnerável a lesões. O restante do platisma é inervado pelo ramo cervical.

O nervo mandibular marginal segue aproximadamente 1 a 2 cm abaixo da borda inferior da mandíbula. Existem variações anatômicas, tendo sido relatadas localizações até 4 cm abaixo desse referencial. O nervo mandibular marginal pode ser afetado de maneira acidental, com neuromoduladores e também com o ácido desoxicólico. A lesão por outras fontes, incluindo traumatismo, também é possível e pode-se manifestar como uma paresia transiente ou permanente. Os músculos abaixadores, que são inervados por esse nervo, podem falhar em se contrair, o que é mais comumente observado quando o paciente sorri e demonstra assimetria.

Existem diferenças tanto evidentes quanto sutis entre as anatomias masculina e feminina. Entre estas, incluem-se diferenças na distribuição do cabelo, na massa muscular e no tamanho esquelético (**Fig. 44.2**). Com relação a essa última, o crânio masculino é maior, exibe um formato mais quadrado e um ângulo mandibular maior, em comparação ao afunilamento mais gradual da região facial superior para a região facial inferior observado na mulher. De modo específico, entre os aspectos mais comumente notados em uma "face masculina", estão a mandíbula forte, com a mandíbula e o queixo proeminentes. A definição adicional da mandíbula e do queixo masculino é conferida pelos músculos masseteres maiores. A densidade de vasos sanguíneos na face masculina é maior do que na feminina. Um estudo de perfusão com Doppler mostrou um fluxo sanguíneo maior nos homens do que nas mulheres, principalmente em decorrência de maior número de microvasos presentes. Isso pode estar relacionado com a observação de pelos faciais mais grossos. Um plexo vascular denso sustenta folículos pilosos individuais, e pelos mais grossos tendem a ter mais capilares suprindo as papilas dérmicas. Em consequência, os homens são mais propensos a equimoses após as injeções, bem como a sangramentos pós-operatórios subsequentes a cirurgias faciais em geral.

Seleção de Pacientes

A seleção do paciente é decisiva para um desfecho cosmético excelente. Pacientes que apresentam grave flacidez da pele, bem como bandas platismais proeminentes, não são candidatos ideais. O ácido desoxicólico deve ser evitado em pacientes com história de disfagia ou outras causas de repleção submentual, incluindo (sem se limitar a) anomalias da tireoide e linfadenopatia cervical. Os pacientes tratados que apresentam história ou sofrem, atualmente, de disfagia podem desenvolver exacerbação de sua condição acompanhada de inchaço temporário que surge imediatamente após as injeções de ácido desoxicólico. Ao avaliar o paciente, a área submentual deve ser palpável. É necessário que os pacientes saibam que, imediatamente após o tratamento, poderão apresentar inchaço e edema cuja duração pode ser de várias sema-

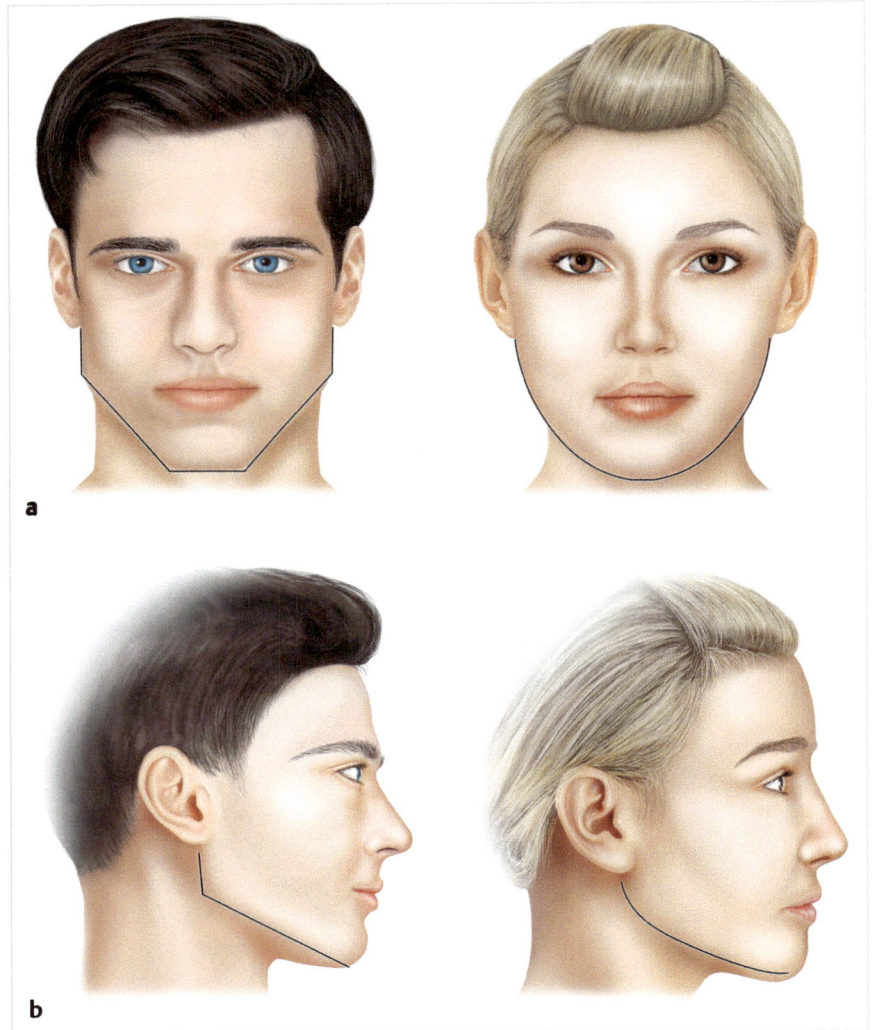

Fig. 44.2 (**a,b**) Diferenças na anatomia facial entre os sexos.

nas. Desse modo, caso tenham previsto algum evento especial, deverão programar as injeções de forma conveniente. Deve-se ainda aconselhar os pacientes quanto à possível necessidade de múltiplos tratamentos mensais, para evitar qualquer confusão no sentido de que este seja um procedimento de consulta única. A cada tratamento subsequente, os pacientes alcançarão resultados melhores. Portanto, é essencial fazer a documentação com fotografias, para monitorar o progresso do tratamento. Recomenda-se obter vistas frontal, lateral (direita e esquerda) e oblíqua (direita e esquerda).

Etapas para Tratamento com Kybella da Área Submentual

Os suprimentos necessários ao tratamento (**Fig. 44.3**) incluem os seguintes:

- Antisséptico tópico.
- Caneta para marcação da pele.
- Régua.
- Água estéril.
- Marcador de pele.
- Grade de injeção de 1 cm².
- Gaze.
- Algumas seringas de 1 mL.
- Uma agulha calibre 18.
- Algumas agulhas de calibre 30 ou menores (agulhas de calibres 30 e 32, de 1,27 cm [0,5'], são mostradas na bandeja).
- Frascos de Kybella de 2 mL.

Remova e descarte a bainha protetora clara antes de colocar a grade de marcação da pele sobre a área a ser tratada. Observe a anatomia do paciente, marcada com caneta branca (**Fig. 44.4**).

Oriente a grade de marcação da pele. Pressione firmemente sobre a pele seca e limpa, e umedeça com água estéril para transferir as marcações cutâneas temporárias para a superfície da pele (**Fig. 44.5**).

Inocule o Kybella na área de tratamento, adjacente a cada marcação de grade (para evitar uma tatuagem traumática). Use as marcações de grade multicoloridas para rastrear as áreas tratadas e não tratadas (**Fig. 44.6**).

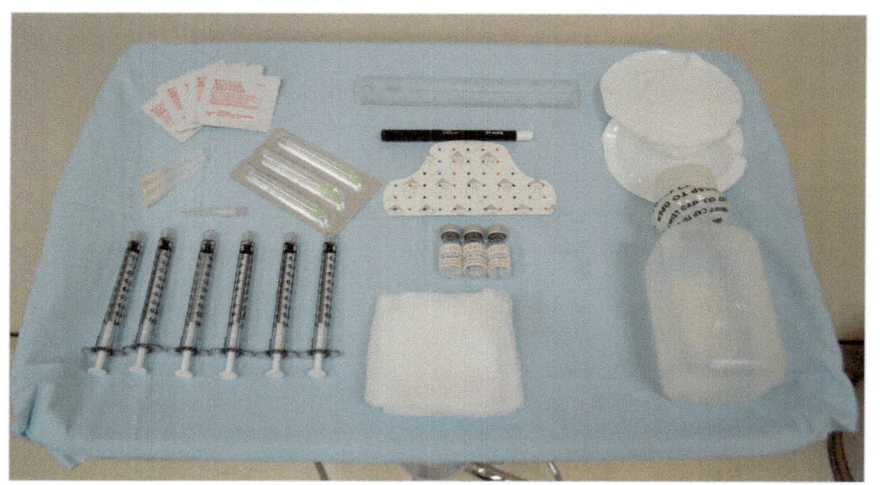

Fig. 44.3 Bandeja de equipamento montada.

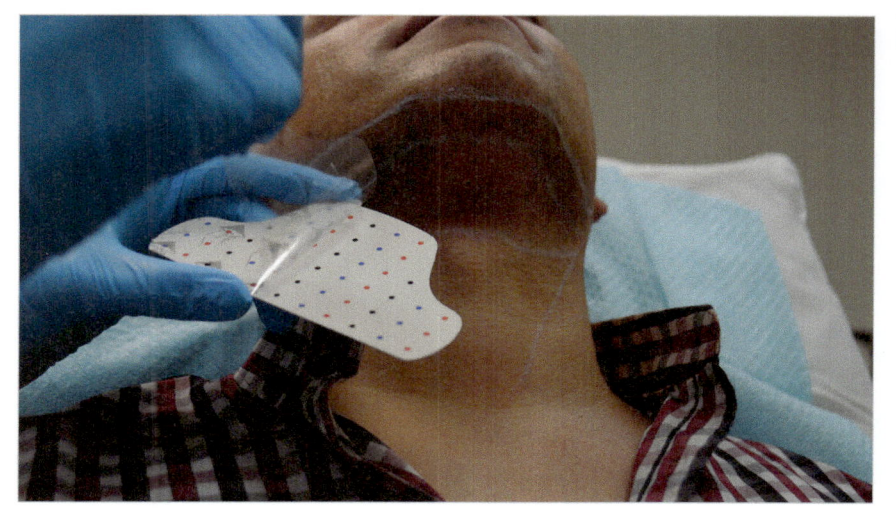

Fig. 44.4 Remoção do adesivo.

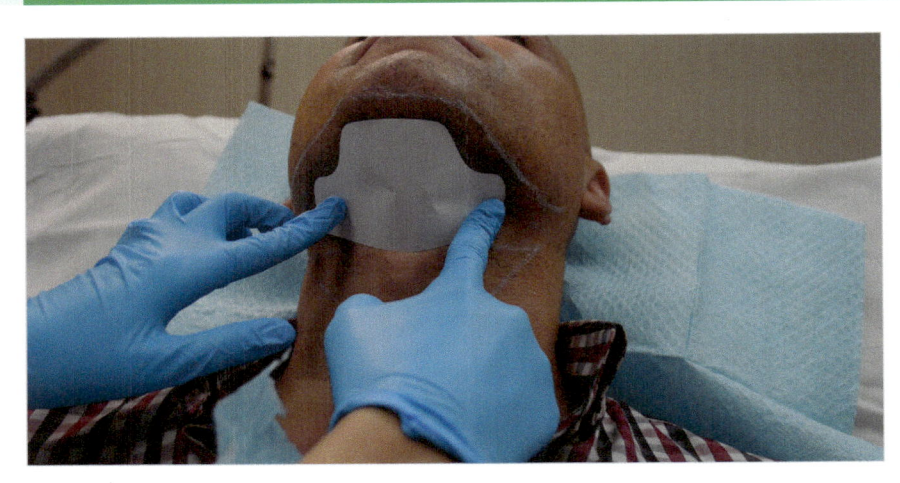

Fig. 44.5 Colocação da tatuagem temporária.

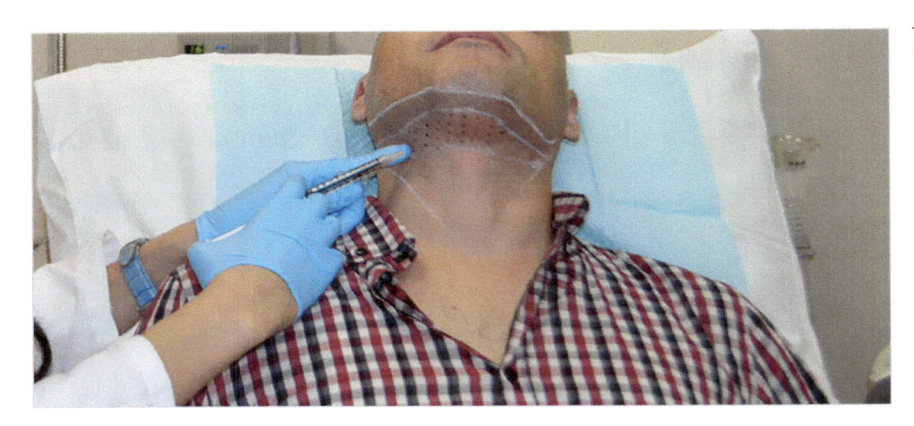

Fig. 44.6 Injeção.

Exemplo de Caso

Ver Fig. 44.7.

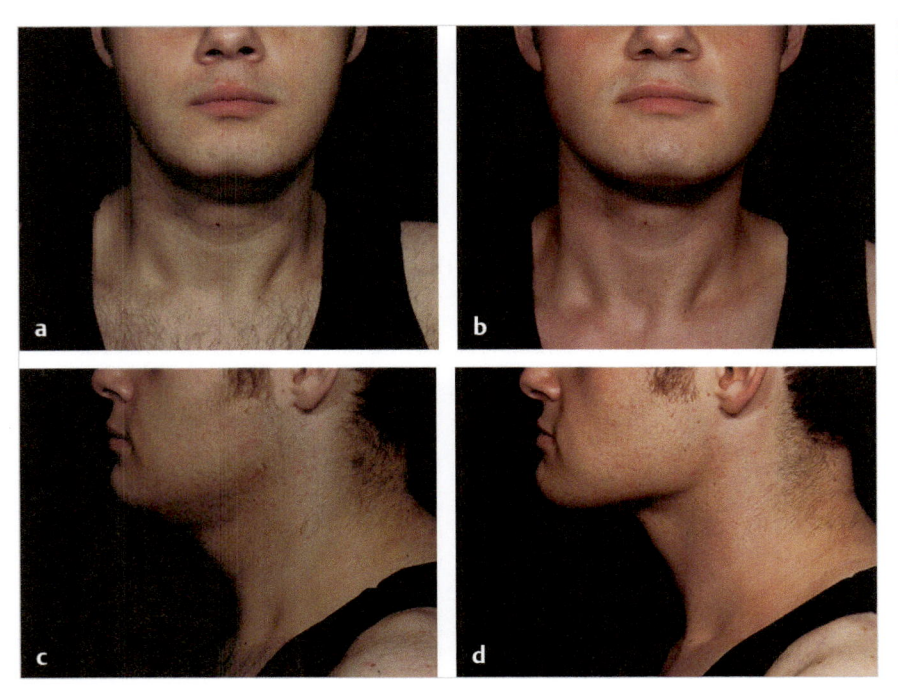

Fig. 44.7 (**a,c**) Homem de 22 anos, antes e após o tratamento com uma sessão utilizando dois frascos de Kybella. (**b,d**) Seis meses após o tratamento.

Cuidados Pós-operatórios

Aplique gelo na área. Uma gaze umedecida em álcool e colocada entre a pele tratada e a compressa de gelo pode ser usada para remover facilmente a tatuagem temporária. Esse procedimento removerá facilmente a grade, sem necessidade de esfregação.

Para os pacientes que receberam injeção de anestesia local, explique que eles poderão apresentar alterações temporárias nos movimentos do músculo ao redor da boca, secundariamente à lidocaína, e que isso irá se resolver em algumas horas ou até antes. Avalie o sorriso e o inchaço para garantir que o nervo mandibular marginal não tenha sido afetado e que o paciente não apresenta disfagia.

Revise com o paciente as expectativas pós-operatórias, incluindo o potencial de inchaço, dor, equimose, entorpecimento, vermelhidão e formação de nódulos. Tudo isso é temporário.

O paciente pode continuar a aplicar compressas de gelo, bem como a tomar analgésicos comuns para controlar a dor e o desconforto. É necessário rever os pacientes em 4 a 6 semanas, para subsequente avaliação e tratamento.

Manejo de Complicações

Como ocorre com qualquer procedimento, o risco de complicações é inevitável. Entre as complicações notáveis estão a lesão ao nervo mandibular marginal, disfagia, hematoma no sítio de injeção e potencial dano tecidual a estruturas anatômicas próximas. Desse modo, é fundamental que as etapas incluídas anteriormente sejam seguidas, para evitar quaisquer complicações indesejadas.

A lesão mandibular marginal pode ocorrer se o Kybella for injetado perto do trajeto desse nervo. Caso isso ocorra, os pacientes podem ser tranquilizados com a informação de que, nos ensaios clínicos, todos os casos desse tipo de complicação apresentaram resolução espontânea. Todavia, se o paciente solicitar anestesia local, tenha em mente que a lidocaína também pode mimetizar temporariamente uma lesão mandibular marginal, embora se deva resolver conforme a anestesia for sendo metabolizada.

Como descrito antes, o inchaço após o tratamento é esperado, por isso, pacientes com história de disfagia podem não ser bons candidatos ao tratamento. É importante discutir isso com o paciente, bem como ter cautela, caso o paciente decida prosseguir com o tratamento. Dados de estudos clínicos demonstraram a resolução da disfagia em pacientes que apresentaram esse efeito colateral.

Com a injeção de Kybella, pode haver equimose no sítio de injeção e/ou desenvolvimento de hematoma. Os pacientes sob terapia anticoagulante são especialmente vulneráveis. Discutir com os pacientes esses tipos de terapia prepara-os para esse potencial desfecho temporário.

Em razão das várias estruturas localizadas nas proximidades da área submental (linfonodos, músculos, nervos, glândulas salivares), nunca se pode enfatizar o suficiente a importância de conhecer a anatomia da área injetada, bem como de traçar os limites do tratamento.

Pérolas e Armadilhas

Pérolas	Armadilhas
• Rever com o paciente as expectativas realistas e múltiplos tratamentos necessários. Estudos clínicos demonstraram a necessidade de realizar, em média, dois a quatro tratamentos, e no máximo seis tratamentos, a intervalos mensais. • Rever os potenciais efeitos colaterais, incluindo inchaço e edema. • Conhecer a anatomia para garantir o tratamento adequado, e fazer as marcações no paciente antes de iniciar o tratamento.	• Fotografar o paciente no momento basal e a cada consulta subsequente. • Revisar o sorriso basal do paciente, quanto à presença de quaisquer assimetrias, e registrar todos os achados. • Preparar e contar com sua própria bandeja pronta para o tratamento. • Lembrar-se de marcar a anatomia a fim de garantir a correta colocação do ácido desoxicólico. • Lembrar-se de aplicar a tatuagem temporária antes do tratamento (e lembrar-se de remover a cobertura plástica antes de aplicá-la na pele).

Passo a Passo

Etapas do Tratamento Kybella da Área Submentual

1. Primeiro, revise com o paciente todos os riscos, benefícios, opções de tratamento alternativas, bem como os efeitos colaterais do tratamento (edema, inchaço, equimose, dor, entorpecimento, eritema e enduração). Então, decida com ele se alguma anestesia será usada para o procedimento. O autor não usa anestesia, porque o procedimento é rápido e o líquido extra com a injeção do anestésico pode aumentar a duração do inchaço pós-tratamento.
   a. No caso da anestesia tópica, a aplicação deve ser feita antes da colocação da tatuagem temporária.
   b. No caso da anestesia injetável, a aplicação deve ser feita após a colocação da tatuagem temporária (o inchaço decorrente da anestesia injetada modificará a anatomia, por isso recomenda-se a sua aplicação após a colocação da tatuagem temporária).
2. Limpe a área a ser tratada, usando um antisséptico tópico adequado.
3. Trace os limites da área de tratamento. Limites laterais: músculos esternoclidomastóideos; limite inferior: osso hioide, facilmente identificável depois que a cartilagem tireóidea é encontrada; limite superior: ângulo da mandíbula. Certifique-se de traçar uma linha paralela a uma distância aproximada de 1 a 1,5 cm do ângulo mandibular; essa área deve ser evitada, para garantir que o nervo mandibular marginal não seja acidentalmente danificado.
4. Se for usar anestesia tópica, aplique neste momento e limpe com um lenço antes de iniciar o tratamento, para então seguir as etapas listadas adiante (aplicar a tatuagem temporária, contar o número de pontos e, então, tratar com ácido desoxicólico).
   a. Se usar anestesia injetável ou se não usar anestesia, aplique primeiro a tatuagem temporária. Remova a membrana de plástico da tatuagem temporária e coloque-a sobre a área marcada, com água estéril, transferindo então a tatuagem sobre a pele.
5. Remova os pontos da tatuagem temporária nas áreas que não serão tratadas; em seguida, conte o número de pontos na área de tratamento para determinar a quantidade de ácido desoxicólico necessária ao tratamento.
6. Cinco pontos requerem 1 mL de ácido desoxicólico. Cada frasco contém 2 mL do ácido. A contagem ajudará a determinar quantos frascos serão necessários para o tratamento. Geralmente são necessários dois a três frascos por tratamento.
7. Anestesia local: agora, injete 3 mL de lidocaína 1% com epinefrina, a intervalos espaços, para cobrir a área a ser tratada. Garanta que as injeções são sejam aplicadas diretamente na tatuagem temporária, uma vez que pigmentos podem ser transferidos para a pele e, assim, deixar uma marca (pule esta etapa, se não usar anestesia).
8. Certifique-se de que o ácido desoxicólico tenha sido colocado dentro dos frascos de 1 mL, com auxílio de uma agulha de grande calibre (18 ou 21 G), e substitua a agulha por outra de calibre 30 ou 32 G e 1,27 cm (0,5') de comprimento. Não dilua o ácido desoxicólico.
9. Usando a grade (tatuagem temporária), injete 0,2 mL na gordura pré-platismal imediatamente adjacente a cada ponto, para evitar que o paciente adquira uma tatuagem permanente. O código de cores o ajudará a lembrar onde não foi tratado. Garanta que a área não marcada não seja tratada, representando o espaço entre o ângulo mandibular e 1 a 1,5 cm abaixo dele, para assim evitar a lesão ao nervo mandibular marginal.
10. Garanta que as injeções sejam aplicadas no coxim pré-platismal, uma vez que as injeções superficiais podem levar à ulceração da pele.
11. Uma vez tratada a área, aplique gelo sobre ela. Para remover facilmente a tatuagem temporária, é possível colocar gaze umedecida em álcool entre a pele tratada e a compressa de gelo. Isso removerá com facilidade a grade, sem necessidade de esfregação.
12. Para pacientes injetados com anestesia local, explique que eles poderão apresentar alterações temporárias no movimento do músculo ao redor da boca, secundariamente à lidocaína. Isso será resolvido em poucas horas ou até antes. Seja qual for o anestésico local usado, avalie o sorriso e o inchaço, para garantir que o nervo mandibular marginal não tenha sido afetado, e que o paciente não tenha disfagia.
13. Reveja com o paciente as expectativas pós-operatórias, incluindo o potencial de inchaço, dor, equimose, entorpecimento, eritema e formação de nódulos. Tudo isso é temporário.
14. O paciente pode continuar aplicando gelo e tomando analgésicos comuns para controlar a dor e o desconforto.
15. Os pacientes devem ser vistos em 4 a 6 semanas, para subsequente avaliação e tratamento.

Leituras Sugeridas

Baker DC, Stefani WA, Chiu ES. Reducing the incidence of hematoma requiring surgical evacuation following male rhytidectomy: A 30-year review of 985 cases. Plast Reconstr Surg. 2005;116(7):1973-1985, discussion 1986-1987

Brown E, Perrett DI. What gives a face its gender? Perception. 1993;22(7):829-840

Duncan DI, Hasengschwandtner F. Lipodissolve for subcutaneous fat reduction and skin retraction. Aesthet Surg J. 2005;25(5):530-543

Hatef DA, Koshy JC, Sandoval SE, Echo AP, Izaddoost SA, Hollier LH. The submental fat compartment of the neck. Semin Plast Surg. 2009;23(4):288-291

Hoffmann K, Rubin MG, Goodman G, et al. Reductions in submental fat achieved with ATX-101 (deoxycholic acid) are maintained over time. Presented at: 13th Aesthetic & Anti-Aging Medicine World Congress; Monte Carlo, Monaco, March 26-28, 2015

Jones DH, Carruthers J, Joseph JH, et al. REFINE-1, a multicenter, randomized, double-blind, placebo-controlled, phase 3 trial with ATX-101, an injectable drug for submental fat reduction. Dermatol Surg. 2016;42(1):38-49

Keaney T. Male aesthetics. Skin Therapy Lett. 2015;20(2):5-7

Kilmer SL, Burns AJ, Zelickson BD. Safety and efficacy of cryolipolysis for non-invasive reduction of submental fat. Lasers Surg Med. 2016;48(1):3-13

Mayrovitz HN, Regan MB. Gender differences in facial skin blood perfusion during basal and heated conditions determined by laser Doppler flowmetry. Microvasc Res. 1993;45(2):211-218

Montagna W, Ellis RA. Histology and cytochemistry of human skin. XIII. The blood supply of the hair follicle. J Natl Cancer Inst. 1957;19(3):451-463

Pilsl U, Anderhuber F. The chin and adjacent fat compartments. Dermatol Surg. 2010;36(2):214-218

Rotunda AM, Kolodney MS. Mesotherapy and phosphatidylcholine injections: Historical clarification and review. Dermatol Surg. 2006;32(4):465-480

Rotunda AM, Avram MM, Avram AS. Cellulite: Is there a role for injectables? J Cosmet Laser Ther. 2005;7(3-4):147-154

Rotunda AM, Suzuki H, Moy RL, Kolodney MS. Detergent effects of sodium deoxycholate are a major feature of an injectable phosphatidylcholine formulation used for localized fat dissolution. Dermatol Surg. 2004;30(7):1001-1008

Thayer ZM, Dobson SD. Sexual dimorphism in chin shape: Implications for adaptive hypotheses. Am J Phys Anthropol. 2010;143(3):417-425

Thuangtong R, Bentow JJ, Knopp K, Mahmood NA, David NE, Kolodney MS. Tissue-selective effects of injected deoxycholate. Dermatol Surg. 2010;36(6):899-908

Yagima Odo ME, Cucé LC, Odo LM, Natrielli A. Action of sodium deoxycholate on subcutaneous human tissue: Local and systemic effects. Dermatol Surg. 2007;33(2):178-188, discussion 188-189

CAPÍTULO 45

Laser e Tratamentos à Base de Energia em Homens

Jeremy A. Brauer* ▪ Zachary Schwager*
Daniel A. Belkin ▪ Roy G. Geronemus

Resumo

Este capítulo detalha as aplicações cosméticas comuns dos *lasers* e terapias relacionadas em homens. Isso inclui a remoção de pelos a *laser*, remoção de tatuagem, e tratamentos de rosácea, danos causados pelo Sol e cicatrizes de acne. O tensionamento não cirúrgico da pele, bem como o contorno corporal e a redução de gordura não cirúrgica, também estão inclusos. A anatomia específica de cada sexo, a fisiologia cutânea, as patologias e os objetivos do tratamento são considerações importantes na seleção do tratamento para pacientes do sexo masculino. As abordagens descritas neste capítulo tendem a ser altamente requisitadas entre os pacientes de cosmética masculina, os quais constituem uma fatia crescente do mercado cosmético não cirúrgico.

Palavras-chave: estética, contorno corporal, cosmético, criolipólise, redução de gordura, *laser*, homens, fotoenvelhecimento, fotorrejuvenescimento, radiofrequência, rosácea, tensionamento da pele, remoção de tatuagem, ultrassom.

Introdução

Em 2015, o número de procedimentos cosméticos, tanto cirúrgicos como não cirúrgicos, continuava subindo e um total de cerca de 13 milhões de procedimentos eram realizados. Isso corresponde a um aumento de 39% em relação aos 4 anos anteriores.[1] Em meio a esse *boom*, os procedimentos não cirúrgicos ou minimamente invasivos ultrapassaram significativamente as abordagens cirúrgicas. Os procedimentos não cirúrgicos aumentaram em 44% no decorrer dos últimos 5 anos, em comparação ao acréscimo de 17% no número de procedimentos cirúrgicos, com o *laser* e as tecnologias relacionadas ao *laser* contribuindo para uma porção substancial dessa estimativa.[1]

Embora sejam mais tradicionalmente buscados sobretudo por pacientes do sexo feminino, a demanda por tais procedimentos cosméticos, está crescendo entre os pacientes do sexo masculino. Os homens representam apenas cerca de 10% dos pacientes de dermatologia cosmética, entretanto, nos últimos 20 anos, observou-se um aumento de 300% no número de procedimentos cosméticos realizados em homens.[1,2] Dados da American Society of Plastic Surgeons mostram que, entre 2014 e 2015, houve um aumento substancial no número de homens submetidos a procedimentos não cirúrgicos de rejuvenescimento da pele a *laser*, remoção de pelos, eliminação de gordura e remoção de tatuagem.[1]

A natureza minimamente invasiva, os resultados sutis e o tempo de inatividade mínimo da maioria das terapias à base de *laser* e de luz faz com que essa seja uma modalidade atraente para pacientes do sexo masculino, os quais tendem a ser mais conservadores do que as mulheres no que se refere aos procedimentos cosméticos.[3] A terapia a *laser* também é atraente para os homens devido ao risco diminuído de feminização da face, como se pode observar com os injetáveis. O crescente conhecimento dos procedimentos disponíveis e a aceitabilidade social dos procedimentos cosméticos entre os homens também contribuem para esse aumento.

Com a proporção cada vez maior de pacientes cosméticos do sexo masculino, será importante que os profissionais reconheçam a anatomia distinta, a fisiologia cutânea e as metas do tratamento dessa demografia. O presente capítulo revisará esses tópicos em sua aplicação nas terapias a *laser* e fototerapias, bem como detalhará a gama de outras tecnologias baseadas em energia disponíveis atualmente em uso.

---

* Co-primeira autoria.

Anatomia e Fisiologia Cutânea em Homens

A pele é altamente influenciada e metaboliza ativamente os hormônios sexuais, incluindo o estrógeno e a testosterona. Diferenças nos níveis de hormônios sexuais na pele dos homens *versus* mulheres contribuem para as diferenças na fisiologia cutânea e microestrutura da pele observadas entre os sexos.[4,5] Tais diferenças devem ser consideradas ao usar procedimentos cutâneos à base de energia.

A face masculina exibe uma pele mais espessa (tanto a epiderme como a derme) e uma densidade maior de colágeno dérmico, em comparação à face feminina.[5] Entretanto, os homens têm menos tecido adiposo subcutâneo, o que, aliado aos músculos de expressão facial mais fortes, contribui para rítides mais proeminentes do que nas mulheres.[2,6] Estudos confirmam que, seja qual for a idade, os pacientes do sexo masculino aparentam ter mais idade do que as mulheres na mesma faixa etária.[7,8,9]

Músculos maiores e mais fortes, bem como a pele mais grossa, implicam que os homens podem precisar de doses mais altas de energia luminosa para alcançar determinado resultado cosmético. Outra implicação é que os homens podem ser mais propensos a tolerar doses maiores. Green e colaboradores notaram que os homens desenvolvem menos edema e eritema do que as mulheres, após a terapia não ablativa fracionada;[3] e a nossa percepção foi a mesma. Outro estudo também sugeriu que mais sessões de tratamento para tatuagem são necessárias para os homens, em comparação às mulheres[10] — embora isso não tenha sido constatado em nossa prática. Informalmente, os pacientes do sexo masculino também parecem demorar mais do que as mulheres para buscar tratamento; as mulheres são mais receptivas a medidas preventivas.

Em adição, estudos com Doppler demonstraram um fluxo sanguíneo arterial facial maior nos homens do que nas mulheres de idade correspondente.[11] Isso, talvez, esteja relacionado aos pelos terminais e seu suprimento sanguíneo associado.[12] Os homens têm maior densidade de pelos terminais grossos não só na face como também no tronco e nos membros.[13] Como resultado do suprimento vascular cutâneo aumentado, alguns estudos demonstraram maior incidência de equimoses em pacientes do sexo masculino em seguida aos procedimentos a *laser*.[14]

Os profissionais também devem saber que uma densidade aumentada de pelos terminais pode levar à destruição incidental de pelos faciais durante o tratamento a *laser* de outros alvos localizados na face e pescoço. Nessas áreas, é preciso ter cuidado com as pulsações mais longas e monitorar a ocorrência de eritema perifolicular, que pode ser um sinal de dano folicular.

Além da densidade de pelos e espessura do colágeno aumentadas, a pele facial masculina também apresenta maior densidade de glândulas écrinas e sebáceas. Esses apêndices mostram atividade aumentada nos homens, secretando mais suor e sebo do que nas mulheres.[4] As glândulas sebáceas mais ativas e densamente posicionadas podem explicar a maior incidência de rinofima em pacientes do sexo masculino.[15]

Por fim, a distribuição de gordura subcutânea difere entre homens e mulheres. Os homens tendem a desenvolver depósitos de gordura subcutânea sobre a região central do abdômen e do tórax. Por outro lado, as mulheres tendem a desenvolver mais gordura subcutânea sobre as nádegas e coxas.[16] Muitos homens desenvolvem aumento de gordura visceral, o que pode levar à projeção abdominal e não pode ser alvo de abordagens invasivas ou não invasivas.

As variações supramencionadas na anatomia e na fisiologia, em adição aos diversos fatores psicossociais discutidos, impõem um conjunto singular de considerações clínicas no cuidado dos pacientes cosméticos masculinos.

Aplicações Cosméticas Comuns do *Laser* e Terapias Relacionadas em Homens

Remoção de Pelos a *Laser*

A remoção de pelos a *laser* está entre os procedimentos cosméticos mais populares e rapidamente em ascensão entre os homens. Em 2015, a remoção de pelos a *laser* foi realizada em 130.142 homens[1] — um aumento influenciado pela mudança na percepção dos pelos corporais masculinos e pela ampliação do conhecimento acerca dos tratamentos disponíveis.[2] As áreas mais comumente tratadas incluem a área da barba, tórax, dorso e parte superior dos braços.[17]

A remoção de pelos a *laser* é baseada na fototermólise seletiva da melanina na diáfise do pelo. À medida que o cromóforo absorver os fótons dirigidos, estes são convertidos em calor. Quando transmitido em pulsos de longa duração, esse calor é propagado e causa lesão térmica no bulbo e protuberância capilar.[18,19] Existem numerosas técnicas para remoção de pelos indesejados, contudo, a remoção de pelos a *laser* proporciona uma abordagem rápida, bem tolerada e permanente.

A melanina exibe um pico de absorção intenso na faixa aproximada de 400 a 1.000 nm.[20] No limite inferior desse espectro, a absorção da melanina é alta o suficiente para trazer risco de dano epidérmico e resultante cicatrização fibrótica ou despigmentação aos pacientes com pele escura.[19] A relativa preservação da epiderme pode ser alcançada a comprimentos de onda visíveis mais longos e próximos ao infravermelho, os quais penetram mais profundamente. No entanto, a capacidade de tratar pelos mais finos, que geralmente são menos densos com cromóforo, diminui nesses comprimentos de onda maiores.[19,21]

Vários tipos de dispositivos a laser e luz são usados para a remoção de pelos, e cada um deles pode proporcionar tanto vantagens como desvantagens, dependendo das características do paciente tratado. Foi demonstrado que as modalidades com diodo, rubi, alexandrita, neodímio:granada de ítrio-alumínio (Nd:YAG), e luz intensa pulsada são seguras e efetivas para depilação a laser em homens.[21] Apesar de raramente usado para remover pelos, o laser de rubi, operando a um comprimento de onda de 694 nm, comprovadamente proporciona até 20-60% de eliminação de pelos após um único tratamento.[22,23] Assim como com o laser de alexandrita, discutido adiante, existe a preocupação de que o comprimento de onda mais curto desse laser pode atacar a melanina epidérmica em pacientes com pele mais escura e, assim, causar queimaduras, hiperpigmentação ou hipopigmentação.[23]

O laser de alexandrita comumente é utilizado na remoção de pelos a laser em pacientes de compleição mais clara (tipos de pele de Fitzpatrick, FST 1-3).[24] A um comprimento de onda de 755 nm, é possível que a melanina epidérmica seja atacada, com um risco teórico de despigmentação resultante em pacientes com pele mais escura. Entretanto, estudos mais recentes demonstraram que o laser de alexandrita é seguro para usar em pacientes FST 4-6, com uma taxa de complicações de apenas 2% associada ao uso de durações de pulso maiores.[25] Entretanto, pacientes com pele de tipo 6 apresentaram uma incidência significativamente maior de eventos adversos, de modo que é melhor evitar o uso do laser de alexandrita nessa população.[25] Como esse laser ataca fortemente a melanina, pode ser útil para o tratamento de pelos velo mais finos, os quais são bem menos densamente pigmentados.[26]

O laser de Nd:YAG (1.064 nm) continua sendo uma abordagem segura e bem testada para a remoção de pelos em pacientes de todos os tipos de pele, inclusive FST 4-6.[23] O comprimento de onda 1.064 nm penetra mais profundamente e ataca a melanina com avidez um pouco menor, conferindo alguma proteção epidérmica. Isso faz com que o risco de hipopigmentação em peles escuras seja bem menor do que com lasers de rubi ou alexndrita.[23] Um estudo recente conduzido por nosso grupo investigou o uso do laser Nd:YAG no tratamento de pacientes com pele FST 3-6 e não observou nenhum incidente de despigmentação, formação de cicatriz fibrosa ou outras complicações a longo prazo.[27]

Os dados de comparação direta da eficácia de vários lasers são limitados, e diferentes parâmetros (duração do pulso, fluência e tamanho do spot) são usados em estudos distintos. Entretanto, vários estudos clínicos comparam diretamente os lasers de rubi, alexandrita e Nd:YAG,[22,23,28] e os resultados tendem a mostrar que os lasers de rubi e alexandrita são mais efetivos na remoção de pelos, enquanto o laser de Nd:YAG produz incidências menores de eventos adversos.

Os dispositivos de luz intensa pulsada emitem luz contendo uma banda larga de comprimentos de onda (590-1.200 nm) que podem excitar múltiplos cromóforos.[29] Os comprimentos de onda emitidos podem ser selecionados com base no tipo de pele do paciente, e também conforme o cromóforo-alvo.[21] Comprimentos de onda maiores e um número aumentado de pulsos por sequencia são usados em peles de tom mais escuro.[30] A necessidade de um gel resfriador, o contato direto da sonda com a pele e a ausência de eritema perifolicular como ponto de término clínico torna esse dispositivo mais complexo para uso na remoção de pelos. Não é seguro para peles mais escuras, e o risco de queimadura é relativamente alto.

Recentemente, o laser diodo ganhou popularidade na remoção de pelos e essa tecnologia pode ser útil para o tratamento de amplas áreas de pele, como o tórax e o dorso, que é uma solicitação frequente dos homens. Estudos clínicos demonstraram que o desempenho do laser de 810 nm é favorável, em comparação ao de outros lasers usados na remoção de pelos.[31,32]

As versões modernas do laser diodo empregam zonas de tratamento maiores, pulsos curtos de rápida duração, e fluência de baixa energia, para proporcionar um procedimento mais confortável e breve e, ao mesmo tempo, preservar a eficácia. Os dispositivos novos também utilizam pressão negativa no cabeçote do aparelho, de modo a estirar a pele, diminuir a densidade de pelos e, assim, a quantidade de energia necessária para a fotólise dos pelos. Em adição, foi demonstrado que o laser diodo é seguro para usar em pacientes com tons de pele mais escuros.[33] Campos e colaboradores relataram que os pelos faciais parecem responder melhor ao laser diodo, em comparação aos pelos do corpo.[31]

O tratamento da pseudofoliculite barbae (PFB) consiste em uma importante aplicação terapêutica da remoção de pelos a laser em pacientes do sexo masculino. A PFB é um distúrbio folicular inflamatório comum em indivíduos com pelos grossos e crespos. Encravamento ou o barbear muito rente causa o crescimento do pelo para dentro e isso induz uma resposta inflamatória do tipo corpo estranho. A manifestação primária da PFB consiste no aparecimento de pápulas eritematosas e pústulas na barba ou em outras áreas com pelos terminais-barba. Na presença de inflamação crônica, pode haver hiperpigmentação, hipopigmentação e cicatrização fibrótica, o que pode ser cosmeticamente desfigurante.[34] A acne queloide da nuca (AQN) é um processo similar que ocorre no couro cabeludo da região occipital e na região cervical posterior, resultando enfim em placas e pápulas queloides.[35] A adequação dos hábitos de barbear e o uso de medicações tópicas geralmente falham em controlar essas condições, sobretudo em pacientes que precisam continuar a se barbear por motivos sociais ou profissionais. Sendo assim, a remoção de pelos a *laser* pode ser considerada para um tratamento mais efetivo e permanente.

Ambas, PFB e AQN são muito mais frequentes em pacientes com pele de tom mais escuro, tornando a remoção de pelos mais desafiadora. A luz de comprimento de onda mais longo, próximo ao espectro infravermelho, mais especificamente de 1.064 nm, é preferida para proteger o pigmento epidérmico. Múltiplos estudos demonstraram uma incidência diminuída de pápulas e pústulas, bem como a redução da cicatrização fibrótica e da hiperpigmentação, com o uso de Nd:YAG.[36] Estudos recentes também confirmaram que o *laser* diodo é seguro e efetivo para melhorar tanto a PFB como a AQN em pacientes com fototipos cutâneos 1-4.[37,38]

Remoção de Tatuagem

Entre 2014 e 2015, o número de homens em busca de remoção de tatuagem aumentou em quase 50%, subindo de 8.000 casos em 2014 para 15.000 caos em 2015.[1] O recente desenvolvimento da tecnologia do *laser* de picossegundo aumentou a efetividade e diminuiu o número de tratamentos necessários para remoção de tatuagens, em comparação à tecnologia Q-*switched* de nanosegundo tradicional[39] (**Fig. 45.1**). Acredita-se que a remoção de tatuagens a *laser* se baseia no mesmo princípio da fototermólise, com as partículas dos pigmentos de tatuagem absorvendo a energia luminosa de acordo com seu pico de absorção química. A energia absorvida causa uma drástica elevação da temperatura da partícula da tatuagem, induzindo fragmentação. A fragmentação fotoacústica também atua, em especial nos dispositivos de picossegundo.[40,41] Ocorre quando pulsos de duração muito curta geram ondas acústicas no tecido circundante, as quais fraturam e fragmentam ainda mais as partículas de pigmento. Uma vez fragmentado em partículas menores, o pigmento de tatuagem é depurado pelo sistema reticuloendotelial.[41]

O tipo de *laser* usado para a remoção de tatuagens depende da cor do pigmento-alvo. Os comprimentos de onda de luz mais comumente usados para remover tatuagens são:

- 5 nm (alexandrita), para as cores preta, verde, azul e violeta.
- 1.064 (Nd:YAG), para o preto e outras cores escuras (em especial na pele mais escura).
- 2 nm (Nd:YAG de dupla frequência), para as cores vermelho, laranja e amarelo.
- t (rubi), para preto, verde, azul e violeta.

Dois estudos recentes conduzidos por nosso grupo demonstraram os benefícios exclusivos da tecnologia do *laser* de picossegundo no tratamento de tatuagens contendo tintas azul, verde e amarela.[42,43] Essas cores de pigmento são classicamente mais recalcitrantes para tratar com a tecnologia mais antiga do *laser* Q-*switched*. Em um estudo, o *laser* com duração de pulso de picossegundo de 755 nm foi usado para tratar tatuagens contendo pigmentos azuis e/ou verdes, incluindo tatuagens nunca tratadas e previamente tratadas. Todas as tatuagens tratadas apresentaram entre 75 e 100% de depuração após uma ou duas sessões de tratamento. Não houve incidentes de cicatrização fibrótica ou alteração pigmentar residual, durante o seguimento.[42] Resultados semelhantes foram obtidos com tatuagens contendo pigmento amarelo, usando o *laser* de picossegundo de Nd:YAG de 532 nm de frequência dupla.[43]

Fotorrejuvenescimento

As modalidades baseadas no *laser* e na luz são empregadas no tratamento de rítides, despigmentação e fotoenvelhecimento, desde a década de 1980. A recobertura (*resurfacing*) a *laser* pode ser classificada de forma ampla em ablativa (destruição de toda a espessura da epiderme) ou não ablativa; a forma ablativa pode ainda ser subclassificada em fracionada ou não fracionada. A água tecidual é o cromóforo-alvo mais comum no fotorrejuvenescimento a *laser* dirigido aos queratinócitos epidérmicos, colágeno e vasculatura. Também pode ser usada a luz intensa pulsada, que consiste em uma ampla faixa de luz cujo alvo é, ao mesmo tempo, a hemoglobina e a melanina.

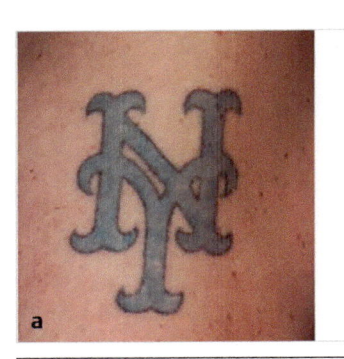

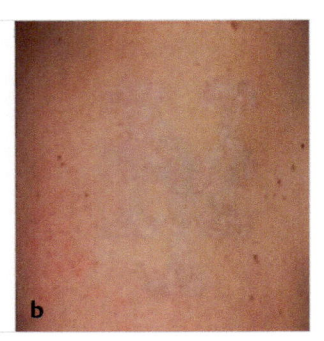

Fig. 45.1 Remoção de tatuagem. (**a**) Antes do tratamento com *lasers* de picossegundo de 755 e 1.064 nm; e (**b**) após 8 tratamentos. (Imagens fornecidas como cortesia por Laser & Skin Surgery Center of New York.)

Em nossa prática, um tratamento popular para homens é o *laser* de túlio de 1.927 nm não ablativo fracionado (Fraxel Dual, Valeant, Bridgewater, NJ). Esse *laser* não só promoveu melhora da aparência da pele enrugada, do tom da pele, dos poros e da pigmentação como também apresentou eficácia comprovada para ceratoses actínicas[44] (**Fig. 45.2**). Trata-se, portanto, de um tratamento cosmeticamente elegante para homens com doença de campo actínica, sobretudo em comparação a outras terapias tradicionais como quimioterapia tópica e terapia fotodinâmica. É possível que os homens sejam mais propensos do que as mulheres a apresentar danos actínicos significativos na face, pelo fato de tenderem menos a usar cremes ou maquiagem com protetor solar no decorrer de suas vidas.[45] Ainda, homens de pele clara com calvície padrão podem apresentar doença de campo significativa no couro cabeludo, em que a recobertura não ablativa fracionada provavelmente também é benéfica.

Os homens também podem buscar o rejuvenescimento cosmético em função do enrugamento, eritema e despigmentação associada ao fotodano. O tálio de 1.927 nm não ablativo é ideal para homens, por ser um procedimento rápido com resultados sutis e tempo de inatividade mínimo. O eritema aumentado, inchaço leve e descamação seca persistem por cerca de 4-5 dias.[46] A opção não ablativa com érbio-vidro de 1.550 nm (Fraxel Dual, Valeant, Bridgewater, NJ) é um pouco mais forte e profunda, bem como apropriada para fins de rejuvenescimento.

Para os homens que desejam atacar rítides ou a flacidez da pele, a recobertura mais aprofundada por terapia ablativa fracionada é disponibilizada, por exemplo, com *laser* de dióxido de carbono. Entretanto, a destruição da epiderme em toda a sua espessura prolonga o tempo de recuperação, de modo que a cicatrização da pele demora 7 a 10 dias, enquanto o eritema subsequente chega a durar 2 meses.[47] Tais efeitos, sobretudo o eritema prolongado, são especialmente desafiadores em pacientes do sexo masculino que tipicamente não usam maquiagem para disfarçá-lo e que podem se sentir mais estigmatizados por terem se submetido a um procedimento cosmético. Alguns médicos preferem incorporar luzes de diodos emissores de luz a 590 nm no pós-tratamento para minimização de eritema, especialmente em homens.[3] Qualquer procedimento de recobertura deve ser feito com cautela em peles de tipo 4 ou superior, devido ao risco de ganho ou perda de pigmento.[48]

A luz intensa pulsada também é usada para fotorrejuvenescimento e continua sendo uma abordagem não invasiva possível. Por consistir em uma banda larga de luz, tem como alvo os "vermelhos e marrons", e pode ser uma excelente escolha para poiquiloderma. Embora menos efetiva do que os tratamentos a *laser* mais dirigidos, pode ser atraente para homens que apreciam a ausência de necessidade de anestesia e a facilidade da abordagem "2 x 1" que serve tanto para a discromia quanto para o eritema. Em compensação, podem ser necessárias de quatro a seis sessões para a obtenção de resultados ótimos, todavia os resultados perceptíveis frequentemente são vistos após uma única sessão de *laser* fracionado. Não se mostrou benéfica para ceratoses actínicas, como no caso do tratamento não ablativo fracionado.

Acne Cicatrizante

Devido aos elevados níveis de andrógenos e o consequente aumento da produção de sebo e óleo, a incidência acne nodulocística cicatrizante é maior nos homens do que nas mulheres.[49] O tratamento das cicatrizes constitui uma parcela significativa do mercado cosmético masculino. Em um estudo conduzido por Narukar et al.,[46] um total de 44% de todos os pacientes do sexo masculino que receberam recobertura (*resurfacing*) fracionada com *laser* não ablativo Fraxel Restore a 1.550 nm buscavam tratamento para cicatrizes de acne, *versus* 32% por fotoenvelhecimento e rítides. Apenas 22% das mulheres foram tratadas para acne cicatrizante.[46]

Um *laser* fracionado de 1.550 nm (Fraxel Restore ou Fraxel Dual, Valeant, Bridgewater, NJ) é um dos dispositivos mais estudados e amplamente utilizados na recobertura não ablativa fracionada da pele, além de ser uma escolha popular para o tratamento da acne e outras cicatrizes em pacientes do sexo masculino. Adicionalmente, a capacidade de ajustar a fluência e a densidade na zona microtérmica possibilitam seu uso seguro em tipos de pele mais escuros,[46] todavia a cautela ainda é aconselhável.

Um estudo conduzido por nosso grupo investigou o uso de um *laser* de alexandrita de 755 nm com duração de pulso de picossegundo, equipado com lentes de difra-

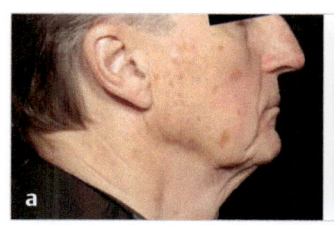

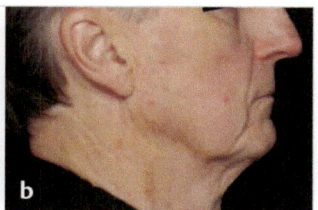

Fig. 45.2 Recobertura (*resurfacing*) para fotodano e ceratoses actínicas. (**a**) Antes do tratamento com recobertura não ablativa a 1.927 nm; e (**b**) 6 meses após o tratamento. (Imagens fornecidas como cortesia por Laser & Skin Surgery Center of New York.)

ção, na acne cicatrizante facial.⁵⁰ Após seis tratamentos, a satisfação do paciente e a mudança geral no volume cicatricial foram avaliadas. A maioria dos pacientes ficaram satisfeitos com as melhoras gerais na aparência e textura da pele. A análise tridimensional da cicatriz mostrou 24,3% de melhora, em média, no volume da cicatriz, que foram mantidos no decorrer dos 3 meses de seguimento. Em adição, o estudo incluiu pacientes com peles de fototipos 1 a 6 e demonstrou que o tratamento era seguro para uso com todos os tons de pele.⁵⁰

Uma tecnologia mais recentemente desenvolvida usada no tratamento da acne cicatrizante é o microagulhamento com radiofrequência. O Infini (Lutronic, Coreia) usa microagulhas isoladas que são inseridas na pele e propagam energia de radiofrequência apenas na derme. Isso protege a epiderme contra o dano eletrotérmico, embora em nossa prática o ar resfriado continue sendo usado para proporcionar maior proteção epidérmica. Um estudo recente envolvendo pacientes com cicatrizes de acne atróficas demonstrou melhora substancial na maioria dos pacientes.⁵¹ Esse estudo incluiu pacientes com FST 3-6 e falhou em mostrar diferenças quanto à segurança ou eficácia em comparação aos pacientes FST 1 e 2.⁵¹ Ademais, há evidência de que o microagulhamento com radiofrequência tem efeito sebo-supressor, sendo que estudos prospectivos demonstraram que esse é um tratamento viável para a acne vulgar ativa.⁵²

Telangiectasia, Eritema e Rinofima

A rosácea, em especial sua sequela desfigurante conhecida como rinofima, é uma preocupação cosmética significativa entre os homens. O rinofima é caracterizado por poros proeminentes e espessamento fibroso do nariz, muitas vezes com telangiectasia, pápulas e pústulas sobrepostas. Essa condição pode ter impacto psicológico significativo nos pacientes. Os homens são afetados de maneira desproporcional por essa condição, a uma razão de 30:1, comparativamente às mulheres, e a demanda por tratamento é alta.⁵³ O manejo pode ser desafiador e tipicamente envolve uma combinação de excisão de excesso de tecido por eletrosecção seguida de recobertura ablativa (**Fig. 45.3**). Nos casos mais brandos, a recobertura a *laser* pode ser usada como tratamento primário. Os *lasers* ablativos usados nessa abordagem incluem *lasers* de dióxido de carbono (10.600 nm) e ErbiuYAG (2.940 nm).⁵⁴

O eritema e as telangiectasia associadas à rosácea são secundários à vascularização aumentada da superfície e respondem fracamente a medicações tópicas ou sistêmicas.¹⁵ Para o eritema de fundo associado à rosácea, o *laser* de corante pulsado (595 nm) tem um histórico de eficácia. O alvo desse *laser* é a hemoglobina do sangue, e múltiplos estudos demonstraram melhora significativa (de até 80%) após 6 semanas.⁵⁵ Os autores constatam que as telangiectasias, que comumente afetam os homens na região em torno das asas nasais, respondem melhor ao tratamento com *laser* de Nd:YAG de 532 nm de dupla frequência e pulso longo (**Fig. 45.4**). Vasos maiores ou mais profundos podem ser tratados com Nd:YAG de 1.064 nm de pulso longo. O Excel V (Cutera, Brisbane, CA) é um sistema de *laser* ajustável que inclui esses dois comprimentos de onda em um único aparelho.

Tensionamento não Cirúrgico da Pele

Embora os procedimentos de *lifting* cirúrgicos sejam o padrão ouro dos tratamentos para flacidez da pele, requerem anestesia geral, envolvem complicações cirúrgicas, tempos de recuperação demorados e custos elevados. As técnicas não invasivas se tornaram extremamente populares por proporcionarem tempo reduzido de inatividade, perfil de risco menor e custos reduzidos. Os resultados mais sutis proporcionados por essas tecnologias também são atraentes para os pacientes do sexo masculino que preferem evitar a aparência de "trabalho feito". Graças à tremenda popularidade do tensionamento não cirúrgico da pele, houve uma explosão de desenvolvimento de novos dispositivos para esse tratamento.

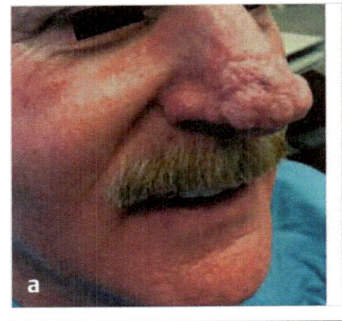

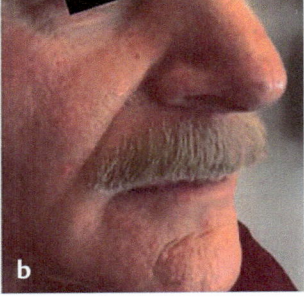

Fig. 45.3 Tratamento de rinofima. (**a**) Antes da eletrocirurgia, e (**b**) 3 meses após o procedimento. (Imagens fornecidas como cortesia por Laser & Skin Surgery Center of New York.)

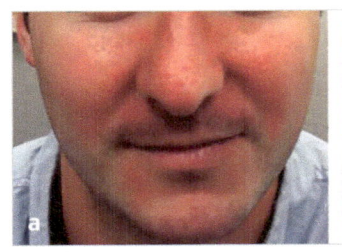

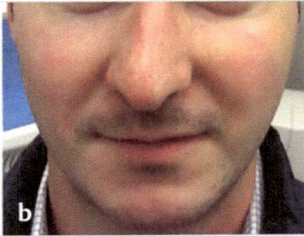

Fig. 45.4 Tratamento de vermelhidão facial. (**a**) Antes do tratamento com *laser* de corante pulsado e Nd:YAG de frequência dupla pulsado longo; e (**b**) 3 meses após o procedimento, aliado à tetraciclina oral. (Imagens fornecidas como cortesia por Laser & Skin Surgery Center of New York.)

A maioria desses aparelhos emprega o mesmo princípio, a saber o uso da energia para aquecer a derme e a subcútis, danificando o colágeno e o tecido conectivo nessas áreas, e assim induzindo o remodelamento tecidual e o tensionamento da pele.[56]

O tratamento a *laser* ablativo foi uma das primeiras técnicas a serem caracterizadas para promoção do tensionamento não cirúrgico da pele.[56] Embora os dispositivos não ablativos não apliquem energia suficiente na pele para reduzir significativamente a flacidez, os tratamentos a *laser* de dióxido de carbono ablativos, tanto fracionados como não fracionados, comprovadamente promovem certo grau de tensionamento da pele facial.[57] Por outro lado, os diferentes tipos de dispositivos de radiofrequência apresentam eficácia similar a dos dispositivos a *laser* usados no tratamento da flacidez da pele, porém com menos desconforto e menor tempo de inatividade.

Radiofrequência

Os aparelhos à base de radiofrequência representam a maioria das tecnologias para tensionamento não cirúrgico da pele aprovadas pelo FDA, com sete dispositivos atualmente sendo fabricados. Esses aparelhos atuam por meio da aplicação de uma corrente eletromagnética ao longo da derme, resultando no movimento de elétrons pelo tecido e na produção de calor (Lei de Ohm).[58] Esse calor causa desnaturação do colágeno dérmico e remodelamento de feridas, bem como aumento da produção de colágeno dos tipos 1 e 3. O consequente tensionamento da pele atinge o pico em cerca de 4 meses.[58,59] Como a energia luminosa não é usada, não é refletida nem absorvida pela melanina na epiderme. Isso garante a segurança no uso em todos os tipos de pele e, em certos casos, minimização do eritema e do tempo de recuperação no pós-procedimento. Vários estudos clínicos demonstraram a eficácia e tolerabilidade dos dispositivos de radiofrequência para rejuvenescimento da pele facial, cervical e corporal.[59,60,61] Os autores constatam que, em especial junto à linha da mandíbula masculina, essa modalidade frequentemente é efetiva quando combinada aos procedimentos de recobertura e preenchimento, para obter um perfil mais definido.

O Thermage CPT (Valeant, Bridgewater, NJ) é um dos dispositivos de radiofrequência mais usados e também um dos mais estudados. Numerosos estudos demonstram uma melhora clínica substancial nas linhas e na flacidez da pele.[60,61] O Thermage CPT é um aparelho de radiofrequência monopolar que utiliza pulsos de energia de radiofrequência para esquentar o colágeno dérmico, alternando com rajadas de resfriamento para minimizar a dor e prevenir danos à epiderme. Também é possível aplicar vibração com dispositivo manual e, assim, minimizar ainda mais o desconforto do paciente.[59]

Um estudo conduzido em 2016, por Fabi e colaboradores,[60] investigou a eficácia do uso do Thermage CPT no tratamento da flacidez facial e cervical em homens. Os pacientes foram avaliados em 1, 3 e 6 meses após uma única sessão de tratamento para a face e o pescoço. Em 1 mês de pós-procedimento, os pesquisadores notaram uma redução média de 20% na flacidez facial, em comparação ao basal. Aos 3 meses de seguimento, houve uma redução média de 17% em relação ao basal, a qual se manteve aos 6 meses. A maioria dos pacientes ficaram satisfeitos com os resultados. Entre os efeitos adversos observados, houve dor leve a moderada durante o tratamento (em média 4,4/10) e eritema ou edema no pós-tratamento em 75% dos pacientes. Aos 6 meses de seguimento, havia um eritema residual leve em 18% dos pacientes tratados. Não houve casos de queimadura, cicatrização fibrótica nem despigmentação.[60]

Ultrassom

A energia de ultrassom também pode ser empregada no tensionamento da pele quando aplicada em rajadas intensas e concentradas na derme e subcútis. A absorção dessa energia acústica resulta no aquecimento do tecido e produz zonas de dano térmico tecidual junto ao feixe de energia concentrado. A profundidade e o volume de dano tecidual dependem da profundidade do foco e das características da energia do ultrassom (p. ex., intensidade e frequência). A epiderme é totalmente preservada.

O Ulthera (Merz, Raleigh, NC) é um dispositivo de ultrassom aprovado pelo FDA para uso no tensionamento não invasivo da pele. Em 2009, o Ulthera foi aprovado para uso no *lifting* não invasivo da sobrancelha; em 2012, seu uso foi aprovado para o *lifting* da área submentual e do pescoço. Em um estudo cego usando o Ulthera na face e no pescoço, 80% dos pacientes apresentaram melhora do basal, sendo que a maioria apresentou melhora moderada.[62] Em média, o nível de dor relatado foi 3 em 10. Por outro lado, variações na dor relatada pelo paciente foram relatadas em outros estudos, com uma análise relatando 14% dos pacientes com dor acima de 7 em 10.[62,63] Alterações recentes nos níveis de energia e no protocolo foram implementadas com o intuito de aumentar o conforto do paciente (**Fig. 45.5**).

Laser e Dispositivos Relacionados na Redução Não Cirúrgica da Gordura e no Contorno Corporal

Além de tratar e tensionar a pele, as tecnologias baseadas no *laser* e na energia estão sendo usadas para atacar a gordura subcutânea em aplicações não invasivas de con-

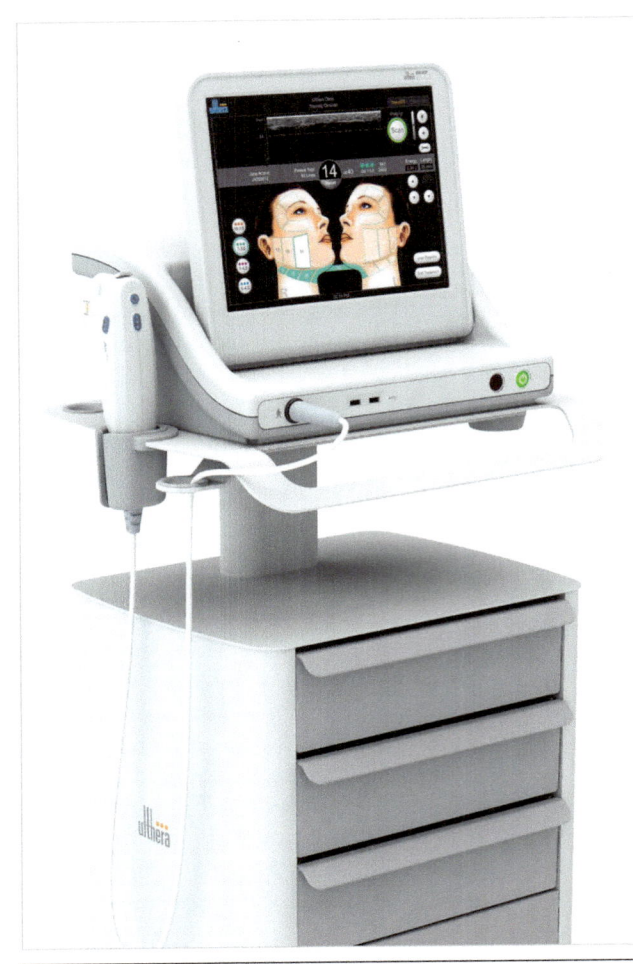

Fig. 45.5 Imagem oblíqua do sistema com monitor Amplify. (Ulthera, Ultherapy e Cellfina são marcas registradas da Ulthera.)

torno corporal. Fontes de energia térmica, de radiofrequência e acústica estão sendo, todas, empregadas com essa finalidade. Tais procedimentos atualmente estão entre os mais buscados pelos homens dentre os procedimentos cosméticos. Diferente dos tradicionais procedimentos invasivos de contorno corporal, como a lipoaspiração, as técnicas não invasivas são mais rápidas e proporcionam um tempo de inatividade pós-procedimento mínimo.[64] Do mesmo modo, os resultados tendem a ser mais sutis e a proporcionar uma aparência mais natural, o que é atraente para os pacientes do sexo masculino.

Os dados mostram que o abdômen e os flancos são as áreas mais requisitadas para tratamento pelos homens. O torso em forma de "V" é considerado ideal, baseando-se nos padrões gerais, com os ombros mais largos do que a cintura. De modo específico, foi demonstrado que a "proporção de ouro" de aproximadamente 1,1618 por 1 é a mais esteticamente agradável.[65]

Em geral, os homens tendem a acumular mais gordura na região anterior do tórax e na região central do abdômen; nas mulheres, por outro lado, a gordura geralmente se distribui nas coxas e nádegas. Em adição, foi demonstrado que os homens desenvolvem adiposidade abdominal mais cedo na vida.[66] Os homens também coletam gordura visceral, intra-abdominal e abdominal mais precocemente e em maior extensão do que as mulheres.[67] Ao aconselhar os pacientes, é importante explicar que a gordura visceral não pode ser abordada com a tecnologia de contorno corporal atualmente disponível.

Dispositivos de Radiofrequência

Os dispositivos à base de radiofrequência constituem a maior parte da tecnologia não invasiva de contorno corporal aprovada pelo FDA. Quando usada no contorno corporal, redução da gordura subcutânea e redução da celulite, a energia de radiofrequência é dirigida mais profundamente na derme e no tecido conectivo subcutâneo.[68] Os dispositivos de contorno de radiofrequência atualmente disponíveis incluem VelaSmooth, VelaShape (Syneron, Irvine, CA), Thermage (Valeant, Bridgewater, NJ), Accent (Alma Lasers, Buffalo Grove, IL), e TiteFX (Invasix, Yokneam, Israel).

Os dispositivos VelaSmooth e VelaShape operam combinando energia infravermelha com energia de radiofrequência bipolar acoplada à sucção. A adição da energia infravermelha fornece um componente de tensionamento cutâneo via dano tecidual controlado na derme.[69] O dispositivo causa ainda redução da célula adiposa.[68] A adição da sucção tecidual diminui a quantidade de energia requerida, além de estimular de maneira independente a formação de colágeno novo.[69] Os resultados clínicos incluem diminuição do volume de gordura subcutânea, circunferência abdominal e distensão de outras superfícies corporais.[70,71,72] Como o VelaSmooth e o VelaShape são os dispositivos de contorno corporal por radiofrequência mais antigos no mercado, sua eficácia é sustentada por extensivos dados revisados por pares existentes sobre ambos.

O Thermage e o Accent, discutidos anteriormente no tensionamento da pele, também encontraram aplicações no contorno corporal. Em 2006, o FDA aprovou uma "indicação corporal" para o Thermage, enquanto o Accent teve sua aprovação para uso corporal em 2009. Ambos são dispositivos de radiofrequência monopolar que não usam sucção nem energia luminosa auxiliar.[69] Vários estudos histopatológicos, baseados em imagem de ressonância magnética (RM) e clínicos demonstraram a eficácia da radiofrequência monopolar na redução da celulite e da gordura subcutânea.[68,73,74,75] O suposto mecanismo de ação envolve a lise da célula adiposa, com efeitos clínicos mais perceptíveis em 4 a 6 meses após o tratamento.[74]

O aparelho de contorno corporal à base de radiofrequência mais recentemente aprovado é o TiteFX, que usa radiofrequência acoplada à sucção para pré-aquecer a derme e a gordura subcutânea. Quando a temperatura ótima da epiderme é detectada por um monitor no dispositivo de sucção, um pulso de energia de radiofrequência de alta voltagem é aplicado ao tecido subcutâneo levando à eletroperfuração e subsequente morte dos adipócitos no decorrer das semanas seguintes.[76] Diferente de outras modalidades de radiofrequência, esse dispositivo auxilia na destruição dos adipócitos, e não no encolhimento, o que promove reduções de circunferência e melhora da celulite mais permanentes.[76]

Laser Diodo

Em maio de 2015, o FDA aprovou um dispositivo baseado em *laser* diodo—o SculpSure (Cynosure, Westford, MA) — para redução não invasiva da gordura. O SculpSure usa um *laser* diodo de ondas contínuas de 1.060 nm, para aquecer o tecido adiposo subdérmico a uma temperatura entre 42 e 47°C, com aquecimento mínimo da epiderme. Um componente de resfriamento por contato aumenta o conforto do paciente enquanto o *laser* é aplicado durante um intervalo de tratamento de cerca de 25 minutos. Um estudo multicêntrico conduzido em 2015 mostrou eficácia e tolerabilidade com o uso do dispositivo nos flancos, observando resultados em 6 a 12 semanas.[77] Acredita-se que o mecanismo de ação envolva o catabolismo e perfuração da célula adiposa, resultando em seu encolhimento[77] (**Fig. 45.6**).

Outro aparelho com *laser* diodo é o Zerona (Erchonia Medical, Melbourne, FL), que usa um *laser* diodo de 634 nm para atacar a gordura subcutânea e o tecido conectivo. Estudos histológicos mostram que uma exposição de 6 minutos à energia de 10 mW do *laser* diodo de 635 nm criou 99% de liberação de gordura do tecido adiposo obtido por coleta de amostras de abdominoplastia.[78] Em adição, várias séries clínicas demonstraram resultados satisfatórios. Em um estudo duplo cego e controlado com placebo, envolvendo 35 pacientes, os participantes apresentaram reduções médias de 2,5 cm na circunferência da cintura; 2,7 cm no quadril; e 2,1 cm em torno das coxas.[79,80]

Criolipólise

A última modalidade de contorno corporal popular envolve a exposição dirigida ao frio. Essa tecnologia, conhecida como criolipólise, envolve a inflamação induzida pelo frio e a apoptose das células adiposas subcutâneas. As células necróticas subsequentemente são depuradas pelo sistema imune, o que resulta em diminuição do volume de gordura em cerca de 3 meses após o tratamento.[81,82] Pesquisas demonstraram que as células adiposas são mais sensíveis à apoptose induzida pelo frio, e que a gordura clínica pode ser atacada sem danos à epiderme.[81]

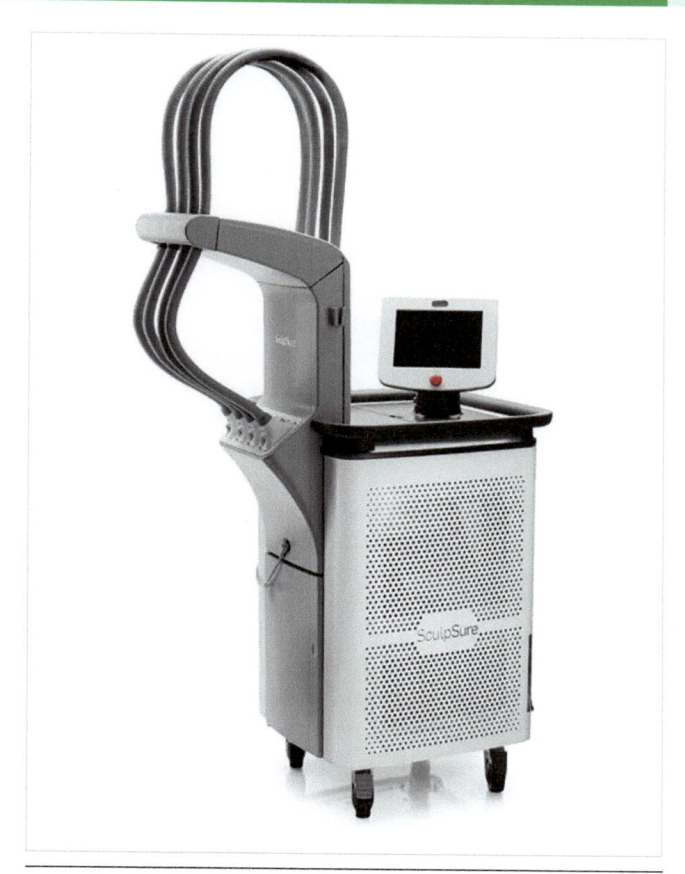

Fig. 45.6 Aparelho SculpSure para redução não invasiva de gordura. (Imagem cedida como cortesia por Cynosure.)

O CoolSculpting (ZELTIQ Aesthetics, Pleasanton, CA) foi aprovado pela primeira vez em 2010, para uso na redução da gordura nos flancos e no abdômen, duas áreas de tratamento atraentes para os homens. Subsequentemente, várias outras áreas foram aprovadas, incluindo o aplicador CoolMini para repleção submentual. Atacar a gordura submentual pode definir ainda mais a linha mandibular em pacientes do sexo masculino. Outro uso específico da criolipólise em pacientes do sexo masculino consiste no tratamento da pseudoginecomastia, a ampliação das mamas masculinas devido ao excesso de gordura subcutânea. Singh *et al.*[64] mencionam que este pode ser um tratamento efetivo para homens que relutam em se submeter à lipoaspiração.[64]

O dispositivo emprega um aplicador em forma de xícara contendo duas placas de resfriamento. O tecido é puxado para dentro do aplicador por pressão a vácuo, e os elementos termoelétricos das placas de resfriamento esfriam o tecido até uma temperatura específica. Uma aplicação requer cerca de 45 minutos de tratamento, após o qual o paciente tipicamente não exibe eritema, dor nem inchaço pós-procedimento significativos. Resultados perceptíveis podem ser vistos após um único tratamento, em áreas como os flancos, abdômen e área submentual. Entretanto, áreas mais espessas como o dorso, coxas e nádegas podem requerer tratamentos mais demorados, bem como um número maior de tratamentos. É necessário um intervalo de pelo menos 8 semanas entre as sessões de tratamento.[69]

A maioria dos estudos indicam um alto grau de satisfação dos pacientes com o tratamento dos flancos e do abdômen, rendendo um índice de satisfação do paciente de até 73% após um único tratamento. Um amplo estudo multicêntrico retrospectivo, envolvendo 518 indivíduos, empregou questionários, fotografias e medidas de paquímetro obtidas de pacientes para medir os desfechos alcançados em indivíduos submetidos à criolipólise.[83] Os resultados deste estudo mostraram que até 86% dos indivíduos tinham melhorado, com a maior eficácia observada nas áreas do abdômen, dorso e flanco.[83] Pequenos estudos empregando fotografia para monitoramento de sítios por até 5 anos após o tratamento revelam uma perda duradoura de gordura independente de alterações no peso corporal.[84] Provas de função hepática realizadas após o tratamento não mostram alterações nos níveis séricos de lipídios.[84,85]

Os efeitos colaterais mais comuns do tratamento incluem eritema transitório, equimose e entorpecimento no sítio de tratamento; essas manifestações tipicamente são resolvidas em 2 semanas de tratamento. Um efeito colateral raro notável é a hiperplasia adiposa paradoxal, na qual uma área de gordura tratada sofre aumento paradoxal após o tratamento. Foram descritos 33 casos dessa manifestação, que parece ocorrer em cerca de 6 meses após o tratamento e é mais comum em pacientes do sexo masculino.[86] Pode ser benéfico alertar os pacientes quanto a esse efeito colateral raro (**Fig. 45.7**).

Conclusão

A demanda por procedimentos cosméticos da parte de pacientes do sexo masculino continuará crescendo, e os profissionais devem estar sintonizados com as considerações fisiológicas e psicossociais singulares da prestação de cuidados para homens, e com as numerosas opções disponíveis para pacientes do sexo masculino. Dada a natureza rápida, não invasiva, efetiva e discreta das tecnologias à base de *laser* e energia, abordagens como as descritas neste capítulo estarão em alta demanda entre pacientes cosméticos masculinos. As metas sexo-específicas e as modificações no tratamento para pacientes do sexo masculino ainda estão sendo exploradas e definidas. Tais aprimoramentos serão essenciais para o acesso seguro e efetivo ao mercado de cosméticos masculinos em expansão.

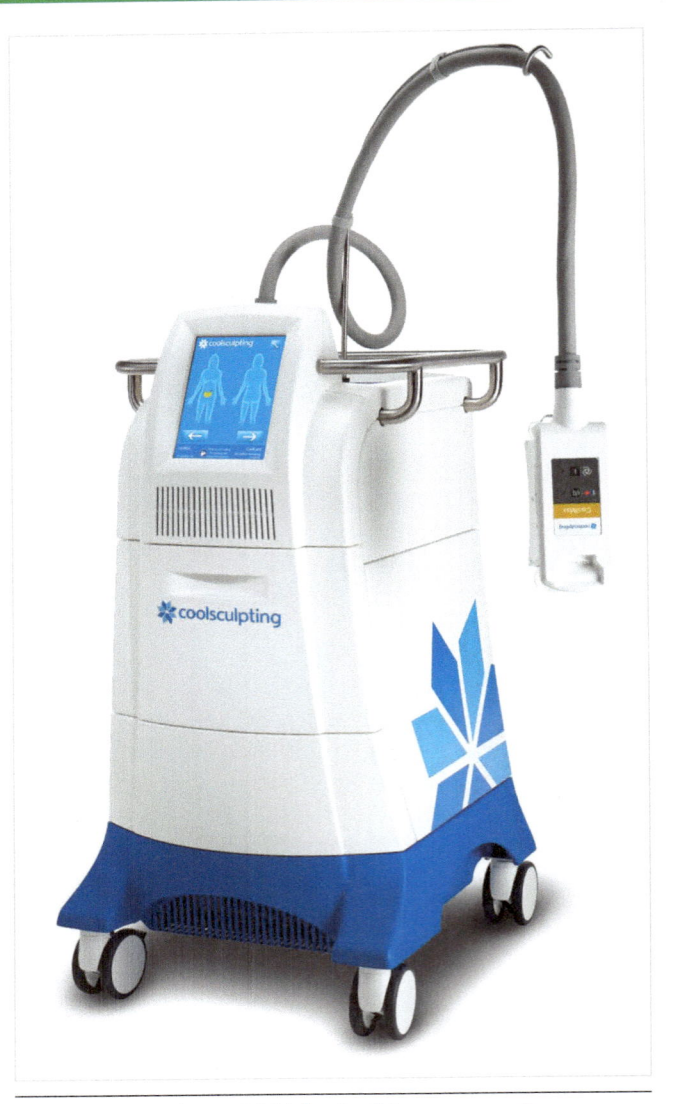

Fig. 45.7 Control Unit-3Q Right-CoolMax, um aparelho CoolSculpting que realiza criolipólise. Há um console, bipe, botão de emergência do paciente (não mostrado) e cordão umbilical com aplicador acoplado. (Imagem cedida como cortesia de ZELTIQ Aesthetics, CoolSculpting. Acessada de http://www.coolsculpting.com/for-physicians/coolsculptingtechnology.)

Pérolas e Armadilhas

Pérolas	Armadilhas
• A demanda dos pacientes do sexo masculino por tratamento cosmético não cirúrgico aumentou em 300% no decorrer das últimas duas décadas. • Os homens tendem a ser mais conservadores do que as mulheres no que se refere aos procedimentos cosméticos, muitas vezes preferindo alterações mais sutis na aparência, e sendo menos tolerantes ao tempo de inatividade pós-procedimento. • Músculos maiores e mais fortes, bem como a espessura aumentada da pele, implicam que os homens podem necessitar de doses maiores de energia luminosa para alcançar um dado resultado cosmético. • Algumas doenças dermatológicas prevalentes nos homens em que as tecnologias a *laser* e energia podem ser usadas incluem rinofima, hiperplasia sebácea, fotodano ao couro cabeludo, AQN e PFB, e pseudoginecomastia. • Embora o *laser* de alexandrita (755 nm) tenda a ser mais efetivo para a remoção de pelos, o *laser* de Nd:YAG (1.064 nm) constitui uma abordagem mais segura para a remoção de pelos em pacientes com pele de tipos 4-6. • Os *lasers* de picossegundo para remoção de tatuagem geram um efeito fototérmico e fotoacústico, aumentando a eficácia em relação aos *lasers* Q-switched.	• Estudos recentes demonstraram os benefícios exclusivos da tecnologia do *laser* de picossegundo no tratamento de tatuagens contendo tintas azul, verde e amarela. • O *laser* de túlio de 1.927 nm não ablativo fracionado é uma escolha popular para o tratamento de fotoenvelhecimento, rítides superficiais e despigmentação em homens; e também é efetivo para ceratoses actínicas. • O Thermage é um dos dispositivos de radiofrequência mais amplamente usados e estudados no tensionamento não cirúrgico da pele. • Um torso em forma de "V" é considerado ideal segundo os padrões gerais, com os ombros mais largos que a cintura. Os homens solicitam com mais frequência a redução da gordura na região do abdômen e nos flancos. • Ao aconselhar os pacientes, é importante explicar que a gordura visceral não pode ser abordada usando a tecnologia de contorno corporal atualmente disponível.

Referências

[1] ASPS National Clearinghouse of Plastic Surgery Procedural Statistics. Plastic Surgery Statistics. Report. 2015. Retrieved from https://www.plasticsurgery.org/documents/News/Statistics/ 2015/plastic-surgery-statistics-full-report-2015.pdf
[2] Farhadian JA, Bloom BS, Brauer JA. Male aesthetics: A review of facial anatomy and pertinent clinical implications. J Drugs Dermatol. 2015;14(9):1029-1034
[3] Green JB, Metelitsa AI, Kaufman J, Keaney T. Laser and light-based aesthetics in men. J Drugs Dermatol. 2015;14(9):1061-1064
[4] Thiboutot D, Jabara S, McAllister JM, et al. Human skin is a steroidogenic tissue: Steroidogenic enzymes and cofactors are expressed in epidermis, normal sebocytes, and an immortalized sebocyte cell line (SEB-1). J Invest Dermatol. 2003;120(6):905-914
[5] Shuster S, Black MM, McVitie E. The influence of age and sex on skin thickness, skin collagen and density. Br J Dermatol. 1975;93(6):639-643
[6] Bloom JD, Green JB, Bowe W, von Grote E, Nogueira A. Cosmetic use of abobotulinumtoxinA in men: Considerations regarding anatomical differences and product characteristics. J Drugs Dermatol. 2016;15(9):1056-1062
[7] Tsukahara K, Hotta M, Osanai O, Kawada H, Kitahara T, Takema Y. Gender-dependent differences in degree of facial wrinkles. Skin Res Technol. 2013;19(1):e65-e71
[8] Bulpitt CJ, Markowe HL, Shipley MJ. Why do some people look older than they should? Postgrad Med J. 2001;77(911):578-581
[9] Keaney TC, Alster TS. Botulinum toxin in men: Review of relevant anatomy and clinical trial data. Dermatol Surg. 2013;39(10):1434-1443
[10] Bencini PL, Cazzaniga S, Tourlaki A, Galimberti MG, Naldi L. Removal of tattoos by Q-switched laser: Variables influencing outcome and sequelae in a large cohort of treated patients. Arch Dermatol. 2012;148(12):1364-1369
[11] Mayrovitz HN, Regan MB. Gender differences in facial skin blood perfusion during basal and heated conditions determined by laser Doppler flowmetry. Microvasc Res. 1993;45(2):211-218
[12] Montagna W, Ellis RA. Histology and cytochemistry of human skin. XIII. The blood supply of the hair Follicle. 1957;19(3):451-463
[13] Moretti G, Ellis RA, Mescon H. Vascular patterns in the skin of the face. J Invest Dermatol. 1959;33(3):103-112
[14] Baker DC, Stefani WA, Chiu ES. Reducing the incidence of hematoma requiring surgical evacuation following male rhytidectomy: A 30-year review of 985 cases. Plast Reconstr Surg. 2005;116(7):1973-1985, discussion 1986-1987
[15] Cribier B. Rosacea under the microscope: Characteristic histological findings. J Eur Acad Dermatol Venereol. 2013;27(11):1336-1343
[16] Sjöström L, Smith U, Krotkiewski M, Björntorp P. Cellularity in different regions of adipose tissue in young men and women. Metabolism. 1972;21(12):1143-1153
[17] Boroughs M, Cafri G, Thompson JK. Male body depilation: Prevalence and associated features of body hair removal. Sex Roles. 2005;52(9-10):637-644
[18] Altshuler GB, Anderson RR, Manstein D, Zenzie HH, Smirnov MZ. Extended theory of selective photothermolysis. Lasers Surg Med. 2001;29(5):416-432
[19] Ibrahimi OA, Avram MM, Hanke CW, Kilmer SL, Anderson RR. Laser hair removal. Dermatol Ther (Heidelb). 2011;24(1):94-107

[20] Margolis RJ, Dover JS, Polla LL, et al. Visible action spectrum for melanin-specific selective photothermolysis. Lasers Surg Med. 1989;9(4):389-397

[21] Lanigan SW. Lasers in Dermatology. London: Springer; 2012

[22] Liew S, Gault D. Clinical comparison of the ruby, alexandrite and Nd:YAG (medlite IV) lasers in removing unwanted body hair—A preliminary report. Cosmetic Dermatol. 2000;13:17-19

[23] Nanni CA, Alster TS. Laser-assisted hair removal: Side effects of Q-switched Nd:YAG, long-pulsed ruby, and alexandrite lasers. J Am Acad Dermatol. 1999;41(2, Pt 1):165-171

[24] Eremia S, Li CY, Umar SH, Newman N. Laser hair removal: Long-term results with a 755 nm alexandrite laser. Dermatol Surg. 2001;27(11):920-924

[25] Garcia C, Alamoudi H, Nakib M, Zimmo S. Alexandrite laser hair removal is safe for Fitzpatrick skin types IV-VI. Dermatol Surg. 2000;26(2):130-134

[26] Eremia S, Li C, Newman N. Laser hair removal with alexandrite versus diode laser using four treatment sessions: 1-year results. Dermatol Surg. 2001;27(11):925-929, discussion 929-930

[27] Levin MK, Ng E, Bae YS, Brauer JA, Geronemus RG. Treatment of pigmentary disorders in patients with skin of color with a novel 755 nm picosecond, Q-switched ruby, and Q-switched Nd:YAG nanosecond lasers: A retrospective photographic review. Lasers Surg Med. 2016;48(2):181-187

[28] Kilmer SL, Chotzen V, Calkin J. Hair removal study comparing the Q-switched Nd:YAG and long pulse ruby and alexandrite lasers. Lasers Surg Med. 1998;10(Suppl):43

[29] Gold MH, Bell MW, Foster TD, Street S. Long-term epilation using the EpiLight broad band, intense pulsed light hair removal system. Dermatol Surg. 1997;23(10):909-913

[30] Liew SH. Laser hair removal: Guidelines for management. Am J Clin Dermatol. 2002;3(2):107-115

[31] Campos VB, Dierickx CC, Farinelli WA, Lin TY, Manuskiatti W, Anderson RR. Hair removal with an 800-nm pulsed diode laser. J Am Acad Dermatol. 2000;43(3):442-447

[32] Lou WW, Quintana AT, Geronemus RG, Grossman MC. Prospective study of hair reduction by diode laser (800 nm) with long-term follow-up. Dermatol. Surg. 2000;26(5):428-432

[33] Greppi I. Diode laser hair removal of the black patient. Lasers Surg Med. 2001;28(2):150-155

[34] Garcia-Zuazaga J. Pseudofolliculitis barbae: Review and update on new treatment modalities. Mil Med. 2003;168(7):561-564

[35] Goette DK, Berger TG. Acne keloidalis nuchae. A transepithelial elimination disorder. Int J Dermatol. 1987;26(7):442-444

[36] Ross EV, Cooke LM, Overstreet KA, Buttolph GD, Blair MA. Treatment of pseudofolliculitis barbae in very dark skin with a long pulse Nd:YAG laser. J Natl Med Assoc. 2002;94(10):888-893

[37] Shah GK. Efficacy of diode laser for treating acne keloidalis nuchae. Indian J Dermatol Venereol Leprol. 2005;71(1):31-34

[38] Kauvar AN. Treatment of pseudofolliculitis with a pulsed infrared laser. Arch Dermatol. 2000;136(11):1343-1346

[39] Ross V, Naseef G, Lin G, et al. Comparison of responses of tattoos to picosecond and nanosecond Q-switched neodymiu YAG lasers. Arch Dermatol. 1998;134(2):167-171

[40] Chen H, Diebold G. Chemical generation of acoustic waves: A giant photoacoustic effect. Science 1995;270(5238):963-966

[41] Kuperman-Beade M, Levine VJ, Ashinoff R. Laser removal of tattoos. Am J Clin Dermatol. 2001;2(1):21-25

[42] Brauer JA, Reddy KK, Anolik R, et al. Successful and rapid treatment of blue and green tattoo pigment with a novel picosecond laser. Arch Dermatol. 2012;148(7):820-823

[43] Alabdulrazzaq H, Brauer JA, Bae YS, Geronemus RG. Clearance of yellow tattoo ink with a novel 532-nm picosecond laser. Lasers Surg Med. 2015;47(4):285-288

[44] Weiss ET, Brauer JA, Anolik R, et al. 1927-nm fractional resurfacing of facial actinic keratoses: A promising new therapeutic option. J Am Acad Dermatol. 2013;68(1):98-102

[45] Neale R, Williams G, Green A. Application patterns among participants randomized to daily sunscreen use in a skin cancer prevention trial. Arch Dermatol. 2002;138(10):1319-1325

[46] Narurkar VA. Nonablative fractional resurfacing in the male patient. Dermatol Ther. 2007;20(6):430-435

[47] Waibel J, Beer K, Narurkar V, Alster T. Preliminary observations on fractional ablative resurfacing devices: Clinical impressions. J Drugs Dermatol. 2009;8(5):481-485

[48] Alster TS, Lupton JR. Lasers in dermatology. An overview of types and indications. Am J Clin Dermatol. 2001;2(5):291-303

[49] Layton AM, Henderson CA, Cunliffe WJ. A clinical evaluation of acne scarring and its incidence. Clin Exp Dermatol. 1994;19(4):303-308

[50] Brauer JA, Kazlouskaya V, Alabdulrazzaq H, et al. Use of a picosecond pulse duration laser with specialized optic for treatment of facial acne scarring. JAMA Dermatol. 2015;151(3):278-284

[51] Chandrashekar BS, Sriram R, Mysore R, Bhaskar S, Shetty A. Evaluation of microneedling fractional radiofrequency device for treatment of acne scars. J Cutan Aesthet Surg. 2014;7(2):93-97

[52] Lee KR, Lee EG, Lee HJ, Yoon MS. Assessment of treatment efficacy and sebosuppressive effect of fractional radiofrequency microneedle on acne vulgaris. Lasers Surg Med. 2013;45(10): 639-647

[53] Wiemer DR. Rhinophyma. Clin Plast Surg. 1987;14(2):357-365

[54] Bohigian RK, Shapshay SM, Hybels RL. Management of rhinophyma with carbon dioxide laser: The Lahey Clinic experience. Lasers Surg Med. 1988;8(4):397-401

[55] Dover JS, Alam M. Vbeam pulseddye laser treatment of facial rosacea. Clinical Bulletin #2 2019. Retrieved from https:// www.advanceddermatologypc.com/laser/laser_pdl.html

[56] Alexiades-Armenakas MR, Dover JS, Arndt KA. The spectrum of laser skin resurfacing: Nonablative, fractional, and ablative laser resurfacing. J Am Acad Dermatol. 2008;58(5):719-737, quiz 738-740

[57] Grover R, Grobbelaar AO, Morgan BD, Gault DT. A quantitative method for the assessment of facial rejuvenation: A prospective study investigating the carbon dioxide laser. Br J Plast Surg. 1998;51(1):8-13

[58] Elsaie ML. Cutaneous remodeling and photorejuvenation using radiofrequency devices. Indian J Dermatol. 2009;54(3):201-205

[59] Sukal SA, Geronemus RG. Thermage: The nonablative radiofrequency for rejuvenation. Clin Dermatol. 2008;26(6):602-607

[60] Fabi SG, Niwa Massaki AB, Goldman MP. Clinical efficacy and safety of a monopolar radiofrequency device with comfort pulse technology for the treatment of facial and neck laxity in men. Skinmed. 2016;14(3):181-185

[61] Fitzpatrick R, Geronemus R, Goldberg D, Kaminer M, Kilmer S, Ruiz-Esparza J. Multicenter study of noninvasive radiofrequency for periorbital tissue tightening. Lasers Surg Med. 2003;33(4):232-242

[62] Alam M, White LE, Martin N, Witherspoon J, Yoo S, West DP. Ultrasound tightening of facial and neck skin: A rater-blinded prospective cohort study. J Am Acad Dermatol. 2010;62(2):262-269

[63] Lee HS, Jang WS, Cha YJ, et al. Multiple pass ultrasound tightening of skin laxity of the lower face and neck. Dermatol Surg. 2012;38(1):20-27

[64] Singh B, Keaney T, Rossi AM. Male body contouring. J Drugs Dermatol. 2015;14(9):1052-1059

[65] Ozel B, Sezgin B, Guney K, Latifoglu O, Celebi C. A social evaluation of perception on body contouring surgery by Turkish male aesthetic surgery patients. Aesthetic Plast Surg. 2015;39(1):124-128

[66] Shimokata H, Andres R, Coon PJ, Elahi D, Muller DC, Tobin JD. Studies in the distribution of body fat. II: Longitudinal effects of change in weight. Int J Obes. 1989;13(4):455-464

[67] Kotani K, Tokunaga K, Fujioka S, et al. Sexual dimorphism of age-related changes in whole-body fat distribution in the obese. Int J Obes Relat Metab Disord. 1994;18(4):207

[68] Zachary CB, Mian A, England LJ. Effects of monopolar radiofrequency on the subcutaneous fat layer in an animal model [abstracts]. Am Soc Laser Med Surg. 2009;38:105

[69] Mulholland RS, Paul MD, Chalfoun C. Noninvasive body contouring with radiofrequency, ultrasound, cryolipolysis, and low-level laser therapy. Clin Plast Surg. 2011;38(3):503-520, vii–iii

[70] Sadick N, Magro C. A study evaluating the safety and efficacy of the VelaSmooth system in the treatment of cellulite. J Cosmet Laser Ther. 2007;9(1):15-20

[71] Sadick NS, Mulholland RS. A prospective clinical study to evaluate the efficacy and safety of cellulite treatment using the combination of optical and RF energies for subcutaneous tissue heating. J Cosmet Laser Ther 2004;6(4):187-190

[72] Wanitphakdeedecha R, Manuskiatti W. Treatment of cellulite with a bipolar radiofrequency, infrared heat, and pulsatile suction device: A pilot study. J Cosmet Dermatol. 2006;5(4):284-288

[73] Goldberg DJ, Fazeli A, Berlin AL. Clinical, laboratory, and MRI analysis of cellulite treatment with a unipolar radiofrequency device. Dermatol Surg. 2008;34(2):204-209, discussion 209

[74] Anolik R, Chapas AM, Brightman LA, Geronemus RG. Radiofrequency devices for body shaping: A review and study of 12 patients. Semin Cutan Med Surg. 2009;28(4):236-243

[75] Rubbani S. The immediate effect of a new monopolar radiofrequency treatment tip on cellulite. Abstracts Annual Meeting. Am Soc Laser Med Surg. 2008;369:110

[76] Mulholland R, Kriendel M. The use of bipolar radiofrequency combined with high voltage electroporation pulses for non-invasive body contouring treatment. Hong Kong: IMCAS Asia;2010

[77] Katz B, Doherty S. A multicenter study of the safety and efficacy of a noninvasive 1,060-nm diode laser for fat reduction of the flanks. 2015;47(4):378-379

[78] Neira R, Arroyave J, Ramirez H, et al. Fat liquefaction: Effect of low-level laser energy on adipose tissue. Plast Reconstr Surg 2002;110(3):912-922, discussion 923-925

[79] McRae E, Boris J. Independent evaluation of low-level laser therapy at 635nm for non-invasive body contouring of the waist, hips, and thighs. Lasers Surg Med. 2013;45(1):1-7

[80] Nestor MS, Zarraga MB, Park H. Effect of 635nm low-level laser therapy on upper arm circumference reduction: A double-blind, randomized, sham-controlled trial. J Clin Aesthet Dermatol. 2012;5(2):42-48

[81] Zelickson B, Egbert BM, Preciado J, et al. Cryolipolysis for noninvasive fat cell destruction: Initial results from a pig model. Dermatol Surg. 2009;35(10):1462-1470

[82] Krueger N, Mai SV, Luebberding S, Sadick NS. Cryolipolysis for noninvasive body contouring: Clinical efficacy and patient satisfaction. Clin Cosmet Investig Dermatol. 2014;7:201-205

[83] Dierickx CC, Mazer JM, Sand M, Koenig S, Arigon V. Safety, tolerance, and patient satisfaction with noninvasive cryolipolysis. Dermatol Surg. 2013;39(8):1209-1216

[84] Bernstein EF. Longitudinal evaluation of cryolipolysis efficacy: Two case studies. J Cosmet Dermatol. 2013;12(2):149-152

[85] Klein KB, Zelickson B, Riopelle JG, et al. Non-invasive cryolipolysis for subcutaneous fat reduction does not affect serum lipid levels or liver function tests. Lasers Surg Med. 2009;41(10):785-790

[86] Jalian HR, Avram MM, Garibyan L, Mihm MC, Anderson RR. Paradoxical adipose hyperplasia after cryolipolysis. JAMA Dermatol. 2014;150(3):317-319

Glossário

Termo	Definição	Capítulo de Ref.*
Abertura (parada f)	Refere-se à fotografia do paciente, é o diâmetro de abertura da lente.	2
Abordagem aberta	Referente a *Rinoplastia*, a abordagem exige uma incisão em V invertido na parte columelar média. Fornece ao cirurgião ampla exposição e acesso para realizar alterações significativas se necessário.	17
Abordagem endonasal	Referente à *rinoplastia*, a abordagem é iniciada fazendo-se uma incisão intercartilaginosa que tende a se estender caudalmente ao longo do ângulo septal anterior em ambos os lados. Uma vez feita a incisão, a dissecção é feita superficialmente ao ULC em uma direção cranial. Uma vez identificados os ossos nasais, eleva-se o periósteo. Essa abordagem, algumas vezes, é favorecida por sua capacidade de recuperação rápida do paciente e invasividade limitada, mas, algumas vezes, é limitada devido à sua diminuição de visualização e acesso.	17
Adiposidade submentual	Gordura submentual	11
Alopecia	Calvície focal, na qual a perda de cabelos vem de algumas ou muitas áreas do corpo.	21
Alopecia androgênica	Transtorno com perda de cabelos determinada geneticamente, caracterizando-se pela conversão gradual dos pelos terminais em pelos indeterminados e, finalmente, velos.	21
Alopecia areata	Calvície focal causada por ataques do sistema imune aos folículos pilosos.	21
American Society of Aesthetic Plastic Surgery (ASAPS)	Organização educacional que patrocina reuniões científicas sobre os mais recentes avanços em cirurgia plástica cosmética.	1
Antioxidantes	Substância que inibe a oxidação ou o dano celular e que possui propriedades antienvelhecimento e de redução de pigmentos.	43
Avanço cirúrgico da linha de implantação do cabelo (SHA)	Cirurgia de rebaixamento da linha de implantação dos cabelos/ encurtamento da testa para restauração capilar.	20
Blefaroplastia	Cirurgia plástica das pálpebras. Pode tratar o excesso de pele e as bolsas de gordura palpebrais.	5
BodyBanking®	Mudança de células adiposas de tanques de depósito não desejados para aumentos desejados de músculos ou da mama 1. Para aumentar as áreas mencionadas com aumento de ingesta calórica pós-operatória. 2. Para prevenir o acúmulo indesejável de depósitos adiposos no aumento da gordura visceral, da gordura bucal e de novas áreas subcutâneas	31, 32, 33, 36

Glossário

Termo	Definição	Capítulo de Ref.*
BodyTite	Nome comercial dado a um dispositivo que realiza lipoaspiração assistida por radiofrequência.	24
Calvície com padrão masculino (CPM)	Tipo mais comum de perda de cabelos em homens, relacionada com genes e hormônios masculinos; segue um padrão de recuo da linha de implantação dos cabelos e diminuição da espessura dos cabelos devido à miniaturização ou perda da coroa.	20
Casulo no BodyBanking®	Fita de 2,5 cm, espuma de 5 cm com faixa abdominal	31, 32, 33, 36
Células-tronco derivadas de gordura (ADSC, em Inglês)	Formato de células-tronco mesenquimais do adulto usadas na medicina regenerativa prática por serem efetivas para acelerar o processo de recuperação.	14
Celulite	Depósitos nodulares de gordura causados por hipotrofia gordurosa compartimental acorrentada à pele e à fáscia, criando abaulamentos ou depósitos em compartimentos em decorrência de flacidez da pele e da fáscia.	25, 29
Coleta de tiras	A coleta de tiras é a técnica mais comum para remover pelos e folículos de um local doador. O cirurgião coleta uma tira de pele da parte posterior do couro cabeludo em uma área de bom crescimento dos cabelos. Usa-se um bisturi com lâmina simples, dupla ou tripla para remover tiras de tecido portando material capilar a partir do local doador. Cada incisão é planejada para que sejam removidos folículos capilares intactos.	20
Complexo mamiloareolar (NAC)	Contém as glândulas de Montgomery e grandes glândulas sebáceas em estágio intermediário e também contém muitas terminações nervosas sensitivas, músculo liso e abundante sistema linfático chamado plexo subareolar ou de Sappey.	22, 40
Contorno zigomático	Convexidade na região lateral da bochecha	15
Correção com padrão de excisão bumerangue	Pertinente à Ginecomastia. Procedimento para corrigir simultaneamente ginecomastia e pele flácida do tórax e da parte alta do abdome. "Padrão bumerangue" se refere à excisão de pele elíptica em ângulo reto cavalgando cada complexo mamiloareolar, assim removendo excesso de pele vertical e horizontalmente, ao mesmo tempo elevando os mamilos ptóticos à sua posição apropriada. Geralmente realizada em pacientes com grande perda de peso.	22
Criolipólise	Tratamento estético para quebrar células adiposas pelo congelamento.	45
Criptomoeda	Moeda baseada em uma *blockchain* e que não é afiliada a nenhuma entidade governamental.	1
Custo de Aquisição de Clientes (CAC)	Custo associado a convencer um consumidor a comprar seu produto ou serviço, incluindo custos de pesquisa, de marketing e de publicidade.	1
Decussação	Refere-se ao ponto em que as fibras musculares atravessam a linha média.	11

Glossário

Termo	Definição	Capítulo de Ref.*
Definição abdominal	Técnica complementar de contorno que cria intencionalmente uma espessura de gordura diferencial em zonas adjacentes usando lipoaspiração.	24
Deformidade em "*dish-saucer*"	Depressão de contorno, muitas vezes vista na área da mama.	23
Deformidade em "orelha de diabo"	Ocorre em razão de excesso de tensão, algumas vezes depois de um *lifting* facial, no qual o lobo da orelha parece ficar preso ao lado do pescoço.	7
Depilação masculina	Remoção ou aparamento dos pelos corporais de um homem para efeito cosmético.	1
Deposição de rebote pós-lipectomia	Acúmulo de volume de gordura em áreas viscerais, bucais ou outras não tratadas com lipectomia. Vista em lipectomia com Aspiração Tradicional com BodyBanking, com o descarte do lipoaspirado ou outras técnicas de lipoaspiração envolvendo a destruição de adipócitos por ultrassonografia, laser ou substâncias químicas.	
Dermolipografia	Associação forte e direta entre as superfícies da gordura e da pele no corpo.	28
Dissecção FAME	Finger-Assisted Malar Elevation. Técnica em ritidectomia	7
Drenos no BodyBanking®	Drenos macios com extremidade fechada para permitir colocação de maior profundidade	31, 32, 33, 36
Ectomia do SMAS	Abordagem da ritidectomia que remove uma parte do SMAS lateralmente, elevando as porções inferiores do SMAS.	7
Elevação da sobrancelha transpalpebral	Separação das conexões interdigitantes entre os músculos orbicular e frontal, movendo a parte orbicular do músculo orbicular com a sobrancelha sobrejacente para a posição mais cranial e novamente unindo ambos os músculos. Frequentemente usada em conjunto com blefaroplastia.	4
Ensaio colorimétrico	Ensaio de proliferação celular para determinar indiretamente a viabilidade de células vivas em um tecido.	14
Ensaio G3PDH	Teste adiposo-específico para avaliar a função celular da gordura, usando um ensaio espectrofotométrico.	14
Envelhecimento do pescoço	Bandas significativas, ângulo cervicomental obtuso, abaulamento da cartilagem tireóidea indistinto, gordura pré e pós-platismal notável e excesso de pele.	8
Enxerto de gordura	Veja *Injeção de gordura autóloga*	14
Enxerto de gordura autóloga	Veja *Injeção de gordura autóloga*	14

Glossário

Termo	Definição	Capítulo de Ref.*
Enxerto de gordura de Coleman	Procedimento minimamente invasivo desenvolvido pelo Dr. Syd Coleman, usando cânulas pessoalmente desenvolvidas para remover gordura não desejada de uma parte do corpo via minilipoaspiração. A gordura é purificada usando-se uma centrífuga e depois é injetada cuidadosamente com agulhas não perfurantes especializadas (cânulas) nas áreas que precisam de melhora. Também conhecido como *Lipoestrutura*.	14
Enxerto de unidade folicular (FUG)	Técnica de restauração capilar em que o cabelo de um paciente é transplantado em grupos de ocorrência natural de 1 a 4 fios, as chamadas *unidades foliculares*. As unidades foliculares também contêm glândulas sebáceas (óleo), nervos, um pequeno músculo e ocasionais cabelos velos finos. No Transplante de Unidade Folicular, essas pequenas unidades permitem ao cirurgião transplantar seguramente milhares de enxertos em sessão única, o que maximiza o impacto cosmético do procedimento.	20, 21
Espécies reativas de oxigênio (EROs)	São espécies químicas reativas contendo oxigênio. Os exemplos incluem peróxidos, superóxido, radical hidroxila e oxigênio singlete.	43
Executivo do Conselho	Tipo de pessoa que procura cirurgia estética. Trata-se de homem do tipo capitão da indústria que compete com o colega mais jovem como Executivo do Conselho e quer e precisa parecer menos cansado e extenuado. Procura um procedimento para parecer revigorado e natural para sua faixa etária.	1
Expansion Vibration Lipofilling™ (EVL)	Novo método para transplante de gordura em grandes volumes (muitas vezes em conjunto com *SAFELipo*) é um procedimento cirúrgico sem seringa, no qual há ruptura simultânea do tecido conjuntivo do local receptor, expansão interna usando cânula com ponta explodida e preenchimento desses espaços com gordura impulsionada por bomba com roletes. Pode ajudar a reduzir ou eliminar as deformidades de contorno.	25
Extração de unidade folicular (FUE)	Também conhecida como *transferência folicular (FT)*, é um dos dois métodos primários de obter unidades foliculares, grupos de ocorrência natural de um a quatro fios, para transplante capilar. O outro método é chamado coleta de tiras.	20, 21
Fisiculturista	Tipo de pessoa que procura cirurgia estética. É um homem em ótima forma, se exercita regularmente, mas bate contra "uma parede genética", pois o exercício, por si só, não é o bastante.	1
Fotoenvelhecimento	Dano da pele, que se enruga, ou alterações de coloração causadas por exposição prolongada à luz solar.	45
Fotorrejuvenescimento	Tratamento de pele que usa lasers, luz pulsada intensa ou terapia fotodinâmica para tratar condições de pele e remover efeitos de fotoenvelhecimento, rugas, manchas e texturas.	45
FPS (Fator de proteção solar)	Medida relativa de por quanto tempo um filtro solar protegerá a pessoa dos raios ultravioleta.	43
"Fundo da maçã"	Contorno arredondado projetado para a região glútea.	28
Genioplastia aloplástica	Um dos dois métodos de aumento do queixo usando implantes aloplásticos, como silicone, politetrafluoretileno e tela de poliéster.	13

Glossário

Termo	Definição	Capítulo de Ref.*
Genioplastia óssea	Aumento cirúrgico do mento onde o osso é cortado e afastado do restante da mandíbula e movido para correção de uma deficiência mentual. Veja também *genioplastia*.	12
Geração X	Nascidos depois do *Baby Boom* e antes dos *Millennials*.	1
Ginecomastia	Aumento do tecido glandular da mama masculina, geralmente resultante de um desequilíbrio hormonal.	22, 23, 40
Gordura C.A.T.C.H.	Em Português, Hipertrofia Celular Adipotrófica Compensatória. Hipótese para o aumento de volume compensatório dos linfócitos em áreas indesejáveis após casos de lipoaspiração em que as células removidas não estão depositadas em uma área desejada.	
Gordura no retro-orbicular do olho (ROOF)	Tecido fibroadiposo em forma de meia-lua na área supraorbital.	4
Gordura suborbicular do olho (SOOF)	Tecido fibroadiposo em forma de cabeça de bastão de hóquei localizado na área supraorbital.	4
Hematoma	Acúmulo sólido de sangue coagulado no interior dos tecidos. Complicação de muitas cirurgias estéticas.	5-45
Hipertrofia massetérica	Aumento de volume do masseter ou dos músculos da mandíbula.	42
Hipótese do crescimento de músculo em células-tronco do BodyBanking®	Hipótese de que fatores de crescimento de células contidas na gordura enxertada no músculo causem maior crescimento muscular com o exercício.	31, 32, 33, 36
Imagens tridimensionais (3D)	Imagem que oferece a percepção de profundidade.	3
Implante intramuscular	Implante colocado entre um músculo bisseccionado para realce não detectável	39
Implantes de MuscleGel™	Implantes especialmente elaborados para simular a consistência e a sensação que passa o músculo humano	31
Índice de massa corporal (IMC)	Índice de avaliação que utiliza o peso e a altura de uma pessoa para criar uma classificação.	14
Injeção de gordura autóloga	Também chamada *transferência de gordura autóloga*, é o método pelo qual o tecido adiposo é removido de uma parte do corpo via lipoaspiração; depois, o tecido é processado e, finalmente, injetado em outra parte do corpo por motivos estéticos.	5, 14
Instalift™ com Silhouette	Técnica minimamente invasiva que usa suturas em cone de Silhouette, feitas de ácido poli-L-lático para ancorar, remodelar e reposicionar tecidos moles em suspensão do terço médio da face e outras cirurgias.	26
Kybella	Uso do Ácido Desoxicólico – lipolítico aprovado usado para tratar aumento de volume submental não desejado.	44

Glossário

Termo	Definição	Capítulo de Ref.*
L-braquioplastia	Cirurgia estética para remodelar o braço depois de excesso de pele e gordura na região medial. Inicia-se com uma longa elipse centralizada na metade inferior da parte medial do braço, a qual varre até o sulco deltopeitoral. Uma elipse mais curta é conectada em ângulo reto através da axila, indo ao tórax. O retalho em V formado entre as elipses é avançado através da axila para elevar o sulco axilar posterior.	40
Lifting coronal da sobrancelha	*Lifting* da sobrancelha ou da testa por meio de uma incisão coronal (de orelha a orelha atravessando o topo da cabeça em uma área com cabelos). A pele da testa é levantada e reposicionada. A cicatriz fica bem oculta pelos cabelos no couro cabeludo.	4
Lifting corporal na área de shorts masculinos	Técnica para descrever um procedimento de contorno corporal ou de abdominoplastia para homens que tenham perdido até 50 kg, no qual o objetivo é que a incisão fique oculta sob calções baixos ou sunga.	30
Lifting Corporal Total	O procedimento combina o *lifting* da parte inferior do corpo com um procedimento de *lifting* e escultura das regiões das mamas, da parte superior do dorso e das axilas para resultados dramáticos.	40
Lifting endoscópico da sobrancelha	Um endoscópio (tubo fino com câmera na extremidade) amplia os nervos supraorbital e supratroclear para que seja possível fazer pequenas incisões na linha de implantação dos cabelos sem problema. O tecido e o músculo abaixo é então ajustado para correção das rugas.	4
Lifting facial	Operação cosmética para remover rugas não desejadas, firmando-se a pele da face. Ritidectomia.	7
Lifting temporal lateral da sobrancelha	Veja *Lifting* temporal da sobrancelha	4
Linha de Piazza	Linha que desce à base em que os cabelos são clipados.	
Linha de Steinbrech™	Inscrição transversa do reto abdominal no nível do umbigo.	
Linhas de marionete	Sulco entre o canto do lábio e o queixo	42
Lipectomia submentual	*Lifting* do pescoço; *submentoplastia*. Procedimento cirúrgico que remove depósitos de gordura localizada sob o mento, corrige a flacidez muscular, retifica a pele flácida ou melhora o recuo do mento.	11
Lipoabdominoplastia	Combina *lipoaspiração* com abdominoplastia para reduzir a gordura do abdome.	40
Lipoaspiração	Retirada cirúrgica do excesso de gordura de áreas locais sob a pele por meio de pequena incisão e aspiração a vácuo.	14
Lipoaspiração assistida por aspiração (SAL)	Remoção da gordura do corpo por meio da assistência da aspiração. Toda a lipoaspiração se faz por meio da assistência de algum tipo de vácuo.	29

Glossário

Termo	Definição	Capítulo de Ref.*
Lipoaspiração assistida por laser	*Lipólise por Laser*. Procedimento estético de lipoaspiração em que uma cânula é adaptada com uma fibra laser e inserida por meio de pequena incisão. O processo acontece em quatro estágios: infiltração, aplicação de energia, evacuação e estimulação cutânea subdérmica.	9, 29
Lipoaspiração assistida por ultrassonografia (UAL)	Procedimento minimamente invasivo que usa uma sonda ou pá de metal para transmitir energia de ultrassom e aquecimento à gordura subcutânea para removê-la.	28, 29
Lipoaspiração concomitante	Lipoaspiração que comumente ocorre com outro procedimento ou que o acompanha.	22
Lipoescultura	O uso de *lipoaspiração* para acentuar características corporais específicas, como a definição adicional de músculos na área abdominal.	27
Lipólise assistida por radiofrequência (RFAL)	Procedimento minimamente invasivo que usa energia térmica para induzir firmeza da pele	24
Líquido tumescente	Substância contendo lidocaína, soro fisiológico e epinefrina para produzir, tumefação e firmeza nas áreas-alvo. A injeção do líquido é essencial para se obter uma lipoaspiração indolor e relativamente sem sangramento.	29
Makeover™ de Modelo Masculino	Aparência masculina mais jovial criada com método não cirúrgico para rejuvenescimento e aumento com tempo de afastamento mínimo	41
Manipulação cantal	Suspensão da pálpebra.	5
Mau posicionamento	Posicionamento errado ou anormal.	5-45
Mento em casca da laranja (*peau d'orange*)	Termo em Francês. É usado para descrever um sintoma médico pelo qual a pele se torna espessa e com furinhos, tendo uma textura e aspecto semelhante ao de uma casca de laranja. À medida que o mento perde volume, os músculos (músculo mentual) em torno do mento, que compõem grande parte do volume dos tecidos moles do mento, criam esse efeito ondulado.	42
Mentoplastia	Procedimento cirúrgico para remodelar o mento	11
Mesomorfo	Somatotipo corporal com estatura mediana e grande massa muscular	30
Metrossexual	Homens jovens, urbanos e heterossexuais com ideologia política liberal, interesse em moda e gosto refinado.	1
Microenxertos	Enxerto de 1 a 2 folículos capilares.	20
Microgenia	Queixo incomumente pequeno	13
Microneedling	*Microneedling* (também conhecida como *terapia de indução do colágeno*) envolve usar agulhas finas para criar centenas de minúsculos pontos de punção invisíveis na camada mais superior da pele. Usada juntamente com PRP para restauração capilar.	21

Glossário

Termo	Definição	Capítulo de Ref.*
Mídias sociais	Website e aplicativos que possibilitam aos usuários criarem e compartilharem conteúdo ou participarem de redes sociais. Facebook, Instagram, Snapchat e Twitter são exemplos.	1
Millenials	Nascidos no início da década de 1980 até o início da década de 2000.	1
Minienxertos	Enxerto capilar de 3 a 6 folículos	20
Modelo masculino	Tipo de pessoa que procura cirurgia estética. Neste caso, são homens que, profissionalmente, dependem de sua aparência.	1
Modo de exposição	Refere-se aos ajustes de uma câmera para ajudar a otimizar as velocidades e aberturas do obturador. A maioria das câmeras tem as opções: P (Programada), S (Prioridade do Obturador), A (Prioridade da Abertura) e M (Manual).	2
MuscleShadowing™ Envoltórios Musculares	Fita de 2,5 cm com bandagem ACE.	
Necrose tecidual	Tipo de lesão celular que resulta na morte prematura de células em tecido vivo.	41, 42
Neurotoxinas	BOTOX Cosmetic®, XEOMIN® e DYSPOR são as únicas neurotoxinas aprovadas pela FDA disponíveis nos EUA. Todas são toxinas botulínicas do tipo A e afetam a função nervosa. São usadas para enfraquecer os músculos que causam rugas.	41, 42
Osteotomia	Cirurgia em que um osso é seccionado ou um pedaço de osso é removido.	17
Otimização para motores de busca (SEO)	Processo de maximizar o número de visitantes a um website em particular, garantindo que o site apareça em posição alta na lista de resultados recuperados em um motor de busca.	1
Otoplastia	Cirurgia para restaurar ou melhorar a aparência de uma orelha ou das orelhas.	19
Papai atlético	Tipo de pessoa que procura cirurgia estética. Homem que estava principalmente concentrado em sua família, mas a vida se intrometeu. Ele pode ter se deixado levar um pouco e precisa de certa assistência para retornar à estética com a qual se sinta mais confortável.	1
Pay Per Click (PPC)	(na internet) Modelo de negócios pelo qual uma empresa que fez um anúncio em um website paga uma soma em dinheiro ao hospedeiro quando um usuário clica no anúncio.	1
Peito escavado	Deformidade congênita da parede torácica anterior em que o esterno e o gradeado costal crescem anormalmente. Isso produz uma aparência cavada ou afundada no tórax.	31
Perda de peso maciça (PPM)	Perda de 50 kg ou mais	40
Pescoço ptótico	Protuberância no triângulo submandibular do pescoço causada por glândula submandibular ptótica de tamanho normal ou glândula grande que pode ou não ser ptótica.	9

Glossário

Termo	Definição	Capítulo de Ref.*
Photomorphing	Tomar uma imagem original de um paciente e retocá-la digitalmente a fim de mostrar ao paciente os resultados	
Plasma rico em plaquetas (PRP)	Plaquetas que são separadas do sangue total e depois concentradas para ativar fatores de crescimento. Podem promover hemostasia e diminuir a resposta inflamatória. Podem auxiliar na produção de colágeno e no aumento da vascularidade com o passar do tempo. Usadas em conjunto com *microneedling* na restauração capilar e em vários outros procedimentos.	21
Platismoplastia	Procedimento estético que envolve reconstrução cirúrgica dos músculos do pescoço chamados platisma. Rejuvenesce áreas do pescoço e do mento.	9
Plicatura do SMAS	Abordagem da ritidectomia que dobra o SMAS sobre si mesmo, elevando as porções inferiores do sistema.	7, 8
Preenchedor com ácido hialurônico (AH)	O ácido hialurônico é uma substância natural encontrado no corpo. São encontradas altas concentrações nos tecidos conjuntivos e no líquido em torno dos olhos. Também está em algumas cartilagens e líquidos articulares, bem como no tecido cutâneo. É extraído e reformulado e agora se torna um dos tipos mais populares de preenchedores injetáveis. É comumente usado como preenchedor dérmico cosmético para fornecer volume facial, acentuando as características faciais e reduzindo o enrugamento relacionado com a idade, que resulta da perda natural da elasticidade da pele com o passar do tempo.	15
Preenchedor hidroxiapatita de cálcio	Tipo de preenchedor dérmico produzido biossinteticamente, o que significa tipo A de preenchedor dérmico em que não são usados animais ou produtos de animais, assim reduzindo-se o risco de reação alérgica, não sendo necessário teste de pele. Sabe-se que esse tipo de preenchedor dérmico produz um resultado muito natural, não migra e são raros os efeitos colaterais.	15
Preenchedor injetável	As injeções de preenchedores, como o Restylane ou o Restylane define, Juvederm Ultra/Ultra Plus/Vollure, Belotero ou Radiesse são feitas profundamente à derme para remover a aparência de rugas ou pregas cutâneas.	41
Preenchedores de tecidos moles	Preenchedores dérmicos, como a toxina botulínica tipo A (BoNTA) injetável para a correção de rugas faciais moderadas a intensas e sulcos cutâneos.	42
Proeminência zigomática	Proeminência do processo zigomático (frontal) do maxilar e da área infraorbital, apreciada no perfil e frontalmente na face.	15
Profundidade de campo	Refere-se à fotografia do paciente. É a extensão do sujeito que estará em foco, sendo dependente da *abertura*, da velocidade do obturador e da lente.	2
Pseudofoliculite da barba (PFB)	Também conhecida como *coceira do barbeiro, foliculite da barba traumática* e *pseudofoliculite cicatricial da barba, saliências do barbear*, é um termo médico para irritação persistente pelo barbear.	43
Pseudoginecomastia	Falsa *ginecomastia* ou algo que se mascare como ginecomastia, mas não é ginecomastia, como aumento da deposição de gordura.	11

Glossário

Termo	Definição	Capítulo de Ref.*
Quebra supraponta	Também chamada *retroussé*. Variação de ocorrência natural da altura entre a ponta nasal e o dorso do nariz (como se vê em perfil)	18
"Queixo duplo"	Descida dos tecidos moles da parte inferior da face e do pescoço	8
Radiação ultravioleta (RUV)	A radiação ultravioleta é um tipo de radiação eletromagnética. A principal fonte de radiação UV (raios) é o sol, embora também possa vir de fontes artificiais, como nos leitos de bronzeamento.	43
Razão de projeção dos implantes de MuscleGel™	Projeção em cm/diâmetro do implante. Isso permite comparação da projeção de implantes cobrindo todas as estaturas, os pesos e tipos corporais.	
Rejuvenescimento periorbital	Melhora estética da área do olho com procedimentos minimamente invasivos ou invasivos.	5
Relação cintura-quadril (RCQ)	Relação ao discutir as diferenças entre homens e mulheres; os homens tendem a ter RCQs mais altas, em comparação com as mulheres, sendo 9 o ponto mais atraente na classificação.	38
Reposicionamento do lóbulo	Componente necessário da otoplastia. Algumas das manobras expulsarão o lóbulo, tornando-o ainda mais proeminente do que no pré-operatório, se não for realizado o reposicionamento.	19
Resultado final	Refere-se à otoplastia, a aurícula, quando vista da parte posterior, precisa demonstrar uma contorno da borda da hélice que seja reto. Se assim não for, o resultado não parecerá harmonioso.	19
Retinoides	São uma classe de medicações quimicamente derivadas da vitamina A e regulam numerosos fatores de transcrição, inclusive RAR e RXR, localizados no núcleo de várias células. Ajudam a prevenir o fotoenvelhecimento, estimulando a proliferação e o espessamento da epiderme, compactando o estrato córneo e ativando a produção de glicosaminoglicanos.	43
Retorno sobre o Investimento (ROI)	ROI = (Lucro Líquido / Custo do Investimento x 100.	1
Rinoplastia	Procedimento estético facial geralmente realizado para melhorar a aparência do nariz.	17
Ritidectomia	*Lifting* facial	9
Rítides orbitais laterais	"Pés de galinha"	4
S.I.M.O.N.	**S**olteiro, **i**maturo, **m**asculino com expectativas muito altas (**o**verexpectations) e **n**arcisismo.	7, 17
SAFELipo	Acrônimo que descreve uma abordagem abrangente da gordura, abordando as limitações da lipoaspiração tradicional: **S**eparação, **A**spiração e **E**qualização da **G**ordura. O processo de separação de gordura permite grande controle, precisão e segurança. A equalização de gordura emulsifica uma parte da gordura restante para servir como enxertos adiposos locais para preencher qualquer imperfeição.	25
Selfie	Fotografia que alguém faz de si mesmo, tipicamente com um smartphone ou webcam e compartilhada via mídia social.	1

Glossário

Termo	Definição	Capítulo de Ref.*
Selfiecêntrico	Excessivamente preocupado com os atributos físicos.	18
Seroma	Bolsa de líquido seroso claro composta por plasma sanguíneo que vazou de vasos sanguíneos rotos. Complicação de cirurgias estéticas.	5-45
Silastic	Marca comercial de borracha de silicone com grau médico usada como implante flexível.	12
Silicone em seis pacotes	Ou "abdome tanquinho". Alternativa à gravura abdominal criada por meio de lipoaspiração, esses implantes que realçam os músculos oferecem uma aparência mais definida e com estrutura homogênea em toda a região.	36
Sistema Body-Jet	Separa células de gordura via pressão com água, tornando as células adiposas mais livres para remoção.	28
Sistema CARE	Sistema de recuperação cosmética ativa que usa um método terapêutico para reduzir o edema, as equimoses e a dor, podendo reduzir o tempo de recuperação.	27
Sistema musculoaponeurótico superficial (SMAS)	Camada superficial de músculo e aponeurose da face e pescoço, importante na ritidectomia.	8
Sulco inframamário (SIM)	A prega inframamária ou linha inframamária é o limite natural em que a mama se encontra com o tórax.	22, 40
Sulco infrapeitoral (SIP)	Veja *Sulco Inframamário (SIF)*.	31
Suspensão com suturas	Procedimento minimamente invasivo combinando várias incisões pequenas com suturas internas longas para levantar pele flácida ou tecidos moles frouxos. A cicatriz é mínima e costuma ficar oculta.	9
Suspensão do terço médio da face	Procedimento cirúrgico para corrigir tecidos flácidos no terço médio da face, reposicionando-os com elevação e colocação para o lado.	24
Tipo corporal endomórfico	Somatotipo corporal com altura mediana, gorducho, pouca massa muscular, dificuldade para emagrecer; estrutura óssea espessa.	30
Tipo corporal mesomórfico	Corpulento e muscular; lutador; ganha músculos com facilidade.	
Tipo de corpo ectomórfico	Somatotipo corporal proporcionalmente alto e magro; masca muscular magra. Magrelo; difícil aumento dos músculos.	30
Tipos de Corpo	Referência aos 3 tipos de corpo: *Mesomórfico, Ectomórfico, Endomórfico*.	30
Torsoplastia	Procedimento de cirurgia plástica que remove a pele e a gordura da parte superior do tronco.	22
Torsoplastia em J	Procedimento de cirurgia plástica que remove a pele e a gordura da parte superior do tronco, visando aos lados do tórax e da parte superior do dorso. O "J" é para a forma da incisão feita.	22, 40

Glossário

Termo	Definição	Capítulo de Ref.*
Toxina botulínica tipo A (BoNTA)	Veja *Neurotoxina*. É produzida pela fermentação anaeróbica da bactéria *Clostridium botulinum*. Foram identificadas algumas cepas diferentes de *C. botulinum*, as quais produzem oito sorotipos imunologicamente distintos (tipos A-H) e consistem em neurotoxina botulínica em complexo com algumas proteínas associadas à neurotoxina.	42
Transferência folicular (FT)	Veja *Extração de unidade folicular (FUE)*	20, 21
Transplante de pelos corporais (BHT)	Os cabelos, em geral, são usados com finalidades de transplante. No entanto, se não estiverem disponíveis cabelos suficientes, pelos das pernas, braços, abdome, peito e dorso, das axilas ou até da face algumas vezes são usados para procedimentos de restauração de cabelos usando a técnica FUE.	20
Transtorno dismórfico corporal (TDC)	Transtorno psicológico em que uma pessoa se torna obcecada por defeitos imaginários em sua aparência.	7
Velocidade do obturador	Refere-se a uma fotografia de paciente; é o tempo total em que o obturador se abre e permite que a luz atinja o sensor.	2
Vibrolipoaspiração (PAL, DO INGLÊS)	Dispositivos usados durante lipoaspiração tradicional que produzem rápidas e pequenas vibrações para quebrar a gordura, tornando mais fácil sua remoção.	25, 28
Yummies	Homens jovens urbanos	1
Zona de Salto da Lipectomia (LSZ)	Durante a lipoaspiração, essas são as áreas em que a aspiração é desligada para evitá-la.	25
Zonas de aderência	Fixações fibrosas à fáscia profunda	29

Índice Remissivo

Entradas acompanhadas por um *f* ou *t* em itálico indicam figuras e tabelas, respectivamente.

3D (Tridimensional)
  imagem(ns), 22, 23*f*
    digitais, 22
      aquisição, 22
      solução completa de, 23*f*
  simulação, 21*f*-23*f*
    da lipoaspiração, 23*f*
      do abdome, 23*f*
    da ritidoplastia, 21*f*
    de rinoplastia, 22*f*, 24*f*

A

Abdome(s)
  musculatura do, 365*f*
  tanquinho, 449
    com lipoaspiração, 449
      passos para criar, 449
Abdominoplastia
  oblíqua, 306
Acidente(s)
  vasculares, 173
    encefálicos, 173
      e lipoenxertia facial, 173
Acne
  cicatrizante, 555
  laser na, 555
Alteração(ões) Drástica(s)
  com injetáveis, 513-522
    anatomia, 514
    avaliação física, 514
    cuidados pós-operatórios, 518
    etapas da, 516, 55
    exemplos de caso, 519
    manejo de complicações, 519
    passo a passo, 522
    pérolas e armadilhas, 522
    seleção do paciente, 515
Ancoragem
  da fáscia temporoparietal, 39*f*
    à fáscia temporal profunda, 39*f*
      elevação da sobrancelha pela, 39*f*
Antebraço
  implante no, 409-418
    anatomia, 409
    avaliação física, 409
    cuidados pós-operatórios, 411
    exemplos de casos, 414
    manejo das complicações, 413
    passo a passo, 417
    passos para, 11
    pérolas e armadilhas, 416
Artéria
  oftálmica, 173*f*
ASPAS (*American Society for Aesthetic Plastic Surgery*), 3

Assimetria
  facial, 528
    BoNTA na, 528
Aumento
  abdominal, 435-445, 447-460
    com enxertia de lipócitos, 447-460
      avaliação física, 448
      anatomia, 448
      seleção do paciente, 449
      princípios de, 449
      passos para, 449
      cuidados pós-operatórios, 452
      manejo das complicações, 452
      exemplos de casos, 454
      pérolas e armadilhas, 459
      passo a passo, 460
    com extração de lipócitos, 447-460
      anatomia, 448
      avaliação física, 448
      cuidados pós-operatórios, 452
      exemplos de casos, 454
      manejo das complicações, 452
      passo a passo, 460
      passos, 449
      pérolas e armadilhas, 459
      princípios, 449
      seleção do paciente, 449
    com implantes subfasciais, 435-445
      anatomia, 435
      avaliação física, 435
      cuidados pós-operatórios, 439
      exemplo de caso, 442
      manejo das complicações, 441
      MuscleGel, 437
      passo a passo, 443
        passos, 437
      pérolas e armadilhas, 443
      seleção do paciente, 437
    com modelagem
      de lipócitos, 447-460
      anatomia, 448
      avaliação física, 448
      cuidados pós-operatórios, 452
      exemplos de casos, 454
      manejo das complicações, 452
      passo a passo, 460
      passos, 449
      pérolas e armadilhas, 459
      princípios de, 449
      seleção do paciente, 449
    com implante de silicone, 377-387, 389-397, 399-406, 473-495
      do bíceps, 389-397
        anatomia, 390
        avaliação física, 389
        cuidados pós-operatório, 393
        exemplos de caos, 394
        manejo das complicações, 393

      passo a passo, 396
      passos, 390
      pérolas e armadilhas, 396
    do peitoral, 377-387
      anatomia, 378
      avaliação física, 377
      cuidados pós-operatórios, 382
      inserção, 381*f*
      manejo de complicações, 382
      passo a passo, 387
      passos, 378
      pérolas e armadilhas, 386
      sólido, 378
    do tríceps, 399-406
      anatomia, 400
      avaliação física, 399
      cuidados pós-operatórios, 403
      exemplos de casos, 404
      manejo de complicações, 403
      passo a passo, 406
      passos, 400
      pérolas e armadilhas, 405
      seleção dos pacientes, 400
    intramuscular de glúteos, 473-495
      anatomia, 474
      avaliação física, 474
      cuidados pós-operatórios, 480
      exemplos de casos, 482
      manejo das complicações, 481
      medições, 476*t*
      passo a passo, 494
      passos técnicos, 475
      pérolas e armadilhas, 494
      planos anatômicos, 474*t*
  da linha da mandíbula, 181, 182
  da panturrilha, 419-433
    anatomia, 420
    breve histórico, 419
    cuidados pós-operatórios, 429
    exemplos de casos, 429
    implantes disponíveis, 425*t*
    manejo das complicações, 429
    passo a passo, 432
    passos, 424, 427
    pérolas e armadilhas, 432
    seleção do paciente, 421
  das bochechas, 181, 182
  das têmporas, 181
  de glúteo, 465, 466*f*
    implante subfascial para, 466*f*
      instrumentos cirúrgicos, 466*f*
    técnica subfascial para, 465
    passos da, 465
  de gordura malar, 211-213
    profunda, 211-213
      plicatura com, 211-213
      SMASectomia com, 211-213

Índice Remissivo

do antebraço lateral, 414
   em homem mesoectomórfico, 414
      com imensa perda de peso, 414
   em homem mesoendomórfico, 415
do queixo, 107, 110, 123-129, 131-141
   anatomia, 123
   avaliação física, 123
   cuidados pós-operatórios, 126
   etapas para, 125
   exemplos de casos, 126
   manejo das complicações, 126
   passo a passo, 128
   passos, 107, 110
   pérolas e armadilhas, 128
   seleção de pacientes, 124
   técnica do expert, 131-141
dorsal, 226
   rinoplastia e, 226
dos lábios, 182
mandibular, 180
na ginecomastia, 294
   para hipertrofia muscular, 295
subfascial, 463-472
   da nádega masculina, 463-472
      anatomia, 464
      avaliação física, 464
      casos clínicos, 469
      cuidados pós-operatórios, 468
      manejo das complicações, 469
      passo a passo, 472
      passos da técnica, 465
      pérolas e armadilhas, 471
Avaliação
   do envelhecimento, 29
      da região frontal, 29
      das sobrancelhas, 29

B

Banda(s)
   platismais, 64, 205, 529
      BoNTA nas, 529
      flacidez das, 205
         excessiva, 205
      tratamento das, 64
Barba
   restauração da, 265
Blefaroplastia
   inferior, 43*f*
   masculina, 47-53
      anatomia relevante, 48
      avaliação física, 47
      cuidado pós-operatório, 51
      etapas da, 49, 53
         inferior, 50
         superior, 49
      exemplo de caso, 51
      manejo das complicações, 51
      pérolas e armadilhas, 52
   superior, 39*f*, 43*f*
      marcações para, 39*f*
   técnica do expert, 55-59
      avaliação, 55, 56
         física, 55
         pré-operatória, 56
      cuidados pós-operatórios, 57
      exemplos de casos, 56
      passo a passo, 59
      passos, 56
         inferior, 56
         superior, 56
      pérolas e armadilhas, 59
      seleção de pacientes, 56
      tratamento de complicações, 58
Bochecha(s)
   aumento da, 181, 182
   intensificação da, 519
   mobilidade da, 208*f*
   pele da, 209*f*
   retalho de, 209*f*
BodyBanking
   com autoaumento de glúteo, 370
      em homem com maciça perda de peso, 370
         ectomórfico, 370
         meso-ectomórfico, 371
   Six-Pack, 447-460
      anatomia, 448
      avaliação física, 448
      cuidados pós-operatórios, 452
      exemplos de casos, 454
      manejo das complicações, 452
         da lipoaspiração, 452
         da tumescência, 453
         outras, 453
      passo a passo, 460
      passos, 449
      pérolas e armadilhas, 459
      princípios de, 449
      seleção do paciente, 449
BodyTite
   para ginecomastia, 302, 306, 307
      etapas, 302
BoNTA (Toxina Botulínica Injetável de Tipo A), 525
   etapas da utilização de, 527
      terço da face, 527
         inferior, 527
         superior, 527
Botox
   Cosmetic, 526*f*
Bumerangue
   excisão em, 279-286
      correção
         de ginecomastia com, 279-286
         anatomia, 280
         avaliação física, 280
         bilateral, 281*f*
         cuidados pós-operatórios, 284
         etapas da, 281, 283
         exemplos de casos, 284
         manejo de complicações, 284
         passo a passo, 286
         pérolas e armadilhas, 286
         seleção do paciente, 280

C

Cabelo
   linha do, 265
      avanço cirúrgico da, 265
   manutenção do, 535
Calcificação(ões)
   e lipoenxertia facial, 170
Cálcio
   hidroxiapatita de, 196
      preenchedor de, 196
Cegueira
   e lipoenxertia facial, 173
Cirurgia
   estética, 7, 8
      preferências masculinas, 7
         geração *baby-boomers*, 8
         homens do milênio, 7
         marketing digital, 8
         alternativas de pagamento, 9
         e-mail, 8
   virtual, 21-24
      atratividade ideal, 22
      avanços tecnológicos, 22
      aquisição de imagens, 22
      fotografias de qualidade, 24
      resumo, 21
      simulação 3D, 21*f*
         da rinoplastia, 22*f*
         da ritidoplastia, 21*f*
   plástica, 1-25
      consultório de, 1-25
      direcionada aos homens, 1-25
   facial, 27-276
      aumento do queixo, 123-129, 131-141
         técnica do expert, 131-141
      blefaroplastia, 47-53, 55-59
         masculina, 47-53
         técnica do expert, 55-59
      contorno submental, 111-120
      lipoenxertia facial, 143-184
      modelagem facial, 187-199
         com implantes, 187-199
         com preenchedores, 187-199
      otoplastia, 241-249
         em adultos, 241-249
      perda capilar, 269-276
         microagulhamento na, 269-276
         PRP na, 269-276
      pescoço masculino, 79-83, 85-110
         técnica de elevação do, 85-110
            com sutura de suspensão, 85-110
      restauração capilar, 251-267
      rinoplastia masculina, 217-231
         técnica do expert, 233-239
      ritidectomia masculina, 61-70, 73-77, 201-214
         técnica do expert, 73-77, 201-214
         moderna, 201-214
      técnicas
         de rejuvenescimento, 29-45
         da região frontal, 29-45
         da testa, 29-45
   corporal, 277-510
      aumento, 377-387, 389-397, 399-406, 419-433, 435-445, 447-460, 463-495
         abdominal, 435-445, 447-460
            com enxertia de lipócitos, 447-460

Índice Remissivo

com extração
　de lipócitos, 447-460
com implantes
　subfasciais, 435-445
com modelagem
　de lipócitos, 447-460
com implante de silicone,
　377-387, 389-397, 399-406,
　473-495
　do bíceps, 389-397
　do peitoral, 377-387
　do tríceps, 399-406
　intramuscular
　　de glúteos, 473-495
da panturrilha, 419-433
subfascial, 463-472
　da nádega masculina, 463-472
BodyBanking Six-Pack, 447-460
ginecomastia, 279-298, 301-309
　correção de, 279-286
　　com excisão
　　　em bumerangue, 279-286
　remoção de, 301-309
　　assistida
　　　por radiofrequência, 301-309
　técnica do expert, 287-298
implante, 409-418
　no antebraço, 409-418
LAL, 357-362
lipoescultura, 335-356
　abdominal, 335-348
　　de alta definição, 335-348
　de glúteos, 349-356
MWL, 497-510
　contorno corporal após, 497-510
　lifting corporal após, 497-510
procedimento 360°
　Torso Tuck, 363-376
　com autoaumento
　　de glúteo, 363-376
　　com retalho
　　　em carteira, 363-376
SAFELipo, 311-326
silicone, 435-445
　Six-Pack, 435-445
　tanquinho de, 435-445
sutura Silhouette, 329-334
　InstaLift, 329-334
para rebaixamento, 264
　da linha capilar, 264
para redução, 264
　da testa, 264
Cirurgião
　visão do, 33*f*
　do retalho da testa, 33*f*
　　refletido, 33*f*
Cisto(s)
　de óleo, 170
　e lipoenxertia facial, 170
CMA (Complexo Mamiloareolar), 279
Concha
　mal desenhada, 247*f*
　　excisão da, 247*f*
　　　complicações de, 247*f*

recuo da, 243
ressecção da, 243
Contorno Corporal
após MWL, 497-510
　anatomia, 498
　avaliação física, 497
　exemplo de caso, 506
　passo a passo, 509
　passos, 500
　pérolas e armadilhas, 509
　seleção do paciente, 499
redução no, 557
　dispositivos relacionados, 557
　　criolipólise, 559
　　de radiofrequência, 558
　laser na, 557
　　diodo, 559
Contorno
da fronte, 176, 179
submental, 111-120
　anatomia, 112
　avaliação física, 111
　cuidados pós-operatórios, 116
　exemplos de casos, 118
　lipoaspiração
　　submentoniana, 113
　　etapas para a, 113
　manejo das complicações, 117
　passo a passo, 120
　pérolas e armadilhas, 120
　seleção dos pacientes, 112
Corpo
ectomesomórfico, 385
tipo de, 385
Correção
de ginecomastia, 279-286
　com excisão em bumerangue,
　　279-286
　anatomia, 280
　avaliação física, 280
　bilateral, 281*f*
　cuidados pós-operatórios, 284
　etapas da, 281, 283
　exemplos de casos, 284
　manejo de complicações, 284
　passo a passo, 286
　pérolas e armadilhas, 286
　seleção do paciente, 280
Costas
musculatura, 365*f*
Couro
cabeludo, 255*f*, 263
　camadas do, 255*f*
　transplantes capilares além do, 263
Crista
temporal, 38*f*
　dissecção medial à, 38*f*
　no plano subperiosteal, 38*f*
Cuidado(s)
da pele, 511-561
　injetáveis e, 511-561
　　alterações drásticas com,
　　　513-522
　　Kybella, 541-548
　　neurotoxinas, 525-531
　　transformação do modelo
　　　masculino, 513-522

lasers e, 511-561
　tratamentos à base
　　de energia, 551-561
masculina, 533-538
　envelhecimento, 534
　fisiologia cutânea, 533
　manutenção do cabelo, 535
　passo a passo, 538
　proteção solar, 535

D

Deformidade
de pescoço, 86*f*
　classe I, 86*f*
　classe II, 87*f*
　classe III, 87*f*
Desvio
septal, 224
　osteotomia com, 224
Diminuição
da espessura da pele, 171*f*
　nas áreas de injeção, 171*f*
　　após lipoenxertia facial, 171*f*
Dissecção
romba, 381*f*
DVT (Trombose Venosa
　Profunda), 453

E

Ectoplicatura, 66*f*
Edema
e lipoenxertia facial, 168
Elevação
das sobrancelhas, 30, 33, 39*f*
　endoscópica, 33, 44
　　candidatos, 34*f*
　　complicações, 37
　　cuidado pós-operatório, 37
　　etapas, 34
　　marcações pré-operatórias, 35*f*
　　marcos anatômicos, 34*f*
　　técnica, 33
　na região temporal lateral, 37
　　complicações, 39
　　cuidado pós-operatório, 39
　　etapas, 37, 45
　　técnica, 37
　pela ancoragem da fáscia
　　temporoparietal, 39*f*
　　à fáscia temporal profunda, 39*f*
　por abordagem coronal, 30
　　etapas, 32, 44
　　incisões, 32*f*
　　técnicas, 31
　por abordagem transpalpebral, 41
　　cuidado pós-operatório, 42
　　etapa, 41, 45
　　manejo de complicações, 42
　　técnica, 41
do pescoço, 81, 85-110
　isolada, 81
　　com platismoplastia, 81

técnica com sutura
 de suspensão, 85-110
  abordando os seis pontos
   básicos, 97
  armadilhas, 108, 109
  aumento do queixo, 107
  candidato ideal, 90*f*
  classificação dos tipos de, 86
  considerações especiais, 103
  cuidado pós-operatório, 97
  exemplos de casos, 98
  manejo
   das complicações, 100
  marcação pré-operatória, 92*f*
  passo a passo, 109
  passos para a, 88
  pérolas e armadilhas, 108
  seis pontos da avaliação, 88
  tendências futuras, 108
  vantagens da, 91
 do retalho frontal, 36*f*
 no plano subperiosteal, 36*f*
Eminência
 malar, 189*f*, 204
  linhas da, 189*f*
  mais baixa, 204
  menos proeminente, 204
Encurtamento
 do lóbulo, 245
Energia
 tratamentos à base de, 551-561
  anatomia cutânea, 552
  aplicações cosméticas, 552
   acne cicatrizante, 555
   eritema, 556
   fotorejuvenescimento, 554
   remoção, 552
    de pelos, 552
    de tatuagem, 554
   rinofima, 556
   telangiectasia, 556
   tensionamento da pele, 556
  fisiologia cutânea, 552
  na redução não cirúrgica, 557
   da gordura, 557
   no contorno corporal, 557
  pérolas e armadilhas, 561
Envelhecimento
 da pele, 534
 e face masculina, 526
 facial, 119
  excesso de volume e, 119
   submentoniano, 119
Enxertia
 de lipócitos, 447-460
  aumento abdominal com, 447-460
   anatomia, 448
   avaliação física, 448
   cuidados pós-operatórios, 452
   exemplos de casos, 454
   manejo das complicações, 452
   passo a passo, 460
   passos, 449
   pérolas e armadilhas, 459
   princípios, 449
   seleção do paciente, 449

Enxerto(s)
 de gordura, 347, 354, 355
  nos glúteos, 354, 355
   lipectomia dos flancos com, 354, 355
  peitoral, 347
   lipoescultura com, 347
 no contorno, 238
Eritema
 laser no, 556
Escafa
 excesso de, 248*f*
  correção de, 248*f*
 redução da, 245, 246*f*, 248
Espaço(s)
 negativos, 340
  na lipoescultura, 340
  de alta definição, 340
Estética
 fotografia do paciente de, 11-19
  colocando em prática, 12
   armazenamento, 13
   câmera, 13
   configuração, 13
   consenso, 13
   estúdio eficiente, 13*f*
   flash, 13
   imagem(ns), 13, 14*f*, 17*f*
    de fundo, 13
    pós-operatórias, 17*f*
    pré-operatórias, 14*f*
   marcações pré-operatórias, 15*f*
   vistas pré-operatórias faciais, 18*f*
   visualizações padronizadas, 14
  controle de câmera, 12
   exposição, 12
   medição, 12
   ISO/ASA, 12
   flash, 12
   branco, 12
    balanço de, 12
    equilíbrio de, 12
  pérolas e armadilhas, 19
  terminologia, 11
   termos básicos, 11
Estrutura(s)
 da anatomia abdominal, 436*f*
Excisão
 direta, 43, 45
  cuidados pós-operatório, 43
  etapas, 43, 45
  manejo de complicações, 43
  marcação para, 43*f*
  técnica, 43
 dos músculos, 39, 45
  por abordagem
   transpalpebral, 39, 45
   corrugador, 39, 45
   prócero, 39, 45
 em bumerangue, 279-286
  correção
   de ginecomastia com, 279-286
   anatomia, 280
   avaliação física, 280
   bilateral, 281*f*
   cuidados pós-operatórios, 284
   etapas, 281, 283

exemplos de casos, 284
manejo de complicações, 284
passo a passo, 286
pérolas e armadilhas, 286
seleção do paciente, 280
 na ginecomastia, 296
Extração
 de lipócitos, 447-460
  aumento abdominal com, 447-460
   anatomia, 448
   avaliação física, 448
   cuidados pós-operatórios, 452
   exemplos de casos, 454
   manejo das complicações, 452
   passo a passo, 460
   passos, 449
   pérolas e armadilhas, 459
   princípios, 449
   seleção do paciente, 449

F

Face
 anatomia da, 330*f*
  esquelética, 330*f*
 aumento da, 190, 192
  passos para, 190, 192
   com implantes, 190
   com preechedores, 192
  processo para, 192*f*
   de injeção, 192*f*
 BoNTA no terço da, 527, 528
  inferior, 528
  superior, 527
 compartimentos da, 331*f*
  de gordura, 331*f*
   superficial, 331*f*
 enxerto na, 195
  de gordura autógena, 195
 ligamentos da, 331*f*
  de retenção, 331*f*
Fisiologia
 cutânea, 533
 da pele masculina, 533
Flacidez
 do pescoço, 64
  tratamento da, 64
 excessiva, 205
  da pele do pescoço, 205
  das bandas plastimais, 205
Flancoplastia
 oblíqua, 306, 502*f*
  esquerda, 502*f*
 superior, 503*f*
  esquerda, 503*f*
Folículo
 piloso, 253*f*, 254*f*
  ciclo do, 254*f*
  histologia do, 253*f*
Fotografia(s)
 de qualidade, 24
  na cirurgia virtual, 24
 do paciente de estética, 11-19
  colocando em prática, 12
   armazenamento, 13
   câmera, 13

configuração, 13
consenso, 13
estúdio eficiente, 13f
flash, 13
imagem, 13, 14f, 17f
　de fundo, 13
　pós-operatórias, 17f
　pré-operatórias, 14f
marcações pré-operatórias, 15f
vistas pré-operatórias faciais, 18f
visualizações padronizadas, 14
controle de câmera, 12
　branco, 12
　　balanço de, 12
　　equilíbrio de, 12
　exposição, 12
　flash, 12
　ISO/ASA, 12
　medição, 12
pérolas e armadilhas, 19
terminologia, 11
termos básicos, 11
Fotorejuvenescimento
　laser no, 554
Fronte
　contorno da, 176, 179
FUE (Extração
　da Unidade Folicular), 251
FUG (Enxerto
　da Unidade Folicular), 251

G

Genioplastia
　etapas para, 135, 136, 138
　　aloplástica, 135
　　　exemplo de caso, 135
　　　passo a passo, 140
　　óssea, 136
　　　exemplo de caso, 136
　　　passo a passo, 141
　　secundária, 138
　　　exemplo de caso, 138
　　　passo a passo, 141
Ginecomastia
　BodyTite para, 306, 307
　correção de, 279-286
　　com excisão
　　　em bumerangue, 279-286
　　　anatomia, 280
　　　avaliação física, 280
　　　bilateral, 281f
　　　cuidados pós-operatórios, 284
　　　etapas, 281, 283
　　　exemplos de casos, 284
　　　manejo de complicações, 284
　　　passo a passo, 286
　　　pérolas e armadilhas, 286
　　　seleção do paciente, 280
　　ptótica, 280f, 285
　　　moderadamente, 280f
　remoção de, 301-309
　　assistida
　　　por radiofrequência, 301-309
　　　anatomia, 302
　　　avaliação física, 301

cuidados pós-operatórios, 305
estadiamento recomendado, 302
etapas da LAR, 302
exemplos de casos, 306
manejo de complicações, 305
passo a passo, 309
pérolas e armadilhas, 308
técnica do expert, 287-298
　anatomia, 288f
　　da mama masculina, 288f
　　do tórax masculino, 288f
　apresentação do paciente, 289
　cuidados pós-operatórios, 293
　desfechos, 293
　etapas do procedimento, 289
　　cuidados pré-operatórios, 289
　　marcações do paciente, 289
　　procedimento cirúrgico, 289
　exemplos de casos, 294
　　aumento, 294
　　　para hipertrofia muscular, 295
　　excisão, 296
　　lipoaspiração, 294
　　revisão secundária, 297
　manejo de complicações, 293
　passo a passo, 298
　pérolas e armadilhas, 297
　satisfação do paciente, 293
Glúteo(s)
　aumento de, 465, 466f, 473-495
　　implante subfascial para, 466f
　　　instrumentos cirúrgicos, 466f
　　intramuscular, 473-495
　　　com implante
　　　　de silicone, 473-495
　　técnica subfascial para, 465
　　　passos da, 465
　autoaumento de, 363-376
　　com retalho em carteira, 363-376
　　　procedimento 360°
　　　　Torso Tuck, 363-376
　　　　　anatomia, 364
　　　　　avaliação física, 364
　　　　　cuidados pós-operatórios, 368
　　　　　exemplos de casos, 370
　　　　　manejo das complicações, 369
　　　　　passo a passo, 374-376
　　　　　passos para, 366
　　　　　pérolas e armadilhas, 373, 374
　enxerto nos, 354, 355
　　de gordura, 354, 355
　　　lipectomia dos flancos, 354, 355
　lipoescultua de, 349-356
　　anatomia, 350
　　cuidados pós-operatórios, 353
　　escultura, 350
　　　passos para, 350
　　exemplos de casos, 354, 355
　　manejo das complicações, 353
　　passo a passo, 356
　　pérolas e armadilhas, 356
　　seleção do paciente, 350
Gordura
　camadas de, 350
　　profunda, 350
　　superficial, 350

coleta de, 172f
　pinçamento manual na, 172f
　　da pele abdominal, 172f
enxerto de, 354, 355
　nos glúteos, 354, 355
　　lipectomia dos flancos, 354, 355
facial, 204, 209f
　central, 204
　　atrofia da, 204
　compartimentos de, 209f
fatos sobre, 349
　capacidade de sobrevivência, 350
　　disponibilidade versus, 350
　produção, 349
intra-abdominal, 336f
　versus extra-abdominal, 336f
malar profunda, 211-213
　aumento, 211-213
　　plicatura, 211-213
　　SMASectomia, 211-213
migração de, 171
　e lipoenxertia facial, 171
peitoral, 347
　enxerto, 347
　lipoescultura, 347
redução não cirúrgica da, 557
　dispositivos relacionados, 557
　　criolipólise, 559
　　radiofrequência, 558
　laser na, 557
　　diodo, 559
ressecção da, 114
　subplatismal, 115f

H

Halterofilista
　mesomórfico, 386
　　peso-pesado, 386
Haste
　capilar, 253f
　　tubular, 253f
　　　formação da, 253f
Hatch
　hit, 244, 245f
Hematoma
　pós-operatório, 211t
　　fatores contribuintes, 211t
　　　em liftings faciais, 211t
　risco de, 210
　　na ritidectomia, 210
　taxas de, 210t
　　em pacientes masculino, 210t
　　　versus feminino, 210t
Herniação
　de gordura, 57f
　　dos coxins de gordura, 57f
　　　inferiores, 57f
Hidroxiapatita
　preenchedor de, 196, 197
　　de cálcio, 196
Hinderer
　linhas de, 189f
Hiperpigmentação
　após lipoenxertia facial, 171f
　　nas áreas de injeção, 171f

Hipertrofia
  do masseter, 529
    BoNTA na, 529
  muscular, 295
    aumento para, 295
      na ginecomastia, 295
Homem(ns)
  ectomesomórfico, 458
    asiático, 458
      aumento abdominal em, 458
        com BodyBanking, 458
  ectomórfico, 383, 482
    aumento em, 482
      de glúteos, 482
      de peitoral, 383
  endomesomórfico, 491
    aumento em, 491
      de glúteos, 491
  endomórfico, 416
    implante intermuscular no, 416
      do antebraço lateral, 416
  mesoectomórfico, 384, 394, 404, 414, 455, 456, 459, 486
    aumento abdominal em, 455, 456, 459
      com BodyBanking, 455, 456, 459
        branco, 455
        com MWL, 459
    aumento em, 394, 404, 414, 486
      abdominal, 455
      de glúteos, 486
      do antebraço lateral, 414
        com imensa perda de peso, 414
      do bíceps, 394
        com perda de peso intensa, 395
      do tríceps, 404
        com perda maciça de peso, 404
  mesoendomórfico, 395, 405, 415
    aumento em, 395, 405, 415
      do antebraço lateral, 415
      reconstrutivo, 395, 405
        do bíceps, 395
        do tríceps, 405
  mesomórfico, 454, 487
    aumento em, 454
      abdominal
        com BodyBanking, 454
        do oriente, 454
      de glúteos, 487
  proteção solar para, 535

I

Imagem(ns)
  3D, 22, 23f
    digitais, 22
      aquisição de, 22
    solução completa de, 23f
  de corpo inteiro, 14f, 17f
    pós-operatórias, 17f
    pré-operatórias, 14f
  de fundo, 13
  na simulação 3D, 21f-23f
    da lipoaspiração, 23f
      do abdome, 23f
    da ritidoplastia, 21f
    de rinoplastia, 22f
  sistema de, 23f
  manual, 23f
Implante de Silicone
  aumento com, 377-387, 389-397, 399-406, 473-495
    do bíceps, 389-397
      anatomia, 390
      avaliação física, 389
      cuidados pós-operatório, 393
      exemplos de caos, 394
      manejo das complicações, 393
      passo a passo, 396
      passos, 390
      pérolas e armadilhas, 396
    do peitoral, 377-387
      anatomia, 378
      avaliação física, 377
      cuidados pós-operatórios, 382
      inserção, 381f
      manejo de complicações, 382
      passo a passo, 387
      passos, 378
      pérolas e armadilhas, 386
      sólido, 378
    do tríceps, 399-406
      anatomia, 400
      avaliação física, 399
      cuidados pós-operatórios, 403
      exemplos de casos, 404
      manejo de complicações, 403
      passo a passo, 406
      passos, 400
      pérolas e armadilhas, 405
      seleção dos pacientes, 400
    intramuscular de glúteos, 473-495
      anatomia, 474
      avaliação física, 474
      cuidados pós-operatórios, 480
      exemplos de casos, 482
      manejo das complicações, 481
      medições, 476t
      passo a passo, 494
      passos técnicos, 475
      pérolas e armadilhas, 494
      planos anatômicos, 474t
  de nádega, 468f
  sólido, 378
Implante(s)
  modelagem facial com, 187-199
    anatomia, 188
      linhas, 189f
        da eminência malar, 189f
        de Hinderer, 189f
      zonas da área malar, 188f
    avaliação física, 187
    cuidados pós-operatórios, 193
    exemplos de casos, 194
    pérolas e armadilhas, 198
    manejo das complicações, 193
    passo a passo, 198
    passos para, 190
  no antebraço, 409-418
    anatomia, 409
    avaliação física, 409
    cuidados pós-operatórios, 411
    exemplos de casos, 414
    manejo das complicações, 413
    passo a passo, 417
    passos, 11
    pérolas e armadilhas, 416
  objetivos dos, 390
  peitoral, 379f
    sólido, 379f
  subfasciais, 435-445, 466
    aumento abdominal com, 435-445
      anatomia, 435
      avaliação física, 435
      cuidados pós-operatórios, 439
      exemplo de caso, 442
      manejo das complicações, 441
      MuscleGel, 437
        passos para, 437
      passo a passo, 443
      pérolas e armadilhas, 443
      seleção do paciente, 437
    para aumento de glúteo, 466f
      instrumentos cirúrgicos, 466f
Injetável(is)
  alterações drásticas com, 513-522
  e cuidados da pele, 511-561
  Kybella, 541-548
  neurotoxinas, 525-531
  transformação do modelo masculino, 513-522
Intensificação
  da bochecha, 519
  da linha mandibular, 519
  do nariz, 519
  do queixo, 519
Irregularidade(s)
  e lipoenxertia facial, 170

J

Jowl(s)
  excessivos, 205
  mobilidade do, 208f

K

Kybella (Ácido Desoxicólico), 541-548
  anatomia, 542
    facial, 544f
      diferença entre os sexos, 544f
    submentual, 543f
  avaliação física, 542
  cuidados pós-operatórios, 547
  exemplo de caso, 546
  manejo de complicações, 547
  passo a passo, 548
  pérolas e armadilhas, 547
  seleção do paciente, 544
  tratamento com, 545
    da área submentual, 545
      etapas, 545

Índice Remissivo

L

Lábio(s)
   aumento dos, 182
   LAL (Lipoaspiração Assistida
    a Laser), 357-362
     anatomia, 358
     avaliação física, 357
     cuidado pós-operatório, 359
     exemplos de casos, 360
     manejo das complicações, 359
     passo a passo, 362
     passos para, 358
     pérolas e armadilhas, 361
   LAR (Lipólise Assistida por
    Radiofrequência), 301
     de ginecomastia, 306
     de tórax, 306
     etapas da, 302
      no tratamento, 302
       da ginecomastia, 302
   Laser(s)
    e cuidados da pele, 511-561
     aplicações cosméticas do, 552
      terapias relacionadas, 552
    e tratamentos, 551-561
     à base de energia, 551-561
      anatomia cutânea, 552
      aplicações cosméticas, 552
      fisiologia cutânea, 552
      na redução não cirúrgica, 557
       da gordura, 557
       no contorno corporal, 557
      pérolas e armadilhas, 561
   LE (Lipoaspiração Elétrica), 301
   Lesão
    de estrutura subjacente, 172
     e lipoenxertia facial, 172
      de nervo, 172
       embolização, 172
        por injeção intravascular, 172
       muscular, 172
      transitória, 172*f*
     do nervo facial, 172*f*
   Lidocaína
    toxicidade da, 453
   Lifting Corporal
    após MWL, 497-510
     anatomia, 498
     avaliação física, 497
     exemplo de caso, 506
     passo a passo, 509
     pérolas e armadilhas, 509
     seleção do paciente, 499
     total, 500
      marcações pré-operatórias, 501*f*
      passos do, 500
   Lifting(s)
    facial, 205, 211*t*
     em homens, 205
      passos para, 205
      hematoma pós-operatório em, 211*t*
       fatores contribuintes, 211*t*
   Linha(s)
    capilar, 264
     rebaixamento da, 264
      cirurgia para, 264
     da eminência malar, 189*f*
     de Hinderer, 189*f*
     de marionete, 529
      BoNTA nas, 529
     do cabelo, 265
      avanço cirúrgico da, 265
     franzidas, 530
      na testa, 530
       BoNTA nas, 530
     mandibular, 519
      intensificação da, 519
   Lipectomia
    com aspiração, 113
    dos flancos, 354, 355
     com enxerto de gordura, 354, 355
     nos glúteos, 354, 355
   Lipoaspiração
    complicações da, 452
     deformidades, 452
      de contorno, 452
     hematoma, 453
     necrose da pele, 453
     sangramento, 453
     seroma, 453
    criar com, 449
     abdomes de tanquinho, 449
     passos, 449
    do abdome, 23*f*
     simulação 3D da, 23*f*
      com medidas
       de circunferência, 23*f*
    na ginecomastia, 294
    submentoniana, 65*f*, 113
    etapas para a, 113
   Lipócito(s)
    aumento abdominal com, 447-460
     enxertia, 447-460
      anatomia, 448
      avaliação física, 448
      cuidados pós-operatórios, 452
      exemplos de casos, 454
      manejo das complicações, 452
      passo a passo, 460
      passos para, 449
      pérolas e armadilhas, 459
      princípios de, 449
      seleção do paciente, 449
     extração, 447-460
      anatomia, 448
      avaliação física, 448
      cuidados pós-operatórios, 452
      exemplos de casos, 454
      manejo das complicações, 452
      passo a passo, 460
      passos para, 449
      pérolas e armadilhas, 459
      princípios de, 449
      seleção do paciente, 449
     modelagem, 447-460
      anatomia, 448
      avaliação física, 448
      cuidados pós-operatórios, 452
      exemplos de casos, 454
      manejo das complicações, 452
      passo a passo, 460
      passos para, 449
      pérolas e armadilhas, 459
      princípios de, 449
      seleção do paciente, 449
   Lipoenxertia
    facial, 143-184
     anatomia, 146
      coleta da gordura, 146
      face masculina, 147
       no envelhecimento, 147
     avaliação do paciente, 143
      medicações a evitar, 145*t*
      suplementos a descontinuar, 146
     cuidados pós-operatórios, 168
     etapas para, 152
      coleta de tecido adiposo, 152
      considerações
       pré-operatórias, 152
      faixas de volume, 164*t*
      nível de infiltração, 164
      técnica, 153
     exemplos de casos, 174
      aumento, 180
       da linha da mandíbula, 181, 182
       das bochechas, 181, 182
       das têmporas, 181
       do queixo, 181
       dos lábios, 182
       mandibular, 180
      contorno da fronte, 176, 179
      recontorno
       da região frontal, 174, 175
     manejo das complicações, 168
      calcificações, 170
      cistos de óleo, 170
      do sítio doador, 171
      edema, 168
      irregularidades, 170
      lesão de estrutura subjacente, 172
      migração da gordura, 171
      nasolabial, 170
      nódulos, 170
      reabsorção, 170
      volume insuficiente, 170
     passo a passo, 184
     pérolas e armadilhas, 184
     seleção dos pacientes, 151
     viabilidade da gordura, 151
   Lipoescultura
    de alta definição, 335-348
     abdominal, 335-348
      avaliação física, 336
      cuidados pós-operatórios, 342
      exemplos de casos, 345
      lipoplastia tudo ou nada, 336
      passo a passo, 348
      passos para, 336
      pérolas e armadilhas, 348
      prevenção das complicações, 344
      seleção do paciente, 336
      tratamento das complicações, 344
     com enxerto, 347
      de gordura peitoral, 347
     dinâmica, 346
    de glúteos, 349-356
     anatomia, 350
     cuidados pós-operatórios, 353
     escultura de, 350
      passos, 350

Índice Remissivo

exemplos de casos, 354, 355
manejo das complicações, 353
passo a passo, 356
pérolas e armadilhas, 356
seleção do paciente, 350
Lipoplastia
  tudo ou nada, 336
Lóbulo
  encurtamento do, 245
  reposicionamento do, 243

M

Mandíbula
  anatomia relevante da, 169*f*
    músculos, 169*f*
    nervos, 169*f*
  linha da, 181, 182
  aumento da, 181, 182
Manutenção
  do cabelo, 535
Marcação(ões)
  cirúrgica(s), 338
    enquadramento, 338
    espaços negativos, 340
    framing, 338
    no paciente obeso, 339
    pré-operatórias, 338*f*
    profundas, 338
  pré-operatórias, 15*f*
Marketing
  dos procedimentos estéticos, 3-10
    para homens, 3-10
      abordagem, 3
      como comercializar, 5
      digital, 8
        alternativas de pagamento, 9
        e-mail, 8
      externo, 9
        conscientização, 9
        juntando tudo, 9
      interno, 9
        conscientização, 9
        juntando tudo, 9
      mercado em crescimento, 7
      para todos os homens, 6
      passar para a prática, 7
      pegando a onda, 4
      resultados imediatos, 7
      roteiro, 6
        executivo da diretoria, 6
        fisiculturista, 6
        modelo masculino, 6
        pai atlético, 6
      superando o estigma, 3
      tendências em preferências, 7
        baby-boomers, 8
        homens do milênio, 7
Masseter
  hipertrofia do, 529
    BoNTA na, 529
Mentoplastia, 116*f*
  possível, 114
Microagulhamento
  na perda capilar, 269-276
    anatomia, 269

avaliação física, 269
cuidados pós-operatórios, 271
etapas do tratamento, 270
exemplos de casos, 274
manejo das complicações, 271
passo a passo, 275
pérolas e armadilhas, 275
seleção do paciente, 269
Migração
  da gordura, 171
  e lipoenxertia facial, 171
Modelagem Facial
  com implantes, 187-199
    anatomia, 188
    avaliação física, 187
    cuidados pós-operatórios, 193
    exemplos de casos, 194
    manejo das complicações, 193
    passo a passo, 198
    passos para, 190
    pérolas e armadilhas, 198
  com preenchedores, 187-199
    anatomia, 188
    avaliação física, 187
    cuidados pós-operatórios, 193
    exemplos de casos, 194
    manejo das complicações, 193
    passo a passo, 198, 199
    passos para, 192
    pérolas e armadilhas, 198
Modelagem
  de lipócitos, 447-460
    aumento
      abdominal com, 447-460
      anatomia, 448
      avaliação física, 448
      cuidados pós-operatórios, 452
      exemplos de casos, 454
      manejo das complicações, 452
      passo a passo, 460
      passos, 449
      pérolas e armadilhas, 459
      princípios, 449
      seleção do paciente, 449
Modelo Masculino
  transformação do, 513-522
    anatomia, 514
    avaliação física, 514
    cuidados pós-operatórios, 518
    etapas da, 516, 55
    exemplos de caso, 519
    manejo de complicações, 519
    passo a passo, 522
    pérolas e armadilhas, 522
    seleção do paciente, 515
MPB (Calvície de Padrão Masculino), 252
MuscleGel
  tanquinho de silicone, 437, 442
    aumento
      abdominal com, 437, 442
      exemplo de caso, 442
      passo a passo, 443
      passos para, 437
Musculatura
  das costas, 365*f*
  do abdome, 365*f*

Músculo(s)
  anatomia relevante de, 169*f*
    da mandíbula, 169*f*
    do queixo, 169*f*
  corrugador, 39, 41*f*, 45
    anatomia do, 41*f*
    elevado, 41*f*
    excisão do, 39, 45
      por abordagem
        transpalpebral, 39, 45
  de expressão, 331*f*
    facial, 331
  glabelares, 36*f*
    divididos, 36*f*
      com pinça endoscópica, 36*f*
      tipo grasper, 36*f*
  orbicular do olho, 40*f*
    dissecado do periósteo, 40*f*
    da borda orbital, 40*f*
  prócero, 39, 41*f*, 45
    divisão do, 41*f*
    excisão do, 39, 45
      por abordagem
        transpalpebral, 39, 45
  reto do abdome, 342
    definindo o, 342
Mustardé
  suturas de, 243, 244
    continuação das, 244
MWL (Perda de Peso Massiva)
  contorno corporal após, 497-510
    anatomia, 498
    avaliação física, 497
    exemplo de caso, 506
    passo a passo, 509
    passos do, 500
    pérolas e armadilhas, 509
    seleção do paciente, 499
  lifting corporal após, 497-510
    anatomia, 498
    avaliação física, 497
    exemplo de caso, 506
    passo a passo, 509
    pérolas e armadilhas, 509
    seleção do paciente, 499
    total, 500
      marcações pré-operatórias, 501*f*
      passos, 500

N

Nádega
  aumento subfascial da, 463-472
    anatomia, 464
    avaliação física, 464
    casos clínicos, 469
    cuidados pós-operatórios, 468
    manejo das complicações, 469
    passo a passo, 472
    passos da técnica, 465
    pérolas e armadilhas, 471
Nariz
  intensificação do, 519
Nervo(s)
  anatomia relevante de, 169*f*
    da mandíbula, 169*f*
    do queixo, 169*f*

facial, 172f, 332f
　curso do, 332f
　lesão do, 172f
　　transitória, 172f
Neurotoxina(s), 518
　em homens, 525-531
　　anatomia, 526
　　avaliação física, 525
　　botulínica, 525
　　considerações sobre BoNTA, 527
　　　etapas, 527
　　　tratamento, 527
　　exemplos de casos, 530
　　passo a passo, 531
　　pérolas e armadilhas, 531
　　seleção do paciente, 526
Nódulo(s)
　e lipoenxertia facial, 170

O

Óleo
　cistos de, 170
　e lipoenxertia facial, 170
Orelha(s)
　proeminência da, 242
　　causas da, 242
　proeminentes, 248
　　correção de, 248
Osteotomia
　com desvio septal, 224
Otoplastia
　em adultos, 241-249
　　cuidados pós-operatórios, 246
　　exame físico, 241
　　　anatomia, 242
　　　seleção do paciente, 242
　　exemplos de casos, 248
　　manejo de complicações, 247
　　passo a passo, 249
　　passos para, 242
　　pérolas e armadilhas, 249
　　proeminência da orelha, 242
　　　causas da, 242

P

Paciente
　de estética, 11-19
　　fotografia do, 11-19
　　　colocando em prática, 12
　　　controle de câmera, 12
　　　pérolas e armadilhas, 19
　　　terminologia, 11
Pálpebra(s)
　superiores, 57f
　　excesso de pele nas, 57f
　　　fotografia pré-operatória, 57f
Panturrilha
　aumento da, 419-433
　　anatomia, 420
　　breve histórico, 419
　　cuidados pós-operatórios, 429
　　exemplos de casos, 429
　　implantes disponíveis, 425t

manejo das complicações, 429
passo a passo, 432
passos para, 424, 427
pérolas e armadilhas, 432
seleção do paciente, 421
Parede
　abdominal, 449f
　　anatomia da, 449f
　　muscular, 449f
PE (Embolia Pulmonar), 453
Pé(s) de Galinha
　BoNTA nos, 528, 530
Pele
　do pescoço, 205
　　flacidez da, 205
　　excessiva, 205
　espessura da, 202
　　ritidectomia e, 202
　excisão da, 114
　　na lipoaspiração, 114
　　submentoniana, 114
　masculina, 533-538
　　cuidados da, 533-538
　　　envelhecimento da pele, 534
　　　fisiologia cutânea, 533
　　　manutenção do cabelo, 535
　　　passo a passo, 538
　　　proteção solar, 535
　pré-auricular, 204f
　　discrepância da, 204f
　　　na cor, 204f
　　　na textura, 204f
　retalho de, 67, 209f
　　na bochecha, 209f
　　no pescoço, 209f
　　tratamento do, 67
　tensionamento da, 556
　　não cirúrgico, 556
　　laser, 556
　tragal, 204f
　　discrepância da, 204f
　　　na cor, 204f
　　　na textura, 204f
　vascularidade da, 210
　　na ritidectomia, 210
Pelo(s)
　faciais, 203, 210
　　padrões dos, 203, 210
　　　distorção, 210
　　　ritidectomia, 203
　remoção de, 552
　　a laser, 552
Perda
　capilar, 269-276
　　microagulhamento na, 269-276
　　　anatomia, 269
　　　avaliação física, 269
　　　cuidados pós-operatórios, 271
　　　etapas do tratamento, 270
　　　exemplos de casos, 274
　　　manejo das complicações, 271
　　　passo a passo, 275
　　　pérolas e armadilhas, 275
　　　seleção do paciente, 269
　　PRP na, 269-276
　　　anatomia, 269
　　　avaliação física, 269

cuidados pós-operatórios, 271
etapas do tratamento, 270
exemplos de casos, 274
manejo das complicações, 271
passo a passo, 275
pérolas e armadilhas, 275
seleção do paciente, 269
Pescoço
　deformidade de, 86f
　　classe I, 86f
　　classe II, 87f
　　classe III, 87f
　flacidez do, 64
　　tratamento da, 64
　masculino, 79-83, 85-110
　　anatomia, 80
　　　muscular, 80f
　　avaliação física, 79
　　cuidados pós-operatórios, 81
　　elevação isolada do, 81
　　　com platismaplastia, 80
　　exemplo de caso, 82
　　manejo de complicações, 81
　　　sumário de, 82t
　　passo a passo, 83
　　pérolas e armadilhas, 82
　　rejuvenescimento do, 85-110
　　técnica versátil, 85-110
　pele do, 209f
　　retalho de, 209f
　técnica de elevação do, 85-110
　　com sutura de suspensão, 85-110
　　　abordando os seis pontos
　　　　básicos, 97
　　　armadilhas, 108, 109
　　　aumento do queixo, 107
　　　candidato ideal, 90f
　　　classificação dos tipos, 86
　　　considerações especiais, 103
　　　cuidado pós-operatório, 97
　　　exemplos de casos, 98
　　　manejo das complicações, 100
　　　marcação pré-operatória, 92f
　　　passo a passo, 109
　　　passos, 88
　　　pérolas e armadilhas, 108
　　　seis pontos da avaliação, 88
　　　tendências futuras, 108
　　　vantagens, 91
　tratamento do, 74f
　　aberto, 74f
Pinça
　endoscópica, 36f
　　tipo grasper, 36f
　　　músculos divididos com, 36f
　　　　glabelares, 36f
Plano
　subperiosteal, 36f, 38f
　　elevação no, 36f
　　　do retalho frontal, 36f
Platisma
　borda lateral do, 75f
　elevação da, 75f
　plicatura do, 114
　ressecção do, 114
　　anterior, 115f
　retalho de, 65

Índice Remissivo

Platismoplastia
  elevação isolada com, 81
    do pescoço, 81
      passos, 81
Plicatura
  com aumento, 211-213
    de gordura malar, 211-213
    profunda, 211-213
  do platisma, 114
PMP (Perda Maciça de Peso), 279
Preenchedor(es)
  modelagem facial com, 187-199
    anatomia, 188
    avaliação física, 187
    cuidados pós-operatórios, 193
    exemplos de casos, 194
    manejo das complicações, 193
    passo a passo, 198, 199
    passos para, 192
    pérolas e armadilhas, 198
Prega
  mentual, 529
    BoNTA na, 529
Pressão Arterial
  na ritidectomia, 209, 210
    estabilidade da, 210
    protocolo para, 209
Procedimento
  360° Torso Tuck, 363-376
    com autoaumento
      de glúteo, 363-376
      com retalho
        em carteira, 363-376
        anatomia, 364
        avaliação física, 364
        cuidados pós-operatórios, 368
        exemplos de casos, 370
        manejo das complicações, 369
        passo a passo, 374-376
        passos para, 366
        pérolas e armadilhas, 373, 374
Procedimento(s) Estético(s)
  marketing dos, 3-10
    abordagem, 3
      construir a plataforma, 3
      como comercializar, 5
    digital, 8
      alternativas de pagamento, 9
      e-mail, 8
    externo, 9
      conscientização, 9
      juntando tudo, 9
    interno, 9
      conscientização, 9
      juntando tudo, 9
    mercado em crescimento, 7
    para todos os homens, 6
    passar para a prática, 7
    pegando a onda, 4
    resultados imediatos, 7
    roteiro, 6
      executivo da diretoria, 6
      fisiculturista, 6
      modelo masculino, 6
      pai atlético, 6
    superando o estigma, 3
    tendências em preferências, 7
      baby-boomers, 8
      homens do milênio, 7
Proeminência
  da orelha, 242
    causas da, 242
Proteção
  solar, 535
    para homens, 535
PRP (Plasma Rico em Plaquetas)
  na perda capilar, 269-276
    anatomia, 269
    avaliação física, 269
    cuidados pós-operatórios, 271
    etapas do tratamento, 270
    exemplos de casos, 274
    manejo das complicações, 271
    passo a passo, 275
    pérolas e armadilhas, 275
    seleção do paciente, 269
Pseudoginecomastia
  ptótica, 284
    moderada, 284

Q

Queixo
  anatomia relevante do, 169*f*
    músculos, 169*f*
    nervos, 169*f*
  aumento do, 107, 110, 123-129,
    131-141, 181
    anatomia, 123
    avaliação física, 123
    cuidados pós-operatórios, 126
    etapas para, 125
    exemplos de casos, 126
    manejo das complicações, 126
    passo a passo, 128
    passos para, 107, 110
    pérolas e armadilhas, 128
    seleção de pacientes, 124
    técnica do expert, 131-141
      anatomia, 134
      avaliação física, 131
      etapas para genioplastia, 135,
        136, 138
        aloplástica, 135
        óssea, 136
        secundária, 138
      exemplo de caso, 135, 136, 138,
        139
      manejo das complicações, 139
      passo a passo, 140
      pérolas e armadilhas, 140
      seleção dos pacientes, 134
  casca de laranja, 529
    BoNTA no, 529
  feminino, 124*f*
    versus masculino, 124*f*
  intensificação, 519
  masculino, 124*t*
    e feminino, 124*t*
      comparação entre, 124*t*

R

Radiofrequência
  remoção assistida por, 301-309
    de ginecomastia, 301-309
      anatomia, 302
      avaliação física, 301
      cuidados pós-operatórios, 305
      estadiamento recomendado, 302
      etapas da lipólise, 302
      exemplos de casos, 306
      manejo de complicações, 305
      passo a passo, 309
      pérolas e armadilhas, 308
Reabsorção
  e lipoenxertia facial, 170
Rebaixamento
  da linha capilar, 264
    cirurgia para, 264
Recontorno
  da região frontal, 174, 175
Redução
  da escafa, 245, 246*f*, 248
  da testa, 264
    cirurgia para, 264
  dorsal, 238
  não cirúrgica, 557
    da gordura, 557
      dispositivos relacionados, 557
      laser na, 557
  septal, 238
Região Frontal
  recontorno da, 174, 175
  rejuvenescimento da, 29-45
    abordagens cirúrgicas, 31*f*
    técnicas de, 29-45
      avaliação, 29
      e sobrancelhas, 29
      neurotoxinas, 43
      objetivos, 30
      opções de, 30
      passo a passo, 44
      pérolas, 44
Região Temporal
  lateral, 37
    elevação das sobrancelhas na, 37
      cuidado pós-operatório, 39
      etapas, 37
      manejo de complicações, 39
      técnica, 37
Rejuvenescimento
  facial, 201
    características que afetam o, 201
      masculinas distintivas, 201
  técnicas de, 29-45
    da região frontal, 29-45
      avaliação, 29
      e sobrancelhas, 29
      neurotoxinas, 43
      objetivos, 30
      opções de, 30
      passo a passo, 44
      pérolas, 44
    da testa, 29-45
      elevação das sobrancelhas, 30,
        32, 37, 41
        na região temporal lateral, 37

Índice Remissivo

por abordagem coronal, 30, 32
por abordagem
transpapebral, 41
excisão direta, 43
excisão por abordagem
transpalpebral, 39
do corrugador, 39
do prócero, 39
neurotoxinas, 43
objetivos, 30
passo a passo, 44
pérolas, 44
Remoção
a *laser*, 552
de pelos, 552
de tatuagem, 554
de ginecomastia, 301-309
assistida
por radiofrequência, 301-309
anatomia, 302
avaliação física, 301
cuidados pós-operatórios, 305
estadiamento recomendado, 302
etapas da lipólise, 302
exemplos de casos, 306
manejo de complicações, 305
passo a passo, 309
pérolas e armadilhas, 308
Reposicionamento
do lóbulo, 243
Ressecção
da concha, 243
da gordura, 114
subplatismal, 115*f*
do platisma, 114
anterior, 115*f*
Restauração
capilar, 251-267
anatomia, 252
avaliação física, 252
cuidados pós-procedimento, 261
exemplos de casos, 265
manejo das complicações, 261
passo a passo, 266
pérolas e armadilhas, 266
resultados, 261
seleção do paciente, 252
transplante capilar, 256
passos para, 256
da barba, 265
Retalho(s)
da testa, 33*f*
refletido, 33*f*
visão do cirurgião, 33*f*
de pele, 67, 209*f*
na bochecha, 209*f*
no pescoço, 209*f*
tratamento do, 67
em carteira, 363-376
autoaumento
de glúteo com, 363-376
procedimento 360°
Torso Tuck, 363-376
anatomia, 364
avaliação física, 364
cuidados pós-operatórios, 368
exemplos de casos, 370

manejo das complicações, 369
passo a passo, 374-376
passos para, 366
pérolas e armadilhas, 373, 374
frontal, 33*f*
elevação do, 36*f*
no plano subperiosteal, 36*f*
fixação do, 33*f*
antes da excisão do couro
cabeludo, 33*f*
Rinofima
laser no, 556
tratamento de, 556*f*
Rinoplastia
homens com, 218*f*
diferença fundamental entre, 218*t*
e mulheres, 218*f*
masculina, 217-231
anatomia, 217
estética, 218
estrutural, 220
considerações, 234
por regiões anatômicas, 234
cuidados pós-operatórios, 224, 237
exemplos de casos, 224, 238
manejo de complicações, 224, 237
objetivos, 234
passo a passo, 231
passos para, 221
pérolas e armadilhas, 230, 239
seleção do paciente, 221
técnica do expert, 233-239
passo a passo, 239
passos para, 237
simulação da, 22*f*, 24*f*
3D, 22*f*, 24*f*
Rítide(s)
glabelares, 527
BoNTA nas, 527
Ritidectomia
masculina, 61-70, 73-77
anatomia, 63
avaliação física, 62
cuidados pós-operatórios, 67
exemplos de caso, 68
objetivos da, 62
estéticos, 62
funcionais, 62
passo a passo, 70
passos para, 63
pérolas e armadilhas, 70
técnica do expert, 73-77
avaliação do paciente, 73
cuidados pós-operatórios, 76
passo a passo, 77
passos para, 74
pérolas e armadilhas, 77
tratamento de complicações, 76
tratamento de complicações, 67
no homem moderno, 201-214
anatomia, 202
avaliação física, 202
cuidados pós-operatórios, 209
exemplos de casos, 211
manejo das complicações, 210
passo a passo, 214
passos para, 205

pérolas e armadilhas, 214
técnica do expert, 201-214
Ritidoplastia
simulação da, 21*f*
3D, 21*f*
Rosto
envelhecido, 202*t*
características do, 202*t*
da mulher, 202*t*
do homem, 202*f*
Ruga(s)
na testa, 527
horizontais, 527
BoNTA nas, 527

S

SAFELipo, 311-326
anatomia, 314
avaliação física, 313
cuidados pós-operatórios, 320
do tronco, 319*f*
e tórax, 319*f*
etapas da, 315
exemplos de casos, 323
manejo de complicações, 322
passo a passo, 326
pérolas e armadilhas, 325
processo de, 313*f*
Septoplastia, 238
Seroma
pós-operatório, 117*f*
Silhouette InstaLift
sutura, 329-334
anatomia, 330
esquelética da face, 330*f*
cuidados pós-operatórios, 332
exemplos de casos, 333
manejo das complicações, 333
passo a passo, 334
passos para, 332
pérolas e armadilhas, 334
seleção do paciente, 332
Silicone
implante de, 194
modelagem facial com, 194
six-pack, 435-445
anatomia, 435
avaliação física, 435
cuidados pós-operatórios, 439
exemplo de caso, 442
manejo das complicações, 441
passo a passo, 443
passos para, 437
pérolas e armadilhas, 443
seleção do paciente, 437
tanquinho de, 435-445
anatomia, 435
avaliação física, 435
cuidados pós-operatórios, 439
exemplo de caso, 442
manejo das complicações, 441
MuscleGel, 437
passos para, 437
passo a passo, 443
pérolas e armadilhas, 443
seleção do paciente, 437

Índice Remissivo

SIM (Sulco Inframamário), 302
SIP (Sulco Infrapeitoral), 379
Sítio
   doador, 171
      na lipoenxertia facial, 171
         complicações no, 171
   receptor, 260, 265f
      formação do, 260
      para transplante, 265f
         de barba, 265f
Six-Pack
   BodyBanking, 447-460
      anatomia, 448
      avaliação física, 448
      cuidados pós-operatórios, 452
      exemplos de casos, 454
      manejo das complicações, 452
      passo a passo, 460
      passos para, 449
      pérolas e armadilhas, 459
      princípios de, 449
      seleção do paciente, 449
   silicone, 435-445
      anatomia, 435
      avaliação física, 435
      cuidados pós-operatórios, 439
      exemplo de caso, 442
      manejo das complicações, 441
      passo a passo, 443
      passos para, 437
      pérolas e armadilhas, 443
      seleção do paciente, 437
SMAS (Sistema Musculoaponerótico Superficial), 65, 73
   dissecção do, 207f
      estendida, 207f
   ectoplicatura, 66f, 67f, 69f
   empilhamento do, 207f
   plicatura do, 77f
SMASectomia, 206f
   com aumento, 211-213
      de gordura malar, 211-213
         profunda, 211-213
   porção de, 66f
Sobrancelha(s)
   elevação das, 30, 33, 39f
      endoscópica, 33
         candidatos, 34f
         complicações, 37
         cuidado pós-operatório, 37
         etapas, 34
         marcações pré-operatórias, 35f
         marcos anatômicos, 34f
         técnica, 33
      na região temporal lateral, 37
         complicações, 39
         cuidado pós-operatório, 39
         etapas, 37
         técnica, 37
         pela ancoragem da fáscia temporoparietal, 39f
         à fáscia temporal profunda, 39f
      por abordagem coronal, 30
         etapas, 32
         incisões, 32f
         técnicas, 31

envelhecimento das, 29
   avaliação do, 29
lateral, 35f
   liberação completa da, 35f
      aderências ao redor da veia sentinela, 35f
masculina, 29f
   difere da feminina, 29f
posição da, 202
   ritidectomia e, 202
Somatotipo(s)
   corporais, 364f
Sulco(s)
   labiomentoniano, 529
      BoNTA no, 529
   nasolabiais, 205, 208f
      mais profundos, 205
Supercílio(s)
   elevação dos, 30
      por abordagem coronal, 30
   masculino, 29f
      difere do feminino, 29f
Sutura(s)
   de Mustardé, 243, 244
      continuação das, 244
   Silhouette InstaLift, 329-334
      anatomia, 330
         esquelética da face, 330f
      cuidados pós-operatórios, 332
      exemplos de casos, 333
      manejo das complicações, 333
      passo a passo, 334
      passos para, 332
      pérolas e armadilhas, 334
      seleção do paciente, 332

T

Tanquinho
   abdomes de, 449
      com lipoaspiração, 449
         passos para criar, 449
   de silicone, 435-445
      anatomia, 435
      avaliação física, 435
      cuidados pós-operatórios, 439
      exemplo de caso, 442
      manejo das complicações, 441
      MuscleGel, 437
         passos para, 437
      passo a passo, 443
      pérolas e armadilhas, 443
      seleção do paciente, 437
Tatuagem
   remoção de, 554
      a *laser*, 554
Telangiectasia
   laser na, 556
Têmpora(s)
   aumento da, 181
Tensionamento
   da pele, 556
      não cirúrgico, 556
         laser no, 556

Testa
   linhas na, 530
      franzidas, 530
      BoNTA, 530
   redução da, 264
      cirurgia para, 264
   rejuvenescimento da, 29-45
      abordagens cirúrgicas, 31f
      técnicas de, 29-45
         elevação das sobrancelhas, 30, 32, 37, 41
         na região temporal lateral, 37
         por abordagem coronal, 30, 32
         por abordagem transpapebral, 41
         excisão direta, 43
         excisão por abordagem transpalpebral, 39
         do corrugador, 39
         do prócero, 39
         neurotoxinas, 43
         objetivos, 30
         passo a passo, 44
         pérolas e armadilhas, 44
   retalho da, 33f
      refletido, 33f
      visão do cirurgião, 33f
Torso Tuck
   procedimento 360º, 363-376
      com autoaumento de glúteo, 363-376
      com retalho em carteira, 363-376
      anatomia, 364
      avaliação física, 364
      cuidados pós-operatórios, 368
      exemplos de casos, 370
      manejo das complicações, 369
      passo a passo, 374-376
      passos para, 366
      pérolas e armadilhas, 373, 374
Torsoplastia
   de 360º, 363
   em J, 281f
Toxicidade
   da lidocaína, 453
Toxina
   botulínica, 526
   e homens, 526
Transexual
   ectomórfico, 457
      caucasiano, 457
         aumento abdominal em, 457
         com BodyBanking, 457
Transformação
   do modelo masculino, 513-522
      anatomia, 514
      avaliação física, 514
      cuidados pós-operatórios, 518
      etapas da, 516, 55
      exemplos de caso, 519
      manejo de complicações, 519
      passo a passo, 522

pérolas e armadilhas, 522
seleção do paciente, 515
Transplante(s)
capilar, 256, 263
além do couro cabeludo, 263
passo a passo, 266
passos para, 256
de barba, 265*f*
sítios receptores, 265*f*
Tromboembolismo
venoso, 453
Tumescência
complicações da, 453
toxicidade, 453
da lidocaína, 453
Turbinoplastia, 238

V

VASERlipo (Lipoaspiração com VASER), 306
Veia
sentinela, 35*f*, 38*f*
aderências ao redor da, 35*f*
liberação completa, 35*f*

Volume
insuficiente, 170
e lipoenxertia facial, 170
submentoniano, 118
excesso de, 118
e envelhecimento facial, 119

Z

Zona(s) Facial(is)
perigosas, 515*f*
para injetáveis, 515*f*